Pneumologie pédiatrique

2e édition

Chez le même éditeur

Dans la même collection

ORL de l'enfant, par F. Denoyelle, V. Couloigner, M. Mondain et R. Nicollas
L'activité physique au cours du développement de l'enfant, par B.C. Guinhouya
La douleur chez l'enfant, par C. Ecoffey et D. Annequin
Métabolisme phospholcalcique et osseux de l'enfant, par M. Garabédian, É. Mallet, A. Linglart et A. Lienhardt
Neurologie pédiatrique, par B. Chabrol, J. Mancini, O. Dulac et G. Ponsot
Maladies systémiques et articulaires en rhumatologie pédiatrique, par A.-M. Prieur, P. Quartier, B. Barder-Meunier et C. Glorion
Implant cochléaire pédiatrique et rééducation orthophonique, par N. Loundon et D. Busquet
Les troubles du rythme cardiaque chez l'enfant, par J. Kachaner et E. Villain
Pathologie anorectale de l'enfant et de l'adolescent, par R. Reding
Les maladies osseuses de l'enfant, par P. Maroteaux et M. Le Merrer

Dans d'autres collections

Le livre de l'interne : pédiatrie, par B. Chevallier, G. Benoist et E. Mahé
Le livre de l'interne : pneumologie, par B. Maitre, S. Salmeron et D. Valeyre
Imagerie : du fœtus au nouveau-né, par C. Garel et M. Cassard
Imagerie pédiatrique et fœtale, par C. Adamsbaum
Imagerie thoracique de l'adulte, par Ph. Grenier
Guide d'interprétation de la radiologie thoracique de l'enfant, par M. Hassan et P. Valois

Principes de médecine interne Harrison, par D.L. Longo, A.S. Fauci, D.L. Kasper, S.L. Hauser, J.L. Jameson et J. Loscalzo
La petite encyclopédie médicale Hamburger, par M. Leporrier
Traité de santé publique, par F. Bourdillon, G. Brücker et D. Tabuteau
Dictionnaire français-anglais/anglais-français des termes médicaux et biologiques et des médicaments, par G.S. Hill
L'anglais médical : *spoken and written medical english*, par C. Coudé et X.-F. Coudé

Pour plus d'informations sur nos publications :

newsletters.lavoisier.fr/9782257207203

Jacques de Blic
Christophe Delacourt

Pneumologie pédiatrique

2e édition

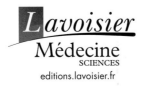

1re édition, 2009
2e édition, 2018

Édition : Béatrice Brottier
Composition : Nord Compo, Villeneuve-d'Ascq

Les compléments bibliographiques et les vidéos sont accessibles sur le site :
http://pneumologie-pediatrique.lavoisier.fr

ISBN : 978-2-257-20720-3
© 2018, Lavoisier, Paris

Liste des collaborateurs

Abou Taam Rola, Praticien hospitalier, service de Pneumologie et d'Allergologie pédiatriques, hôpital Necker-Enfants malades, Paris.
Amaddeo Alessandro, Chef de clinique-Assistant, unité de Ventilation non invasive et Sommeil de l'enfant, hôpital Necker-Enfants malades, Paris.
Arame Alex, Praticien attaché, service de Chirurgie thoracique générale, oncologique et transplantations, hôpital européen Georges-Pompidou, Paris.
Aubertin Guillaume, Praticien hospitalier, service de Pneumologie pédiatrique, hôpital Armand-Trousseau, Paris.
Aubry Alexandra, Professeur des Universités, Praticien hospitalier, laboratoire de Bactériologie et Hygiène hospitalière, hôpital Pitié-Salpêtrière, Paris.
Bader-Meunier Brigitte, Praticien hospitalier, service d'Immunologie-Hématologie et Rhumatologie pédiatrique, hôpital Necker-Enfants malades, Paris.
Badia Alain, Praticien attaché, service de Chirurgie thoracique générale, oncologique et transplantations, hôpital européen Georges-Pompidou, Paris.
Bailly-Botuha Céline, Praticien attaché, service de Pneumologie et Allergologie pédiatriques, hôpital Necker-Enfants malades, Paris.
Baud Frédéric, Professeur des Universités, Consultant, département d'Anesthésie et de Médecine intensive-SAMU de Paris, hôpital Necker-Enfants malades, Paris.
Begueret Hugues, Praticien hospitalier, service de Pathologie, CHU, Bordeaux.
Benachi Alexandra, Professeur des Universités, Praticien hospitalier, service de Gynécologie-Obstétrique, hôpital Antoine-Béclère, Clamart.
Bensefa-Colas Lynda, Praticien hospitalier, service de Pathologies professionnelles et environnementales, Hôtel Dieu, Paris.
Berteloot Laureline, Praticien hospitalier, service d'Imagerie pédiatrique, hôpital Necker-Enfants malades, Paris.
Beydon Nicole, Praticien hospitalier, service de Physiologie-Explorations fonctionnelles respiratoires et du sommeil, hôpital Armand-Trousseau, Paris.
Blanchon Sylvain, Praticien hospitalier, service de Pneumologie et Allergologie, hôpital des Enfants, CHU, Toulouse.
Blic (de) Jacques, Professeur des Universités, Praticien hospitalier, service de Pneumologie et Allergologie pédiatriques, hôpital Necker-Enfants malades, Paris.
Bodemer Christine, Professeur des Universités, Praticien hospitalier, service de Dermatologie, hôpital Necker-Enfants malades, Paris.
Bonnet Damien, Professeur des Universités, Praticien hospitalier, unité médico-chirurgicale de Cardiologie congénitale et pédiatrique, hôpital Necker-Enfants malades, Paris.
Boudjemline Younes, Professeur des Universités, Praticien hospitalier, unité médico-chirurgicale de Cardiologie congénitale et pédiatrique, hôpital Necker-Enfants malades, Paris.
Bougnoux Marie-Élisabeth, Maître de conférences des Universités, Praticien hospitalier, service de Microbiologie clinique, hôpital Necker-Enfants malades, Paris.
Boussaud Véronique, Praticien hospitalier, service de Chirurgie cardiaque, hôpital européen Georges-Pompidou, Paris.
Brassier Anaïs, Praticien hospitalier, service des Maladies métaboliques, hôpital Necker-Enfants malades, Paris.
Brémont François, Praticien hospitalier, service de Pneumologie-Allergologie, hôpital des Enfants, CHU, Toulouse.
Brissaud Olivier, Praticien hospitalier, service de Réanimation néonatale et pédiatrique, hôpital des Enfants, CHU, Bordeaux.
Brisse Hervé J., Radiologue, service d'Imagerie, institut Curie, Paris.
Brouard Jacques, Professeur des Universités, Praticien hospitalier, service de Pédiatrie médicale, CHU, Caen.
Bui Stéphanie, Praticien hospitalier, service de Pneumologie pédiatrique, hôpital des Enfants, CHU, Bordeaux.
Camargos Paulo, Professeur titulaire, service de Pneumologie pédiatrique, Hôpital universitaire, université fédérale du Minas Gerais (Brésil).
Cambau Emmanuelle, Professeur des Universités, Praticien hospitalier, service de Bactériologie-Virologie, hôpital Lariboisière-Fernand Widal, Paris.

CARSIN Ania, Chef de clinique-Assistant, service de Pneumo-Allergologie pédiatrique, CHU Timone-Enfants, Marseille.
CELLIER Cécile, Praticien spécialiste, service d'Imagerie, institut Curie, Paris.
CHATEIL Jean-François, Professeur des Universités, Praticien hospitalier, service d'Imagerie anténatale de la femme et de l'enfant, hôpital des Enfants, CHU, Bordeaux.
CHEDEVERNE Frédérique, Praticien hospitalier, service de Pneumologie et Allergologie pédiatriques, hôpital Necker-Enfants malades, Paris.
CHOUCAIR Marie-Louise, Pédiatre, service d'Oncologie pédiatrique, institut Curie, Paris.
CLÉMENT Annick, Professeur des Universités, Praticien hospitalier, service de Pneumologie pédiatrique, hôpital Armand-Trousseau, Paris.
CLOUZEAU-GIRARD Haude, Praticien, service de Pédiatrie médicale, hôpital des Enfants, CHU, Bordeaux.
COHEN Robert, Professeur associé de Pédiatrie, unité Petits Nourrissons, Centre hospitalier intercommunal, Créteil.
COHEN-GOGO Sarah, Praticien spécialiste, département de Pédiatrie, Adolescents, Jeunes Adultes, institut Curie, Paris.
CORVOL Harriet, Professeur des Universités, Praticien hospitalier, service de Pneumologie pédiatrique, hôpital Armand-Trousseau, Paris.
DALPHIN Jean-Charles, Professeur des Universités, Praticien hospitalier, service de Pneumologie, Oncologie thoracique et Allergologie respiratoire, CHRU, Besançon.
DALPHIN Marie-Laure, Praticien hospitalier, service de Pédiatrie, CHRU, Besançon.
DAUGER Stéphane, Professeur des Universités, Praticien hospitalier, service de Réanimation et Surveillance continue pédiatriques, hôpital Robert-Debré, Paris.
DEBELLEIX Stéphane, Praticien hospitalier, service de Pneumologie pédiatrique, hôpital des Enfants, CHU, Bordeaux.
DEBRAY Dominique, Praticien hospitalier, service d'Hépato-Gastro-entérologie et Nutrition pédiatrique, hôpital Necker-Enfants malades, Paris.
DELACOURT Christophe, Professeur des Universités, Praticien hospitalier, service de Pneumologie et Allergologie pédiatriques, hôpital Necker-Enfants malades, Paris.
DELAISI Bertrand, Praticien hospitalier, service de Pneumologie pédiatrique, hôpital Robert-Debré, Paris.
DELLA VALLE Valeria, Chef de clinique-Assistant, service de Radiologie, hôpital Armand-Trousseau, Paris.
DESCHILDRE Antoine, Praticien hospitalier, unité de Pneumologie-Allergologie pédiatriques, CHRU, Lille.
DONADIEU Jean, Praticien hospitalier, service d'Hémato-Oncologie, hôpital Armand-Trousseau, Paris.
DONNAY Carole, Praticien attaché, service de Pathologies professionnelles et environnementales, Hôtel Dieu, Paris.
DRUMMOND David, Chef de clinique-Assistant, service de Pneumologie et Allergologie pédiatriques, hôpital Necker-Enfants malades, Paris.
DUBUS Jean-Christophe, Professeur des Universités, Praticien hospitalier, service de Pneumo-allergologie pédiatique, CHU Timone-Enfants, Marseille.
DUCOU LE POINTE Hubert, Professeur des Universités, Praticien hospitalier, service de Radiologie, hôpital Armand-Trousseau, Paris.
EPAUD Ralph, Professeur des Universités, Praticien hospitalier, service de Pédiatrie, Centre hospitalier intercommunal, Créteil.
ESCUDIER Estelle, Maître de conférences des Universités, Praticien hospitalier, service de Génétique et Embryologie médicales, hôpital Armand-Trousseau, Paris.
FASOLA Sylvie, Praticien hospitalier, service d'Hématologie-Oncologie, hôpital Armand-Trousseau, Paris.
FAUROUX Brigitte, Professeur des Universités, Praticien hospitalier, unité de Ventilation non invasive et Sommeil de l'enfant, hôpital Necker-Enfants malades, Paris.
FAYARD Cindy, Praticien spécialiste, service d'Imagerie, institut Curie, Paris.
FAYON Michael, Professeur des Universités, Praticien hospitalier, service de Pneumologie pédiatrique, hôpital des Enfants, CHU, Bordeaux.
FISCHER Gilberto, Professeur titulaire, service de Pneumologie pédiatrique, Hôpital universitaire, université fédérale du Ciencis de Sa (Brésil).
FRÉNEAUX Paul, Praticien spécialiste, département de Pathologie, institut Curie, Paris.
GIOVANNINI-CHAMI Lisa, Maître de conférences des Universités, Praticien hospitalier, service de Pneumo-Allergologie pédiatriques, hôpitaux pédiatriques de Nice CHU-Lenval.
GIRARD Muriel, Praticien hospitalier, service de d'Hépato-Gastro-entérologie et Nutrition pédiatrique, hôpital Necker-Enfants malades, Paris.
GUATTERIE Michel, Cadre de santé, Kinésithérapeute, CHU, Bordeaux.
GUILLEMAIN Romain, Praticien hospitalier, service de Chirurgie cardiaque, hôpital européen Georges-Pompidou, Paris.
HADCHOUEL-DUVERGÉ Alice, Maître de conférences des Universités, Praticien hospitalier, service de Pneumologie et Allergologie pédiatriques, hôpital Necker-Enfants malades, Paris.
HELFRE Sylvie, Praticien spécialiste, département de Radiothérapie, institut Curie, Paris.
HOUDOUIN Véronique, Maître de conférences des Universités, Praticien hospitalier, service des Maladies digestives et respiratoires de l'enfant, hôpital Robert-Debré, Paris.
HULLO Églantine, Praticien hospitalier, service de Pédiatrie, CHU, Grenoble.
IOAN Iulia, Attaché hospitalo-universitaire, service d'Explorations fonctionnelles pédiatriques, hôpital d'Enfants, CHRU, Nancy.

Liste des collaborateurs

Irtan Sabine, Maître de conférences des Universités, Praticien hospitalier, service de Chirurgie viscérale, hôpital Armand-Trousseau, Paris.
Jaffré Jérémy, Praticien hospitalier contractuel, laboratoire de Bactériologie et Hygiène hospitalière, hôpital Pitié-Salpêtrière, Paris.
Jarreau Pierre-Henri, Professeur des Universités, Praticien hospitalier, service de Médecine et Réanimation néonatales de Port-Royal, hôpital Cochin, Paris.
Jehanno Nina, Praticien spécialiste des CLCC, service de Médecine nucléaire, institut Curie, Paris.
Kabbaj Reda, Praticien hospitalier, service de Chirurgie orthopédique et réparatrice de l'enfant, hôpital Armand-Trousseau, Paris.
Kabla Jessica, Chef de clinique-Assistant, service de Pédiatrie, Centre hospitalier intercommunal, Créteil.
Karila Chantal, Praticien hospitalier, service de Pneumologie et Allergologie pédiatriques, hôpital Necker-Enfants malades, Paris.
Kayal Samer, Professeur des Universités, Praticien hospitalier, service de Bactériologie-Hygiène hospitalière, CHU, Rennes.
Khen-Dunlop Naziha, Maître de conférences des Universités, Praticien hospitalier, service de Chirurgie viscérale pédiatrique, hôpital Necker-Enfants malades, Paris.
Kriegel Irène, Praticien spécialiste, département Anesthésie-Réanimation-Douleur, institut Curie, Paris.
Labbé André, Professeur des Universités, Praticien hospitalier, unité de Pneumologie et Allergologie infantile, CHU, Clermont-Ferrand.
Labriolle-Vaylet (de) Claire, Maître de conférences des Universités, Praticien hospitalier, service de Médecine nucléaire pédiatrique, hôpital Armand-Trousseau, Paris.
Lachaux Alain, Professeur des Universités, Praticien hospitalier, service de Gastro-entérologie, Hépatologie et Nutrition pédiatriques, hôpital Femme-Mère-Enfant, Hospices civils, Lyon.
Langellier-Bellevue Béatrice, Chef de projet Transition adolescents-jeunes adultes, hôpital Necker-Enfants malades.
Larroquet Michèle, Praticien hospitalier, service de Chirurgie viscérale pédiatrique, hôpital Armand-Trousseau, Paris.
Lasmar Laura, Professeur agrégé, service de Pneumologie pédiatrique, Hôpital universitaire, université fédérale du Minas Gerais (Brésil).
Lavrand Frédéric, Praticien hospitalier, service de Chirurgie viscérale pédiatrique, hôpital des Enfants, CHU, Bordeaux.
Le Bourgeois Muriel, Praticien hospitalier, service de Pneumologie et Allergologie pédiatriques, hôpital Necker-Enfants malades, Paris.
Le Pimpec-Barthes Françoise, Professeur des Universités, Praticien hospitalier, service de Chirurgie thoracique générale, oncologique et transplantations, hôpital européen Georges-Pompidou, Paris.
Lecorche Emmanuel, Assistant hospitalo-universitaire, service de Bactériologie-Virologie, hôpital Lariboisière-Fernand Widal, Paris.
Lécuyer Lucien, Praticien hospitalier, service de Chirurgie cardiaque, hôpital européen Georges-Pompidou, Paris.
Legendre Antoine, Praticien hospitalier, services de Cardiologie pédiatrique et Cardiopathies congénitales adultes, hôpital Necker-Enfants malades et hôpital européen Georges-Pompidou, Paris.
Legendre Marie, Praticien hospitalier, service de Génétique et Embryologie médicales, hôpital Armand-Trousseau, Paris.
Legras Antoine, Chef de clinique-Assistant, service de Chirurgie thoracique et Transplantation pulmonaire, hôpital européen Georges-Pompidou, Paris.
Lévy Marilyne, ancien Maître de conférences des Universités, Praticien hospitalier, unité médico-chirurgicale de Cardiologie pédiatrique, hôpital Necker-Enfants malades, Paris.
Levy Michael, Praticien hospitalier, service de Réanimation et Surveillance continue pédiatriques, hôpital Robert-Debré, Paris.
Lezmi Guillaume, Praticien hospitalier universitaire, service de Pneumologie et Allergologie pédiatriques, hôpital Necker-Enfants malades, Paris.
Lonlay (de) Pascale, Professeur des Universités, Praticien hospitalier, service des Maladies métaboliques, hôpital Necker-Enfants malades, Paris.
Madhi Fouad, Praticien hospitalier, service de Pédiatrie, unité de Surveillance continue, Centre hospitalier intercommunal, Créteil.
Maitre Thomas, Chef de clinique-Assistant, service des Maladies infectieuses et tropicales, hôpital Tenon, Paris.
Malekzadeh-Milani Sophie Guitti, Praticien hospitalier, unité médico-chirurgicale de Cardiologie congénitale et pédiatrique, hôpital Necker-Enfants malades, Paris.
Mangiameli Giuseppe, Chirurgien, service de Chirurgie thoracique générale, oncologique et transplantations, hôpital européen Georges-Pompidou, Paris.
Mansir Thierry, Praticien hospitalier, service de Pédiatrie, Centre hospitalier, Pau.
Marguet Christophe, Professeur des Universités, Praticien hospitalier, département de Pédiatrie médicale, CHU, Rouen.
Mary Pierre, Praticien hospitalier, service de Chirurgie orthopédique et réparatrice de l'enfant, hôpital Armand-Trousseau, Paris.
Meyer Guy, Professeur des Universités, Praticien hospitalier, service de Pneumologie, Soins intensifs et Endoscopies bronchiques, hôpital européen Georges-Pompidou, Paris.
Mezza Joëlle, Conseillère d'orientation-Psychologue, CIO Ouest Paris, Rectorat de Paris.
Mocelin Helena, Professeur titulaire, service de Pneumologie pédiatrique, Hôpital universitaire, université fédérale du Minas Gerais (Brésil).
Mohallem Fonseca Maria Teresa, Professeur adjoint, service de Pneumologie pédiatrique, Hôpital universitaire, université fédérale du Minas Gerais (Brésil).
Mornex Jean-François, Professeur des Universités, Praticien hospitalier, service de Pneumologie, Hospices civils, Lyon.
Mougari Faiza, Praticien hospitalier universitaire, service de Bactériologie-Virologie, hôpital Lariboisière-Fernand Widal, Paris.
Nathan Nadia, Praticien hospitalier, service de Pneumologie pédiatrique, hôpital Armand-Trousseau, Paris.

NEVEN Bénédicte, Professeur des Universités, Praticien hospitalier, service d'Immunologie-Hématologie et Rhumatologie pédiatrique, hôpital Necker-Enfants malades, Paris.
NGUYEN-KHOA Thao, Praticien hospitalier, service de Biochimie générale, hôpital Necker-Enfants malades, Paris.
ORBACH Daniel, Praticien spécialiste, département de Pédiatrie, Adolescents, Jeunes adultes, institut Curie, Paris.
PACQUEMENT Hélène, Praticien hospitalier, département de Pédiatrie, Adolescents, Jeunes Adultes, institut Curie, Paris.
PAPON Jean-François, Professeur des Universités, Praticien hospitalier, service d'ORL et Chirurgie maxillofaciale, hôpital Bicêtre, Le Kremin-Bicêtre.
PHILIPPE-CHOMETTE Pascale, Praticien hospitalier, service de Chirurgie viscérale, hôpital Robert-Debré, Paris.
PIN Isabelle, Praticien hospitalier, service de Pédiatrie, CHU, Grenoble.
PONCELET Géraldine, Chef de clinique-Assistant, service de Réanimation et Surveillance continue pédiatriques, hôpital Robert-Debré, Paris.
PRICOPI Ciprian, Praticien hospitalier, service de Chirurgie thoracique générale, oncologique et transplantations, hôpital européen Georges-Pompidou, Paris.
REBOUISSOUX Laurent, Praticien hospitalier, unité de Gastro-entérologie pédiatrique et SAMU pédiatrique, CHU, Bordeaux.
REIX Philippe, Professeur des universités, Praticien hospitalier, service de Pneumologie pédiatrique, hôpital Femme-Mère-Enfant, Hospices civils, Lyon.
RÉVILLON Yann, Professeur des Universités, Praticien hospitalier, service de Chirurgie pédiatrique, hôpital Necker-Enfants malades, Paris.
ROD Julien, Chirurgien, service de Chirurgie pédiatrique, CHU, Caen.
ROUSSEAU Véronique, Praticien hospitalier, service de Chirurgie viscérale pédiatrique, hôpital Necker-Enfants malades, Paris.
ROUSSEL Arnaud, Praticien hospitalier, service de Chirurgie vasculaire et thoracique, hôpital Bichat-Claude Bernard, Paris.
SANCHEZ Olivier, Professeur des Universités, Praticien hospitalier, service de Pneumologie et Soins intensifs, hôpital européen Georges-Pompidou, Paris.
SARNACKI Sabine, Professeur des Universités, Praticien hospitalier, service de Chirurgie viscérale pédiatrique, hôpital Necker-Enfants malades, Paris.
SAUVAT Frédérique, Professeur des Universités, Praticien hospitalier, service de Chirurgie infantile, CHU, La Réunion.
SCHWEITZER Cyril, Professeur des Universités, Praticien hospitalier, service d'Explorations fonctionnelles pédiatriques, hôpital d'Enfants, CHRU, Nancy.
SERMET-GAUDELUS Isabelle, Professeur des Universités, Praticien hospitalier, service de Pneumologie et Allergologie pédiatriques, hôpital Necker-Enfants malades, Paris.
SILEO Chiara, Praticien hospitalier, service de Radiologie, hôpital Armand-Trousseau, Paris.
SURUN Aurore, Praticien spécialiste, département de Pédiatrie, Adolescents, Jeunes Adultes, institut Curie, Paris.
TAMALET Aline, Praticien attaché, service de Pneumologie pédiatrique, hôpital Armand-Trousseau, Paris.
TAYTARD Jessica, Praticien hospitalier, service de Pneumologie pédiatrique, hôpital Armand-Trousseau, Paris.
THUMERELLE Caroline, Praticien hospitalier, unité de Pneumologie-Allergologie pédiatriques, CHRU, Lille.
TORCHIN Héloïse, Praticien attaché, service de Médecine et Réanimation néonatales de Port-Royal, hôpital Cochin, Paris.
VABRET Astrid, Professeur des Universités, Praticien hospitalier, laboratoire de Virologie, CHU, Caen.
VEZIRIS Nicolas, Maître de conférences des Universités, Praticien hospitalier, laboratoire de Bactériologie-Hygiène hospitalière, hôpital Pitié-Salpêtrière, Paris.
VIALLE Raphaël, Professeur des Universités, Praticien hospitalier, service de Chirurgie orthopédique et réparatrice de l'enfant, hôpital Armand-Trousseau, Paris.
VIOT Géraldine, Praticien hospitalier, centre de Diagnostic prénatal, Hôpital américain, Neuilly.
ZANA-TAÏEB Élodie, Praticien hospitalier, service de Médecine et Réanimation néonatales de Port-Royal, hôpital Cochin, Paris.

Sommaire

Avant-propos		XIX

SIGNES D'APPEL

Chapitre 1	**Dyspnée aiguë**, par D. Drummond	3
Chapitre 2	**Dyspnée d'effort**, par Ch. Karila	4
Chapitre 3	**Toux aiguë**, par G. Lezmi	6
Chapitre 4	**Toux chronique**, par G. Lezmi	7
Chapitre 5	**Douleur thoracique**, par G. Lezmi	8
Chapitre 6	**Hypoxie et hypoxémie**, par D. Drummond	9
Chapitre 7	**Hémoptysie**, par G. Lezmi	11
Chapitre 8	**Hippocratisme digital**, par J. de Blic	12
Chapitre 9	**Stridor**, par G. Lezmi	13
Chapitre 10	**Wheezing**, par G. Lezmi	14
Chapitre 11	**Ronflement**, par G. Lezmi	15
Chapitre 12	**Orientation diagnostique d'un épanchement pleural**, par J. de Blic	16

OUTILS DIAGNOSTIQUES

Chapitre 13	**Imagerie thoracique**, par H. Ducou le Pointe et C. de Labriolle-Vaylet	19
	Radiographie simple	19
	Tomodensitométrie	21
	Échographie	23
	Médecine nucléaire	24
	Imagerie par résonance magnétique	25
Chapitre 14	**Explorations fonctionnelles respiratoires**	28
	Principes, par M. Le Bourgeois	28
	Épreuve fonctionnelle d'exercice, par Ch. Karila	35
Chapitre 15	**Endoscopie bronchique**, par J. de Blic	41
	Matériel disponible	41
	Réalisation de l'endoscopie	41
	Renseignements fournis par l'endoscopie	42
	Indications de l'endoscopie	45
	Contre-indications	46
	Endoscopie du futur	47
Chapitre 16	**Explorations du sommeil**, par A. Amaddeo et B. Fauroux	48
	Polysomnographie	48

	Polygraphie ventilatoire	49
	Gazométrie nocturne	49
	Actigraphie	49
	Agenda du sommeil	50
	Mesures de la somnolence	50
Chapitre 17	**Explorations fonctionnelles épithéliales**, par I. Sermet-Gaudelus et T. Nguyen-Khoa	52
	Bases physiopathologiques de l'évaluation clinique de la fonction de CFTR	52
	Évaluation clinique du potentiel transépithélial in vivo	52
	Évaluation clinique du potentiel transépithélial ex vivo	53

PATHOLOGIE INFECTIEUSE

Chapitre 18	**Infections virales**	57
	Épidémiologie et germes en cause, par J. Brouard et A. Vabret	57
	Manifestations cliniques et prise en charge, par Ch. Marguet	60
Chapitre 19	**Séquelles des infections**	68
	Liens avec asthme, par J. Brouard et A. Vabret	68
	Bronchiolite oblitérante post-infectieuse, par P. Camargos, L. Lasmar, M.T. Mohallem Fonseca, G. Fischer et H. Mocelin	70
Chapitre 20	**Pneumopathies et pleuropneumopathies bactériennes**, par V. Houdouin et M. le Bourgeois	77
	Épidémiologie	77
	Diagnostic et particularités liées aux germes	79
	Investigations radiologiques, examens non spécifiques et microbiologiques	80
	Prise en charge et traitement	82
	Complications	84
Chapitre 21	**Coqueluche**, par V. Houdouin	88
	Épidémiologie	88
	Diagnostic	88
	Traitement	89
Chapitre 22	**Dilatations des bronches**, par A. Deschildre	91
	Physiopathologie	91
	Diagnostic positif	92
	Examens complémentaires	93
	Traitement	94
	Évolution et pronostic	95
Chapitre 23	**Prévention des maladies infectieuses pulmonaires**, par R. Cohen	97
	Hygiène	97
	Immunoglobulines	98
	Vaccinations	98
Chapitre 24	**Tuberculose pulmonaire de l'enfant**, par C. Delacourt	102
	Histoire naturelle	102
	Facteurs de risque d'infection tuberculeuse	103
	Diagnostic de l'infection tuberculeuse latente	103
	Diagnostic de la tuberculose-maladie	104
	Prise en charge thérapeutique	110
	Tuberculose chez l'enfant infecté par le VIH	116
	Stratégies de dépistage pour l'enfant exposé	117
Chapitre 25	**Infections à mycobactéries non tuberculeuses**, par N. Veziris, E. Lecorche, T. Maitre, J. Jaffré, F. Mougari, A. Aubry et E. Cambau	120
	Épidémiologie	120
	Diagnostic	122
	Traitement	123
Chapitre 26	**Poumon parasitaire**, par M.-É. Bougnoux et S. Kayal	127
	Poumon éosinophile parasitaire	127
	Parasitoses pulmonaires	128

Chapitre 27	**Infections respiratoires et déficits immunitaires congénitaux**, par B. Neven	132
	Quand évoquer un déficit immunitaire ?	132
	Principaux déficits immunitaires	132
	Comment diagnostiquer un déficit immunitaire ?	133
	Explorations à visée infectieuse dans un contexte de déficit immunitaire	134
	Situations fréquemment rencontrées	134
	Annexes	138

PATHOLOGIE IMMUNO-ALLERGIQUE

Chapitre 28	**Asthme**, par J. de Blic	147
	Asthme du grand enfant	147
	Asthme du jeune enfant	156
	Asthme sévère	158
Chapitre 29	**Pneumopathies d'hypersensibilité**, par J.-C. Dalphin et M.-L. Dalphin	161
	Épidémiologie	161
	Diagnostic	163
	Évolution et pronostic	165
	Diagnostic différentiel	165
	Traitement	166
Chapitre 30	**Hémorragie intra-alvéolaire**, par J. de Blic et L. Berteloot	168
	Définition	168
	Démarche diagnostique d'une hémorragie intra-alvéolaire	168
	Hémosidérose pulmonaire idiopathique	171
	Traitement	172
	Évolution et pronostic de l'hémosidérose pulmonaire idiopathique	172
Chapitre 31	**Maladies systémiques et auto-immunes**, par B. Bader-Meunier, C. Bodemer et A. Hadchouel-Duvergé	174
	Connectivites	174
	Vascularites	177
	Arthrite juvénile idiopathique	180
	Syndromes auto-inflammatoires	180
	Maladies auto-immunes monogéniques	181
Chapitre 32	**Sarcoïdose pulmonaire**, par N. Nathan, C. Sileo et A. Clément	183
	Épidémiologie	183
	Physiopathologie	183
	Diagnostic	184
	Prise en charge thérapeutique	186
	Évolution et pronostic	186
Chapitre 33	**Pneumopathies à éosinophiles**, par L. Giovannini-Chami	188
	Diagnostic	188
	Parasitoses	188
	Médicaments	188
	Aspergillose bronchopulmonaire allergique	188
	Pneumopathie idiopathique aiguë à éosinophiles	189
	Pneumopathie idiopathique chronique à éosinophiles	189
	Asthme hyperéosinophilique	191
	Pneumopathies interstitielles idiopathiques	191
	Granulomatose éosinophilique avec polyangéite	191
	Syndrome hyperéosinophilique	192

ANOMALIES DU DÉVELOPPEMENT

Chapitre 34	**Dépistage prénatal des anomalies pulmonaires**, par A. Benachi	195
	Introduction et classification	195
	Prise en charge prénatale	195
	Malformations adénomatoïdes kystiques des poumons	196

	Séquestrations pulmonaires	198
	Autres malformations bronchopulmonaires	199
Chapitre 35	**Malformations congénitales de l'arbre respiratoire**, par A. Hadchouel-Duvergé, N. Khen-Dunlop, L. Berteloot et C. Delacourt	202
	Principales étapes du développement pulmonaire	202
	Anomalies des voies aériennes	202
	Malformations diffuses du tissu pulmonaire	206
	Malformations localisées du tissu pulmonaire	208
Chapitre 36	**Malformations vasculaires pulmonaires**, par A. Labbé	216
	Anomalies des gros vaisseaux et arc vasculaire	216
	Retour veineux pulmonaire anormal	218
	Fistules artérioveineuses intrapulmonaires	219
	Lymphangiectasie pulmonaire congénitale	220
Chapitre 37	**Malformations de la cage thoracique**, par P. Mary, R. Kabbaj et R. Vialle	222
	Rappel anatomique, croissance	222
	Malformations de la paroi thoracique antérieure	222
	Malformations costales isolées : synostoses costales	224
	Malformations complexes costales et rachidiennes	225
	Malformations syndromiques	225
Chapitre 38	**Malformations du diaphragme**, par N. Khen-Dunlop, F. Sauvat et Y. Révillon	227
	Hernie postéro-latérale de Bochdalek	227
	Hernie antérieure de Morgani-Larrey	227
	Éventration diaphragmatique	227
	Prise en charge néonatale des hernies de Bochdalek	228
	Chirurgie des malformations diaphragmatiques	228
	Évolution et devenir des hernies de coupoles de Bochdalek	230
Chapitre 39	**Complications respiratoires des malformations digestives**, par A. Hadchouel-Duvergé et V. Rousseau	232
	Atrésie de l'œsophage	232
	Omphalocèles géantes	233
Chapitre 40	**Anomalies dynamiques des voies aériennes inférieures**, par B. Delaisi	236
	Définition et physiopathologie	236
	Données épidémiologiques	237
	Présentation clinique	237
	Diagnostic	238
	Prise en charge thérapeutique	238
Chapitre 41	**Poumons et syndromes polymalformatifs**, par G. Viot	240
	Agénésies et hypoplasies pulmonaires	240
	Malformations et anomalies des voies respiratoires	242
	Malformations vasculaires pulmonaires	244
	Troubles du rythme respiratoire	244
	Infections respiratoires à répétition	245
Chapitre 42	**Dysplasie bronchopulmonaire**, par A. Hadchouel-Duvergé et P.-H. Jarreau	247
	Définitions et épidémiologie	247
	Physiopathologie	248
	Prévention et traitement	250
	Recommandations pour la sortie et le suivi pédiatrique	252

MUCOVISCIDOSE

Chapitre 43	**Manifestations respiratoires de la mucoviscidose**, par I. Sermet-Gaudelus, F. Chedeverne, C. Bailly-Botuha et M. Le Bourgeois	259
	Physiopathologie	259
	Manifestations respiratoires	260

	Infection bronchopulmonaire	261
	Atteintes extrarespiratoires	263
	Prise en charge et traitement	264
Chapitre 44	**Aspects génétiques et dépistage de la mucoviscidose**, par H. Corvol	270
	Aspects génétiques	270
	Dépistage	272

DYSKINÉSIE CILIAIRE PRIMITIVE

Chapitre 45	**Démarche diagnostique et aspects génétiques d'une dyskinésie ciliaire primitive**, par A. Tamalet, N. Beydon, J.-F. Papon, M. Legendre, S. Blanchon et E. Escudier	279
	Structure ciliaire	279
	Mouvement ciliaire	279
	Anomalies de l'ultrastructure ciliaire	280
	Génétique	280
	Présentation clinique	280
	Démarche diagnostique	282
Chapitre 46	**Prise en charge thérapeutique et évolution de la dyskinésie ciliaire primitive**, par S. Blanchon, N. Beydon, J.-F. Papon, M. Legendre, A. Tamalet et E. Escudier	285
	Évolution	285
	Suivi	286
	Traitement	286

PATHOLOGIES INFILTRATIVES DIFFUSES

Chapitre 47	**Démarche diagnostique des pneumopathies infiltratives diffuses**, par J. de Blic, R. Abou Taam et L. Berteloot	291
	Épidémiologie	291
	Démarche diagnostique	291
	Étiologie et classification	295
Chapitre 48	**Prise en charge et devenir des pathologies infiltratives diffuses**, par R. Epaud et N. Nathan	312
	Traitement anti-inflammatoire	312
	Traitements symptomatiques	314
	Autres traitements	314
	Prise en charge psychosociale	315
	Quand traiter ?	315
	Devenir des PID	315

POUMON TUMORAL

Chapitre 49	**Tumeurs bénignes, tumeurs embryonnaires et tumeurs pseudo-inflammatoires**, par R. Epaud, F. Madhi et M. Larroquet	319
	Circonstances de découverte	319
	Démarche diagnostique	319
	Étiologie	320
Chapitre 50	**Tumeurs malignes thoraciques primitives**, par M.-L. Choucair, P. Fréneaux, H. Brisse, J. Rod, S. Sarnacki et D. Orbach	325
	Neuroblastomes et tumeurs neuroblastiques	325
	Tumeurs germinales malignes médiastinales	330
	Autres tumeurs malignes primitivement thoraciques	330
Chapitre 51	**Hémopathies malignes avec atteintes thoraciques**, par H. Pacquement, S. Fasola, C. Cellier, N. Jehanno, I. Kriegel, S. Helfre, S. Irtan, P. Fréneaux et D. Orbach	333
	Prise en charge initiale	333
	Lymphome de Hodgkin	335
	Leucémies	336
	Lymphomes malins non hodgkiniens thoraciques	337

Chapitre 52	**Métastases pulmonaires**, par S. Cohen-Gogo, A. Surun, P. Philippe-Chomette, C. Fayard et D. Orbach	339
	Physiopathologie des métastases pulmonaires	339
	Circonstances de découverte et symptomatologie	339
	Cancers pédiatriques pouvant métastaser aux poumons	341
	Particularités chirurgicales des lésions pulmonaires secondaires	343
Chapitre 53	**Complications des traitements en onco-hématologie**, par V. Houdouin	345
	Complications liées à la radiothérapie	345
	Complications pulmonaires des chimiothérapies	346
	Complications respiratoires des greffes de moelle	347
Chapitre 54	**Atteinte pulmonaire cours de l'histiocytose langerhansienne**, par J. Donadieu, V. Della Valle, J. Kabla et R. Epaud	351
	Anatomopathologie	351
	Physiopathogénie : une maladie inflammatoire clonale	351
	Définition et démarche diagnostique	352
	Épidémiologie	352
	Signes cliniques	353
	Radiologie et imagerie thoracique	353
	Épreuves fonctionnelles respiratoires	354
	Extension extrapulmonaire	355
	Traitement	355
	Dynamique de la maladie et évolution à long terme. Séquelles	356
	Survie et facteurs pronostiques de la survie	356
	Recommandations pour le bilan pulmonaire et la surveillance des enfants porteurs d'HL	356

POUMON ET AUTRES PATHOLOGIES

Chapitre 55	**Poumon et pathologie hépatique**, par M. Girard, A. Legendre et D. Debray	361
	Syndrome hépatopulmonaire	361
	Hypertension portopulmonaire	363
Chapitre 56	**Poumon et drépanocytose**, par A. Hadchouel-Duvergé	366
	Hypoxie et drépanocytose	366
	Syndrome thoracique aigu	366
	Asthme et drépanocytose	367
	Hypertension pulmonaire et drépanocytose	368
	Fonctions respiratoires chez l'enfant drépanocytaire	368
	Syndrome d'apnées obstructives du sommeil et hypoxie nocturne	369
Chapitre 57	**Pathologies d'inhalation chronique**, par M. Fayon, M. Clouzeau-Girard, H. Begueret, M. Guatterie	371
	Physiopathologie et évaluation clinique	371
	Évaluation paraclinique	372
	Prise en charge	373
Chapitre 58	**Poumon et pathologies cardiovasculaires**, par D. Bonnet	376
	Cardiopathies congénitales et poumon	376
	Hypertension artérielle pulmonaire des cardiopathies congénitales	377
	Malformations congénitales des artères pulmonaires	378
	Compressions bronchiques d'origine vasculaire	379
	Complications pulmonaires post-opératoires dans les cardiopathies congénitales	380
	Complications pulmonaires des dérivations cavopulmonaires	380
	Embolies pulmonaires de l'enfant	381
	Prévention de la bronchiolite à VRS dans les cardiopathies congénitales	382
Chapitre 59	**Hypertension pulmonaire**, par M. Lévy	383
	Physiopathologie	383
	Diagnostic	384
	Étiologie	386
	Traitement	387

Chapitre 60	**Pathologies neuromusculaires**, par C. Schweitzer et I. Ioan	390
	Origine de l'atteinte. Physiopathologie	391
	Manifestations cliniques et explorations complémentaires	391
	Prise en charge thérapeutique	392
	Conclusion	393
Chapitre 61	**Déficit en α_1-antitrypsine**, par P. Reix, A. Lachaux et J.-F. Mornex	395
	Données générales	395
	Diagnostic biologique : phénotypage et génotypage	395
	Fréquence	395
	Manifestations cliniques	395
	Prise en charge	396
Chapitre 62	**Manifestations respiratoires des maladies héréditaires du métabolisme**, par A. Brassier et P. de Lonlay	398
	Classification des maladies héréditaires du métabolisme	398
	Maladies métaboliques à expression pulmonaire	398
	Microlithiase alvéolaire	400
Chapitre 63	**Poumon et sommeil**, par J. Taytard et G. Aubertin	402
	Syndrome d'apnées obstructives du sommeil	402
	Hypoventilation alvéolaire centrale	406
	Sommeil et maladies neuromusculaires	406
	Sommeil et insuffisance respiratoire chronique d'origine pulmonaire	406

POUMON AIGU ET POUMON TOXIQUE

Chapitre 64	**Détresses respiratoires du nouveau-né**, par P.-H. Jarreau, H. Torchin et É. Zana-Taïeb	411
	Maladie des membranes hyalines	411
	Retard de résorption du liquide pulmonaire	412
	Inhalation méconiale	413
	Hypertension artérielle pulmonaire persistante du nouveau-né	413
	Infections pulmonaires	413
	Autres causes de détresse respiratoire néonatale	414
Chapitre 65	**Pneumothorax et pneumomédiastin**, par F. Brémont	416
	Pneumothorax spontané primaire	416
	Pneumothorax secondaire	418
	Pneumomédiastin	419
Chapitre 66	**Poumon et toxiques**, par S. Debelleix, T. Mansir, F. Baud, H. Begueret et M. Fayon	421
	Fumées d'incendie	421
	Agents pharmacologiques ou toxiques	422
	Hydrocarbures	423
Chapitre 67	**Corps étrangers trachéobronchiques**, par C. Thumerelle	425
	Données épidémiologiques	425
	Mortalité et morbidité	425
	Particularités selon le type de corps étranger	425
	Clinique	426
	Diagnostic différentiel en situation aiguë	426
	Explorations	426
	Extraction du CE	427
	Cas particulier de l'inhalation massive de sable	428
Chapitre 68	**Traumatismes thoraciques et contusions pulmonaires**, par S. Bui, M. Fayon, F. Lavrand, L. Rebouissoux et J.-F. Chateil	430
	Mécanismes lésionnels	430
	Physiopathologie et particularités pédiatriques	431
	Signes cliniques	431
	Examens complémentaires	431
	Prise en charge thérapeutique	433

Chapitre 69	**Syndrome de détresse respiratoire aiguë**, par S. Dauger, M. Levy, G. Poncelet et O. Brissaud	435
	Définitions récentes du SDRA de l'adulte et de l'enfant	435
	Épidémiologie	436
	Physiopathologie	437
	Traitement	438
	Pronostic	439
Chapitre 70	**Embolie pulmonaire**, par O. Sanchez et G. Meyer	442
	Physiopathologie. Mécanismes favorisant les thromboses	442
	Épidémiologie	442
	Circonstances étiologiques	442
	Diagnostic	442
	Traitement	444

PRISES EN CHARGE SPÉCIFIQUES

Chapitre 71	**Réhabilitation respiratoire et réentraînement à l'effort**, par Ch. Karila	451
	Populations cibles	451
	Mise en place en pratique d'une réhabilitation respiratoire	452
Chapitre 72	**Orientation scolaire et professionnelle**, par C. Donnay, B. Langellier-Bellevue, J. Mezza et L. Bensefa-Colas	455
	Orientation scolaire et professionnelle : rôle et mission de l'Éducation nationale	455
	Orientation : un enjeu de l'insertion professionnelle	455
	Rôle et apport du médecin dans le choix de l'orientation	456
	Exemples de conseil d'orientation	456
	Orientation chez les élèves handicapés	457
Chapitre 73	**Pathologie respiratoire chronique et éducation : liens avec l'école**, par N. Beydon	459
	Éducation thérapeutique du patient	459
	Mucoviscidose	460
	Asthme	461
	ETP et milieu scolaire	461
Chapitre 74	**Kinésithérapie respiratoire**, par J.-Ch. Dubus	463
	Méthodes de kinésithérapie respiratoire	463
	Principales indications de la kinésithérapie respiratoire	464
	Effets latéraux de la kinésithérapie respiratoire	464
Chapitre 75	**Aérosolthérapie**, par J.-Ch. Dubus et A. Carsin	466
	Aérosols et dépôt dans les voies aériennes	466
	Les dispositifs d'inhalation et leur technique de délivrance	466
	Aérosolthérapie en situations respiratoires particulières	468
Chapitre 76	**Oxygénothérapie de longue durée**, par I. Pin, É. Hullo, N. Beydon, G. Aubertin	470
	Bases physiopathologiques	470
	Conséquences de l'hypoxémie chronique et bénéfices attendus de l'oxygénothérapie	470
	Principales indications	471
	Mise en place pratique et surveillance	473
Chapitre 77	**Ventilation non invasive au long cours chez l'enfant**, par A. Amaddeo et B. Fauroux	476
	Pathologies pédiatriques pouvant bénéficier d'une PPC ou d'une VNI	476
	Équipement et réglages de la PPC et de la VNI	478
	Indications et bénéfices de la PPC et de la VNI	479
	Contre-indications, limites et effets secondaires de la PPC et de la VNI	479
Chapitre 78	**Cathétérisme interventionnel en pneumologie pédiatrique**, par S. Malekzadeh-Milani et Y. Boudjemline	481
	Principes de traitement	481
	Malformations traitées	482
Chapitre 79	**Chirurgie thoracique chez l'enfant**, par N. Khen-Dunlop et Y. Révillon	486
	Indications des interventions thoraciques fœtales	486
	Chirurgie thoracique de l'enfant	487
	Principes techniques de chirurgie thoracique	488

Chapitre 80	**Transplantation pulmonaire pédiatrique**, par F. LE PIMPEC-BARTHES, V. BOUSSAUD, C. PRICOPI, R. GUILLEMAIN, A. ARAME, L. LÉCUYER, A. BADIA, A. ROUSSEL, G. MANGIAMELI, A. LEGRAS et I. SERMET-GAUDELUS	491
	Population concernée par la TPP : âges et pathologies des enfants	491
	Critères requis pour une inscription sur liste de TPP	491
	Contre-indications au projet de TPP	491
	Stratégie en cas d'aggravation brutale du receveur	492
	Types de transplantation pulmonaire	493
	Déroulement de la procédure chirurgicale d'une transplantation pulmonaire	493
	Particularités de la TPP par rapport à la TPA	493
	Résultats de la TPP	494

Liste des principales abréviations		497
Index		501

Avant-propos

Cette nouvelle édition de *Pneumologie pédiatrique* succède à celles de 1976, 1979 et surtout 2009. C'est un véritable traité de pneumologie pédiatrique qui a été conçu. Il est le fruit d'une collaboration de l'ensemble des unités de pneumologie pédiatrique, mais aussi de nombreux services de pneumologie adultes et d'équipes hors de France. Nous tenons ici à les remercier tous. Ce traité témoigne du dynamisme et de la collégialité de la pneumologie pédiatrique.

Les changements sont au premier abord visuel avec ce nouveau format qui a permis d'inclure des documents iconographiques (imagerie, histologie, dessins, tableaux…) bien plus nombreux et l'accès à une version *online* comprenant des vidéos et des bibliographies supplémentaires. Par ailleurs, en fin de chacun des chapitres un encadré souligne les points clefs, les messages essentiels.

Mais les changements les plus profonds reflètent les progrès réalisés durant la dernière décennie aussi bien dans les explorations que dans les prises en charge. Ainsi la génétique et l'immunologie bouleversent de façon incessante nos connaissances sur les pathologies interstitielles, qu'elles soient isolées ou dans le cadre de maladies inflammatoires systémiques, mais aussi sur les dyskinésies ciliaires primitives, la mucoviscidose ou les pathologies vasculaires pulmonaires. En imagerie, l'IRM s'est développée et les progrès dans le traitement du signal peuvent en faire une alternative non irradiante à la tomodensitométrie. L'imagerie prénatale a également bouleversé notre approche des anomalies du développement. Enfin, la recherche fondamentale nous a apporté des connaissances nouvelles majeures. La pneumologie pédiatrique, comme d'autres spécialités pédiatriques, est désormais au cœur de la prévention des maladies chroniques de l'adulte.

Ce traité est une synthèse pratique et complète de la discipline. Synthèse pratique parce que de nombreux chapitres sont dévolus à la sémiologie et aux prises en charge spécifiques. Synthèse complète parce qu'elle couvre tous les thèmes de la pneumologie chez l'enfant. Le poumon est un organe cible de très nombreuses affections et une large part de ce traité est consacrée aux conséquences respiratoires de pathologies d'autres organes.

Nous souhaitons qu'il constitue une référence pour tous les acteurs de la prise en charge des pathologies respiratoires de l'enfant, qu'ils soient médecins, personnels soignants ou étudiants.

Jacques de Blic
Christophe Delacourt

Signes d'appel

DYSPNÉE AIGUË

David Drummond

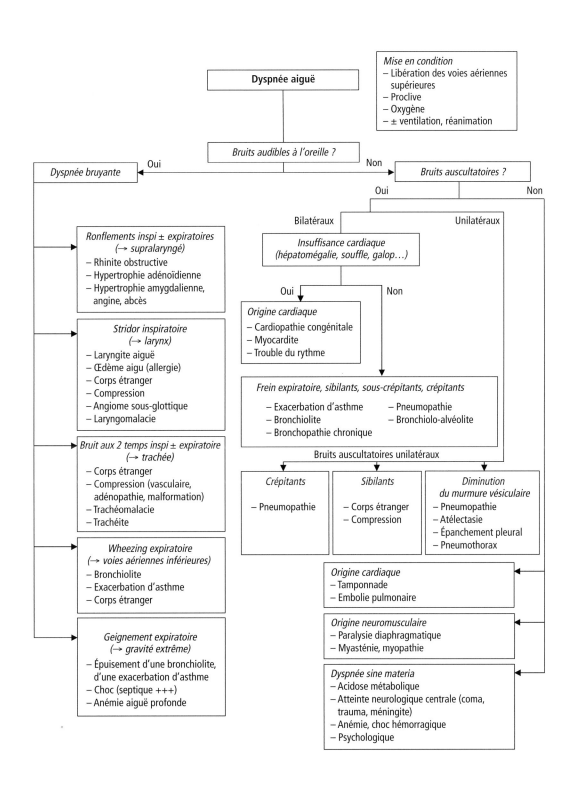

-2 DYSPNÉE D'EFFORT

Chantal Karila

La gêne à l'effort prend différentes expressions (oppression thoracique, fatigue, manque d'air, etc., plus souvent essoufflement vécu comme anormal), regroupées sous le terme de *dyspnée d'effort* (DE), sensation subjective. L'absence de DE ne signifie pas l'absence d'essoufflement qui, lui, est physiologique, lié à l'augmentation du débit ventilatoire avec l'effort. Une démarche pas à pas permet de préciser l'organicité ou non de la DE [1, 2].

La DE n'est pas proportionnelle à la difficulté de l'effort, au conditionnement physique de l'enfant ou à la gravité de la pathologie sous-jacente, elle est majorée par l'anxiété.

Quelques éléments orientent :

– vers une DE bénigne : survient rapidement après le début de l'effort (échauffement), le débit ventilatoire étant encore modéré et la coordination ventilatoire et motrice de l'enfant mauvaise ;

– vers une DE pathologique, après un effort prolongé, chez un enfant sportif (avec un bon niveau de technicité, si sport technique) ;

– vers un bronchospasme induit par l'exercice (BIE) : une DE avec toux et sifflements, à l'arrêt d'un effort intense, répondant bien aux β_2-mimétiques, chez un enfant sportif. Ne sont pas en

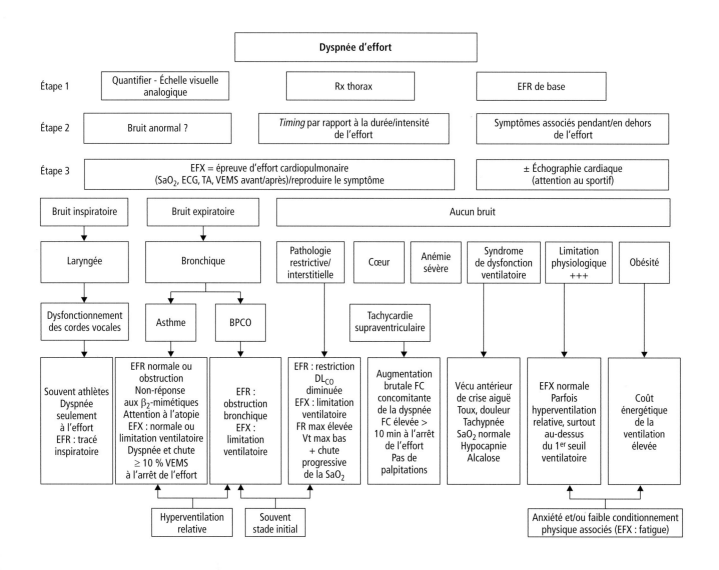

faveur : divers symptômes (essoufflé, ne court pas assez vite, air bloqué…), pendant un effort, modérément intense, répondant de façon incomplète aux β_2-mimétiques, chez un enfant peu ou pas sportif.

Deux examens sont obligatoires : la radiographie du thorax et la mesure de la fonction respiratoire de repos et, si le 1er bilan est négatif, une épreuve d'effort cardiopulmonaire (voir Chapitre 14). Une DE « physiologique » est observée pour des adaptations à l'effort, soit « subnormales » (faible conditionnement physique, DE pour tout type effort, enfant en surpoids, anxieux, avec parfois un précédent épisode dyspnéique « sévère »), soit normales (bon conditionnement physique, DE pour des efforts endurants, enfant sportif, ou jeune enfant avec une respiration « anarchique »).

BIBLIOGRAPHIE

1. KARILA C. Gêne respiratoire à l'effort. In : N Beydon. Pneumologie pédiatrique. Guide pratique. Paris, Elsevier/Masson, 2011 : 77-88
2. PARSHALL MB, SCHWARTZSTEIN RM, ADAMS L et al. An official American Thoracic Society statement : update on the mechanisms, assessment, and management of dyspnea. Am J Respir Crit Care Med, 2012, 185 : 435-452.

TOUX AIGUË

Guillaume Lezmi

Toux aiguë : durée < 3 semaines

Éléments d'orientation
- Type : sèche, grasse, rauque, quinteuse
- Symptômes associés : dyspnée, stridor, rhinorrhée, cyanose, malaise
- Facteur déclenchant : fièvre, effort, exposition allergénique, syndrome de pénétration
- Signes d'examen : sibilants, crépitants, rhonchi, polypnée, signes de lutte respiratoire

Radiographie de thorax
- Suspicion de pneumonie
- Suspicion d'inhalation de corps étranger
- Sévérité ou suspicion de complication

Sèche

- Sifflements → Asthme / Bronchiolite
- Crépitants → Pneumonie / Bronchiolite (alvéolite associée)
- Syndrome de pénétration / Dyspnée inspiratoire ou aux 2 temps / Cyanose, malaise → Inhalation de corps étranger / Trachéite
- Quinteuse / Reprise inspiratoire bruyante / Cyanose, malaise → Coqueluche

Grasse → Rhinopharyngite / Bronchite

Rauque → Laryngite aiguë

TOUX CHRONIQUE

Guillaume Lezmi

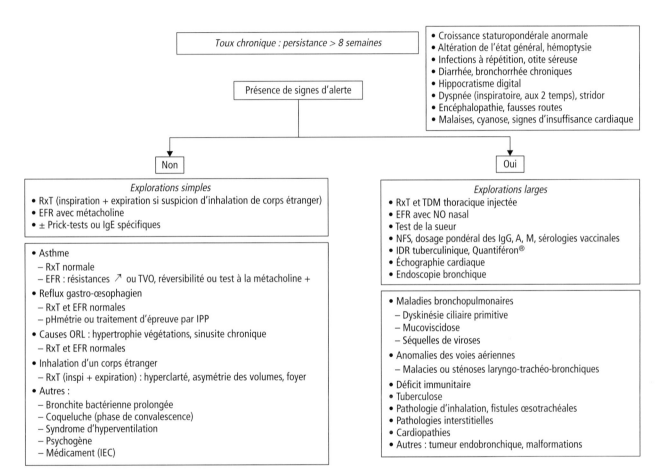

5 DOULEUR THORACIQUE

Guillaume Lezmi

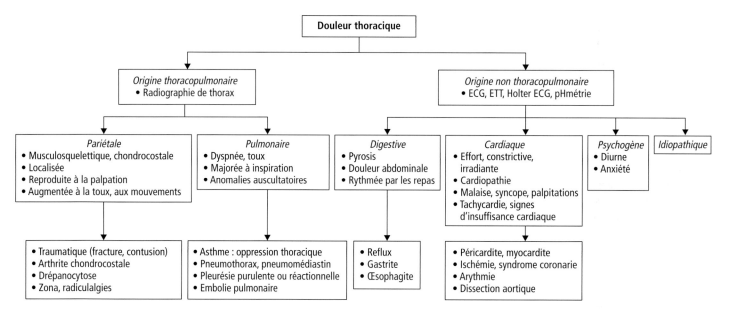

HYPOXIE ET HYPOXÉMIE

David Drummond

L'*hypoxie* correspond à une oxygénation insuffisante des cellules de l'organisme. Au plan biologique, l'hypoxie se traduit par le passage d'un métabolisme aérobie à un métabolisme anaérobie, avec pour conséquence une augmentation de la production d'acide lactique.

L'origine de l'hypoxie peut survenir à chaque étape de l'acheminement de l'oxygène (O_2) depuis les alvéoles pulmonaires jusqu'aux cellules de l'organisme. On peut ainsi distinguer :

– l'hypoxie « hypoxémique », secondaire à un contenu en oxygène insuffisant dans le sang artériel, le plus souvent d'origine pulmonaire (*voir* ci-dessous) ;

– l'hypoxie « stagnante », secondaire à un défaut d'acheminement de l'O_2 jusqu'aux cellules par diminution du débit de perfusion tissulaire, le plus souvent d'origine cardiaque ;

– l'hypoxie « histotoxique », secondaire à une incapacité des tissus à utiliser l'oxygène apporté, comme c'est le cas dans l'intoxication au cyanure ou dans le sepsis.

L'*hypoxémie* correspond à une diminution du contenu en oxygène dans le sang artériel qui dépend de trois paramètres [3] :

– les deux premiers paramètres sont la pression partielle d'O_2 dans le sang artériel (PaO_2) et la saturation artérielle de l'hémoglobine (SaO_2), qui sont liées par une relation non linéaire suivant la courbe de dissociation de l'hémoglobine. Ces paramètres peuvent être mesurés par les gaz du sang artériels (PaO_2 et SaO_2), ou de façon non invasive par la saturation pulsée en oxygène (SpO_2). La SpO_2 est un bon reflet de la SaO_2 sauf dans de rares situations (méthémoglobinémie, intoxication au CO, hémoglobines anormales) [2]. Pour la PaO_2, la limite inférieure de la normale est de 60 mmHg à 1 an, 70 mmHg à 2 ans et 80 mmHg à 7 ans. Pour la SpO_2, elle se situe autour de 96 % à l'éveil et 93 % au sommeil [1] ;

– le troisième paramètre est la concentration d'hémoglobine dans le sang. En cas d'anémie aiguë profonde, le contenu en oxygène est très diminué et peut conduire à une hypoxie cellulaire alors que les valeurs de PaO_2 ou SpO_2 sont normales. Ainsi, dans une situation de sepsis associé à une anémie à 5 g/dl et une saturation à 90 %, transfuser en globules rouges est plus efficace que la seule administration d'oxygène pour éviter une hypoxie cellulaire.

Les causes de diminution de la PaO_2 et de la SpO_2 sont les suivantes, par ordre de fréquence :

– *inégalité des rapports ventilation sur perfusion* : l'association de territoires pulmonaires mal ventilés mais bien perfusés à d'autres territoires pulmonaires bien ventilés et bien perfusés (et/ou à d'autres territoires très bien ventilés et bien perfusés) conduit à une diminution du contenu artériel en oxygène, le plus souvent sans hypercapnie associée. La bronchiolite ou la crise d'asthme oxygéno-dépendantes illustrent une telle situation ;

– *shunt* : à l'extrême, il peut exister certains territoires non ventilés mais perfusés, comme dans le cas d'une atélectasie importante, d'une pneumopathie franche lobaire aiguë, d'un syndrome de détresse respiratoire aigu ou d'un œdème aigu du poumon. Cette situation se rencontre également dans les cardiopathies avec shunt droite-gauche, et les fistules artérioveineuses. Le shunt est la seule situation où l'administration d'oxygène peut se révéler inefficace. Plus la proportion de sang traversant le shunt est importante, moins l'administration d'oxygène est efficace ;

– *hypoventilation alvéolaire* : il s'agit d'une incapacité de l'appareil respiratoire à « ventiler » le gaz présent au sein des alvéoles afin d'évacuer le dioxyde de carbone (CO_2) à l'extérieur du corps et d'apporter l'O_2 jusqu'aux alvéoles. Dans cette situation, la diminution de la PaO_2 s'associe toujours à une augmentation de la pression partielle artérielle en dioxyde de carbone ($PaCO_2$). Les causes d'hypoventilation alvéolaire sont relatives à des anomalies de la commande respiratoire (dépression des centres respiratoires d'origine médicamenteuse [opioïdes], traumatique, génétique [syndrome d'Ondine]) ou à des anomalies de la mécanique respiratoire : atteinte des muscles respiratoires lors de la phase d'épuisement d'une bronchiolite, ou d'origine neuromusculaire comme l'amyotrophie spinale ou les dystrophies musculaires (Duchenne, etc.) ; diminution de la compliance thoracique dans le cadre d'une déformation thoracique (cyphoscoliose, etc.) ; augmentation des résistances des voies aériennes secondaires à un obstacle ;

– *anomalie de la diffusion* : l'épaississement de la membrane alvéolocapillaire observé dans les pneumopathies interstitielles est associé à une augmentation de la résistance au passage de l'O_2 de l'alvéole au capillaire, alors que le passage du CO_2 en sens inverse est peu affecté. En situation aiguë, les pneumopathies interstitielles d'origine infectieuse et l'œdème pulmonaire interstitiel représentent les principales causes. En chronique, les anomalies de la diffusion sont appréciées par la mesure de diffusion du CO (*voir* Chapitre 14) et se dévoilent d'abord à l'effort ;

– *diminution de la pression inspiratoire en oxygène* (PiO_2) : elle est classiquement expérimentée en haute montagne où la pression atmosphérique et la fraction inspirée en oxygène (FiO_2) sont plus faibles. Cette étiologie invite également à vérifier la PiO_2 appliquée au patient (lunettes d'oxygène non branchées, réglages du ventilateur [FiO_2, pressions] inadaptés).

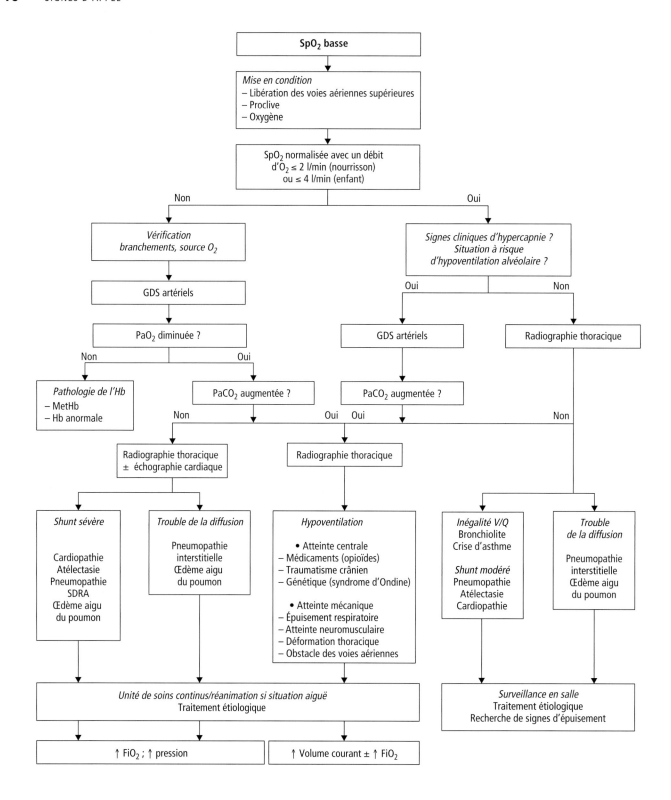

BIBLIOGRAPHIE

1. Aubertin G, Marguet C, Delacourt C et al. Recommandations pour l'oxygénothérapie chez l'enfant en situations aiguës et chroniques : évaluation du besoin, critères de mise en route, modalités de prescription et de surveillance. Arch Pédiatr, 2012, *19* : 528-536.
2. Khemani RG, Thomas NJ, Venkatachalam V et al. Comparison of SpO_2 to PaO_2 based markers of lung disease severity for children with acute lung injury. Crit Care Med, 2012, *40* : 1309-1316.
3. O'Driscoll BR, Howard LS, Davison AG, British Thoracic Society. BTS guideline for emergency oxygen use in adult patients. Thorax, 2008, *63* (*Suppl. 6*) : 1-68.

HÉMOPTYSIE

Guillaume Lezmi

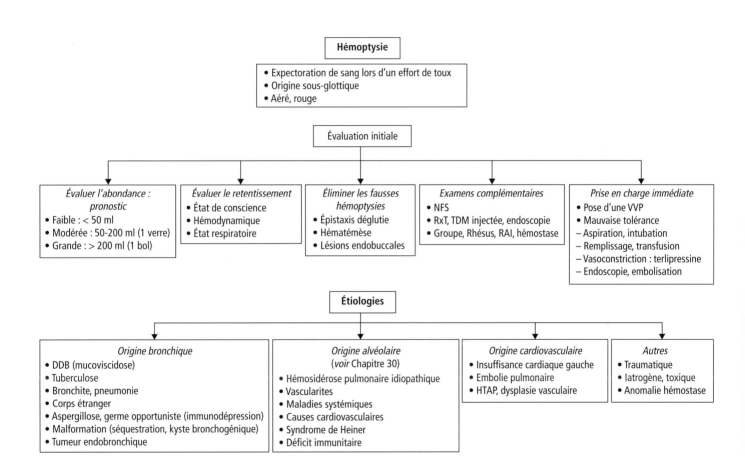

HIPPOCRATISME DIGITAL

Jacques de Blic

- *Définition* : élargissement des extrémités des doigts et des orteils avec bombement des ongles « en verre de montre », donnant aux doigts un aspect en baguette de tambour.
L'hippocratisme digital (HD) s'associe parfois à des douleurs articulaires dans le cadre d'une ostéopathie hypertrophiante pneumique de Pierre Marie et Foix.
- *Diagnostic* : le plus souvent facile dès l'inspection dans les formes évoluées.

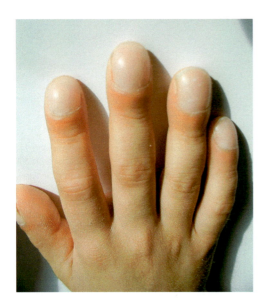

Dans les HD débutants, intérêt de la mesure du rapport épaisseur dernière phalange/épaisseur de la dernière interphalangienne (EDP/EDIP) :
– normal : EDP/EDIP < 1 ;
– pathologique : EDP/EDIP > 1.

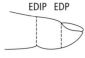 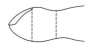

- *Mécanismes* : probable augmentation du débit sanguin au niveau des extrémités, secondaire à l'ouverture de shunts artérioveineux.
Dans les pathologies respiratoires, l'HD est corrélé avec la sévérité de l'insuffisance respiratoire chronique.
- *Étiologie* :
1. Causes respiratoires :
– DDB sévère, quelle qu'en soit la cause : mucoviscidose, dyskinésie ciliaire primitive, séquelles graves de virose, bronchiolite oblitérante, déficit immunitaire ;
– dysplasie bronchopulmonaire grave ;
– pneumopathie infiltrante sévère, quelle qu'en soit la cause ;
– pneumopathie interstitielle lymphoïde au cours des infections par le VIH ;
– cancer du poumon primitif et secondaire.
2. Causes cardiovasculaires :
– cardiopathie avec shunt droite-gauche (cardiopathie congénitale cyanogène) ;
– fistule artérioveineuse pulmonaire.
3. Causes digestives :
– maladie digestive inflammatoire (maladie de Crohn, colite ulcéreuse) ;
– hépatite chronique active ;
– cirrhose biliaire primitive, cirrhose hépatique, déficit en α_1-antitrypsine ;
– achalasie de l'œsophage.
4. Divers :
– cancer de la thyroïde, cancer du thymus, lymphome hodgkinien ;
– thalassémie ;
– HD idiopathique (pachydermopériostose) ;
– HD familial.

STRIDOR   9

Guillaume Lezmi

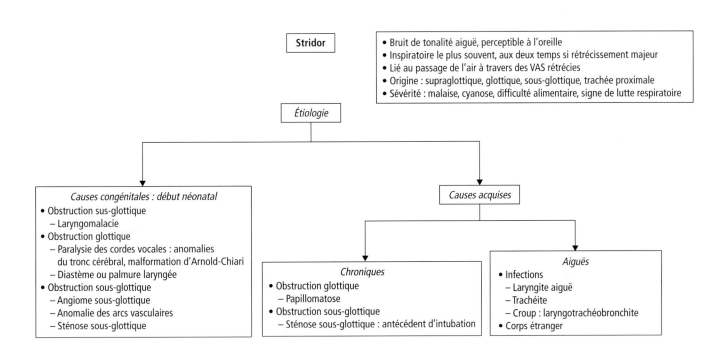

10 WHEEZING

Guillaume Lezmi

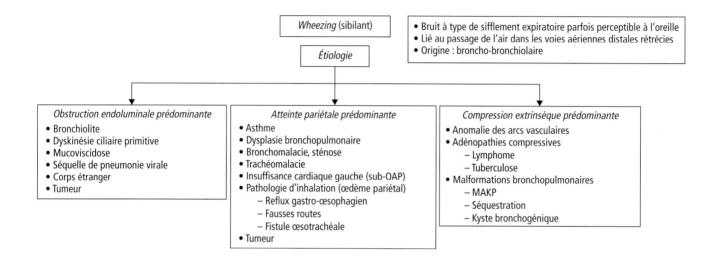

RONFLEMENT   11

Guillaume Lezmi

Ronflements
- Vibration inspiratoire du voile du palais et des tissus pharyngés
- Déclenchée par un flux aérien anormalement turbulent
- Car augmenté par le rétrécissement des VAS
- Isolés simples ou révélateurs d'un syndrome d'apnées obstructives du sommeil (SAOS)

Évoquer un SAOS
- Symptômes nocturnes
  - Ronflements fréquents, 3-4/sem
  - Apnées
  - Sommeil agité
  - Hypersudation
  - Tête en hyperextension
- Complications (peu corrélées à la polysomnographie)
  - Neurocognitives
    a) Difficulté de concentration
    b) Difficulté d'attention, voire TDAH
    c) Hyperactivité, irritabilité
    d) Trouble du comportement
    e) Endormissements faciles diurnes
  - Énurésie
  - Cardiovasculaires
    a) HTA
    b) HTAP
  - Métaboliques : syndrome métabolique
  - Retard de croissance
- Symptômes associés
  - Céphalées matinales
  - Respiration buccale
  - Obstruction nasale chronique
  - Infections ORL fréquentes
  - Trouble de l'audition
  - Asthme

Rechercher les causes et facteurs favorisants du SAOS
- Hypertrophie des végétations et/ou amygdales
- Obésité
- Anomalies craniofaciales (hypoplasie de l'étage moyen mandibulaire)
- Palais étroit ou ogival
- Déviation, étroitesse des fosses nasales
- Trisomie 21
- Maladies neuromusculaires
- Maladies de surcharge : mucopolysaccharidoses
- Syndrome de Prader-Willi

Demander un avis ORL : nasofibroscopie
- Évaluation objective de la taille des amygdales et des végétations

Établir le diagnostic et la sévérité du SAOS
- Polysomnographie (PSG) : avec EEG
- Ou polygraphie ventilatoire (PGV) : sans EEG
- Diagnostic positif :
  - Symptômes SAOS + index apnées-hypopnées (IAH) $\geq$ 1-2/h
  - Symptômes SAOS + index apnées obstructives (IAO) $\geq$ 1/h
- Cas particulier : PSG ou PGV faiblement indiquée si :
  - Absence de comorbidité, d'obésité
  - Et présence d'hypertrophie amygdales-végétations
- Sévérité :
  - Légère : IAH entre 1,5 et < 5/h
  - Modéré-sévère : IAH $\geq$ 5/h

Facteurs de risque de persistance
- Obésité
- Sexe masculin
- IAH > 5/h
- Hypertrophie amygdalienne persistante
- Mandibule étroite

Traitement
- Ablation végétation/amygdales si hypertrophie
- Réduction du poids (obésité)
- Corticoïdes intranasaux + antileucotriènes : – 3 mois, formes non sévères
- Ventilation non invasive : CPAP
  - SAOS résiduel sévère après chirurgie
  - Obésité
  - Anomalies craniofaciales
  - Maladies neuromusculaires

Facteurs de risque de persistance après chirurgie
- SAOS sévère
- Obésité
- Asthme
- Hypertrophie des cornets nasaux inférieurs
- Déviation du septum nasal
- Anomalies craniofaciales
- Trisomie 21
- Syndrome de Prader-Willi

# 12 ORIENTATION DIAGNOSTIQUE D'UN ÉPANCHEMENT PLEURAL

Jacques de Blic

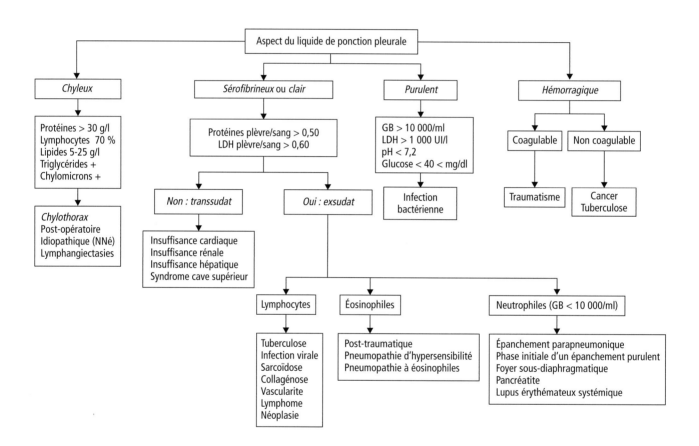

Outils diagnostiques

IMAGERIE THORACIQUE 13

Hubert Ducou Le Pointe et Claire de Labriolle-Vaylet

L'exploration du thorax en imagerie relève de techniques variées allant de la simple radiographie du thorax qui reste le premier examen réalisé, à l'imagerie par résonance magnétique (IRM) dont les indications ont progressé ces dernières années, ne se limitant plus à l'étude de la paroi et du médiastin. La tomodensitométrie (TDM) est l'examen de deuxième intention, particulièrement bien adapté à l'exploration du thorax et permettant d'étudier, avec une bonne résolution spatiale et une bonne résolution en contraste, tous ses éléments constitutifs. L'échographie, de réalisation facile, peut être utile dans l'exploration des tissus mous, de la plèvre et du médiastin du nourrisson. La médecine nucléaire permet, quant à elle, une étude fonctionnelle et quantitative de chaque secteur des deux poumons grâce à la scintigraphie de ventilation et de perfusion.

Radiographie simple

L'incidence de face est considérée par la plupart des équipes comme suffisante pour répondre à l'immense majorité des questions posées. Le profil est donc une incidence complémentaire. L'acquisition de l'image sera effectuée chez le jeune enfant, en pratique jusqu'à l'âge de 7 ans, en incidence antéro-postérieure. Cette incidence est indispensable chez le nourrisson pour obtenir une bonne contention et chez le jeune enfant pour obtenir sa coopération. Chez l'enfant de moins de 4 ans, la coopération peut être difficile à obtenir et une contention s'avère souvent nécessaire [12].

Des critères de qualité technique sont requis pour permettre l'interprétation. Les principaux sont d'obtenir une radiographie de face (égale distance entre le bord interne des clavicules et la ligne des épineuses ou symétrie de longueur des arcs antérieurs des côtes), en bonne inspiration (6 arcs costaux antérieurs au-dessus de la coupole diaphragmatique chez l'enfant et l'adolescent, et 5 arcs antérieurs chez le nourrisson chez qui la course diaphragmatique est réduite). Elle doit permettre de visualiser les vaisseaux dans les deux tiers centraux des champs pulmonaires, d'obtenir une bonne reproduction de la trachée et des bronches proximales, des coupoles diaphragmatiques, des sinus costodiaphragmatiques, du rachis et des structures paravertébrales.

L'incidence de profil n'est pas systématique en dehors d'un contexte de métastases. Elle est en revanche utile pour compléter l'exploration d'une masse du médiastin, pour mieux la localiser en antéro-postérieur (Figure 13-1). Le profil s'avère également intéressant pour la recherche de ganglions hilaires dans un contexte de contage tuberculeux. Cette incidence permet une étude plus précise de la systématisation pulmonaire. Mais cette précision anatomique n'est pas toujours nécessaire à la bonne prise en charge du

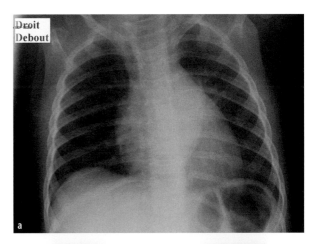

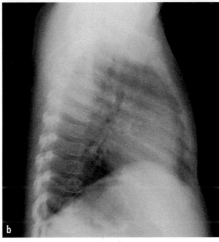

Figure 13-1 Radiographie de thorax de face (**a**) et de profil (**b**). Sur l'incidence de face, présence d'un syndrome de masse rétrocardiaque de l'angle costovertébral, comme en témoigne l'élargissement du 6e espace intercostal. L'incidence de profil confirme la présence d'une masse du médiastin postérieur, comme en témoigne l'augmentation de densité des corps vertébraux à hauteur du syndrome de masse. Cette masse du médiastin postérieur correspond à un neuroblastome.

patient et, quand cette précision s'avère nécessaire, un examen tomodensitométrique est alors le plus souvent réalisé. La radiographie de profil est également utile pour apprécier le diamètre antéro-postérieur de la trachée.

La radiographie en expiration est demandée systématiquement devant une dyspnée aiguë. Elle facilite la recherche d'un pneumothorax ou la mise en évidence d'un trappage expiratoire (emphysème obstructif) lors de l'inhalation d'un corps étranger

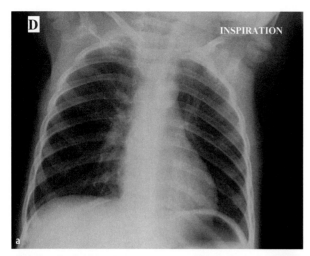

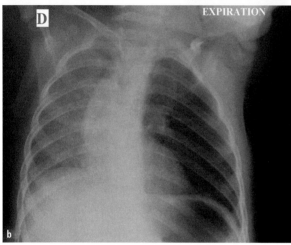

Figure 13-2 Radiographie de thorax de face en inspiration (**a**) et en expiration (**b**). La radiographie en inspiration ne montre pas d'anomalie. La radiographie en expiration met en évidence un trappage expiratoire. La notion de syndrome de pénétration et de trappage expiratoire du poumon gauche permet de confirmer le diagnostic de corps étranger intrabronchique.

(Figure 13-2). Elle est également utile pour déterminer le côté pathologique devant une asymétrie du volume pulmonaire : c'est celui dont le volume ne diminue pas en expiration.

Le décubitus latéral est une incidence de moins en moins réalisée. Elle permettait d'affirmer l'existence d'un épanchement quand le diagnostic était incertain sur l'incidence de face, ou de déterminer le caractère libre ou cloisonné d'un épanchement pleural. Actuellement, la réalisation d'une échographie pleurale a supplanté ces indications. Le décubitus latéral « rayon horizontal » permet d'obtenir chez un nourrisson une radiographie en expiration du côté où l'enfant est tourné.

L'interprétation de la radiographie simple du thorax chez l'enfant est influencée par quelques particularités anatomiques ou techniques. Par exemple, lorsque la radiographie est prise en hyperlordose, on observe une horizontalisation des côtes et les clavicules sont au-dessus des apex pulmonaires. Quand la radiographie est prise les bras le long du corps les omoplates peuvent créer une opacité qu'il faut savoir reconnaître.

Chez le nourrisson, la trachée qui est rectiligne en inspiration, se coude vers la droite en expiration. Cette coudure physiologique de la trachée est visible uniquement à cet âge. Avec la croissance, la trachée se rigidifie et reste rectiligne tout au long du cycle respiratoire.

En raison de la présence du thymus, le médiastin présente un aspect particulier chez le nourrisson, qui est en pratique une source d'erreur courante, de doutes et d'interrogations. Le thymus apparaît comme une opacité de tonalité hydrique, homogène et non compressive, du médiastin antéro-supérieur dont les limites externes sont ondulées et dont le raccordement à la masse cardiaque peut être visualisé sous la forme d'une encoche (incisure cardiothymique) [11]. Il change de forme entre l'inspiration (diminution) et l'expiration (augmentation) (Figure 13-3). Au-delà de l'âge de 3 à 4 ans, un aspect élargi du médiastin doit être recontrôlé radiologiquement, voire exploré par d'autres techniques d'imagerie (échographie, IRM, voire TDM). En revanche, il est important de savoir que la fenêtre aortopulmonaire apparaît souvent comblée jusqu'à l'adolescence en raison d'un reliquat thymique. Le volume du thymus peut diminuer au décours d'une maladie générale ou sous l'effet de divers traitements dont les corticoïdes. Une fois la pathologie guérie ou le traitement arrêté, il reprend son volume initial [20]. Le thymus peut avoir une extension inférieure jusqu'au diaphragme, simulant alors une cardiomégalie, ou une extension postérieure ne pouvant être différenciée

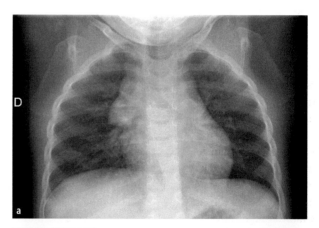

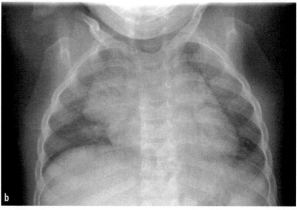

Figure 13-3 Radiographie de thorax de face en inspiration (**a**) et en expiration (**b**). La forme de la silhouette cardiothymique se modifie entre la phase inspiratoire et expiratoire. La silhouette cardiothymique apparaît plus large à la phase expiratoire.

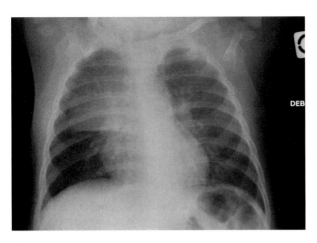

Figure 13-4 Radiographie de thorax de face. Hypertrophie du lobe droit du thymus, appelée « thymus en voile latine ».

d'une masse du médiastin postérieur et nécessitant une exploration par une autre imagerie en coupes. Il peut avoir un développement asymétrique avec une hypertrophie de son lobe droit, dont le bord inférieur s'appuie sur la petite scissure : cet aspect est appelé généralement thymus en « voile latine » (Figure 13-4).

Tomodensitométrie

La TDM est la technique d'imagerie la plus utilisée pour explorer le thorax car elle permet d'explorer efficacement les différentes composantes du thorax (paroi, médiastin et parenchyme pulmonaire). Les progrès du scanner multibarrettes ont permis de réaliser une étude multiplanaire et tridimensionnelle du thorax, tout en diminuant le recours à la sédation pour les nourrissons (rapidité d'acquisition) et l'exposition aux rayonnements ionisants (nouveaux détecteurs et utilisation de la reconstruction itérative). La très grande majorité des examens est maintenant acquise en mode spiralé ; le mode incrémental, qui permet une diminution importante de la dose délivrée, est insuffisamment utilisé pour la surveillance des pathologies chroniques bronchiques ou infiltratives parenchymateuses.

L'injection d'un produit de contraste n'est pas systématique. Elle est utile à l'étude du médiastin, des gros vaisseaux thoraciques, des hiles pulmonaires et de la paroi thoracique mais n'est pas indispensable pour l'évaluation du parenchyme pulmonaire et des voies respiratoires [17].

La visualisation des images est désormais effectuée à l'aide d'un logiciel de reconstructions volumiques multiplanaires (MPVR) [1, 19]. Les techniques MIP (*maximum intensity projection*) et mIP (*minimum intensity projection*) sont très utiles à l'exploration du parenchyme pulmonaire et des structures vasculaires. La technique MIP projette sur un plan les pixels d'intensité maximum contenus dans chaque ligne du volume étudié. Ces techniques sont couplées fréquemment à la technique MPVR. La technique MIP-MPVR est particulièrement utile pour visualiser les structures vasculaires, comme par exemple les anomalies des arcs aortiques, ou l'artère systémique d'une séquestration pulmonaire. Cette technique peut être également utilisée pour améliorer la détection des nodules pulmonaires. La technique mIP-MPVR est proposée pour mieux repérer et préciser l'extension d'un trappage expiratoire. Elle permet également de mieux détecter les images kystiques et bulleuses intraparenchymateuses. Les reconstructions tridimensionnelles permettent une bonne synthèse de l'information, même si le diagnostic s'effectue habituellement sur des reconstructions bidimentionnelles. Les techniques de reconstructions tridimensionnelles surfaciques sont progressivement abandonnées au profit de la technique de *volume rendering*. Il s'agit d'une technique dans laquelle on prend en compte l'ensemble des informations du volume étudié en donnant une information tridimensionnelle en tenant compte de la densité, de la topographie des différentes structures et en jouant sur des paramètres tels que la transparence, la densité lumineuse et la couleur. Cette technique permet de réaliser des trachéobronchographies et des endoscopies virtuelles [5].

Principales indications [9, 18] La TDM explore les lésions que leur situation anatomique rend difficilement accessibles à la radiographie simple, comme la jonction cervicothoracique, la région péridiaphragmatique et la paroi thoracique. Elle permet d'expliquer les images douteuses et de préciser, mieux que la radiologie conventionnelle, la topographie de certaines lésions. Elle est utile

Tableau 13-I Masses du médiastin.

Médiastin antérieur
Adénomégalies
Goitre plongeant
Kyste pleuropéricardique
Lymphangiome kystique
Lymphomes hodgkiniens
Lymphomes non hodgkiniens
Thymus normal
Tumeurs germinales
Médiastin moyen
Adénomégalies
Agénésie du péricarde
Anomalies des arcs aortiques
Duplication œsophagienne
Kyste bronchogénique
Lymphangiome kystique
Lymphomes (hodgkiniens et non hodgkiniens)
Médiastin postérieur
Ganglioneurome
Ganglioneuroblastome
Neuroblastome
Méningocèle
Spondylites et spondylodiscites
Tumeurs rachidiennes
Hématopoïèse extramédullaire
Thymus, extension postérieure

pour l'évaluation des patients en unité de soins intensifs, notamment pour les patients polytraumatisés, pour les patients ayant un syndrome septique inexpliqué après la chirurgie ou pour préciser la position du drain thoracique lorsqu'il ne draine pas de façon satisfaisante. Mais les indications les plus nombreuses sont l'exploration des masses thoraciques et en particulier du médiastin (les causes les plus fréquentes sont indiquées dans le tableau 13-I), l'évaluation des nodules pulmonaires (Tableau 13-II), l'évaluation des anomalies vasculaires, les voies aériennes centrales et périphériques, certaines pathologies infectieuses parenchymateuses et les pathologies infiltratives diffuses [13].

La TDM est la technique la plus sensible dans la détection des *nodules* et *micronodules parenchymateux*. La recherche de nodules pulmonaires ne nécessite pas d'injection intraveineuse de produit de contraste. Les scanners multibarrettes ont permis d'augmenter le taux de détection des lésions nodulaires parenchymateuses, y compris chez les enfants qui ne tiennent pas l'apnée. Si la sensibilité a nettement progressé, nous sommes en pratique confrontés à des problèmes de spécificité. Nous éprouvons parfois des difficultés à préciser la nature des nodules : métastases, ganglion intrapulmonaire ou nodule anthracosique. Pour augmenter la spécificité, les protocoles prennent en compte la taille ou le nombre de nodules pour évoquer l'hypothèse d'une maladie métastatique.

La TDM avec injection est la technique de choix pour explorer les *masses médiastinales antérieures* et *moyennes* (Figure 13-5). Les masses du médiastin postérieur peuvent également être étudiées en TDM, mais l'IRM est la meilleure technique pour cette localisation en raison du risque d'extension intracanalaire. Si l'IRM montre mieux la moelle épinière, la qualité des images obtenues en TDM multibarrettes permet de détecter toutes les extensions

Tableau 13-II Nodules pulmonaires.

Nodule solitaire
Granulome tuberculeux
Métastases
Pneumopathie ronde
Abcès pulmonaire
Kyste bronchogénique
Hamartome
Mucocèle

Nodules multiples
Granulome infectieux (tuberculose, varicelle) ou fongique
Lymphome
Métastases
Nodules anthracosiques
Ganglions intrapulmonaires
Histiocytose
Papillomatose
Granulomatose avec polyangéite (Wegener)
Impactions mucoïdes

intracanalaires. La TDM permet au mieux de préciser les rapports de la lésion avec les structures vasculaires et les voies aériennes et ainsi de répondre aux questions posées en pré-opératoire par les chirurgiens : quelles sont les structures comprimées, englobées ou refoulées par la lésion ? (Figure 13-6).

L'angiographie par TDM est la technique de référence pour l'exploration des *anomalies vasculaires* mais l'IRM permet d'obtenir

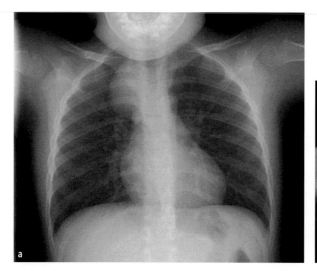
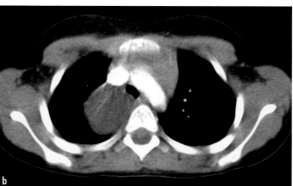

Figure 13-5 Radiographie de thorax de face (**a**), coupe tomodensitométrique avec injection de produit de contraste à hauteur de la crosse de l'aorte (**b**). Sur la radiographie de thorax de face, on met en évidence une masse de tonalité hydrique du médiastin supérieur, entraînant un discret effet de masse sur le bord droit de la trachée. La tomodensitométrie confirme le syndrome de masse et la compression trachéale. Elle permet de confirmer la localisation du syndrome de masse, ses rapports avec les gros vaisseaux et la trachée, de mesurer sa densité et de proposer le diagnostic de kyste bronchogénique qui sera confirmé lors de l'intervention chirurgicale.

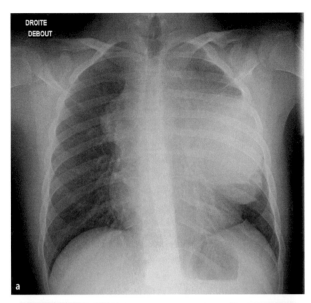
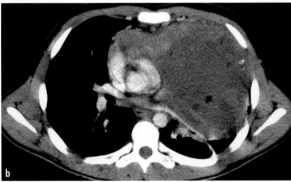

Figure 13-6 Radiographie de thorax de face (**a**), coupe tomodensitométrique avec injection de produit de contraste passant à hauteur des hiles pulmonaires (**b**). La radiographie de thorax de face met en évidence un syndrome de masse du médiastin moyen et antérieur à développement gauche. La nature de la lésion ne peut être affirmée par la radiographie de thorax. La tomodensitométrie permet d'évoquer le diagnostic de tératome devant le caractère pluritissulaire de la lésion, avec notamment la visualisation de calcifications et de tissu graisseux.

des résultats équivalents, notamment pour l'exploration des arcs aortiques. Cependant, la rapidité, la robustesse et la facilité de réalisation restent les atouts importants de la TDM.

La TDM est la technique de référence pour l'exploration des *dilatations des bronches* (DDB). La recherche s'effectue en mode hélicoïdal « basses doses » par des coupes de 2 mm chevauchées. La surveillance de pathologies chroniques comme la mucoviscidose ou les maladies ciliaires pourrait être effectuée en mode incrémental. Les anomalies congénitales peuvent également être explorées par la TDM : atrésies bronchiques, bronches trachéales ou bronches cardiaques accessoires. Les reconstructions tridimentionnelles s'avèrent également très utiles dans ces indications. Les lésions endotrachéales et endobronchiques sont également mieux analysées.

La TDM haute résolution permet l'exploration des *voies respiratoires distales*. La TDM ne peut montrer directement les lésions car les bronchioles mesurent moins d'un millimètre et leurs parois ont une épaisseur inférieure à 0,1 mm, c'est-à-dire largement au-dessous du pouvoir de résolution spatiale du scanner, mais les lésions visualisées peuvent être rapportées à une pathologie bronchiolaire sur le fait que les bronchioles sont des structures situées près du centre des lobules pulmonaires secondaires.

La *pathologie infectieuse* ne nécessite que rarement une exploration TDM en dehors de la tuberculose et des pathologies infectieuses chez l'immunodéprimé.

Dans le cadre des *pathologies infiltratives diffuses* [6], le rôle de la TDM est de confirmer le diagnostic si la radiographie de thorax est anormale ou d'objectiver des anomalies pulmonaires si la radiographie de thorax est normale. Il permet d'établir un diagnostic quand les signes TDM sont suffisamment spécifiques et de guider le site de biopsie lorsque celle-ci s'avère nécessaire [3]. La définition et le substratum anatomique des principaux signes sémiologiques sont définis dans le tableau 13-III.

Échographie

L'échographie, technique non invasive, dont les principaux avantages sont l'absence d'irradiation et de sédation, est limitée dans son utilisation par le défaut de transmission des ultrasons à

Tableau 13-III Sémiologie des pathologies infiltratives diffuses.

	Définition	Substratum anatomique
Verre dépoli	↑ densité du tissu pulmonaire sans effacement des contours des vaisseaux et des parois bronchiques	↓ air alvéolaire : comblement alvéolaire ↑ densité de l'interstitium : épaississement des cloisons interalvéolaires ↑ du flux sanguin capillaire pulmonaire
Condensation alvéolaire	↑ densité du tissu pulmonaire avec effacement des contours des vaisseaux et des parois bronchiques	Remplissage des alvéoles par du liquide, des cellules, des substances amorphes
Micronodules	Diamètre < 7 mm – interstitiel : contours nets – bronchiolaire-alvéolaire : contours flous	Interstitiel : granulome, accumulation de substance Alvéolaire : comblement alvéolaire Bronchiolaire : réaction inflammatoire de la paroi
Lignes septales	Opacités rectilignes perpendiculaires à la plèvre ou polygonales au centre du parenchyme	Épaississement des septa interlobulaires : liquide, cellules, fibroses

(suite)

Tableau 13-III (*suite*)

	Définition	*Substratum anatomique*
Réticulations	Opacités entrecroisées connectant les lignes septales avec les opacités artérielles centrolobulaires	Épaississement de l'interstitium intralobulaire par du liquide, des cellules, de la fibrose
Lignes non septales	Opacités traversant un ou plusieurs lobules pulmonaires	Collapsus alvéolaire localisé
Rayon de miel	Multiples lésions aériques jointives	Destruction de l'architecture du poumon (destruction alvéolaire et bronchiolectasie)
Kystes pulmonaires	Lésions aériques à paroi fine, séparées par du parenchyme normal	Obstruction des bronchioles Cavitation de nodules
Épaississement péribronchovasculaire	Élargissement régulier ou nodulaire des opacités vasculaires	Épaississement de l'interstitium axial
Traction et déplacement	Déplacement, distorsion scissurale Distorsion bronchique et bronchectasies	Perte de volume
Emphysème	Diminution de densité du parenchyme	Distension des espaces aériques en aval des bronchioles terminales

travers les structures osseuses (gril costal et sternum) et aériques (parenchyme pulmonaire normal). Elle permet l'étude de la plèvre, du médiastin, du diaphragme et du parenchyme pulmonaire pathologique [8].

L'échographie est peu utilisée pour l'étude du parenchyme pulmonaire. Les condensations parenchymateuses ont une échostructure similaire au foie [7]. Elles sont affirmées par la visualisation d'un bronchogramme aérique (images hyperéchogènes punctiformes, linéaires ou ramifiées). Le Doppler, couleur ou énergie, permet d'apprécier la vascularisation de la lésion et d'évaluer le risque d'évolution vers une nécrose parenchymateuse.

La caractérisation d'une image parenchymateuse située au contact de la plèvre peut être tentée en échographie. Celle-ci permet de différencier les lésions solides et liquidiennes. Elle peut apporter des éléments diagnostiques pour les malformations pulmonaires.

L'échographie permet d'affirmer la présence d'une minime lame d'épanchement pleural suspectée à la radiographie, de confirmer un épanchement pleural massif devant un hémithorax opaque et d'éliminer ainsi une lésion tumorale. Elle précise l'aspect de l'épanchement (transsonore ou échogène), l'existence de dépôts de fibrine ou de cloisons (Figure 13-7). Elle permet également de choisir le site le plus adapté pour une ponction pleurale. L'échographie peut être également utilisée en réanimation pour la recherche d'un pneumothorax.

L'échographie en mode TM permet d'étudier les mouvements du diaphragme. Elle peut être utilisée pour rechercher une paralysie diaphragmatique. L'examen est comparatif. Quand le patient est intubé, le patient doit être mis momentanément en ventilation spontanée.

L'échographie du médiastin peut être réalisée devant un élargissement de la silhouette cardiomédiastinale pour confirmer une hypertrophie thymique [15] : l'échostructure du thymus est suffisamment caractéristique. L'échographie peut être proposée dans certains cas pour guider une biopsie per cutanée d'une masse

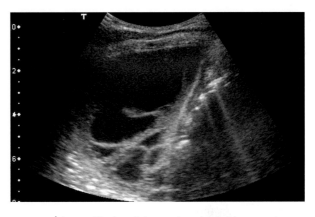

Figure 13-7 Échographie du cul-de-sac pleural postérieur gauche en vue longitudinale lors d'une pleuropneumopathie. L'échographie montre un épanchement pleural de la grande cavité, associé à des cloisons épaisses et à quelques dépôts de fibrine.

tumorale. Elle peut également permettre l'étude des vaisseaux médiastinaux afin de rechercher des vaisseaux anormaux ou un thrombus intraluminal.

Médecine nucléaire

La médecine nucléaire dispose de différents types de scintigraphies adaptées à la recherche ou à l'exploration des pathologies thoraciques pédiatriques [4]. Ainsi, les scintigraphies de ventilation et de perfusion permettent une étude fonctionnelle quantitative du parenchyme pulmonaire. En oncologie pédiatrique, la tomographie par émission de positons (TEP) au ^{18}FDG et la MIBG-^{123}I participent au bilan initial et au suivi des enfants. La scintigraphie osseuse permet l'exploration des structures osseuses du thorax en cas de pathologie traumatique, infectieuse ou tumorale.

Scintigraphie pulmonaire de perfusion [2] (Figure 13-8)

Elle consiste à injecter par voie veineuse périphérique un radio-marqueur constitué de microparticules d'albumine humaine marquées par le technétium 99m (^{99m}Tc). Ces particules se distribuent dans le lit pulmonaire de manière proportionnelle au débit sanguin artériel régional. La répartition du traceur est étudiée à l'aide d'une gamma-caméra. En cas d'altération de la perfusion dans un territoire, l'examen met en évidence une diminution d'activité dans la zone concernée.

La scintigraphie de perfusion est rarement prescrite chez l'enfant pour le diagnostic d'embolie pulmonaire. Sa principale indication, couplée à la scintigraphie de ventilation, est le bilan des pathologies congénitales et acquises de la petite enfance. Elle permet de quantifier la perfusion relative de chaque poumon en cas de sténose de l'artère pulmonaire, avant et/ou après un geste opératoire. Elle peut aussi quantifier les shunts artérioveineux. Elle permet, dans les bronchopneumopathies récidivantes, la mise en évidence, à distance d'un épisode aigu, d'un trouble de perfusion qui guide la recherche d'une anomalie sous-jacente. Dans la mucoviscidose, les anomalies de perfusion sont bien corrélées avec l'évolution de la maladie [14].

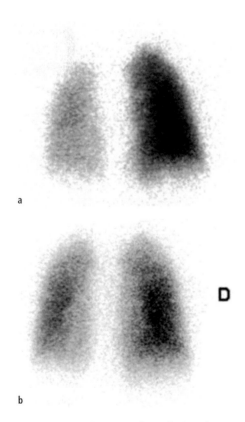

Figure 13-8 Scintigraphie pulmonaire de perfusion chez un enfant de 5 ans (incidences postérieures), opéré pour une malformation de l'artère pulmonaire gauche. La fonction relative de perfusion du poumon gauche évaluée avant (**a**) et après intervention (**b**) passe de 10 à 35 %. La ventilation pré- et post-opératoire était normale (poumon gauche 45 %).

Scintigraphie pulmonaire de ventilation

La scintigraphie de ventilation permet d'explorer, à l'aide de gaz radioactifs ou d'aérosols ultrafins, l'échange d'air entre les poumons et l'air ambiant, et de quantifier les fonctions relatives des deux poumons. Le xénon 133 a été largement utilisé mais c'est le krypton 81m qui est actuellement employé en pédiatrie, du fait de la très faible dose délivrée par ce gaz de période extrêmement courte (13 secondes). L'énergie de son rayonnement permet d'acquérir simultanément les images de ventilation et celles de perfusion, réalisées avec du ^{99m}Tc. La scintigraphie de ventilation est utile dans les pathologies des voies aériennes et notamment les bronchectasies.

Tomographie par émission de positons

En oncologie pédiatrique, la tomographie par émission de positons (TEP) au désoxyglucose marqué par le fluor 18 (^{18}FDG) trouve sa principale indication dans le bilan d'extension des lymphomes, l'évaluation thérapeutique après chimiothérapie et l'exploration des masses résiduelles après traitement. Le ^{18}FDG est un analogue du glucose, se distribuant dans les tissus et dont l'activité métabolique est augmentée, en particulier dans un grand nombre de tumeurs cancéreuses, mais également dans certains tissus normaux (myocarde, cerveau), et enfin dans les foyers inflammatoires ou infectieux. Le couplage de la TEP à la TDM permet un repérage anatomique précis des foyers d'hypermétabolisme. Dans la maladie de Hodgkin de faible grade, la négativité de la TEP au FDG après chimiothérapie permet d'éviter la radiothérapie complémentaire, principale responsable des seconds cancers observés chez ces jeunes patients [16]. La TEP au ^{18}FDG contribue avec succès au diagnostic de malignité des nodules pulmonaires.

Scintigraphie à la MIBG-^{123}I

La scintigraphie à la méta-iodobenzylguanidine (MIBG-^{123}I) est l'examen de référence dans le diagnostic et le suivi des neuroblastomes et de leurs localisations secondaires. La scintigraphie osseuse met en évidence les fractures de côtes sans déplacement.

Imagerie par résonance magnétique

L'IRM est une technique d'imagerie non irradiante qui pendant de nombreuses années n'a pas suscité d'intérêt pour la pathologie thoracique en dehors de l'exploration des masses du médiastin (Figure 13-9), l'étude des anomalies vasculaires des gros troncs et en particulier des arcs aortiques et des lésions de la paroi thoracique [21].

L'IRM pulmonaire a été longtemps volontairement mise en retrait en raison du faible nombre de protons pouvant générer le signal et de la décroissance rapide du signal du parenchyme pulmonaire liée à l'architecture du poumon qui se compose de multiples interfaces air-tissu. L'autre obstacle a été pendant long-

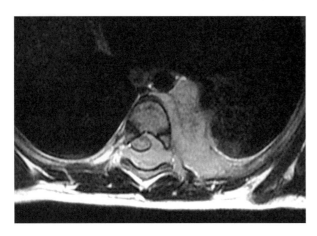

Figure 13-9 IRM en séquence pondérée en T1 après injection d'un complexe de gadolinium. Il s'agit du même patient qu'à la figure 13-1. Le neuroblastome développé au niveau de l'angle costovertébral gauche envahit le canal rachidien et refoule le cordon médullaire en avant et à droite.

temps l'obtention d'images nettes en raison des mouvements respiratoires, vasculaires et cardiaques. L'arrivée des techniques de synchronisation cardiaque et respiratoire et de séquences rapides a permis d'élargir les possibilités d'exploration du thorax aux pathologies qui s'accompagnent d'une augmentation des molécules d'eau et de la diminution des interfaces eau-air.

Ainsi en est-il des malformations congénitales, des infections pulmonaires et particulièrement de la tuberculose ou des pathologies infectieuses de l'immunodéprimé (aspergillose invasive et pneumocystose). Dans le cadre des pathologies chroniques des voies aériennes, la mucoviscidose a fait l'objet d'un certain nombre d'études [22]. Les principales anomalies peuvent être visualisées par cette technique (bronchiectasies, épaississements des parois bronchiques et impactions mucoïdes) (Figure 13-10). L'étude des pathologies interstitielles reste encore un challenge pour cette technique.

L'IRM est également en évaluation par certaines équipes pour l'étude de la perfusion pulmonaire grâce à l'injection intraveineuse d'un complexe de gadolinium et l'utilisation de séquences rapides [23]. Des recherches existent pour étudier la perfusion pulmonaire sans injecter de produit de contraste en utilisant la technique d'*arterial spin labelling* (ASL).

En recherche, la ventilation pulmonaire peut être étudiée par l'utilisation d'hélium hyperpolarisé (^{3}He) ou de xénon hyperpolarisé (^{129}Xe). L'imagerie de ventilation fondée sur l'inhalation d'oxygène à 100 % a été également développée en recherche.

> **Points clefs**
> - Une radiographie de thorax de face en bonne inspiration comporte 6 arcs costaux antérieurs au-dessus de la coupole diaphragmatique chez l'enfant et l'adolescent, et 5 arcs antérieurs chez le nourrisson.
> - La TDM est devenue la technique de référence pour la plupart des pathologies respiratoires. Les logiciels de reconstruction permettent d'améliorer l'exploration des structures vasculaires ou parenchymateuses.
> - L'IRM reste la technique de choix pour l'évaluation des masses du médiastin postérieur.
> - L'échographie peut être utile dans l'exploration du diaphragme, de la plèvre et du parenchyme au contact, ainsi que du médiastin chez le nourrisson.
> - Les techniques de synchronisation cardiaque et respiratoire et de séquences rapides permettent désormais d'élargir les indications de l'IRM, au-delà de l'exploration des anomalies des arcs aortiques et des lésions de la paroi thoracique.

BIBLIOGRAPHIE

1. BOISELLE PM. Multislice helical CT of the central airways. Radiol Clin North Am, 2003, *41* : 561-574
2. CARTRON A, DE LABRIOLLE VAYLET C, SERGENT-ALAOUI A. Scintigraphie en pneumologie pédiatrique. *In* : A Labbé, G Duteau. Pneumologie de l'enfant. Rueil-Malmaison, Arnette, 2003 : 59-80.
3. CLÉMENT A, ERS TASK FORCE. Task force on chronic interstitial lung disease in immuno-competent children. Eur Respir J, 2004, *24* : 686-697.
4. COTEREAU-DENOISEUX C, SERGENT-ALAOUI A, DE LABRIOLLE-VAYLET C. Apport de la médecine nucléaire en imagerie thoracique chez l'enfant. *In* : C Adamsbaum. Imagerie pédiatrique et fœtale. Paris, Flammarion Médecine-Sciences, 2007 : 410-413.
5. DE WEVER W, BOGAERT J, VERSCHAKELEN JA. Virtual bronchoscopy, accuracy and usefulness : an overview. Semin Ultrasound CT MRI, 2005, *26* : 364-373.
6. DUCOU LE POINTE H. High-resolution CT of the lung in children. Part II : clinical applications. *In* : J Lucaya, JL Strife. Pediatric chest imaging, 2nd ed. Berlin, Springer Verlag, 2008 : 100-121.
7. DURAND C, GAREL C, NUGUES F, BAUDAIN D. L'échographie dans la pathologie thoracique de l'enfant. J Radiol, 2001, *82* : 729-737.
8. ENRIQUEZ G, ASO C, SERRES X. Chest US. *In* : J Lucaya, JL Strife. Pediatric chest imaging, 2nd ed. Berlin, Springer Verlag, 2008 : 1-35.
9. GARCIA-PENA P. Helical chest CT. *In* : J Lucaya, JL Strife. Pediatric chest imaging, 2nd ed. Berlin, Springer Verlag, 2008 : 47-78.
10. GILKESON RC, CIANCIBELLO L, ZAHKA K. Multidetector CT evaluation of congenital heart disease in pediatric and adult patients. AJR Am J Roentgenol, 2003, *180* : 973-980.
11. HASSAN M, VALOIS PH. Le thymus. *In* : Guide d'interprétation de la radiographie thoracique de l'enfant. Paris, Flammarion Médecine-Sciences, 2005 : 84-102.
12. HEDLAND GL, GRISCOM NT, CLEVELAND RH, KIRKS DR. Respiratory system. *In* : DR Kirks. Practical pediatric imaging.

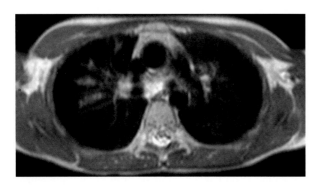

Figure 13-10 IRM en séquence pondérée en T2 passant à hauteur des bronches souches. Il existe des dilatations des bronches avec impactions mucoïdes du lobe supérieur droit.

Diagnostic radiology of infants and children. Philadelphia, Lippincott-Raven, 1998 : 619-819.
13. Hunsaker AR. Multidetector-row CT and interstitial lung disease. Semin Roentgenol, 2003, *38* : 176-185.
14. Jaffé A, Hamutcu R, Dhawan Ranju T et al. Routine ventilation scans in children with cystic fibrosis : diagnostic usefulness and prognostic value. Eur J Nucl Med, 2001, *28* :1313-1318.
15. Kim OH, Kim WS, Kim MJ et al. US in the diagnosis of pediatrics chest diseases. RadioGraphics, 2000, *20* : 653-671.
16. Mauz-Körholz C, Metzger ML, Kelly KM et al. Pediatric Hodgkin lymphoma. J Clin Oncol, 2015, *33* : 2975-2985.
17. Papaioannou G, Young C, Owens CM. Multidetector row for imaging the paediatric tracheo-bronchial tree. Pediatr Radiol, 2007, *37* : 515-529.
18. Ross-Cerdan L, Ducou le Pointe H. Pathologie des voies aériennes. *In* : C Adamsbaum. Imagerie pédiatrique et fœtale. Paris, Flammarion Médecine-Sciences, 2007 : 415-422.
19. Siegel MJ. Multiplanar and three-dimensional muti-detector row CT of thoracic vessels and airways in the pediatric population. Radiology, 2003, *229* : 641-650.
20. Swischuk LE. Respiratory system. The thymus : normal and abnormal. *In* : LE Swischuk. Imaging of the newborn, infant and young child. Philadelphia, Lippincott-Williams & Wilkins, 2004 : 17-29.
21. Manson E. Magnetic resonance imaging of the mediastinum, chest wall and pleura in children. Pediatr Radiol, 2016, *46* : 902-915.
22. Wielputz MO, Eichinger M, Biederer J et al. Imaging of cystic fibrosis lung disease and clinical interpretation. Rofo, 2016, *188* : 834-845.
23. Liszewski MC, Hersman FW, Altes TA et al. Magnetic resonance imaging of pediatric lung parenchyma, airways, vasculature, ventilation, and perfusion state of the art. Radiol Clin North Am, 2013, *51* : 555-582.

14 EXPLORATIONS FONCTIONNELLES RESPIRATOIRES

Principes

Muriel Le Bourgeois

Les explorations fonctionnelles respiratoires (EFR) font partie des examens clefs de diagnostic et de suivi des maladies respiratoires de l'enfant. Elles sont recommandées dans le diagnostic et l'évaluation du contrôle de l'asthme chez l'enfant [17]. Elles peuvent être réalisées à tout âge, cependant l'exploration des nourrissons relève de laboratoires spécialisés. Les EFR pédiatriques obéissent aux impératifs habituels de réalisation : calibration quotidienne du matériel, prévention de la transmission d'infection par des mesures d'hygiène classiques. Le choix des tests doit être adapté aux possibilités de coopération de l'enfant, dépendantes non seulement de l'âge, mais également des pathologies associées. Leur réalisation doit obéir à des critères de qualité.

Techniques de mesure des EFR classiques

Normes

L'interprétation des résultats implique leur comparaison à des normes adaptées. La plupart des paramètres fonctionnels respiratoires sont normalement distribués. Chez l'enfant, un chevauchement avec les valeurs d'enfants sains peut exister. Les Z-scores (valeur mesurée – valeur prédite/déviation standard résiduelle de la population de référence) permettent d'évaluer des changements de fonction respiratoire longitudinaux ou de comparer des paramètres obtenus par des techniques différentes. Les valeurs normales sont comprises entre –1,64 et +1,64 Z-score (5e au 95e percentile).

Le calcul des valeurs de référence fait intervenir le sexe, l'âge, la taille et l'ethnie. En cas d'impossibilité de mesurer la taille en raison d'une déformation de la cage thoracique (scoliose) ou d'une difficulté à maintenir la station debout (myopathie), la mesure de l'envergure est utilisée. Par rapport aux populations caucasiennes, les valeurs de référence de la CV, de la CPT, du VR et de la CRF sont inférieures chez les sujets africains et asiatiques. Ces variations de volume sont sans doute multifactorielles (variation de longueur du tronc par rapport à la taille, différences de masse maigre et de force des muscles respiratoires).

De nouvelles équations de référence issues d'un travail international soutenu par l'ATS et l'ERS ont été récemment publiées pour les volumes forcés et la DL_{CO} et devraient l'être prochainement pour les volumes statiques. Elles ont le grand intérêt d'avoir été réalisées chez un très grand nombre d'individus sains âgés de 3 à 95 ans, Elles permettent d'avoir des références pour différentes ethnies. Elles prennent également en compte la dispersion des données à chaque âge de la vie et la variation du rapport VEMS/CVF durant l'enfance et l'adolescence en raison d'un asynchronisme de croissances des voies aériennes et du parenchyme pulmonaire [18].

Mesure des volumes pulmonaires

MESURE DE LA CAPACITÉ VITALE LENTE (CVL) • Elle représente l'ensemble du volume pulmonaire mobilisable au cours d'une ventilation maximale (Figure 14-1). Elle est possible à partir de l'âge de 7 ans. Cependant, si l'inspiration maximale peut être facilement réalisée, l'expiration maximale est plus difficile à obtenir chez les plus jeunes, rendant l'interprétation du volume de réserve expiratoire (VRE) et du volume résiduel (VR) plus complexe. Trois mesures (deux chez les plus jeunes) sont réalisées, avec une différence de mesure entre les deux valeurs les plus

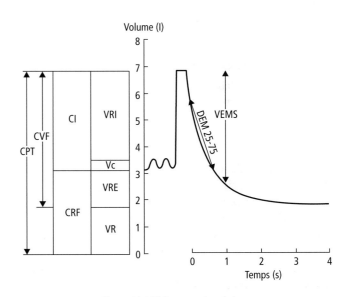

Figure 14-1 Volumes pulmonaires.

élevées inférieure à 0,1 l ou 10 % pour les enfants d'âge préscolaire et à 0,15 l pour les plus grands [2].

MESURE DE LA CAPACITÉ RÉSIDUELLE FONCTIONNELLE (CRF) • La CRF représente le volume d'air présent lors de l'équilibre statique du poumon, à la fin de l'expiration spontanée. Sa mesure est indispensable au calcul de la capacité pulmonaire totale (CPT). Elle n'exige pas de manœuvres forcées, représentant ainsi souvent le seul volume mesurable chez les enfants de moins de 6-7 ans. Elle peut être obtenue par différentes techniques.

• *CRF pléthysmographique* ($CR_{pléth}$) : elle est obtenue par des manœuvres de compression/détente du gaz pulmonaire lors d'une occlusion selon la loi de Boyle : $P \cdot V$ = constante. Cette mesure est difficile à réaliser chez le jeune enfant qui a tendance à ouvrir la bouche dès que la valve est fermée. Trois mesures avec un coefficient de variation ≤ 5 % sont recommandées.

• *CRF par dilution de l'hélium* ($CRF_{hé}$) : son exécution est simple, ne nécessitant qu'une ventilation spontanée jusqu'à stabilisation de la concentration d'hélium dans le circuit ventilatoire (obtenue lorsque la modification de concentration d'hélium est inférieure à 0,02 % pendant 30 secondes). Il faut s'assurer qu'il n'y a aucune fuite autour de l'embout buccal (notamment chez les myopathes et les jeunes enfants). Il faut obtenir au moins une mesure techniquement acceptable et deux chez le jeune enfant, qui ne doivent pas varier de plus de 10 % (on retient la moyenne de ces valeurs).

• *Wash-out d'un gaz inerte* : cette technique permet de mesurer à la fois la CRF et la distribution ventilatoire. L'élimination d'un gaz inerte, possédant une faible solubilité dans le sang et les tissus, est mesurée dans l'air expiré, à partir d'une concentration pulmonaire stable. Différents gaz marqueurs peuvent être utilisés, comme le SF6 ou l'azote. Pour ce dernier, le *wash-out* est réalisé par une ventilation en oxygène pur. La CRF est déduite du volume cumulé du gaz inerte expiré au cours du test. Le coefficient de variation doit être inférieur ou égal à 10 %.

Courbe débit-volume

Chez l'enfant de plus de 7 ans, la réalisation des courbes débit-volume obéit aux mêmes critères de réalisation que chez l'adulte : trois mesures reproductibles avec un coefficient de variation de 5 % (Figure 14-2). Cinquante-cinq à quatre-vingt-cinq pourcents des enfants de 3 à 6 ans sont capables de réaliser une courbe débit-volume exploitable. Les courbes sont éliminées si l'enfant attend trop pour expirer, en cas de toux ou de réinspiration durant la mesure. Les appareils adaptés à la spirométrie des enfants d'âge préscolaire doivent inclure un espace mort minimal, une mesure des volumes expiratoires forcés à 0,5 et 0,75 seconde (30 à 40 % des enfants expirent en moins d'une seconde) et la possibilité de logiciels incitatifs [21]. Les critères recommandés sont au moins deux courbes acceptables, un volume extrapolé (VBE) < 12,5 % de la CVF ou ≤ 80 ml. La fin de l'expiration peut être convexe chez le jeune enfant. L'arrêt est prématuré si la fin de l'expiration survient à 10 % ou plus du débit de pointe. Les deux meilleures valeurs de VEMS et CVF doivent être séparées de moins de 100 ml ou de 10 %. La mesure du DEM 25-75 est largement dépendante de la validité de la CVF et du niveau de l'effort expiratoire qui est difficile à évaluer [2]. Le rapport VEMS/CVF varie durant l'enfance et l'adolescence en raison d'un asynchronisme de croissances des voies aériennes et du parenchyme pulmonaire. Des valeurs de référence tenant compte de cette variation ont été publiées [18, 19] (Figure 14-3).

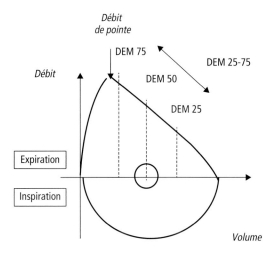

Figure 14-2 Courbe débit-volume.

Résistances

Les résistances permettent d'apprécier le calibre des voies aériennes à volume courant, sans nécessiter de manœuvres forcées. Elles sont donc facilement réalisables chez l'enfant d'âge préscolaire. Plusieurs techniques existent : oscillations forcées, interruption de débit (Rint), pléthysmographie. Quelle que soit la technique, il faut vérifier l'absence d'hypertrophie amygdalienne, rejeter les mesures si l'enfant déglutit, tousse, vocalise pendant la mesure ou s'il existe des fuites au niveau de l'embout buccal.

OSCILLATIONS FORCÉES • La technique consiste à appliquer de faibles variations de pression sinusoïdales au système respiratoire à l'aide d'un générateur externe et à étudier la relation entre les variations de pression appliquées et les variations de débit respiratoire qui en résultent. En pratique courante, les oscillations forcées, avec une gamme de fréquences de quelques hertz à 30 ou 50 Hz, sont appliquées à la bouche soit au cours d'une courte période d'une dizaine de secondes (FOT), soit simultanément au cours d'une impulsion unique (IOS). Une analyse complexe du signal permet d'aboutir à une mesure de la résistance (Rrs) et de la réactance (Xrs) du système respiratoire. Cette technique standardisée peut être appliquée facilement à l'enfant d'âge préscolaire. Les mesures en ventilation courante doivent impérativement être effectuées en maintenant les joues et le plancher buccal à l'aide des mains. Il est recommandé d'obtenir 3 à 5 mesures techniquement correctes. Le coefficient de variation varie de 9 à 15 %. Chez l'enfant, la résistance ($kPa.l^{-1}.s$) dépend de la fréquence utilisée et est d'autant plus élevée que la fréquence est basse (Figure 14-4). Il n'y a actuellement aucun consensus fixant la fréquence optimale pour le calcul de la résistance (0 Hz, 4 Hz, 6 Hz). Des normes ont été publiées [2].

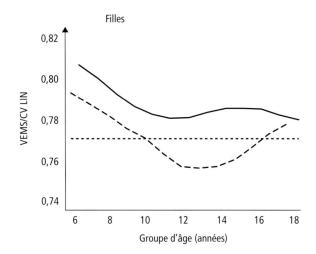
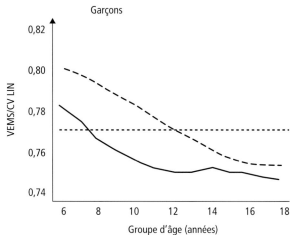

Figure 14-3 Normes VEMS/CVF selon l'âge [6]. LIN : limite inférieure de la normale.

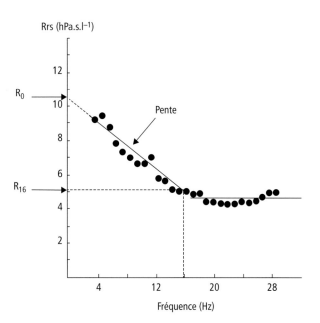

Figure 14-4 Mesure des oscillations forcées.

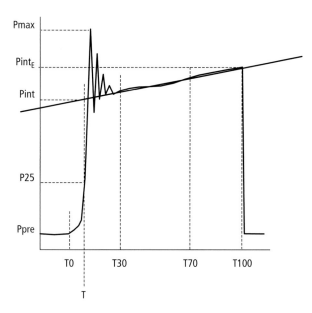

Figure 14-5 Mesure de la résistance par interruption du débit. Au cours d'une interruption de 100 ms, les valeurs de pression mesurées à la bouche dessinent un plateau lentement ascendant, après une phase d'oscillations. La pression permettant le calcul de la résistance (Pint) est estimée par construction d'une régression unissant les valeurs du plateau à 30 et 70 ms, puis extrapolation de cette régression jusqu'à un temps T immédiatement après le moment de l'occlusion (T0). Certains préfèrent utiliser la pression mesurée en fin d'occlusion ($Pint_E$).

RINT • Cette technique est réalisable chez plus de 80 % des enfants préscolaires et est standardisée [2]. Elle consiste à occlure durant une brève période le débit inspiratoire ou expiratoire (recommandé). La pression mesurée à la bouche durant cette occlusion reflète la pression alvéolaire. La valeur de pression (P) est rapportée à la valeur de débit, mesurée juste avant l'occlusion, permettant d'obtenir une valeur de résistance (Rint) selon la formule : Rint ($kPa.l^{-1}.s$) = P (kPa)/débit (l/s) (Figure 14-5). Comme pour les oscillations forcées, les joues et le plancher buccal doivent être maintenus à l'aide des mains. L'enfant réalise 5 à 6 mesures de Rint. Si, en pratique clinique courante, la médiane ou la moyenne ne diffèrent pas significativement, en cas de test de provocation bronchique ou de bronchodilatation, la médiane est préférable pour limiter la variabilité liée aux valeurs extrêmes. Le coefficient de variation est autour de 10 %. Des normes ont été publiées chez l'enfant [2].

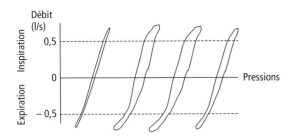

Figure 14-6 Mesure des résistances pléthysmographiques.

RÉSISTANCES PLÉTHYSMOGRAPHIQUES • Cette technique a l'avantage d'être utilisée et validée depuis longtemps chez l'adulte et le grand enfant. L'enfant respire à travers un pneumotachographe recueillant le débit dans un espace fermé de volume fixe muni d'un capteur de pression (Figure 14-6). Il est possible de mesurer directement les résistances spécifiques des voies aériennes (sRaw), évitant une mesure du volume gazeux thoracique (VGT), difficilement réalisable chez les plus jeunes enfants (sRaw = Raw · VGT, kPa.s). La mesure des sRaw reflète la dimension des voies aériennes prenant en compte l'effet de l'expansion du volume pulmonaire sur le calibre des voies aériennes. Toute augmentation des sRaw peut être due à une augmentation des résistances des voies aériennes et/ou du VGT. L'enfant est assis dans la cabine, porte fermée, pendant une minute avant la mesure pour permettre une bonne équilibration thermique. L'enfant respire en respiration calme à travers un embout buccal (utilisation d'un pince-nez) relié à un pneumotachographe, il se maintient les joues, la tête en légère extension. Si l'enfant est réticent, un parent peut rester avec lui dans la cabine à condition qu'il maintienne une apnée ou qu'il expire très lentement pendant l'enregistrement de la mesure et qu'on introduise un facteur de correction prenant en compte le volume de l'adulte. La mesure des sRaw de l'enfant se fait soit en respiration rapide et à petit débit (halètement), soit en respiration normale pour les nouveaux appareils comportant une compensation thermique électronique. Différentes variables peuvent être calculées selon la portion de la respiration analysée : sRaw totales, sRaw effective, sRaw 0,5. Il est impératif de choisir des normes adaptées à la méthode de mesure car elles diffèrent selon la fréquence respiratoire (celle-ci doit apparaître dans le compte rendu) et la variable analysée [11]. La mesure de sRaw est réalisable chez 80 % des enfants de 2 à 5 ans. Le coefficient de variation est de 9 %. On prend la moyenne de la médiane de trois séries de dix mesures de résistances correctement réalisées. Deux séries de mesures sont nécessaires et plus si les résultats varient de plus de 10 %.

Capacité de diffusion du CO (DL_{CO})

La DL_{CO} mesure le débit de transfert de CO entre les alvéoles et les hématies des capillaires alvéolaires, exprimé en $mmol.min^{-1}.kPa^{-1}$. La DL_{CO} est dépendante de différents déterminants : volume gazeux pulmonaire, longueur du circuit de diffusion dans la phase gazeuse, épaisseur de la membrane alvéolocapillaire, éventuelles zones de fermeture des voies aériennes, volume sanguin dans les capillaires alimentant les alvéoles ventilées, concentration et propriétés de fixation de l'hémoglobine dans ces capillaires, pressions gazeuses dans le sang entrant dans les capillaires pulmonaires. Il existe des formules de correction en fonction de l'hémoglobinémie. La DL_{CO} est indiquée dans l'évaluation des atteintes interstitielles, vasculaires et bronchiolaires.

La mesure en apnée n'est réalisable qu'à partir de 7 ans. L'enfant expire jusqu'au VR, puis inspire rapidement jusqu'à la CV un mélange gazeux contenant une concentration connue de CO et d'hélium ou de méthane (gaz traceur pour la mesure du volume alvéolaire). Puis, il maintient une apnée de 4 à 10 secondes au niveau de la CPT et il expire de façon régulière, non forcée, sans interruption avec un temps d'expiration inférieur à 4 secondes. Le volume de gaz expiré initial est rejeté pour éliminer l'espace mort anatomique et mécanique. L'échantillon de gaz alvéolaire prélevé à la fin de l'expiration permet la mesure du coefficient de diffusion du CO (K_{CO}, qui correspond à la captation du CO par le sang capillaire) et du volume alvéolaire (VA, qui correspond au volume de distribution du CO). La DL_{CO} est le produit $K_{CO} \cdot VA$. On prend la moyenne de deux tests acceptables ayant une CV inférieure à 10 %, distants d'au moins 4 minutes. Il existe des normes chez l'enfant [10].

Pour les enfants jeunes incapables de maintenir l'apnée ou ceux ayant un syndrome restrictif important, il est possible de faire des mesures en état stable, en ventilation courante, avec un analyseur rapide de CO (la DL_{CO} s'obtient à partir de la ventilation minute et des concentrations de CO dans le gaz inspiré et le gaz expiré, cette technique est utilisée pour le suivi des patients en l'absence de normes) ou en *rebreathing*.

La mesure de la double diffusion NO/CO permet de calculer la capacité de transfert membranaire (Dm), le volume capillaire pulmonaire (Vc) et le rapport DL_{NO}/DL_{CO}. Ces paramètres aident à faire la part de l'implication du volume capillaire pulmonaire et de l'atteinte de la membrane alvéolocapillaire dans la capacité de diffusion pulmonaire. Compte tenu de la très forte affinité du NO pour l'hémoglobine, la DL_{NO} est essentiellement le reflet de la diffusion membranaire. Les maladies vasculaires pulmonaires qui réduisent la perfusion vasculaire pulmonaire diminuent la DL_{CO} mais très peu la DL_{NO} (le rapport DL_{NO}/DL_{CO} est augmenté). Les pathologies interstitielles pulmonaires diminuent à la fois la DL_{CO} et la DL_{NO}. Il existe des normes chez l'enfant.

Mesure des pressions maximales, sniff-test

Les mesures de pressions maximales inspiratoires (PImax) et expiratoires (PEmax) sont réalisables à partir de l'âge de 7 ans. Les pressions maximales générées par l'enfant sont proches de celles de l'adulte. Les mesures de PImax peuvent se faire au VR ou à la CRF et celle de PEmax à la CPT ou à la CRF. Chaque effort doit être maintenu une seconde. Des normes ont été publiées chez l'enfant [12]. Le coefficient de variation est de 9 %. On recommande 5 mesures ou plus jusqu'à l'obtention de deux mesures maximales reproductibles. Le sniff-test (reniflements maximaux) peut être obtenu chez des enfants plus jeunes. Il a une bonne corrélation avec les PImax. Ces mesures sont essentiellement utilisées dans l'évaluation des pathologies neuromusculaires de l'enfant. Elles peuvent être également utiles lors du sevrage d'une ventilation, chez les malades dénutris, au cours de pathologies obstructives telles que la mucoviscidose.

Interprétation des EFR classiques

Syndrome obstructif

Le syndrome obstructif est objectivé dans de nombreuses pathologies pédiatriques : asthme, mucoviscidose, dilatations des bronches, bronchiolite oblitérante…

COURBE DÉBIT-VOLUME • Une forme concave de la courbe débit-volume évoque une obstruction bronchique. En cas d'obstruction bronchique, la CVF pouvant être plus basse que la CVL, le rapport VEMS/CVL (Tiffeneau) est plus sensible que VEMS/CVF pour la détection d'une obstruction bronchique, mais la CVL est rarement obtenue chez le jeune enfant. Selon les recommandations de l'ATS-ERS, un VEMS/CVL (= Tiffeneau) < limite inférieure de la normale (LIN), 5e percentile de la valeur de référence, signe une obstruction bronchique. Les définitions de l'obstruction bronchique sont rarement observées chez l'enfant chez lequel des paramètres plus sensibles et plus précoces semblent plus fréquemment diminués (DEM 50, DEM 25-75). Cependant, la dispersion importante en population saine des valeurs de DEM 50 et DEM 25-75 rend leur interprétation difficile. Leur modification après bronchodilatateurs peut apporter un argument supplémentaire pour une obstruction bronchique chez les enfants asthmatiques ; cependant, il n'y a aucun consensus sur les valeurs seuil de ces paramètres permettant de définir l'obstruction ou sa réversibilité. Le rapport VEM0,75 (volume expiré maximal en 0,75 seconde)/CVF, peut être intéressant pour le suivi des enfants asthmatiques d'âge préscolaire [16]. L'expérience du laboratoire est primordiale dans l'interprétation de ces valeurs. L'importance de l'atteinte obstructive est généralement stratifiée selon le VEMS.

RÉSISTANCES PAR OSCILLATIONS • Cette technique est capable d'identifier clairement une obstruction des voies aériennes à l'état basal et d'établir s'il existe une réversibilité significative. Les informations obtenues chez l'enfant asthmatique sont concordantes avec celles du VEMS. Au cours de la technique classique, l'identification de l'obstruction et sa réversibilité chez l'enfant asthmatique est optimale sur les basses fréquences et notamment avec l'extrapolation du signal à 0 Hz qui reflète le calibre des voies aériennes distales. Dans d'autres pathologies obstructives et notamment la mucoviscidose, la technique des oscillations forcées peut sous-estimer le degré d'obstruction [21].

RINT • Les études montrent que cette technique est capable de mettre en évidence une obstruction basale, d'apprécier la réversibilité de l'obstruction, elle semble cependant sous-estimer le niveau d'obstruction en cas de résistance élevée [2]. La mesure des Rint permet de différencier différents phénotypes de wheezing à l'âge de 4 ans, les enfants avec un sifflement persistant depuis les premières années de vie ayant les résistances les plus élevées [4]. Dans la mucoviscidose, la mesure des Rint peut sous-estimer le degré d'obstruction chez l'enfant d'âge préscolaire [21].

sRAW • La mesure des sRaw permet également d'évaluer une obstruction basale et sa réversibilité. Elles ont l'avantage d'avoir une faible variabilité. Les sRaw peuvent différencier des enfants asthmatiques d'enfants sains, ainsi que différents phénotypes de wheezing à l'âge de 3 ans [13]. La mesure des sRaw paraît plus discriminative que la spirométrie pour la mise en évidence d'une atteinte précoce chez les jeunes enfants atteints de mucoviscidose et utile pour juger de la progression de la maladie [21].

APPRÉCIATION DE LA RÉVERSIBILITÉ • Elle est indispensable devant tout syndrome obstructif et s'évalue avec une nouvelle mesure 15 minutes après l'inhalation d'un bronchodilatateur. Une grande variabilité du VEMS et une réversibilité excessive sont des critères diagnostiques d'asthme [17].

La réversibilité est généralement définie par une amélioration d'au moins 12 % du VEMS pré-bronchodilatateur, une diminution de 30 % des résistances par oscillation et des résistances pléthysmographiques, de 35 % des Rint [2]. La mesure des sRaw est plus discriminante pour mettre en évidence une réversibilité que la mesure des Rint et des Rrs 5 Hz. Les compromis sensibilité/spécificité des seuils proposés pour les Rint sont souvent inférieurs à ceux obtenus avec la technique des oscillations forcées et des résistances pléthysmographiques.

Mesure de l'hyperréactivité bronchique (HRB)

La modification de calibre des voies aériennes en réponse à différents stimuli est testée par les tests de provocation bronchique (TPB). Les TPB non spécifiques (métacholine, histamine) induisent une réponse bronchique chez tous les sujets sains ou malades. Ces tests sont quantitatifs : la relation stimuli-réponse varie suivant les sujets, les asthmatiques étant les plus réactifs, les malades atteints de pathologie bronchique chronique ayant une réponse intermédiaire et les enfants sains étant les moins réactifs, avec des chevauchements possibles. Ces tests doivent être prescrits par un médecin et réalisés selon des protocoles standardisés.

Le test à la métacholine, agoniste muscarinique de synthèse, est le plus fréquemment utilisé. L'arrêt de certains traitements est nécessaire, le délai est de 8 heures pour les bronchodilatateurs inhalés de courte d'action, de 48 heures pour ceux de longue durée d'action, de 24 heures pour les antileucotriènes, de 72 heures pour les antihistaminiques. Dans la mesure où il s'agit d'un test diagnostique, il est préférable que le sujet soit naïf de corticoïdes inhalés ou que ceux-ci soient arrêtés depuis au moins 3 semaines.

Après une nébulisation initiale de sérum physiologique, la métacholine est délivrée à des intervalles de 3 minutes maximum avec des mesures faites une minute après chaque dose de métacholine pour que les doses administrées se cumulent. Selon les recommandations ATS, une diminution de 20 % du VEMS, une augmentation de 100 % des sRaw, de 40 % des Rrs et des Rint déterminent le seuil de positivité d'un test à la métacholine [5]. L'augmentation des Rint est cependant moins discriminante. Chez les plus jeunes enfants, la réponse à la métacholine peut être évaluée par la mesure de la pression transcutanée d'oxygène ($PtcO_2$). Le seuil de positivité est défini par une baisse de 15 à 20 % de la $PtcO_2$. Il s'agit d'un test très sensible mais peu spécifique, donc peu apte à différencier des pathologies bronchiques.

D'autres tests d'HRB existent. Le test à l'adénosine serait plus lié à une inflammation active des voies aériennes et serait plus spécifique pour la mise en évidence d'un asthme actif. Le test à l'exercice aurait une meilleure valeur prédictive positive pour le diagnostic d'asthme chez l'enfant que les tests pharmacologiques.

Distension pulmonaire

Une augmentation du VR, du rapport VR/CPT, du rapport CRF/CPT témoigne d'une distension. La distension est considérée comme légère lorsque le VR est supérieur à limite supérieure de la normale (LSN), modérée lorsque VR et CRF sont supérieurs à LSN, sévère lorsque VR, CRF et CPT sont supérieurs à LSN. La différence de mesure du volume pulmonaire entre la méthode pléthysmographique et la méthode de dilution indique la présence de gaz piégés, suggérant un emphysème. Avant l'âge de 7 ans, la mesure de la CVL est difficile, une augmentation d'au moins 20 % de la CRF évoque une distension. La distension est souvent corrélée à l'obstruction bronchique : lorsque celle-ci est sévère, la CRF, le VR, la CPT et le rapport VR/CPT augmentent (diminution de l'élasticité pulmonaire, mécanismes dynamiques). L'amélioration de ces paramètres après bronchodilatateurs est un argument supplémentaire pour les lier à une obstruction bronchique.

Syndrome restrictif

Le syndrome restrictif est défini par une CPT inférieure à la LIN (< 5e percentile de la valeur de référence), avec un rapport VEMS/CV normal. Il est important de comparer les valeurs de CPT à des normes correspondant à l'ethnie du sujet (voir « Normes »). Le syndrome restrictif pur (scoliose, pathologie interstitielle, myopathie) affecte harmonieusement tous les volumes. Il peut être intéressant de mesurer les volumes en position assise et couchée chez les myopathes, chez qui la diminution de la CVI en position couchée est corrélée à l'hypoventilation alvéolaire.

Syndrome mixte

Il est défini par l'association d'un syndrome restrictif (diminution de la CPT) et d'un syndrome obstructif (VEMS/CV < LIN) (mucoviscidose).

Troubles de la diffusion

L'interprétation de la diminution de la DL_{CO} (< LIN, 5e percentile de la valeur de référence) implique l'analyse du K_{CO} et du VA [7] (Tableau 14-I).

Tableau 14-I Pathologies s'accompagnant d'une modification de la DL_{CO}.

VA	K_{CO}	DL_{CO}	
↓↓	↓	↓↓↓	Pathologie interstitielle, fibrose
↓	↓↓	↓↓↓	Emphysème
N ou subnormal	↓↓	↓↓	Pathologie vasculaire pulmonaire (HTAP, vascularite, syndrome hépatopulmonaire)
↓↓ ou ↓↓↓	↑↑	N ou ↓	Anomalies de la paroi thoracique, pathologies neuromusculaires, résection pulmonaire
N	↑	↑	Augmentation du débit sanguin, shunt gauche-droite
↓	↑↑↑	↑↑	Hémorragie alvéolaire

L'association d'un syndrome restrictif avec une DL_{CO} abaissée évoquera, si le K_{CO} est abaissé, une pathologie pulmonaire interstitielle et, si le K_{CO} est normal ou augmenté, des anomalies de la paroi thoracique ou des anomalies neuromusculaires. Une diminution de la DL_{CO} associée à une obstruction évoque un emphysème. Une diminution de la DL_{CO} associée à une spirométrie et des volumes pulmonaires normaux évoque des troubles vasculaires pulmonaires ou une pathologie interstitielle, un emphysème débutant. La DL_{CO} est augmentée en cas d'hémorragie alvéolaire (le CO peut se fixer sur les hématies intra-alvéolaires) ou d'augmentation du débit sanguin.

Particularités des EFR du nourrisson

Les progrès technologiques de ces dernières années permettent de nos jours de réaliser une EFR chez le nourrisson grâce à des méthodes standardisées non invasives. Cependant, l'EFR du tout petit reste un examen très spécialisé qui nécessite un personnel médical et infirmier entraîné. Avant l'âge de 2 mois, la mesure de fonction respiratoire peut être réalisée lors du sommeil spontané, après la prise d'un biberon. Après 2 mois, les mesures se font pendant le sommeil induit. L'utilisation de l'hydrate de chloral, médicament hors AMM, est admise en dose unique pour la réalisation d'EFR si elles sont indispensables au diagnostic de pathologies graves, dans la mesure où il est impossible d'exclure à ce jour son risque carcinogène potentiel, après information écrite donnée aux parents. La dose maximale administrée ne devra pas dépasser 75 mg/kg. Les mesures non invasives de la fonction respiratoire chez le nourrisson ont fait l'objet de recommandations internationales.

Les mesures de CRF et de résistances décrites plus haut peuvent être obtenues chez le nourrisson. On utilise les résistances effectives (Reff), calculées à partir des sRaw divisées par le volume moyen (Veff = CRF + ½ VT) pendant le cycle respiratoire. Cependant, la résistance nasale liée au recueil par masque facial génère un biais, surtout avant l'âge de moins 12 mois.

La compliance du système respiratoire total (Csr), reflet de l'élasticité thoracopulmonaire, peut être obtenue au cours d'un cycle respiratoire, selon la technique appelée *single breath*. Elle est diminuée chez les prématurés, au cours des *chronic lung diseases* des nourrissons.

Un syndrome obstructif peut également être recherché par la mesure des débits expiratoires maximaux obtenus grâce à une jaquette gonflable. Adaptée à la taille de l'enfant, la jaquette gonflable est placée autour du thorax et de l'abdomen. Le débit expiratoire est recueilli par un pneumotachographe via un masque facial. La compression peut se faire au niveau du volume courant, avec obtention du débit maximal à la capacité résiduelle fonctionnelle (V'max$_{CRF}$) ou au niveau de la capacité pulmonaire totale, selon la technique dite méthode du *raised volume* qui a une meilleure sensibilité et reproductibilité. Il existe des normes actualisées et adaptées au matériel commercialisé. Les EFR du nourrisson sont souvent altérées dans la mucoviscidose ; cependant, les difficultés d'harmonisation des pratiques pour des études multicentriques font qu'elles ne sont actuellement pas recommandées dans l'évaluation de nouvelles thérapeutiques [14].

Technique de rinçage

L'obstruction bronchique périphérique entraîne une perturbation de la distribution de la ventilation et ainsi une inhomogénéité de ventilation. Les techniques de rinçage d'un gaz soit sur une seule expiration (*single breath wash-out*) (impossible chez le jeune enfant), soit sur plusieurs cycles ventilatoires (*multiple breath wash-out*) permettent d'évaluer cette inhomogénéité en étudiant la clairance ou l'élimination d'un gaz contenu dans le volume alvéolaire pulmonaire (*lung clearance index* [LCI]). Cette technique permet donc d'explorer les petites voies aériennes mal évaluées par les études fonctionnelles respiratoires classiques. En France, où l'utilisation de gaz inerte SF6 n'est pas autorisée, la mesure est faite en ventilation spontanée avec 100 % d'O$_2$, sur un fort débit évitant la ré-inspiraton du gaz expiré. L'azote est analysé en continu sur le versant expiratoire. La mesure est réalisée jusqu'à obtention d'une concentration d'azote égale à 2,5 % de la valeur initiale. L'enfant est assis, a un embout buccal et un pince-nez ou un petit masque facial et doit respirer très régulièrement sans qu'il y ait de fuites (ouvertures buccales), même minimes, ce qui fait toute la difficulté de la mesure, notamment chez les plus jeunes. Cette mesure est longue, particulièrement lorsque l'obstruction bronchique est importante et requiert un technicien entraîné (Figure 14-7). La mesure de LCI a fait l'objet de recommandations internationales et des normes sont publiées, variant légèrement selon le gaz utilisé [9, 20].

La mesure de LCI a été particulièrement étudiée dans la mucoviscidose où elle trouve tout son intérêt pour la mise en évidence d'anomalies précoces de la ventilation, alors même que les para-

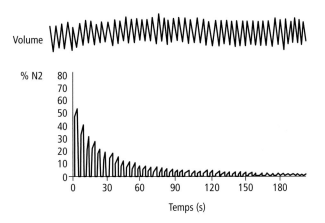

Figure 14-7 Mesure du *lung clearance index* (LCI).

mètres de fonction pulmonaire classiques restent normaux, présageant chez l'enfant d'âge préscolaire des anomalies fonctionnelles respiratoires ultérieures. La mesure de LCI est corrélée et fournit des renseignements complémentaires aux lésions anatomiques détectées par TDM et IRM thoraciques. La mesure de la LCI est un des paramètres essentiels pour l'évaluation de la réponse thérapeutique, notamment à des traitements spécifiques [8].

Elle peut être un marqueur d'atteinte ventilatoire dans d'autres pathologies bronchiques comme la dyskinésie ciliaire, l'atteinte respiratoire au cours des atrésies bronchiques ou les dilatations bronchiques.

Mesure du monoxyde d'azote (NO)

Mesure du NO expiré

La mesure du NO dans l'air expiré est un moyen non invasif de détection de l'inflammation des voies aériennes. L'inflammation bronchique s'accompagne d'une forte augmentation de synthèse de NO par les cellules épithéliales en activant la NO synthétase inductible. La fraction de NO mesurée dans un débit de gaz expiré est dépendante de ce débit. Deux méthodes de mesure sont possibles : la chimioluminescence, très coûteuse, et la méthode électrochimique, de moindre coût, mais moins performante pour la détection de faibles concentrations de NO. Les recommandations de la mesure de NO expiré sont d'expirer contre une résistance afin de fermer le voile du palais et d'éviter la contamination rhinosinusienne, à un débit expiratoire de 50 ± 5 ml/s (débit faible explorant majoritairement la production bronchique de NO) pendant au moins 4 secondes chez l'enfant de moins de 12 ans et 6 secondes au-delà. La mesure de FENO$_{0,05}$ est à réaliser avant les manœuvres forcées qui peuvent diminuer le NO expiré [1, 6]. Le NO bronchique est augmenté en cas d'atopie. L'augmentation du NO bronchique dans l'asthme est corrélée à l'inflammation éosinophilique des voies aériennes. Les seuils de NO bronchiques indiquant une inflammation bronchique varient avec l'âge : des FENO$_{0,05}$ supérieurs à 35 ppb chez l'enfant de moins de 12 ans et à 50 ppb au-delà de 12 ans sont en faveur d'une inflammation éosinophilique des voies aériennes et d'une réponse aux corticoïdes [6] et, inversement, lorsque les $FENO_{0,05}$ sont inférieurs à 20 ppb chez l'enfant de moins de 12 ans et à 25 ppb chez les plus de 12 ans. Les valeurs intermédiaires sont à interpréter avec prudence en fonction du contexte clinique en raison d'un important chevauchement des valeurs de $FENO_{0,05}$ entre sujets sains et sujets ayant un asthme stable. Il n'y a actuellement pas d'argument pour ajuster le traitement de corticoïdes inhalés en fonction du $FENO_{0,05}$ chez l'enfant. La diminution de $FENO_{0,05}$ semble corrélée à l'observance d'un traitement par corticoïdes inhalés chez les patients ayant un $FENO_{0,05}$ initial élevé. La mesure de $FENO_{0,05}$ n'est pas un bon marqueur de contrôle de l'asthme chez l'enfant.

Le $FENO_{0,05}$ peut être augmenté dans d'autres pathologies inflammatoires pulmonaires et diminué dans la mucoviscidose et la dyskinésie ciliaire primitive (DCP).

Mesure du NO nasal

Le NO est produit par les cellules épithéliales des sinus paranasaux en grande quantité. La mesure de NO nasal en apnée ou lors d'une lente expiration contre résistance afin de fermer le voile du palais pour éviter la contamination de l'air nasal par l'air buccal qui contient beaucoup moins de NO n'est réalisable qu'à partir de l'âge de 7-8 ans. Chez les enfants de moins de 8 ans, il est possible de réaliser une mesure de NO nasal en volume courant. Ces différentes mesures sont standardisées, des valeurs seuils sont proposées qui diffèrent selon la méthode utilisée [1, 3].

Le NO nasal est diminué dans la DCP et est proposé comme un test diagnostique de dépistage. Cependant, le diagnostic de DCP ne peut pas reposer uniquement sur la mesure de NO nasal car celui-ci peut être abaissé dans d'autres pathologies (mucoviscidose, obstruction nasale) et peut être normal dans d'exceptionnelles formes de DCP.

Points clefs
- Les EFR sont des examens clefs pour le diagnostic et le suivi des pathologies respiratoires pédiatriques.
- L'indication des paramètres mesurés doit être adaptée à chaque enfant et à sa pathologie.
- Les EFR pédiatriques requièrent une expertise particulière et un équipement adapté.
- La rigueur de réalisation des mesures, guidée par des conférences de consensus, et la comparaison des valeurs à des normes adaptées sont impératives pour leur bonne interprétation, toujours intégrée au contexte clinique.
- Si à partir de l'âge de 7 ans, toute la gamme de mesures est possible, chez l'enfant d'âge préscolaire, leur réalisation peut être plus difficile.
- Les mesures de résistances permettent d'apprécier le calibre des voies aériennes à volume courant, sans nécessiter de manœuvres forcées.
- Chez le nourrisson, la nécessité d'une sédation restreint les indications
- Les techniques de rinçage d'un gaz sur plusieurs cycles ventilatoires permettent d'évaluer des inhomogénéités de ventilation et d'explorer les petites voies aériennes mal évaluées par les EFR classiques. Elles sont particulièrement utiles à la phase précoce de l'atteinte respiratoire au cours de la mucoviscidose.
- La mesure de NO bronchique peut aider au suivi des asthmatiques, la mesure de NO nasal est un test de « débrouillage » utile dans la recherche d'une dyskinésie ciliaire primitive.

Épreuve fonctionnelle d'exercice

Chantal Karila

L'épreuve fonctionnelle d'exercice (EFX) ou EFX cardiopulmonaire avec mesure des échanges gazeux et de la consommation d'oxygène (VO_2) est un outil d'exploration fonctionnelle du malade respiratoire.

Principes

L'EFX est un examen dynamique qui permet l'exploration intégrée des grandes fonctions vitales (cardiaque, pulmonaire, musculaire…) dans des conditions où l'organisme doit faire appel à ses réserves. Cette définition donne les trois grands principes sur lesquels repose cet examen.

Une exploration intégrée des grandes fonctions vitales

Ne disposant pas de réserves en oxygène, pour permettre l'exercice musculaire, l'organisme doit impérativement augmenter sa VO_2. L'oxygène est, au niveau de la cellule musculaire squelettique, le combustible qui permet la transformation des substrats énergétiques (hydrates de carbone et lipides) en adénosine triphosphate (ATP), puis par hydrolyse, en énergie mécanique. Pour augmenter la VO_2, sont sollicitées, de façon simultanée (Figure 14-8) :

– une chaîne cardiovasculaire et respiratoire capable d'extraire l'oxygène de l'air ambiant et de le transporter jusqu'aux cellules musculaires en activité ;
– des cellules musculaires capables de réaliser l'extraction périphérique de l'oxygène ;

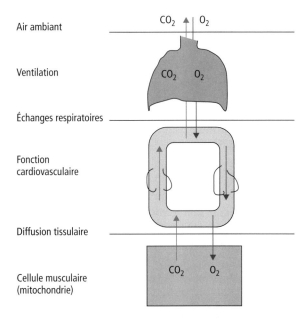

Figure 14-8 Chaîne de transport de l'oxygène.

– différents métabolismes et régulations hormonales (catécholamines).

Ainsi, une mesure unique, la VO_2, reflète l'activité de l'ensemble des grandes fonctions vitales de l'organisme. Le principe de Fick résume cette intégration : $VO_2 = FC \times VES \times (CaO_2 - CvO_2)$, avec FC = fréquence cardiaque, VES = volume d'éjection systolique et $(CaO_2 - CvO_2)$ = différence artérioveineuse en oxygène.

Mise en jeu des réserves maximales

L'organisme fait appel à ses réserves, en sollicitant les possibilités maximales de ses fonctions vitales, ce qui permet :
– le diagnostic précoce d'une affection débutante, non visible au repos ;
– l'exploration d'une dyspnée d'effort ;
– dans une maladie chronique connue, l'exploration d'une anomalie qui ne s'exprime qu'en situation de stress physique (par exemple, la désaturation en oxygène qui survient à l'effort maximal chez un enfant ancien dysplasique bronchopulmonaire [DBP]).

Un examen dynamique

Si l'on se réfère aux recommandations de l'OMS (1980), l'EFX, examen dynamique, reflète de façon plus adéquate et objective qu'un examen de repos la réalité du handicap social, et par conséquent la qualité de vie du patient.

À titre d'exemple, un enfant avec une obstruction bronchique majeure (diminution de 50 % du VEMS) mesurée sur une spirométrie de repos, peut avoir une VO_2max normale. On hésite alors à conclure que sa qualité de vie puisse être diminuée de 50 %.

Indications [23]

Objectiver et quantifier la tolérance ou l'intolérance à l'effort

Deux mesures permettent d'évaluer la tolérance à l'effort : la consommation d'oxygène maximale (VO_2max) et le premier seuil ventilatoire (SV_1).

VO_2MAX • Le travail musculaire est proportionnel à la quantité d'énergie obtenue localement, donc à la quantité d'oxygène consommée. La VO_2 croît de façon linéaire avec la puissance développée (intensité de l'exercice), jusqu'à une valeur limite (plateau de VO_2) pour laquelle les possibilités maximales d'utilisation du système de transport de l'oxygène sont atteintes (Figure 14-9) [27]. Ce plateau de VO_2 correspond à la VO_2max, quantité d'oxygène maximale qu'un individu peut consommer en une minute (exprimée sous forme d'un débit, en l/min ou normalisée par le poids total de l'individu en l/kg/min).

Puisque la VO_2 est liée linéairement à la puissance développée, l'individu ayant la plus grande VO_2max est celui qui a la meilleure aptitude physique (aérobie). C'est un index objectif, quantifiable et reproductible.

Chez l'enfant, les normes de VO_2max sont fonction de la masse corporelle et du sexe [31]. On considère une tolérance à l'effort

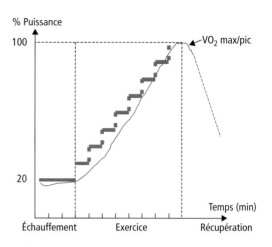

Figure 14-9 Évolution de la VO_2 au cours d'une EFX. La VO_2max/pic reflète le taux de transport et l'utilisation de l'O_2 possible [24].

normale, quand la VO_2max est supérieure ou égale à 85 % de sa valeur prédite. Si la VO_2max est entre 60 et 85 % de sa valeur prédite, le handicap est modéré, il est sévère quand la VO_2max est inférieure à 60 % de sa valeur prédite. Dans les cas de handicap, on dit que la VO_2max observée est limitée par les symptômes (VO_2SL).

PREMIER SEUIL VENTILATOIRE • Le SV_1 se définit comme la charge de travail pour laquelle apparaît une élévation brutale de la ventilation, au cours d'un exercice, telle l'EFX, d'intensité progressivement croissante. De façon très simplifiée, cette hyperventilation a été interprétée comme la conséquence d'une augmentation de l'acidité sanguine lactique. Ces lactates sont tamponnés par le système des bicarbonates, induisant ainsi une libération de CO_2 qui stimule les centres respiratoires et provoque l'augmentation de ventilation.

Le SV_1 est individuel, il dépend de l'âge, de la condition physique et de la pathologie. Il est mesuré en termes de VO_2 (l/min) ou en fonction de la VO_2max. Chez l'enfant, le SV_1 se situe à environ 60 % de ses performances maximales. Un SV_1 précoce traduit une mauvaise aptitude physique aérobie.

INDEX PRONOSTIQUE, ÉVOLUTIVITÉ ET SÉVÉRITÉ D'UNE MALADIE CHRONIQUE • La VO_2max est un index pronostique majeur, que ce soit chez l'individu sain [29] ou le malade. Dans la mucoviscidose, la valeur de VO_2max est prédictive de la durée de survie de l'enfant [32].

La mesure répétée de la VO_2 permet de suivre l'évolution d'une maladie.

La VO_2max permet de quantifier la sévérité d'une maladie, en objectivant la réalité du handicap. Les discordances entre les mesures de repos et d'exercice sont habituelles. Cinquante-trois enfants opérés de hernie diaphragmatique congénitale, ont, à 11 ans, une EFX strictement normale, alors que leurs fonctions respiratoires de repos montrent un syndrome obstructif avec distension alvéolaire [33].

Mécanismes de l'intolérance à l'effort et bilan des adaptations à l'effort

La réalisation d'une EFX permet de préciser les facteurs limitant la production de la VO_2, par observation des adaptations à l'effort, notamment cardiaque et ventilatoire. Ainsi, tout enfant atteint de maladie chronique (mucoviscidose, asthme, cardiopathies, maladies rénales…) devrait bénéficier d'une EFX pour apprécier ses éventuelles limitations à l'exercice et en évaluer les adaptations possibles.

Par exemple, chez des enfants survivant d'une DPB, leurs adaptations ventilatoires à l'effort sont particulières, avec de faibles débits ventilatoires observés quelle que soit l'intensité de l'exercice, et ce par défaut d'augmentation du volume courant à l'exercice [28]. Dans la sarcoïdose, l'étude par EFX de patients dyspnéiques à l'effort a permis de préciser l'origine de cette dyspnée : adaptations cardiaques inadaptées, pour certains, et limitation ventilatoire avec anomalies des échanges gazeux, pour d'autres [30].

De façon plus générale, dans la pathologie respiratoire obstructive, on observe un épuisement de la réserve ventilatoire (RV, correspond à la capacité restante d'augmentation du débit ventilatoire en fin d'effort maximal) et des débits ventilatoires élevés pour toute intensité d'exercice.

Exploration d'une dyspnée d'effort

Le symptôme le plus fréquent survenant à l'effort est la dyspnée d'effort (*voir* Chapitre 2). Tout symptôme survenant à l'effort devrait justifier d'une EFX avec au minimum une mesure de la pression artérielle (TA), un suivi de l'électrocardiogramme (ECG) et de la saturation en oxygène (SpO_2), et une mesure du VEMS avant et après le test.

Dépister une anomalie de l'hématose d'effort

Le suivi de la SpO_2, ou la réalisation de gaz du sang avant et au maximum de l'effort, permet le contrôle de l'hématose d'effort. On recherchera une hypoxémie d'effort, notamment dans les pathologies interstitielles, ainsi que des signes de décompensation respiratoire, comme une hypoventilation alvéolaire.

Efficacité d'une thérapeutique

L'efficacité d'un traitement, comme par exemple l'omalizumab dans l'asthme sévère [34] ou les lavages thérapeutiques broncho-alvéolaires dans la protéinose alvéolaire, peut être jugée de façon objective par une mise en situation réelle au cours de l'EFX.

Mise en place d'un réentraînement à l'effort (*voir* Chapitre 71)

Avant d'initier un réentraînement à l'effort, la réalisation d'une EFX est obligatoire pour éliminer une éventuelle contre-indication. De même, le suivi de la SpO_2 pendant l'EFX permet de poser l'indication d'un réentraînement sous oxygène. Enfin, préciser la FC correspondante au SV_1 est une des possibilités pour individualiser l'intensité de l'activité physique prescrite.

Perspectives

Chez l'adulte, les résultats de l'EFX sont déjà utilisés pour le bilan pré-opératoire d'une chirurgie thoracique ou avant une transplantation cardiaque, comme index de morbidité et mortalité post-opératoire. Chez l'enfant cette indication n'existe pas. Dans la mucoviscidose, il a pourtant été démontré que certains paramètres mesurés au cours de l'EFX pourraient être des critères pertinents d'inscription sur liste de greffe [35].

Méthodologie [33]

Matériel nécessaire

Le matériel nécessaire comprend un ergomètre (tapis roulant ou bicyclette ergométrique), des analyseurs des échanges gazeux, permettant les mesures d'oxygène et de gaz carbonique, et un pneumotachographe pour mesurer le débit ventilatoire.

Le tapis roulant est fréquemment utilisé chez le malade sévère et le jeune enfant, dont la taille est encore trop petite pour une bonne adaptation à la bicyclette, et reste l'ergomètre de choix pour la recherche d'un asthme induit par l'exercice (AIE). Le cyclo-ergomètre est choisi, dès que la taille de l'enfant le permet, en veillant à individualiser l'incrément de charge, pour éviter la limitation musculaire des quadriceps ; il facilite les mesures de TA, SpO_2, ECG…

Conditions légales

Les textes opposables sont les recommandations de l'*ERS task force* [26] pour les EFX en pneumologie et la législation antérieure des épreuves d'effort cardiologiques (circulaires 677-82 du 21 décembre 1982 et 649/94 du 11 juillet 1994). La réalisation d'une EFX impose la présence de deux personnes dont un médecin. Si le malade est à risque de pathologie cardiaque, la présence d'un cardiologue est obligatoire. Le matériel d'urgence, comprenant un défibrillateur et du matériel d'intubation, doit être disponible dans la salle d'effort. Une unité de réanimation doit être accessible rapidement. La réalisation d'un ECG de repos est médicolégale.

Contre-indications

Les contre-indications absolues d'une EFX sont exceptionnelles chez l'enfant en dehors d'un épisode infectieux fébrile en cours et d'un asthme instable (ou d'une crise récente) ; elles sont essentiellement cardiovasculaires (HTA non contrôlée, angor et insuffisance cardiaque instables, ischémie myocardique, myocardite, péricardite).

Protocoles

Plusieurs types de protocoles sont disponibles, selon l'objectif suivi.

EFX CARDIOPULMONAIRE • L'EFX est une épreuve triangulaire à charge croissante. Après une phase d'échauffement de 2-3 minutes, la charge d'effort est incrémentée toutes les minutes (ou parfois en rampe) de façon à obtenir en 10-12 minutes un effort maximal. Selon l'appréciation clinique et l'expérience du médecin, l'incrémentation de charge peut être ralenti sur les derniers paliers chez certains enfants, pour éviter une limitation musculaire, qui obligerait à un arrêt prématuré de l'exercice avant son maximum. Après l'épreuve, la récupération est active pendant 2 minutes contre une charge équivalente à celle de l'échauffement, pour éviter le frein vagal et aider à l'élimination des lactates, puis passive les 3 minutes suivantes. La surveillance de l'ECG, de la TA et de la SpO_2 est recommandée pendant toute la durée de l'EFX.

La présence de trois des quatre critères suivants est requise pour parler d'une EFX maximale :
– l'épuisement du sujet ou l'impossibilité de maintenir la vitesse de pédalage/course requise malgré les encouragements ;
– l'atteinte de la FC maximale prédite ;
– l'atteinte du plateau de VO_2max, quand il est présent ;
– un quotient respiratoire supérieur à 1, également quand il est atteint [24].

En pédiatrie, chez l'enfant indemne de pathologie cardiaque, l'atteinte de la FC maximale et l'épuisement clinique paraissent les deux meilleurs critères quand le plateau de VO_2 n'est pas observé [25]. Quand le plateau de VO_2 n'est pas obtenu, malgré un effort maximal, le pic de VO_2 a été démontré comme équivalent à la VO_2max [24].

Les points forts de cette EFX cardiopulmonaire sont : l'individualisation de l'incrémentation de la charge ; le choix de privilégier l'obtention de la VO_2 sur la puissance (la puissance musculaire de l'enfant est faible, malgré son excellente VO_2) et la durée de l'EFX de 10-12 minutes.

EFX À VISÉE DE DÉCLENCHEMENT D'UN AIE [25-36] • Pour mettre en évidence un AIE, il faut réaliser un effort générant un débit ventilatoire élevé, d'où le choix du tapis roulant. Il s'agit d'obtenir 80 à 90 % de la FCmax ou de la VO_2max théoriques et de maintenir cette intensité d'exercice pendant 4 minutes. Le protocole utilisé est une montée rapide de la charge d'effort, en 1 à 3 minutes, une charge maintenue au-delà pendant au moins 4 minutes, avec une durée totale d'effort de 6 à 8 minutes. Selon la durée de la montée de la charge, on parle d'une épreuve triangulaire rapide (pas d'échauffement, obtention en quelques minutes de la charge maximale de travail) ou d'une épreuve rectangulaire (un échauffement de 1 minute à 20 % de la puissance maximale, puis l'enfant est soumis à la charge maximale). Le test peut être sensibilisé par l'inhalation d'un air sec et froid (< 10 mg/l de vapeur d'eau, air comprimé).

La mesure du VEMS est réalisée au repos et à l'arrêt de l'effort, à 1, 3, 5, 10, 15, 20, voire 30 minutes. Le diagnostic positif d'AIE est posé sur une diminution du VEMS post-exercice de 10 % par rapport à sa valeur de repos.

Bases de l'interprétation (Figure 14-10)

Après vérification de l'atteinte des critères de maximalité, l'interprétation se déroule en deux étapes :
– évaluer la tolérance à l'effort : la VO_2max est atteinte, la tolérance à l'effort est normale. On observe une VO_2SL, la tolérance à l'effort est diminuée ;
– rechercher le(s) facteur(s) limitant(s) l'effort : limitation périphérique, cardiaque ou ventilatoire.

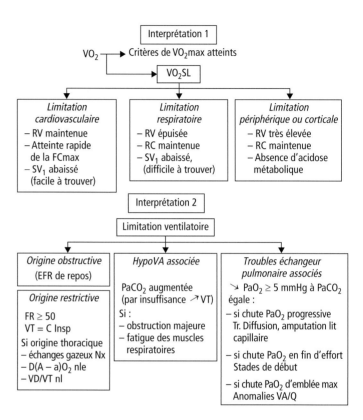

Figure 14-10 Interprétation d'une EFX. VO_2SL (VO_2 limitée par les symptômes), RV (réserve ventilatoire), RC (réserve cardiaque), SV (seuil ventilatoire), C Insp (capacité inspiratoire), $D(A-a)O_2$ (différence alvéolo-artérielle en oxygène), VA (ventilation alvéolaire), VD/VT (espace mort), FR (fréquence respiratoire), VT (volume courant).

> **Points clefs**
> - L'épreuve d'effort cardiopulmonaire ou épreuve fonctionnelle d'exercice :
> - permet l'exploration intégrée des grandes fonctions vitales (notamment cardiaques et respiratoires) sollicitées au cours d'un exercice, et permet ainsi de préciser les facteurs limitant l'effort et les adaptations dans une maladie chronique connue ;
> - est un examen dynamique qui évalue plus objectivement le handicap social ou la qualité de vie du malade ;
> - crée une situation de stress qui permet l'exploration d'une pathologie débutante et de la dyspnée d'effort.
> - Les index mesurés (consommation d'oxygène, seuil ventilatoire) sont quantifiables et reproductibles, permettant le suivi de l'évolution d'une pathologie et la prescription d'un réentraînement à l'effort.
> - La durée optimale d'une épreuve d'effort est de 10 à 12 minutes, les incréments de charge sont individualisés à chaque enfant, l'obtention de la consommation d'oxygène maximale est privilégiée par rapport à celle de la puissance maximale. Les épreuves d'effort visant à déclencher un asthme d'effort ont des protocoles différents.
> - Les algorithmes d'interprétation adoptent la démarche suivante : vérification de l'obtention d'une épreuve maximale, évaluation de la tolérance à l'effort (ou aptitude physique aérobie), puis recherche des facteurs limitant l'exercice (cardiaque, ventilatoire ou périphérique).

BIBLIOGRAPHIE[(1)]

Principes

1. ATS/ERS. Recommendations for standardized procedures for the online and offline measurement of exhaled lower respiratory nitric oxide and nasal nitric oxide, 2005. Am J Respir Crit Care Med, 2005, *171* : 912-930.
2. BEYDON N, DAVIS SD, LOMBARDI E et al. An official American Thoracic Society/European Respiratory Society statement : pulmonary function testing in preschool children. Am J Respir Crit Care Med, 2007, *175* : 1304-1345.
3. BEYDON N, CHAMBELLAN A, ALBERTI C et al. Technical and practical issues for tidal breathing measurements of nasal nitric oxide in children. Pediatr Pulmonol, 2015, *50* : 1374-1382.
4. BRUSSEE JE, SMIT HA, KOOPMAN LP et al. Interrupter resistance and wheezing phenotypes at 4 years of age. Am J Respir Crit Care Med, 2004, *169* : 209-213.
5. CRAPO RO, CASABURI R, COATES AL et al. Guidelines for methacholine and exercise challenge testing-1999. This official statement of the American Thoracic Society was adopted by the ATS board of directors, July 1999. Am J Respir Crit Care Med, 2000, *161* : 309-329.
6. DWEIK RA, BOGGS PB, ERZURUM SC et al. An official ATS clinical practice guideline : interpretation of exhaled nitric oxide levels (FENO) for clinical applications. Am J Respir Crit Care Med, 2011, *184* : 602-615.
7. HUGHES JM, PRIDE NB. Examination of the carbon monoxide diffusing capacity (DL(CO)) in relation to its KCO and VA components. Am J Respir Crit Care Med, 2012, *186* : 132-139.
8. KANE M, GONSKA T, JENSEN R, AVOLIO J et al. Lung clearance index response in patients with CF with class III CFTR mutations. Thorax, 2016, *71* : 476-477.
9. KENT L, REIX P, INNES JA et al. Lung clearance index : evidence for use in clinical trials in cystic fibrosis. J Cyst Fibros, 2014, *13* : 123-138.
10. KIM YJ, CHRISTOPH K, YU Z et al. Pulmonary diffusing capacity in healthy African-American and Caucasian children. Pediatr Pulmonol, 2016, *51* : 84-88.
11. KIRKBY J, STANOJEVIC S, WELSH L et al. Reference equations for specific airway resistance in children : the Asthma UK initiative. Eur Respir J ; 2010, *36* : 622-629.
12. LANZA FC, DE MORAES SANTOS ML, SELMAN JP et al. Reference Equation for respiratory pressures in pediatric population : a multicenter study. PLoS One, 2015, *10* : e0135662.
13. LOWE L, MURRAY CS, CUSTOVIC A et al. Specific airway resistance in 3-year-old children : a prospective cohort study. Lancet, 2002, *359* : 1904-1908.
14. MATECKI S, KENT L, DE BOECK K et al. Is the raised volume rapid thoracic compression technique ready for use in clinical trials in infants with cystic fibrosis ? J Cyst Fibros, 2016, *15* : 10-20.
15. MERKUS PJ, STOCKS J, BEYDON N et al. Reference ranges for interrupter resistance technique : the Asthma UK Initiative. Eur Respir J, 2010, *36* : 157-163.
16. NEVE V, HULO S, EDME JL et al. Utility of measuring FEV0.75/FVC ratio in preschoolers with uncontrolled wheezing disorder. Eur Respir J, 2016, *48* : 420-427.
17. NIH-NHLBI/WHO WORKSHOP REPORT. Global Initiative for Asthma. Global strategy for asthma management and prevention. NIH Publications, 2016, O2-3659 (http://www.ginasthma.com).
18. QUANJER PH, STANOJEVIC S, COLE TJ et al. Multi-ethnic reference values for spirometry for the 3-95-yr age range : the global lung function 2012 equations. Eur Respir J, 2012, *40* : 1324-1343.
19. QUANJER PH, WEINER DJ. Interpretative consequences of adopting the Global Lungs 2012 reference equations for spirometry for children and adolescents. Pediatr Pulmonol, 2014, *49* : 118-125.
20. ROBINSON PD, LATZIN P, VERBANCK S et al. Consensus statement for inert gas washout measurement using multiple- and single- breath tests. Eur Respir J, 2013, *41* : 507-522.
21. ROSENFELD M, ALLEN J, ARETS BH et al. An official American Thoracic Society workshop report : optimal lung function tests for monitoring cystic fibrosis, bronchopulmonary dysplasia, and recurrent wheezing in children less than 6 years of age. Ann Am Thorac Soc, 2013, *10* : S1-S11.
22. WANGER J, CLAUSEN JL, COATES A et al. Standardisation of the measurement of lung volumes. Eur Respir J, 2005, *26* : 511-522.

Épreuve fonctionnelle d'exercice

23. AMERICAN THORACIC SOCIETY, AMERICAN COLLEGE OF CHEST PHYSICIANS. ATS/ACCP statement on cardiopulmonary exercise testing. Am J Respir Crit Care Med, 2003, *1267* : 211-77.
24. ARMSTRONG N, WELSMAN J, WINSLEY R. Is peak VO_2 a maximal index of children's aerobic fitness ? Int J Sports Med, 1993, *17* : 356-359.
25. CRAPO RO, CASABURI R, COATES AL et al. Guidelines for methacholine and exercise challenge testing-1999. Am J Respir Crit Care Med, 2000, *161* : 309-329.
26. ERS TASK FORCE ON STANDARDIZATION OF CLINICAL EXERCISE TESTING. Clinical exercise testing with reference to lung disease : indications, standardization and interpretation strategies. Eur Respir J, 1997, *10* : 2662-2689.
27. KARILA C, DE BLIC J, WAERNESSYCKLE S et al. Cardiopulmonary exercise testing in children. An individualized protocol for workload increase. Chest, 2001, *120* : 81-87.
28. KARILA C, SAULNIER JP, ELIE C et al. Hypoventilation alvéolaire à l'exercice chez des enfants avec dysplasie bronchopulmonaire. Rev Mal Respir, 2008, *25* : 303-312.
29. KODAMA S, SAITO K, TANAKA S et al. "Cardiorespiratory fitness as a quantitative predictor of all-cause mortality and cardiovascular events in healthy men and women : a meta-analysis". JAMA, 2009, *301* : 2024-2035.
30. MARCELLIS RG, LENSSEN AF, DE VRIES GJ et al. Is there an added value of cardiopulmonary exercise testing in sarcoidosis patients ? Lung, 2013, *191* : 43-52.
31. MATECKI S, PRIOUX J, AMSALLEM F et al. La consommation maximale d'oxygène chez l'enfant sain : facteurs de variation et normes disponibles. Rev Mal Respir, 2001, *18* : 499-506.
32. NIXON PA, ORENSTEIN DM, KELSEY SF, DOERSHUK CF. The pronostic value of exercise testing in patients with cystic fibrosis. New Engl J Med, 1992, *327* : 1785-1788.
33. PEETSOLD MG, HEIJ HA, NAGELKERKE AF et al. Pulmonary function and exercise capacity in survivors of congenital diaphragmatic hernia. Eur Respir J, 2009, *34* : 1140-1147.
34. SCHÄPER C, GLÄSER S, FELIX SB et al. Omalizumab treatment and exercise capacity in severe asthmatics : results from a pilot study. Respir Med, 2011, *105* : 3-7.
35. TANTISIRA KG, SYSTROM DM, GINNS LC. An elevated breathing reserve index at the lactate threshold is a predictor of mortality in patients with cystic fibrosis awaiting lung transplantation. Am J Respir Crit Care Med, 2002, *165* : 1629-1633.
36. WEILER JM, BONINI S, COIFMAN R et al. American Academy of Allergy, Asthma & Immunology work group report : exercise-induced asthma. J Allergy Clin Immunol, 2007, *119* : 1349-1358.

---

(1) *Voir aussi* bibliographie complémentaire sur le site compagnon.

15 ENDOSCOPIE BRONCHIQUE

Jacques de Blic

L'endoscopie bronchique fait partie intégrante, avec l'imagerie thoracique et les explorations fonctionnelles respiratoires, de la prise en charge de bon nombre de pathologies respiratoires aiguës ou chroniques de l'enfant [3, 8, 18]. L'amélioration technique du matériel, l'amélioration des techniques d'anesthésie et les progrès réalisés dans l'exploitation des produits de recueil, lavage broncho-alvéolaire (LBA), biopsies bronchiques ou transbronchiques, ont permis d'en élargir les indications.

Matériel disponible

Endoscopes souples

Ils permettent d'effectuer la majorité des endoscopies. Le caractère souple de l'endoscope améliore le confort car il suit la filière des voies aériennes supérieures et inférieures. L'extrémité béquillable permet une visualisation et des manœuvres plus sélectives.

Deux technologies sont disponibles, les fibroscopes où l'image est transmise par des fibres optiques et les vidéo-endoscopes où l'image est transmise par des capteurs CCD. Ces vidéo-endoscopes qui ont une taille et une qualité d'image nettement supérieures tendent à remplacer progressivement les fibroscopes.

Les caractéristiques des principaux endoscopes disponibles pour l'enfant sont résumées dans le tableau 15-I.

Bronchoscope rigide

Le canal opérateur permet le passage d'optiques qui donnent une vision grossissante extrêmement nette en vision directe (0°), foroblique (30°) ou latérale (70 et 90°) ainsi que le passage de différents instruments, cathéter, sonde, pinces à biopsies ou à corps étrangers. La ventilation contrôlée manuelle est assurée par le connecteur latéral du bronchoscope.

La bronchoscopie rigide et l'endoscopie souple ne doivent pas être considérées comme alternatives mais comme complémentaires. Si la grande majorité des endoscopies peut être réalisée avec un endoscope souple, la bronchoscopie rigide est indispensable chaque fois que l'endoscopie est interventionnelle [16, 18].

Réalisation de l'endoscopie

Sédation

Une sédation est indispensable pour lutter contre le caractère anxiogène et potentiellement douloureux de l'endoscopie. De nombreux protocoles de sédation sont utilisables [4] (Tableau 15-II). Leur emploi dépend des habitudes de l'opérateur, de la disponibilité d'un anesthésiste, de l'état général et/ou respiratoire de l'enfant. De plus en plus désormais, et surtout chez les enfants atteints de pathologies chroniques, les endoscopies bronchiques sont réalisées sous anesthésie générale.

L'anesthésie générale peut se faire par voie intraveineuse, par gaz anesthésique ou par l'association des deux. En cas de bronchoscopie rigide, un myorelaxant peut être associé. Le propofol par voie intraveineuse, associé ou non au rémifentanil (opiacé de synthèse de demi-vie courte), et le sévoflurane sont les drogues les plus souvent utilisées. Dans tous les cas, il est préférable de respecter la ventilation spontanée de l'enfant. Un masque laryngé peut

Tableau 15-I Caractéristiques des principaux bronchoscopes souples disponibles chez l'enfant.

Diamètre externe (mm)	Technologie	Âge	Canal opérateur (mm)	Lavage broncho-alvéolaire	Biopsie bronchique	Biopsie transbronchique	Brosse
2,2	BF	Nouveau-né	Non	Non	Non	Non	Non
2,7-2,8	BF/BV	0-2 ans	1,2	Oui	Oui (fragilité des pinces)	Non	Oui
3,4-3,6	BF/BV	2-5 ans	1,2	Oui	Oui (fragilité des pinces)	Non	Oui
4,1	HFV/BV	2-5 ans	2	Oui	Oui	Oui	Oui
4,9-5,1	BF-BV	> 5 ans	2-2,2	Oui	Oui	Oui	Oui
5,9-6	BF-BV	> 15 ans	2,2-2,8	Oui	Oui	Oui	Oui

BF : broncho-fibroscope ; BV : broncho-vidéoscope ; HFV : hybride fibro-vidéoscope.

Tableau 15-II Principales drogues utilisées pour la sédation au cours de l'endoscopie bronchique.

Drogue	Action	Dose	Délai d'action (min)	Durée (min)	Antagoniste
Midazolam	Anxiolyse Amnésie	IV : 75-150 µg/kg IR : 300-500 µg/kg	1-5 5-15	90	Flumazénil : 0,01 mg/kg
Propofol	Sédation profonde	Bolus IV intermittent : 0,5-1 mg/kg Perfusion continue : 1-20 mg/kg/h	< 1	30	
Kétamine	Analgésie Amnésie	Bolus IV intermittent : 0,25-0,5 mg/kg/dose	2-4	10-20	
Rémifentanil	Sédation profonde	IV : 0,25-0,1 µg/kg Perfusion continue : 0,05 µg/kg/min	2-5	2-3	
Mépéridine	Analgésie	IV 0,5-2 mg/kg	5	180-240	Naloxone : 0,01 mg/kg

être utilisé. Lorsque l'intubation est nécessaire, l'examen est réalisé au travers de la sonde d'intubation.

Lorsque l'endoscopie est faite sous sédation consciente, les protocoles sont également très nombreux. L'intérêt du midazolam réside dans son délai d'action très court, sa durée d'action brève et l'amnésie de l'examen. L'inhalation du mélange gazeux équimolaire oxygène-protoxyde d'azote a un effet antalgique ; le mélange doit être administré à l'aide d'un masque facial pendant la durée de l'examen.

En cas de sédation consciente l'anesthésie locale conditionne en grande partie la réussite et la bonne tolérance de l'examen. L'anesthésie des voies aériennes supérieures (nez, pharynx, larynx) avec de Xylocaïne® à 2 % et des voies aériennes inférieures à l'aide de Xylocaïne® à 0,5 % doit donc être très soigneuse. Il est classique de ne pas dépasser la dose totale de Xylocaïne® de 7 mg/kg. En cas d'impossibilité de passer par voie trans-narinaire, le fibroscope est introduit par la bouche.

Surveillance et tolérance

Quel que soit le type d'endoscopie, l'examen doit être réalisé dans un local équipé de tous les éléments permettant une réanimation respiratoire (matériel d'intubation, ventilation assistée). La surveillance de la SpO_2 est indispensable durant l'examen. La présence d'un anesthésiste est indispensable dès lors que sont utilisées des drogues par voie intraveineuse.

Les principales complications [18] peuvent être :
– *fonctionnelles* : hypoxie, hypercapnie, laryngospasme, bronchospasme, troubles du rythme cardiaque. L'hypoxie et l'hypercapnie peuvent être liées à l'obstruction des voies aériennes par le fibroscope, à la dépression des centres respiratoires par les drogues, à un laryngospasme, à un bronchospasme ou à l'aggravation d'une hypoxie préexistante. Cette chute peut être plus marquée chez certains patients ou lors de certaines investigations, justifiant l'oxygénation per nasale pendant l'examen. Le risque de bronchospasme, plus important en cas d'hyperréactivité bronchique, peut être prévenu par l'administration préventive de nébulisations de β_2-mimétiques ;
– *mécaniques* : épistaxis, hémoptysie, pneumothorax, œdème sous-glottique. L'hémoptysie peut compliquer la biopsie bronchique ou transbronchique. Elle n'a généralement de conséquences qu'en cas de trouble de l'hémostase et peut être prévenue chez les patients ayant moins de 50 000 plaquettes/ml par la perfusion d'unités plaquettaires juste avant ou durant l'endoscopie ;
– *infectieuses* : bactériémie transitoire, pseudo-contamination ou diffusion d'une infection via l'endoscope, qui sont exceptionnelles mais justifient des règles très strictes de décontamination du matériel.

La survenue d'un pic fébrile dans les 4-6 heures qui suivent la réalisation d'un LBA est une complication observée entre 17 et 52 % des cas. Les mécanismes infectieux ou immunologiques ne sont pas clairement établis. L'origine immunologique de la fièvre post-LBA est suggérée par l'élévation de cytokines pro-inflammatoires dans le sérum de patients fébriles 6 heures après cet examen et l'effet préventif de l'administration de dexaméthasone.

Renseignements fournis par l'endoscopie

L'endoscopie fournit deux types de renseignements, l'un direct par l'observation anatomique, l'autre indirect par l'intermédiaire des prélèvements susceptibles d'être effectués [18].

Renseignements anatomiques

Distribution (Vidéo 15-1)

L'exploration peut mettre en évidence des variantes anatomiques, dont la plus fréquente est la bronche trachéale droite (Vidéo 15-2), ou des anomalies pathologiques : orifice d'une fistule œsotrachéale, agénésie d'une bronche souche ou d'un orifice lobaire, situs inversus, isomérisme droit ou gauche…

Inflammation muqueuse

Chez l'enfant, la muqueuse normale apparaît rose saumon. Elle peut être pâle, érythémateuse, amincie ou au contraire épaissie. L'épaississement de la muqueuse permet de distinguer trois degrés d'inflammation :
– 1er degré : épaississement discret avec conservation des arcs cartilagineux ;
– 2e degré : effacement des arcs cartilagineux avec légère réduction de calibre ;
– 3e degré : réduction importante du calibre gênant la progression de l'endoscope.

L'examen peut également mettre en évidence des granulations dans le cadre d'une pathologie d'inhalation (fausses routes, reflux gastro-œsophagien) ou au cours de la sarcoïdose.

Sécrétions

Elles peuvent être modérées ou abondantes, localisées ou diffuses, muqueuses, mucopurulentes, purulentes, hémorragiques.

Obstacles

• *Obstacles intrinsèques* : corps étranger (Vidéos 15-3 et 15-4), sténose, diaphragme, granulome, tumeur endobronchique (Vidéo 15-5). Les sténoses congénitales ont habituellement un aspect symétrique tandis que les sténoses acquises cicatricielles sont plus asymétriques. Les sténoses trachéales congénitales ont des anneaux cartilagineux circulaires avec disparition du mur postérieur (Vidéo 15-6) (« trachée de poulet »).

• *Obstacles extrinsèques* : la paroi de la trachée ou de la bronche est refoulée et comprimée : empreinte vasculaire (arc aortique [Vidéo 15-7], artère sous-clavière droite rétro-œsophagienne, tronc artériel brachiocéphalique, cavité cardiaque dilatée), malformation (kyste bronchogénique par exemple), adénopathies, tumeur.

• *Obstacles dynamiques* : la laryngomalacie se traduit par la bascule à l'inspiration de l'épiglotte en arrière, ou des aryténoïdes en avant (Vidéo 15-8). Elle ne serait pas modifiée par l'administration de Xylocaïne en cas d'anesthésie au propofol [20]. La trachéomalacie (Vidéo 15-9) et la bronchomalacie sont définies par un aplatissement réduisant la lumière d'au moins 50 % à l'expiration, à la toux ou en respiration spontanée [12]. Elles peuvent être congénitales ou acquises, localisées ou diffuses. L'examen peut également mettre en évidence un dysfonctionnement des cordes vocales, se traduisant par une adduction des cordes vocales à l'inspiration.

Prélèvements

Prélèvements des sécrétions

L'aspiration directe ou facilitée par l'instillation de sérum physiologique permet l'analyse microbiologique des sécrétions. L'interprétation doit tenir compte de la contamination quasi obligatoire par la flore oropharyngée lors du passage de l'endoscope. On retient habituellement les bactéries dont la concentration est supérieure ou égale à 10^4 CFU/ml [8].

Lavage broncho-alvéolaire

C'est le geste le plus souvent réalisé au cours de l'endoscopie [14]. Le LBA consiste, une fois l'exploration terminée, à bloquer le fibroscope au niveau d'un orifice lobaire ou segmentaire selon l'âge, puis à injecter et réaspirer doucement plusieurs fractions de sérum physiologique préalablement chauffé à 37 °C. La quantité totale de liquide injecté est de 3 ml/kg en trois fractions de 1 ml/kg chez l'enfant de moins de 20 kg et 3 ml/kg par seringue de 20 ml au-delà. En cas de pathologie localisée, le siège du LBA est orienté par la TDM ; en cas de pathologie diffuse, il est effectué au niveau du lobe moyen chez l'enfant, au niveau d'une pyramide basale chez le nourrisson.

L'aspiration peut se faire soit par l'intermédiaire d'une prise de vide mural, soit à la seringue. La fraction recueillie varie de 50 à 85 %. Le premier recueil, considéré comme broncho-bronchiolaire est habituellement utilisé pour les analyses microbiologiques, les suivants, broncho-alvéolaires, pour l'analyse cytologique. D'autres analyses biochimiques ou immunologiques peuvent être réalisées.

ANALYSES CYTOLOGIQUES • Sont réalisés :
– un compte cellulaire (en nombre de cellules par ml) et une formule cytologique (en pourcentage). Le liquide de LBA contient normalement 150 000 à 300 000 cell/ml, plus de 90 % de macrophages alvéolaires, moins de 10 % de lymphocytes, moins de 2 % de polynucléaires neutrophiles et moins de 1 % d'éosinophiles. Le pourcentage de cellules épithéliales n'entre habituellement pas dans la formule cytologique ;
– des colorations spécifiques qui permettent d'identifier une surcharge ferrique par la coloration de Perls (sidérocytes ou sidérophages) (Figure 15-1), une accumulation de matériel amorphe lipoprotéinacé (coloration de May-Grünwald-Giemsa et PAS) (Figures 15-2 et 15-3) ou une accumulation de graisses neutres au niveau des macrophages par la coloration à l'huile rouge (lipophages) ;
– la recherche de macrophages spumeux contenant des vacuoles, de cellules dystrophiques ou de cellules anormales tumorales ;
– en cas de lymphocytose significative, l'utilisation d'anticorps monoclonaux, qui permet de préciser la proportion de lympho-

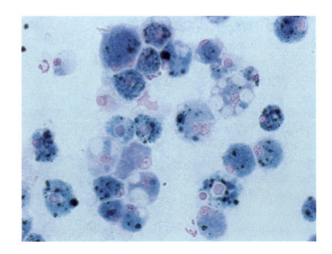

Figure 15-1 Coloration de Perls positive dans le cadre d'une hémorragie intra-alvéolaire.

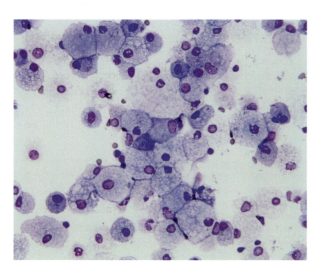

Figure 15-2 Protéinose alvéolaire, matériel extramacrophagique et macrophages spumeux contenant des inclusions cytoplasmiques positives pour la coloration de May-Grünwald-Giemsa.

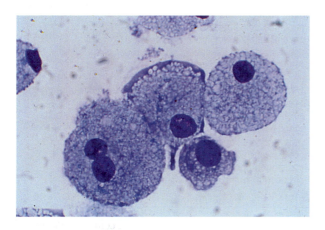

Figure 15-3 Protéinose alvéolaire, matériel extramacrophagique et macrophages spumeux contenant des inclusions cytoplasmiques positives pour la coloration de PAS.

cytes B, de lymphocytes T, des sous-populations lymphocytaires ainsi que leur degré d'activation. Le rapport CD4/CD8 est plus bas chez l'enfant que chez l'adulte ;
– en cas de suspicion d'histiocytose langerhansienne, la recherche de cellules de Langerhans par les anticorps anti-CD1a.

ANALYSES MICROBIOLOGIQUES • Les nouveaux outils diagnostiques tels que l'immunofluorescence, les anticorps monoclonaux, la PCR et l'hybridation in situ améliorent la rentabilité des prélèvements endoscopiques.

DOSAGES BIOCHIMIQUES • De nombreux dosages sont possibles : dosage des immunoglobulines, de l'enzyme de conversion de l'angiotensine (ECA), des phospholipides, des précipitines… L'interprétation des résultats obtenus se heurte, comme chez l'adulte, à l'absence de substances de référence fiables pour quantifier l'*epithelial-lining-fluid*. Les deux substances actuellement utilisées sont l'albumine et l'urée.

Enfin, les études immunologiques et immunobiochimiques restent encore bien souvent du domaine de la recherche.

Biopsies et brossages bronchiques

Le brossage bronchique, recueilli dans un milieu de culture cellulaire, permet l'étude de la motilité ciliaire tandis que les biopsies sont utilisées pour l'étude ultrastructurale pour le diagnostic des dyskinésies ciliaires primitives. Les biopsies bronchiques sont également importantes pour le diagnostic étiologique de granulomes, de tumeurs et au cours de la sarcoïdose. Des biopsies bronchiques peuvent également être réalisées dans le cadre des bronchopathies obstructives pour l'évaluation de l'inflammation et du remodelage bronchique. Quatre à six biopsies sont habituellement effectuées.

Biopsies transbronchiques

Elles sont utilisées pour le diagnostic des pathologies infiltratives diffuses [13] et pour le diagnostic de rejet dans la surveillance des transplantations pulmonaires [11]. Elles sont réalisées sous anesthésie générale. La pince, fermée, est amenée sous contrôle d'un amplificateur de brillance jusqu'à environ un centimètre de la paroi. Elle est retirée ensuite de 2 cm, ouverte, avancée de 1 cm, fermée et retirée. Il existe bien souvent une hémorragie spontanément résolutive ou aisément contrôlée par des instillations d'adrénaline diluée. Compte tenu du risque de pneumothorax, les biopsies ne sont réalisées que d'un seul côté.

Ponction transpariétale perfibroscopique

Elle consiste à prélever, à l'aide d'un cathéter muni d'une aiguille, un fragment paratrachéal ou parabronchique, le plus souvent une adénopathie. Le geste peut être guidé par échographie (soit enbronchique [10], soit œsophagienne). Elle est exceptionnellement réalisée chez l'enfant.

Recherche de fistule œsotrachéale

Le test au bleu de méthylène consiste à placer une sonde au niveau de l'extrémité supérieure de l'œsophage, permettant d'injecter du bleu de méthylène dilué. En cas de fistule œsotrachéale un filet bleu apparaît dans la lumière trachéale (Vidéo 15-10).

Endoscopie interventionnelle

Divers gestes thérapeutiques sont possibles durant l'endoscopie [5, 18] :
– *extraction de corps étranger*. C'est le geste interventionnel le plus fréquemment réalisé chez l'enfant. L'extraction est faite en bronchoscopie rigide sous anesthésie générale. L'extraction à l'aide d'un fibroscope souple à l'aide d'une pince panier reste une exception [7] (Vidéo 15-11) ;
– *broncho-aspiration* directe ou facilitée par l'instillation de sérum à 0,9 % et éventuellement fluidifiant en cas de troubles de ventilation post-opératoire ou post-extubation ou en cas de moules bronchiques ;
– *résection de granulomes* obstructifs chez un enfant en ventilation mécanique, de granulomes sur corps étranger, de granulome tuberculeux ;

– LBA thérapeutique au cours de la protéinose alvéolaire (voir Chapitre 47), de certaines maladies métaboliques, des pneumopathies lipidiques. Des lavages thérapeutiques au sérum physiologique sont également proposés en cas d'inhalation de suie ;

– mise en place d'une *prothèse endotrachéale* ou *endobronchique*. Il s'agit d'une situation rare et toujours délicate chez l'enfant. Plusieurs types de prothèses sont possibles : prothèse semi-rigide en silicone, prothèse métallique expansible « rigide » ouverte à l'aide d'un ballonnet ou auto-expansible « à mémoire », prothèse biodégradable. Plusieurs types de complications peuvent être observés : mobilisation (prothèse en silicone), migration et érosion dans les structures médiastinales adjacentes, granulome (prothèse métallique). Chez l'enfant, les indications sont limitées à la stabilisation temporaire des voies aériennes proximales après chirurgie trachéobronchique ou à la correction d'une malacie sévère lorsque les autres options chirurgicales ont échoué [15, 19] ;

– utilisation d'un *faisceau laser YAG*, *argon* ou *KTP* (potassium titanyl phosphate) à conducteur souple ou d'un *laser CO_2* dans le traitement des sténoses trachéales non chirurgicales, la résection de granulomes, l'ablation de fil de suture. Les indications sur les voies aériennes inférieures restent cependant plus rares chez l'enfant qu'en pathologie ORL ;

– *aide à l'intubation* dans des situations difficiles, en particulier les malformations cervicofaciales ou les pathologies neurologiques.

Indications de l'endoscopie

Recherche d'un obstacle sur les voies aériennes

Elle constitue la majorité des indications [3, 8], qui sont résumées dans le tableau 15-III.

Exploration d'une pneumopathie interstitielle chronique

Le LBA est un élément indispensable de l'exploration des pneumopathies interstitielles chroniques [2, 13, 14]. Le tableau 15-IV résume les principaux éléments diagnostiques obtenus par l'analyse du liquide de LBA :

– le LBA est diagnostique pour la protéinose alvéolaire, les hémorragies intra-alvéolaires, l'histiocytose langerhansienne, la microlithiase alvéolaire et les maladies de surcharge (sphingolipidoses) ;

– le LBA est une aide au diagnostic de sarcoïdose, d'alvéolite allergique extrinsèque, de poumon éosinophile, de fibrose pulmonaire lorsqu'il met en évidence une alvéolite lymphocytaire, à éosinophiles ou à neutrophiles ;

– enfin, le LBA permet d'identifier une atteinte respiratoire au cours de maladies générales telles que les maladies de système (lupus érythémateux, dermatomyosite, sclérodermie…), les maladies digestives inflammatoires (maladie de Crohn, rectocolite hémorragique) ou une atteinte pulmonaire médicamenteuse.

Tableau 15-III Principales indications de l'endoscopie.

Indications diagnostiques
Recherche d'un obstacle sur les voies aériennes
Syndrome de pénétration
Stridor (inspiratoire ou aux deux temps)
Bronchites dyspnéisantes récidivantes sévères du nourrisson
Wheezing persistant chez le nourrisson
Toux chronique invalidante inexpliquée
Encombrement, suppuration chronique
Bronchopneumopathies récidivantes
Foyer persistant, récidivant
Atélectasie et/ou emphysème obstructif
Hyperclarté localisée
Dilatation des bronches
Adénopathies médiastinales (tuberculose en particulier)
Masse médiastinale anormale non étiquetée
Analyse cytologique du LBA
Pneumopathie interstitielle chronique
Recherche d'un agent infectieux
Enfant immunocompétent
– tuberculose-maladie
– pneumopathie aiguë sévère, pneumopathie interstitielle aiguë sévère ne répondant pas dans les 48 heures à une antibiothérapie à large spectre
Enfant immunodéprimé
– pneumopathie interstitielle aiguë
– pneumopathie interstitielle chronique
– pneumopathie aiguë ne répondant pas dans les 48 heures à une antibiothérapie à large spectre
– bronchopneumopathies récidivantes (infection par le VIH), si le micro-organisme ne peut être obtenu par des techniques moins invasives
– dyspnée, fièvre, anomalie radiologique après transplantation pulmonaire
Indications histologiques
Biopsies bronchiques (asthme sévère, sarcoïdose)
Masse endobronchique
Biopsies trans-bronchiques
Hémoptysie
Indications de l'endoscopie interventionnelle
Extraction d'un corps étranger
Broncho-aspiration d'un trouble de ventilation (moule bronchique)
Dilatation d'une sténose trachéale ou bronchique
Résection/laser d'un granulome (tuberculose, corps étranger, ventilation…)
Mise en place d'une prothèse endobronchique
Lavage thérapeutique au cours d'une protéinose alvéolaire, d'une maladie de surcharge, d'une pneumopathie huileuse
Lavage thérapeutique en cas d'inhalation de suie (incendie)

Les biopsies transbronchiques, lorsque le diamètre de l'endoscope le permet, sont parfois utiles pour confirmer le diagnostic et limiter les indications d'une biopsie chirurgicale.

Pneumopathie chez l'enfant immunodéprimé

La fibroscopie bronchique et le LBA occupent une place de choix dans la prise en charge des complications respiratoires. Les indications du LBA peuvent être résumées ainsi :

– pneumopathie interstitielle aiguë récente. Le LBA devrait alors être réalisé avant la mise en route du traitement antibiotique,

Tableau 15-IV Orientation diagnostique d'une pneumopathie interstitielle chronique par le LBA.

Affection	Marqueurs	CD4/CD8
Hémorragie intra-alvéolaire	LBA hémorragique	
	Sidérocytes > 20 %	
	Score de Golde ≥ 100	
Lipoprotéinose	Aspect laiteux du liquide	
	Macrophages spumeux	
	Matériel intra- et extra-macrophagique PAS +	
Histiocytose langerhansienne	Anticorps anti-CD1a+ > 5 %	
Microlithiase alvéolaire	Présence de microlithes	
Maladie de surcharge (Niemann-Pick)	Matériel intramacrophagique marqué par la coloration noir Soudan	
Sarcoïdose	Lymphocytose	↑
Alvéolite allergique extrinsèque	Lymphocytose	↓
Maladies de système	Lymphocytose/neutrophilie	↑/↓
Maladies inflammatoires digestives	Lymphocytose	↑
Fibrose pulmonaire	Neutrophilie	

sinon chez les enfants qui ne s'améliorent pas sous traitement antibiotique large. Il devrait être également répété chez les enfants ayant un LBA positif mais qui ne s'améliorent pas cliniquement en dépit du traitement approprié ;
– pneumopathie aiguë ne répondant pas à une antibiothérapie large dans les 48 heures ;
– pneumopathie interstitielle chronique, en particulier chez l'enfant infecté par le VIH ;
– bronchopneumopathies récidivantes, en particulier en cas d'infection par le VIH, si le micro-organisme ne peut être obtenu par des techniques moins invasives.

Les études microbiologiques montrent que l'identification d'un ou plusieurs agents infectieux est possible dans 28 à 86 % des cas selon les études et selon la pathologie sous-jacente [6]. Le LBA est diagnostique pour les micro-organismes qui ne sont pas normalement présents dans le poumon, c'est-à-dire *Pneumocystis jirovecii*, *Mycobacterium tuberculosis*, *Legionella pneumophila*, *Nocardia*, *Histoplasma*, *Blastomyces*, *Mycoplasma*, le virus influenza et le virus respiratoire syncytial.

En revanche, l'identification de micro-organismes tels que le virus herpès simplex, le cytomégalovirus (CMV), *Aspergillus*, les mycobactéries atypiques et *Candida* qui peuvent être présents dans les voies aériennes comme contaminants ou commensaux n'implique pas obligatoirement leur responsabilité dans l'atteinte respiratoire.

L'endoscopie occupe également une place importante dans la surveillance des transplantations pulmonaires pour la détection et le traitement des complications immunologiques, infectieuses et mécaniques, de la sténose de l'anastomose, d'une malacie sévère. Elle permet de porter l'indication de pose d'un matériel endobronchique ou trachéal.

Infection chez l'enfant immunocompétent

Les indications microbiologiques de l'endoscopie chez l'enfant immunocompétent sont rares. Elles sont habituellement restreintes :
– aux pneumopathies aiguës et interstitielles sévères qui ne s'améliorent pas sous antibiothérapie large en 48 heures. L'isolement d'un agent opportuniste permet alors de reconsidérer le statut immunitaire de l'enfant et de faire le diagnostic de déficit congénital ;
– à la recherche d'une infection à *Pseudomonas æruginosa* chez les nourrissons atteints de mucoviscidose en cas d'échec des tentatives d'examen cytobactériologique des crachats ;
– aux tuberculoses maladies (*voir* Chapitre 24).

Endoscopie bronchique en unité de soins intensifs et réanimation néonatale

Les indications sont multiples [9, 17] : recherche d'un obstacle endobronchique lié à la ventilation mécanique (sténose, granulome, sécrétions), intubation sélective ou difficile, lavage thérapeutique après inhalation de suie, prélèvement microbiologique sélectif...

En réanimation néonatale, c'est avant tout la recherche d'un obstacle sur les voies aériennes qui motive l'endoscopie. Le point d'appel peut être clinique ou radiologique : stridor, épisodes inexpliqués de cyanose ou de détresse respiratoire, difficultés brutales inexpliquées de ventilation, sevrage ventilatoire impossible, atélectasie persistante, atélectasie aiguë, distension persistante (localisée, uni- ou bilatérale). Les fibroscopes utilisés ont 2,2 et 2,7 mm de diamètre. Ils passent respectivement à frottement dans une sonde n° 2,5 et 3 et facilement dans une sonde de n° 3 et 3,5.

Contre-indications

Il n'y a pas de contre-indications absolues à la réalisation de l'endoscopie. Les contre-indications relatives concernent les anomalies sévères de la coagulation, les sténoses trachéales serrées et l'hypoxie sévère. L'existence d'une hypertension artérielle pulmonaire sévère expose au risque de décompensation. Un endoscopiste entraîné, une sédation et un choix d'anesthésie appropriés au geste ainsi qu'un environnement médicalisé sont les conditions nécessaires à la bonne tolérance de l'examen. Il faut garder à l'esprit que la décision d'une endoscopie dépend des bénéfices estimés.

Endoscopie du futur

L'endoscopie du futur bénéficiera d'amélioration de plusieurs niveaux : progrès technologiques (miniaturisation du matériel et amélioration du traitement de l'image), amélioration des techniques anesthésiques, développement de l'endoscopie virtuelle [1].

> **Points clefs**
> - Bronchoscopie rigide et endoscopie souple sont complémentaires.
> - La prévention des complications inclut la détection des enfants à risque, la nébulisation préalable de bronchodilatateur en cas d'HRB, une anesthésie locale soigneuse, une supplémentation large d'oxygène, l'utilisation d'un fibroscope de diamètre adéquat, une bonne gestion de la sédation et l'expérience de l'opérateur.
> - La recherche d'un obstacle sur les voies aériennes constitue la majorité des indications.
> - Au cours des pneumopathies interstitielles, le LBA a un intérêt microbiologique chez l'enfant immunodéprimé et cytologique chez l'enfant immunocompétent.
> - En dehors de l'extraction de corps étranger, l'endoscopie interventionnelle (dilatation, mise en place de stent, laser, administration de drogues) reste rare chez l'enfant.

Vidéos

Vidéo 15-1 Endoscopie normale.

Vidéo 15-2 Bronche trachéale droite.

Vidéo 15-3 Corps étranger végétal de la bronche souche droite, avant et après extraction (avec présence de granulomes).

Vidéo 15-4 Corps étranger plastique (bouchon de stylo-bille) au niveau de la bronche souche gauche.

Vidéo 15-5 Tumeur carcinoïde du tronc intermédiaire droit.

Vidéo 15-6 Sténose trachéale congénitale avec perte du mur postérieur et anneaux trachéaux circulaires.

Vidéo 15-7 Empreinte antérieure et postérieure prédominant à droite et déformant la trachée en « virgule », en rapport avec un double arc aortique.

Vidéo 15-8 Laryngomalacie.

Vidéo 15-9 Trachéomalacie.

Vidéo 15-10 Test au bleu de méthylène objectivant une reperméation de fistule œsotrachéale.

Vidéo 15-11 Extraction à la pince panier d'un corps étranger (perle) du tronc intermédiaire droit.

BIBLIOGRAPHIE

1. Behera G, Tripathy N, Maru YK et al. Role of virtual bronchoscopy in children with a vegetable foreign body in the tracheobronchial tree. J Laryngol Otol, 2014, 128 : 1078-1083.
2. Bush A, Cunningham S, de Blic J et al. European protocols for the diagnosis and initial treatment of interstitial lung disease in children. Thorax, 2015, 70 : 1078-1084.
3. de Blic J. Flexible bronchoscopy. In : E Eber, F Midulla. ERS handbook paediatric respiratory medicine. Sheffield, European Respiratory Society, 2013.
4. de Blic J, Tellion C. General anaesthesia, conscious sedation and local anaesthesia. In : E Eber, F Midulla. ERS handbook paediatric respiratory medicine. Sheffield, European Respiratory Society, 2013 : 156-60.
5. Donato LL, Mai Hong Tran T, Ammouche C, Musani AI. Pediatric interventional bronchoscopy. Clin Chest Med, 2013, 34 : 569-582.
6. Efrati O, Gonik U, Bielorai B et al. Fiberoptic bronchoscopy and bronchoalveolar lavage for the evaluation of pulmonary disease in children with primary immunodeficiency and cancer. Pediatr Blood Cancer, 2007, 48 : 324-329.
7. Endoh M, Oizumi H, Kanauchi N et al. Removal of foreign bodies from the respiratory tract of young children : treatment outcomes using newly developed foreign-body grasping forceps. J Pediatr Surg, 2016, 51 : 1375-1379.
8. Faro A, Wood RE, Schechter MS et al. Official American Thoracic Society technical standards : flexible airway endoscopy in children. Am J Respir Crit Care Med, 2015, 191 : 1066-1080.
9. Field-Ridley A, Sethi V, Murthi S et al. Utility of flexible fiberoptic bronchoscopy for critically ill pediatric patients : a systematic review. World J Crit Care Med, 2015, 4 : 77-88.
10. Gilbert CR, Chen A, Akulian JA et al. The use of convex probe endobronchial ultrasound-guided transbronchial needle aspiration in a pediatric population : a multicenter study. Pediatr Pulmonol, 2014, 49 : 807-815.
11. Hayes D Jr, Baker PB, Kopp BT et al. Surveillance transbronchial biopsies in infant lung and heart-lung transplant recipients. Pediatr Transplant, 2013, 17 : 670-675.
12. Hysinger EB, Panitch HB. Paediatric tracheomalacia. Paediatr Respir Rev, 2016, 17 : 9-15.
13. Kurland G, Deterding RR, Hagood JS et al. An official American Thoracic Society clinical practice guideline : classification, evaluation, and management of childhood interstitial lung disease in infancy. Am J Respir Crit Care Med, 2013, 188 : 376-394.
14. Midulla F, Nenna R, Eber E. Bronchoalveolar lavage. Sheffield, ERS Handbook Paediatric Respiratory Medicine, 2013 : 140-145.
15. Nicolai T. Airway stents in children. Pediatr Pulmonol, 2008, 43 : 330-344.
16. Nicolai T. Rigid and interventional endoscopy. In : E Eber, F Midulla. ERS handbook paediatric respiratory medicine. Sheffield, European Respiratory Society, 2013 : 151-155.
17. Peng YY, Soong WJ, Lee YS et al. Flexible bronchoscopy as a valuable diagnostic and therapeutic tool in pediatric intensive care patients : a report on 5 years of experience. Pediatr Pulmonol, 2011, 46 : 1031-1037.
18. Priftis KN, Anthracopoulos MB, Eber E et al. Paediatric bronchoscopy. Basel, Karger, 2010, 211 pages.
19. Serio P, Fainardi V, Leone R et al. Tracheobronchial obstruction : follow-up study of 100 children treated with airway stenting. Eur J Cardiothorac Surg, 2014, 45 : e100-e109.
20. von Ungern-Sternberg BS, Trachsel D, Zhang G et al. Topical lidocaine does not exaggerate laryngomalacia in infants during flexible bronchoscopy under propofol anesthesia. J Bronchology Interv Pulmonol, 2016, 23 : 2015-2019.

EXPLORATIONS DU SOMMEIL   16

Alessandro Amaddeo et Brigitte Fauroux

Polysomnographie (Figure 16-1)

La polysomnographie (PSG) est l'examen de référence pour explorer le sommeil. Il est recommandé de faire l'examen au cours du sommeil naturel sans privation de sommeil préalable.

La PSG consiste en l'enregistrement de signaux étudiant la respiration [2] :
- le débit d'air par des canules nasales et la thermistance oronasale ;
- les mouvements thoraco-abdominaux, habituellement par pléthysmographie d'inductance à l'aide de bandes élastiques placées autour de la cage thoracique et de l'abdomen ;
- un microphone pour enregistrer le ronflement ;
- un capteur de position car la position du corps peut influencer la qualité de la respiration pendant le sommeil ;
- un capteur de mouvements ou actigraphie qui renseigne sur les mouvements du poignet et donc indirectement sur les réveils ;
- la gazométrie avec l'enregistrement de l'oxymétrie de pouls et de la pression partielle en gaz carbonique soit en fin d'expiration ($PetCO_2$) et/ou par voie transcutanée ($PtcCO_2$).

D'autres signaux renseignent sur l'architecture et la qualité du sommeil :
- l'électro-encéphalographie (EEG) ;
- l'électromyographie (EMG) des jambes et des yeux ;
- l'électrocardiographie (ECG).

Une caméra vidéo (à infrarouge) vient compléter l'enregistrement pour aider à l'interprétation.

Chez le jeune nourrisson (âgé de moins de 6 mois environ), l'exploration du sommeil peut également se faire pendant une sieste au cours de la journée, si l'enfant arrive à dormir suffisamment longtemps, l'idéal étant d'avoir au moins deux cycles de sommeil.

Le scorage des événements respiratoires et de l'architecture du sommeil est validé par des recommandations internationales qui sont différentes chez l'enfant par rapport à l'adulte [1] :

• L'*apnée* est définie par une diminution d'au moins 90 % du débit respiratoire dont la durée dépasse celui de deux respirations normales. L'apnée peut être :
- obstructive quand elle est due à une fermeture complète des voies aériennes et donc associée à une persistance ou à une augmentation d'efforts respiratoires ;
- centrale quand elle est due à un défaut de la commande respiratoire et donc associée à une diminution ou à une absence d'efforts respiratoires.

• L'*hypopnée* est définie par une diminution d'au moins 30 % du débit respiratoire dont la durée dépasse celui de deux respirations normales, associée à un réveil ou microréveil, et/ou une désaturation d'au moins 3 %.

• Les *désaturations* sont des chutes brutales de la saturation en oxygène (SpO_2) d'au moins 3 %.

L'intérêt de l'analyse des signaux neurophysiologiques au cours de la PSG est d'analyser l'organisation du sommeil, de quantifier les éveils corticaux (EEG). Mais l'analyse des stades de sommeil est également importante pour l'analyse des troubles respiratoires. Chez l'enfant, les troubles respiratoires liés à une pathologie des voies aériennes supérieures prédominent en sommeil paradoxal ou ne sont observés qu'en sommeil paradoxal. C'est une des raisons pour lesquelles un sommeil de sieste n'est pas informatif lorsqu'il n'a pas comporté une période suffisamment longue de sommeil paradoxal.

La PSG nous informe également sur des anomalies du sommeil qui n'ont rien à voir avec la respiration comme le sommeil excessif (hypersomnie) ou insuffisant (insomnie). L'interprétation de l'examen doit tenir compte de l'âge de l'enfant, de ses antécédents et son histoire médicale ainsi que de la qualité de l'enregistrement [1].

La sévérité d'un syndrome d'apnées du sommeil est évaluée sur l'index apnées-hypopnées (IAH) comme suit [1, 3] :
• IAH < 1,5/h : absence de syndrome d'apnées du sommeil ;
• IAH entre 1,5 et < 5/h : syndrome d'apnées du sommeil modéré ;
• IAH ≥ 5/h : syndrome d'apnées du sommeil sévère.

Il est important de souligner qu'aucun autre paramètre n'entre actuellement en ligne de compte pour quantifier la sévérité du syndrome d'apnées du sommeil : index de fragmentation du sommeil, réveils et microréveils, limitations de débits, efforts respiratoires, qualité et organisation du sommeil.

La PSG peut être faite en ambulatoire. En effet, la réalisation d'une PSG dans un laboratoire de sommeil avec surveillance nocturne par un personnel spécialisé est coûteuse. Une alternative est l'installation des capteurs par un personnel spécialisé et la non-surveillance ultérieure de l'enfant dormant soit dans un lit de ser-

48 OUTILS DIAGNOSTIQUES

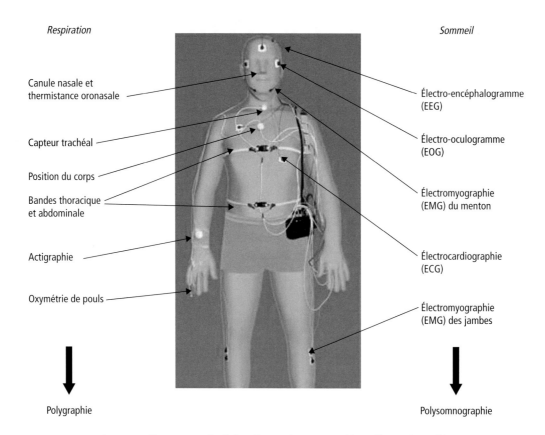

Figure 16-1 Signaux enregistrés lors d'une polysomnographie et d'une polygraphie.

vice de pédiatrie, soit à la maison. Il existe actuellement des polysomnographes performants et légers. Cependant, l'expérience montre que l'absence de surveillance de la qualité des signaux se solde par des difficultés de lecture souvent pendant des périodes longues. L'avenir est la surveillance sur écran de la qualité des signaux par un technicien entraîné de plusieurs enregistrements en réseau.

Polygraphie ventilatoire

(*voir* Figure 16-1)

La polygraphie (PG) ventilatoire consiste en l'enregistrement de signaux étudiant la respiration sans les signaux EEG, EMG et ECG. Cet examen est réalisé le plus souvent en ambulatoire, c'est-à-dire à domicile. L'intérêt majeur est que la PG est facile à réaliser et plus rapide à installer et à lire et moins gênante ou inconfortable pour le patient. En revanche, l'absence de signal EEG ne permet pas de scorer les hypopnées associées à un réveil cortical sans désaturation associée. La PG peut donc sous-estimer l'IAH dans les formes de SAOS modérées [4].

Gazométrie nocturne

La gazométrie nocturne consiste en l'enregistrement des taux d'oxygène (soit par oxymétrie de pouls [SpO_2] ou par voie transcutanée [$PtcO_2$]) et de gaz carbonique (par voie transcutanée [$PtcCO_2$] dans le sang périphérique pendant le sommeil). Cet examen ne renseigne que sur les taux d'O_2 et de CO_2, mais ne donne aucune information sur la cause d'une éventuelle anomalie ni sur les événements respiratoires (apnées ou hypopnées) pendant le sommeil.

Actigraphie

L'actigraphie, ou actimétrie, est un examen du rythme veille-sommeil qui est réalisé grâce à un actimètre. L'actimètre est un petit appareil de la taille d'une montre qui se porte généralement au poignet non dominant. Il contient une cellule piézo-électrique qui permet de détecter les accélérations des mouvements. Les impulsions engendrées par une accélération au-dessus d'un certain seuil (en général 0,1 g) sont stockées dans un microprocesseur. Elles sont comptabilisées par unité de temps, habituellement de 10 secondes à 1 minute. L'enregistreur peut être relié à un ordinateur par une interface pour lancer le paramétrage et l'initialisation de l'enregistrement ou pour récupérer les données. La durée possible de l'enregistrement dépend de la capacité de mémoire de l'appareil et de la durée de l'échantillonnage. Elle s'échelonne de quelques jours à plusieurs mois. On peut ainsi visualiser l'alternance de l'activité des jours et des nuits et donc avoir une bonne représentation du rythme veille-sommeil et de la qualité de la nuit. Certains actimètres permettent de mesurer l'intensité lumineuse ou la température corporelle.

Cet examen se fait en ambulatoire, le plus souvent sur une durée de plusieurs jours, et vient en complément de la consultation et de l'agenda du sommeil pour apporter des informations sur la qualité du sommeil et son organisation sur 24 heures.

Agenda du sommeil (Figure 16-2)

L'agenda du sommeil est un relevé, nuit après nuit, des horaires de sommeil. Il permet de noter de nombreuses informations sur la qualité du sommeil, la qualité du réveil, la forme dans la journée, la réalisation de siestes ou non dans la journée. D'autres informations peuvent être reportées selon les besoins. Il permet de visualiser facilement le rythme de sommeil de l'enfant et les difficultés rencontrées. C'est un outil de connaissance du sommeil qui peut être utilisé à des fins diagnostiques ou d'évaluation thérapeutique dans le traitement des différentes formes d'insomnie de l'enfant.

Mesures de la somnolence

Mesures subjectives

Échelle de somnolence de Stanford

Cette échelle a sept niveaux, du niveau 1 « tout à fait éveillé, alerte, pleine activité ; idées claires » au niveau 7 « presque dans un état de rêve ; sommeil imminent : abandon de la lutte pour rester éveillé » : le sujet doit choisir le niveau correspondant le mieux à son état. Cette échelle pèche par un certain manque de progressivité.

Échelle visuelle analogique

Le sujet doit indiquer, par un trait vertical, à quelle distance il se considère subjectivement de deux extrémités prédéfinies par une ligne de 100 mm, la borne gauche correspondant à « très somnolent » et la borne droite à « très éveillé ». La cotation s'effectue en mesurant la distance en millimètres du trait du sujet par rapport à la borne de gauche. Cette échelle est très sensible à la privation partielle ou totale de sommeil.

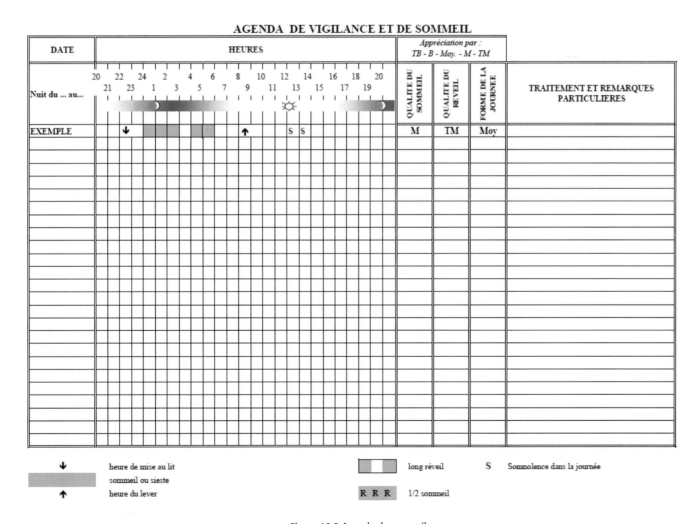

Figure 16-2 Agenda de sommeil.

Échelle d'Epworth

Cette échelle repose sur l'auto-appréciation de la probabilité de somnoler, cotée de 0 (jamais d'assoupissement) à 3 (risque élevé d'assoupissement), dans huit situations de la vie quotidienne impliquant différents niveaux d'activité (lecture, conduite automobile, etc.). Un score supérieur ou égal à 11 indique une plainte de somnolence diurne excessive. Un modèle adapté pour l'enfant est disponible : échelle pédiatrique de somnolence diurne (PDSS).

Mesures objectives

Test itératif de latence d'endormissement

Réalisé après une nuit de PSG, ce test se déroule de 9 à 18 heures, en cinq périodes de 20 minutes espacées de 2 heures chacune, où le sujet est allongé sur un lit dans l'obscurité avec pour consigne de ne pas lutter contre le sommeil. On cote l'endormissement après trois époques consécutives de stade 1 ou une époque d'un autre stade. À partir du moment de l'endormissement, on laisse le sujet dormir 15 minutes, soit une durée maximale pour une sieste de 19,30 minutes plus 15 minutes. Une somnolence pathologique modérée correspond à une latence moyenne inférieure à 8 minutes alors qu'une somnolence sévère correspond à des endormissements en moins de 5 minutes en moyenne. Cette méthode a été validée chez des sujets en privation de sommeil, mais est maintenant surtout utilisée pour démontrer et quantifier les endormissements en sommeil paradoxal chez des patients narcoleptiques.

Test de maintien d'éveil

Il permet d'évaluer la vigilance. Contrairement au test itératif de latences d'endormissement il ne doit pas être précédé par une PSG et on réveille le sujet dès qu'il s'est endormi pour limiter l'effet restaurateur du sommeil. Le test consiste en un endormissement en 4 fois 40 minutes avec des siestes à 10, 12, 14 et 16 heures. Une somnolence modérée s'exprime par une latence moyenne d'endormissement inférieure à 33 minutes, alors qu'une somnolence sévère correspond à une latence moyenne d'endormissement inférieure à 19 minutes. Cette méthode a été validée chez des sujets sains afin d'obtenir des valeurs normatives, puis chez des malades apnéiques et des patients narcoleptiques. Il est surtout utile chez l'adulte pour maintenir l'autorisation de conduire chez les personnes présentant une pathologie du sommeil, après traitement.

> **Points clefs**
> - La polysomnographie est l'examen de référence pour l'exploration des troubles du sommeil.
> - La polygraphie est un examen simplifié sans signaux électro-encéphalographiques qui peut être utilisé en alternative à la polysomnographie pour le diagnostic des troubles respiratoires du sommeil.
> - L'actigraphie ou actimétrie se fait à l'aide d'un accéléromètre porté au poignet qui permet l'analyse du rythme veille-sommeil sur plusieurs jours consécutifs.
> - L'agenda de sommeil est un outil utile pour visualiser facilement le rythme de sommeil de l'enfant.

BIBLIOGRAPHIE

1. BERRY RB, BUDHIRAJA R, GOTTLIEB DJ et al. Rules for scoring respiratory events in sleep : update of the 2007 AASM manual for the scoring of sleep and associated events. deliberations of the sleep apnea definitions task force of the American Academy of Sleep Medicine. J Clin Sleep Med, 2012, *8* : 597-619.
2. IBER C, ANCOLI-ISRAEL S, CHESSON AL, QUAN SF, MEDICINE FTAAOS. The AASM manual for the scoring of sleep and associated events. Westchester, American Academy of Sleep Medicine, 2007.
3. KADITIS AG, ALONSO ALVAREZ ML, BOUDEWYNS A et al. Obstructive sleep disordered breathing in 2- to 18-year-old children: diagnosis and management. Eur Respir J, 2016, *47* : 69-94.
4. TAN HL, GOZAL D, RAMIREZ HM et al. Overnight polysomnography versus respiratory polygraphy in the diagnosis of pediatric obstructive sleep apnea. Sleep, 2014, *37* : 255-260.

EXPLORATIONS FONCTIONNELLES ÉPITHÉLIALES

17

Isabelle Sermet-Gaudelus et Tao Nguyen-Khoa

Les différents épithéliums constituent l'interface de l'organisme avec le milieu extérieur. Ils sont à la fois une barrière empêchant l'entrée de pathogènes et de toxiques et une zone d'échange permettant le transport sélectif de diverses molécules et l'homéostasie hydrique grâce au maintien du gradient électrochimique. Ce chapitre se focalisera sur l'exploration fonctionnelle des transports ioniques transépithéliaux, hors épithélium sudoral (traité dans le chapitre 44). Le paradigme de cette approche est fondé sur le modèle de dysfonctionnement épithélial respiratoire que constitue la mucoviscidose. Cette maladie génétique est due à l'absence ou à l'anomalie fonctionnelle de la protéine *cystic fibrosis transmembrane conductance regulator* (CFTR), principal canal chlorure (Cl^-) de l'organisme.

Mettre en évidence une anomalie du transport ionique transépithélial est un argument décisif pour le diagnostic de mucoviscidose lorsque l'étude génétique n'est pas contributive. Cette exploration fonctionnelle permet en outre d'évaluer l'efficacité de thérapies novatrices visant à rétablir l'expression de CFTR. L'évaluation de la fonction épithéliale de CFTR réalise donc un véritable critère de jugement « biologique », biomarqueur de la maladie, intermédiaire entre l'évaluation clinique, qui nécessite de longues années avant une conclusion formelle, et l'évaluation in vitro sans réelle pertinence clinique.

Bases physiopathologiques de l'évaluation clinique de la fonction de CFTR

La protéine CFTR est un canal Cl^- de faible conductance régulé par la voie de l'AMP cyclique (AMPc), principale molécule activatrice de la protéine kinase A. CFTR inhibe aussi le canal ENaC dont la principale fonction est l'absorption d'ions sodium (Na^+) au pôle apical de la cellule épithéliale (c'est-à-dire l'entrée dans la cellule de Na^+). En l'absence de CFTR ou en présence d'une protéine non fonctionnelle, la sécrétion de Cl^- diminue du fait de l'absence d'activité du canal CFTR lui-même tandis que l'absorption de Na^+ est accrue par la levée du rétrocontrôle négatif exercé par CFTR sur ENaC.

Évaluation clinique du potentiel transépithélial in vivo

Le transport d'ions à travers l'épithélium respiratoire génère une différence de potentiel (DDP) transépithélial qui peut être mesurée in vivo. En pratique, la différence de potentiel nasal (DPN) est mesurée entre deux électrodes actives, dont l'une est en contact direct avec le pôle basal des cellules épidermiques, cette valeur étant prise comme référence, l'autre avec le pôle apical de l'épithélium cilié nasal, grâce à un cathéter nasal [3]. La DPN est mesurée sur le plancher du cornet inférieur où prédominent les cellules ciliées, là où les valeurs sont les plus négatives. On mesure la DDP basale, puis on réalise une épreuve pharmacodynamique afin d'individualiser les principaux mécanismes de transport ionique. La DDP de base est mesurée lors de la perfusion d'une solution de Ringer dont la composition ionique est similaire à celle du plasma. Elle reflète essentiellement l'absorption active du sodium. Elle est en effet en partie annulée par l'amiloride, ce qui se traduit par une dépolarisation (Δamiloride). La perfusion d'une solution sans Cl^- permet d'apprécier globalement la perméabilité de l'épithélium nasal au Cl^-. La perfusion d'un agent β-agoniste (isoprotérénol ou terbutaline) augmente la concentration intracellulaire d'AMPc, ce qui active les canaux Cl^- AMPc-dépendant et la sécrétion de Cl^- par cette voie selon son gradient électrochimique. Dans ces deux cas, la sécrétion de Cl^- se traduit par une augmentation du potentiel transépithélial (respectivement $\Delta 0$chlorure et Δisoprotérénol, la somme appelée désormais index de sécrétion de Cl^-). Par rapport aux explorations réalisées au niveau bronchique, cette méthode a l'avantage d'être simple et peu invasive. Le dysfonctionnement de CFTR augmente la réabsorption de Na^+ et inhibe celle du Cl^-. Cela se traduit par une DPN basale plus négative, inférieure à –30 mV, une réponse excessive à l'amiloride, une réponse faible ou nulle après la perfusion de la solution sans Cl^- et surtout une repolarisation faible ou nulle après isoprotérénol (Figure 17-1).

De nombreuses études attestent de la validité discriminante du test entre les sujets sains et malades, quel que soit le critère de jugement (DDP basale, réponse à l'amiloride ou index de

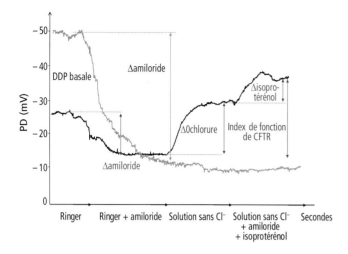

Figure 17-1 Tracés de différence de potentiel nasal chez un sujet sain (trait noir) et un sujet atteint de mucovisidose (trait gris). La sécrétion d'ions Cl⁻ est traduite par une hyperpolarisation (ΔOchlorure et Δisoprotérénol). En cas de dysfonctionnement de CFTR la réabsorption de Na⁺ est augmentée (avec une valeur basale plus négative et une réponse accrue à l'amiloride) et celle des ions Cl⁻ inhibée (pas de repolarisation).

sécrétion de Cl⁻). Plusieurs études montrent une bonne corrélation entre le phénotype pulmonaire et le transport du Na^+ alors que le transport de Cl^- est corrélé avec l'expression pancréatique de la maladie [4]. Les différents essais d'agents modulateurs de CFTR tendent à souligner la corrélation entre l'effet moléculaire de restauration protéique et la modification électrophysiologique, notamment la réponse à la solution sans Cl^-. L'étude de phase 2 de l'ivacaftor montre que, lorsque CFTR a une fonction inférieure à 10 % de la normale, toute modification de celle-ci se solde par une modification de l'index de sécrétion du Cl^- de l'ordre du millivolt en DPN, alors que le test de la sueur varie de plusieurs dizaines de mmol/l de Cl^- sudoral et les fonctions respiratoires augmentent de 10 % [1]. Lorsque la restauration fonctionnelle atteint 20 %, l'index de sécrétion de Cl^- augmente de -4,4 mV en DPN, le Cl^- sudoral diminue de 40 mmol/l (valeur moyenne de 80 mmol/l) et surtout le bénéfice respiratoire est net (+20 %). Ainsi, pour la première fois, une étude démontre-t-elle de façon indiscutable une relation entre les biomarqueurs fonctionnels de CFTR et l'état clinique du patient. À l'instar des études in vitro, elle suggère qu'une restauration fonctionnelle partielle de 20 % de la normale est associée à un bénéfice respiratoire significatif.

La limite de ce test est que la mesure du potentiel n'est pas quantitative car elle ne mesure que des variations relatives d'un potentiel transépithélial reflétant les transports passifs de toutes les espèces ioniques. Ce test présente une grande variabilité intra-individuelle même si la classification diagnostique (sain ou malade) reste inchangée. Le test peut être faussement négatif en cas de rhinite (le mucus faisant écran, ce qui empêche toute mesure), de lésion locale ou de polype ; surtout, une position optimale de la sonde et l'immobilité du sujet sont impératives.

Cela a conduit à considérer les tests ex vivo qui permettent une analyse quantitative précise et ne sont pas limités par la coopération du sujet.

Évaluation clinique du potentiel transépithélial ex vivo

Cette technique permet de mesurer les paramètres électriques d'un épithélium maintenu en vie au sein de la chambre de Ussing. Ce système est composé de deux hémichambres délimitant une ouverture dans laquelle est placé l'épithélium, fragment de tissu excisé ou monocouche cellulaire polarisée cultivée sur filtre. Les hémichambres sont perfusées avec un liquide de Ringer chauffé à –37 °C et convenablement oxygéné (95 % de O_2 et 5 % de CO_2). Des électrodes connectées à un voltmètre, disposées à proximité de part et d'autre du tissu, permettent de mesurer la différence de potentiel qui résulte du transport ionique transépithélial. Cette technique a été optimisée par l'application d'un courant à travers l'épithélium, en sens inverse du potentiel transépithélial, grâce à deux électrodes de courant. Lorsque l'intensité du courant est telle que le potentiel transépithélial est nul, on supprime tout transport passif transmembranaire. Le tissu est en quelque sorte court-circuité. Dès lors, toute variation de ce courant dit « de court-circuit » (Isc pour *short circuit current*) ne reflète que le transport actif des ions à travers la voie de transport.

Au cours de la manipulation, l'instillation de différentes drogues, la modification des liquides de perfusion permettent d'activer ou d'inhiber l'activité des différentes voies de sécrétion ioniques que l'on veut explorer : inhibition du transport de Na^+ par l'amiloride ; activation de la sécrétion du Cl^- en réponse au carbachol (Δcarbachol), reflet de la voie cholinergique calcium-dépendante, qui active également indirectement CFTR, et surtout réponse à la forskoline (Δforskoline), reflet de la sécrétion de chlorure CFTR-dépendante. L'activité de CFTR peut ensuite être potentialisée par l'addition de VX770, puis inhibée par l'addition d'inhibiteurs spécifiques [2].

Cette technique est applicable quel que soit l'âge, notamment chez le nourrisson, car cette exploration ex vivo ne nécessite pas une immobilisation prolongée et n'est pas soumise aux aléas des facteurs limitants des tests concernant l'épithélium nasal.

Le test a été essentiellement développé pour l'exploration de l'épithélium rectal. L'expression de CFTR y est beaucoup plus importante que dans le tissu des voies aériennes, et le renouvellement rapide de ce tissu tous les 3 à 5 jours rend cette méthode très sensible. On estime en effet qu'une variation minime, de l'ordre de 1 à 5 %, de l'expression de CFTR dans ce tissu serait associée à un gain en courant de court-circuit de l'ordre de 5 à 25 %.

Le prélèvement au niveau rectal est indolore simple et rapide, sans contrôle de la vue [4]. Certains groupes néanmoins utilisent cette technique également sur biopsies nasales, plus douloureuses, et sur cultures primaires de cellules nasales.

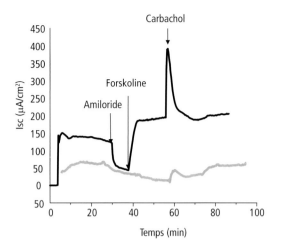

Figure 17-2 Tracés de la différence de courants de court-circuit sur biopsie rectale chez un sujet sain (trait noir) et un sujet atteint de mucovisidose (trait gris). Sur un épithélium d'un sujet sain, la sécrétion de Cl⁻ se traduit par une repolarisation. Sur un épithélium avec un dysfonctionnement de CFTR, ces réponses sont absentes ou inversées.

Les quelques études publiées font état de sa capacité à discriminer les sujets sains des patients avec une mucoviscidose typique [2]. Chez le sujet contrôle, il existe une réponse importante et soutenue à la forskoline et une réponse transitoire au carbachol (Figure 17-2). Chez le patient atteint de mucoviscidose, la réponse à la forskoline est diminuée, voire abolie, et la sécrétion de Cl⁻ en réponse au carbachol n'excède jamais plus de 30 % de la réponse des contrôles dans les cas de réponse positive, et peut même s'inverser, du fait d'une sécrétion apicale de potassium démasquée par la sécrétion de chlorure faible ou absente. À l'instar du test in vivo de DPN, aucune valeur seuil corrélée à une forme clinique n'est cependant définie.

> **Points clefs**
> - Les biomarqueurs de la fonction de CFTR réalisent des explorations pertinentes à titre diagnostique et dans le cadre d'essais thérapeutiques visant à restaurer CFTR.
> - Les essais de nombreuses molécules encore en développement préclinique permettront de déterminer les corrélations entre ces différents tests et surtout d'affiner leur valeur pronostique.

BIBLIOGRAPHIE

1. Accurso FJ, Rowe SM, Clancy JP et al. Effect of VX-770 in persons with cystic fibrosis and the G551D-CFTR mutation. N Engl J Med, 2010, *363* : 1991-2003.
2. Derichs N, Sanz J, Von Kanel T et al. Intestinal current measurement for diagnostic classification of patients with questionable cystic fibrosis : validation and reference data. Thorax, 2010, *65* : 594-599.
3. Sermet-Gaudelus I, Dechaux M, Vallee B et al. Chloride transport in nasal ciliated cells of cystic fibrosis heterozygotes. Am J Respir Crit Care Med, 2005, *171* : 1026-1031.
4. Sermet-Gaudelus I, Girodon E, Sands D et al. Clinical phenotype and genotype of children with borderline sweat test and abnormal nasal epithelial chloride transport. Am J Respir Crit Care Med, 2010, *182* : 929-936.

Pathologie infectieuse

INFECTIONS VIRALES 18

Épidémiologie et germes en cause

Jacques Brouard et Astrid Vabret

Les infections respiratoires sont une cause majeure de morbidité chez l'enfant de moins de 5 ans et plus encore chez le nourrisson. La causalité de l'agent microbien identifié, virus ou bactérie, est parfois difficile à affirmer. Le rôle des virus a débuté en 1933 par la découverte du virus influenza A (VI) ; ces trente dernières années, d'autres virus respiratoires importants ont été découverts dont le virus respiratoire syncytial (VRS), le virus para-influenza (VPI), les entéro-rhinovirus (E/RV) et les adénovirus (ADV). Les virus à tropisme respiratoire se répliquent initialement au niveau du nez et du pharynx avant d'infecter de proche en proche les voies aériennes basses. Les germes se propagent à l'entourage proche par voie aérienne lors des éternuements ou de la toux, mais la contamination est également manuportée. L'incubation est généralement courte, moins de trois jours, la durée de la contagiosité est longue chez l'enfant, jusqu'à quinze jours après le début des symptômes, la charge virale est maximale dans les quarante-huit premières heures et est plus importante que chez l'adulte. Les premières méthodes d'identification ont associé la culture virale sur lignée cellulaire, la détection d'antigènes viraux et la sérologie. Leur taux d'identification virale était souvent inférieur à 40 %. Les années 1990 ont vu le développement des techniques d'amplification moléculaires (*polymerase chain reaction* [PCR]), celles-ci sont maintenant réalisées en pratique courante [8], elles sont plus sensibles particulièrement vis-à-vis des E/RV avec la réserve qu'une identification de matériel génétique viral ne signifie pas la présence d'un virus réplicatif. Ces techniques ont élargi le spectre d'identification dont les métapneumovirus (hMPV), les coronavirus (HCoV) et le bocavirus (HBoV). En pratique clinique, les prélèvements respiratoires sont réalisés par aspiration nasopharyngée (avec ou sans lavage) ou par écouvillons floqués nasaux, ces derniers sont plus faciles à mettre en œuvre et d'une sensibilité équivalente [5]. Parfois, des prélèvements profonds sont nécessaires, particulièrement dans un contexte d'immunodépression (lavage broncho-alvéolaire).

Épidémiologie

Les études épidémiologiques sont souvent biaisées par un recrutement hospitalier privilégiant les détresses respiratoires marquées ou compliquées et ignorant le dénominateur des sujets à risque pour le calcul d'incidence. L'échantillonnage et l'âge de la population étudiée, le phénotype clinique de l'atteinte respiratoire, les dates du recueil des données (épidémies hivernales), les zones géographiques (conditions socio-économiques et politiques vaccinales), le niveau déployé des explorations microbiologiques (conventionnelle, expérimentale, exhaustivité respective de la recherche virologique et bactériologique) et surtout la nature des prélèvements analysés (aspirations ou écouvillons nasopharyngés, sécrétion bronchique avec ou sans expectoration induite, lavage broncho-alvéolaire, sanguins, etc.) rendent compte de l'inhomogénéité des résultats, voire de la variabilité des interprétations.

Les voies aériennes supérieures et inférieures ont une continuité anatomique, une structure mucociliaire comparable et des mécanismes de défense proches, expliquant la communauté possible des agents infectieux pathogènes (Tableau 18-I). Plus l'enfant est

Tableau 18-I Virus impliqués selon le phénotype de l'atteinte respiratoire aiguë.

	Agent étiologique viral	
	Plus fréquent	Moins fréquent
Rhume	E/RV HCoV ADV VPI	Influenza A/B/C VPI 1 et 2 VRS EV
Angine	ADV E/RV	VI VRS VPI HCoV
Laryngite	VPI	VI VRS Rougeole HCoV
Bronchiolite	VRS E/RV hMPV VPI	ADV VI
Pneumopathie	VRS hMPV VI VPI ADV	VPI E/RV

ADV : adénovirus ; E/RV : entéro-rhinovirus ; EV : entérovirus ; HCoV : coronavirus, hMPV : métapneumovirus ; VI : virus influenza ; VPI : virus para-influenza , VRS : virus respiratoire syncytial.

Tableau 18-II Infections respiratoires virologiquement confirmées chez 4 277 enfants finlandais (Turku University Hospital) [16].

	hRV N = 580 %	VRS N = 1 655 %	ADV N = 902 %	VPI 1 N = 94 %	VPI 2 N = 49 %	VPI 3 N = 315 %	VIA N = 544 %	VIB N = 139 %
Pneumonie	18	16	8	9	6	14	9	8
Bronchite sifflante	22	12	2	2	4	8	6	6
Otite moyenne aiguë	23	59	24	27	20	30	26	19
Infection aiguë non spécifique	14	32	37	27	22	50	44	53
Bronchiolite	3	34	1	2	10	5	1	1
Laryngite	2	2	1	37	53	10	5	4
Angine	2	0	30	1	0	2	5	4

ADV : adénovirus ; hRV : rhinovirus ; VIA : virus influenza A ; VIB : virus influenza B ; VPI : virus para-influenza ; VRS : virus respiratoire syncytial.

jeune, plus les difficultés diagnostiques sont importantes pour différencier bronchites aiguës, trachéites, bronchiolites et pneumopathies. Il est impossible sur la sémiologie clinique de définir le virus responsable sans effectuer une recherche virale exhaustive (Tableau 18-II).

Infections respiratoires aiguës

L'âge a une grande influence dans la survenue des infections respiratoires aiguës (IRA) : l'incidence est de 240/1 000 chez les nourrissons de moins d'un an, diminue à 75/1 000 chez les enfants âgés de 6 à 8 ans et à 34/1 000 chez ceux de plus de 15 ans. En Europe, 3 à 18 % des admissions dans les services hospitaliers sont dues aux IRA [16]. Les virus (VRS, E/RV, hMPV, ADV…) occupent une place importante, notamment chez l'enfant d'âge préscolaire. Aux États-Unis, la prévalence virale par PCR chez les enfants de moins de 5 ans hospitalisés pour IRA est de 61 % (VRS 20 %, VI 3 %, VPI 7 %, autres virus 36 %). Rapporté à la population de la zone géographique du recrutement hospitalier, le taux d'hospitalisation pour IRA est de $180/10^5$ enfants. Une comorbidité est présente dans un tiers des cas avec en tête l'asthme (24 %), 50 % des enfants ont moins d'un an [7]. Les techniques de biologie moléculaire ont permis de diminuer les prélèvements négatifs de façon significative à moins de 20 % [11]. Cette étude française retrouve lors d'une détresse respiratoire fébrile du nourrisson : VRS 34,2 %, E/RV 23,9 %, HCoV 9,3 % et VI 7,7 %. Une codétection virale est mise en évidence dans 20 à 25 % des prélèvements, sans incidence clinique particulière.

Pneumopathies

Un taux d'identification virale variant entre 43 et 67 % (moyenne 49 %) est mis en évidence en colligeant neuf études pédiatriques lors de pneumopathies [16]. Une apparente modification de l'épidémiologie virale se dessine par l'apport de la PCR qui retrouve en première place E/RV (25 %) avant les classiques virus VRS (11 %) et VI (10 %). La PCR révèle aussi de nouveaux virus hMPV, HCoV avec la même fréquence d'identification que VPI (entre 5 et 10 %). Depuis, plusieurs études ont confirmé la grande fréquence d'identification d'E/RV, loin de la traditionnelle image de responsable du rhume banal. Cependant, cette identification est également retrouvée chez 15 % des patients asymptomatiques contrairement aux VRS, VI et VPI (entre 1 à 5 % en l'absence d'atteinte clinique) [10]. Cette grande sensibilité des outils moléculaires interroge sur la causalité d'une identification virale lors d'une pneumopathie. Une étude cas témoin avec recherche virale exhaustive identifie au moins un virus dans 81 % des cas et chez 56 % des témoins [15]. VRS, hMPV et VI sont identifiés dans 60 % des cas avec un odds-ratio supérieur à 10, argument d'imputabilité ; VPI, E/RV, HCoV, HBoV n'ont pas de différence significative en termes de prévalence entre cas et témoins.

Une identification microbienne lors de pneumonies aiguës communautaires (PAC) radiologiquement authentifiées est possible actuellement chez 81 % des enfants, qui se répartit en au moins un virus pour 66 %, une identification isolée microbienne pour 8 %, une codétection virale et bactérienne pour 7 % [9]. Cette étude situe l'incidence annuelle de PAC à $15,7/10^5$ enfants, la médiane de survenue est de deux ans ; chez les nourrissons, l'incidence annuelle atteint $62,2/10^5$. Une étude réalisée durant quatre épidémies hivernales consécutives, chez des enfants âgés d'un mois à quatorze ans ayant une PAC, a mis en évidence au moins un virus dans 73,5 % des cas, avec des différences en fonction de l'âge : 90,9 % chez les moins d'un an ; 80,2 % entre un et trois ans ; 47,9 % chez les plus de quatre ans [6]. Le VRS reste le virus le plus fréquemment en cause, mais avec une prévalence plus faible que dans les bronchiolites (38,7 %). Les autres virus identifiés sont hRV (24,3 %), HBoV (10,1 %), VI (9,6 %), hMPV (8,2 %), HCoV (5,6 %) et EV (3,5 %). Dans 26,9 % des cas, deux ou plusieurs virus ont été identifiés.

Bronchiolites

Soixante-quinze à quatre-vingt-dix pour cent des patients hospitalisés pour une bronchiolite ont moins de 12 mois [3]. Le taux de recherche virale positive est passé de 30 à 90 % en 20 ans, depuis la mise en évidence de virus émergents tels hMPV, HCoV et HBoV [4]. La prépondérance du VRS demeure avec une identification entre 60 et 70 % [13]. L'interprétation des données épidémiologiques nécessite la connaissance précise du phénotype clinique étudié, un nourrisson peut présenter un syndrome obstructif avec sibilants lors d'une authentique bronchiolite, essentiellement due au VRS, mais également lors d'une exacerbation asthmatique viro-induite, majoritairement par E/RV.

Spécificités de quelques virus à tropisme respiratoire

Le génome viral a une grande diversité : ADN ou ARN, double ou simple brin, segmenté ou non, polarité positive ou négative, circulaire ou linéaire. La taille de ce génome permet de ne contenir que les gènes codant des protéines structurales et quelques enzymes essentielles, mais parfois elle est plus importante et inclut des complexes régulateurs [12].

Paramyxoviridæ

Les pathogènes responsables des épidémies respiratoires majeures appartiennent à cette famille. La rougeole persiste avec un haut degré de morbidité respiratoire dans les pays en voie de développement, mais aussi en Europe à l'occasion de bouffées épidémiques secondaires à une insuffisance de couverture vaccinale. Les infections dues au VRS, aux VPI et hMPV ne bénéficient pas de prévention vaccinale. La sémiologie respiratoire du VPI, cause classique des laryngites automnales, se traduit parfois par une atteinte des voies aériennes inférieures. Le hMPV a été découvert récemment grâce aux techniques moléculaires, mais des études sérologiques rétrospectives ont prouvé que ce virus circulait déjà en Hollande en 1958 ; plusieurs études cliniques le rapprochent du VRS avec une atteinte s'exprimant dans 50 % des cas par une bronchiolite, une pneumopathie dans 5 à 10 % et une exacerbation asthmatique dans 15 % [2].

Orthomyxoviridæ

Cette famille est composée des virus influenza A, B et C. Le virus influenza A infecte les humains et un large éventail d'animaux, d'où les craintes permanentes d'apparition d'un virus ré-assortant, tandis que les virus influenza B et C sont exclusivement humains et ne présentent pas de glissement antigénique majeur. Ces virus ont un génome de type ARN et segmenté, deux caractéristiques qui leur confèrent un grand potentiel d'évolution génétique, par mutation et réassortiment. L'acquisition de ces nouveaux caractères peut engendrer des épidémies extensives de grippe dans des populations non protégées. La transmission directe à l'homme d'un virus aviaire modifié par mutation est une réalité (pandémie de la « grippe espagnole »). En 2003 et 2004, plusieurs épisodes de contaminations humaines par des virus influenza aviaires se sont produits. L'épizootie aviaire à virus influenza A (H5N1) a provoqué des cas mortels de grippes chez l'homme. D'autres virus influenza aviaires ont pu contaminer l'homme ces dernières années, mais c'est du porc en 2009 qu'une pandémie grippale a éclos avec un virus influenza triple réassortant ($H1N1_{pdm}$), heureusement d'une pathogénicité moindre que celle imaginée lors des premières transmissions. La grippe saisonnière affecte chaque année entre 3 et 8 % de la population, mais le taux d'attaque est beaucoup plus élevé chez les enfants, atteignant 30 à 50 % suivant les tranches d'âge et les souches en cause. Pendant la période hivernale d'épidémie grippale, essentiellement entre novembre et février, les virus influenza sont détectés chez environ un tiers des enfants hospitalisés [19]. La grippe chez l'enfant âgé de 0 à 14 ans induit un excès d'admissions hospitalières évalué à 214/100 000, évitable par la vaccination antigrippale [14]. Si la grippe chez l'enfant de plus de 5 ans est peu différente de celle de l'adulte, elle est souvent paucisymptomatique, voire d'expression extrarespiratoire chez les nourrissons. Elle est susceptible de prendre des formes graves chez l'enfant, particulièrement avant un an et plus encore avant six mois, tranche d'âge pour laquelle des décès sont rapportés. Les taux d'hospitalisation pour grippe chez les moins d'un an sont comparables à ceux des adultes à risque. Les formes graves sont également plus fréquentes chez les enfants ayant une pathologie sous-jacente, et leur couverture vaccinale reste souvent médiocre. La grande variabilité du virus de la grippe au cours du temps nécessite la mise en place d'un système d'alerte détectant chaque année les variants circulants dominants qui détermineront la composition vaccinale. L'apparition de ces nouvelles souches explique l'échappement à la réponse immunitaire préexistante de l'hôte, d'où la nécessité des vaccinations annuelles. Les symptômes de la grippe ne sont pas suffisamment spécifiques pour permettre un diagnostic formel sans examen virologique. Cela est particulièrement vrai en période non épidémique chez les enfants de moins de 5 ans.

Picornaviridæ

Rhinovirus (hRV) et entérovirus (EV) composent cette famille maintenant regroupée en E/RV, celle-ci constituant la cause la plus commune des atteintes respiratoires sous nos latitudes. L'enfant hospitalisé pour une infection à hRV présente la sémiologie respiratoire suivante : 28 % atteinte des voies aériennes supérieures (otite moyenne aiguë 16 %), 55 % atteinte des voies aériennes inférieures (bronchiolite 38 %, pneumopathie 12 %, exacerbation d'asthme 5 %). La causalité du hRV est parfois mise en doute par sa capacité à persister après la phase aiguë de l'infection. Cependant, celle-ci n'est que transitoire pour disparaître totalement en 4 à 6 semaines. Les enfants porteurs d'une mucoviscidose sont particulièrement vulnérables, 28 % de leurs exacerbations sont associées à une infection virale dont la moitié est représentée par le hRV [18].

En 2014, une alerte a été émise par les États-Unis et le Canada pour la survenue d'atteintes respiratoires graves et parfois neurologiques, secondaires à entérovirus D68 (EV-D68), anciennement classé comme rhinovirus 87. Une étude collaborative européenne a rapidement suivi cette alerte mais n'a pas retrouvé cette sévérité malgré une grande similarité génétique avec les virus américains.

Coronaviridæ

Ils ont été longtemps délaissés en raison de leur grande difficulté d'identification même si deux souches (229^E, OC43) sont reconnues depuis 40 ans pour être la seconde cause des atteintes respiratoires après les hRV. Les études publiées dans les années 1970 montrent que leur séroprévalence est élevée, atteignant 100 % à l'âge de 5 ans, et que la circulation de ces virus est classiquement épidémique. L'épidémie de syndrome respiratoire aigu sévère (SRAS) survenue en 2003, liée à un nouveau coronavirus (le SRAS-CoV), et les progrès de la biologie moléculaire ont permis un regain d'actualité vis-à-vis des coronaviridæ [21]. En 2012, le syndrome respiratoire du Moyen-Orient a permis d'identifier un nouveau coronavirus (MERS-CoV). D'autres coronavirus ont été récemment découverts et impliqués lors des infections respiratoires hautes et basses : NL63 et HKU1.

Adenoviridæ

Depuis 50 ans, les ADV sont reconnus comme ayant la capacité de persister à bas bruit, notamment dans les tissus lymphoïdes. Pharyngites, angines et fièvres pharyngoconjonctivales sont les manifestations cliniques les plus typiques et fréquentes de l'infection à ADV. La sémiologie respiratoire chez l'enfant hospitalisé pour une infection à ADV est bruyante, très fébrile dans 75 % des cas. La survenue secondaire de bronchiolites oblitérantes associées à des dilatations des bronches est à craindre avec certains sérotypes (ADV3, 7 et 21). Les infections systémiques à ADV dépendent de la déplétion lymphocytaire, une particulière gravité de celles-ci se rencontre dans les suites des greffes médullaires. L'amplification génique en temps réel permet ce suivi thérapeutique [20].

Herpesviridæ

Leur atteinte respiratoire reste surtout dans le domaine de l'immunodépression notamment en post-greffe : cytomégalovirus (CMV), herpès simplex (HSV1 et 2), virus varicelle-zona (VZV). Un trait commun à tous est leur faculté d'établir une infection latente et leur persistance tout au long de la vie de l'hôte. Ré-activations et infections récurrentes surviennent lors de périodes d'immunosuppression. Dans ce contexte, l'atteinte pulmonaire par le CMV est grevée d'une lourde mortalité. Les techniques d'amplification génétique permettent une quantification et un diagnostic rapide. L'atteinte pulmonaire chez le sujet sain par le virus d'Epstein-Barr est exceptionnelle. La varicelle s'accompagne fréquemment d'une atteinte pulmonaire modérée ; d'authentiques pneumopathies peuvent parfois conduire à une détresse respiratoire, bien sûr favorisée par une immunodépression.

Parvoviridæ

Le bocavirus a été identifié en Suède en 2005 sur des prélèvements respiratoires par des techniques de criblage moléculaire, il appartient à la famille des Parvoviridæ [1]. Plusieurs études situent sa prévalence à au moins 5 % des infections respiratoires des jeunes enfants. L'incidence paraît plus élevée en hiver et au printemps. Le HBoV est très souvent détecté en association à d'autres virus respiratoires. L'expression de l'atteinte est surtout rhinopharyngée, mais une atteinte des voies respiratoires basses, plus ou moins fébrile, parfois sévère, peut également s'établir.

Conclusion

Malgré les données épidémiologiques exposées, il est nécessaire de souligner la faiblesse des études sur ce thème, souvent réalisées par des laboratoires de recherche lors de la mise au point de méthodes expérimentales. Ce déficit est aggravé par la taille réduite des populations incluses, en opposition avec la charge sanitaire importante que représentent les infections des voies aériennes basses chez l'enfant. Il est important d'initier des études épidémiologiques spécifiques de zones géographiques représentatives de la population prise en charge. Il est en effet aléatoire de généraliser les données issues de différents pays, même après une prise en compte des différences socio-économiques, sanitaires, voire comportementales.

Points clefs

- Les voies aériennes supérieures et inférieures ont une continuité anatomique, une structure mucociliaire comparable et des mécanismes de défense proches, expliquant la communauté possible des agents infectieux pathogènes.
- Il est impossible sur la sémiologie clinique de définir le virus responsable sans effectuer une recherche virale exhaustive.
- Les techniques de biologie moléculaire (*polymerase chain reaction* [PCR]) améliorent la sensibilité de la détection et permettent l'identification de virus impossibles à isoler par les techniques conventionnelles ou lors d'émergence de nouveaux virus.
- Une identification de matériel génétique viral par PCR ne signifie pas la présence d'un virus réplicatif.
- Certains virus sont couramment recherchés : virus influenza, virus respiratoire syncytial, virus para-influenza, adénovirus. Pour d'autres, leur identification n'est pas réalisée en pratique usuelle : grippe C, virus para-influenza type 4, coronavirus, métapneumovirus, nombreux entéro-rhinovirus humains.

Manifestations cliniques et prise en charge

Christophe Marguet

Les virus respiratoires sont à l'origine d'une morbidité respiratoire majeure, responsables d'exacerbations de nombreuses pathologies respiratoires de l'enfant et de l'adulte. L'inflammation bronchique qu'ils provoquent, via l'altération de l'épithélium bronchique, fait le lit des infections bactériennes ou provoquent des lésions bronchiolaires irréversibles. Les virus respiratoires identifiés sont de plus en plus nombreux, VRS A et B, influenza A et B, métapneumovirus A et B, paramyxovirus 1-4, rhinovirus A, B et C, entérovirus, coronavirus, bocavirus sont les plus fréquemment détectés, sans oublier la rougeole, les herpèsvirus (varicelle, CMV). Ce chapitre aborde les bronchiolites aiguës et les pneumopathies virales chez l'enfant immunocompétent.

Bronchiolites aiguës du nourrisson

La bronchiolite aiguë du nourrisson est une infection virale des voies aériennes inférieures, caractérisée par une détresse respiratoire. Elle touche l'enfant de moins de 12 mois, seuil consensuel en Europe. Au moins 20 % des nourrissons développent une bronchiolite lors des 12 premiers mois, avec une incidence supérieure ou égale à 20/1 000 et un recours d'hospitalisation de 35,8/1 000 et 8,8 % de réhospitalisation, soit un recours aux soins majeur et coûteux [25]. Ce chapitre se réfère aux dernières recommandations publiées [23, 25, 28, 43, 50].

Physiopathologie

La physiopathologie de la bronchiolite du nourrisson est une atteinte bronchiolaire, diffuse, généralement secondaire à une infection virale, dont les mécanismes inflammatoires provoquent une réduction de leur calibre, une hypersécrétion et un recrutement cellulaire surtout de polynucléaires neutrophiles, mais aussi d'éosinophiles, et une altération des cellules épithéliales. Ces données sont communes aux infections virales, agressives pour l'épithélium bronchique, lui-même à l'origine de la réponse inflammatoire, et peuvent générer une hyperréactivité bronchique [27].

Virus responsables

Le VRS infecte deux tiers des enfants de moins de 12 mois avec des réinfections faciles, et il est retrouvé dans 60 à 70 % des cas chez les nourrissons hospitalisés, car responsable des formes les plus sévères [36]. Sa diffusion est épidémique, de novembre à avril avec un pic en début d'hiver dans nos régions. Les métapneumovirus humains (hMPV) A et B sont de la même famille, avec la même période épidémique, et sont la deuxième cause avec environ 10 à 20 % des cas selon les années. Les rhinovirus (hRV, A, B et C) sont identifiés dans plus de 20 % des cas, très souvent en co-infections virales, associés à des formes moins sévères, à l'exception du hRVC pour certains auteurs. En période estivale, les paramyxovirus influenzæ (PIV), surtout de type 3, et les entérovirus sont responsables d'endémo-épidémie. Les adénovirus (ADV) et la grippe sont rarement en cause en France. Les techniques diagnostiques sont l'immunofluorescence (VRS, hMPV, PIV, ADV, grippe) et la PCR multiplex qui se développe. La charge virale pourrait être un facteur pronostique.

Facteurs de risque associés à la survenue d'une bronchiolite

Des facteurs de risques ont été rapportés [27] :
– les troubles du développement et de la maturation pulmonaire qui sont associés au tabagisme maternel pendant la grossesse, au sexe, les garçons ayant des bronches de plus petit calibre, à la prématurité de moins de 35 SA, à l'hypotrophie ou à une croissance pondérale trop rapide ;
– les facteurs d'inflammation périnatale secondaire à l'assistance ventilatoire, les chorio-ammniotites, la pollution ;
– des défauts de l'immunité innée précoce avec une prolifération T_H2 prédominante chez le nouveau-né et le nourrisson, un déficit T_H1 relatif et une sécrétion inappropriée d'interférons.

Plusieurs études de polymorphismes ont été réalisées sur les gènes « candidats », sans que ceux-ci apportent des éléments définitifs.

Diagnostic

La *forme typique* est stéréotypée [30]. Elle associe rhinite claire, toux non productive d'intensité variable et survenue d'une détresse respiratoire. La détresse respiratoire s'évalue sur la FR mesurée sur une minute (polypnée), l'ampliation thoracique, la mise en jeux des muscles accessoires intercostaux inférieurs (tirage intercostal inférieur) et du muscle sterno-cléido-mastoïdien (tirage sus-xyphoïdien), un asynchronisme respiratoire (balance thoraco-abdominale) et le battement des ailes du nez. L'auscultation est variable : normale, râles sibilants, crépitants fins témoignant de l'atteinte bronchiolo-alvéolaire, râles bulleux (hypersécrétion). Le reste de l'examen recherche de façon systématique une hépatomégalie, devant faire rechercher une myocardite virale.

Les *formes atypiques* sont plurielles : toux sèche isolée associée à une distension thoracique, apnée inaugurale, forme grave d'emblée associant polypnée superficielle, silence auscultatoire et mauvaise impression clinique. Le VRS a été associé au syndrome de mort inattendue du nourrisson.

Évaluation de la gravité

La gravité repose sur des critères cliniques [42] communs aux détresses respiratoires du nourrisson : intensité de la polypnée (FR > 60/min), du recours aux muscles accessoires, durée de la poussée expiratoire, retentissement sur l'homéostasie et plus spécifiques au jeune âge du nourrisson, retentissement sur la prise alimentaire. L'homéostasie est évaluée par la mesure de la SpO_2 %, avec un seuil inférieur ou égal à 92 %, la capnie et l'acidose respiratoire mesurée par voie veineuse ou capillaire [22]. La capnie doit être basse, une capnie normale est déjà un signe de gravité et, a fortiori, lorsqu'elle est élevée. Une diminution des ingesta supérieure à 50 % est un signe de gravité.

Le risque majeur est l'épuisement avec une respiration superficielle, des apnées secondaires, des troubles de la conscience et le décès. Différents scores sont disponibles pour évaluer la gravité, qui ont l'avantage de standardiser l'évaluation mais qui souvent ne comportent pas tous les critères de gravité (*voir* « Annexe : exemples de scores cliniques »).

FACTEURS DE RISQUE ET COMORBIDITÉS ASSOCIÉS AUX FORMES GRAVES • L'âge inférieur ou égal à 6 semaines est un facteur de risque consensuel, de même que la vulnérabilité des moins de 3 mois, impliquant une surveillance étroite. La grande prématurité (< 30 SA), les antécédents de dysplasie bronchopulmonaire ou d'assistance respiratoire néonatale, les pathologies respiratoires interstitielles, les atteintes neuromusculaires d'expression précoce, les cardiopathies avec shunt non opérées et les déficits immunitaires sont des facteurs de risques de gravité, nécessitant une évaluation précise et urgente. La gémellité doit surtout faire examiner le deuxième jumeau.

Examens complémentaires

Ils sont inutiles dans la majorité des cas. La radiographie de thorax de face ne doit pas être systématique [47], y compris aux urgences, et son indication est limitée aux formes graves, hospi-

62 PATHOLOGIE INFECTIEUSE

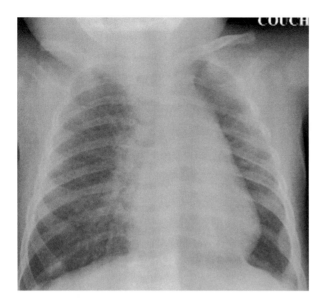

Figure 18-1 Bronchiolite avec distension thoracique importante : éversion des coupoles, > 8 arcs postérieurs, petit rapport cardiothoracique (0,43). Syndrome bronchique prédominant à droite.

variable, des complications mécaniques tels un pneumomédiastin ou pneumothorax. Tous peuvent contribuer à l'hypoxémie.

La biologie comprenant NFS, CRP, ionogramme sanguin est adaptée au cas par cas : surinfection bactérienne, réduction des ingesta de plus de 50 %, formes graves (recherche d'anémie aggravant l'hypoxémie). La CRP et la procalcitonine peuvent être augmentées dans les bronchiolites aiguës graves en dehors de tout signe de surinfection bactérienne. Un ECG et une échographie cardiaque sont effectués en cas de suspicion de myocardite. La recherche virale n'est pas systématique car elle influence peu le devenir. Elle permet de définir l'étiologie, l'isolement et, prochainement, des nouvelles thérapeutiques virales.

Prise en charge de la bronchiolite aiguë du nourrisson non compliquée

L'évaluation de la gravité et des facteurs de risque va permettre d'orienter le nourrisson vers le type de prise en charge et est résumée à la figure 18-3. Les niveaux de preuve sont souvent insuffisants pour se déterminer sur l'efficacité ou la non-efficacité des traitements. Il est important de ne pas sur-traiter ces nourrissons, et l'information aux parents et la surveillance sont des éléments majeurs.

PRISE EN CHARGE SYMPTOMATIQUE • La respiration du jeune nourrisson étant nasale, la pratique de la désobstruction rhinopharyngée (DRP) par du sérum salé isotonique avant chaque biberon est recommandée ; il faut également adapter l'alimentation à l'état de fatigue du nourrisson en fractionnant les apports avec le lait habituel et ne pas arrêter l'allaitement maternel. L'épaississement du lait n'est pas démontré. Un apport alimentaire inférieur à 50 % de celui quotidien doit faire consulter en urgence. Le sérum salé hypertonique, de 3 à 7 %, a des propriétés

talisées ou à la recherche d'une cardiomégalie en cas de suspicion de myocardite. Elle peut être normale et montre le plus souvent une distension thoracique d'importance variable (Figures 18-1 et 18-2). Elle permet de révéler les atélectasies d'origine inflammatoire, le plus souvent au niveau du LSD, parfois multifocales, une pneumopathie associée liée au virus, exceptionnellement bactérienne, un syndrome broncho-interstitiel d'extension

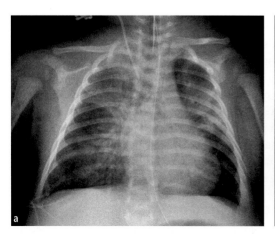 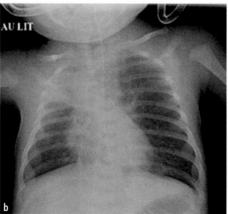 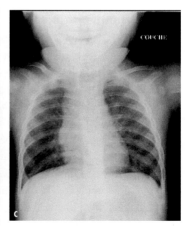

Figure 18-2 Radiographies de bronchiolite aiguë du nourrisson. **a)** Bronchiolite grave avec atélectasie lobaire et atteinte parenchymateuse multifocale. **b)** Bronchiolite compliquée d'une atélectasie lobaire supérieure droite. **c)** Bronchiolite aiguë non compliquée avec syndrome bronchique bilatéral.

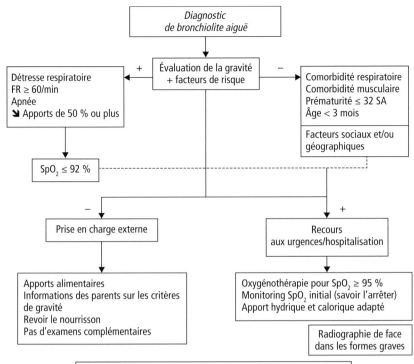

Figure 18-3 Résumé des conclusions liées à la médecine par les preuves pour les prises en charge de la bronchiolite aiguë (hors réanimation).

de fluidifiant du mucus, et deux études randomisées de bonne qualité ont conduit à ne pas recommander ce traitement [43]. Les autres fluidifiants médicamenteux sont contre-indiqués par l'âge.

KINÉSITHÉRAPIE • La dernière revue systématique confirme son effet délétère dans les formes sévères, l'absence d'effet sur le temps d'hospitalisation ou le temps de guérison chez l'enfant hospitalisé, ne recommandant pas sa prescription systématique. L'application d'expirations lentes et douces améliore le confort de l'enfant, nécessitant une évaluation chez les patients suivis en externe [45].

TRAITEMENTS MÉDICAMENTEUX • Les traitements à visée antireflux ne sont pas recommandés. La place des bronchodilatateurs inhalés reste discutée et les études poursuivies. L'adrénaline a été plus étudiée que le salbutamol avec des résultats non cohérents entre les deux molécules sur les effets cliniques, homéostasiques ou sur les recours aux hospitalisations. Ainsi l'adrénaline aurait-elle quelques effets cliniques mais pas le salbutamol, mais les études comparatives montrent que les deux molécules sont équivalentes. Une étude norvégienne récente chez le jeune nourrisson ne retrouve aucune efficacité de l'adrénaline. Il n'y a aucun argument en sa faveur [53] mais les recommandations internationales divergent, certaines proposant une épreuve thérapeutique avec le salbutamol [46]. Les effets secondaires sont la tachycardie et les bronchospasmes paradoxaux connus chez le jeune nourrisson. Les corticoïdes inhalés sont inefficaces, y compris sur la prévention des récidives. Les corticoïdes oraux, seuls ou en associations aux bronchodilatateurs n'ont pas fait la preuve de leur efficacité, même dans les formes graves [24, 26].

Prise en charge de la bronchiolite aiguë hospitalisée pour signes de gravité

Actuellement, les traitements sont symptomatiques. Il existe une recherche sur de nouveaux inhibiteurs du VRS qui semble prometteuse.

SIGNES DE GRAVITÉ ET FACTEURS ASSOCIÉS AUX HOSPITALISATIONS • La littérature a peu avancé sur ce point : une détresse respiratoire majeure, surtout s'il existe une poussée expiratoire prolongée, une hypoxémie inférieure ou égale à 92 %, une FR supérieure à 60/min, une respiration superficielle, des apnées, une normocapnie ou hypercapnie, une diminution des ingesta quotidiens de plus de 50 %, une altération de l'état général (mauvaise impression clinique). Les signes cliniques seront confrontés aux facteurs de risque rappelés ci-dessus et au contexte social, et sont responsables des hospitalisations en France [38]. Les indications *a minima* de transfert en réanimation sont mal établis, mais les enfants s'aggravant, ayant des apnées, ou ayant des troubles d'homéostasie sévères (SpO_2 % < 90 % ou débit O_2 > 3 l/min, hypercapnie) doivent être au mieux rapprochés d'un service de réanimation.

OXYGÉNOTHÉRAPIE ET ASSISTANCE VENTILATOIRE • Les modalités d'administration de l'O$_2$ sont décrites dans le chapitre 76, une SpO$_2$ % supérieure à 94 % est la cible [22]. Le développement des lunettes à haut débit apparaît comme un moyen de support efficace. Les indications sont à affiner, et la surveillance et les réévaluations doivent être rigoureuses pour ne pas retarder un transfert vers un centre avec une réanimation. En réanimation, la ventilation non invasive par masque ou canule est devenue la règle, la ventilation mécanique avec intubation intratrachéale étant limitée aux formes mettant en jeu le pronostic vital, telles les SDRA.

ASSISTANCE NUTRITIONNELLE • La voie veineuse ou entérale a une efficacité similaire dans ces formes graves, et le choix est au cas par cas, en sachant qu'en nutrition, la voie « royale » est entérale.

RETOUR À DOMICILE ET ÉVOLUTION ATTENDUE • Celui-ci dépend essentiellement de l'homéostasie (SpO$_2$ % > 92 % sous air), de la quantité des ingesta, de l'état général et du contexte familial. Des sorties précoces avec hospitalisations à domicile se développent. La guérison est classiquement attendue dans les sept jours, mais 20 et 50 % sifflent et toussent à J10-J14 dans l'une des rares études ambulatoires [44], l'épithélium cilié se réparant lentement en au moins 13 semaines [52]. À l'inverse la persistance de signes cliniques à 30 jours nécessite des explorations. Les complications à court terme sont la bronchiolite oblitérante et, à moyen terme, la récidive et l'asthme du nourrisson. Les décès sont estimés à 0,08 %.

Transmissions, contagiosité et prévention

Ces virus sont hautement contagieux et se transmettent par les gouttelettes, les surfaces et les mains. Pour les parents, il faut éviter la promiscuité (crèche, transports en communs, hypermarchés…), mais les promenades ne sont pas un facteur de risque. Les embrassades se limitent aux parents. Le lavage des mains doit s'appliquer à domicile. Pour les soignants, y compris libéraux, le port de masque FPP1, le lavage des mains et la désinfection des surfaces sont indispensables. À l'hôpital, l'enfant est isolé et doit porter un masque lorsqu'il sort de la chambre.

Autres infections virales des voies aériennes inférieures

Trachéites et bronchites virales

Elles sont finalement peu étudiées, et tous les virus respiratoires peuvent être causals ; le principal symptôme est la toux, essentiellement diurne. Dans les trachéites, la toux est aboyante et la gêne respiratoire aux deux temps doit faire rechercher une trachéomalacie associée ou une étiologie bactérienne si elle est fébrile. Le traitement est mal codifié, avec une utilisation dans les formes sévères de la corticothérapie orale par défaut. Parfois, ce tableau est le plus bruyant, il faut systématiquement rechercher une atteinte bronchique associée.

La bronchite simple se caractérise par une toux diurne, parfois nocturne quand elle est plus sévère, irritative puis productive. L'auscultation est normale ou révèle des rhonchi. L'évolution est favorable spontanément en quelques jours, une persistance au-delà de 3-4 semaines étant jugée inhabituelle (voir Chapitre 4).

Pneumonies et bronchopneumonies virales

Avec l'apparition des outils moléculaires, les virus sont devenus les germes les plus fréquemment associés aux pneumonies, variant de 43 à 67 %, ce d'autant que l'enfant est plus jeune (≤ 2 ans) [31, 32]. L'incidence d'hospitalisation est d'environ 16/10 000, et au plus de 60/10 000 chez le nourrisson de moins de 2 ans, chez lequel on retrouve 80 % de virus. Tous les virus sont susceptibles de provoquer une atteinte des VAI, mais la détection de signes d'infection et la causalité restent discutées compte tenu de la fréquence des co-infections. Le VRS, la grippe et les métapneumovirus apparaissent des causes consensuelles [41, 42] comparés à des contrôles, mais à l'inverse les études virus par virus (rhinovirus, coronavirus, varicelle, rougeole, VPI) montrent qu'ils peuvent rester asymptomatiques ou être responsables de pneumonies. Cette dernière approche est en phase avec la physiopathologie des infections virales dont l'expression (asymptomatique, VAS, VAI) varie selon l'état d'inflammation préexistant [30]. La majorité des études concluent à l'impossibilité de différencier par la clinique, la biologie et la radiologie les pneumonies virales des pneumonies bactériennes. Parmi les pneumonies avec condensation ou atteinte alvéolaire, la définition radiologique étant nécessaire [33], 48 % sont associées à un virus mais, à l'inverse, 2 % des bronchiolites sont associées à une atteinte alvéolaire [32]. Cette littérature est importante et très hétérogène, par les âges, les définitions et les méthodes diagnostiques des agents étiologiques. Ainsi les limites d'identification des bactéries potentiellement pathogènes, le manque de reproductibilité des interprétations radiologiques, les études ciblées préférentiellement chez le jeune enfant sont-ils des obstacles pour améliorer le phénotypage selon l'étiologie. Si les pneumonies virales et à germes atypiques peuvent être similaires, un tableau clinique de pneumonie franche lobaire aiguë est peu compatible avec une étiologie virale. À l'inverse, une pneumonie révélée par une toux prolongée, une auscultation sifflante et pas de signes d'inflammation est d'abord virale par ordre de fréquence ou à germe atypiques [35]. Une forme particulière est l'asthme, associé à 30 % des pneumonies hospitalisées [28]. L'étiologie des crises est virale, étiologie qui doit être retenue même en présence d'une pneumonie, évitant ainsi des antibiothérapies inutiles [34].

Les formes graves sont associées à des comorbidités ou non : formes hypoxémiantes, SDRA ou hémorragies intra-alvéolaires parfois fatales. Les virus les plus fréquemment rapportés en réanimation sont l'influenza A H1N1 [48] et le VRS [37]. L'évolution est mal décrite, avec une amélioration clinique dans les 3 semaines et radiologique par un contrôle dans la même période. Peu d'études se sont intéressées au devenir, mais il semble favorable dans la grande majorité des cas [33]. Les complications à moyen et court termes sont les surinfections bactériennes, la persistance ou la révélation d'une hyperréactivité bronchique, des séquelles à type de DDB, d'atélectasie, d'emphysème ou de bronchiolite oblitérante, en particulier sur des poumons déjà pathologiques.

Le traitement est symptomatique, les corticoïdes oraux sont discutables dans les formes avec sifflement [29]. Le traitement préventif repose sur les vaccinations dont la grippe et la rougeole pour citer deux causes évitables. Le constat actuel est le manque d'étude, de nombreuses pneumopathies virales étant traitées par antibiotiques.

> **Points clefs**
> - Les bronchiolites aiguës sont une pathologie du nourrisson de moins de 12 mois, le VRS reste le principal pathogène.
> - Liées à une inflammation bronchiolaire diffuse, les traitements médicamenteux sont actuellement en échec.
> - La prise en charge est symptomatique et le recours aux examens complémentaires limité aux formes graves.
> - La prise en charge repose sur des attitudes de protection avec reconnaissance des signes de gravité, justifiant un recours à l'hospitalisation.
> - La clinique et la SpO$_2$ % sont les meilleurs critères pour évaluer la gravité associée au terrain.
> - Les pneumopathies virales sont devenues la première cause des pneumonies à l'ère du vaccin PCV13.
> - La radiographie de thorax est indispensable.
> - Une analyse rigoureuse du tableau clinique doit permettre de limiter la prescription d'antibiotiques.

Annexe : exemples de scores cliniques

Tableau 18-III Score de Wang modifié [51].

Score	0	1	2	3	Score du patient
FR	< 30/min	30 à 45/min	45 à 60/min	< 60/min	
Sibilants ou crépitants	Absents	En fin d'expiration / Discrets	Durant toute l'expiration / Moins de la moitié des champs pulmonaires	Audibles à distance / Plus de la moitié des champs pulmonaires	
Signes de lutte	Absents	Tirage intercostal	Tirage sus-sternal et sus-claviculaire	Sévères avec battement des ailes du nez	
État général			Normal	Léthargique, irritable ou difficultés alimentaires	
				Score total du patient	

Interprétation : légère : score 1-3 ; modérée : 4-8 ; sévère : 9-12.

Tableau 18-IV Score de gravité [36].

Score de classification	0	1	2
SaO$_2$ sous air	> 94 %	90-94 %	< 90 %
Score clinique (voir Tableau 18-V)	≤ 2	3-5	> 5
Réactivité/éveil	Normal	Fatigué	Peu réactif/mauvaise impression clinique
Alimentation	Orale	Entérale	Arrêt
Rx thorax : distension (arcs costaux/rapport cardiothoracique)	8/≥ 0,5	9-10/≥ 0,5	> 10 ou < 0,5

Interprétation : légère si < 2 ; modérée entre 2 et 5 ; sévère si > 6.

Tableau 18-V Score clinique [39].

Score	0	1	2
FR	< 40/min	40-59/min	> 60/min
Sibilants	Aucun	Expiratoire	Expiratoire et inspiratoire ou murmure vésiculaire absent
Tirage	Aucun	Sous-costal	Sous-costal et intercostal
Dyspnée Balance thoraco-abdominale Battement des ailes du nez	Aucune	Légère	Marquée ou respiration superficielle, apnées
Ratio inspiration/expiration	I > E	I = E	I < E

BIBLIOGRAPHIE

Épidémiologie et germes en cause

1. Allander T, Tammi MT, Eriksson M et al. Cloning of a human parvovirus by molecular screening of respiratory tract samples. PNAS, 2005, *102* : 12891-12896.
2. Bach N, Cuvillon D, Brouard J et al. Infections respiratoires aiguës à métapneumovirus humain chez l'enfant : études descriptive et comparative avec le virus respiratoire syncytial. Arch Pédiatr 2004, *11* : 212-215.
3. Bont L, Checchia PA, Fauroux B et al. Defining the epidemiology and burden of severe respiratory syncytial virus infection among infants and children in western countries. Infect Dis Ther, 2016, *5* : 271-298.
4. Brouard J, Vabret A, Nimal D et al. Pathologies virales émergentes en pneumologie. Arch Pédiatr, 2007, *14* : 649-651.
5. Dawood FS, Jara J, Estripeaut D et al. What is the added benefit of oropharyngeal swabs compared to nasal swabs alone for respiratory virus detection in hospitalized children aged < 10 years ? J Infect Dis, 2015, *212* : 1600-1603.
6. Esposito S, Daleno C, Prunotto G et al. Impact of viral infections in children with community-acquired pneumonia : results of a study of 17 respiratory viruses. Influenza Other Respir Viruses, 2013, *7* : 18-26.
7. Griffin MR, Walker FJ, Iwane MK et al. Epidemiology of respiratory infections in young children : insights from the new vaccine surveillance network. Pediatr Infect Dis J, 2004, *23* (*Suppl. 11*) : S188-S192.
8. Houdouin V, Pouessel G, Angoulvant F et al. Recommandations sur l'utilisation des nouveaux outils diagnostiques étiologiques des infections respiratoires basses de l'enfant de plus de trois mois. Arch Pédiatr, 2014, *21* : 418-423.
9. Jain S, Williams DJ, Arnold SR et al. Community-acquired pneumonia requiring hospitalization among U.S. children. N Engl J Med, 2015, *372* : 835-845.
10. Jartti T, Jartti L, Peltola V et al. Identification of respiratory viruses in asymptomatic subjects : asymptomatic respiratory viral infections. Pediatr Infect Dis J, 2008, *27* : 1103-1107.
11. Laurent C, Dugué AE, Brouard J et al. Viral epidemiology and severity of respiratory infections in infants in 2009 : a prospective study. Pediatr Infect Dis J, 2012, *31* : 827-831.
12. Mackie PL. The classification of viruses infecting the respiratory tract. Paediatr Respir Rev, 2003, *4* : 84-90.
13. Meissner HC. Viral bronchiolitis in children. N Engl J Med, 2016, *374* : 62-72.
14. Menec VH, Black C, MacWilliam L, Aoki FY. The impact of influenza-associated respiratory illnesses on hospitalizations, physician visits, emergency room visits, and mortality. Can J Public Health, 2003, *94* : 59-63.
15. Rhedin S, Lindstrand A, Hjelmgren A et al. Respiratory viruses associated with community-acquired pneumonia in children : matched case-control study. Thorax, 2015, *70* : 847-853.
16. Ruuskanen O, Lahti E, Jennings L, Murdoch DR. Viral pneumonia. Lancet, 2011, *377* : 1264-1275.
17. Sinaniotis CA. Viral pneumoniae in children : incidence and aetiology. Paediatr Respir Rev, 2004, *5* (*Suppl. A*) : S197-S200.
18. Smyth AR, Smyth RL, Tong CY et al. Effect of respiratory virus infections including rhinovirus on clinical status in cystic fibrosis. Arch Dis Child, 1995, *73* : 117-120.
19. Vabret A, Dina J, Cuvillon-Nimal D et al. La grippe saisonnière. Pathol Biol, 2010, *58* : e51-e57.
20. Vabret A, Gouarin S, Joannes M et al. Development of a PCR-and hybridization-based assay (PCR adenovirus consensus) for the detection and the species identification of adenoviruses in respiratory specimens. J Clin Virol, 2004, *31* : 116-122.
21. Vabret A, Mouthon F, Mourez T et al. Direct diagnosis of human respiratory coronaviruses 229[E] and OC43 by the polymerase chain reaction. J Virol Methods, 2001, *97* : 59-66.

Manifestations cliniques et prise en charge

22. Aubertin G, Marguet C, Delacourt C et al. Recommandations pour l'oxygénothérapie chez l'enfant en situations aiguës et chroniques : évaluation du besoin, critères de mise en route, modalités de prescription et de surveillance. Rev Mal Respir, 2013, *30* : 903-911.
23. Baraldi E, Lanari M, Manzoni P et al. Inter-society consensus document on treatment and prevention of bronchiolitis in newborns and infants. Ital J Pediatr, 2014, *40* : 65.
24. Bawazeer M, Aljeraisy M, Albanyan E et al. Effect of combined dexamethasone therapy with nebulized R-epinephrine or salbutamol in infants with bronchiolitis : a randomized, double-blind, controlled trial. Avicenna J Med, 2014, *4* : 58-65.
25. Che D, Nicolau J, Bergounioux J et al. Bronchiolite aiguë du nourrisson en France : bilan des cas hospitalisés en 2009 et facteurs de létalité. Arch Pédiatr, 2012, *19* : 700-706.

26. Corneli HM, Zorc JJ, Mahajan P et al. A multicenter, randomized, controlled trial of dexamethasone for bronchiolitis. N Engl J Med, 2007, *357* : 331-339.
27. Florin TA, Plint AC, Zorc JJ. Viral bronchiolitis. Lancet, 2017, *389* : 211-224.
28. Friedman JN, Rieder MJ, Walton JM, Canadian Paediatric Society ACCDT, Hazardous Substances C. Bronchiolitis : recommendations for diagnosis, monitoring and management of children one to 24 months of age. Paediatrics & child health, 2014, *19* : 485-498.
29. Geier LM. Adjunct corticosteroids may benefit children admitted with community-acquired pneumonia who are wheezing. J Pediatr, 2011, *159* : 164-165.
30. Gern JE. The ABCs of rhinoviruses, wheezing, and asthma. J Virol, 2010, *84* : 7418-726.
31. Honkinen M, Lahti E, Osterback R et al. Viruses and bacteria in sputum samples of children with community-acquired pneumonia. Clin Microbiol Infect, 2012, *18* : 300-307.
32. Jain S, Williams DJ, Arnold SR et al. Community-acquired pneumonia requiring hospitalization among U.S. children. N Engl J Med, 2015, *372* : 835-845.
33. Korppi M. Diagnosis and treatment of community-acquired pneumonia in children. Acta Paediatr, 2012, *101* : 702-704.
34. Marguet C, pour le Groupe de recherche sur les avancées en pneumopédiatrie (GRAPP). Prise en charge de la crise d'asthme de l'enfant (nourrisson inclus) Recommandations pour la pratique clinique. Rev Mal Respir, 2007, *24* : 437-439.
35. Marguet C. Infections broncho-pulmonaires du nourrisson, de l'enfant et de l'adulte. Rev Prat, 2007, *57* : 1237-1244.
36. Marguet C, Lubrano M, Gueudin M et al. In very young infants severity of acute bronchiolitis depends on carried viruses. PLoS One, 2009, *4* : e4596.
37. Mortamet G, Morello R, Jokic M et al. [Winter viral ecology in a pediatric intensive care unit : a prospective study]. Arch Pédiatr, 2015, *22* : 368-372.
38. Pailhous S, Bresson V, Loundou A et al. Bronchiolite aiguë du nourrisson : enquête nationale dans les services d'accueil des urgences pédiatriques. Arch Pédiatr, 2015 , *22* : 373-379.
39. Parkin P, Mac Arthur C, Saunders NR et al. Development of a clinical score for use in hospitalized children between 1 and 5 years of age. J Clin Epidemiol, 1996, *49* : 821-825.
40. Ralston SL, Lieberthal AS, Meissner HC et al. Clinical practice guideline : the diagnosis, management, and prevention of bronchiolitis. Pediatrics, 2014, *134* : e1474-e1502.
41. Rhedin S, Lindstrand A, Rotzen-Ostlund M et al. Clinical utility of PCR for common viruses in acute respiratory illness. Pediatrics, 2014, *133* : e538-e545.
42. Ricart S, Marcos MA, Sarda M et al. Clinical risk factors are more relevant than respiratory viruses in predicting bronchiolitis severity. Pediatr Pulmonol, 2013, *48* : 456-463.
43. Ricci V, Delgado Nunes V, Murphy MS, Cunningham S, Guideline Development Group, Technical Team. Bronchiolitis in children : summary of NICE guidance. Br Med J, 2015, *350* : h2305.
44. Robbins JM, Kotagal UR, Kini NM et al. At-home recovery following hospitalization for bronchiolitis. Ambulatory Pediatrics, 2006, *6* : 8-14.
45. Roque I, Figuls M, Gine-Garriga M et al. Chest physiotherapy for acute bronchiolitis in paediatric patients between 0 and 24 months old. Cochrane Database Syst Rev, 2016, *2* : CD004873.
46. Rosewich M, Zissler UM, Kheiri T et al. Airway inflammation in children and adolescents with bronchiolitis obliterans. Cytokine, 2015, *73* : 156-162.
47. Simsek-Kiper PO, Kiper N, Hascelik G et al. Emergency room management of acute bronchiolitis : a randomized trial of nebulized epinephrine. Turk J Pediatr, 2011, *53* : 651-660.
48. Sterling B, Bosdure E, Stremler-Le Bel N et al. Bronchiolite et kinésithérapie respiratoire : un dogme ébranlé. Arch Pédiatr, 2015, *22* : 98-103.
49. Streng A, Prifert C, Weissbrich B, Liese JG, Bavarian PICU study group on influenza and other viral ARI. Continued high incidence of children with severe influenza A(H1N1)pdm09 admitted to paediatric intensive care units in Germany during the first three post-pandemic influenza seasons, 2010/11-2012/13. BMC Infect Dis, 2015, *15* : 573.
50. Verstraete M, Cros P, Gouin M et al. Prise en charge de la bronchiolite aiguë du nourrisson de moins de 1 an : actualisation et consensus médical au sein des hôpitaux universitaires du Grand Ouest (HUGO). Arch Pédiatr, 2014, *21* : 53-62.
51. Wang EE, Milner RA, Navas L, Maj H. Observer agreement for respiratory signs and oximetry in infants hospitalized with lower respiratory infections. Am Rev Respir Dis, 1992, *145* : 106-109.
52. Wolf DG, Greenberg D, Shemer-Avni Y et al. Association of human metapneumovirus with radiologically diagnosed community-acquired alveolar pneumonia in young children. J Pediatr, 2010, *156* : 115-120.
53. Wong JY, Rutman A, O'Callaghan C. Recovery of the ciliated epithelium following acute bronchiolitis in infancy. Thorax, 2005, *60* : 582-587.
54. Zorc JJ. Inhaled epinephrine does not shorten hospital stay for infants with bronchiolitis destined to develop repeated bronchospasm. Lancet Respir Med, 2015, *3* : 665-667.

19 SÉQUELLES DES INFECTIONS

Liens avec asthme

Jacques Brouard et Astrid Vabret

L'immaturité immunitaire physiologique de la prime enfance rend compte de la vulnérabilité aux pathogènes respiratoires. Les infections aiguës des voies respiratoires (IAVR), majoritairement virales, sont une cause majeure de la morbidité respiratoire pédiatrique ; leur spectre clinique est large, du banal rhume à la défaillance respiratoire aiguë. La plupart des études épidémiologiques soulignent l'association entre une symptomatologie sifflante secondaire à une agression virale durant l'enfance et le risque ultérieur de développement d'un asthme. La réponse antivirale implique les cellules de l'immunité amenant la synthèse et la libération de médiateurs immuno-inflammatoires ; la cellule épithéliale bronchique y participe également.

Sifflements de l'enfance et virus

Infections aiguës des voies respiratoires

Les progrès dans le développement des outils moléculaires d'identification microbiologique permettent d'affirmer la présence de matériel génétique viral dans la quasi-totalité des IAVR des nourrissons grâce à l'élargissement des virus détectables aisément dont les entéro-rhinovirus (E/RV). De nombreuses études ont souligné, chez les patients hospitalisés mais aussi en ambulatoire ou au sein de cohorte néonatale, le rôle majeur des E/RV lors d'IAVR ou d'exacerbations respiratoires sifflantes. Ces atteintes sont très précoces : à l'âge de 6 mois 20 % des enfants ont déjà eu leur première infection à E/RV, à 2 ans les E/RV peuvent être identifiés chez 80 % des enfants lors d'IAVR, tandis que 90 % des enfants ont déjà à cet âge des anticorps contre E/RV [1]. Le lien entre les atteintes virales précoces respiratoires et l'asthme est attesté par les études épidémiologiques. Aux États-Unis, un quart des enfants nés dans le Tennessee entre 1995 et 2000 ont été inclus dans la cohorte *Tennessee asthma bronchiolitis study* (TABS) et évalués à l'âge de cinq ans et demi [23]. Une naissance quatre mois avant le pic épidémique hivernal est associée à une augmentation du risque de 29 % de développer un asthme cinq années plus tard, cet intervalle chronologique est resté identique sur les cinq années du recueil alors que les épisodes épidémiques ont vu un glissement temporel du pic parfois de six semaines d'une année sur l'autre. L'âge du nourrisson lors du pic épidémique hivernal est donc un facteur de risque d'asthme au moins comparable, sinon supérieur, aux autres facteurs prédictifs connus. En Finlande, l'*Espoo cohort study* a permis d'évaluer l'impact de l'exposition environnementale durant l'enfance sur le développement d'un asthme à l'âge de 27 ans [16]. Les atteintes respiratoires basses durant l'enfance ont été prédictives d'un risque 2 fois plus élevé de développer un asthme à l'âge adulte.

Conséquences selon le virus responsable des sifflements durant la prime enfance

Les études épidémiologiques réalisées durant la saison automno-hivernale, avec une recherche d'un large panel viral par les techniques moléculaires d'identification, ont souligné une association significative entre l'infection par le virus respiratoire syncytial (VRS) ou le métapneumovirus et le risque d'hospitalisation en comparaison aux autres virus [13]. Cette gravité d'atteinte respiratoire semble être un facteur prédictif de survenue d'asthme ; une méta-analyse de quinze études épidémiologiques méthodologiquement validées comparant le devenir des nourrissons hospitalisés pour bronchiolite VRS positif versus ceux VRS négatif souligne une élévation significative de l'incidence d'asthme ultérieur (OR : 3,84 ; IC 95 % : 3,23-4,58) [17], et plus d'un enfant sur cinq hospitalisé la première année de vie développe un asthme dans ses cinq premières années. Une étude rétrospective américaine colligeant plus de 72 000 nourrissons démontre que l'identification de VRS avant l'âge d'un an est associée au risque de sifflements récurrents à l'âge de cinq ans. En référence aux enfants sains, ceux infectés par VRS présentent une élévation du risque de récurrence sifflante avec un OR ajusté de 1,38 en l'absence d'hospitalisation ; le risque est de 2,59 s'ils sont hospitalisés [4]. À l'âge d'un an, 82 % des nourrissons de la cohorte TABS [23] n'ont pas eu de consultation médicale pour bronchiolite, 14 % ont eu une bronchiolite en période épidémique à VRS, 4 % une bronchiolite en période où prédominent les E/RV. Le diagnostic clinique de bronchiolite est associé au doublement du risque d'avoir un asthme infantile, ce risque diffère avec la saison d'apparition de la bronchiolite. Comparée à la période du VRS, une bronchiolite s'exprimant durant les mois où prédominent les E/RV est associée à une augmentation de 25 % du risque estimé d'asthme infantile [4]. Le VRS est l'agent majeur des bronchiolites hospitalisées, mais une sémiologie identique d'atteinte par les E/RV a un poids prédictif supérieur sur la survenue d'un asthme. L'analyse de données de patients hospitalisés pour atteintes respiratoires sifflantes avec une stratification selon l'âge et le mois de survenue ainsi que le statut atopique, a permis d'identifier deux populations [3]. Les enfants de moins de 3 ans sont principalement hospitalisés entre décembre et mars, avec un taux d'identification virale supérieur à 80 %, où le VRS domine sans que ces patients soient plus atopiques que les témoins. Ceux âgés de 3 à 18 ans sont hospitalisés particulièrement de septembre à novembre, l'identification virale est plus faible autour de 60 %, quasiment exclusivement E/RV, et par rapport aux témoins le terrain atopique prédomine (taux d'IgE totales et sensibilisation spécifique).

Importance de l'étiologie virale au sein d'une population d'enfants à risque atopique

La relation entre les sifflements viro-induits de la petite enfance et le développement ultérieur d'un asthme dépend du virus en cause au sein d'une population d'enfants à risque atopique. Ainsi dans la *childhood origins of asthma study* (COAST), l'odds-ratio d'asthme ultérieur est de 3,0 si l'infection est à VRS et de 6,6 lors d'E/RV. De plus, 63 % des nourrissons de moins d'un an ayant sifflé lors de la saison hivernale continueront à le faire à trois ans, alors que 20 % de ceux qui n'ont pas sifflé durant leur première année le feront à l'âge de trois ans. Ces données ont été confirmées par le suivi à six ans : 90 % des enfants à haut risque qui ont sifflé à 3 ans avec une identification d'E/RV ont un asthme à l'âge scolaire [9]. Ces résultats sont corroborés par les données issues de l'*Australian birth cohort study* qui montrent, toujours chez les enfants à haut risque, que les sifflements viro-induits par E/RV durant l'enfance sont associés à un asthme à 5 et 10 ans [12]. Les études finlandaises démontrent que l'identification d'E/RV chez les nourrissons hospitalisés pour une exacerbation viro-induite augmente considérablement le risque de survenue d'un asthme à l'adolescence comparé à celui secondaire aux hospitalisations pour des IAVR associées aux autres virus [22]. En résumé, la fréquence élevée et la sévérité des atteintes respiratoires dues aux infections à E/RV, surtout chez les nourrissons à haut risque atopique, augmentent le risque d'asthme durant l'enfance.

Interactions entre l'infection virale, l'asthme et l'atopie

Interaction avec l'hôte

Le poids de la génétique est évalué par les études sur des cohortes de jumeaux. L'étude de paires discordantes de jumeaux homozygotes [15], où seul l'un des deux a été hospitalisé pour bronchiolite sévère, n'a révélé aucune différence en termes de prévalence de l'asthme (18 % de survenue après un suivi en moyenne à 7,6 ans), d'utilisation des traitements anti-asthmatiques, de survenue d'une atopie, d'évaluation de la fonction respiratoire. Ce résultat, s'oppose donc à un effet spécifique de l'infection sévère à VRS dans le développement de l'asthme et de l'allergie. Lors d'une comparaison entre jumeaux monozygotes et dizygotes, la probabilité d'hospitalisation pour bronchiolite à VRS est significativement plus élevée chez les monozygotes (environnement et génétique identiques). Le modèle « asthme causalité de l'hospitalisation liée au VRS » est plus solide que le modèle « hospitalisation à VRS causalité de l'asthme » après analyse statistique de ces cohortes [21]. Toutes les études de cohortes néonatales montrent que les sifflements durant la prime enfance sont communs lors des infections respiratoires, que ceux-ci sont le plus souvent transitoires mais que certains présenteront un phénotype clinique persistant, indicateur d'un asthme précoce, et ce phénotype est clairement associé à une sensibilisation précoce, voire préexistante aux aéro-allergènes [7].

Infection virale et risque allergique

Une méta-analyse retenant des critères stricts de diagnostic de la bronchiolite à VRS, excluant notamment les études portant sur les enfants âgés de plus d'un an et celles ne disposant pas de preuve virologique, souligne que les sifflements récurrents ne sont ni en rapport avec une élévation ultérieure du risque atopique, ni liés à une fréquence plus élevée des antécédents familiaux d'atopie [10]. Cela ne confirme pas une étude cas-témoins menée en Suède qui a révélé une augmentation de prévalence conjointe de l'asthme et de l'atopie chez les enfants hospitalisés pour bronchiolite à VRS par rapport aux témoins [18]. Il existe un effet synergique entre l'infection virale et l'exposition allergénique avec une augmentation significative et considérable des hospitalisations : l'OR passe de 8,4 lors d'une forte exposition allergénique chez le sujet sensibilisé à 32,8 si une identification virale s'y associe [6].

Déficit de la composante innée de la réponse immunitaire antivirale chez l'asthmatique

Un modèle néonatal murin souligne que l'infection à rhinovirus augmente la production des interleukines 13 et 25 et diminue celle de l'IFN-γ et du TNF-α. Ces résultats suggèrent qu'une infection très précoce à E/RV pourrait contribuer à l'apparition d'un asthme en induisant une orientation immunitaire de type T_H2 [8]. L'épithélium respiratoire est la principale cible des virus pneumotropes où s'effectuent la réplication et l'initiation de la réponse immune. Les interférons de type I (IFN-α et β), II (γ) et III (λ) y tiennent une place essentielle dans l'immunité innée. L'orientation de la réponse immunitaire T vers le phénotype T_H2 ferait intervenir les lésions épithéliales, permettant une exposition accrue aux aéro-allergènes ; l'augmentation des lymphocytes T produisant l'IL-4 après stimulation par certains aéro-allergènes serait un phénomène acquis en raison du système immunitaire encore modulable. L'analyse du profil de cytokines et de chimiokines dans les sécrétions nasopharyngées, selon le statut virologique et l'âge du nourrisson, montre qu'il existe une fenêtre de vulnérabilité. Les nourrissons infectés par le VRS avant trois mois ont des concentrations locales plus importantes d'IL-4 comparés à ceux plus âgés. Ce profil T_H2 est aussi retrouvé chez les nourrissons de moins de 3 mois infectés par les virus influenza et para-influenza. Cela suggère que les virus orientent les réponses immunitaires locales vers des réponses de type T_H2 chez le nourrisson. Par conséquent, la réponse immunitaire adaptative est dépendante de l'âge, le VRS n'étant pas l'unique responsable d'une orientation vers une réponse de type T_H2 post-virale [11]. Caliskan et al. décrivent que des variants (*single nucleotide polymorphisms* [SNP]) du locus 17q21 sont associés à l'asthme chez les enfants ayant des sifflements liés aux rhinovirus avec l'expression d'*ORMDL3* et de *GSDMB*, deux gènes de ce locus (OR : 26,1 ; IC 95 % : 5,1-133,0) [2].

Les récepteurs intracellulaires de RIG-I-*like* (RLR), y compris les RIG-I, MDA-5 et LGP2, reconnaissent l'ARN viral comme motifs moléculaires associés aux pathogènes (PAMP) pour initier une réponse immunitaire antivirale. Lors de la reconnaissance de leur ligand ARN, RIG-I et MDA5 activent la réponse interféron en se liant à MAVS, nœud central dans la signalisation. La fonction de RIG-I n'est pas redondante, l'atteinte de sa voie d'activation (par exemple, souris KO, inactivation de RIG-I, inhibition de l'expression de RIG-I) conduit à l'inhibition de la synthèse d'IFN de type I. Certaines protéinases des E/RV sont capables de dégrader RIG-I et MDA5, réduisant la formation des homodimères IRF3 (*interferon regulatory factor 3*) et, par conséquent, la production d'IFN de type I. La plupart des souches E/RV répliquent mieux aux températures plus basses des fosses nasales (33 à 35 °C) qu'aux températures du poumon profond (37 °C). La réponse IFN à l'infection E/RV serait dépendante de la température par l'intermédiaire de la protéine MAVS, adaptateur clef de la signalisation des récepteurs RLR. Les cellules des voies aériennes avec un déficit génétique des RLR ou des récepteurs de la signalisation IFN de type I permettent des niveaux plus élevés de la réplication virale à 37 °C [5]. Une diminution de la production d'IFN-γ par les cellules mononucléaires après stimulation par les mitogènes à partir des PBMC de nourrissons de la cohorte de Tucson âgés de 9 mois est corrélée à un risque de respiration sifflante entre 2 et 13 ans significativement plus élevé (risque relatif : 2,29 ; IC 95 % : 1,35-3,89) [19].

Vers une prévention spécifique ?

Les données issues de l'US Inner City Asthma Consortium ont montré que l'administration estivale pendant 3 mois d'omalizumab avant le retour à l'école diminuait plus efficacement chez les enfants asthmatiques modérés à sévères le pic d'exacerbation de septembre classiquement attribué aux infections à E/RV qu'un doublement de la posologie de corticoïdes inhalés [20]. L'omalizumab améliore les réponses IFN-α à l'infection à E/RV et, au sein du groupe omalizumab, une augmentation plus intense de la réponse IFN-α est associée à une diminution des exacerbations (OR : 0,14 ; IC 95 % : 0,01-0,88). Cette étude, non applicable en l'état, apporte des arguments sur les interactions entre les facteurs déclenchants viraux et le taux des IgE qui est soit viro-induit, soit lié à une sensibilisation.

L'immunoprophylaxie du VRS a des indications spécifiques chez le prématuré. Une évaluation cas-témoins avec six années de recul n'a pas démontré de réduction du risque de survenue d'un asthme atopique (13,5 versus 18,2 %), cependant elle met en évidence une diminution significative des récurrences sifflantes chez les bénéficiaires de cette prophylaxie (15,3 versus 31,6 %) [14]. On peut évoquer deux phénotypes d'asthme : les sifflements récurrents dépendant de l'infection à VRS, les sifflements récurrents indépendants du VRS.

La diversité des sérotypes rend l'élaboration d'un vaccin anti-rhinovirus très hypothétique. Des molécules à activité antivirale sont disponibles, le pléconaril inhibe l'attachement et la décapsidation du virus. Les essais cliniques ont montré une efficacité clinique et le contrôle d'infections à picornavirus, mais ses interférences médicamenteuses et son induction du cytochrome P450 3A limitent son utilisation.

Conclusion

L'étiologie virale, la sévérité de l'atteinte, l'existence d'une fenêtre d'opportunité, la sensibilisation allergénique et la prédisposition génétique contribuent toutes comme des facteurs synergiques au risque de développer un asthme. Les liens entre les exacerbations viro-induites et le remodelage ainsi que le développement d'une obstruction bronchique sévère nécessitent des recherches complémentaires. Les études cliniques de prévention des infections virales sévères permettront peut-être de mieux définir les liens qui unissent les infections respiratoires virales de la petite enfance et le développement d'un asthme.

> **Points clefs**
> - Les infections virales augmentent le risque d'asthme mais le statut asthmatique accroît aussi le risque de réponse sévère à une infection virale.
> - Les infections virales respiratoires ont un rôle clef dans l'ontogénie des exacerbations asthmatiques, mais il n'existe actuellement aucun traitement spécifique modifiant cette évolution clinique en dehors d'un contrôle rigoureux de l'inflammation bronchique chez l'asthmatique.
> - Les sifflements viro-induits nécessitant un recours médical n'ont pas la même importance pronostique suivant le virus responsable.
> - Les infections sévères précoces à E/RV révèlent les enfants déjà prédisposés à un asthme ultérieur.

Bronchiolite oblitérante post-infectieuse

Paulo Camargos, Laura Lasmar, Maria Teresa Mohallem Fonseca, Gilberto Fischer et Helena Mocelin

La bronchiolite oblitérante (BO) est un syndrome clinique caractérisé par l'obstruction chronique des petites voies aériennes. Elle constitue une grave séquelle des pneumopathies dues à des virus, des germes atypiques ou des bactéries, l'aspiration de corps étrangers ou de liquide gastrique, l'inhalation de toxines ou au cours des collagénoses. Elle peut également survenir après une transplantation de poumon ou une greffe de moelle osseuse. La BO post-infectieuse (BOPI) survient chez des enfants préalablement sains [36]. Les principaux agents responsables sont les virus, essentiellement adénovirus, sérotypes 3, 7 et 21, le virus de la rougeole, le virus influenza mais également le virus respiratoire syncytial et les virus para-influenza et *Mycoplasma pneumoniæ* [24].

À la fin du siècle dernier, de nombreux cas de BOPI ont été documentés. L'incidence mondiale est fort heureusement en diminution depuis le début du XXIe siècle, y compris dans les régions où elle prédominait, c'est-à-dire certaines zones d'Argentine, du Brésil, du Chili, du Canada, de Nouvelle-Zélande, de Corée du Sud et à Taïwan. Cette baisse a été attribuée à la diminution de la circulation des adénovirus [24, 27, 34]. Malgré cette réduction, de nombreux enfants et adolescents restent toutefois atteints de séquelles associées à la BOPI.

Certaines populations semblent présenter une prédisposition plus importante à la survenue d'une BOPI. Ainsi, en Argentine, des enfants porteurs de l'haplotype HLA-DR8-DQ81*0302 ont-ils présenté plus de BOPI par adénovirus [27, 32]. Il existe une prédominance masculine, et l'infection aiguë a généralement lieu entre six mois et deux ans.

Le développement de la BOPI est associé à la bronchiolite virale aiguë à adénovirus, à la charge virale, à la réponse immunologique, aux facteurs génétiques et environnementaux, à un taux élevé d'IgE totales [34]. En revanche, la ventilation mécanique ne semble pas être un indicateur de gravité ou un facteur déterminant de lésions des petites voies aériennes [34].

Anatomopathologie

Tous les agents possibles ont en commun la capacité d'infecter et de léser les cellules épithéliales de l'appareil respiratoire durant la phase aiguë.

Du point de vue histologique, il existe deux types de BOPI : constrictive et proliférative. La *forme constrictive* débute par une nécrose de l'épithélium bronchiolaire et par une infiltration inflammatoire de la muqueuse, de la sous-muqueuse, de la zone péribronchiolaire et de la lumière bronchiolaire, principalement dans les bronchioles terminales. Dans la *BOPI proliférative*, considérée comme la forme classique, il existe une masse de tissu polypoïde qui occupe la lumière de la voie aérienne. Dans les deux formes, les modifications histologiques incluent un ample spectre allant d'anomalies minimes à la complète oblitération des bronchioles [37].

L'oblitération de la lumière bronchiolaire a tendance à être focale pour aboutir à l'obstruction du flux aérien et à la réduction de la ventilation collatérale. Les bronchioles sont déformées, dilatées et présentent des bouchons muqueux. Des facteurs tels que l'ischémie, la reperfusion et de nouveaux processus infectieux contribuent à l'aggravation du processus [34]. Étant donné le caractère hétérogène des lésions, il est possible que des fragments tissulaires obtenus par biopsies ne reflètent pas la réelle extension des lésions. La présence d'une inflammation active et persistante est démontrée dans les petites voies aériennes. La chronicité du processus inflammatoire mène au déclin progressif de la fonction pulmonaire [27].

Les données histopathologiques de la BOPI sont similaires, quel que soit l'agent agresseur. La BOPI correspondrait à un processus final de réponse aux différentes attaques de l'épithélium des petites voies aériennes, avec une cicatrisation intraluminale au lieu du processus normal de réparation.

Tableau clinique

Le diagnostic doit toujours être évoqué lorsque, chez un patient préalablement sain, la symptomatologie respiratoire persiste au-delà de quatre à six semaines après l'épisode aigu et grave de bronchiolite ou de pneumonie virale [28, 33, 34]. Il est très fréquent que le diagnostic ne soit pas établi à l'occasion de l'infection aiguë car les manifestations cliniques sont hétérogènes [29].

Il faut suspecter une BOPI en cas de toux et de bronchorrhée chroniques, de râles crépitants localisés ou diffus, d'une diminution du murmure vésiculaire, d'épisodes de sibilants récidivants sans réponse évidente aux bronchodilatateurs, de pneumonies à répétition, de distension thoracique, d'épisodes d'hypoxémie, d'une cassure de la courbe staturo-pondérale, d'une limitation aux efforts physiques, d'épisodes de désaturation à l'effort et/ou durant le sommeil et, dans les cas les plus graves, de signes et de symptômes d'hypertension artérielle pulmonaire (HTAP). Les formes évoluées peuvent présenter une déformation thoracique et un hippocratisme digital [27, 34].

Un score de BOPI composé par l'histoire typique clinique (quatre points), l'infection de l'adénovirus (trois points) et la tomodensitométrie (TDM) haute résolution avec perfusion en mosaïque (quatre points) a été développé pour diagnostiquer les enfants de moins de 2 ans. Une valeur égale ou supérieure à 7 points a une spécificité de 100 % et une sensibilité de 67 % [31].

De nombreux patients porteurs de BOPI sont adressés, des années après la lésion initiale, avec un diagnostic d'asthme difficile à contrôler. Les altérations en TDM sont néanmoins plus accentuées pour la BOPI que l'asthme et, habituellement, il n'y a pas de normalisation fonctionnelle après prise de corticoïdes et de bronchodilatateurs [25, 26].

Pour confirmer le diagnostic de BOPI, il est indispensable d'écarter les autres affections respiratoires associées à une obstruction chronique des voies aériennes [29, 33, 34].

Diagnostic

Examens radiologiques (Figures 19-1, 19-2, 19-3, 19-4 et 19-5)

Après l'épisode aigu initial, on observe la persistance de la distension pulmonaire et du piégeage, généralisés ou prédominant au niveau de l'un des poumons, l'apparition de dilatations des bronches (DDB) et des atélectasies [27].

La TDM haute résolution est l'examen radiologique de choix pour le diagnostic. La confrontation des données cliniques, fonctionnelles et scanographiques a une valeur diagnostique élevée. La TDM évalue l'importance du piégeage et de la vasoconstriction hypoxique. Cette dernière est responsable de l'aspect en mosaïque caractéristique, mais non spécifique, de la BOPI [27, 34]. L'analyse en inspiration peut être complétée par des images en expiration. Par ailleurs la TDM détecte les atélectasies segmentaires et sous-segmentaires ainsi que les DDB [34].

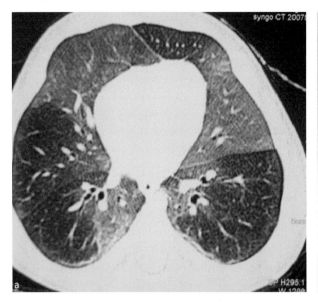 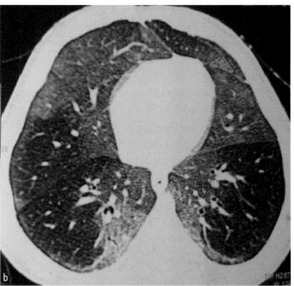

Figure 19-1 Tomodensitométrie haute résolution d'un garçon de 7 ans. Hospitalisation à l'âge de 5 mois pour pneumonie sévère et *wheezing*. Les EFR montrent un VEMS de 63 % de la valeur prédite. Il existe une distension importante, une hyperclarté des deux bases avec des zones d'atélectasies et des dilatations des bronches. (Service de Pneumologie pédiatrique de l'hôpital universitaire, université fédérale de Minas Gerais, Brésil.)

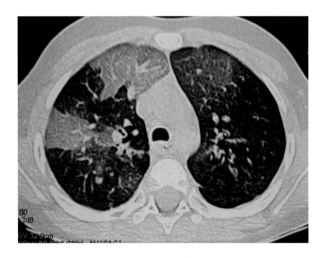

Figure 19-2 Tomodensitométrie thoracique. Aspect caractéristique en mosaïque du parenchyme pulmonaire qui montre une alternance de zones d'hypo- et d'hyperatténuation chez un enfant porteur de BO post-adénovirose.

Dans le syndrome de Swyer-James-MacLeod, qui est une forme particulière de BOPI, on observe un poumon clair unilatéral par la diminution de la vascularisation pulmonaire, une hypoplasie du parenchyme et un volume pulmonaire normal ou diminué.

Scintigraphie

Elle aide à évaluer l'extension, la distribution et la gravité des lésions bronchopulmonaires. Des altérations de ventilation/perfusion sont presque toujours présentes [41].

Lavage broncho-alvéolaire

Le lavage broncho-alvéolaire (LBA) évalue la persistance de l'inflammation au cours du suivi des patients. Il y a une augmentation de la cellularité avec une élévation du pourcentage de neutrophiles, une augmentation de l'interleukine 8 dans le LBA obtenu chez des patients plusieurs années après l'agression initiale, suggérant que le processus inflammatoire persiste à long terme [28].

Explorations fonctionnelles respiratoires

Le signe caractéristique est la présence d'un trouble ventilatoire obstructif fixe, de gravité variable, avec une diminution des débits expiratoires maximaux et une non-réponse ou une réponse minime aux bronchodilatateurs. La diminution accentuée (plus de 30 %) du DEM_{25-75} est un critère évocateur chez les enfants qui ont un tableau clinique compatible. Les courbes débit-volume ont un aspect concave et il peut y avoir une réduction de la capacité vitale forcée liée au piégeage aérien [34]. Une étude récente a néanmoins montré qu'environ 50 % des patients ont présenté une amélioration du VEMS de 12 % ou plus après salbutamol, impliquant un possible bénéfice clinique [36].

En pléthysmographie, il existe une distension avec augmentation du volume résiduel et du rapport volume résiduel/capacité pulmonaire totale [34]. La capacité pulmonaire totale est le plus souvent normale [32].

Enfin, lors d'un test de marche de 6 minutes, on peut observer une réduction de la distance parcourue, une désaturation et une sensation de dyspnée. La plupart des patients présentent aussi une diminution de la capacité fonctionnelle durant l'exercice [35].

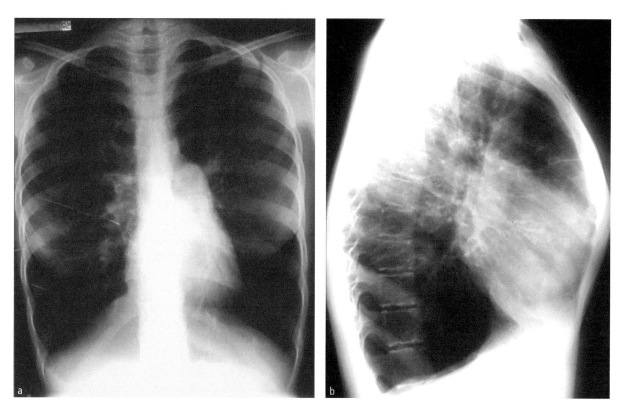

Figure 19-3 Radiographie du thorax de face (**a**) et de profil (**b**) chez une adolescente de 14 ans porteuse d'une insuffisance respiratoire chronique post-infection à *Mycoplasma pneumoniæ*. Distension bilatérale très importante avec élargissement des espaces clairs rétrosténal et rétrocardiaque.

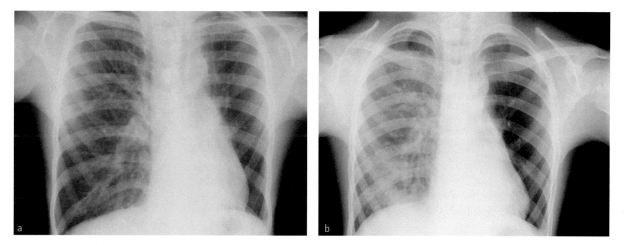

Figure 19-4 Radiographie du thorax de face en inspiration (**a**) et expiration (**b**). Syndrome de MacLeod post-adénovirose chez un garçon de 7 ans. Hyperclarté du poumon gauche augmentant à l'expiration.

Biopsie pulmonaire

L'examen histologique est la méthode de référence pour le diagnostic de BOPI [30].

Cependant, différentes études ont montré une bonne corrélation entre des critères cliniques et TDM et le diagnostic par biopsie [26, 32, 37]. La nécessité de pratiquer une biopsie pulmonaire pour confirmer le diagnostic est donc actuellement remise en question en raison des limitations et des risques du geste [27, 34].

Exploration cardiovasculaire

Une HTAP secondaire à la BOPI a pu être observée pour 6,5 à 15 % des patients [27, 30, 35]. Ces données suggèrent qu'il est prudent de réaliser une échocardiographie (et éventuellement un

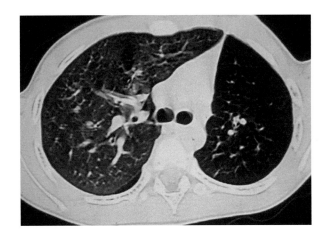

Figure 19-5 Tomodensitométrie thoracique. Même enfant qu'à la figure 19-4. Hyperclarté gauche avec hypovascularisation du parenchyme pulmonaire.

cathétérisme cardiaque) du fait du caractère pronostique péjoratif de l'HTAP.

Traitement

La BOPI est une maladie rare, les études cliniques randomisées sont donc difficiles à réaliser, et son traitement spécifique n'est pas encore clairement défini.

L'oxygénothérapie au long cours peut être nécessaire durant des mois, voire des années, pour maintenir la saturation au-dessus de 94 %. La kinésithérapie respiratoire est indiquée pour favoriser la mobilisation de la sécrétion. La réhabilitation pulmonaire peut améliorer la fonction de la musculature respiratoire de manière générale et une assistance nutritionnelle adaptée est importante pour compenser l'accroissement des pertes caloriques.

Les traitements suivants peuvent être utilisés :

– *corticostéroïdes* systémiques et inhalés avec l'objectif de réduire la composante inflammatoire, prescrits durant les exacerbations, pour une durée variable. Suite à l'oblitération bronchiolaire, la déposition de corticoïdes inhalés sur les régions lésées est compromise mais certains auteurs proposent, au décours de l'épisode aigu initial, des bolus de méthylprednisolone pour réduire ou inhiber la prolifération de fibroblastes et améliorer le parcours clinique de la BOPI [40]. Il semble qu'une immunosuppression prolongée soit nécessaire pour obtenir des gains de la fonction pulmonaire et prévenir le retour du processus inflammatoire. D'autres études sont nécessaires [33, 34] ;

– *bronchodilatateurs* à courte et longue durée, en cas de sibilants, généralement durant les infections respiratoires. Un essai clinique sur des patients pédiatriques porteurs de BOPI a démontré une diminution de l'obstruction des voies aériennes jusqu'à 24 heures après l'utilisation de tiotropium, ce qui suggère la possibilité de l'utiliser durant les exacerbations [39] ;

– *antibiotiques* oraux ou intraveineux pour traiter les infections en fonction de l'antibiogramme, spécialement en cas d'exacerbations afin de limiter le risque de nouvelles lésions pulmonaires. L'utilisation d'antibiotiques prophylaxiques peut être adoptée comme mesure alternative. L'azithromycine est utilisée pour ses propriétés anti-inflammatoires et immunomodulatrices [33, 34].

Chirurgie et transplantation pulmonaire

Chez les patients qui présentent des zones de DDB localisées avec des sécrétions purulentes persistantes et une destruction du parenchyme pulmonaire ou une atélectasie chronique, la résection chirurgicale de la région lésée peut se révéler nécessaire [33, 34]. Les formes les plus sévères d'évolution défavorable avec dépendance continue à l'oxygène, limitation physique importante, limitation sévère des débits sont des indications pour la transplantation pulmonaire.

Pronostic

La majorité des patients a tendance à présenter une amélioration lente et progressive, pouvant même ne plus être symptomatiques au long des années. La persistance des symptômes à long terme atteint toutefois environ 50 % des patients. La mortalité à la phase aiguë et après l'installation de la BOPI peut atteindre 20 et 10 % [33] respectivement, mais la plupart des articles publiés ont un recul de moins de cinq ans [33].

La majorité des travaux montre que la spirométrie des patients suivis à long terme reste stable sans réponse aux bronchodilatateurs. La plupart des études montrent un déclin de la fonction pulmonaire à long terme (Figure 19-6), plus accentué chez les patients qui ont présenté des anomalies plus étendues en TDM. Dans certains cas, la CVF augmente plus que le VEMS, suggérant un développement inégal du parenchyme pulmonaire et des voies

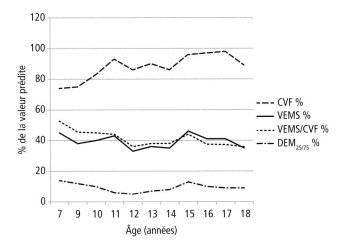

Figure 19-6 Évolution de la fonction pulmonaire d'une enfant atteinte de BOPI, après pneumopathie aiguë à l'âge de 9 mois, suivie jusqu'à l'âge de 18 ans. Il existe un trouble ventilatoire obstructif avec une CVF réduite par le piégeage aérien. Au fil des années, il y a une augmentation de la CVF qui caractérise la croissance pulmonaire et la persistance de l'obstruction.

aériennes (*dysanaptic growth*) [38]. Cela pourrait être lié à la multiplication des espaces aériens au cours de l'enfance et de l'adolescence. Il semble néanmoins que la reprise du développement pulmonaire concerne plus la multiplication alvéolaire que le diamètre des voies aériennes.

Des mesures préventives telles que la vaccination antipneumococcique et antigrippale ainsi que la diminution de l'exposition au tabagisme actif et passif sont indispensables.

> **Points clefs**
> - Le diagnostic de BOPI doit être porté chez un enfant avec une symptomatologie respiratoire sous-aiguë et des anomalies à la radiographie de thorax persistant plus de quatre à six semaines après un épisode infectieux pulmonaire aigu.
> - Une approche multidisciplinaire du traitement est nécessaire en raison de la complexité de la maladie afin d'améliorer les résultats à long terme.

BIBLIOGRAPHIE

Liens avec l'asthme

1. BLOMQVIST S, ROIVAINEN M, PUHAKKA T et al. Virological and serological analysis of rhinovirus infections during the first two years of life in a cohort of children. J Med Virol, 2002, *66* : 263-268.
2. CALIŞKAN M, BOCHKOV YA, KREINER-MØLLER E et al. Rhinovirus wheezing illness and genetic risk of childhood-onset asthma. N Engl J Med, 2013, *368* : 1398-1407.
3. CARROLL KN, WU P, GEBRETSADIK T et al. Season of infant bronchiolitis and estimates of subsequent risk and burden of early childhood asthma. J Allergy Clin Immunol, 2009, *123* : 964-966.
4. ESCOBAR GJ, MASAQUEL AS, LI SX et al. Persistent recurring wheezing in the fifth year of life after laboratory-confirmed, medically attended respiratory syncytial virus infection in infancy. BMC Pediatr, 2013, *13* : 97.
5. FOXMAN EF, STORER JA, FITZGERALD ME et al. Temperature-dependent innate defense against the common cold virus limits viral replication at warm temperature in mouse airway cells. Proc Natl Acad Sci USA, 2015, *112* : 827-832.
6. GREEN RM, CUSTOVIC A, SANDERSON G et al. Synergism between allergens and viruses and risk of hospital admission with asthma : case-control study. Br Med J, 2002, *324* : 763.
7. HOLT PG, SLY PD. Viral infections and atopy in asthma pathogenesis : new rationales for asthma prevention and treatment. Nat Med, 2012, *18* : 726-735.
8. HONG JY, BENTLEY JK, CHUNG Y et al. Neonatal rhinovirus induces mucous metaplasia and airways hyperresponsiveness through IL-25 and type 2 innate lymphoid cells. J Allergy Clin Immunol, 2014, *134* : 429-439
9. JACKSON DJ, GANGNON RE, EVANS MD et al. Wheezing rhinovirus illnesses in early life predict asthma development in high-risk children. Am J Respir Crit Care Med, 2008, *178* : 667-672.
10. KNEYBER MCJ, STEYERBERG EW, DE GROOT R, MOLL HA. Long-term effects of respiratory syncytial virus (RSV) bronchiolitis in infants and young children : a quantitative review. Acta Paediatr, 2000, *89* : 654-660.
11. KRISTJANSSON S, BJARNARSON SP, WENNERGREN G et al. Respiratory syncytial virus and other respiratory viruses during the first 3 months of life promote a local TH2-like response. J Allergy Clin Immunol, 2005, *116* : 805-811.
12. KUSEL MM, KEBADZE T, JOHNSTON SL et al. Febrile respiratory illnesses in infancy and atopy are risk factors for persistent asthma and wheeze. Eur Respir J, 2012, *39* : 876-882.
13. LAURENT C, DUGUÉ AE, BROUARD J et al. Viral epidemiology and severity of respiratory infections in infants in 2009 : a prospective study. Pediatr Infect Dis, J 2012, *31* : 827-831.
14. MOCHIZUKI H, KUSUDA S, OKADA K et al. Palivizumab prophylaxis in preterm infants and subsequent recurrent wheezing : 6 year follow up study. Am J Respir Crit Care Med, 2017, *196* : 29-38.
15. POORISRISAK P, HALKJAER LB, THOMSEN SF et al. Causal direction between respiratory syncytial virus bronchiolitis and asthma studied in monozygotic twins. Chest, 2010, *138* : 338-344.
16. RANTALA AK, JAAKKOLA MS, MÄKIKYRÖ EM et al. Early respiratory Infections and the development of asthma in the first 27 years of life. Am J Epidemiol, 2015, *182* : 615-623.
17. REGNIER SA, HUELS J. Association between respiratory syncytial virus hospitalizations in infants and respiratory sequelae : systematic review and meta-analysis. Pediatr Infect Dis J, 2013, *32* : 820-826.
18. SIGURS N, ALJASSIM F, KJELLMAN B et al. Asthma and allergy patterns over 18 years after severe RSV bronchiolitis in the first year of life. Thorax, 2010, *65* : 1045-1052.
19. STERN DA, GUERRA S, HALONEN M et al. Low IFN-gamma production in the first year of life as a predictor of wheeze during childhood. J Allergy Clin Immunol, 2007, *120* : 835-841.
20. TEACH SJ, GILL MA, TOGIAS A et al. Preseasonal treatment with either omalizumab or an inhaled corticosteroid boost to prevent fall asthma exacerbations. J Allergy Clin Immunol, 2015, *136* : 1476-1485.
21. THOMSEN SF, VAN DER SLUIS S, STENSBALLE LG et al. Exploring the association between severe respiratory syncytial virus infection and asthma : a registry-based twin study. Am J Respir Crit Care Med, 2009, *179* : 1091-1097.
22. VALKONEN H, WARIS M, RUOHOLA A et al. Recurrent wheezing after respiratory syncytial virus or non-respiratory syncytial virus bronchiolitis in infancy : a 3-year follow-up. Allergy, 2009, *64* : 1359-1365
23. WU P, DUPONT WD, GRIFFIN MR et al. Evidence of a causal role of winter virus infection during infancy in early childhood asthma. Am J Respir Crit Care Med, 2008, *178* : 1123-1129.

Bronchiolite oblitérante post-infectieuse

24. AGUERRE V, CASTAÑOS C, PENA HG et al. Postinfectious bronchiolitis obliterans in children : clinical and pulmonary function findings. Pediatr Pulmonol, 2010, *45* : 1180-1185.
25. ANDRADE W, LASMAR LM, RICCI C DE A et al. Phenotypes of severe asthma among children and adolescents in Brazil : a prospective study. BMC Pulm Med, 2015, *15* : 36.
26. BANDEIRA T, NEGREIRO F, FERREIRA R et al. Clinical, radiological, and physiological differences between obliterative bronchiolitis and problematic severe asthma in adolescents and young adults : the early origins of the overlap syndrome ? Pediatr Pulmonol, 2011, *46* : 573-580.
27. CASTRO-RODRIGUEZ JA, GIUBERGIA V, FISCHER GB et al. Postinfectious bronchiolitis obliterans in children : the South American contribution. Acta Pædiatr, 2014, *103* : 913-921.
28. CAZZATO S, POLETTI V, BERNARDI F et al. Airway inflammation and lung function decline in childhood post-infectious bronchiolitis obliterans. Pediatr Pulmonol, 2008, *43* : 381-390.

29. Champs NS, Lasmar LM, Camargos PA et al. Post-infectious bronchiolitis obliterans in children. J Pediatr (Rio J), 2011, *87* : 187-198.
30. Chiu CY, Wong KS, Huang YC, Lin TY. Bronchiolitis obliterans in children : clinical presentation, therapy and long-term follow-up. J Paediatr Child Health, 2008, *44* : 129-133.
31. Colom AJ, Teper AM. Clinical prediction rule to diagnose post-infectious bronchiolitis obliterans in children. Pediatr Pulmonol, 2009, *44* : 1065-1069.
32. Colom AJ, Maffey A, Garcia Bournissen F, Teper A. Pulmonary function of a paediatric cohort of patients with postinfectious bronchiolitis obliterans. A long term follow-up. Thorax, 2015, *70* : 169-174.
33. de Blic J, Deschildre A, Chinet T. Bronchiolite oblitérante postinfectieuse. Rev Mal Respir, 2013, *30* : 152-160.
34. Fischer GB, Sarria EE, Mattiello R et al. Post-infectious bronchiolitis obliterans in children. Paediatr Respir Rev, 2010, *11* : 233-239.
35. Mattiello R, Mallol J, Fischer GB et al. Pulmonary function in children and adolescents with postinfectious bronchiolitis obliterans. J Bras Pneumol, 2010, *36* : 453-459.
36. Mattiello R, Vidal PC, Sarria EE et al. Evaluating bronchodilator response in pediatric patients with post-infectious bronchiolitis obliterans : use of different criteria for identifying airway reversibility. J Bras Pneumol, 2016, *42* : 174-178.
37. Mauad T, Dolhnikoff M, São Paulo Bronchiolitis Obliterans Study Group. Histology of childhood bronchiolitis obliterans. Pediatr Pulmonol, 2002, *33* : 466-474.
38. Mosquera RA, Hashmi SS, Pacheco SE et al. Dysanaptic growth of lung and airway in children with post-infectious bronchiolitis obliterans. Clin Respir J, 2014, *8* : 63-71.
39. Teixeira MF, Rodrigues JC, Leone C, Adde FV. Acute bronchodilator responsiveness to tiotropium in postinfeccious bronchiolitis obliterans in children. Chest, 2013, *144* : 974-980.
40. Tomikawa SO, Adde FV, da Silva Filho LV et al. Follow-up on pediatric patients with bronchiolitis obliterans treated with corticosteroid pulse therapy. Orphanet J Rare Dis, 2014, *9* : 128.
41. Xie BQ, Wang W, Zhang WQ et al. Ventilation/Perfusion scintigraphy in children with post-infectious bronchiolitis obliterans : a pilot study. PLoS One, 2014, *9* : e98381.

# PNEUMOPATHIES ET PLEUROPNEUMOPATHIES BACTÉRIENNES

Véronique Houdouin et Muriel Le Bourgeois

Épidémiologie

Dans le monde, les pneumonies sont responsables d'un million de décès par an chez les enfants de moins de cinq ans, ce qui représente 15 % des décès dans cette classe d'âge [19]. Dans les pays industrialisés, le diagnostic de pneumonie repose sur des critères cliniques et radiologiques. La caractérisation des agents bactériens dépend des moyens diagnostiques mis en œuvre. Le traitement repose sur l'épidémiologie et reste probabiliste en ambulatoire.

Incidence des pneumopathies aiguës communautaires

Actuellement, l'incidence estimée des pneumonies aiguës communautaires (PAC) dans les pays industrialisés et en développement varie de 0,05 à 0,29 épisode par enfant et par an [7]. Le jeune âge est un facteur de risque de PAC, avec une plus forte incidence chez l'enfant âgé de moins de cinq ans. Dans les pays en voie de développement, la vaccination contre le pneumocoque a permis de diminuer d'un tiers les pneumonies de l'enfant confirmées par une radiographie de thorax et de 10 % les pneumonies sévères [19]. Dans les pays industrialisés, l'avènement du vaccin contre le pneumocoque à treize valences a permis de diminuer l'incidence des pneumonies hospitalisées de 22,5 en 2009 à 15,7/10 000 enfants en 2015 [14]. L'incidence des hospitalisations reste élevée pour les enfants de moins de deux ans (62,2/10 000) et diminue avec l'âge.

Étiologie bactérienne des pneumonies du nourrisson de moins de trois mois

(Tableau 20-I et Figure 20-1)

Chez le nourrisson, le pneumocoque reste le pathogène le plus fréquemment retrouvé entre un et trois mois, mais avant un mois, il faut évoquer en première intention le streptocoque du groupe B, *Staphylococcus aureus* et *Escherichia coli*. Le nourrisson n'ayant pas été vacciné, il faut rechercher à l'anamnèse la possibilité d'une coqueluche. Les germes atypiques sont également responsables de pneumopathies bactériennes chez le nourrisson [8].

Tableau 20-I Étiologie des pneumopathies bactériennes du nourrisson.

Pathogène	< 1 mois
Streptococcus pneumoniæ	+
Streptococcus agalactiæ	+++
Streptococcus pyogenes	
Staphylococcus aureus	++
Escherichia coli	++
Chlamydia trachomatis	+
Mycoplasma pneumoniæ	
Chlamydophyla pneumoniæ	
Bordetella pertussis	+
Hæmophilus influenzæ	+

Étiologie bactérienne au cours des PAC de l'enfant de plus de trois mois

(*voir* Figure 20-1)

L'avènement des techniques de biologie moléculaire a permis d'augmenter le nombre d'identification des pathogènes au cours des PAC. Lorsque tous les moyens diagnostiques sont mis en œuvre, un agent pathogène est identifié dans 80 % des PAC [14]. Quel que soit l'âge, la cause virale prédomine. Une co-infection bactérienne et virale se retrouve dans 10 à 40 % des PAC de l'enfant [7, 14]. L'infection virale altère l'épithélium bronchique, ce qui permet dans un deuxième temps la surinfection par un germe de portage : le pneumocoque mais également le staphylocoque ou les autres streptocoques. Avec la vaccination à treize valences contre le pneumocoque, celui-ci est moins fréquemment retrouvé mais reste le premier pathogène bactérien chez les enfants de moins de deux ans.

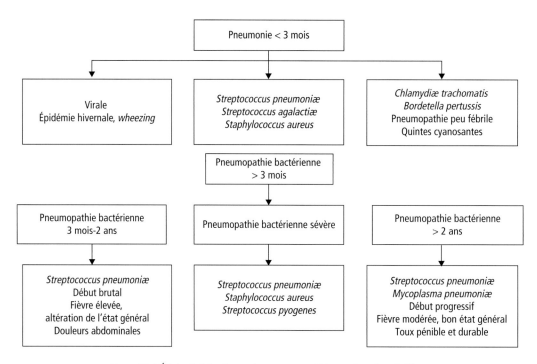

Figure 20-1 Étiologie infectieuse des pneumopathies en fonction de l'âge.

Au-delà de cet âge, *Mycoplasma pneumoniæ* est le principal agent incriminé [14]. Dans les formes sévères de PAC, *Staphylococcus aureus* et le streptocoque du groupe A sont fréquemment incriminés. L'association pneumopathie et choc toxique doit les faire évoquer.

Streptococcus pneumoniæ

Le pneumocoque, bactérie à Gram positif commensale du rhinopharynx, est le principal responsable de pneumopathie bactérienne chez les enfants âgés de moins de deux ans. Il existe plus de 90 sérotypes dont la répartition peut différer selon les pays. On peut diviser les sérotypes en trois groupes :
— les sérotypes fréquemment retrouvés dans le portage nasopharyngé (6A, 6B, 14, 19A, 19F, 23F) ;
— les sérotypes moins fréquents (10A, 11A, 15A, 15B/C, 33F, 35B) mais qui vont prendre la place du groupe précédent si ce dernier disparaît ;
— le groupe peu fréquent et très virulent (1, 4, 5, 7F, 8, 12F).

Parmi les sérotypes de portage, certains sont plus à risque de pneumonies (1, 5, 7F, 9V, 14, 19A, 22F, 33F) [2]. L'extension du vaccin à sept puis treize valences (1,3, 4, 5, 6A, 6B, 7F, 9V, 14, 18C, 19A, 19F, 23F) a permis de réduire d'environ un tiers les pneumonies des moins de deux ans, quelle qu'en soit la cause, et de moitié les pleuropneumonies. Cela s'est accompagné d'une modification du profil de résistance [1]. Actuellement, seulement un tiers des pneumocoques de portage sont intermédiaires à la pénicilline, soit une diminution de moitié par rapport à 2001. Néanmoins, on observe une émergence de sérotypes de remplacement 15A, 15B/C, 35B avec une résistance plus fréquente pour ces sérotypes, ce qui nécessite de poursuivre la surveillance [2]. Différents réseaux de surveillance permettent d'évaluer l'évolution des sérotypes et des résistances à l'échelon national et international. En France, deux réseaux de laboratoires hospitaliers permettent un suivi des infections à pneumocoques : le réseau Epibac coordonné par l'Institut de veille sanitaire qui assure le suivi de l'incidence des infections invasives à pneumocoques depuis 1991 et le réseau des observatoires régionaux du pneumocoque (ORP) coordonné par le centre de référence des pneumocoques (CNRP) (http://www.invs.sante.fr).

Mycoplasma pneumoniæ

L'enfant est le principal réservoir des germes intracellulaires, avec un portage possible. Les pneumopathies à germes atypiques évoluent sur un mode épidémique, essentiellement intrafamilial avec un taux d'attaque de 70 %. La survenue d'une pneumonie à germe atypique est exceptionnelle chez l'enfant de moins d'un an. L'incidence augmente avec l'âge et on retrouve ce pathogène chez 20 % des enfants de plus de 10 ans hospitalisés [14].

Staphylococcus aureus

Dans les pays développés la responsabilité de *S. aureus* dans les PAC bactériennes de l'enfant est devenue rare. Néanmoins, en présence d'une forme sévère, d'un tableau toxique ou chez le nourrisson, il faut l'évoquer. *S. aureus* peut synthétiser une toxine leucotoxique et nécrotique : la leucocidine de Panton et Valentine. Cette toxine est retrouvée dans moins de 5 % des

S. aureus et est responsable de pneumonie nécrosante chez le grand enfant et l'adolescent essentiellement. La présence de cette toxine est associée à un tableau sévère et à une mortalité plus importante [9]. Le portage communautaire de *S. aureus* résistant à la méthicilline est retrouvé dans moins de 10 % de la population pédiatrique, mais plus souvent dans les formes sévères [9].

Streptococcus pyogenes

Le streptocoque du groupe A est responsable de pneumonies sévères, principalement compliquées de pleuropneumopathies. En 2014, parmi les infections à streptocoque du groupe A rapportées chez l'enfant au centre de référence, les pneumopathies représentaient 14 % des infections invasives, accompagnées d'une pleurésie dans 40 % des cas. Le génotype *Emm*, facteur de virulence, est souvent présent et est rapporté à un tableau nécrotique : le génotype *emm1* est le plus fréquent parmi les infections pulmonaires de l'enfant. La sensibilité à la pénicilline est habituelle. Toutes les souches restent sensibles aux β-lactamines (pénicilline G, amoxicilline et céfotaxime) et aux glycopeptides (vancomycine et téicoplanine). La diminution de la fréquence des souches résistantes à l'érythromycine initiée il y a plus de dix ans se poursuit avec un taux de résistance à l'érythromycine de 1,4 % en 2014 (https://cnr-strep.fr/images/CNR-STREP/irapport/Rapport_activite_CNR_Strep_2014.pdf).

Diagnostic et particularités liées aux germes

Diagnostic clinique

L'examen clinique permet d'évaluer le risque de pneumonie chez l'enfant. La présence d'une tachypnée, d'une fièvre supérieure à 38,5 °C, l'existence de signes de lutte, la présence d'anomalies à l'auscultation pulmonaire et l'absence de sibilants sont les critères retenus par l'OMS pour poser le diagnostic de pneumonie. La tachypnée est un signe majeur en faveur d'une pneumonie. Elle doit être évaluée pendant une minute et doit être interprétée en fonction de l'âge (> 60/min chez les moins de 2 mois, > 50/min entre 2 et 12 mois, > 40/min entre 1 et 3 ans, > 30/min entre 3 et 5 ans). L'entourage reconnaît rarement la dyspnée et la respiration rapide comme signes d'alerte pour une pneumopathie. L'absence de tachypnée reste le meilleur critère pour écarter le diagnostic de pneumonie. Les autres signes cliniques revêtent une importance variable d'une étude à l'autre et n'ont de valeurs que positives. La présence de plusieurs de ces signes est nécessaire au diagnostic, et l'absence de tous les signes évocateurs de pneumonie a une bonne valeur prédictive négative [17]. L'auscultation peut être normale, en particulier chez le petit enfant chez qui la polypnée peut parfois rendre difficile la perception de crépitants. L'examen clinique ne permet pas de différencier une pneumopathie bactérienne ou virale.

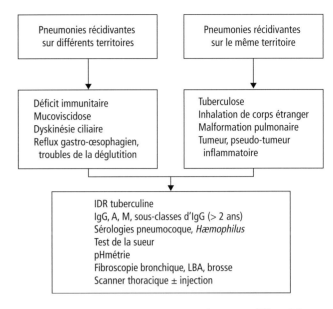

Figure 20-2 Pneumonies à répétition : diagnostic différentiel.

En présence de pneumonies à répétition, l'association de pneumopathies infectieuses à des otites aiguës récidivantes (plus de 4 à 8/an selon l'âge) ou à des infections sinusiennes chez les plus grands enfants doit faire évoquer un déficit de l'immunité humorale. D'autres diagnostics sont à évoquer en fonction de l'anamnèse et du tableau clinique (Figure 20-2).

Tableau clinique évocateur d'une infection à pneumocoque

Le début est brutal, associant une fièvre élevée parfois mal tolérée, une toux, une tachypnée et parfois une douleur thoracique. L'augmentation des vibrations vocales et la matité doivent être recherchées. Les anomalies auscultatoires (râles et crépitants) peuvent aider à localiser l'infection, mais l'auscultation pulmonaire peut être normale chez le nourrisson. Le souffle tubaire peut apparaître à la phase d'état. Les douleurs abdominales sont retrouvées dans environ 10 % des PAC à pneumocoque hospitalisées. Elles peuvent être au premier plan, mimant un tableau appendiculaire. Les formes pseudo-méningées sont également plus fréquemment retrouvées dans les infections à pneumocoque. La rougeur des pommettes et le bouquet de vésicules d'herpès péribuccal sont des signes classiques. Un syndrome hémolytique et urémique (SHU) peut survenir au cours des pneumonies à pneumocoque sévères. Lorsque le tableau clinique est celui d'une infection bactérienne respiratoire sévère à *Streptococcus pneumoniæ* (ou *Hæmophilus influenzæ*), il faut rechercher des corps de Jolly sur la NFS, témoin d'une asplénie fonctionnelle. Une échographie abdominale doit également évaluer la présence et la taille de la rate. De façon plus spécifique, une exploration des voies classiques et alternes du complément est réalisée.

Tableau clinique évocateur d'une pneumonie à *M. pneumoniæ*

Le diagnostic est évoqué devant une toux durable, d'installation progressive, chez un enfant de plus de deux ans, en bon état général, volontiers dans un contexte d'épidémie familiale. Une symptomatologie ORL peut être associée. Les tableaux cliniques peuvent être très variés : myalgies, signes cutanés, arthralgies ou arthrites. L'association pneumonie et anémie hémolytique doit faire évoquer le diagnostic. Des complications sont possibles mais rares : épanchement pleural, abcès, pneumatocèle. La survenue de séquelles à type de dilatation des bronches ou de bronchiolite oblitérante est possible. Enfin, *M. pneumoniæ* est parfois impliqué dans l'apparition ou les exacerbations d'asthme.

Tableau clinique évocateur d'une pneumonie à *S. aureus*

S. aureus est responsable d'infection des voies aériennes basses souvent sévère : abcès pulmonaire, pleuropneumonie, pneumatocèle, choc toxinique. L'évolution d'une pneumonie à *S. aureus* est souvent celle d'une pneumonie nécrosante. La responsabilité de *S. aureus* doit être évoquée en présence d'une atteinte cutanée associée, d'un aspect de bulle ou de pneumatocèle à la radiographie de thorax, en cas de déficit immunitaire et également dans un contexte d'infection nosocomiale. La possibilité d'une PAC à *S. aureus* sécréteur de toxine de Panton et Valentine doit être évoquée chez l'enfant qui, à la suite d'un syndrome grippal, présente une pneumonie nécrosante rapidement évolutive, un tableau toxinique (troubles hémodynamiques, rash cutané, diarrhée, cytolyse hépatique) et une leucopénie. L'atteinte osseuse et articulaire doit être recherchée et l'évolution mortelle est possible. La leucopénie est associée à un risque de décès [9].

Tableau clinique évocateur d'une pneumonie à *S. pyogenes*

Le tableau est essentiellement celui d'une pleuropneumonie sévère, parfois associé à un tableau toxinique. La varicelle ou la prise de corticostéroïdes sont rapportées comme facteur de risque. La présence d'un choc toxinique (troubles hémodynamiques, rash, diarrhées, leucopénie) nécessite souvent une prise en charge en réanimation. L'évolution vers le décès, essentiellement liée au choc toxinique, est possible [3].

Tableau clinique évocateur d'une pneumonie à anaérobies

Les infections pulmonaires à anaérobies doivent être évoquées dans un contexte de pneumopathie d'inhalation ou de mauvais état dentaire. L'évolution vers des pneumonies nécrosantes ou des abcès est fréquente.

Investigations radiologiques, examens non spécifiques et microbiologiques

Examens radiologiques

Radiographie de thorax

La radiologie de thorax permet d'apporter la preuve de la pneumonie. Sa réalisation ne doit pas retarder la mise en route d'une antibiothérapie si elle est décidée. En l'absence de signes cliniques évocateurs d'une pneumonie (fièvre, tachypnée, signes de lutte, anomalies auscultatoires), la radiographie n'est pas justifiée. La radiographie de thorax n'est pas systématique dans tous les pays ; ainsi dans les pays anglo-saxons, elle n'est pas recommandée pour les pneumonies non hospitalisées d'évolution rapidement favorable [4, 11]. En France, les indications d'une radiographie de thorax sont la présence d'une fièvre avec auscultation pulmonaire évocatrice d'une pneumonie, d'une fièvre même isolée en particulier chez le nourrisson, d'une toux fébrile persistante, de pneumonies récidivantes, d'un doute diagnostique avec une infection bronchique. Le cliché doit être réalisé de face, en inspiration et en position debout si possible, le profil ne se justifie pas en première intention. La radiographie de face en expiration sera réalisée en cas de doute sur une inhalation de corps étranger. La radiographie peut être normale dans les 72 premières heures suivant le début des symptômes. Classiquement, le diagnostic de pneumonie repose sur la présence d'une opacité parenchymateuse, alvéolaire, unique ou multiple, parfois bilatérale. Une opacité systématisée avec bronchogramme aérien évoque une étiologie bactérienne, notamment pneumococcique. Les pneumonies rondes sont particulières à l'enfant. Il n'existe aucun critère radiologique spécifique de l'infection à *M. pneumoniæ* qui peut revêtir différents aspects (Figure 20-3) : un infiltrat interstitiel, une condensation alvéolaire systématisée, des adénopathies hilaires ou plus rarement un épanchement pleural. La recherche de complications telles que la présence d'un ou de plusieurs abcès, d'une pleurésie, d'une atélectasie est sys-

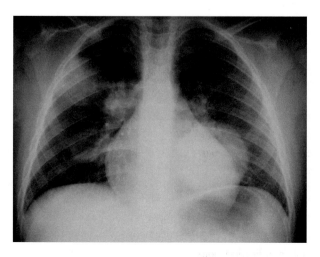

Figure 20-3 Pneumopathie à *Mycoplasma pneumoniæ*.

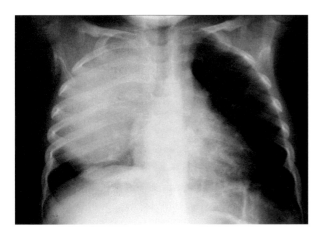

Figure 20-4 Pneumonie d'allure pseudo-tumorale.

tématique. Le contrôle radiologique est indispensable pour s'assurer de la complète normalisation radiologique lors de complications (pleurésies, abcès, atélectasie), d'adénopathies, de pneumonie ronde (pour éliminer un syndrome tumoral) (Figure 20-4), d'une mauvaise évolution clinique ou de pneumopathies à répétition.

Échographie thoracique

Avec l'amélioration des techniques d'imagerie, la confirmation de la pneumonie à l'aide de l'échographie au lit du patient va devenir de plus en plus fréquente. Sa réalisation nécessite une dizaine de minutes et permet de réduire l'indication de la radiographie de thorax [15]. Les valeurs prédictives positive et négative de cet examen sont bonnes chez l'enfant (93 et 96 % respectivement) [18]. À l'état normal, le poumon rempli d'air bloque les ultrasons. Le syndrome alvéolaire donne un tableau de condensation alvéolaire ou de consolidation pulmonaire, souvent asymétrique, avec un aspect d'hépatisation du parenchyme pulmonaire (Figure 20-5) : échogène et hétérogène, avec des opacités hyperéchogènes punctiformes ou linéaires (bronchogramme aérique). Il peut s'y associer des images de nécrose ou d'abcès (zone hypoéchogène définie et régulière). Une collection gazeuse va donner une barrière fortement hyperéchogène. L'épanchement pleural parapneumonique de faible abondance est à distinguer de la pleurésie. Dans les cas de pneumopathie interstitielle, on retrouve des lignes verticales qui vont effacer les lignes d'artefact du poumon sain. L'échographie est capable de diagnostiquer des foyers de condensation centimétrique non vus à la radiographie, avec un retentissement probable sur la prescription d'antibiotiques. Des études complémentaires sont donc encore nécessaires pour étudier l'impact de l'échographie sur la prise en charge des pneumonies de l'enfant [15].

Tomodensitométrie thoracique

La tomodensitométrie (TDM) thoracique n'a pas sa place dans la prise en charge des PAC, mais elle peut se justifier en présence d'une complication pour aider dans la prise en charge thérapeutique [13].

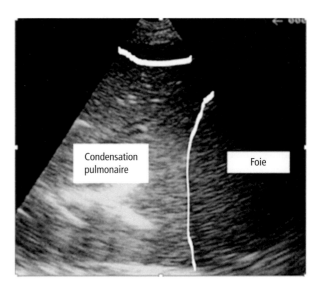

Figure 20-5 Échographie pulmonaire avec mise en évidence d'une condensation pulmonaire.

Examens non spécifiques

La réalisation d'examens complémentaires n'est pas justifiée pour la prise en charge ambulatoire d'une pneumonie non compliquée. La réalisation d'un bilan inflammatoire permet de guider la mise en route et le maintien d'une antibiothérapie, mais ne permet pas de poser le diagnostic d'infection bactérienne. Il existe un chevauchement des valeurs de la procalcitonine (PCT) et des autres marqueurs inflammatoires (CRP, globules blancs) entre les pneumopathies virales et bactériennes, y compris à pneumocoque. Ce chevauchement ne permet pas de fixer un seuil discriminant. L'élaboration des stratégies thérapeutiques guidées par la valeur de la PCT dans les infections respiratoires basses a été proposée chez les adultes. Peu d'études ont évalué cette approche chez l'enfant, mais le dosage de la PCT à deux reprises permettrait de réduire le nombre et la durée des antibiothérapies. La fonction rénale et l'ionogramme sont des examens nécessaires pour la prise en charge des pneumopathies bactériennes hospitalisées à la recherche d'une sécrétion inappropriée d'hormone antidiurétique ou d'un SHU, complication possible au cours des infections à pneumocoques.

Examens microbiologiques spécifiques

Hémocultures

Dans une PAC non compliquée, seules 3 à 10 % des hémocultures sont positives. La recherche du germe et d'une résistance à l'antibiothérapie justifie la réalisation de cet examen chez les enfants hospitalisés.

Prélèvement nasopharyngé et biologie moléculaire

L'aspiration nasopharyngée, réalisable chez les enfants de moins de cinq ans, convient pour le diagnostic rapide de pneumonies virales par immunofluorescence directe, PCR ou culture et pour le diagnostic par PCR de mycoplasme. La réalisation de PCR sur un prélèvement nasopharyngé est particulièrement utile pour le diagnostic de pneumonies atypiques. *M. pneumoniæ* adhérant aux cellules respiratoires, les résultats de la PCR sont conditionnés par la qualité du prélèvement. Le portage sain chez l'enfant diagnostiqué par méthode de biologie moléculaire est de l'ordre de 20 %. La méthode directe d'amplification génique par PCR ne permet donc pas pour le moment de différencier portage et infection. Il faut donc réaliser et interpréter la présence d'un signal PCR positif dans un contexte de PAC comme évocateur d'infection à *M. pneumoniæ* [12]. *C. pneumoniæ* peut faire partie de la flore commensale oropharyngée de l'hôte, rendant plus délicate l'interprétation d'un résultat positif d'une PCR. Dans un contexte d'infection respiratoire basse chez l'enfant de plus de trois mois, une PCR de *C. pneumoniæ* positive reste donc difficile à interpréter.

Examen cytobactériologique des crachats

L'examen cytobactériologique des crachats (ECBC) de réalisation difficile chez l'enfant, n'a aucun intérêt en pratique courante.

Antigène soluble urinaire pneumococcique

Il s'agit d'un examen recherchant dans les urines un antigène de paroi : le polysaccharide C commun à tous les pneumocoques. Il a l'avantage d'être de réalisation aisée. Mais le portage nasopharyngé est fréquent chez les enfants et responsable de nombreux faux positifs du BinaxNOW® urinaire qui est donc beaucoup moins spécifique que chez l'adulte. Chez l'adolescent, pour qui le portage du pneumocoque est proche de celui de l'adulte, le BinaxNOW® pourrait être utilisé en cas de doute diagnostique sur une infection respiratoire basse à pneumocoque [12].

Sérologies

La sérologie dans le diagnostic étiologique des infections respiratoires basses est un examen tardif et a été remplacée par les techniques de microbiologie moléculaire.

Prise en charge et traitement

(Figure 20-6)

Critères d'hospitalisation

La majorité des pneumonies est traitée en ambulatoire. Néanmoins, certains critères doivent conduire à une hospitalisation (Tableau 20-II). La persistance de la fièvre malgré un traitement bien conduit peut amener à hospitaliser l'enfant.

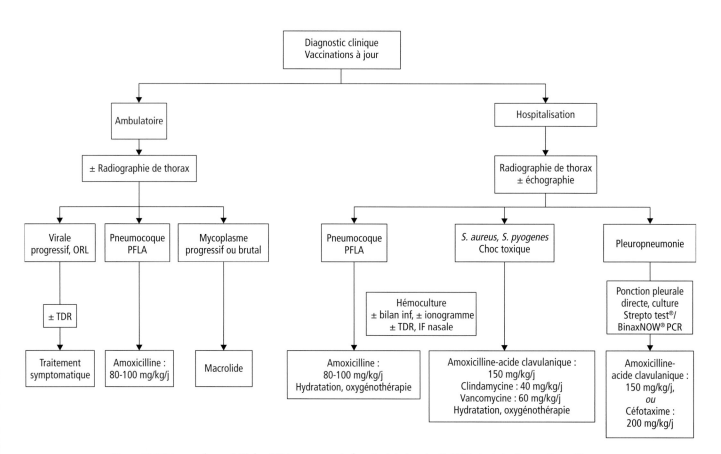

Figure 20-6 Prise en charge initiale. PFLA : pneumonie franche lobaire aiguë ; TDR : test de diagnostic rapide.

Tableau 20-II Critères d'hospitalisation.

Signes de choc toxique
- Troubles hémodynamiques
- Rash cutané, diarrhée

Signes respiratoires
- Épuisement respiratoire, geignement, signes de lutte importants
- $SpO_2 < 92\%$
- Hypercapnie : sueurs, HTA
- Signes digestifs
- Vomissements
- Refus de boire
- Déshydratation

Fièvre mal tolérée, asthénie importante

Terrain
- Déficit immunitaire
- Drépanocytose
- Cardiopathie congénitale
- Mucoviscidose
- Dysplasie bronchopulmonaire
- Âge < 6 mois

Signes radiologiques
- Épanchement pleural
- Pneumopathie étendue à plus de deux lobes
- Abcès

Antibiothérapie

Chez l'enfant, le diagnostic de pneumonie impliquait une antibiothérapie systématique. Depuis la mise en place de la vaccination antipneumococcique, celle-ci peut être discutée dans le cadre restreint d'un enfant qui ne présente aucun critère de mauvaise tolérance, dont les vaccinations sont à jour pour *Hæmophilus* et le pneumocoque, pour lequel un diagnostic d'infection virale est probable (épidémie, contage) ou certain (test de diagnostic rapide) ; le traitement symptomatique seul peut être alors proposé si l'enfant peut être réévalué dans les 48 heures [4, 7].

Le choix de l'antibiotique doit tenir compte de l'épidémiologie bactérienne et de la sensibilité aux antibiotiques des différents germes. La cible privilégiée de l'antibiothérapie est au cours d'une pneumopathie chez l'enfant de moins de trois ans le pneumocoque et, après l'âge de trois ans, les germes atypiques.

Pneumonie à *S. pneumoniæ*

Le mécanisme de résistance aux β-lactamines est lié à des modifications des protéines de liaison aux pénicillines (PLP). Selon les modifications d'une ou de plusieurs PLP, la diminution de sensibilité concerne la pénicilline G seule ou en association à d'autres β-lactamines (amoxicilline, céphalosporines). Le rapport de 2015 du centre national de référence (CNR) fait état d'un pourcentage de pneumocoques de sensibilité diminuée (intermédiaire + résistant) à la pénicilline (PSDP) dans les infections invasives de l'enfant de 17 %. Le pourcentage d'isolats de sensibilité diminuée à l'amoxicilline était de 3 % et au céfotaxime de 1 %. Il est essentiel de déterminer la concentration minimale inhibitrice à ces trois antibiotiques lorsque le germe est isolé. Compte tenu des critères pharmacocinétiques et pharmacodynamiques de l'amoxicilline au niveau du parenchyme pulmonaire, l'amoxicilline reste la β-lactamine orale la plus efficace, y compris sur des souches de sensibilité diminuée, à la posologie de 80 à 100 mg/kg/j en trois prises per os [7, 11].

La durée de l'antibiothérapie est courte. Il est difficile de transposer les études d'antibiothérapie de moins de sept jours, des pays en voie de développement aux pays où le diagnostic de PAC repose sur une association clinique et radiologique. Néanmoins, ces études ont permis de reconsidérer la durée de l'antibiothérapie dans les pays développés. Actuellement, la durée de l'antibiothérapie doit être réfléchie en fonction de la sévérité initiale et de la cinétique de l'amélioration pour la réduire entre 7 et 10 jours [7, 11].

Les macrolides ne doivent plus être considérés comme actifs sur le pneumocoque. En 2014, le taux de résistances des pneumocoques aux macrolides chez l'enfant était de 23 %.

En cas d'allergie à la pénicilline sévère et immédiate, toutes les pénicillines et céphalosporines sont contre-indiquées. Après l'âge de 6 ans, un traitement par pristinamycine (50 mg/kg/j) peut être proposé par voie orale pendant 10 jours. Avant l'âge de 6 ans, une hospitalisation est recommandée pour mise en place d'une antibiothérapie adaptée. Si le tableau clinique est sévère, un traitement par céphalosporine de troisième génération sera proposé sous surveillance médicale. En effet, le risque d'allergie croisée est extrêmement faible. Au décours, un bilan allergologique est nécessaire. Si l'allergie est de type retardé ou sans signe de gravité, il est possible de proposer une antibiothérapie à l'aide d'une céphalosporine par voie veineuse en hospitalisation.

Pour prévenir les infections invasives à pneumocoque, le vaccin à treize valences (Prevenar 13®) est recommandé pour tous les enfants de moins de 2 ans (une injection à 2 et 4 mois de vie et un rappel à 11 mois). Pour les enfants de plus de 2 ans à risque d'infections invasives à pneumocoque, le vaccin à vingt-trois valences en association au vaccin à treize valences en fonction de l'âge et du statut vaccinal antérieur est recommandé.

Pneumonie à germe atypique

Les germes atypiques sont naturellement résistants aux β-lactamines car dépourvus de parois, ainsi qu'à la rifampicine et au cotrimoxazole. Ils sont sensibles aux macrolides et aux fluoroquinolones. On dispose de peu de données sur la résistance.

Le traitement recommandé est un macrolide : clarithromycine, à la posologie de 15 mg/kg/j en deux prises per os pendant 10 jours ; josamycine, à la posologie de 50 mg/kg/j en deux prises pendant 14 jours ; azithromycine, à la dose de 15 à 20 mg/kg/j sans dépasser 500 mg/j en une prise pendant 3 jours [8].

Pneumonie avec choc toxinique

La présence de signes en faveur d'un choc toxique doit conduire à une thérapie sur le germe et sur la toxine. Le germe en cause est le plus souvent *S. aureus* et plus rarement *S. pyogenes*. *S. aureus* résistant à la méthicilline est retrouvé plus fréquemment dans une pneumonie avec choc toxinique, justifiant ainsi un traitement par vancomycine en première intention [9] associée à l'amoxicilline-acide clavulanique à forte dose (150 mg/kg/j en trois prises) en raison de sa meilleure disponibilité intrapulmonaire si le staphylocoque est méthisensible et s'il s'agit de *S. pyogenes*, et à la clindamycine (40 mg/kg/j en trois prises) en raison de son activité antitoxinique (son action sur le ribosome bactérien va permettre de bloquer la production d'exotoxine). La gravité du tableau nécessite un traitement par voie veineuse. L'adaptation de l'antibiothérapie est nécessaire dès la mise en évidence du germe et de son antibiogramme.

Évaluation de l'efficacité thérapeutique

(Figure 20-7)

L'évaluation de l'efficacité thérapeutique (disparition de la fièvre principalement) est faite dans les 48 à 72 heures. En l'absence d'amélioration sous traitement, il faut réévaluer le tableau clinique, contrôler la radiographie de thorax, s'assurer de l'absence de critères d'hospitalisation, réaliser une échographie pleurale en cas de doute sur une pleurésie, changer l'antibiothérapie ou adapter la posologie en fonction des pathogènes mis en évidence et de leurs antibiogrammes.

Complications

Pleuropneumonies

Épidémiologie

La pleurésie purulente est la complication la plus fréquente des pneumopathies aiguës bactériennes chez l'enfant. Elle représente environ 40 % des pneumonies hospitalisées [11]. Elle touche surtout les enfants de moins de cinq ans. L'identification microbiologique, plus aisée grâce à l'analyse du liquide pleural, est possible dans environ 55 % des cas. *S. pneumoniæ* est de loin la bactérie la plus fréquemment en cause, les autres pathogènes retrouvés sont

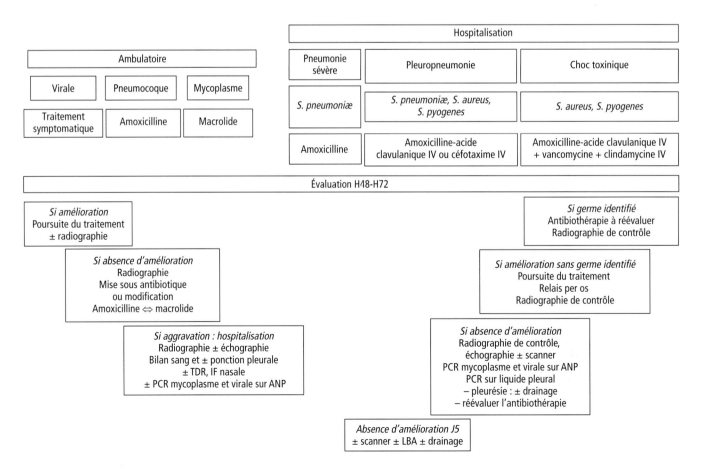

Figure 20-7 Évaluation à 48 heures. ANP : aspiration nasopharyngée ; IF : immunofluorescence ; TDR : test de diagnostic rapide.

principalement *S. pyogenes* et *S. aureus* (< 10 % des cas). Une augmentation de l'incidence des empyèmes a été rapportée en Europe et aux États-Unis après la mise en place du vaccin antipneumococcique à sept valences, majoritairement due à des souches de pneumocoques non vaccinales. L'utilisation des anti-inflammatoires non stéroïdiens, lors d'une infection virale, augmente le risque de survenue d'empyème [16]. L'élargissement du vaccin antipneumococcique à treize valences a permis une réduction de la moitié des hospitalisations pour une pleurésie à pneumocoque [1].

Diagnostic

Le diagnostic est évoqué d'emblée devant une douleur thoracique associée à une fièvre volontiers élevée. L'examen clinique révèle typiquement une diminution du murmure vésiculaire et une matité à la percussion. Le diagnostic est confirmé par la radiographie de thorax de face complétée par une échographie pleurale. L'échographie pleurale permettra d'évaluer l'abondance de l'épanchement, la présence de cloisonnement et pourra guider la ponction pleurale. Parfois, c'est l'absence d'amélioration clinique chez un enfant traité pour pneumopathie aiguë qui fait évoquer une complication et impose une radiographie de thorax de contrôle. Il faut évaluer les signes de mauvaise tolérance respiratoire (déviation médiastinale, hypoxie, polypnée) qui sont des éléments décisionnels importants pour la prise en charge : drainage voire chirurgie d'emblée, transfert en unité de soins intensifs.

Dans ce contexte de pleuropneumopathie aiguë infectieuse, la ponction pleurale est indispensable si l'épanchement mesure plus de 10 mm [4] (Figure 20-8). Les hémocultures sont positives dans 10 à 15 % des cas d'empyème. On recherchera des signes biologiques de SHU, complication possible des infections invasives à pneumocoques. La tomodensitométrie thoracique n'est pas systématique mais peut être indiquée pour faire la part de l'épanchement et d'une éventuelle pneumopathie rétractile et ainsi mieux évaluer l'indication d'un drainage.

Examens spécifiques du liquide pleural

Le diagnostic de pleurésie purulente est défini par des critères morphologiques : aspect macroscopiquement purulent et/ou critères biologiques de Light :
– exsudat avec protéines ≥ 30 g/l ;
– prédominance de polynucléaires neutrophiles avec au moins un des critères suivants : pH ≤ 7,2, glucose ≤ 40 mg/dl, LDH > 1 000 UI/l.

Le diagnostic microbiologique repose sur l'analyse du liquide pleural. L'analyse bactériologique classique (directe et culture) du liquide pleural doit être réalisée systématiquement en cas d'épanchement pleural associé ou non à une pneumonie. La culture permet l'identification bactériologique dans 20 à 50 % des cas. Cette identification s'élève à 90 % grâce à la recherche d'antigènes solubles ou à la réalisation de PCR spécifique ou 16S sur le liquide pleural.

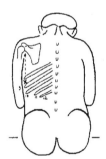

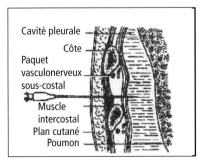

Site de ponction
Ligne scapulaire ou axillaire postérieure :
au-dessus du 4e espace intercostal en antérieur,
du 8e espace intercostal en postérieur

Position de l'enfant
Enfant scopé, voie d'abord veineuse,
SaO$_2$ transcutanée, oxygène à proximité,
asepsie
Enfant en position assise, les bras posés
en avant sur un oreiller ou décubitus latéral

Piquer avec l'aiguille montée sur la tubulure, le robinet à trois voies et la seringue, perpendiculairement à la paroi thoracique en longeant le bord supérieur de la côte inférieure et en aspirant légèrement

Matériel
Cathéter de 18 ou 22 gauges
Robinet trois voies
Seringue 20 ou 50 ml
Petite tubulure
Lidocaïne 1%
Aiguille hypodermique

Anesthésie, sédation
Anesthésie locale de contact par Emla®
Sédation par MEOPA (sauf si pneumothorax)
et/ou midazolam
Anesthésie sous-cutanée par lidocaïne 1 %

Figure 20-8 Ponction pleurale.

La recherche d'antigènes pneumococciques par BinaxNOW® dans le liquide pleural est recommandée pour le diagnostic de pleuropneumopathie à pneumocoque chez l'enfant [12], même après le début des antibiotiques et même chez un enfant vacciné contre le pneumocoque. Son interprétation est facile, le liquide pleural étant normalement stérile. Sa réponse est rapide et son coût faible par rapport à celui des diagnostics moléculaires. Il n'existe pas de réaction croisée avec d'autres genres bactériens, et les possibles réactions croisées avec *S. oralis* ou *S. mitis* éventuellement détectés ne posent pas de problème diagnostique car ils ne sont pas responsables de pleurésie purulente. En cas de suspicion de pleurésie à streptocoque du groupe A, l'utilisation du Strepto test® a également montré son efficacité [3]. Si les tests rapides et la culture sont négatifs, la réalisation d'une PCR ciblée sur le gène *lytA* du pneumocoque sur le liquide pleural est recommandée pour les laboratoires qui en disposent. Si la PCR du pneumocoque dans le liquide pleural est négative, la recherche diagnostique peut être complétée par la réalisation d'une PCR ADNr 16S ciblant d'autres germes rencontrés dans les pleurésies de l'enfant [12]. La meilleure sensibilité de la PCR par rapport à la culture prend ici tout son intérêt, d'autant plus qu'en pratique clinique, les enfants atteints de pleurésie purulente ont souvent reçu une antibiothérapie préalable. Plusieurs études pédiatriques confirment l'intérêt de la PCR dans le diagnostic des pleurésies purulentes à pneumocoque de l'enfant.

Traitement

L'antibiothérapie est obligatoire mais il n'existe à l'heure actuelle aucun consensus sur sa modalité. Le tableau d'une pleurésie purulente est différent de celui d'un épanchement parapneumonique. L'aspect purulent et cloisonné à l'échographie semble être un des critères prédictifs d'une évolution plus lente vers la guérison [20]. La valeur élevée des LDH est souvent pronostique d'une inflammation prolongée. Afin d'obtenir une bonne pénétration dans la plèvre, il est nécessaire d'utiliser des doses élevées d'antibiotiques, administrés par voie veineuse pendant la période initiale avec une répartition des doses qui offre la meilleure pharmacocinétique et pharmacodynamique. Le choix de l'antibiothérapie initiale doit être adapté à l'écologie bactérienne locale des causes de pneumopathies bactériennes. En France, en l'absence d'identification bactérienne, l'antibiothérapie intraveineuse doit couvrir *S. pneumoniæ*, *S. aureus* et *S. pyogenes*, l'utilisation de l'amoxicilline-acide clavulanique à la dose de 150 mg/kg/j ou celle du céfotaxime à la dose de 200 mg/kg/j sont possibles en trois injections quotidiennes. S'il existe des signes toxiniques, on y ajoutera de la vancomycine (60 mg/kg/j) dans l'éventualité d'un staphylocoque méthirésistant et de la clindamycine (40 mg/kg/j) à visée antitoxinique [5]. L'antibiothérapie doit être réévaluée dans les 48 premières heures et adaptée au pathogène identifié ainsi qu'à son antibiogramme s'il a été mis en évidence en culture. Le syndrome inflammatoire peut persister longtemps. Le drainage n'est pas systématique et la prise en charge est très diverse en Europe [10]. La prise en charge invasive à l'aide d'un drainage avec ou sans fibrinolytique ne semble pas raccourcir la durée d'hospitalisation [20]. Dans notre expérience, le drainage est réservé aux pleurésies de grande abondance (déviation médiastinale) et/ou mal tolérées (signes de lutte, oxygénodépendance) et prend en compte l'existence d'une pneumopathie sous-jacente. Le relais de l'antibiothérapie par voie orale est envisagé lorsqu'il y a une amélioration clinique et biologique avec un syndrome inflammatoire diminué et contrôlé. La durée totale de l'antibiothérapie est prolongée quatre à six semaines. La normalisation radiologique peut être longue.

Abcès pulmonaire

L'abcès pulmonaire est relativement rare chez l'enfant. Il est secondaire à une suppuration pulmonaire, une nécrose du parenchyme qui s'organise dans une cavité à parois épaisses. *S. aureus* est le plus souvent responsable de cette évolution. D'autres germes sont à rechercher : *Streptococcus viridans*, streptocoque du groupe A, plus rarement le pneumocoque et *H. influenzæ*. Cette complication est à évoquer devant une fièvre persistante associée à une tachypnée et à une toux productive. La radiographie de thorax permet de faire le diagnostic. Un niveau liquide est habituellement retrouvé au sein d'une opacité ronde (Figure 20-9). En cas de doute, la TDM thoracique peut être utile au diagnostic. En cas d'évolution longue, elle est réalisée afin d'éliminer une anomalie sous-jacente (séquestration, emphysème lobaire géant, corps étranger). L'antibiothérapie est une antibiothérapie à large spectre actif contre *S. aureus*. Un traitement par métronidazole peut être indiqué en cas de suspicion d'une pneumopathie d'inhalation n'évoluant pas correctement sous amoxicilline-acide clavulanique. La durée de l'antibiothérapie est discutée en fonction de l'évolution clinique et du germe retrouvé. L'évolution radiologique peut être longue alors que la guérison clinique est obtenue.

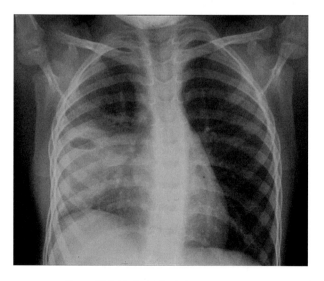

Figure 20-9 Abcès à *Staphylococcus aureus*.

Pneumatocèle

La pneumatocèle est une cavité à parois fines, remplie d'air, secondaire à la destruction des alvéoles et des bronchioles. Cette complication est particulièrement fréquente au cours des pneumonies nécrosantes à *S. aureus*. Elle peut se compliquer d'un pneumothorax ou d'un pyopneumothorax. En l'absence de signes de compression, l'abstention est la règle et la régression spontanée est observée dans les 6 mois.

> **Points clefs**
>
> - *Streptococcus pneumoniæ* et *Mycoplasma pneumoniæ* sont les deux principaux pathogènes bactériens responsables des pneumonies aiguës communautaires.
> - La prise en charge s'est modifiée avec la mise en place du vaccin antipneumococcique à treize valences : le pneumocoque est moins fréquent, plus sensible et moins fréquemment responsable de pleurésies.
> - Si la prise en charge est ambulatoire avec des arguments pour une pneumonie virale, l'antibiothérapie n'est plus systématique si l'enfant peut être revu.
> - Si la présentation clinique est sévère, il faut évoquer le pneumocoque mais également le staphylocoque et le streptocoque du groupe A.
> - L'évaluation à 48 heures du diagnostic doit être systématique.
> - La pleurésie doit être évoquée devant une forme sévère ou une aggravation clinique.
> - Elle doit être recherchée par une radiologie de thorax et la ponction doit être réalisée lorsque cela est possible.

BIBLIOGRAPHIE

1. Angoulvant F, Levy C, Grimprel E et al. Early impact of 13-valent pneumococcal conjugate vaccine on community-acquired pneumonia in children. Clin Infect Dis, 2014, *58* : 918-924.
2. Azzari C, Martinon-Torres F, Schmitt HJ, Dagan R. Evolving role of 13-valent pneumococcal conjugate vaccine in clinical practice. Pediatr Infect Dis J, 2014, *33* : 858-864.
3. Bellulo S, Sommet J, Levy C et al. When should clinicians suspect group A streptococcus empyema in children ? A multicentre case-control study in French tertiary care centres. Arch Dis Child, 2016, *101* : 731-735.
4. Bradley JS, Byington CL, Shah SS et al. The management of community-acquired pneumonia in infants and children older than 3 months of age : clinical practice guidelines by the Pediatric Infectious Diseases Society and the Infectious Diseases Society of America. Clin Infect Dis, 2011, *53* : e25-e76.
5. Cohen R, Angoulvant F, Biscardi S et al. Antibiothérapie des infections respiratoires basses. Arch Pédiatr, 2016, *23* : S16-S19
6. Cohen R, Varon E, Doit C et al. A 13-year survey of pneumococcal nasopharyngeal carriage in children with acute otitis media following PCV7 and PCV13 implementation. Vaccine, 2015, *33* : 5118-5126.
7. De Antonio R, Yarzabal JP, Cruz JP et al. Epidemiology of community-acquired pneumonia and implications for vaccination of children living in developing and newly industrialized countries : a systematic literature review. Hum Vaccines Immunother, 2016, *12* : 2422-2440.
8. Esposito S, Cohen R, Domingo JD et al. Antibiotic therapy for pediatric community-acquired pneumonia : do we know when, what and for how long to treat ? Pediatr Infect Dis J, 2012, *31* : e78-e85.
9. Gijon M, Bellusci M, Petraitiene B et al. Factors associated with severity in invasive community-acquired *Staphylococcus aureus* infections in children : a prospective European multicentre study. Clin Microbiol Infect, 2016, *22* : 643.e1-643.e6.
10. Hafen GM, Grenzbach AC, Moeller A, Rochat MK. Lack of concordance in parapneumonic effusion management in children in central Europe. Pediatr Pulmonol, 2016, *51* : 411-417.
11. Harris M, Clark J, Coote N et al. British Thoracic Society guidelines for the management of community acquired pneumonia in children : update 2011. Thorax, 2011, *66* (*Suppl. 2*) : ii1-ii23.
12. Houdouin V, Pouessel G, Angoulvant F et al. Recommandations for the use of diagnostic testing in low respiratory infections in children older than three months. Arch Pediatr, 2014, *21* : 418-423.
13. Jaffe A, Calder AD, Owens CM et al. Role of routine computed tomography in paediatric pleural empyema. Thorax, 2008, *63* : 897-902.
14. Jain S, Williams DJ, Arnold SR et al. Community-acquired pneumonia requiring hospitalization among U.S. children. N Engl J Med, 2015, *372* : 835-845.
15. Jones BP, Tay ET, Elikashvili I et al. Feasibility and Safety of substituting lung ultrasonography for chest radiography when diagnosing pneumonia in children : a randomized controlled trial. Chest, 2016, *150* : 131-138.
16. Le Bourgeois M, Ferroni A, Leruez-Ville M et al. Nonsteroidal anti-inflammatory drug without antibiotics for acute viral infection increases the empyema risk in children : a matched case-control study. J Pediatr, 2016, *175* : 47.e3-53.e3.
17. Margolis P, Gadomski A. The rational clinical examination. Does this infant have pneumonia ? JAMA, 1998, *279* : 308-313.
18. Pereda MA, Chavez MA, Hooper-Miele CC et al. Lung ultrasound for the diagnosis of pneumonia in children : a meta-analysis. Pediatrics, 2015, *135* : 714-722.
19. Rudan I, O'Brien KL, Nair H et al. Epidemiology and etiology of childhood pneumonia in 2010 : estimates of incidence, severe morbidity, mortality, underlying risk factors and causative pathogens for 192 countries. J Glob Health, 2013, *3* : 10401.
20. Segerer FJ, Seeger K, Maier A et al. Therapy of 645 children with parapneumonic effusion and empyema : a german nationwide surveillance study. Pediatr Pulmonol, 2017, *52* : 540-547.

21 COQUELUCHE

Véronique Houdouin

Épidémiologie

Bordetella pertussis, et dans une moindre mesure *B. parapertussis,* est l'agent pathogène responsable de la coqueluche. Le réservoir est exclusivement humain avec un taux d'attaque de 70 à 80 % lors d'un contact proche. Les épidémies de coqueluche sont cycliques avec des pics d'épidémies observés tous les trois à cinq ans. En France, la couverture vaccinale chez l'enfant (primovaccination et un rappel) est de 90 % et cela de façon stable depuis 15 ans, avec une incidence de la coqueluche faible par rapport aux autres pays européens [2]. Néanmoins, la coqueluche reste la première cause de mortalité bactérienne chez les enfants de moins de trois mois dans les pays développés. Chez l'enfant, deux populations sont à risque : les nourrissons de moins de six mois, trop jeunes pour être vaccinés ou chez qui la vaccination est incomplète, et les adolescents. Cela a conduit à mettre en place un rappel vaccinal chez l'adolescent depuis 1998. Les parents chez qui la vaccination n'est plus efficace, sont la principale source de contage des nourrissons non vaccinés. Chez l'adulte, comme chez l'adolescent, l'incidence est probablement sous-estimée car le tableau clinique est moins franc [2]. En 2012, une résurgence de la coqueluche a été observée dans le monde, avec 48 000 cas notifiés aux États-Unis et 56 941 cas en Europe [4]. Cette résurgence s'explique par une augmentation du nombre de diagnostic avec une plus grande attention des personnels de santé devant une toux prolongée et une amélioration des techniques de diagnostic (PCR). Il existe également une moindre efficacité du vaccin acellulaire sur l'immunité à long terme, et la couverture vaccinale reste insuffisante [8].

Diagnostic (Figure 21-1)

Diagnostic clinique

À une période d'incubation de 7 à 10 jours succède une phase catarrhale de 1 à 2 semaines, contagieuse. À la période d'état surviennent des accès de toux quinteuse, répétés et violents sans reprise d'inspiration efficace. La quinte peut alors s'accompagner de cyanose. Elle finit par une reprise inspiratoire bruyante mimant le chant du coq. Les quintes épuisantes pour le nourrisson s'accompagnent souvent de vomissements. La période de quintes peut durer de quatre à six semaines. La toux ne s'accompagne pas de fièvre et présente une recrudescence nocturne. La phase de convalescence dure plusieurs semaines et est marquée par une toux sèche persistante. Chez les nourrissons non vaccinés les quintes sont souvent mal tolérées et s'accompagnent d'accès de cyanose, d'apnées et de bradycardies profondes. Des pneumopathies d'inhalation, des hémorragies sous-conjonctivales, un prolapsus rectal, une coqueluche maligne peuvent survenir à la phase d'état. La coqueluche maligne est caractérisée par la présence d'une tachycardie, de convulsions, d'une hyperlymphocytose et d'une hyponatrémie. Il survient une hypertension artérielle pulmonaire, puis une défaillance multiviscérale. Le décès survient dans 75 % des cas.

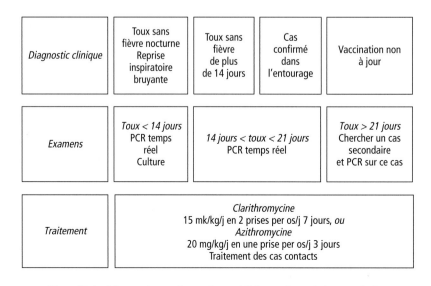

Figure 21-1 Prise en charge diagnostique et thérapeutique de la coqueluche.

Il est important de rechercher, devant une toux quinteuse émétisante sans fièvre à recrudescence nocturne, un contage possible avec une personne qui tousse dans les 7 à 21 jours du début de cette phase d'état et de vérifier le statut vaccinal. Chez le grand enfant, le tableau est souvent atténué. Une toux chronique de plus de quinze jours doit faire évoquer le diagnostic.

Diagnostic bactériologique

Actuellement, le diagnostic de la coqueluche repose sur la PCR en temps réel et sur la mise en évidence directe de *Bordetella pertussis* par la culture. La culture, réalisée à partir d'une aspiration pharyngée ou d'une expectoration est la seule méthode diagnostique ayant une spécificité de 100 %. Cette technique doit être réalisée très rapidement après l'exécution du prélèvement au cours des deux premières semaines de quintes et nécessite un milieu spécifique (Bordet-Gengou par exemple). *B. pertussis* croît lentement et sa culture peut n'être positive qu'après 3 à 7 jours d'incubation. La culture reste indispensable sur un plan épidémiologique pour l'étude de l'évolution des souches par le CNR des bordetelles et pour l'étude de la sensibilité des souches aux antibiotiques [3].

La deuxième méthode de diagnostic direct est la PCR en temps réel. Cette PCR en temps réel est une PCR *Bordetella* car elle détecte aussi bien *B. pertussis* que *B. holmesii* [1]. *B. holmesii* est une bactérie opportuniste que l'on retrouve chez l'adolescent et chez l'adulte [6]. Cette technique récemment standardisée au niveau européen permet d'obtenir une spécificité de l'ordre de 98 % et une sensibilité de plus de 90 % lors des premières semaines de quintes, donc bien supérieure à la culture. Les autres avantages de cette technique sont un diagnostic rétrospectif lors de la prise d'antibiotiques et une analyse différée par rapport au prélèvement si celui-ci est conservé correctement. Après trois semaines de toux, la PCR n'a plus une bonne valeur prédictive négative. L'aspiration nasopharyngée doit être correctement effectuée, et il est essentiel de réaliser une aspiration profonde par voie nasale.

Diagnostic indirect

La sérologie repose sur la détection par méthode ELISA des anticorps antitoxines pertussiques qui sont les seuls anticorps spécifiques de la coqueluche. Seuls les laboratoires spécialisés, comme le CNR des bordetelles, peuvent réaliser une sérologie fiable. La sérologie est réservée à l'adulte ou au grand enfant (à distance d'un rappel vaccinal), chez qui le diagnostic est évoqué au-delà de 3 semaines de toux, pour lequel le diagnostic est indispensable et lorsqu'aucun cas secondaire dans l'entourage n'a pu être identifié. Elle n'est pas remboursée.

Traitement *(voir Figure 21-1)*

Traitement antibiotique

Il a pour but exclusif d'éradiquer *Bordetella pertussis* chez le patient afin de prévenir une transmission et la survenue de cas secondaires. Depuis quelques années de nouveaux macrolides ayant une pharmacocinétique avantageuse comme la clarithromycine et l'azithromycine ont été testés avec succès dans la coqueluche. Le traitement de la coqueluche recommandé en France actuellement est la clarithromycine pendant 7 jours ou l'azithromycine pendant 3 jours. En cas d'allergie aux macrolides, le cotrimoxazole peut être proposé pendant 14 jours. Ces traitements antibiotiques permettent d'éliminer *B. pertussis* de l'oropharynx du patient en moins de 5 jours, qui constitue la période d'éviction du patient. Cette période a été ramenée à 3 jours en cas de traitement par azithromycine [7].

Antibioprophylaxie

La découverte d'un cas de coqueluche nécessite de la part du clinicien de retrouver éventuellement le contaminateur et les sujets contacts afin de les traiter. Le contaminateur et les sujets contacts non vaccinés contre la coqueluche bénéficieront d'une antibioprophylaxie dont le schéma est le même que celui de l'antibiothérapie. L'entourage socioprofessionnel du patient doit être averti du cas de coqueluche afin que toutes les dispositions soient prises pour prévenir des cas secondaires [7].

Vaccination

Seuls les vaccins acellulaires sont maintenant disponibles en France. Ils sont mieux tolérés que le vaccin à germe entier. L'immunité à long terme est moindre et les nouvelles recommandations vaccinales en tiennent compte. Depuis 2013, la primovaccination à 2, 4 et 11 mois et le rappel à 6 ans sont nécessaires et inclus dans les vaccins polyvalents. Un rappel vaccinal est recommandé entre 11 et 13 ans et à 25 ans. La vaccination est recommandée pour tout l'entourage proche d'une future mère, celle-ci étant vaccinée immédiatement après l'accouchement. Enfin, tous les professionnels de santé et de la petite enfance doivent avoir reçu une dose de vaccin tétravalent dTcaPolio [7].

BIBLIOGRAPHIE

1. DE ANGELIS H, SCARPINO SV, FITZPATRICK MC et al. Epidemiological and economic effects of priming with the whole-cell bordetella pertussis vaccine. JAMA Pediatr, 2016, *170* : 459-465.
2. LASSERRE A, LAURENT E, TURBELIN C et al. Pertussis incidence among adolescents and adults surveyed in general practices in the Paris area, France, May 2008 to March 2009. Euro Surveill Bull Eur Sur Mal Transm Eur Commun Dis Bull, 2011, *16*.
3. HE Q. Evolution of *Bordetella pertussis*. Pediatr Infect Dis J, 2016, *35* : 915-917.
4. TAN T, DALBY T, FORSYTH K et al. Pertussis across the globe : recent epidemiologic trends from 2000 to 2013. Pediatr Infect Dis J, 2015, *34* : e222-e232.
5. GUISO N, WIRSING VON KONIG CH. Surveillance of pertussis : methods and implementation. Expert Rev Anti Infect Ther, 2016, *14* : 657-667.
6. CARO V, GUISO N, ALBERTI C et al. Proficiency program for real-time PCR diagnosis of *Bordetella pertussis* infections in French hospital laboratories and at the French national refe-

rence center for whooping cough and other bordetelloses. J Clin Microbiol, 2009, *47* : 3197-3203.
7. INSTITUT DE VEILLE SANITAIRE. Dossiers thématiques : maladies-infectieuses, maladies à prévention vaccinale, coqueluche. Saint-Maurice, InVS (http://invs.santepubliquefrance.fr/).
8. NJAMKEPO E, BONACORSI S, DEBRUYNE M et al. Significant finding of *Bordetella holmesii* DNA in nasopharyngeal samples from French patients with suspected pertussis. J Clin Microbiol, 2011, *49* : 4347-4348.

DILATATIONS DES BRONCHES 22

Antoine Deschildre

La présentation des dilatations des bronches (DDB) a considérablement évolué dans les pays industrialisés, principalement en raison des avancées dans la prévention et le traitement des infections, et dans le dépistage des affections à risque. Fréquentes dans certaines populations (aborigènes d'Australie, de Nouvelle-Zélande ou d'Alaska), il s'agit en Europe d'une maladie devenue rare (1/5 800 enfants – hors mucoviscidose – en Grande-Bretagne [7]).

Une approche rigoureuse a comme objectif une reconnaissance précoce afin de limiter la progression et le retentissement sur la qualité de vie et, à plus longue échéance, les conséquences en termes de morbidité et mortalité à l'âge adulte.

Physiopathologie

Les lésions sont le plus souvent observées d'abord au niveau de la périphérie, avec une destruction progressive de la structure bronchique, des fibres élastiques, puis du muscle et du cartilage, associées à un développement de la vascularisation bronchique à l'origine de complications (hémoptysies, hypertension artérielle pulmonaire) [8]. Indépendamment de l'impact propre d'une maladie sous-jacente, le cercle vicieux (sécrétions-défaut de clairance-inflammation-infection) entretient le processus lésionnel (Figure 22-1). La présence de taux élevés dans le lavage broncho-alvéolaire (LBA) de métalloprotéases, d'élastases, de TNF-α et d'interleukine (IL) 8 favorisant l'altération des voies aériennes a été démontrée [8]. Des travaux ont précisé le rôle de facteurs liés à l'hôte ou de l'infection [8]. Des anomalies significatives de la phagocytose des cellules en apoptose et des bactéries, des taux élevés d'IL-1β et une inflammation à polynucléaires neutrophiles ont été décrits dans le LBA [10]. Un autre travail a montré un déficit de la production d'interféron γ par les cellules mononucléées sanguines au contact d'une souche d'*Hæmophilus*

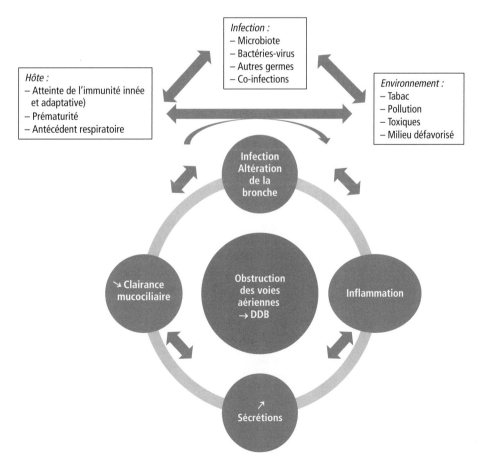

Figure 22-1 Physiopathologie des DDB [8].

influenzæ, inversement corrélé aux concentrations d'IL-1β et d'IL-6 dans le LBA, cela indépendamment de l'infection (virus, bactéries) ou du degré de l'atteinte bronchopulmonaire [14]. Van der Gast et al. ont évalué le microbiote (crachat ou LBA ; PCR universelle « ARN 16S ») d'enfants suivis pour DDB, bronchite chronique ou mucoviscidose, comparé à celui de témoins et d'adultes (DDB, mucoviscidose) [20]. En dehors des bactéries « classiques », ils ont observé de nombreux germes habituellement non identifiés ou classés « flore » chez les enfants malades, peu de différences entre les trois populations pédiatriques, mais des divergences par rapport aux adultes. D'autres facteurs liés à la maladie sous-jacente ou à l'hôte contribueraient donc à l'inflammation, au défaut de clairance et, à terme, aux modifications du microbiote [8].

Diagnostic positif

Points d'appel et éléments d'orientation

Le principal symptôme est la toux grasse et chronique. Celle-ci est classiquement diurne, notamment matinale (« toilette bronchique ») et nocturne, sans caractère saisonnier évident, pouvant répondre à l'antibiothérapie mais récidivant rapidement à son arrêt. La bronchorrhée n'est observée que chez les enfants les plus grands. D'autres symptômes sont évocateurs ou associés : infections bronchopulmonaires récurrentes du même territoire, « raclement » de gorge, gêne respiratoire à l'effort, symptômes d'hyperréactivité bronchique. Il faut rechercher des DDB devant un asthme difficile à traiter. Le retentissement sur la croissance, l'insuffisance respiratoire, les hémoptysies ou les complications infectieuses sérieuses (abcès, pleurésie, aspergillose par exemple) témoignent de lésions avancées ou très actives. Il est important de dater le début des symptômes : épisode infectieux inaugural connu (pneumopathie, coqueluche, tuberculose) ; naissance ou premiers mois (dyskinésie ciliaire primitive [DCP] ou certaines malformations) ; syndrome de pénétration passé inaperçu.

Certains antécédents familiaux (maladie pulmonaire, consanguinité) ou des manifestations associées ont une valeur d'orientation : détresse respiratoire néonatale et/ou infections ORL précoces et à répétition (otites et sinusites) dans les DCP, syndrome de malabsorption et retard de croissance dans la mucoviscidose, infections récidivantes et signes extrarespiratoires dans les déficits immunitaires congénitaux, difficultés alimentaires et fausses routes des affections malformatives congénitales ou syndromiques (fistule œsotrachéale, diastème laryngé, séquence de Pierre Robin et syndromes de la ligne médiane…), complications respiratoires d'une maladie neuromusculaire ou du traitement d'une affection hématologique maligne.

On recherche à l'examen clinique des anomalies auscultatoires, une atteinte ORL ou extrarespiratoire, des signes de gravité : dyspnée, polypnée, tirage, déformation thoracique, hippocratisme digital.

L'analyse de la littérature montre un retard au diagnostic, notamment dans le délai entre les premiers symptômes, souvent très précoces (médiane : 1,1 an [0-16 ans], dans la série rapportée par Eastham et al.), et la réalisation de la tomodensitométrie (TDM) thoracique (médiane : 3 ans [0,2 à 14,8 ans]) [7].

Confirmation du diagnostic : la radiologie

Le cliché de thorax peut montrer des images caractéristiques : clartés tubulaires (images en rail ou en doigt de gant, images kystiques), opacités tubulaires (cavités pleines de sécrétion). D'autres images sont associées aux DDB : infiltrat persistant au décours d'un traitement antibiotique bien conduit, atélectasie. Le cliché peut aussi paraître normal ou montrer une anomalie associée aux DDB : dextrocardie, situs inversus dans le syndrome de Kartagener, calcifications post-infectieuses. Il est clairement insuffisant, tant pour le diagnostic que pour préciser l'étendue des DDB [7]. En revanche, la TDM confirme le diagnostic avec d'excellentes sensibilité et spécificité [9]. Les acquisitions initiales sont réalisées en mode volumique, en inspiration et en expiration forcée. L'objectif est d'établir un bilan lésionnel complet et de décrire d'éventuelles complications ou lésions associées aux DDB (Tableau 22-I et Figure 22-2). La TDM est réalisée à distance d'une exacerbation respiratoire, le cas échéant après un traitement antibiotique. L'image en « bague à chaton », c'est-à-dire une bronche de calibre supérieur à celui du vaisseau adjacent est typique. Toutefois, ce ratio paraît augmenter avec l'âge ; pour tenir compte des spécificités de l'enfant, un seuil de 0,8 a été proposé [11]. Il faut rechercher des lésions associées : trouble de ventilation, atteinte des voies distales (bronchiolite constrictive),

Tableau 22-I Description tomodensitométrique des dilatations des bronches.

Description des DDB

- Calibre bronche > calibre vaisseau : image de la « bague à chaton »
- Absence de diminution, voire augmentation du calibre vers la périphérie
- Bronches visibles en périphérie du poumon
- Raréfaction des divisions

Signes associés

- Impactions mucoïdes, bronchocèles, arbre en bourgeons
- Atteinte des petites voies aériennes : image en mosaïque, trappage sur les clichés en expiration forcée
- Foyer de condensation alvéolaire
- Trouble de ventilation

Type de DDB

- DDB cylindriques
- DDB ampullaires ou monoliformes
- DDB kystiques ou sacciformes (stade terminal)

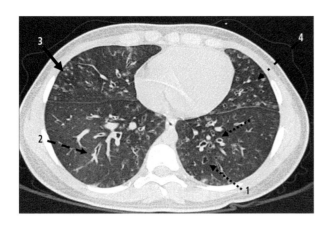

Figure 22-2 Bronchectasies diffuses dans le contexte d'un déficit immunitaire congénital. (1) Image en bague à chaton ; (2) image en rail ; (3) impactions mucoïdes (arbre en bourgeons) ; (4) dilatations bronchiques sous-pleurales.

révélée en expiration forcée (poumon en mosaïque, trappage aérique). Cet examen permet aussi de mettre en évidence les complications : impactions mucoïdes, bronchocèles, infiltrat pneumonique ou abcès. Il n'y a pas de corrélation évidente entre les territoires atteints et la maladie sous-jacente [9]. On décrit des DDB de type cylindrique, variqueux ou kystique, et des scores évaluant la sévérité de l'atteinte, validés dans la mucoviscidose, sont disponibles. Parmi les nouvelles techniques d'imagerie, la TDM en double énergie complétant l'évaluation morphologique par celle de la perfusion pulmonaire et les séquences en résonance magnétique nucléaire adaptées au poumon laissent entrevoir de nouveaux développements dans le diagnostic et le suivi des DDB [5].

Examens complémentaires

Ils ont pour but d'identifier une étiologie ou un terrain à risque, de faire le point sur le versant infectieux, d'établir le degré de sévérité et de mesurer le retentissement fonctionnel [13].

Recherche d'une étiologie

L'identification d'une étiologie est aujourd'hui fréquente, 63 % des 989 enfants d'une revue réunissant douze études [3]. Les principales sont reprises dans le tableau 22-II. Le diagnostic de DDB post-infectieuses ou idiopathiques ne doit être retenu qu'après une démarche diagnostique rigoureuse. La mise en place du dépistage néonatal de la mucoviscidose n'exclut pas totalement ce diagnostic, des faux négatifs étant rapportés. L'étude du gène *CFTR* ou la mesure des différences de potentiel nasal sont à discuter, en particulier en cas de chlore sudoral en zone intermédiaire (30-60 mEq/l). Ces examens permettent de clarifier le diagnostic de mucoviscidose ou de canalopathies épithéliales [1, 18]. Un déficit immunitaire humoral est une cause fréquente de DDB (agammaglobulinémie, exceptionnelle, mais surtout déficit en sous-classes d'immunoglobulines G, déficit immunitaire commun variable, défaut de la fonction anticorps). Le diagnostic peut être difficile chez l'enfant jeune étant donné l'évolution du statut immunitaire, pouvant justifier la répétition des examens. Alors que chez l'adulte le diagnostic de maladie auto-immune (polyarthrite rhumatoïde principalement) est systématiquement évoqué, cette situation n'est qu'exceptionnellement observée chez l'enfant. Les DCP font l'objet du chapitre 42.

La place des infections a évolué. La coqueluche et la tuberculose sont des causes classiques mais devenues exceptionnelles. Les infections à germes intracellulaires (*Mycoplasma pneumoniæ*) sont impliquées [8]. Les virus en cause ne sont plus celui de la rougeole grâce à la vaccination, mais plutôt certains sérotypes d'adénovirus [8]. Le VRS est en regard de la fréquence des infections peu pourvoyeur de DDB.

Le *syndrome du lobe moyen* peut se compliquer de DDB [15]. Desservi par une bronche longue et de petit calibre, le lobe moyen est chez le jeune enfant isolé, en l'absence de ventilation collatérale. Ce syndrome est fréquemment associé à une hyperréactivité bronchique et à la surinfection (*Hæmophilus influenzæ* et *Streptococcus pneumoniæ*). Le reflux gastro-œsophagien est également impliqué. La guérison grâce à un traitement intensif est possible. En revanche, le retard au diagnostic et la chronicité des symptômes sont associés à l'évolution vers les DDB.

Facteurs de risque associés

Certains facteurs peuvent aggraver l'expression clinique : foyer ORL chronique, reflux gastro-œsophagien, allergie, mauvais état nutritionnel, exposition à un environnement délétère (tabagisme, pollution, habitat insalubre).

Examens microbiologiques

Il est important de préciser le statut infectieux, en particulier en phase d'exacerbation. L'examen cytobactériologique des crachats (ECBC) est de réalisation simple en cas de bronchorrhée. Un prélèvement pharyngé de bonne qualité peut donner une orientation. *Hæmophilus influenzæ*, *Streptococcus pneumoniæ*, *Moraxella catarrhalis* sont le plus couramment retrouvés. La présence de *Pseudomonas æruginosa* ou d'un germe apparenté témoigne d'un tournant dans l'évolution de la maladie. Le recours à l'endoscopie avec LBA permet d'étendre les recherches microbiologiques. La place des virus (en particulier les rhinovirus) dans les exacerbations est aujourd'hui mieux connue [12].

Retentissement fonctionnel

Le bilan du retentissement fonctionnel repose d'abord sur les explorations fonctionnelles respiratoires (EFR), réalisées en base et après β_2-mimétiques. Il n'y a pas de corrélation évidente entre les lésions, le diagnostic associé et le retentissement fonctionnel [17]. L'hyperréactivité bronchique, en dehors de tout terrain atopique, est courante. Une épreuve d'effort ou plus simplement un test de marche (test de 6 minutes, test en navette) et une étude

Tableau 22-II Principales causes des DDB et examens complémentaires orientés par l'anamnèse.

	Diagnostics	Examens complémentaires
DDB congénitales		
Mucus	Mucoviscidose ; canalopathies	Test de la sueur ; génétique (*CFTR*)
Défenses	Déficit immunitaire congénital (immunité humorale)	Tests immunitaires : – NFS – IgG, A, M, E, sous-classes IgG – fonction anticorps – marqueurs lymphocytaires
Ciliature	Dyskinésies ciliaires primitives (dont syndrome de Kartagener)	
Anomalie de la structure bronchique	Syndrome de Williams-Campbell (cartilage) Syndrome de Mounier-Kuhn (tissu musculo-élastique) Syndromes de Marfan, d'Ehler-Danlos	Cils : – NO nasal – brossage de la muqueuse (microscopie optique ; analyse du mouvement ciliaire) – ± biopsie (microscopie électronique)
DDB acquises		
Infections	Virus Germes intracellulaires : *M. pneumoniæ* Coqueluche, tuberculose	Tubertest, test interféron
Obstruction	Corps étranger bronchique, tumeur Malformation compressive (kyste bronchogénique, duplication œsophagienne, anomalies vasculaires…) Sténose bronchique Syndrome du lobe moyen	Endoscopie bronchique Tomodensitométrie
Inhalation chronique	Reflux gastro-œsophagien sévère Fistule œsotrachéale, diastème Troubles de la déglutition	pHmétrie, transit œsophagien, Étude de la déglutition
Maladie inflammatoire	Aspergillose bronchopulmonaire allergique Maladie auto-immune	IgE totales et IgE spécifiques *Aspergillus fumigatus*, sérologie aspergillaire Auto-anticorps

Ig : immunoglobuline ; MO : microscopie optique ; NFS : numérations formule sanguine ; NO : monoxyde d'azote

de la ventilation nocturne (oxymétrie, voire polysomnographie) peuvent compléter le bilan, notamment en cas de lésions étendues. Il faut rechercher une aggravation au fil du temps ou un retentissement sur la croissance pulmonaire [2]. La scintigraphie pulmonaire de ventilation-perfusion est encore parfois indiquée, afin de préciser la cartographie lésionnelle et fonctionnelle et, le cas échéant, d'orienter un geste chirurgical.

Traitement

L'identification précoce d'une étiologie accessible à un traitement spécifique est primordiale, avec une incidence sur l'évolution des lésions et le pronostic [2, 4]. Un traitement intensif et prolongé peut empêcher l'évolution de lésions « prébronchectasiques » vers des lésions définitives [4].

Traitement médical

• *Kinésithérapie de drainage* : c'est un pilier du traitement, quotidiennement ou très régulièrement, ajusté aux symptômes. Elle n'est pas réservée aux seuls épisodes d'exacerbation. Bien conduite, elle améliore la qualité de vie des patients, le risque de complication, d'extension des lésions et d'évolution vers l'insuffisance respiratoire [13].

• *Antibiothérapie* : aucune stratégie n'a fait l'objet d'une validation en dehors de la mucoviscidose. La voie orale est la plus fréquemment utilisée. L'antibiothérapie est prescrite au coup par coup (large spectre ou ajustée aux prélèvements bactériologiques), pour 10 à 14 jours. La voie intraveineuse est réservée aux exacerbations les plus sérieuses, aux infections non accessibles à l'antibiothérapie orale ou encore aux DDB étendues ou associées à certains diagnostics [13]. Une antibiothérapie continue ou alternée séquentielle (alternance par 10 à 15 jours de deux ou trois antibiotiques à large spectre, à dose standard), ajustée le cas échéant sur les données microbiologiques, est discutée en cas d'exacerbations fréquentes et/ou de lésions étendues et/ou de terrain particulier (déficit immunitaire ou DCP) [6]. Elle est habituellement bien tolérée par l'enfant, prescrite pendant la saison automno-hivernale, voire poursuivie au-delà. L'antibiothérapie intraveineuse par cures régulières peut compléter ou remplacer une antibiothérapie alternée ou continue. En dehors de la mucoviscidose, il n'y a pas d'AMM pour les antibiotiques délivrés par nébulisation. Ceux-ci sont parfois prescrits en cas d'infection chronique à *Pseudomonas æruginosa* ou à germes apparentés (colimycine, aminosides sur le modèle de la mucoviscidose). Il faut toujours s'assurer de la tolérance (risque de bronchospasme) [21].

Par analogie à la mucoviscidose, les macrolides de nouvelle génération (azithromycine) sont discutés. Un seul essai randomisé contrôlé a été mené chez 89 enfants australiens et néozélandais aborigènes, âgés de 1 à 8 ans (30 mg/kg, 1 fois par semaine pendant 1 à 2 ans) [19]. Les auteurs ont montré une réduction significative de 50 % des exacerbations et une amélioration de l'état général. Ils ont observé l'émergence de bactéries (pneumocoques, staphylocoques) résistantes (46 % des patients traités contre 11 % dans le bras placebo), favorisée par une mauvaise observance. L'indication hors mucoviscidose reste donc à préciser. La répétition des exacerbations et/ou un encombrement chronique et retentissant pourraient justifier un traitement d'épreuve.

• *Traitements inhalés* : les corticoïdes inhalés, les β_2-mimétiques (courte et longue actions), les atropiniques sont régulièrement prescrits. Aucun n'a l'AMM dans cette indication. Bien que non validés, ils peuvent faire l'objet d'un traitement d'épreuve, notamment en cas de manifestations cliniques ou fonctionnelles d'hyperréactivité bronchique [21]. Les nébulisations de RhDNase n'ont pas été évaluées en dehors de la mucoviscidose. Les autres fluidifiants ne sont habituellement pas indiqués en raison du risque de mauvaise tolérance respiratoire ou de majoration de l'encombrement, difficile à gérer.

• *Autres mesures* : il faut veiller à un environnement sans tabac, un état nutritionnel satisfaisant, une activité physique régulière. Le programme vaccinal est renforcé par le vaccin antigrippal réalisé chaque année et la vaccination antipneumococcique [13].

Traitement chirurgical

La chirurgie est particulièrement indiquée en cas de lésions localisées [13]. Elle permet alors la guérison, en l'absence d'autre lésion ou de maladie ou terrain à risque de récidive. Dans les autres situations, la chirurgie peut être discutée sur un territoire particulièrement actif malgré un traitement médical maximal ou en cas de complication (hémoptysies répétées, évolutives ou massives ; abcès). Dans tous les cas, la décision est multidisciplinaire et s'appuie sur une cartographie lésionnelle précise et récente (TDM, endoscopie, rarement scintigraphie). Le geste chirurgical doit être encadré par une préparation (antibiothérapie, majoration du drainage) et par une prise en charge de la douleur permettant une reprise immédiate de la kinésithérapie de drainage (antalgiques, péridurale).

Évolution et pronostic

Trois paramètres sont particulièrement associés au pronostic : le terrain (maladie génétique), le retard au diagnostic et l'extension des lésions pulmonaires à ce stade, les exacerbations [16].

Bastardo et al. ont montré le bénéfice du suivi dans un centre de recours sur une population de 52 enfants (hors mucoviscidose) suivis pendant au moins quatre années [2]. Des complications sont décrites et ont un impact sur le pronostic : infection chronique à *Pseudomonas æruginosa* ou *Aspergillus fumigatus* (aspergillome), infection à mycobactéries tuberculeuses ou atypiques, hémoptysies. L'évolution vers l'insuffisance respiratoire chronique est associée aux lésions étendues et polymorphes (DDB, bronchiolite obstructive), pouvant conduire certains patients vers une indication de transplantation pulmonaire.

Le pédiatre doit donc évoquer le diagnostic de DDB devant des symptômes respiratoires banals mais chroniques. Maladie certes rare, les DDB se caractérisent par la diversité des présentations comme des affections associées. Leur prise en charge s'inscrit clairement dans la multidisciplinarité des centres spécialisés et la continuité vers la pneumologie adulte. Les progrès constants en termes de diagnostic et de traitement s'accompagnent d'une amélioration du pronostic et, pour le patient, de la qualité de vie.

> **Points clefs**
> - Le diagnostic de DDB doit être évoqué devant une toux chronique grasse persistante, résistant à l'antibiothérapie.
> - La tomodensitométrie est l'examen diagnostique de référence.
> - Une démarche diagnostique rigoureuse permet d'identifier une étiologie dans plus de 50 % des cas.
> - En dehors du traitement de la maladie identifiée, l'utilisation raisonnée de l'antibiothérapie est la clef du traitement, associée au drainage bronchique.
> - Le pronostic dépend de la maladie sous-jacente, de l'extension des lésions au moment du diagnostic et de la répétition des exacerbations.
> - Une prise en charge rigoureuse dans un centre de recours améliore la morbidité et la qualité de vie à moyen et long termes.

BIBLIOGRAPHIE

1. BAKOUH N, BIENVENU T, THOMAS A et al. Characterization of SLC26A9 in patients with CF-like lung disease. Hum Mutat, 2013, *34* : 1404-1414.
2. BASTARDO CM, SONNAPPA S, STANOJEVIC S et al. Non-cystic fibrosis bronchiectasis in childhood : longitudinal growth and lung. Thorax, 2009, *64* : 246-251.
3. BROWER KS, DEL VECCHIO MT, ARONOFF SC. The etiologies of non-CF bronchiectasis in childhood : a systematic review of 989 subjects. BMC Pediatr, 2014, *14* : 4.
4. CHANG AB, UPHAM JW, MASTERS IB et al. Protracted bacterial bronchitis : the last decade and the road ahead. Pediatr Pulmonol, 2016, *51* : 225-242.
5. CIET P, TIDDENS HA, WIELOPOLSKI PA et al. Magnetic resonance imaging in children : common problems and possible solutions for lung and airways imaging. Pediatr Radiol, 2015, *45* : 1901-1915.
6. DELACOURT C, GRIMPREL E, COHEN R. Antibioprophylaxie en pneumologie pédiatrique (hors mucoviscidose) : quelles indications pour l'antibiothérapie rotative ou alternée et pour l'antibiothérapie prolongée ? Arch Pédiatr, 2013, *20* (*Suppl. 3*) : S99-S103.
7. EASTHAM KM, FALL AJ, MITCHELL L, SPENCER DA. The need to redefine non-cystic fibrosis bronchiectasis in childhood. Thorax, 2004, *59* : 324-327.

8. Goyal V, Grimwood K, Marchant J et al. Pediatric bronchiectasis : no longer an orphan disease. Pediatr Pulmonol, 2016, *51* : 450-469.
9. Hansell DM, Bankier AA, MacMahon H et al. Fleischner Society : glossary of terms for thoracic imaging. Radiology, 2008, *246* : 697-722.
10. Hodge S, Upham JW, Pizzutto S et al. Is alveolar macrophage phagocytic dysfunction in children with protracted bacterial bronchitis a forerunner to bronchiectasis ? Chest, 2016, *149* : 508-515.
11. Kapur N, Masel JP, Watson D et al. Bronchoarterial ratio on high-resolution CT scan of the chest in children without pulmonary pathology : need to redefine bronchial dilatation. Chest, 2011, *139* : 1445-1450.
12. Kapur N, Mackay IM, Sloots TP et al. Respiratory viruses in exacerbations of non-cystic fibrosis bronchiectasis in children. Arch Dis Child, 2014, *99* : 749-753.
13. Pasteur MC, Bilton D, Hill AT, British Thoracic Society Bronchiectasis non-CF Guideline Group. British Thoracic Society guideline for non-CF bronchiectasis. Thorax, 2010, *65* (*Suppl. 1*) : i1-i58.
14. Pizzutto SJ, Upham JW, Yerkovich ST, Chang AB. High pulmonary levels of IL-6 and IL-1β in children with chronic suppurative lung disease are associated with low systemic IFN-γ production in response to non-typeable haemophilus influenzae. PLoS One, 2015, *10* : e0129517.
15. Priftis KN, Mermiri D, Papadopoulou A et al. The role of timely intervention in middle lobe syndrome in children. Chest, 2005, *128* : 2504-2510.
16. Redding GJ, Singleton RJ, Valery PC et al. Respiratory exacerbations in indigenous children from two countries with non-cystic fibrosis chronic suppurative lung disease/bronchiectasis. Chest, 2014, *146* : 762-774.
17. Santamaria F, Montella S, Camera L et al. Lung structure abnormalities, but normal lung function in pediatric bronchiectasis. Chest, 2006, *130* : 480-486.
18. Sermet-Gaudelus I, Girodon E, Sands D et al. Clinical phenotype and genotype of children with borderline sweat test and abnormal nasal epithelial chloride transport. Am J Respir Crit Care Med, 2010, *182* : 929-936.
19. Valery PC, Morris PS, Byrnes CA et al. Long-term azithromycin for indigenous children with non-cystic-fibrosis bronchiectasis or chronic suppurative lung disease (bronchiectasis intervention study) : a multicentre, double-blind, randomised controlled trial. Lancet Respir Med, 2013, *1* : 610-620.
20. Van der Gast CJ, Cuthbertson L, Rogers GB et al. Three clinically distinct chronic pediatric airway infections share a common core microbiota. Ann Am Thorac Soc, 2014, *11* : 1039-1048.
21. Welsh EJ, Evans DJ, Fowler SJ, Spencer S. Interventions for bronchiectasis : an overview of Cochrane systematic reviews. Cochrane Database Syst Rev, 2015, *7* : CD010337.

PRÉVENTION DES MALADIES INFECTIEUSES PULMONAIRES

23

Robert Cohen

L'arbre respiratoire est en permanence en contact avec de nombreux micro-organismes, ce qui explique, en partie, la fréquence des infections respiratoires. Pour les prévenir, cinq méthodes peuvent être envisagées : les immunostimulants, l'antibioprophylaxie, l'hygiène, les immunoglobulines et les vaccins.

L'ensemble des *immunostimulants* a été retiré du marché en 2005, la balance bénéfice/risque de ces produits penchant du côté défavorable en raison d'une absence d'efficacité démontrée et de quelques effets indésirables, essentiellement immuno-allergiques. Ils ont fait place aujourd'hui à des compléments alimentaires revendiquant une activité immunostimulante, mais pour lesquels aucune activité clinique n'a été démontrée.

L'*antibioprophylaxie*, longtemps prescrite pour les patients souffrant d'infections respiratoires récidivantes, doit être abandonnée pour plusieurs raisons :
– l'évolution de la résistance des pathogènes rendant probablement ces traitements moins efficaces ;
– l'impact écologique considérable de ces traitements au long cours ;
– l'absence de nouveaux antibiotiques, actuellement et dans les années à venir, pour traiter d'authentiques infections bactériennes sévères.

Dans deux indications chez l'enfant, la mucoviscidose et les dilatations des bronches (DDB), représentent un nombre limité et défini de patients, l'azithromycine et les antibiotiques inhalés (tobramycine, colimycine) ont démontré des bénéfices nets. L'azithromycine, dont le mécanisme d'action dépasse l'effet antibiotique du fait de sa demi-vie très longue, est probablement l'antibiotique le plus sélectionnant [1]. L'extension de son utilisation à d'autres pathologies comme l'asthme pose problème car le nombre de patients à traiter devient considérable (avec l'impact écologique qui en découle) et les études cliniques supportant leur utilisation sont moins convaincantes en termes de bénéfices attendus [4, 5, 6]. Les impasses thérapeutiques se multiplient non seulement dans les cas de mucoviscidose, mais aussi dans d'autres infections sévères. Dans l'immense majorité des cas, l'antibioprophylaxie doit donc être proscrite.

Les trois démarches de prévention possibles restent donc l'hygiène, les immunoglobulines et la vaccination.

Hygiène

L'application des mesures d'hygiène nécessite de comprendre quelques éléments fondamentaux concernant les modes de transmission et d'acquisition des maladies infectieuses [9]. La transmissibilité (ou la communicabilité) reflète la capacité, pour un agent infectieux, de passer d'un individu à un autre. Une fois transmis, l'agent infectieux peut coloniser un écosystème (voies aériennes, tube digestif, peau…) avant, éventuellement, d'infecter (envahir et proliférer) un tissu. Cette étape de colonisation est la règle pour les infections bactériennes courantes, non nécessaire pour les maladies virales et la tuberculose. Si la colonisation est toujours asymptomatique, l'infection peut être asymptomatique (ou infraclinique) ou symptomatique, aboutissant à une maladie. La contagiosité est la résultante d'une transmission entraînant une maladie. La virulence traduit la capacité pour un organisme d'infecter le patient. Ce terme est souvent utilisé pour traduire la capacité d'un agent infectieux à induire des infections graves. La voie aérienne est la voie privilégiée de transmission des maladies infectieuses. Cette transmission peut se faire soit par contact direct par le biais de sécrétions visibles, soit par des aérosols de gouttelettes, non visibles à l'œil nu, plus facilement transmis en cas d'éternuement que de toux. Le temps de suspension dans l'air et le degré de pénétration dans les voies aériennes sont d'autant plus importants que les gouttelettes sont fines.

En général, les virus comme celui de la grippe, le virus respiratoire syncytial (VRS), les rhinovirus ou les entérovirus sont plus transmissibles et surtout plus contagieux que les bactéries respiratoires. Pour les premiers, quelques agents pathogènes sont souvent suffisants pour provoquer une infection.

Le tableau 23-I compare les différents modes de transmissibilité de plusieurs pathogènes respiratoires. Le fait que ces pathogènes ne se transmettent pas par les mêmes mécanismes a des conséquences majeures sur le choix du type de prévention que l'on doit appliquer pour limiter la transmission de ces maladies. Pour le VRS ou le pneumocoque (transmis par contact direct ou par les grosses gouttelettes), éviter le contact direct et respecter une distance d'au moins 2 mètres peuvent suffire pour neutraliser la transmission. Cependant, l'hygiène des mains et des objets ainsi que l'aération des pièces dans les cas de grippe, varicelle ou

Tableau 23-I Modes de transmissibilité de différents agents pathogènes respiratoires [9].

	Contact direct	Aérosols Grosses et moyennes gouttelettes	Aérosols Petites gouttelettes
Bactéries			
– méningocoques	Oui	Oui	Non
– streptocoque A	Oui	Oui	Non
– pneumocoque	Oui	Oui	Non
– bacille de Koch	Non	Non	Oui
Virus			
– grippe	Oui	Oui	Oui
– VRS	Oui	Oui	Non
– adénovirus	Oui	Oui	Oui
– rhinovirus	Oui	Oui	Non
– rougeole	Oui	Oui	Oui
– varicelle	Oui	Oui	Oui

rougeole (transmises aussi par les petits aérosols) sont des facteurs essentiels de prévention pour limiter le nombre des cas survenus à distance.

Immunoglobulines

Les immunoglobulines polyvalentes non spécifiques n'ont pas d'indication dans la prévention des infections respiratoires, sauf pour les déficits immunitaires avérés ou la prévention d'une maladie virale spécifique touchant le système respiratoire comme la rougeole chez des sujets non immunisés et ne pouvant être vaccinés du fait de leur pathologie sous-jacente ou du délai ne permettant pas à la vaccination post-exposition d'être efficace [13].

Les immunoglobulines spécifiques contre la varicelle extraites de plasma immun peuvent avoir des indications limitées (sujets non immuns et ne pouvant être vaccinés du fait de leur pathologie sous-jacente ou du délai ne permettant pas à la vaccination post-exposition d'être efficace).

Le palivizumab (Synagis®) est un anticorps monoclonal humanisé antiprotéine F de fusion du virus respiratoire syncytial (VRS). Il a démontré son efficacité dans la prévention des infections respiratoires graves à VRS nécessitant une hospitalisation, chez de grands prématurés avec dysplasie bronchopulmonaire et chez les patients atteints d'une cardiopathie congénitale avec retentissement hémodynamique. Son coût extrêmement élevé a conduit la commission de transparence et les sociétés savantes à limiter ses indications aux enfants les plus à risque d'infection grave à VRS. Les indications ouvrant droit au remboursement risquent d'évoluer rapidement dans les prochaines années.

Vaccinations

Plusieurs vaccins présents dans le calendrier vaccinal depuis plusieurs dizaines d'années ont un impact réel sur les pathologies respiratoires : le BCG, les vaccins contre la coqueluche et la rougeole. Chacun de ces vaccins a diminué de façon variable mais considérable la mortalité, la morbidité et les séquelles respiratoires liées à ces maladies. De plus, avant la généralisation de la vaccination contre *Hæmophilus influenzæ* sérotype b, cette bactérie représentait une cause importante de pneumonie. Les deux vaccins les plus importants sont cependant les vaccins antigrippaux et les vaccins antipneumococciques.

Vaccins antigrippaux

Caractéristiques des virus grippaux

Leur principal site de réplication étant l'épithélium respiratoire, les virus de la grippe sont des pathogènes respiratoires majeurs à l'origine de très nombreuses infections de tous types (laryngite, bronchite, bronchiolite, exacerbation d'asthme, pneumopathie) et de surinfections bactériennes. Les virus de la grippe sont des virus à ARN monocaténaire appartenant à la famille des Orthomyxoviridæ. Ils sont uniques au sein des autres virus respiratoires en raison de leur génome segmenté et de leur grande diversité antigénique, expliquant leur évolution constante dans le temps (d'une saison à l'autre) et dans l'espace (d'un hémisphère à l'autre). Les virus de la grippe comportent trois types majeurs : A, B, C, totalement distincts (absence d'immunité croisée) :
– la grippe A est responsable de fréquentes épidémies annuelles et de pandémies mondiales périodiques ;
– la grippe B est moins fréquente et associée à une plus faible morbi-mortalité ;
– la grippe C est sporadique, souvent asymptomatique et n'entraîne pas ou peu de mortalité.

D'une année sur l'autre, les virus de la grippe présentent des modifications génétiques plus ou moins importantes qui leur permettent d'infecter l'homme chaque année, malgré une certaine immunité développée lors de précédentes infections ou vaccinations. La variabilité antigénique des virus grippaux revêt deux aspects : les phénomènes de « glissement » et de « cassure » antigénique.

Les *phénomènes de glissement* concernent en particulier des gènes codant les hémagglutinines (HA) et la neuraminidase (NA). Ils résultent de la pression immunitaire due aux anticorps des hôtes du virus. Il en résulte une immunité croisée dans la partie de la population ayant été immunisée à partir des virus résultant de variations antigéniques récentes, au décours d'une grippe ou d'une vaccination. Cependant, si des glissements antigéniques se produisaient à partir d'un virus de grippe aviaire type H5N1, lui permettant de se transmettre d'un homme à l'autre, le virus pourrait être hautement pathogène pour l'espèce humaine puisque aucune immunité n'existe dans la population contre cette espèce.

Les *phénomènes de cassure* sont des modifications antigéniques majeures, secondaires à des réassortiments génétiques de deux sous-types existants (virus A uniquement). Ces modifications peuvent survenir quand deux virus différents provenant chacun d'une espèce hôte différente (par exemple, humains et oiseaux) co-infectent un hôte unique.

Caractéristiques des vaccins antigrippaux

En dehors d'une pandémie grippale, les vaccins antigrippaux inactivés injectables contiennent deux génotypes de virus A et un génotype de virus B et ne contiennent pas d'adjuvant. Depuis quelques années, des vaccins quadrivalents inactivés (deux souches A et deux souches B) sont commercialisés dans plusieurs pays occidentaux, mais pas encore en France. La composition du vaccin annuel est déterminée par un comité d'experts de l'OMS qui tente de prévoir quels seront les virus qui circuleront le plus probablement le prochain hiver.

Les vaccins disponibles en France sont soit à particules virales fragmentées (Immugrip®, Vaxigrip®), soit les vaccins sous-unitaires ou antigènes de surface (Influvac®). Certaines études suggèrent que ces derniers semblent plus immunogènes chez les sujets naïfs, donc à conseiller chez l'enfant la première année de vaccination. Un vaccin vivant nasal tétravalent (Fluenz Tetra®) est commercialisé mais non remboursé en France. Il apparaissait dans différentes études plus efficace que les vaccins inactivés chez le jeune enfant [12]. Sa facilité d'administration et l'absence d'injection sont susceptibles de favoriser une bonne adhésion aux schémas de vaccination. Cependant, chez les enfants de moins de 2 ans ayant des antécédents de *wheezing*, ces vaccins semblent augmenter le risque d'épisode de sifflement et sont donc contre-indiqués chez le nourrisson. En 2014-2015 aux États-Unis, le Fluenz Tetra® est apparu moins efficace que les vaccins injectables, ce qui a conduit à l'absence de recommandation de ce vaccin en 2016-2017 [6].

Quel que soit le vaccin utilisé, deux administrations sont nécessaires (à un mois d'intervalle) pour induire l'immunité chez un enfant qui n'a jamais été vacciné, ni exposé à la grippe. L'âge auquel une exposition grippale préalable permet des réponses suffisantes à une seule dose de vaccin a été fixé à 9 ans (Tableau 23-II). En pratique, deux administrations la première année de vaccination avant 9 ans, puis une seule injection les années suivantes.

Le problème majeur des vaccins antigrippaux réside dans la difficulté à prévoir leur efficacité d'une année sur l'autre, notamment en raison de l'inadéquation possible entre la composition des vaccins choisis par les experts de l'OMS au début du printemps et les virus circulants l'hiver suivant.

Tableau 23-II Nombre de doses nécessaires de vaccin antigrippal par an en fonction de l'âge.

Âge	Dose	Nombre de doses
6-35 mois	0,25 ml	1-2 doses[(1)]
3-8 ans	0,5 ml	1-2 doses[(1)]
> 9 ans	0,5 ml	1

(1) Pour les enfants non vaccinés précédemment.

L'efficacité des vaccins antigrippaux est globalement meilleure sur les virus AH1N1 et B que sur H3N2 et dépend de facteurs liés à l'hôte, dont l'âge et un éventuel terrain d'immunodépression [1]. Chez l'adulte jeune, l'efficacité pour la prévention de la maladie grippale est maximale, autour de 70 %, lorsque les souches vaccinales correspondent bien au virus circulant et diminue beaucoup lorsque ce n'est pas le cas. L'efficacité des vaccins antigrippaux inactivés, avant l'âge de 5 ans, apparaît plus faible chez les sujets bien vaccinés et est encore moindre chez les patients ayant été incomplètement vaccinés. Néanmoins, ils semblent plus efficaces pour prévenir les formes graves, notamment celles qui pourraient nécessiter des hospitalisations. La protection estimée est de 69 % pour les sujets complètement vaccinés pour l'âge et de 32 % (non significative) pour les enfants partiellement vaccinés.

L'efficacité relative des vaccins actuels a conduit à tenter de développer des vaccins plus performants, notamment des vaccins plus immunogènes avec de nouveaux adjuvants, mais pour lesquels la tolérance locale apparaît moins bonne.

Indications de la vaccination antigrippale

Si les États-Unis et quelques pays européens ont mis en place des programmes de vaccination généralisée de l'enfant sain (Finlande, Autriche et Royaume-Uni…), dans la majorité des pays d'Europe, la vaccination antigrippale des enfants est recommandée uniquement pour ceux qui présentent une pathologie sous-jacente : affections bronchopulmonaires chroniques (dont asthme, dysplasie bronchopulmonaire, mucoviscidose), drépanocytose, cardiopathies congénitales mal tolérées, syndrome néphrotique, diabète, déficit immunitaire… Les arguments en faveur d'une vaccination généralisée sont :
– un taux d'attaque nettement plus élevé que chez l'adulte ;
– une prescription d'antibiotiques très importante au cours de la grippe ;
– la fréquence élevée des complications (otites, pneumonies…) chez le jeune enfant, en particulier de moins de 3 ans, même si elles sont le plus souvent bénignes ;
– le taux d'hospitalisation élevé chez l'enfant de moins de 2 ans ;
– le rôle majeur des enfants dans la diffusion de la maladie au sein de la population, alors qu'une vaccination efficace chez l'enfant est susceptible d'induire des effets indirects importants (effet troupeau), indispensables pour obtenir le plein effet d'efficacité des vaccins antigrippaux chez les sujets à risque.

Les arguments défavorables sont, d'une part, l'efficacité suboptimale des vaccins ainsi que l'imprévisibilité d'une année sur l'autre de la présence d'une souche ou d'une autre et, d'autre part, la difficulté à escompter une couverture vaccinale suffisante pour une injection supplémentaire et annuelle dans un calendrier vaccinal que certains estiment déjà trop chargé [1, 12].

En revanche, il n'y a aucune raison de ne pas mieux vacciner les enfants ayant des facteurs de risque. En effet, le taux de couverture dans les populations où la vaccination est déjà recommandée (notamment le personnel médical et paramédical ainsi que les sujets présentant une pathologie sous-jacente) est notoirement insuffisant.

Vaccins antipneumococciques

Principales caractéristiques du pneumocoque

Cocci à Gram positif appartenant au groupe des streptocoques, le pneumocoque, ou *S. pneumoniæ*, est la principale bactérie responsable d'infections bactériennes communautaires. Il possède sur sa surface des polysaccharides qui, d'une part, jouent un rôle important dans la pathogénicité et, d'autre part, suscitent la fabrication d'anticorps immunisants. Plus de 94 sérotypes de pneumocoques sont connus et l'immunité induite par l'infection naturelle ou la vaccination est largement dépendante du sérotype et de la présence d'anticorps opsonisants [7]. La niche écologique du pneumocoque est le rhinopharynx. Tous les enfants sont colonisés à un moment ou à un autre par un ou plusieurs sérotypes de pneumocoque. L'immense majorité des nouvelles colonisations ne sont pas suivies d'une infection et, après une période variant de quelques jours à quelques mois (en fonction du sérotype, de l'âge et des contacts antérieurs avec une souche de même sérotype ou apparenté), la souche de pneumocoque est éliminée du rhinopharynx, grâce à la mise en place d'une immunité nouvellement acquise ou à la réactivation d'une immunité ancienne. À l'exclusion des souches non typables, tous les sérotypes sont susceptibles d'induire une pathologie, mais certains sérotypes sont retrouvés plus fréquemment dans certaines tranches d'âge ou pour certaines pathologies : on parle de *disease potential*, variable en fonction du sérotype [10].

Ainsi, le sérotype 1 était fréquemment responsable de pneumonies, de septicémies, de pleuropneumopathies surtout chez le grand enfant et l'adulte, mais il est exceptionnellement porté, rarement impliqué dans les méningites, exceptionnellement dans les otites et jamais résistant aux antibiotiques.

Le sérotype 19A était retrouvé dans toutes les pathologies : fréquemment retrouvé en portage et occupant une place prépondérante dans les pneumonies et pleuropneumopathies, les méningites, les bactériémies et les otites. De plus, il était le plus souvent multi-résistant aux antibiotiques.

Le sérotype 6B était fréquemment porté et parfois responsable d'otites, de bactériémies, mais exceptionnellement de pleuropneumopathies.

La protection contre un sérotype semble largement dépendante d'anticorps opsonisant les bactéries exprimant à leur surface le polysaccharide spécifique. Comme pour le méningocoque, même si une mémoire immunitaire est mise en place, et si des anticorps spécifiques sont absents, on considère que l'infection se développera trop rapidement pour que la réponse immunitaire secondaire soit suffisante pour endiguer une infection.

Vaccin polysaccharidique (Pneumo 23®)

Les premiers vaccins antipneumococciques disponibles étaient des vaccins polysaccharidiques, qui comportaient de nombreuses valences (sérotypes), jusqu'à 23. Ce spectre large, couvrant en théorie près de 90 % des infections pneumococciques tous âges et toutes situations pathologiques confondus, était malheureusement contrecarré par des inconvénients majeurs liés à une réponse immunitaire thymo-indépendante de type 2, avec pour corollaires :
– une inefficacité avant l'âge de 2 ans ;
– une réponse modeste, variable quantitativement, de courte durée ;
– une immunogénicité faible pour les sérotypes 6, 10A, 18B, 19F, 22 et 23 ;
– une efficacité modeste et variable en fonction de la pathologie sous-jacente prédisposant aux infections pneumococciques ; modeste ou nulle pour certaines d'entre elles (alcoolisme, déficits immunitaires), bonne (> 60 %) pour d'autres (diabète, asplénie anatomique, asthme, bronchopneumopathie chronique obstructive, insuffisance cardiaque et coronaropathie) ;
– enfin, depuis quelques années ont été mis en évidence, non seulement ce qui était attendu, l'absence de réponse anamnestique (booster) en cas de nouvelle stimulation antigénique, mais aussi un phénomène inquiétant, l'hyporéactivité immunologique : les injections successives s'accompagnent souvent d'une réponse anticorps moindre que lors de la première injection [10].

De ce fait, ces vaccins doivent être réservés aux patients à plus haut risque d'infections pneumococciques systémiques, comme les drépanocytaires, les aspléniques. La fréquence des injections, qui ne peuvent en aucun cas être considérées comme des rappels, est mal déterminée, la majorité des pays se contentant d'une à deux injections.

Vaccins conjugués [2, 15]

Les vaccins conjugués représentent une avancée majeure car, comme pour *Hæmophilus influenzæ* de sérotype b, ils induisent une réponse T – dépendante intense, dès les premiers mois de vie, avec un effet rappel important lors de la réexposition à l'antigène qui a mis en place la mémoire immunitaire. Cela explique l'efficacité nettement plus importante (> 95 % dans les infections systémiques, pour les sérotypes inclus). De plus, alors que le vaccin polysaccharidique ne modifie pas le portage des différents sérotypes de pneumocoque, les vaccins conjugués diminuent le portage des sérotypes présents dans le vaccin, notamment les souches qui étaient les plus résistantes aux antibiotiques.

Ont été commercialisés successivement en 2000 le Prevenar® contenant 7 sérotypes (4, 6, 9V, 14, 18C, 19F et 23F) puis en 2009-2010 :
– un vaccin 10 valent (Synflorix®) comportant en plus les sérotypes 1,5 et 7F, non disponible en France ;
– un vaccin 13 valent (Prevenar13®) comportant en plus des sérotypes contenus dans le 10 valent les sérotypes 3, 6A, 19A.

En effet, si la composition du Prevenar® était bien adaptée aux principaux sérotypes impliqués dans les infections systémiques de l'enfant de moins de 3 ans dans la majorité des pays occidentaux, le taux de couverture sérotypique était sensiblement moindre, dans les pays en voie de développement, chez les enfants plus grands et les adultes, pour certaines pathologies comme les pleuropneumopathies, d'où l'intérêt des nouveaux vaccins comportant plus de valence. L'introduction de ces vaccins dans de nombreux pays (plus de 120 pays dans le monde) a permis une

réduction significative de l'ensemble des infections pneumococciques [4] :
– environ 50 % pour les méningites ;
– 50 à 80 % pour les autres infections invasives à pneumocoques ;
– 30 à 50 % pour les pneumonies (toutes causes confondues) consultant aux urgences ou hospitalisées ;
– 20 à 30 % au moins pour les otites, toutes causes confondues.

Si l'efficacité des vaccins pneumococciques conjugués ainsi que leur intérêt paraissent évidents, l'inconvénient essentiel est certainement la pression de sélection exercée sur les pneumocoques du rhinopharynx ; la diminution du portage des sérotypes vaccinaux s'accompagne d'une augmentation quasi équivalente du portage de sérotypes non contenus dans le vaccin. Pour les infections systémiques, l'augmentation des infections dues aux sérotypes non contenus dans le vaccin a été variable d'un pays à l'autre, érodant en partie l'efficacité des vaccins conjugués. Pour le moment, les sérotypes de remplacement sont, dans la majorité des cas, sensibles aux antibiotiques. Qu'en sera-t-il si les antibiotiques continuent à être utilisés de façon aussi massive qu'ils le sont actuellement ? Cela souligne l'importance fondamentale d'une utilisation plus prudente des antibiotiques ainsi que d'une surveillance épidémiologique particulière dans les prochaines années [4].

Alors que ces vaccins avaient été développés sur un schéma 3 + 1 (2 mois, 3 mois, 4 mois et 12 à 15 mois), des études ultérieures tant immunologiques que cliniques ont montré qu'un schéma 2 + 1 (2 mois, 4 mois et 12 mois) était également efficace [15]. Cependant le schéma 3 + 1 doit être maintenu chez tous les patients à haut risque, en particulier les anciens prématurés de moins de 33 semaines.

Points clefs
- L'antibioprophylaxie prolongée expose au risque de résistance et a un impact écologique fort.
- L'application de mesures simples d'hygiène (lavage des mains et des objets, aération, éviction des contacts directs) est essentielle pour prévenir la transmission.
- La vaccination antigrippale des enfants est recommandée uniquement pour ceux qui présentent une pathologie sous-jacente.
- L'utilisation du vaccin antipneumococcique 13 valent a permis une réduction significative des infections pneumococciques sévères. Pour le moment, les sérotypes de remplacement sont, dans la majorité des cas, sensibles aux antibiotiques.

BIBLIOGRAPHIE

1. BELONGIA EA, SIMPSON MD, KING JP et al. Variable influenza vaccine effectiveness by subtype : a systematic review and meta-analysis of test-negative design studies. Lancet Infect Dis, 2016, *16* : 942-951.
2. BRUEGGEMANN AB, PETO TE, CROOK DW et al. Temporal and geographic stability of the serogroup-specific invasive disease potential of *Streptococcus pneumoniae* in children. J Infect Dis, 2004, *190* : 1203-1211.
3. BRUSSELLE GG, JOOS G. Is there a role for macrolides in severe asthma ? Curr Opin Pulm Med, 2014, *20* : 95-102.
4. COHEN R, COHEN J, CHALUMEAU M, LEVY C. Impact of pneumococcal conjugate vaccines for children in high- and non-high-income countries. Expert Rev Vaccine, 2017, *16* : 625-640.
5. COHEN R, GRIMPREL E. Rational and irrational of azithromycin use. Arch Pediatr, 2013, *20* (*Suppl. 3*) : S104-S107.
6. COMMITTEE ON INFECTIOUS DISEASES. Recommendations for prevention and control of influenza in children, 2016-2017. Pediatrics, 2016, *138*.
7. HANAGE WP. Serotype-specific problems associated with pneumococcal conjugate vaccination. Future Microbiol, 2008, *3* : 23-30.
8. HAWORTH CS, BILTON D, ELBORN JS. Long-term macrolide maintenance therapy in non-CF bronchiectasis : evidence and questions. Respir Med, 2014, *108* : 1397-1408.
9. MUSHER DM. How contagious are common respiratory tract infections ? N Engl J Med, 2003, *348* : 1256-1266.
10. O'BRIEN KL, HOCHMAN M, GOLDBLATT D. Combined schedules of pneumococcal conjugate and polysaccharide vaccines : is hyporesponsiveness an issue ? Lancet Infect Dis, 2007, *7* : 597-606.
11. ONAKPOYA IJ, HAYWARD G, HENEGHAN CJ. Antibiotics for preventing lower respiratory tract infections in high-risk children aged 12 years and under. Cochrane Database Syst Rev, 2015, *26* : CD011530.
12. OSTERHOLM MT, KELLEY NS, SOMMER A, BELONGIA EA. Efficacy and effectiveness of influenza vaccines : a systematic review and meta-analysis. Lancet Infect Dis, 2012, *12* : 36-44.
13. SOUTHERN KW, BARKER PM, SOLIS-MOYA A, PATEL L. Macrolide antibiotics for cystic fibrosis. Cochrane Database Syst Rev, 2012, *11* : CD002203
14. STOKHOLM J, CHAWES BL, VISSING NH, BISGAARD H. Azithromycin for episodes with asthma-like symptoms in young children aged 1-3 years : a randomised, double-blind, placebo-controlled trial. Lancet Respir Med, 2016, *4* : 19-26.
15. TROTTER CL, MCVERNON J, RAMSAY ME et al., SAGE SUBGROUP. Optimising the use of conjugate vaccines to prevent disease caused by *Haemophilus influenzae* type b, *Neisseria meningitidis* and *Streptococcus pneumoniae*. Vaccine, 2008, *26* : 4434-4445.

24 TUBERCULOSE PULMONAIRE DE L'ENFANT

Christophe Delacourt

Histoire naturelle

La transmission de *Mycobacterium tuberculosis* est interhumaine et le développement d'une infection tuberculeuse chez un enfant est la conséquence d'un contact avec un cas de tuberculose contagieuse. Le cas contaminant est habituellement un adulte, même si la transmission d'enfant à enfant est également possible. L'infection tuberculeuse se transmet essentiellement par voie aérienne. La lésion primaire (ou nodule primaire) se situe donc dans le parenchyme pulmonaire dans plus de 95 % des cas. De ce site initial, les bacilles tuberculeux sont drainés par les macrophages vers les ganglions régionaux, le plus souvent hilaires, mais éventuellement latéro-trachéaux si le nodule primaire siège à la partie apicale du poumon. Le nodule primaire peut disparaître ou, au contraire, augmenter de taille et s'étendre au parenchyme et/ou à la plèvre adjacents, expliquant la survenue d'épanchements pleuraux dans les primo-infections de l'enfant. Il peut également se caséifier. C'est à ce stade que le risque de dissémination hématogène est le plus important, entraînant des lésions soit focales, soit de type miliaire, dans différents viscères. Le développement de l'hypersensibilité, en 2 à 8 semaines, permet le plus souvent d'empêcher cette évolution : l'enfant reste asymptomatique et les lésions guérissent. Il s'agit alors d'une infection tuberculeuse latente (ITL). Dans une minorité de cas d'infection tuberculeuse, la multiplication bacillaire est mal contrôlée et une maladie clinique tuberculeuse, dite tuberculose-maladie (TM), apparaît, en règle dans l'année qui suit l'infection initiale. L'hypertrophie ganglionnaire caractérise la maladie observée lors de la primo-infection. Ces ganglions régionaux peuvent comprimer les voies aériennes adjacentes, entraînant atélectasie ou emphysème obstructif. Ils peuvent aussi se caséifier et se fistuliser dans les bronches ou dans la trachée, faisant courir le risque d'un accident asphyxique aigu.

M. tuberculosis est donc un pathogène aux facettes multiples, capable d'induire aussi bien une maladie aiguë qu'un processus d'ITL. Dans ces formes latentes, le bacille est capable de persister pendant de très nombreuses années dans les tissus profonds, avant d'initier à nouveau une maladie tuberculeuse. Parmi des enfants exposés à un cas de tuberculose pulmonaire à leur domicile, il est montré qu'un pourcentage moyen de 20 à 25 % de ces enfants est infecté. La proportion des sujets infectés ayant d'emblée des signes de TM est principalement influencée par l'âge de l'enfant (Tableau 24-I).

Tableau 24-I Risque d'évolution vers une maladie tuberculeuse après primo-infection tuberculeuse en fonction de l'âge de l'enfant [17].

Âge de la primo-infection	Type d'infection	Risque après primo-infection (%)
< 1 an	Infection latente	50
	Maladie intrathoracique	30-40
	Méningite et/ou miliaire	10-20
1-2 ans	Infection latente	70-80
	Maladie intrathoracique	10-15
	Méningite et/ou miliaire	2-5
2-5 ans	Infection latente	95
	Maladie intrathoracique	5
	Méningite et/ou miliaire	0,5
5-10 ans	Infection latente	98
	Maladie intrathoracique	2
	Méningite et/ou miliaire	< 0,5
> 10 ans	Infection latente	80-90
	Maladie intrathoracique	10-20
	Méningite et/ou miliaire	< 0,5

Le risque de TM est également augmenté par l'immunodépression, le diabète ou l'insuffisance rénale. Le risque de réactivation ultérieure, tout au long de la vie, est plus flou, habituellement évalué entre 5 et 10 % des ITL initiales, avec la très grande majorité de ces réactivations survenant au cours des deux années suivant l'infection initiale. Il est néanmoins très probable que ce chiffre soit plus faible en l'absence de nouveau contact, comme c'est le cas le plus fréquent dans les pays à faible incidence. Ainsi une récente étude européenne, regroupant enfants et adultes, montre-t-elle que le taux de progression vers une tuberculose-maladie dans les 24 mois suivant un contact avec un cas index n'est que de 3,3 % chez les contacts avec un test Quantiferon® positif et ne recevant pas de prophylaxie, comparativement à 0,12 % chez les contacts avec un test Quantiferon® négatif et ne recevant pas de prophylaxie [26]. Ce taux est réduit à 0,62 % chez les contacts avec un test Quantiferon® positif et recevant une prophylaxie.

La connaissance insuffisante des mécanismes conduisant de l'exposition à l'infection, puis de l'infection au développement clinique de la maladie explique les difficultés à donner une définition claire de l'ITL. L'ITL doit être considérée comme un syndrome clinique témoignant de trois événements :
– il y a eu exposition à *M. tuberculosis* ;
– une infection s'est développée ;
– le bacille a été contrôlé par la réponse immunitaire et réduit à un état quiescent.

Par conséquent, le diagnostic d'ITL est déterminé par l'absence de maladie clinique et par la positivité d'un test immun. Sur un plan physiopathologique, cette notion d'infection « latente » est moins simple, car elle peut être associée à un certain degré de multiplication bacillaire. La présence de rares bacilles dans les voies aériennes d'enfants infectés avec radiographie de thorax normale a pu être démontrée, rarement par culture, plus souvent par les méthodes d'amplification génique. Par ailleurs, la tomodensitométrie thoracique a révélé la présence de petites adénopathies hilaires ou médiastinales, invisibles à la radiographie de thorax, chez des enfants infectés. Ces éléments témoignent à l'évidence d'un réel processus d'infection. Le caractère « latent » de cette infection est lié au fait que la population bacillaire reste très faible, car rapidement maîtrisée par les défenses immunitaires développées par le sujet infecté.

Facteurs de risque d'infection tuberculeuse

L'exposition de l'enfant à une personne contagieuse est une condition indispensable au développement d'une infection tuberculeuse chez cet enfant. Le risque d'infection chez l'enfant exposé est modulé par différents facteurs, liés à la contagiosité du cas index, aux conditions d'exposition et à l'enfant lui-même. La bonne connaissance de ces facteurs est importante lors du dépistage, car elle permet d'évaluer le niveau de risque pour chaque enfant et de guider les indications thérapeutiques (*voir* « Stratégies de dépistage pour l'enfant exposé »).

Des facteurs génétiques de susceptibilité jouent également un rôle significatif. Ces facteurs pourraient notamment contribuer à la grande variation de l'histoire naturelle de l'infection tuberculeuse selon les individus, et intervenir dès les phases précoces de l'infection. Plusieurs déficits immunitaires, congénitaux ou acquis, sont connus pour favoriser les infections mycobactériennes, au même titre que des infections bactériennes ou virales [7]. Certains déficits, de transmission mendélienne, exposent exclusivement à une susceptibilité aux infections mycobactérienne. Neuf gènes de susceptibilité aux infections graves ont ainsi été identifiés, principalement sur la voie IL-12-interféron γ [7]. La recherche de ces déficits doit être envisagée lorsque des formes sévères de tuberculose sont observées chez des enfants sans facteur de susceptibilité connu.

Diagnostic de l'infection tuberculeuse latente

Intradermoréaction à la tuberculine

L'intradermoréaction (IDR) à la tuberculine a longtemps été le seul test validé capable d'identifier une infection tuberculeuse chez l'enfant et reste l'outil de première ligne dans de nombreux pays. L'importance de la réactivité tuberculinique est corrélée au risque de TM ultérieure, y compris en population vaccinée par le BCG [21].

Les doses et techniques pour les tests tuberculiniques ont été standardisées. L'IDR commercialement disponible en France est le Tubertest® (0,1 ml = 5 unités tuberculiniques de PPD-S). Elle se présente sous la forme de flacons contenant dix doses de 0,1 ml. Une aiguille courte doit être utilisée pour l'injection, de calibre 26 ou 27 gauges. L'injection de 0,1 ml s'effectue au niveau de la face antérieure de l'avant-bras, et son caractère strictement intradermique est attesté par l'induction d'une papule pâle bien délimitée, dite « en peau d'orange », disparaissant en quelques minutes. Une injection trop profonde, en sous-cutané, expose à un risque de faux négatif. Le test doit être lu entre 48 et 72 heures après l'injection, par la mesure en millimètres du plus grand diamètre transversal de l'induration.

L'interprétation de l'IDR doit tenir compte des facteurs susceptibles d'influencer ses résultats. Des réactions faussement négatives sont associées à une injection trop profonde, une lecture trop tardive ou sous-estimée, une immunodépression de l'enfant ou une infection récente. Les infections par d'autres mycobactéries que *M. tuberculosis* ou la vaccination par le BCG induisent des réactions faussement positives. Environ 90 % des enfants immunocompétents avec TM ont une induration supérieure ou égale à 10 mm. Le BCG est responsable de réactions habituellement inférieures à 10 mm, mais 8 à 16 % des enfants vaccinés ont une induration supérieure ou égale à 10 mm, sans autre facteur de risque identifié. À partir de 15 mm, la spécificité devient très forte, supérieure à 98 %, en population vaccinée par le BCG. La sensibilité associée à ce seuil chez les patients immunocompétents est entre 75 et 83 %. Du fait de cet impact du BCG, l'interprétation de l'IDR en population vaccinée n'est aisée que si ce test est réservé aux situations où la fréquence attendue de l'infection tuberculeuse est nettement supérieure à celle de la population générale : enfants exposés à un cas de tuberculose contagieuse ou situation clinique évocatrice de tuberculose. Dans ces situations, une induration supérieure ou égale à 15 mm, dans une population vaccinée par le BCG, doit être considérée comme témoignant d'une infection tuberculeuse. Ce seuil doit toutefois être abaissé à 10 mm ou plus dans les situations les plus à risque d'infection : enfant étroitement exposé à un cas index très bacillifère ou porteur de cavernes radiologiques [21]. En l'absence de vaccination par le BCG, le diagnostic d'ITL doit être proposé chez tout enfant dont l'IDR est supérieure ou égale à 10 mm. Dans des situations à très fort risque (contact étroit avec un adulte présentant des cavernes et/ou fortement bacillifère), un seuil de 5 mm doit être considéré. À ces seuils, il faut ajouter les notions de conversion tuberculinique (augmentation de taille d'au moins 10 mm entre deux tests) ou d'induration phlycténulaire, toutes deux classiquement associées au diagnostic d'infection tuberculeuse.

Tests interféron γ

Le Tubertest® n'est désormais plus le seul test capable d'identifier une infection tuberculeuse. La découverte d'antigènes très spécifiques du complexe M. tuberculosis, et absents des souches BCG, a abouti à la mise au point de tests diagnostiques sanguins. Ces tests mesurent la libération d'interféron γ par les lymphocytes du patient, après stimulation par ces antigènes spécifiques (ESAT-6, CFP-10, TB7.7). Cette réponse in vitro est mesurable à tout âge, y compris chez le nourrisson. Deux tests sont disponibles commercialement : le Quantiferon® et le T spot-TB®. Le Quantiferon® s'effectue sur sang total, alors que le T spot-TB® nécessite l'isolement préalable des cellules mononucléées. Le résultat de ces deux tests peut être obtenu – en théorie – en 48 heures. La spécificité de ces tests, mesurée dans des populations à très faible risque d'infection, est supérieure à 95 %, y compris dans les populations vaccinées par le BCG [24]. Leur sensibilité chez l'enfant avec TM est comparable à celle observée avec l'IDR. La méta-analyse pédiatrique la plus récente montre, chez les enfants avec une tuberculose microbiologiquement confirmée, une sensibilité de 86 % pour l'IDR, de 86 % pour le Quantiferon® et de 79 % pour le T spot-TB® [24]. La sensibilité de ces tests dans l'ITL est plus difficile à mesurer, puisque aucun examen ne permet d'affirmer ce diagnostic avec certitude. Le taux de positivité de ces tests est corrélé au degré d'exposition à la source contaminante, comme l'est le taux de positivité de l'IDR. Il n'y a toutefois pas de concordance parfaite entre les résultats obtenus par ces deux types de tests. Les discordances les plus fréquentes sont représentées par des IDR positives contrastant avec des tests in vitro négatifs. Dans une large étude pédiatrique européenne, incluant principalement des enfants ayant un contact avec un cas de tuberculose, une IDR avec une induration d'au moins 10 mm était observée chez 60 % des enfants testés, contrastant avec une positivité du Quantiferon® chez seulement 30 % de ces enfants [5]. Cette différence peut s'expliquer principalement par une vaccination antérieure par le BCG ou par un contact environnemental avec une mycobactérie atypique. Il est très peu probable que cette discordance soit liée à une sensibilité des tests in vitro inférieure à celle de l'IDR dans le diagnostic de l'ITL. Si cela était le cas, la valeur prédictive des tests interféron γ sur l'apparition d'une tuberculose active serait inférieure à celle de l'IDR. Au contraire, les études comparatives directes mesurant la valeur prédictive des tests interféron γ et IDR sur l'apparition d'une tuberculose active chez des sujets non traités, dans une même population, donnent plutôt un avantage aux tests interféron γ, avec un rapport des risques de 2,58 (IC 95 % : 1,72-3,88) pour l'IDR et de 4,94 (IC 95 % : 1,79-13,65) pour l'interféron γ [21]. Il est également possible que les tests interféron γ puissent être interprétés de façon quantitative, et non pas uniquement de manière binaire négatif/positif. Il a été montré très récemment dans une population de jeunes enfants en Afrique du Sud, qu'un Quantiferon® fortement positif, supérieur à 4 UI/ml, était significativement plus prédictif de survenue de tuberculose qu'un Quantiferon® faiblement positif entre 0,35 et 4 UI/ml [3]. Il n'est toutefois pas certain que ces résultats puissent être transposés dans un pays à faible incidence, l'étude multicentrique européenne ayant montré que c'est bien le seuil de 0,35 UI/ml qui est associé à la meilleure valeur prédictive [1]. Plus rarement, les discordances entre IDR et tests interféron γ sont représentées par des IDR négatives contrastant avec des tests in vitro positifs [5]. Là encore, une approche quantitative serait intéressante, car la réversion (positivité transitoire) d'un test interféron γ semble plus fréquente chez l'enfant lorsque la positivité est faible [3].

Autres tests

Comme nous l'avons vu plus haut, la frontière entre ITL et TM est arbitraire et reflète l'efficacité ou non des défenses mises en place après un processus infectieux initial. La mise en évidence par tomodensitométrie (TDM) de petites adénopathies, non visibles sur la radiographie de thorax, ne remet pas en cause l'efficacité démontrée du traitement de l'ITL, définie sur la normalité du cliché standard, par une mono- ou bi-antibiothérapie. Il n'y a donc actuellement aucune recommandation pour une réalisation systématique de cet examen chez les enfants infectés avec radiographie de thorax normale [21]. Seul un doute sur la normalité du cliché standard doit conduire à la réalisation d'une TDM.

Diagnostic de la tuberculose-maladie

Tuberculose intrathoracique

Le diagnostic de TM peut être difficile chez l'enfant, les examens microbiologiques ayant un faible taux de positivité du fait du caractère le plus souvent paucibacillaire de la TM de l'enfant. Le consensus établi au niveau international en 2015 identifie les tuberculoses considérées comme confirmées, avec un résultat microbiologique positif, et les tuberculoses non confirmées, pour lesquelles le diagnostic est porté sur un faisceau d'arguments associant la clinique, le contexte épidémiologique, l'aspect radiologique et le résultat du test immun [13].

Clinique

Une grande variété de tableaux cliniques peut être observée dans la TM de l'enfant, reflétant probablement les différences dans la réponse immunitaire à l'infection. De nombreux cas de TM pédiatriques restent asymptomatiques, pouvant même guérir spontanément et n'être identifiés que plusieurs années plus tard. La présence de symptômes est d'autant plus fréquente que l'enfant est jeune, en particulier avant 2 ans. Lorsqu'ils sont présents, les symptômes sont toutefois non spécifiques : toux, fièvre, fatigue, baisse de l'appétit, amaigrissement, signes auscultatoires localisés, détresse respiratoire. Différents scores cliniques ont été développés pour tenter d'identifier les enfants avec une forte probabilité de TM parmi ceux présentant des symptômes non spécifiques. Ces scores ont un intérêt tout particulier dans les pays à faibles ressources et à forte prévalence de tuberculose pédiatrique. Leur valeur diagnostique semble surtout importante chez les enfants de plus de 3 ans et non infectés par le VIH. Ces scores sont le plus souvent non applicables dans les pays où le recours aux soins est plus facile et le diagnostic moins tardif.

Le risque de dissémination de l'infection, avec l'association de localisations extrathoraciques aux manifestations intrathoraciques, est particulièrement élevé chez le nourrisson et le jeune enfant. Il peut s'agir de méningite, de miliaire, d'adénopathie ou d'atteinte ostéo-articulaire.

L'adolescence est également une période particulière pour l'expression de la TM, avec le développement de formes cavitaires très symptomatiques, comme chez l'adulte. Une série française montre que 77 % des adolescents avec TM ont de la fièvre, 73 % ont une perte de poids, 71 % ont une asthénie et 54 % ont une toux. Des localisations extrathoraciques sont fréquemment associées, jusque dans un tiers des cas.

Les formes congénitales ou immédiatement post-natales sont caractérisées par des tableaux très symptomatiques, à la fois sur le plan respiratoire et général. Une hépato- et/ou splénomégalie est associée dans deux tiers à trois quarts des cas. La fièvre est présente dans presque la moitié des cas. Une atteinte méningée peut être associée jusque dans 11 % des cas.

Imagerie thoracique

Comme en clinique, une grande variété d'aspects radiologiques va être observée au niveau thoracique au cours de la TM de l'enfant.

ATTEINTE GANGLIONNAIRE • L'atteinte ganglionnaire, médiastinale ou hilaire, représente la lésion caractéristique de la primo-infection tuberculeuse (Figure 24-1). Elle est classiquement plus importante chez le jeune enfant et le nourrisson. Les incidences de face et de profil sont souhaitables pour une visualisation radiologique optimale. La TDM permet d'identifier des adénopathies dans 83 à 100 % des cas de tuberculose pulmonaire de l'enfant. Typiquement, les ganglions ont un centre hypodense, correspondant à la nécrose caséeuse de ces ganglions, et un rehaussement périphérique après injection de produit de contraste (Figure 24-2). Des calcifications sont possibles, même chez le nourrisson (Figure 24-3). L'absence de centre hypodense ou de rehaussement périphérique n'exclut en rien la tuberculose et peut même s'observer jusque dans 40 % des cas. Des localisations multiples sont observées dans presque tous les cas. Les localisations préférentielles sont sous-carinaires, hilaires (droite et/ou gauche) et paratrachéales droites. Des localisations précarinaire et médiastinale antérieure peuvent également être présentes. Des adénopathies paratrachéales gauches sont possibles, mais moins fréquentes. Une atteinte paratrachéale gauche prédominante ne doit faire retenir le diagnostic de TM qu'avec précaution, après exclusion des diagnostics différentiels, et notamment d'un processus lymphomateux qui peut simuler en tous points la TM.

Les adénopathies peuvent se compliquer d'une compression des voies aériennes adjacentes et de troubles de ventilation des segments pulmonaires d'aval. Ces lésions peuvent être visualisées

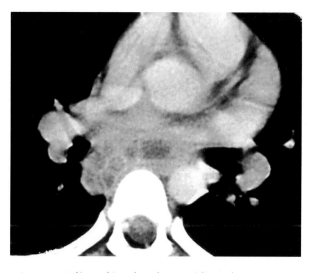

Figure 24-2 Adénopathies tuberculeuses médiastinales nécrotiques.

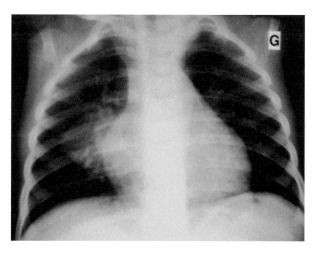

Figure 24-1 Hypertrophie ganglionnaire hilaire droite.

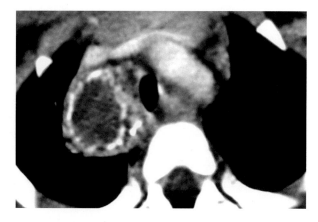

Figure 24-3 Adénopathie tuberculeuse calcifiée.

en TDM et sont particulièrement fréquentes chez le nourrisson, pouvant être présentes jusque dans 65 % des cas des enfants de moins de 1 an. Exceptionnellement, les complications peuvent également concerner les organes de voisinage : perforation œsophagienne ou occlusion d'une artère pulmonaire.

ATTEINTE PARENCHYMATEUSE • Des lésions parenchymateuses sont fréquemment présentes au cours de la TM de l'enfant, voire constantes chez le nourrisson. Le classique complexe primaire, associant le chancre d'inoculation (ou nodule primaire) et l'adénopathie satellite, est en fait très rarement observé. Le plus souvent, il s'agit d'opacités souvent segmentaires ou lobaires, mais parfois moins systématisées, pouvant prendre des aspects pseudo-tumoraux. Ces opacités peuvent contenir des zones d'hypodensité, et même des cavités formées par la nécrose tissulaire (Figure 24-4). Ces aspects nécrotiques semblent plus fréquents chez le nourrisson. Des calcifications peuvent également être présentes au sein de ces opacités, indépendamment de la notion de traitements antérieurs.

Des aspects nodulaires, centrolobulaires, en règle inférieurs à 2 cm, peuvent être observés en TDM dans 30 à 40 % des TM de l'enfant (Figure 24-5). Des nodules plus petits et plus disséminés, témoignant de la diffusion hématogène du bacille sont surtout observables chez le très jeune nourrisson.

Chez l'adolescent, l'atteinte parenchymateuse peut être de type « adulte », par réactivation d'une infection ancienne (Figure 24-6). Les infiltrats sont le plus souvent mal délimités et prédominent aux segments apicaux et postérieurs des lobes supérieurs. L'atteinte multisegmentaire ou multilobaire est fréquente, mais comprend habituellement les localisations typiques des lobes supérieurs. La survenue de cavernes est observée dans environ la moitié des cas. Les cavernes peuvent être uniques ou multiples, délimitées par des parois épaisses et irrégulières. Enfin, un aspect très évocateur est celui d'« arbre en bourgeons », avec plusieurs divisions d'opacités linéaires, témoignant de la dissémination bronchogène de la maladie et du caractère actif des lésions. Ces images ont une distribution hétérogène, les différenciant nettement d'images de miliaire.

ÉPANCHEMENT PLEURAL • L'atteinte pleurale est une complication peu fréquente de la TM pédiatrique, présente dans 10 à 20 % des cas. Dans plus de 80 % des cas, elle est observée chez l'enfant de plus de 10 ans. L'épanchement est unilatéral, sans préférence droite ou gauche ; il peut paraître isolé sur la radiographie de thorax, sans lésion parenchymateuse ou médiastinale associée dans 40 % des cas. Des formes nodulaires pleurales peuvent être observées (Figure 24-7). La TDM augmente la probabilité d'identifier des lésions parenchymateuses associées. Lorsqu'il est ponctionné, le liquide est habituellement clair. Il s'agit d'un exsudat, avec typiquement une prédominance lymphocytaire et une glycopleurie supérieure à 60 mg/dl. Une glycopleurie basse, inférieure à 30 mg/dl peut être observée dans 15 % des cas et une prédominance neutrophilique peut être présente au début de la maladie. Le dosage de l'activité adénosine désaminase (ADA) est une aide diagnostique importante (*voir* « Activité adénosine désaminase »). En revanche, l'intérêt d'un test interféron γ sur le liquide pleural n'est pas clairement établi [1].

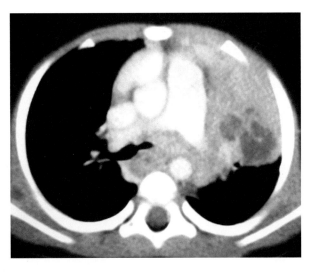

Figure 24-4 Pneumonie tuberculeuse nécrosée.

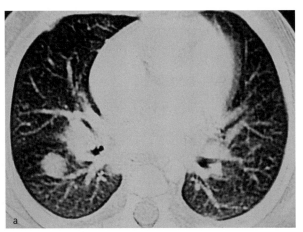 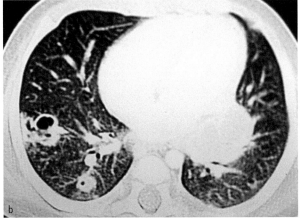

Figure 24-5 Aspects nodulaires de la tuberculose pédiatrique, avec ou sans nécrose.

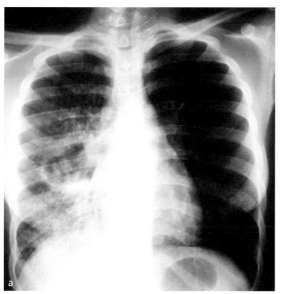
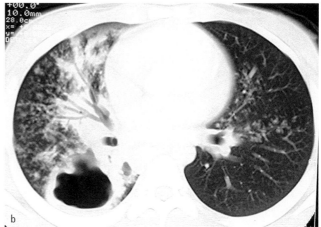

Figure 24-6 Caverne tuberculeuse.

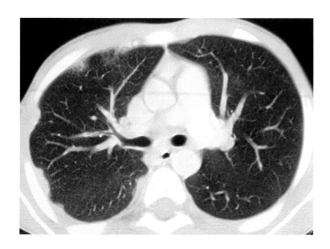

Figure 24-7 Nodules pleuraux tuberculeux.

FORMES DISSÉMINÉES • La dissémination bacillaire par voie hématogène va générer au niveau thoracique un aspect de miliaire. Le risque de dissémination est surtout important chez le nourrisson et l'enfant immunodéprimé. L'aspect radiologique est caractéristique, mieux mis en évidence en TDM, avec des nodules diffus de 1 à 3 mm de diamètre. Ces nodules sont bien délimités et de distribution uniforme.

Microbiologie

MÉTHODES DE RECUEIL • L'identification de *M. tuberculosis* permet d'affirmer le diagnostic de tuberculose. Toutefois, cet argument formel fait souvent défaut chez l'enfant, du fait du caractère volontiers paucibacillaire de la primo-infection. La qualité du recueil des prélèvements et de leur manipulation doit être optimale, afin d'augmenter les chances de détection du bacille. Les enfants expectorant rarement spontanément, l'aspiration gastrique représente le mode classique de recueil des sécrétions issues des voies aériennes et dégluties. L'aspiration du contenu gastrique est au mieux réalisée après au moins 8 à 10 heures de jeûne, lorsque l'enfant est encore alité. Si l'aspiration est peu productive, du sérum physiologique stérile peut être instillée, puis aspiré. Sa réalisation en ambulatoire est possible, mais le rendement est légèrement inférieur à une réalisation en milieu hospitalier. L'aspiration gastrique étant souvent mal acceptée par l'enfant, d'autres méthodes de recueil, moins invasives, ont été développées : expectoration induite, aspiration nasopharyngée, *string-test*, examen des selles [18]. Ces méthodes dites « alternatives » ont un rendement chez l'enfant au moins aussi bon que l'expectoration spontanée ou l'aspiration gastrique et peuvent donc être utilisées en première intention [18]. Trois prélèvements distincts restent nécessaires pour un diagnostic optimal de la tuberculose.

Les prélèvements réalisés au cours d'une endoscopie bronchique (aspiration bronchique ou lavage broncho-alvéolaire) n'ont pas de rendement supérieur aux aspirations gastriques chez l'enfant. L'endoscopie bronchique ne doit donc pas être réalisée à visée uniquement microbiologique.

EXAMEN DIRECT • Les techniques d'homogénéisation et de décontamination appliquées aux prélèvements ont pour effet de tuer non seulement les contaminants bactériens, mais également la très grande majorité des mycobactéries présentes. Il est estimé que seulement 10 à 20 % des mycobactéries initialement présentes restent viables après ces mesures.

L'examen microscopique direct du frottis, après coloration spécifique de type Ziehl-Neelsen ou auramine, montre un aspect typique de bacille acido-alcoolo-résistant (BAAR), commun à l'ensemble des mycobactéries. Cette procédure permet également une estimation semi-quantitative du nombre de bacilles excrétés, corrélé au degré de contagiosité du cas index. Une concentration d'au moins 5 000 à 10 000 bacilles par millilitre de prélèvement est nécessaire pour avoir un frottis positif. Cela n'est observé au maximum que dans 20 % des TM de l'enfant.

CULTURE • La culture est plus sensible que la microscopie, ne nécessitant que 10 à 100 bacilles par millilitre de prélèvement pour être positive. Une culture positive n'est toutefois retrouvée au maximum que dans 50 % des TM respiratoires de l'enfant.

Les milieux de culture traditionnels sont des milieux solides à base d'œuf (Lowenstein-Jensen ou Coletsos). Sur ces milieux, l'aspect des colonies de *M. tuberculosis* est typique et peut souvent être distingué de celui des mycobactéries atypiques. La réalisation d'antibiogrammes est possible. En revanche, l'inconvénient majeur est le long délai nécessaire, de 3 à 6 semaines [15]. Ce délai peut être raccourci à 12-28 jours par l'utilisation de systèmes de culture liquide (MGIT, MB BacT). De nombreux tests peuvent être appliqués sur des bacilles obtenus en culture : confirmation de l'appartenance de la mycobactérie au complexe *tuberculosis* et identification de l'espèce au sein du complexe *tuberculosis* (*M. tuberculosis*, *M. bovis*, *M. africanum*…) ; étude de la sensibilité aux antibiotiques antituberculeux par méthodes phénotypique et/ou génotypique ; étude du profil génomique (génotype) de la souche en cas d'enquête épidémiologique.

AMPLIFICATION GÉNOMIQUE • La recherche des acides nucléiques spécifiques des mycobactéries tuberculeuses peut être effectuée directement sur le prélèvement. Cette méthode est rapide, le résultat pouvant être obtenu en 2 à 8 heures après le début de sa mise en œuvre. Des trousses commerciales d'amplification génique sont disponibles. Les études pédiatriques les plus récentes ont été effectuées avec le système Xpert® MTB/RIF qui permet, sur des prélèvements bruts, la détection simultanée de séquences d'ADN spécifiques du complexe *Mycobacterium tuberculosis* et de la résistance à la rifampicine. L'avantage de ce test est qu'il ne nécessite pas de compétences particulières pour le manipulateur, ni d'infrastructures répondant aux critères d'exigence habituels pour réaliser des tests moléculaires. Chez l'enfant, la sensibilité de détection de la présence du complexe *M. tuberculosis* par ces méthodes est inférieure à celle de la culture : 95-100 % lorsqu'elles sont appliquées aux prélèvements positifs à l'examen microscopique (riches en bacilles), mais seulement 45 à 60 % lorsqu'elles sont appliquées aux prélèvements négatifs à l'examen microscopique mais positifs en culture (cas pauvres en bacilles) [6, 10, 18]. Une récente méta-analyse montre que la sensibilité du système Xpert® chez l'enfant est plus élevée, de 36 à 44 %, que celle de l'examen microscopique [10]. La spécificité est, en routine, de l'ordre de 98 % [10]. Le système Xpert® n'est d'aucune aide diagnostique dans les tuberculoses pédiatriques non confirmées microbiologiquement [10]. En 2014, l'OMS a proposé que le système Xpert® remplace les examens microbiologiques usuels chez l'enfant en cas de co-infection par le VIH ou en cas de tuberculose multirésistante [25]. Elle a également ouvert la possibilité que le diagnostic moléculaire soit une démarche de première intention pour toute suspicion de TM chez l'enfant. Ces recommandations sont toutefois contestables dans les pays à hauts revenus économiques dans lesquels les compétences pour la réalisation d'examens microscopiques et de cultures sont toujours présentes. Les techniques d'amplification génomique peuvent néanmoins être très utiles chez l'enfant, notamment dans les situations où le diagnostic est difficile, comme les nouveau-nés et les immunodéprimés, chez lesquels des faux négatifs de l'IDR sont fréquents. Elles ont été récemment recommandées par les Britanniques pour le diagnostic de la tuberculose pédiatrique [20]. Elles sont également utiles dans le liquide pleural, leurs sensibilité et spécificité étant supérieures à celles observées pour la mesure de l'activité adénosine désaminase (ADA). Comme pour les techniques microbiologiques classiques, le rendement optimal des techniques d'amplification génomique n'est obtenu qu'avec la répétition des prélèvements.

Endoscopie bronchique

L'endoscopie bronchique apporte fréquemment des arguments diagnostiques importants chez les enfants suspects de TM. En effet, 40 à 60 % des enfants avec TM et radiographie de thorax anormale ont une atteinte endobronchique très évocatrice et directement visualisable en endoscopie. Les aspects les plus fréquents sont une réduction du calibre bronchique par compression d'une adénopathie adjacente, un granulome (Figure 24-8), du caséum obstructif ou encore une inflammation muqueuse importante. La qualité actuelle de l'imagerie obtenue en TDM permet de prédire la présence d'une atteinte endobronchique : l'absence de rétrécissement du calibre bronchique sur la TDM élimine le risque de maladie endobronchique significative à l'endoscopie. Si l'endoscopie bronchique ne se justifie pas à visée uniquement microbiologique (*voir* « Méthodes de recueil »), elle doit être facilement réalisée chez l'enfant lorsque l'imagerie suggère une ou plusieurs compressions bronchiques, afin d'avoir une évaluation précise de la maladie endobronchique.

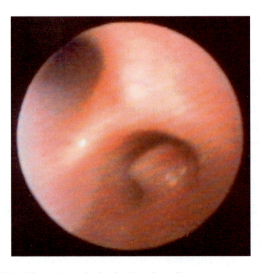

Figure 24-8 Obstruction de la lumière bronchique par un granulome tuberculeux.

IDR et tests interféron γ

La réalisation d'un test immun contribue au diagnostic de TM chez l'enfant [13]. Comme détaillé plus haut, l'IDR et les tests interféron γ ont des sensibilités comparables pour le diagnostic de TM, entre 80 et 90 % [24]. Un test immun négatif n'élimine donc pas le diagnostic de tuberculose chez l'enfant. La sensibilité de ces tests diminue avec l'âge [5] ou en cas d'immunodépression [24]. Elle peut devenir très faible, inférieure à 30 %, dans les formes congénitales ou post-natales précoces. Les tests interféron γ peuvent également être faits à partir du liquide pleural, même si leur intérêt diagnostique reste actuellement controversé [1].

Activité adénosine désaminase

L'activité adénosine désaminase (ADA) est souvent utilisée pour argumenter l'origine tuberculeuse d'épanchements séreux, en particulier d'épanchements pleuraux. La coexistence d'un épanchement lymphocytaire et d'un taux d'ADA élevé est très évocatrice d'épanchement tuberculeux. La sensibilité est de 86 % et la spécificité supérieure à 98 %.

Autres biomarqueurs

De nombreuses recherches visent à identifier des immunomarqueurs capables d'identifier les TM de l'enfant non confirmées microbiologiquement, et de différencier les formes actives des formes latentes. Aucun test n'a actuellement fait la preuve de son utilité en routine clinique. Des profils cytokiniques spécifiques ont toutefois été identifiés, qui pourraient participer à l'élaboration de tests futurs.

Atteintes extrarespiratoires

Tuberculose du système nerveux central

L'atteinte neuroméningée est liée à une dissémination par voie hématogène du bacille dans le système neuroméningé et se déclare le plus souvent dans l'année qui suit l'infection. Elle peut s'intégrer dans un tableau plus général de dissémination hématogène avec miliaire thoracique et éventuelles autres atteintes extra-thoraciques. Le tableau clinique de cette atteinte multi-organe est alors très riche. Elle peut être isolée, avec des symptômes exclusivement neuroméningés. Classiquement, le tableau est insidieux et lentement progressif, sur plusieurs semaines. Des signes non spécifiques sont fréquemment présents : difficultés alimentaires, cassure pondérale, fébricule. L'attention est attirée vers la sphère neuroméningée en cas de céphalées et de vomissements. Progressivement s'installe une somnolence, puis apparaissent des signes neurologiques focaux comme une paralysie des nerfs crâniens, notamment une paralysie oculomotrice, ou une hémiparésie. Enfin une phase de coma survient.

Les arguments diagnostiques sont :
• une ponction lombaire avec liquide clair, une hypercellularité à prédominance de lymphocytes, une hyperprotéinorachie et une hypoglycorachie. Le dosage de l'activité ADA sur le LCR peut contribuer au diagnostic [14]. Un test d'amplification d'ADN doit être demandé, en plus des examens microbiologiques classiques [13, 20] ;
• une imagerie cérébrale évocatrice. L'IRM doit être privilégiée, car très sensible pour la détection de lésions précoces et/ou de topographie mal identifiée par la tomodensitométrie. Les images évocatrices peuvent être présentes dès le diagnostic ou apparaître sous traitement :
– une inflammation des leptoméninges (arachnoïde et pie-mère), avec prise de contraste diffuse ou multifocale, et parfois épaississement méningé. Une extension aux méninges péri-médullaires est fréquente, justifiant l'association d'une IRM médullaire ;
– une hydrocéphalie, tri- ou quadri-ventriculaire ;
– un cloisonnement des espaces sous-arachnoïdiens ;
– des aspects d'accident vasculaires cérébraux ischémiques, secondaires à une artérite tuberculeuse. Les sièges préférentiels sont les noyaux de la base, la capsule interne et le tronc cérébral ;
– un tuberculome, unique ou multiple ;
– des foyers d'œdème de la substance blanche et du cortex, par encéphalite associée à la méningite ;
– rarement, des abcès tuberculeux, plus particulièrement chez le patient infecté par le VIH.

Tuberculose ganglionnaire périphérique

L'atteinte ganglionnaire périphérique est le site extrarespiratoire le plus fréquent. L'évolution en taille du ganglion est habituellement progressive et non douloureuse. Toutefois, des formes aiguës et douloureuses sont également possibles. L'aspect extérieur est habituellement non inflammatoire, sans chaleur ni érythème. Sa consistance initialement ferme peut devenir fluctuante en cas d'évolution nécrosante. Une fistulisation à la peau peut alors survenir, avec ulcération superficielle [19]. La réalisation d'examens microbiologiques classiques (examen microscopique et culture) et d'un test d'amplification d'ADN sur cytoponction ganglionnaire permet le plus souvent le diagnostic [20]. À défaut, une biopsie peut être réalisée. La régression complète du ou des ganglions n'est pas toujours obtenue sous traitement. Il est même possible d'observer la survenue de nouveaux ganglions en cours de traitement. Il ne s'agit habituellement pas d'un échec thérapeutique, mais d'une réaction inflammatoire à des protéines tuberculeuses résiduelles [19].

Tuberculose ostéo-articulaire

Les localisations osseuses de la tuberculose sont habituellement interprétées comme une réactivation de bacilles logés dans l'os à l'occasion d'une bacillémie au moment de l'infection initiale. Elles sont donc rarement observées chez l'enfant. L'atteinte articulaire est le plus souvent par contiguïté avec l'atteinte osseuse. Le rachis et les grosses articulations sont les sites préférentiels, mais de nombreux sites ont été décrits. L'association à des localisations extra-osseuses de tuberculose est inconstante. Les symptômes sont initialement insidieux et lentement progressifs. En cas d'atteinte vertébrale, les douleurs dorsales sont quasi constantes, mais la fièvre n'est observée que dans un tiers des cas. En l'absence de diagnostic, des complications neurologiques peuvent apparaître, par compression médullaire ou des racines nerveuses. L'évolution vers une cyphose est fréquente, qui peut continuer à s'aggraver malgré le traitement de la tuberculose. Une atteinte pararachidienne est également observée dans la majorité des cas. Un abcès au sein du psoas peut entraver la flexion de la hanche. L'IRM est l'imagerie de référence pour visualiser précocement les lésions et les préciser au mieux. Les premières lésions vertébrales sont caractérisées par une atteinte métaphysaire paradiscale, avec érosion du cartilage et amincissement du disque intervertébral. L'atteinte osseuse et discale s'étend progressivement, avec un hypersignal en T2. L'IRM visualise également parfaitement les extensions dans les tissus mous et dans le canal médullaire.

Le diagnostic de certitude est apporté par les examens microbiologiques réalisés sur une ponction de l'abcès pararachidien, une biopsie ostéo-articulaire ou une aspiration d'épanchement intra-articulaire [20].

Péricardite tuberculeuse

L'atteinte du péricarde est rare au cours de la tuberculose, mais peut être vue à tout âge, dès la première année de vie. Les signes d'insuffisance cardiaque droite (hépatomégalie, turgescence jugulaire) sont les plus fréquents. La fièvre est inconstante. Le pronostic est lié au risque de tamponnade et d'évolution vers une péricardite constrictive. L'échocardiographie précise la quantité de liquide et l'épaississement péricardique. Le diagnostic de certitude repose sur l'analyse du liquide péricardique et/ou sur la biopsie péricardique. Un test d'amplification d'ADN sur liquide péricardique est recommandé [20, 25]. Un dosage d'activité adénosine désaminase sur liquide péricardique peut également contribuer au diagnostic [20].

Tuberculose gastro-intestinale

Les localisations abdominales représentent moins de 2 % des formes actives de tuberculose en pédiatrie. La douleur est un symptôme quasi constant. Fièvre, perte de poids et anorexie sont également très fréquentes. Une distension abdominale est notée dans presque tous les cas. Une présentation douloureuse aiguë, pseudochirurgicale, est observée dans presque un tiers des cas [19]. L'échographie et la tomodensitométrie apportent des images évocatrices : adénopathies, atteinte d'organes solides, ascite, épaississement des parois intestinales, masses inflammatoires, épaississement péritonéal. La ponction du liquide d'ascite montre un exsudat à prédominance lymphocytaire. La confirmation microbiologique sur ce liquide n'est que rarement obtenue, imposant la réalisation de biopsies, le plus souvent par laparoscopie. Le dosage de l'activité ADA sur le liquide d'ascite peut contribuer au diagnostic. Un test d'amplification d'ADN est utile au diagnostic [25].

Autres localisations

La tuberculose peut toucher tous les organes, y compris chez l'enfant. Ont ainsi été décrites des atteintes rénales, génito-urinaires, cutanées, ophtalmologiques, ORL… Ces atteintes restent néanmoins rares, et ne sont pas à rechercher systématiquement.

Prise en charge thérapeutique

Pour être efficace, un traitement antituberculeux doit répondre à trois impératifs :

– d'une part, être actif sur les bacilles intracellulaires (dans les macrophages alvéolaires) ;

– d'autre part, être bactéricide pour éviter la sélection de mutants et réduire la contagiosité ;

– enfin, permettre un pic sérique élevé pour mieux inhiber la multiplication des bacilles, naturellement lente.

Pour toutes ces raisons, le traitement repose sur plusieurs antibiotiques administrés simultanément en une seule prise, à jeun. La recherche du contaminateur est impérative, ainsi bien sûr que son traitement.

Molécules disponibles

Molécules de première ligne

Les différents antibiotiques utilisés en première ligne, leur posologie et leurs effets secondaires sont résumés dans le tableau 24-II.

Des résistances primaires peuvent être observées pour chacune de ces molécules, mais plus particulièrement pour l'*isoniazide* (INH). La résistance à l'INH concerne environ 3 % des nouveaux cas nés en France, environ 10 % des nouveaux cas nés à l'étranger et 6-15 % des cas ayant un antécédent de traitement [15]. La résistance peut être de bas niveau (c'est-à-dire pour des concentrations d'INH inférieures ou égales à 0,5 mg/l) ou de haut niveau (1 mg/l). La résistance de bas niveau est liée essentiellement à la mutation du gène *inhA*, alors que la résistance de haut niveau est habituellement liée à une mutation sur le gène de la catalase (*katG*).

La résistance à la *rifampicine* (RMP) est exceptionnellement isolée (< 0,5 %) et habituellement associée à la résistance à l'INH, définissant les souches multirésistantes (MDR). Environ 95 % de toutes les souches résistantes à la RMP portent des mutations dans une région du gène *rpoB*, détectables facilement par des méthodes d'amplification génomique. Les souches MDR représentent 2,4 % des souches chez les nouveaux cas en France en 2014, mais 26,1 % des souches chez les patients déjà traités pour tuberculose. L'antécédent de traitement constitue donc un facteur de risque majeur de tuberculose MDR. L'autre facteur majeur est une migration récente de Russie ou d'un pays d'Europe de l'Est. En pratique, lorsque le cas index possède un de ces facteurs de risque, la recherche rapide par biologie moléculaire d'une résistance à la rifampicine est essentielle pour l'identification rapide du diagnostic de multirésistance. En pédiatrie, il est très important de vérifier si des facteurs de risque de multirésistance sont présents chez le contaminateur, avant toute mise en route d'un traitement antituberculeux chez un enfant.

En pratique, pour faciliter le diagnostic de tuberculose MDR en France, le Haut Conseil pour la santé publique a proposé les recommandations suivantes [15] :

– tout nouveau patient pour lequel les prélèvements ont un résultat d'examen microscopique positif, ou pour lequel l'examen microscopique est négatif mais la culture positive, doit bénéficier (i) d'un test moléculaire confirmant qu'il s'agit bien d'une mycobactérie du complexe *tuberculosis* (PCR *M. tuberculosis* complexe) et (ii) d'une recherche de mutations du gène *rpoB*, éventuellement couplée à la recherche de mutations conférant la résistance à l'iso-niazide. Le résultat de ces tests doit pouvoir être disponible dans un délai maximal de 72 heures ;

Tableau 24-II Antituberculeux de première ligne.

Présentations	Posologie (mg/kg/j)	Dose maximale quotidienne	Effets secondaires
Isoniazide (INH) Rimifon® – cp 50 et 150 mg Isotamine® – sirop à 10 mg/ml en ATU	10	300 mg	Toxicité hépatique Neuropathies périphériques Effets neurologiques centraux (dysarthrie, irritabilité, troubles de concentration, convulsions) Syndrome lupique Réactions d'hypersensibilité (fièvre, rash, anémie hémolytique, neutropénie, syndrome de Stevens-Johnson) Diarrhée si sirop avec sorbitol
Rifampicine (RMP) Rimactan® – gél 300 mg Rifadine® – gél 300 mg – susp 2 % (5 ml = 100 mg)	15	600 mg	Coloration rouge orangé des urines et sécrétions Toxicité hépatique (hyperbilirubinémie, potentialisation des autres antibiotiques) Troubles gastro-intestinaux Accidents immuno-allergiques (thrombopénie, anémie hémolytique, insuffisance rénale) Réactions cutanées (prurit avec ou sans rash) Syndrome pseudo-grippal Interactions médicamenteuses nombreuses
Éthambutol (ETB) Myambutol® – cp séc 400 mg Dexambutol® – cp 500 mg	20	1 g	Névrite optique (dose-dépendante) Neuropathies périphériques Rash cutané
Pyrazinamide (PZA) Pirilène® – cp séc 500 mg	25-30	2 g	Hépatotoxicité Hyperuricémie Troubles gastro-intestinaux, Arthralgies Réactions cutanées (rash morbilliforme, photosensibilisation)

– pour les cas détectés comme MDR, leur sensibilité (génotypique et phénotypique) devra être déterminée vis-à-vis de l'ensemble des antituberculeux disponibles, au mieux en lien avec le centre national de référence (CNR-MyRMA), afin de choisir sur des bases rationnelles le traitement qui leur sera donné.

Molécules de deuxième ligne

Plusieurs molécules sont utilisées en deuxième ligne dans le traitement des tuberculoses résistantes et sont résumées dans le tableau 24-III [15]. Les données pharmacocinétiques de ces drogues chez l'enfant sont très limitées. Parmi les quinolones, la lévofloxacine est actuellement la molécule préférentielle du fait de son efficacité et de sa bonne tolérance au long cours. Par ailleurs, des données pharmacocinétiques sont disponibles chez l'enfant, ce qui n'est pas le cas de la moxifloxacine. La toxicité potentielle des molécules de deuxième ligne données au long cours impose une prise en charge en milieu spécialisé, clinique et bactériologique. Le protocole thérapeutique est établi après l'étude complète de la sensibilité de la souche aux différents antibiotiques [15]. Cette étude peut être considérablement accélérée par des techniques d'amplification génomique recherchant les mutations responsables de résistance. En France, il existe un centre national de référence des mycobactéries et de la résistance des mycobactéries aux antituberculeux, situé dans le laboratoire de Bactériologie du CHU Pitié-Salpêtrière à Paris (http://cnrmyctb.free.fr/). De nouveaux antituberculeux (bédaquiline et délamanide) sont réservés aux tuberculoses ultra-résistantes (XDR), c'est-à-dire liées à des souches MDR avec une résistance supplémentaire aux fluoroquinolones et à au moins un des trois antituberculeux injectables de deuxième ligne (amikacine, capréomycine, kanamycine). Ces deux drogues allongent l'intervalle QT. L'expérience pédiatrique est actuellement quasi nulle.

Traitement de l'infection tuberculeuse latente

Les traitements courts doivent être privilégiés dans le traitement de l'ITL, car associés à une meilleure observance, y compris chez l'enfant. L'ITL fait l'objet d'une déclaration obligatoire en France.

Le traitement d'une ITL à bacilles a priori sensibles repose préférentiellement sur une bithérapie par INH et RMP pendant

Tableau 24-III Antituberculeux de deuxième ligne.

Présentations	Posologie (mg/kg/j)	Dose maximale quotidienne	Effets secondaires et surveillance
Streptomycine	15-30	1 g	Toxicité auditive : audiogramme/mois Néphrotoxicité : ionogramme sanguin/sem ; magnésémie/mois ; dosages médicamenteux (pic et résiduel)
Amikacine	15-30	1 g	Toxicité auditive : audiogramme/mois Néphrotoxicité : ionogramme sanguin/sem ; magnésémie/mois ; dosages médicamenteux (pic et résiduel)
Cyclosérine (ATU)	10-20 en 1 à 2 prises/j	1 g	Effets neurologiques centraux (céphalées, convulsions, manifestations psychotiques) Neuropathies périphériques Débuter progressivement par paliers de 7 jours Dosages sériques (pic H4 et résiduel) Supplémentation en vitamines B_6 et PP
Éthionamide (ATU)	15-20 en 2 prises/j	1 g	Nausées, vomissements, anorexie, douleurs abdominales Hépatotoxicité : bilan hépatique/sem Neurotoxicité (neuropathies périphériques et optique, anxiété, dépression, manifestations psychotiques) Effets endocriniens (gynécomastie, alopécie, hypothyroïdie) : TSH/mois Débuter progressivement par paliers de 7 jours
Acide para-aminosalicylique (PAS) (ATU de cohorte)	150 en 2 à 3 prises aux repas	12 g	Hépatotoxicité : bilan hépatique/mois, TP/mois Nausées, vomissements Syndrome de malabsorption Hypothyroïdie : TSH/mois Prendre à distance des autres antituberculeux, avec jus d'orange ou yaourt
Lévofloxacine	15 en 1 prise/j	750 mg	Allongement de l'intervalle QT : ECG initial puis après début de traitement Aggravation de myasthénie Céphalées, insomnie, somnolence Prurit, photosensibilité Tendinites et arthropathies (rares) Vérifier un dosage sérique (pic H2 et résiduel)
Linézolide	10-12 en 2 prises/j	600 mg	Diarrhée et vomissements Acidose lactique : bilan hépatique/sem Toxicité hématologique : anémie, neutropénie : NFS/sem Neuropathies périphériques : surveillance clinique ++ Neuropathies optiques : vision des couleurs/mois Dosage sérique (pic H2 et résiduel)

3 mois [21]. Cette association a le grand avantage de prévenir les échecs liés à une résistance primaire à l'INH, la RMP ayant été montrée capable à elle seule de prévenir efficacement l'évolution vers une TM chez des sujets infectés par un bacille résistant à l'INH [24]. Les différentes études, chez des patients infectés ou non par le VIH, ne montrent aucune différence d'efficacité entre l'association INH et RMP pendant 3 mois et l'INH seul pendant 6 à 12 mois [25]. Une étude spécifiquement pédiatrique montre une meilleure observance et un taux d'échec significativement moindre pour l'association INH + RMP pendant 3 mois comparativement à l'INH seul pendant 9 mois. La tolérance a été excellente pour les deux régimes thérapeutiques. L'OMS recommande ainsi, avec le même niveau de preuve, les différentes options thérapeutiques suivantes pour traiter une ITL :

– 6 mois sous isoniazide ;
– 9 mois sous isoniazide ;

– rifapentine plus isoniazide chaque semaine pendant 3 mois ;
– isoniazide plus rifampicine pendant 3 à 4 mois ;
– rifampicine seule pendant 3 à 4 mois (recommandation forte, qualité des éléments de preuve moyenne à grande) [25].

Les traitements à base de rifampicine ou de rifapentine doivent toutefois être prescrits avec prudence aux personnes vivant avec le VIH qui sont sous antirétroviraux, en raison des risques d'interactions entre ces médicaments.

L'association pyrazinamide (PZA) et RMP pendant 2 mois est aussi efficace qu'une monothérapie par INH durant 6 à 12 mois, mais au prix d'accidents hépatiques sévères plus fréquents, notamment chez les sujets non infectés par le VIH. Ce schéma thérapeutique ne doit donc pas être proposé en première intention pour traiter une ITL [25].

Lorsque l'infection fait suite à un contact avec une tuberculose à bacille multirésistant, la décision thérapeutique est souvent complexe et dépend de la toxicité potentielle des molécules utilisables ainsi que de l'estimation du risque de progression vers la maladie. Les données récentes confirment que le taux de transmission de l'infection après exposition à une tuberculose multirésistante est comparable à celui observé après exposition à une tuberculose à bacille sensible. Aucun protocole thérapeutique n'est validé dans cette indication. Une association PZA et éthambutol ou PZA et quinolone peut être proposée, lorsque le bacille reste sensible à ces antibiotiques. La durée est d'au moins 6 mois chez les sujets immunocompétents et de 12 mois chez les sujets avec un déficit immunitaire. Lorsqu'il n'y a pas de traitement simple à proposer, la décision peut être de suivre cliniquement et radiologiquement les sujets, sans traitement, pendant 2 à 5 ans. Ce suivi prolongé est également nécessaire chez les sujets bénéficiant d'un traitement, dont l'efficacité reste non validée. La prophylaxie standard, par INH et RMP, est inefficace après contact avec un bacille multirésistant.

Traitement de la tuberculose-maladie

La mise en route du traitement doit être la plus rapide possible dans l'intérêt de l'enfant (guérison plus rapide et limitation des séquelles) et pour diminuer le risque de contamination de l'entourage. L'information de la famille de l'enfant est non seulement obligatoire (loi n° 2002-303 du 4 mars 2002), mais surtout essentielle, car limitant les risques d'échec thérapeutique. Elle doit concerner tous les aspects de la maladie et de son traitement, y compris les éventuels effets secondaires et interactions médicamenteuses.

La TM est une maladie à déclaration obligatoire. Le médecin ou le biologiste qui fait le diagnostic doit signaler le cas au centre de lutte antituberculeuse (CLAT) dans les plus brefs délais afin de débuter le suivi de l'entourage et d'envoyer l'imprimé de notification à l'agence régionale de santé (ARS) pour la surveillance épidémiologique [8].

Devant toute suspicion de tuberculose pulmonaire, des précautions complémentaires de type « Air » doivent être mises en place dès l'entrée dans l'établissement [23]. La durée de ces précautions en cas de tuberculose pulmonaire active contagieuse (examen microscopique positif ou conviction clinique) est d'au moins 15 jours à partir de la mise en route du traitement [23]. En effet, la charge bacillaire diminue très rapidement une fois le traitement débuté : le nombre de bacilles chute de 20 fois au cours des deux premiers jours et de 200 fois environ au cours des 12 jours suivants. Après deux semaines de traitement, les expectorations d'un malade contiennent en moyenne 1 000 fois moins de bacilles qu'avant le traitement, soit un nombre en général trop faible pour être décelable à l'examen direct. On prendra en compte pour lever l'isolement l'absence de facteurs de risque de multirésistance (primotraitement, bonne réponse clinique au traitement), la diminution de la toux, l'intensité de l'inoculum de départ (appréciée par l'examen microscopique) et son évolution sous traitement, l'environnement du patient et la présence ou non d'immunodéprimés dans le service d'hospitalisation.

Même si, habituellement, l'obtention de résultats négatifs à trois examens microbiologiques consécutifs est préférable avant de lever l'isolement des patients avec examen microscopique initialement positif, la persistance d'un examen microscopique positif sous traitement peut correspondre à la présence de bacilles morts et n'est donc pas suffisante pour affirmer la persistance de la contagiosité. L'amélioration des signes cliniques est également essentielle.

L'enfant avec tuberculose-maladie, souvent peu contaminant, peut retourner à la maison plus tôt sous réserve que tous les membres du foyer soient ceux déjà exposés au patient, que l'enfant n'ait aucun nouveau contact avec une personne vulnérable (immunodéprimé, enfant de moins de 5 ans) et qu'il ne retourne à l'école ou à ses activités sociales habituelles qu'après la période révolue de 15 jours de traitement. Enfin, la suite du traitement doit être assurée par la mise en place de toutes les mesures d'accompagnement éventuellement nécessaires.

En cas de tuberculose à bacilles multirésistants, la durée de la contagiosité est plus longue que pour une tuberculose sensible. Il est raisonnable d'attendre la négativation des cultures avant de lever les mesures d'isolement [15].

Traitement standard quotidien

Le traitement standard recommandé chez l'enfant non infecté par le VIH et avec une probabilité faible de résistance à l'isoniazide est le traitement quotidien en deux phases comprenant durant la première phase de 2 mois l'association de trois antibiotiques (INH, RMP, et PZA), puis durant la deuxième phase de 4 mois l'association INH et RMP [26]. L'utilisation de l'éthambutol n'est donc pas systématique chez l'enfant, mais est réservée aux enfants co-infectés par le VIH, aux formes extensives et/ou riches en bacilles ou suspectes d'être à bacilles résistants à l'INH [25].

Ce traitement est pris dans tous les cas, une fois par jour, à distance des repas.

Traitement intermittent

Pendant la deuxième phase de traitement (4 derniers mois), l'administration intermittente d'isoniazide et rifampicine peut être proposée, 3 fois par semaine. Les prises thérapeutiques sont faites sous contrôle direct d'une personne extérieure. Ce schéma est réservé aux enfants non co-infectés par le VIH et, sauf cas particulier, ne doit pas être proposé aux enfants avec une forme pulmonaire extensive ou une forme miliaire [25]. Ce régime peut être particulièrement utile lorsqu'une surveillance renforcée est nécessaire pour garantir l'observance du traitement.

Résistance aux antituberculeux majeurs

En cas de résistance confirmée et isolée à l'INH, l'attitude varie en fonction du niveau de résistance. Lorsqu'une résistance de bas niveau à l'INH est affirmée, le traitement n'est pas modifié dans les formes peu sévères et négatives à 2 mois, sous réserve de la vérification que l'isoniazidémie est bien dans la partie haute de la fourchette des taux sériques. Dans les formes très bacillaires ou étendues, l'INH sera maintenu dans le schéma thérapeutique, mais un autre antibiotique auquel la souche est sensible sera le plus souvent ajouté dans la phase initiale de 2 mois, ainsi que dans la deuxième phase. La durée totale du traitement est de 9 mois. Un avis spécialisé est indispensable. La connaissance d'une résistance de haut niveau rend inutile l'usage de l'INH. Dans les formes peu bacillifères, la phase initiale peut se limiter à l'association RMP, PZA et éthambutol, et la deuxième phase de 7 mois à l'association RMP et éthambutol [3]. Dans les formes bacillaires ou étendues, l'INH doit être remplacé par un autre antituberculeux auquel la souche est sensible, le plus souvent quinolone ou aminoside [16]. La durée totale du traitement est de 9 mois.

En cas de multirésistance, aucun traitement ne doit être initié avant une évaluation complète des antituberculeux utilisables. Le traitement doit être discuté en milieu spécialisé.

Formes pleurales

Les tuberculoses pleurales relèvent d'un traitement standard. Il n'y a pas lieu de prolonger le traitement au-delà de 6 mois. L'évacuation la plus complète du liquide pleural est conseillée initialement. La kinésithérapie respiratoire peut être utile.

Formes extrathoraciques

• *Atteintes miliaires et neuroméningées* : la durée du traitement nécessaire dans les aspects de miliaire n'est pas parfaitement codifiée. En l'absence d'atteinte neuroméningée associée, un schéma classique de quadrithérapie initiale pendant 2 mois, puis de bithérapie pendant les 4 mois suivants semble suffisant [19, 25]. Cette durée n'étant pas suffisante en cas d'atteinte neuroméningée, il est indispensable d'éliminer toute atteinte neuroméningée dans les formes miliaires, par une imagerie cérébrale ou une ponction lombaire, afin de fixer au mieux la durée correcte du traitement. Si une localisation neuroméningée est associée, un traitement de 12 mois est recommandé [19, 25].

• *Atteintes ganglionnaires périphériques* : une tuberculose ganglionnaire périphérique doit être traitée par un schéma standard de quadrithérapie pendant 2 mois, suivie d'une bithérapie pendant 4 mois. Si une exérèse chirurgicale d'un ganglion atteint a été réalisée, un traitement classique de 6 mois doit néanmoins être réalisé [19]. La persistance d'adénopathies en fin de traitement ne justifie pas à elle seule la poursuite du traitement au-delà de 6 mois.

• *Atteintes ostéo-articulaires* : un traitement classique de 6 mois est recommandé pour les atteintes rachidiennes ou d'autres sites osseux. Toutefois, si une atteinte médullaire directe est associée à l'atteinte vertébrale, un traitement de 12 mois, comme pour une atteinte neuroméningée, est nécessaire [19].

• *Autres atteintes extrathoraciques* : le schéma classique s'applique.

Indications des corticoïdes

La place des corticoïdes dans les atteintes respiratoires n'est pas parfaitement définie.

Une corticothérapie est le plus souvent recommandée en cas d'obstruction endobronchique significative [25]. Il est usuel de considérer qu'une réduction de calibre endobronchique supérieure à 50 % lors de la fibroscopie est une indication à une corticothérapie. Son efficacité reste toutefois peu documentée, et même controversée. Les rares données pédiatriques sont en faveur d'une guérison plus rapide des lésions avec les corticoïdes. Une étude similaire chez l'adulte ne montre aucun bénéfice. Leur posologie est de 1 à 2 mg/kg/j pendant 2 à 4 semaines, suivie d'une baisse progressive, en se méfiant des rebonds. L'existence chez le nourrisson d'une adénopathie latéro-trachéale compressive avec une muqueuse trachéale fragile reste une contre-indication classique en raison du risque d'asphyxie par fistulisation. Les corticoïdes sont parfois recommandés en cas de miliaire retentissant sévèrement sur la fonction respiratoire. Les données attestant de leur efficacité sont là encore très limitées et les recommandations les plus récentes ne citent plus cette indication [25].

Les corticoïdes n'ont aucun intérêt démontré au cours des atteintes pleurales.

Dans les formes extrarespiratoires, les corticoïdes sont fortement recommandés en cas d'atteinte neuroméningée, à la dose de 1 à 2 mg/kg/j, sans dépasser 40 à 60 mg chez l'enfant, pendant 2 à 4 semaines, suivies d'une décroissance lente [19, 25]. Des doses initiales de 4 mg/kg/j peuvent être proposées aux formes les plus menaçantes [24]. Les corticoïdes sont également recommandés dans les atteintes péricardiques, à la dose de 1 mg/kg/j, sans dépasser 40 mg chez l'enfant, pendant 2 à 3 semaines, suivies d'une décroissance lente [19, 24].

Particularités du nouveau-né

Un nouveau-né de mère tuberculeuse doit être traité à la naissance si la mère n'a pas été elle-même traitée au moins 2 mois avant l'accouchement. Le choix d'une bithérapie ou d'une trithérapie est variable selon les équipes. En cas de négativité persistante de l'IDR à 3 mois, il est licite de stopper le traitement, même si certains auteurs préfèrent le poursuivre jusqu'au 6e mois. Le traitement maternel ne contre-indique pas l'allaitement du nouveau-né.

Surveillance et effets secondaires

Les objectifs du suivi thérapeutique sont triples :
– guérir le patient ;
– éviter la diffusion de la maladie par un patient irrégulièrement traité et le développement de résistance aux antituberculeux ;
– assurer le suivi du patient jusqu'au terme de sa maladie et documenter la fin de traitement.

L'écueil essentiel du traitement est la non-observance. L'équipe soignante devra donc favoriser au mieux l'observance du traitement par la mise en place des nombreuses aides possibles : prise en charge financière du traitement, actions d'accompagnement social, actions d'éducation pour la santé. Dans certains cas, la mise en place d'un traitement supervisé ou un séjour en unité de moyen séjour peuvent s'avérer nécessaires. La surveillance repose sur des consultations cliniques régulières et la répétition d'examens biologiques, radiologiques et éventuellement endoscopiques, visant à dépister les complications liées à la tuberculose ou à son traitement. Le rythme minimal recommandé pour la surveillance clinique d'une TM est 10 à 15 jours après l'initiation du traitement, si le patient n'est plus hospitalisé, puis à 1, 2, 4, 6, 9, 12 et 18 mois.

Toxicité hépatique des antituberculeux

Les principaux effets secondaires liés au traitement antituberculeux sont d'ordre hépatique et peuvent prendre des formes fulminantes, y compris chez l'enfant. Dans la grande majorité des cas, la toxicité hépatique induite par les antituberculeux est idiosyncrasique, dose-indépendante.

La toxicité liée à l'INH seul est bien connue, cette molécule étant utilisée en monothérapie dans le traitement de l'ITL. L'INH est éliminé principalement par voie hépatique. Sa vitesse d'acétylation est très variable d'un sujet à l'autre, dépendante de polymorphismes sur l'enzyme N-acétyl transférase 2. Le lien entre phénotype d'acétylation et toxicité hépatique reste très controversé. L'hépatotoxicité de l'INH peut également être indirecte, par inhibition du cytochrome P450 et augmentation de la concentration plasmatique d'autres molécules hépatotoxiques. En pratique, une réaction biologique hépatique modérée, asymptomatique, peut être observée jusque chez 20 % des patients traités. Cette réaction est transitoire, témoignant de processus d'adaptation hépatique. Dans les réactions plus sévères, les principaux signes cliniques observés sont les nausées, les vomissements et les douleurs abdominales. Le niveau d'élévation des transaminases associé à l'apparition de symptômes est toutefois variable d'un individu à l'autre. Fièvre et rash cutané sont plus rarement observés. Les signes francs d'hépatite (ictère, urines foncées et selles décolorées) sont plus tardifs. À un stade ultime, coagulopathie, hypoalbuminémie et hypoglycémie vont survenir. Lorsque l'INH est stoppé, les signes de toxicité vont régresser chez la plupart des patients, souvent en plusieurs semaines. Le taux global d'hépatites symptomatiques induites par l'INH se situe entre 0,1 et 0,5 %. La toxicité induite par l'INH met souvent plusieurs semaines ou mois à apparaître : seulement 60 % des cas de toxicité surviennent dans les trois premiers mois. Les hépatites induites par l'INH sont exceptionnelles chez l'enfant et plus fréquentes après 35 ans. Lors du suivi de plus de 11 000 patients, aucune toxicité n'a été observée chez les moins de 14 ans. Toutefois, des cas exceptionnels d'hépatites fulminantes de l'enfant ont été observés lors de traitements par INH. Les facteurs favorisant la survenue d'une hépatotoxicité sont peu nombreux, principalement une élévation préalable des transaminases et une hépatite B active.

La RMP induit rarement par elle-même une cytolyse hépatique. Elle est capable de potentialiser la toxicité hépatique des autres antituberculeux. Toutefois, les données disponibles montrent que l'association RMP-INH n'entraîne pas plus de réactions sévères que l'INH seul lors des traitements d'ITL. La RMP est aussi rarement susceptible d'interférer avec le métabolisme de la bilirubine, responsable hyperbilirubinémie libre ou conjuguée. Elle interagit avec de nombreuses autres drogues métabolisées par le foie, pouvant limiter leur efficacité, notamment prednisone, digitoxine, kétoconazole, itraconazole, ciclosporine, œstroprogestatifs, inhibiteurs de protéases ou inhibiteurs non nucléosidique de la transcriptase inverse. La rifabutine a moins d'interactions avec les antirétroviraux utilisés pour l'infection par le VIH que la RMP. En particulier, la rifabutine n'interagit pas avec le ritonavir, le lopinavir ou l'éfavirenz.

La PZA induit fréquemment une élévation des transaminases. L'association PZA-RMP proposée dans l'ITL est significativement plus hépatotoxique que l'INH seul, avec 2,6 % d'augmentation des transaminases à plus de 5 fois la normale et 0,09 % de décès. Cette association ne peut donc être proposée en première intention.

Lorsque ces trois molécules sont associées au cours du traitement de TM, une élévation des transaminases peut être observée jusque dans 30 % des cas chez l'enfant. Toutefois, cette augmentation est le plus souvent très modeste et n'est supérieure à 5 fois la normale que chez 8 % des enfants traités. La survenue de symptômes concerne 5 % des enfants traités. L'âge inférieur à 5 ans semble associé à un risque plus important d'hépatotoxicité. Le PZA a un rôle prédominant dans l'hépatotoxicité observée.

En pratique, la surveillance d'un traitement d'ITL chez l'enfant par INH et RMP est avant tout clinique [21, 22]. Une consultation mensuelle est nécessaire. Par ailleurs, une information soigneuse doit être donnée aux familles sur les signes témoignant d'une éventuelle toxicité (vomissements répétés, douleurs abdominales, ictère) et sur l'attitude à avoir devant ces signes : arrêt du traitement et consultation en urgence pour dosage des transaminases. La mention de ces points sur l'ordonnance est préférable. Lorsque la compréhension des signes d'appel par la famille ne semble pas suffisante, un dosage systématique des transaminases à J15, J30 et J60 du traitement reste recommandé.

La présence du PZA dans le régime thérapeutique (TM ou ITL après contact avec une tuberculose multirésistante) impose une surveillance biologique systématique, au minimum mensuelle. Si une élévation modeste est mesurée, inférieure à 3 fois la limite supérieure de la normale, la surveillance doit être rapprochée, tous les 10 à 15 jours [5]. Une élévation des transaminases avec symptômes supérieure à 3 fois la normale ou une élévation supérieure à 5-6 fois la normale imposent d'arrêter le traitement. La réintroduction des antibiotiques ne se fera qu'après un retour à moins de 2 fois la normale, avec d'abord RMP et éthambutol, puis avec INH. Le PZA n'est le plus souvent pas réintroduit. De même, le PZA est stoppé en cas d'élévation asymptomatique des transaminases entre 3 et 5 fois la normale. Le traitement sera prolongé sur une durée totale de 9 mois. Un avis spécialisé est indispensable pour l'adaptation des traitements.

Autres effets secondaires

Les effets indésirables de chaque molécule sont résumés dans les tableaux 24-II et 24-III. Les effets secondaires cutanés sont les plus fréquemment observés, dans 4 à 6 % des cas. L'atteinte est le plus souvent de type morbilliforme, mais peut également avoir un aspect d'érythème polymorphe ou d'urticaire. L'éruption survient presque toujours dans les deux premiers mois de traitement. Le PZA semble plus fréquemment en cause, mais toutes les molécules peuvent être impliquées. L'infection par le VIH, une polymédication et l'âge avancé sont les principaux facteurs de risque d'effet secondaire cutané. Les complications oculaires de l'éthambutol sont difficilement dépistables chez le jeune enfant. Toutefois, ces complications sont dose-dépendantes et exceptionnelles (< 0,1 %) pour des posologies autour de 20 mg/kg/j. L'éthambutol peut donc être utilisé sans risque significatif chez les enfants de tous âges, à la dose quotidienne de 20 mg/kg/j.

La toxicité des molécules de deuxième ligne est mal connue chez l'enfant. Les effets secondaires sont fréquents et peuvent concerner 30 à 40 % des enfants traités pour infection à bacilles multirésistants. Les effets digestifs sont largement dominants, à type de nausées et de vomissements. Les réactions hépatiques sont plus rares. La répartition de l'éthionamide en deux ou trois doses quotidiennes, au cours des repas, favorise la tolérance digestive. Les effets neuropsychiatriques peuvent atteindre 11 % des enfants et sont liés à la prise de cyclosérine. Une hypothyroïdie peut être observée en rapport avec l'acide para-aminosalicylique (PAS) ou, plus rarement, avec l'éthionamide. Sa fréquence est de 8 à 10 %, justifiant une surveillance systématique des fonctions thyroïdiennes. Les potentiels effets musculosquelettiques des quinolones n'ont pas été observés dans deux séries d'enfants traités et limités à des arthralgies chez un enfant dans une troisième série.

Tuberculose chez l'enfant infecté par le VIH

L'incidence de la TM est faible chez les enfants infectés par le VIH dans les pays à basse incidence de tuberculose. Dans les pays à forte incidence, la TM reste une cause importante de morbi-mortalité chez l'enfant VIH+. L'OMS estime que chaque année, un million de nouveaux cas de tuberculose surviennent chez l'enfant dans le monde, et que 210 000 décèdent à cause de la tuberculose, dont presque 20 % avec une co-infection VIH. Il reste donc de bonne règle de proposer une sérologie VIH aux enfants atteints de TM et dont le statut sérologique maternel ou personnel est inconnu. Le risque de TM chez l'enfant VIH+ est directement corrélé au degré d'immunosuppression. Un pourcentage de lymphocytes CD4 inférieur à 15 % ou un niveau d'ARN plasmatique du VIH supérieur à 100 000 copies multiplient le risque de tuberculose respectivement par 4 et par 3. Le diagnostic de tuberculose chez l'enfant VIH+ pose souvent plus de problème que chez l'enfant VIH–. La sensibilité de l'IDR est nettement diminuée en cas d'immunodépression. Par ailleurs, les symptômes pulmonaires chroniques peuvent être liés à d'autres causes que la TM. La cassure staturopondérale peut être secondaire à l'infection par le VIH elle-même et non à la TM. Enfin, l'interprétation radiologique est compliquée par les comorbidités associées au VIH : infections bactériennes, pneumonie interstitielle lymphocytaire, dilatations des bronches, sarcome de Kaposi pulmonaire. Les tests interféron γ améliorent le diagnostic de tuberculose chez le patient VIH+. Leur sensibilité moyenne est supérieure à celle de l'IDR dans cette situation, y compris chez l'enfant. Surtout, leurs performances semblent indépendantes du taux de CD4. La TDM et l'endoscopie bronchique vont presque toujours être indispensables à l'évaluation diagnostique. La recherche de dissémination extrapulmonaire doit également être systématique lorsque l'immunodépression est profonde, au minimum par une imagerie cérébrale et abdominale.

La prévention de la TM est importante chez l'enfant VIH+. Tout enfant VIH+, exposé à son domicile à un cas de tuberculose, doit bénéficier d'une prophylaxie en l'absence d'arguments pour une maladie [14]. Une prophylaxie systématique par INH en zone d'endémie tuberculeuse diminue par deux la mortalité des nourrissons infectés par le VIH. La monothérapie par INH doit être préférée à la bithérapie INH + RMP, du fait des interactions fréquentes entre la RMP et les traitements antiviraux [21].

Le traitement de la TM chez l'enfant VIH+ associe une quadrithérapie initiale pendant 2 mois, suivie d'une bithérapie par INH + RMP pendant encore 4 mois [25]. Ce traitement de 6 mois est souvent suivi d'une prophylaxie par l'INH maintenu pendant encore 6 mois [25]. Des mesures associées permettent d'améliorer le pronostic de la tuberculose chez l'enfant VIH+. La prévention par cotrimoxazole doit être initiée, si elle n'était pas préalablement prescrite. Lorsqu'il existe une indication à un traitement antirétroviral, celui-ci doit être débuté entre 2 et 8 semaines après l'initiation du traitement antituberculeux, d'autant plus précocement que le déficit immunitaire est profond [25]. Le choix des molécules dépend de l'âge de l'enfant, de la tolérance des drogues, de leur interaction avec la rifampicine et de la possibilité de disposer de formes combinées. L'OMS a récemment émis des recommandations sur les régimes possibles [25].

Lorsque le traitement antirétroviral est débuté peu après le traitement antituberculeux, un syndrome de reconstitution immunitaire peut être observé, connu sous le nom de syndrome inflammatoire de reconstitution immunitaire (IRIS). Il s'agit d'une aggravation transitoire des symptômes, simulant l'aggravation de la tuberculose, avec fièvre, augmentation de taille d'adénopathies, aggravation de tuberculomes intracérébraux, épanchements pleuraux, le plus souvent au cours du premier mois suivant l'initiation du traitement antirétroviral. Il est le résultat de la reconstitution de l'immunité à médiation cellulaire en réponse aux antigènes mycobactériens. La reconstitution immunitaire peut également être secondaire à l'amélioration de l'état nutritionnel au cours du traitement antituberculeux. Les facteurs de risque d'IRIS sont un taux très bas de CD4, une tuberculose étendue, un début précoce du traitement antirétroviral et des réponses immunologiques et virologiques rapides au traitement antirétroviral [25]. Le traitement antituberculeux doit être continué dans tous les cas. Une corticothérapie peut être indiquée dans les cas les plus sévères [25].

Stratégies de dépistage pour l'enfant exposé

Le dépistage rapide des enfants exposés à un cas de tuberculose pulmonaire, suivi du traitement des ITL avant toute évolution vers la TM est un maillon essentiel de la prévention des TM pédiatriques. Une enquête américaine avait déjà estimé à 40 % la proportion de TM de l'enfant évitables, car liées à une prise en charge inadéquate.

Les recommandations pratiques concernant l'enquête autour d'un cas de tuberculose émises par le Conseil supérieur d'hygiène publique de France placent le médecin du centre de lutte antituberculeuse (CLAT) au centre du dispositif de dépistage [14]. C'est le CLAT du lieu de résidence du patient qui doit coordonner l'enquête, en collaboration étroite avec les différents médecins partenaires : médecine du travail, médecine scolaire, médecins traitants, services de PMI… Chaque département français possède un CLAT, dont les coordonnées sont régulièrement mises à jour sur le site de la Société de pneumologie de langue française, à l'adresse suivante : http://splf.fr/?s=CLAT.

Évaluation du risque d'infection chez les enfants exposés

Il s'agit d'une étape essentielle, car permettant de décider si un dépistage est nécessaire chez les enfants exposés. Toute tuberculose pulmonaire de l'adulte, même si les examens directs des expectorations sont négatifs, est à considérer comme contagieuse et justifie par conséquent la réalisation d'une *enquête* autour du cas.

Tous les enfants et adolescents vivant sous le même toit et/ou ayant des contacts rapprochés et répétés avec un cas de tuberculose pulmonaire doivent bénéficier d'un *dépistage*, même si le cas index est négatif à l'examen direct. Il ne faut pas attendre le résultat des cultures pour mettre en œuvre ce dépistage [14].

De nombreux facteurs sont retrouvés associés au risque d'infection chez les enfants exposés. Ces facteurs concernent la contagiosité du cas index, les conditions d'exposition et l'enfant lui-même. Les facteurs augmentant le risque d'infection chez l'enfant exposé sont résumés dans le tableau 24-IV. Une fois l'enfant infecté, d'autres facteurs sont susceptibles de favoriser la progression immédiate vers la maladie (*voir* Tableau 24-IV). Le principal de ces facteurs est le jeune âge de l'enfant. Jusqu'à 5 ans, le risque de progression vers la maladie en cas d'infection est très augmenté. Ce risque est surtout majeur pour les enfants de moins de 2 ans, ce qui justifie la prophylaxie systématique dans cette tranche d'âge.

La standardisation du recueil des données améliore l'efficacité du dépistage. Cette standardisation permet également d'identifier

Tableau 24-IV Facteurs de risque d'infection et de progression vers la maladie chez des enfants exposés à un cas de tuberculose respiratoire [2, 4, 9, 11, 12, 16].

	Facteurs augmentant le risque d'infection	*Facteurs augmentant le risque de progression vers la maladie en cas d'infection*
Facteurs liés au contaminateur	Nombre croissant de bacilles à l'examen direct Présence de cavernes à la radiographie de thorax Tabagisme actif	Présence de cavernes à la radiographie de thorax
Facteurs liés à l'enfant exposé	Mauvaises conditions socio-économiques Naissance dans pays à forte incidence de tuberculose Adolescent Lien familial de premier degré avec le contaminateur Tabagisme actif (adolescent) Tabagisme passif	Âge inférieur à 5 ans Immunodépression Insuffisance rénale Diabète
Facteurs liés aux conditions d'exposition	Durée d'exposition Répétition des expositions Confinement lors de l'exposition Proximité nocturne avec le contaminateur	

les situations où la probabilité d'une infection est inférieure au taux de positivité des tests immuns dans une population témoin, sans notion d'exposition (1 à 3 % en population pédiatrique dans les pays à faible incidence), permettant ainsi de décider de ne pas réaliser de dépistage. Selon le Haut Conseil de santé publique, un dépistage n'est pas justifié lorsque tous les critères suivants sont présents [14] :
– sujet contact âgé de plus de 5 ans et immunocompétent ;
– cas index avec examen microscopique négatif ;
– cas index sans caverne radiologique ;
– durée de contact inférieure à 8 heures cumulées dans les 3 mois précédant la mise sous traitement du cas index ;
– contact ne partageant pas le même domicile que le cas index.

Il est toutefois des situations difficiles où le risque réel reste mal connu, comme les collectivités de nouveau-nés (maternités), de très jeunes enfants ou d'enfants immunodéprimés (services d'hématologie par exemple), débouchant le plus souvent sur des décisions « de prudence ». Dans ces situations, les données publiées témoignent toutefois d'une transmission relativement faible, voire nulle selon la contagiosité du cas index.

Réalisation pratique du dépistage

Tout enfant exposé à un cas de tuberculose avec localisation respiratoire et dont le risque de contamination est estimé augmenté, doit bénéficier d'un dépistage. Depuis 2013, le bilan est allégé chez les enfants de plus de 5 ans, à très faible risque d'évoluer rapidement vers une TM. Un seul test immun est réalisé chez ces enfants, 8 à 12 semaines après le dernier contact, c'est-à-dire à un moment où la négativité du test permet de conclure à l'absence d'infection et de stopper la surveillance [9]. Ce test peut être soit une IDR, soit un test interféron γ. En revanche, une visite initiale, dans les 2 semaines suivant le diagnostic du cas index, reste nécessaire chez ces enfants pour éliminer une TM. Elle comprend un examen clinique et une radiographie de thorax (Figure 24-9). Chez l'enfant de moins de 5 ans, il reste recommandé d'avoir rapidement des arguments pour une infection latente, afin d'initier un traitement avant toute évolution vers une maladie. La visite initiale comprend donc un examen clinique, une radiographie de thorax et un test tuberculinique intradermique (Tubertest®). Les tests interféron γ ne sont pas actuellement recommandés pour le dépistage des enfants de moins de 5 ans. En l'absence d'arguments initiaux en faveur d'une infection tuberculeuse, ces explorations doivent être renouvelées 8 à 12 semaines après le dernier contact. Une prophylaxie est systématiquement proposée aux enfants de moins de 2 ans pendant cet intervalle.

Toute anomalie radiologique évocatrice (adénopathies hilaires ou médiastinales, infiltrats ou nodules parenchymateux) doit faire évoquer le diagnostic de TM, quel que soit le résultat du Tubertest®.

Si le diagnostic d'ITL est finalement retenu, un traitement doit être proposé chez l'enfant (voir « Traitement de l'infection tuberculeuse latente »). Les recherches microbiologiques préalables par tubage gastrique sont inutiles chez l'enfant de plus de 2 ans [20, 22]. Elles restent proposées chez l'enfant de moins de 2 ans, chez lequel il est important d'éliminer une tuberculose active [20, 22]. Aucun autre examen n'est justifié à titre systématique. En

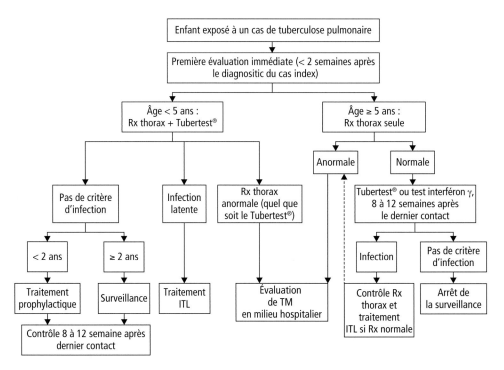

Figure 24-9 Algorithme décisionnel pour la prise en charge d'un enfant immunocompétent exposé à un cas de tuberculose pulmonaire.

particulier, une TDM n'est utile qu'en cas de doute sur la normalité de la radiographie de thorax.

> **Points clefs**
> - Le développement d'une infection tuberculeuse chez un enfant est la conséquence d'un contact avec un cas de tuberculose contagieuse, le plus souvent adulte.
> - Le dépistage des infections latentes et leur traitement, chez les enfants exposés à un cas de tuberculose pulmonaire, est un moyen efficace de prévention de la tuberculose-maladie pédiatrique.
> - La tuberculose-maladie de l'enfant est pauvre en bacilles, expliquant le faible taux de positivité des examens microbiologiques (direct et culture).
> - Le diagnostic de tuberculose-maladie repose sur un faisceau d'argument incluant clinique, notion de contact, imagerie, test immun et examens microbiologiques. Selon les résultats microbiologiques, on distingue les tuberculoses confirmées (examens microbiologiques positifs) et les tuberculoses non confirmées (examens microbiologiques négatifs).
> - Les tests de libération de l'interféron γ sont plus spécifiques que l'intradermoréaction à la tuberculine, mais ne sont pas plus sensibles pour le diagnostic de tuberculose-maladie
> - Les techniques de biologie moléculaire n'améliorent pas le diagnostic des tuberculoses pédiatriques non confirmées, à culture négative.
> - Une trithérapie associant isoniazide, rifampicine et pyrazinamide est le plus souvent suffisante pour la phase initiale du traitement antituberculeux en pédiatrie.

BIBLIOGRAPHIE[(1)]

1. Aggarwal AN, Agarwal R, Gupta D et al. Interferon gamma release assays for diagnosis of pleural tuberculosis : a systematic review and meta-analysis. J Clin Microbiol, 2015, 53 : 2451-2459.
2. Aissa K, Madhi F, Ronsin N et al. Evaluation of a model for efficient screening of tuberculosis contact subjects ; Am J Respir Crit Care Med, 2008, 177 : 1041-1047.
3. Andrews JR, Nemes E, Tameris M et al. Serial QuantiFERON testing and tuberculosis disease risk among young children : an observational cohort study. Lancet Respir Med, 2017, 5 : 282-290.
4. Bailey WC, Gerald LB, Kimerling ME et al. Predictive model to identify positive tuberculosis skin test results during contact investigations. JAMA, 2002, 287 : 996-1002.
5. Basu Roy R, Sotgiu G, Altet-Gomez N et al. Identifying predictors of interferon-gamma release assay results in pediatric latent tuberculosis : a protective role of bacillus Calmette-Guerin ? : a pTB-NET collaborative study. Am J Respir Crit Care Med, 2012, 186 : 378-384.
6. Bates M, O'Grady J, Maeurer M et al. Assessment of the Xpert MTB/RIF assay for diagnosis of tuberculosis with gastric lavage aspirates in children in sub-Saharan Africa : a prospective descriptive study. Lancet Infect Dis, 2013, 13 : 36-42.
7. Boisson-Dupuis S, Bustamante J, El-Baghdadi J et al. Inherited and acquired immunodeficiencies underlying tuberculosis in childhood. Immunol Rev, 2015, 264 : 103-120.
8. Conseil supérieur d'hygiène publique de France. Enquête autour d'un cas de tuberculose. Recommandations pratiques, 2006 (http://wwwsantegouvfr/htm/dossiers/tuberculose/reco_cshpfpdf).
9. den Boon S, Verver S, Marais BJ et al. Association between passive smoking and infection with Mycobacterium tuberculosis in children. Pediatrics, 2007, 119 : 734-739.
10. Detjen AK, DiNardo AR, Leyden J et al. Xpert MTB/RIF assay for the diagnosis of pulmonary tuberculosis in children : a systematic review and meta-analysis. Lancet Respir Med, 2015, 3 : 451-461.
11. Froehlich H, Ackerson LM, Morozumi PA. Targeted testing of children for tuberculosis : validation of a risk assessment questionnaire. Pediatrics, 2001, 107 : E54.
12. Gessner BD, Weiss NS, Nolan CM. Risk factors for pediatric tuberculosis infection and disease after household exposure to adult index cases in Alaska. J Pediatr, 1998, 132 : 509-513.
13. Graham SM, Cuevas LE, Jean-Philippe P et al. Clinical case definitions for classification of intrathoracic tuberculosis in children : an update. Clin Infect Dis, 2015, 61 (Suppl. 3) : S179-S187.
14. Haut Conseil de la santé publique. Enquête autour d'un cas de tuberculose. Recommandations pratiques, 2013 (http://wwwhcspfr/explorecgi/avisrapportsdomaine?clefr=391).
15. Haut Conseil de la santé publique. Tuberculoses à bacilles résistants : diagnostic et prise en charge, 2014 (http://wwwhcspfr/explorecgi/avisrapportsdomaine?clefr=483).
16. Madhi F, Fuhrman C, Monnet I et al. Transmission of tuberculosis from adults to children in a Paris suburb. Pediatr Pulmonol, 2002, 34 : 159-163.
17. Marais BJ, Gie RP, Schaaf HS et al. The natural history of childhood intra-thoracic tuberculosis : a critical review of literature from the pre-chemotherapy era. Int J Tuberc Lung Dis, 2004, 8 : 392-402.
18. Marcy O, Ung V, Goyet S et al. Performance of Xpert MTB/RIF and alternative specimen collection methods for the diagnosis of tuberculosis in HIV-infected children. Clin Infect Dis, 2016, 62 : 1161-1168.
19. National Institute for Health and Care Excellence (NICE). Tuberculosis. Clinical diagnosis and management of tuberculosis, and measures for its prevention and control, 2011 (https://wwwniceorguk/guidance/CG117).
20. National Institute for Health and Care Excellence (NICE). Tuberculosis, 2016 (niceorguk/guidance/ng33).
21. Organisation mondiale de la santé. Directives pour la prise en charge de l'infection tuberculeuse latente (ITL). Genève, OMS, 2015.
22. Société de pneumologie de langue française. Recommandations pour la prise en charge de la tuberculose en France : conférence d'experts. Rev Mal Respir, 2004, 21 : S5-S11.
23. Société française d'hygiène hospitalière. Recommandations nationales. Prévention de la transmission croisée par voie respiratoire : air ou gouttelettes. Hygiènes, 2013, XXI : 1-53.
24. Sollai S, Galli L, de Martino M, Chiappini E. Systematic review and meta-analysis on the utility of interferon-gamma release assays for the diagnosis of *Mycobacterium tuberculosis* infection in children : a 2013 update. BMC Infect Dis, 2014, 14 (Suppl. 1) : S6.
25. World Health Organization. Guidance for national tuberculosis programmes on the management of tuberculosis in children, 2nd ed. Geneva, WHO, 2014 (http://wwwwhoint/tb/publications/childtb_guidelines/en/).
26. Zellweger JP, Sotgiu G, Block M et al. Risk assessment of tuberculosis in contacts by IFN-gamma release assays. A tuberculosis network European trials group study. Am J Respir Crit Care Med, 2015, 191 : 1176-1184.

[(1)] *Voir aussi* bibliographie complémentaire sur le site compagnon.

25 INFECTIONS À MYCOBACTÉRIES NON TUBERCULEUSES

Nicolas Veziris, Emmanuel Lecorche, Thomas Maitre, Jérémy Jaffré, Faiza Mougari, Alexandra Aubry et Emmanuelle Cambau

Depuis les années 1990, on assiste à une émergence des mycobactéries atypiques, aussi appelées mycobactéries non tuberculeuses (MNT), en pathologie humaine, et la pédiatrie n'échappe pas à ce phénomène. Cette émergence est multifactorielle, liée à l'épidémie de l'infection par le VIH et aux autres formes d'immunodépression, mais aussi à l'amélioration considérable des méthodes d'isolement et d'identification des MNT au laboratoire.

Épidémiologie

Définition et classification

Les MNT regroupent les espèces mycobactériennes en dehors de *M. lepræ* et *M. tuberculosis* complexe. Les Anglo-Saxons les appellent pour cette raison « mycobactéries non tuberculeuses » (*nontuberculous mycobacteria*). On distingue deux grands groupes d'espèces selon qu'elles sont capables ou non de se développer in vitro en moins de 7 jours (classification de Runyon) : les mycobactéries à croissance rapide (MCR) et les mycobactéries à croissance lente (MCL).

Habitat et modes de contamination

Les MNT sont largement répandues dans le sol et l'eau, y compris l'eau des réseaux sanitaires [7]. Elles résistent naturellement à de nombreux agents désinfectants et peuvent être trouvées en milieu hospitalier. Les MNT sont également trouvées chez certains animaux à l'état commensal, de flore transitoire ou en tant que pathogènes (responsable d'infection). Les patients sont contaminés à partir de ces différentes sources environnementales, le plus souvent de façon sporadique et en milieu communautaire. L'inhalation d'aérosols semble être un important mode d'acquisition des infections respiratoires. Il a été montré un lien entre l'acquisition de MNT chez des patients atteints de mucoviscidose et la proximité de vie avec une source hydrique environnementale. L'exposition aux MNT pourrait être aussi due à la présence de *M. avium* dans le biofilm des douches. Des épidémies d'origine iatrogène ont aussi été décrites, principalement des infections des parties molles, liées à une source commune comme du matériel ou des solutés contaminés.

A priori, les infections à MNT ne sont pas transmissibles et sont donc non contagieuses. Toutefois, la mise en évidence récente de souches identiques parmi des patients pris en charge dans un même centre de mucoviscidose remet en cause ce dogme [1]. Cependant, à l'instar de ce qui a été décrit pour *Pseudomonas æruginosa* et la mucoviscidose, ces observations ne permettent pas de distinguer une transmission interhumaine directe d'une transmission médiée par l'environnement. Il n'en reste pas moins qu'elles vont probablement conduire à une modification des pratiques dans les centres prenant en charge les patients atteints de mucoviscidose.

Infections à MNT en pédiatrie

Parmi plus de 120 espèces de MNT décrites à ce jour, seul un petit nombre joue un rôle significatif en pathologie humaine (Tableau 25-I) [11]. Toute espèce est virtuellement susceptible de provoquer une infection humaine, notamment en cas d'infection iatrogène ou d'immunodépression profonde, même s'il existe clairement des différences de pathogénicité entre MNT. La prévalence des différentes MNT dépend des conditions climatiques et géographiques, ce qui conduit à une hétérogénéité géographique [4]. Les infections à MNT n'étant pas à déclaration obligatoire, on ne dispose pas de chiffres précis. Les seules études ayant mesuré une incidence se sont concentrées sur les lymphadénites avec une incidence rapportée d'environ 1/100 000.

Lymphadénites

Les lymphadénites sont les principales manifestations des infections à MNT chez les enfants immunocompétents. Elles surviennent principalement chez les enfants âgés de moins de 5 ans, avec une incidence annuelle estimée à 2/100 000 enfants

Tableau 25-I Syndromes cliniques et principales mycobactéries non tuberculeuses.

Syndromes cliniques	Espèces[(1)]
Lymphadénites	Complexe *M. avium* (*M. avium*, *M. intracellulare*, *M. chimæra*), *M. scrofulaceum*, *M. hæmophilum*
Infections pulmonaires	Complexe *M. avium*, *M. abscessus*, (subsp. *abscessus*, *massiliense* et *bolletii*), [*M. kansasii*, *M. malmœnse*, *M. simiæ*, *M. szulgai*, *M. xenopi*]
Infections de la peau et des parties molles	*M. chelonæ*, *M. fortuitum*, *M. marinum*, *M. ulcerans*, [complexe *M. avium*, complexe *M. terræ*]
Infections disséminées	Complexe *M. avium*, *M. chelonæ*, *M. abscessus*, *M. kansasii*, *M. genavense*, *M. hæmophilum*

[(1)] Entre crochets, espèces plus rarement en cause, par ordre alphabétique.

dans une étude prospective réalisée aux Pays-Bas de 2001 à 2003 [12]. L'incidence des lymphadénites de l'enfant varie selon la politique vaccinale du BCG, l'exemple suédois étant le plus marquant. Chez les enfants de moins de 5 ans, l'incidence annuelle des infections extrapulmonaires à MNT a augmenté de 0,06 à 5,7/100 000 après l'interruption de la vaccination systématique des nouveau-nés en 1975 [23]. Les lymphadénites à MNT sont principalement dues à *M. avium* complexe (ce complexe comprend principalement *M. avium*, *M. intracellulare* et *M. chimæra*), mais aussi *M. scrofulaceum* chez les enfants âgés de moins de 5 ans. Chez les enfants âgés de plus de 5 ans, *M. hæmophilum* a été décrit.

La présentation clinique la plus courante est l'adénopathie cervicale chronique. L'adénite tuberculeuse est le principal diagnostic différentiel. Un âge inférieur à 5 ans et une atteinte cervicale unilatérale sont en faveur d'une mycobactérie non tuberculeuse.

Infections pulmonaires

Chez les enfants, les infections respiratoires à MNT surviennent le plus souvent dans un contexte de déficit immunitaire primitif ou d'affection sous-jacente prédisposante (mucoviscidose, dilatation des bronches, reflux gastro-œsophagien, pneumopathie lipidique...) et sont principalement dues à *M. abscessus* et au complexe *M. avium*. Elles peuvent prendre différentes formes, allant de formes pauci-symptomatiques à des formes pseudo-tuberculeuses sévères, voire mortelles. Les infections à MNT sont particulièrement fréquentes et sévères au cours de la mucoviscidose et constituent aujourd'hui un problème majeur dans cette pathologie (*voir* plus loin).

Infections de la peau et des parties molles

Ces infections varient dans leur expression et leur gravité en fonction du mode de contamination, de la présence ou non d'un état d'immunodépression et de l'espèce en cause. L'infection nécessite l'inoculation du germe à travers la peau ou un contact avec une peau lésée. Dans un contexte d'iatrogénie (par exemple, injection médicamenteuse, pose de matériel étranger) ou de manœuvre invasive (*piercing*), il s'agit le plus souvent d'une MCR (*M. abscessus, M. chelonæ, M. fortuitum*). L'incidence des infections cutanées à MNT est rare chez les enfants. Elles sont décrites chez les enfants immunocompétents et aussi chez les enfants avec une immunodépression chronique soumis à de nombreux actes iatrogènes. On peut rapprocher de ces infections les otites moyennes chroniques et les mastoïdites à MCR consécutives à la mise en place de drains transtympaniques. Les infections de type « granulome des piscines », qui sont souvent associées à des activités d'aquariophilie chez l'enfant et l'adolescent, sont dues le plus souvent à *M. marinum* ; cependant, des cas d'infections à *M. abscessus* ou *M. chelonæ* ont été décrits dans ce contexte. Enfin, chez des enfants revenant de zone tropicale, il faut penser à l'ulcère de Buruli, une infection nécrosante d'évolution extensive, provoquée par une espèce très proche de *M. marinum* : *M. ulcerans*.

Infections disséminées

Elles sont principalement décrites en cas d'immunodépression sous-jacente : infection par le VIH, défaut héréditaire portant sur l'axe IL-12-interféron γ, transplantation d'organe, greffe de moelle... [3]. Un contexte différent est celui des infections systémiques sur cathéters ou chambres implantables, qui peuvent se développer en dehors de toute immunodépression et impliquent habituellement des MCR telles que *M. abscessus*, *M. chelonæ* ou *M. mucogenicum*.

MNT et mucoviscidose

De reconnaissance relativement récente, les infections à MNT de la mucoviscidose sont devenues en quelques années une problématique majeure dans tous les centres de prise en charge de cette maladie. De 3 à 5 % des patients atteints de mucoviscidose présentent une infection pulmonaire à MNT selon les critères de l'ATS [24] (Tableau 25-II). Deux pathogènes sont à eux seuls responsables de plus de 95 % de ces cas, parfois en cause simultanément ou successivement chez un même patient : *M. abscessus* et le complexe *M. avium*.

Les infections dues au complexe *M. avium* sont prévalentes dans le continent nord-américain. Ces infections atteignent très rarement des patients de moins de 16 ans et ne sont généralement pas associées à une dégradation fonctionnelle. Elles semblent, d'ailleurs, plutôt survenir chez des patients ayant une forme modérée de mucoviscidose. À l'inverse, le complexe *M. abscessus* est nettement plus prévalent en Europe, notamment en France, et est susceptible d'infecter des enfants dès les premières années de vie [5]. La mise en évidence de *M. abscessus* dans l'arbre respiratoire d'un patient est un événement pronostique majeur et signe

Tableau 25-II Critères diagnostiques de l'ATS pour une atteinte pulmonaire à mycobactéries non tuberculeuses [8].

Critères cliniques
1. Symptômes pulmonaires, opacités nodulaires ou cavitaires sur la radiographie de thorax, ou dilatation des bronches diffuses et micronodules multiples en tomodensitométrie thoracique haute résolution
et
2. Exclusion des autres diagnostics
Critères microbiologiques
1. Positivité en culture d'au moins deux expectorations différentes
ou
2. Positivité en culture d'au moins une aspiration bronchique ou un LBA
ou
3. Une biopsie transbronchique ou une biopsie pulmonaire positive à BAAR ou présentant des granulomes tuberculoïdes à l'étude anatomopathologique et positive en culture ou associée à un ou plusieurs prélèvements respiratoires (expectoration, aspiration ou LBA) positifs en culture
4. Un avis d'expert doit être pris lorsque la mycobactérie isolée est rare ou habituellement en rapport avec une contamination
5. Les patients suspects d'infection pulmonaire à MNT, mais ne remplissant pas les critères diagnostiques doivent être suivis jusqu'à ce que le diagnostic soit confirmé ou exclu
6. Le diagnostic d'infection pulmonaire à MNT n'implique pas l'instauration d'un traitement antimycobactérien dans tous les cas. La décision est fondée sur le rapport bénéfice/risque individuel du patient

le plus souvent l'existence d'une véritable infection (positivité des critères ATS), les souches rugueuses de *M. abscessus* étant associées aux atteintes les plus sévères. Il existe un risque non négligeable d'infection mortelle, notamment après transplantation pulmonaire. La contre-indication de celle-ci en cas d'infection à *M. abscessus* est néanmoins débattue [10].

Diagnostic des infections pulmonaires à MNT

Méthodes bactériologiques

Infections respiratoires

Chez les enfants atteints de mucoviscidose, la recherche de MNT est à effectuer sur des expectorations ou alternativement sur les expectorations induites par kinésithérapie [8]. En cas d'échec de l'expectoration, une endoscopie bronchique pour aspiration ou lavage broncho-alvéolaire (LBA) est nécessaire. Les écouvillons oropharyngés sont à proscrire.

La recherche de bacilles acido-alcoolo-résistants (BAAR) à l'examen microscopique (méthode à l'auramine et/ou de Ziehl-Neelsen) est peu sensible, mais un examen microscopique positif est en faveur d'une infection active. Avant leur mise en culture, les prélèvements pulmonaires sont classiquement décontaminés par la N-acétyl L-cystéine et la soude afin de s'affranchir de la flore oropharyngée. Une technique de décontamination différente à l'acide oxalique ou à l'acide sulfurique peut être réalisée sur les prélèvements respiratoires issus de patients atteints de pathologies respiratoires chroniques (mucoviscidose, dilatation des bronches, BPCO) afin d'éliminer les nombreuses bactéries, dont des bacilles à Gram négatif non fermentaires (*Pseudomonas æruginosa*…), colonisant les voies respiratoires de ces patients. Les prélèvements sont ensuite mis en culture sur milieux solides et liquides, puis sont incubés à 37 °C au moins 6 semaines [11, 25].

Devant toute culture positive à mycobactérie, *M. tuberculosis* doit être systématiquement éliminé, en pratique grâce à un test immunochromatographique réalisé sur colonies et recherchant l'antigène MPT64. L'identification précise des MNT est essentielle car elle va conditionner le traitement. Depuis quelques années, l'identification est faite par la biologie moléculaire, en particulier pour la différenciation des espèces du complexe *M. avium* et des sous-espèces de *M. abscessus*. La méthode de référence est le séquençage d'une portion de gène, comme *hsp65* ou *rpoB*. Le gène codant la méthylase *erm 41* est utilisé pour différencier les sous-espèces de *M. abscessus* [18]. Il existe différents kits commerciaux fondés sur des PCR spécifiques révélées par hybridation sur bandelettes (INNO-LiPA MYCOBACTERIA®, GenoType NTM-DR®, etc.) permettant une identification fiable et rapide. La spectrométrie de masse est de plus en plus utilisée, mais nécessite une expérience et une base de données adaptée (Figure 25-1).

Les tests de sensibilité pour les MNT ne sont recommandés que dans les situations répondant aux critères diagnostiques d'infection à MNT et pour les MNT isolées d'une cavité stérile [11]. Les critères de sensibilité in vitro aux antibiotiques ne sont bien définis que pour un nombre restreint d'antibiotiques et d'espèces bactériennes ; aussi l'antibiogramme est-elle une aide pour la décision thérapeutique mais elle n'est pas le seul critère de décision. Selon l'espèce identifiée, le test de sensibilité phénotypique peut se faire en milieu solide ou en milieu liquide. Des tests génotypiques à la recherche de mutations de résistance acquise peuvent être réalisés en complément de l'étude phénotypique pour mettre en évidence une résistance de haut niveau aux macrolides (mutation du gène *rrl*) ou aux aminosides (mutation du gène *rrs*) [19].

Enfin, dans la mesure où il n'y a pas de transmission interhumaine, il n'y a pas de résistance primaire, autrement dit une première atteinte se fait toujours avec une bactérie ayant le phénotype de sensibilité standard des souches sauvages de cette espèce. L'antibiogramme n'a donc un intérêt que dans les cas d'échec du traitement antibiotique qui expose au risque d'une résistance acquise.

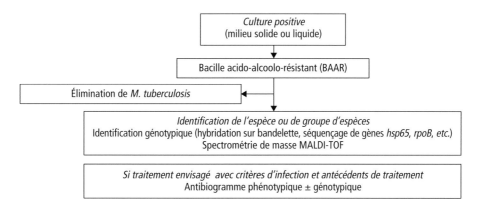

Figure 25-1 Stratégie d'identification des mycobactéries non tuberculeuses au laboratoire de bactériologie.

Infections extrarespiratoires

Les lymphadénites à MNT chez l'enfant sont des infections paucibacillaires dont le diagnostic est le plus souvent présomptif. La confirmation microbiologique nécessite la réalisation d'une ponction ou d'une biopsie ganglionnaire. La biopsie présente l'avantage d'avoir à la fois un rôle diagnostique et thérapeutique par rapport à la ponction. Il est conseillé d'ajouter une source en fer (hémine ou citrate de fer ammoniacal) à la culture pour favoriser la pousse des MNT exigeantes (par exemple, *M. hæmophilum*).

Le diagnostic des infections disséminées à MNT nécessite la mise en culture de sang périphérique dans des flacons d'hémocultures spécifiques des mycobactéries qui se distinguent des hémocultures standard par la richesse du milieu ainsi que par leur durée d'incubation beaucoup plus longue (45 versus 5 jours).

Le diagnostic des infections cutanées se fait sur des biopsies cutanées de type Punch. Les échantillons nécessitent une étape de décontamination avant leur mise en culture afin de s'affranchir de la flore cutanée. Cette recherche peut être orientée en fonction du contexte clinique :

– la présence d'ulcération cutanée chez le sujet immunocompétent vivant en zone tropicale doit faire évoquer en premier lieu l'ulcère de Buruli. La recherche du germe en cause (*M. ulcerans*) par culture étant difficile, il est recommandé d'y associer une détection par amplification génique. Cependant, le diagnostic est avant tout clinique en zone endémique ;

– chez le sujet immunocompétent vivant dans l'hémisphère nord et aquariophile, il faut penser en première intention à *M. marinum* responsable du « granulome des aquariums ». Cette mycobactérie pousse préférentiellement à 30 °C ;

– en cas d'infections cutanées secondaires à une effraction locale, la recherche des MCR (*M. abscessus*, *M. chelonæ*, *M. fortuitum*) doit être privilégiée.

Critères diagnostiques d'infection

Le diagnostic des mycobactérioses se fait le plus souvent après élimination d'une tuberculose. L'objectif principal en cas d'isolement d'une MNT dans un prélèvement clinique est de montrer qu'il s'agit d'une réelle infection et non d'une contamination environnementale de l'échantillon ou d'une simple colonisation.

Contrairement aux mycobactéries du complexe *M. tuberculosis*, la mise en évidence d'une MNT dans une cavité non stérile n'est pas synonyme d'infection. Ainsi le diagnostic des infections respiratoires à MNT repose-t-il sur une association de critères cliniques, radiologiques et microbiologiques (*voir* Tableau 25-II) [11]. En cas d'affection respiratoire sous-jacente telle que la mucoviscidose, où on peut retrouver une toux, une hémoptysie ou la présence de bronchectasies en dehors de toute infection à MNT, les critères microbiologiques revêtent une importance cruciale. Il faut insister sur le fait que les cultures faussement négatives sont fréquentes au début de l'infection, probablement à cause de l'action partiellement bactéricide de la décontamination sur les mycobactéries. Éliminer un diagnostic d'infection, surtout en cas d'isolement de *M. abscessus*, demande donc un recul d'au moins un an de prélèvements négatifs répétés.

Devant une ou plusieurs expectorations positives en culture à MNT chez un patient atteint de mucoviscidose, la plupart des auteurs recommandent aujourd'hui la réalisation d'une TDM haute résolution afin de rechercher des lésions évocatrices d'atteinte mycobactérienne. En l'absence d'anomalies caractéristiques, et si le malade est cliniquement stable, une nouvelle imagerie doit être réalisée 12 à 15 mois plus tard et la surveillance microbiologique des expectorations doit être poursuivie. L'apparition en TDM d'anomalies évocatrices ou la persistance de cultures positives lors de ce suivi doivent faire discuter l'instauration du traitement.

Traitement des infections à MNT

Principes généraux

La mise sous traitement spécifique nécessite d'avoir posé avec certitude le diagnostic d'infection mycobactérienne active. Les difficultés d'éradication des MNT, bactéries intracellulaires, intrinsèquement peu sensibles aux antibiotiques, imposent une polychimiothérapie lourde associant deux à quatre antibiotiques pour éviter la sélection de mutants résistants, et prolongée pendant au moins 12 mois après la négativation des cultures [11]. Les modalités thérapeutiques doivent tenir compte des particularités pharmacocinétiques des antibiotiques lorsqu'il s'agit de patients atteints de mucoviscidose (augmentation des posologies pour tenir compte des anomalies de clairance et de volume de distribution). Cependant, il faut savoir que la quasi-totalité des données de la littérature provient d'études observationnelles non randomisées ou rétrospectives réalisées chez des patients adultes hors mucoviscidose. Il existe donc peu d'évaluations de bonne qualité sur l'efficacité des traitements médicaux antibiotiques ou chirurgicaux.

Infections dues au complexe *M. avium*

La clarithromycine est la molécule clef du traitement. Son efficacité a été démontrée d'abord chez le patient infecté par le VIH, puis dans les infections pulmonaires chez l'immunocompétent. Son utilisation en monothérapie expose toutefois au risque d'échec par sélection de mutants résistants. Ce risque peut être prévenu par l'adjonction d'éthambutol et d'une rifamycine (rifampicine ou rifabutine). La clarithromycine a été plus évaluée que l'azithromycine, mais cette dernière apparaît mieux tolérée. Pour ce qui est du choix de la rifamycine, la rifampicine semble mieux tolérée mais a plus d'interactions médicamenteuses que la rifabutine. L'adjonction d'un aminoside a montré un bénéfice limité. Une étude non contrôlée récente a montré l'intérêt d'ajouter au traitement oral de l'amikacine liposomiale par voie inhalée [21].

Concernant les fluoroquinolones, les données sont contradictoires mais en faveur d'une efficacité limitée ou nulle. En effet, il a été montré qu'une combinaison de fluoroquinolone et de clarithromycine n'évitait pas le risque d'échec par sélection de mutants résistants aux macrolides. Une étude in vitro a suggéré que la posologie de moxifloxacine efficace serait le double de la posologie usuelle, ce qui est confirmé par une étude clinique qui a montré une efficacité limitée d'un traitement à base de moxifloxacine à posologie usuelle. Une étude de petite taille a suggéré qu'un régime à base de gatifloxacine pourrait être efficace.

Une conférence de consensus internationale a fait les recommandations suivantes pour le traitement des infections à *M. avium* complexe chez les patients atteints de mucoviscidose [9] :
– utiliser une combinaison d'un macrolide (de préférence l'azithromycine), de rifampicine et d'éthambutol ;
– ajouter l'amikacine initialement en cas de microscopie positive, de cavitation à l'imagerie ou de signes systémiques.

En France, il est habituel de proposer un traitement d'une durée de 1 an après la négativation des cultures. Bien que la durée du traitement ne soit pas bien codifiée, cette durée semble associée à un meilleur pronostic.

Infections à *M. abscessus*

Les infections à *M. abscessus* sont difficiles à traiter du fait de l'existence d'une résistance inductible aux macrolides conférée par le gène *erm(41)* codant une ARN méthylase [20]. Cette résistance est constamment présente chez la sous-espèce *M. abscessus* subsp. *bolettii* et jamais chez *M. abscessus subsp. massiliense*. Chez *M. abscessus* subsp. *abscessus*, la majorité des souches sont de génotype T28 et présentent une résistance inductible, tandis qu'une minorité de génotype C28 ne présente pas de résistance inductible [2, 17]. Cette différence d'expression du gène *erm* a un impact majeur sur l'efficacité d'une polychimiothérapie à base de macrolides [14]. Une étude a suggéré qu'en cas de résistance inductible aux macrolides, l'azithromycine conserverait une activité supérieure à celle de la clarithromycine. Bien que cette différence n'ait pas été confirmée par d'autres, le doute pourrait plaider en faveur de l'azithromycine qui est, de plus, mieux tolérée [2].

D'autres antibiotiques peuvent être utilisés pour le traitement des infections à *M. abscessus*. Parmi les β-lactamines, une étude in vitro récente est en faveur d'une supériorité de l'imipénem par rapport à la céfoxitine. L'amikacine a montré un intérêt dans une étude murine, mais une étude clinique a montré un bénéfice modéré lors de son utilisation en aérosols [15, 21]. La tigécycline a montré une efficacité dans plusieurs conditions différentes, dont une série clinique [15, 26], son utilisation est toutefois limitée par sa toxicité. Elle ne bénéficie par ailleurs pas de l'AMM chez l'enfant et ne doit pas être utilisée chez l'enfant de moins de 8 ans (coloration de l'émail dentaire). Enfin, des études in vitro ont montré qu'il existait une synergie entre la clofazimine et l'amikacine ou la clarithromycine. La pigmentation cutanée provoquée par cette molécule, même si elle est réversible à l'arrêt, peut être un frein à son utilisation.

Une conférence de consensus internationale a proposé le traitement suivant pour les infections à *M. abscessus* chez le patient atteint de mucoviscidose [9] :
– traitement d'attaque 3 à 12 semaines : azithromycine, amikacine IV et une des trois molécules suivantes guidées par l'antibiogramme : tigécycline, imipénem ou céfoxitine. La durée de cette phase d'attaque est à adapter à la sévérité de l'infection, à l'efficacité du traitement et à sa tolérance ;
– la durée de la phase d'entretien n'est pas précisée dans la conférence de consensus. Une durée d'un an après négativation des cultures est classiquement proposée. Elle comporte azithromycine, amikacine inhalée et deux ou trois molécules parmi les suivantes : minocycline, clofazimine, moxifloxacine ou linézolide.

En l'absence d'amélioration au bout de 3 à 6 mois de traitement, la stratégie doit mettre en balance le bénéfice éventuel à continuer le traitement et la toxicité des molécules utilisées. Il n'y a, à ce jour, aucune preuve d'un quelconque bénéfice à poursuivre le traitement.

Pour les infections respiratoires chez les patients en dehors de la mucoviscidose, des recommandations sont en cours d'élaboration avec les sociétés savantes européennes et américaines.

L'utilisation de l'azithromycine en prévention des infections respiratoires est très controversée. En effet, son utilisation en monothérapie dans la mucoviscidose pourrait exposer à la sélection de souches résistantes aux macrolides et compromettre ainsi l'efficacité ultérieure d'un traitement à visée curative. Toutefois, des études montrent au contraire que l'azithromycine prévient les infections mycobactériennes [4, 6]. En pratique, celle-ci ne doit pas être prescrite en monothérapie en cas de suspicion d'infection à MNT.

Adénites

On définit classiquement les adénites non compliquées lorsqu'elles sont indolores avec une peau saine en regard. Leur évolution est spontanément favorable chez 90 % des patients. Néanmoins, cette guérison spontanée peut être lente puisque 30 % des patients ne guérissent qu'après plus de 6 mois d'évolution [27]. L'exérèse complète de l'adénopathie est le traitement qui permet d'obtenir la guérison la plus rapide. L'indication chirurgicale doit être prudemment évaluée par des équipes entraînées, compte tenu du risque de complication (paralysies faciales, fistulisations et surinfections) qui survient chez 10 % des patients.

Dans les adénites compliquées, définies par la présence d'abcès, de fistulisation ou d'inflammation cutanée, l'exérèse complète reste le traitement permettant d'obtenir la guérison la plus rapide. Cependant, compte tenu de l'ampleur des lésions à réséquer, une exérèse complète n'est pas toujours réalisable, et des séquelles fonctionnelles ou esthétiques sont plus fréquemment constatées. Dans ces situations, deux alternatives ont été validées : l'abstention thérapeutique avec surveillance [16] ou une antibiothérapie par clarithromycine ± rifabutine pendant 1 à 2 mois avant de réaliser l'exérèse ganglionnaire complète [22]. En revanche, une antibiothérapie seule, une exérèse incomplète ou une ponction ganglionnaire sont à proscrire car elles sont associées à des taux d'échec plus importants.

Surveillance du traitement

Les dosages sériques sont utiles pour optimiser la posologie (risque d'échec thérapeutique et d'apparition de mutants résistants en cas de concentrations sub-inhibitrices).

Chez les patients atteints de mucoviscidose, on peut proposer la mise en culture d'une expectoration tous les mois jusqu'à négativation, puis tous les 2 mois jusqu'à 6 mois après l'arrêt du traitement, puis tous les 3 mois.

En dehors du contexte de mucoviscidose, dans les infections pulmonaires à MNT, un contrôle de la négativation microbiologique est également souhaitable avec la mise en culture d'une expectoration à 3 et à 6 mois, puis, si la négativation est obtenue, selon les signes cliniques et/ou radiologiques.

Le traitement au long cours impose une surveillance rigoureuse des possibles effets secondaires des antibiotiques employés : acuité visuelle, champ visuel et vision des couleurs, potentiels évoqués visuels (éthambutol), signes d'uvéite (rifabutine) ; hépatotoxicité (isoniazide, rifampicine, rifabutine, clarithromycine), néphrotoxicité (amikacine) ; toxicité hématologique (céfoxitine, rifabutine), ototoxicité (aminosides, streptomycine, clarithromycine, azithromycine).

Points clefs

- Les infections à MNT sont encore rares et se manifestent chez l'enfant soit par une adénopathie banale rarement grave si elle est diagnostiquée rapidement, soit par une infection respiratoire qui peut être en rapport avec une mucoviscidose, soit par une infection généralisée en rapport avec une immunodépression générale ou un acte iatrogène.
- Le diagnostic doit être fait par un laboratoire spécialisé en mycobactériologie à partir de prélèvement spécifiquement fait pour cette recherche.
- L'identification de l'espèce mycobactérienne est importante pour décider de la pathogénie et de la mise en route éventuelle d'un traitement médical antibiotique ou chirurgical d'exérèse.
- *M. avium* complexe est le plus souvent en cause dans les infections respiratoires et les adénopathies alors que *M. abscessus* est trouvé chez l'enfant atteint de mucoviscidose ou de pathologie bronchique et *M. chelonæ* dans les infections cutanées iatrogènes, sauf dans les lésions dues à l'aquariophilie où *M. marinum* est prépondérant.
- Le traitement est décidé après discussion avec le mycobactériologiste selon les résultats des tests de sensibilité à quelques antibiotiques (clarithromycine, aminosides, quinolones) et les recherches de mutations impliquées dans la résistance acquise chez les enfants qui ont déjà été traités et sont en situation de rechute.

BIBLIOGRAPHIE

1. AITKEN ML, LIMAYE A, POTTINGER P et al. Respiratory outbreak of *Mycobacterium abscessus* subspecies massiliense in a lung transplant and cystic fibrosis center. Am J Respir Crit Care Med, 2012, *185* : 231-232.
2. BASTIAN S, VEZIRIS N, ROUX AL et al. Assessment of clarithromycin susceptibility in strains belonging to the *Mycobacterium abscessus* group by *erm* (41) and *rrl* sequencing. Antimicrob Agents Chemother, 2011, *55* : 775-781.
3. BUSTAMANTE J, BOISSON-DUPUIS S, ABEL L, CASANOVA JL. Mendelian susceptibility to mycobacterial disease : genetic, immunological, and clinical features of inborn errors of IFN-γ immunity. Semin Immunol, 2014, *26* : 454-470.
4. BINDER AM, ADJEMIAN J, OLIVIER KN, PREVOTS DR. Epidemiology of nontuberculous mycobacterial infections and associated chronic macrolide use among persons with cystic fibrosis. Am J Respir Crit Care Med, 2013, *188* : 807-812.
5. CATHERINOT E, ROUX AL, VIBET MA et al. *Mycobacterium avium* and *Mycobacterium abscessus* complex target distinct cystic fibrosis patient subpopulations. J Cyst Fibros, 2013, *12* : 74-80.
6. COOLEN N, MORAND P, MARTIN C et al. Reduced risk of non-tuberculous mycobacteria in cystic fibrosis adults receiving long-term azithromycin. J Cyst Fibros, 2015, *14* : 594-599.
7. FALKINHAM JO. Environmental sources of nontuberculous mycobacteria. Clin Chest Med, 2015, *36* : 35-41.
8. FLOTO RA, OLIVIER KN, SAIMAN L et al. US Cystic Fibrosis Foundation and European Cystic Fibrosis Society consensus recommendations for the management of non-tuberculous mycobacteria in individuals with cystic fibrosis. Thorax, 2016, *71 (Suppl. 1)* : i1-i22.
9. FLOTO RA, OLIVIER KN, SAIMAN L et al. US Cystic Fibrosis Foundation and European Cystic Fibrosis Society consensus recommendations for the management of non-tuberculous mycobacteria in individuals with cystic fibrosis : executive summary. Thorax, 2016, *71* : 88-90.
10. GILLJAM M, NYSTRÖM U, DELLGREN G et al. Survival after lung transplantation for cystic fibrosis in Sweden. Eur J Cardio-Thorac Surg, 2017, *51* : 571-576.

11. Griffith DE, Aksamit T, Brown-Elliott BA et al. An official ATS/IDSA statement : diagnosis, treatment, and prevention of nontuberculous mycobacterial diseases. Am J Respir Crit Care Med, 2007, *175* : 367-416.
12. Haverkamp MH, Arend SM, Lindeboom JA et al. Nontuberculous mycobacterial infection in children : a 2-year prospective surveillance study in the Netherlands. Clin Infect Dis, 2004, *39* : 450-456.
13. Hoefsloot W, van Ingen J, Andrejak C et al. The geographic diversity of nontuberculous mycobacteria isolated from pulmonary samples : an NTM-NET collaborative study. Eur Respir J, 2013, *42* : 1604-1613.
14. Koh WJ, Jeon K, Lee NY et al. Clinical significance of differentiation of *Mycobacterium massiliense* from *Mycobacterium abscessus*. Am J Respir Crit Care Med, 2011, *183* : 405-410.
15. Lerat I, Cambau E, Roth Dit Bettoni R et al. In vivo evaluation of antibiotic activity against *Mycobacterium abscessus*. J Infect Dis, 2014, *209* : 905-912.
16. Lindeboom JA. Conservative wait-and-see therapy versus antibiotic treatment for nontuberculous mycobacterial cervicofacial lymphadenitis in children. Clin Infect Dis, 2011, *52* : 180-184.
17. Mougari F, Guglielmetti L, Raskine L et al. Infections caused by *Mycobacterium abscessus* : epidemiology, diagnostic tools and treatment. Expert Rev Anti Infect Ther, 2016, *14* : 1139-1154.
18. Mougari F, Amarsy R, Veziris N et al. Standardized interpretation of antibiotic susceptibility testing and resistance genotyping for *Mycobacterium abscessus* with regard to subspecies and *erm41* sequevar. J Antimicrob Chemother, 2016, *71* : 2208-2212.
19. Mougari F, Loiseau J, Veziris N et al. Evaluation of the new GenoType NTM-DR kit for the molecular detection of antimicrobial resistance in non-tuberculous mycobacteria. J Antimicrob Chemother, 2017, *72* : 1669-1677.
20. Nash KA, Brown-Elliott BA, Wallace RJ. A novel gene, *erm*(41), confers inducible macrolide resistance to clinical isolates of *Mycobacterium abscessus* but is absent from *Mycobacterium chelonae*. Antimicrob Agents Chemother, 2009, *53* : 1367-1376.
21. Olivier KN, Griffith DE, Eagle G et al. Randomized trial of liposomal amikacin for inhalation in nontuberculous mycobacterial lung disease. Am J Respir Crit Care Med, 2017, *195* : 814-823.
22. Rives P, Joubert M, Launay E et al. Cervicofacial non-tuberculous mycobacteria : a report of 30 cases. Eur Ann Otorhinolaryngol Head Neck Dis, 2016, *133* : 107-111.
23. Roux AL, Catherinot E, Ripoll F et al. Multicenter study of prevalence of nontuberculous mycobacteria in patients with cystic fibrosis in France. J Clin Microbiol, 2009, *47* : 4124-4128.
24. Romanus V, Hallander HO, Wåhlén P et al. Atypical mycobacteria in extrapulmonary disease among children. Incidence in Sweden from 1969 to 1990, related to changing BCG-vaccination coverage. Tuber Lung Dis, 1995, *76* : 300-310.
25. Société française de microbiologie, section de Microbiologie clinique, groupe Rémic, Bourlet T, Courcol R, Herrmann JL et al. Rémic : référentiel en microbiologie médicale. Paris, Société française de microbiologie, 2015.
26. Wallace RJ, Dukart G, Brown-Elliott BA, Griffith DE et al. Clinical experience in 52 patients with tigecycline-containing regimens for salvage treatment of *Mycobacterium abscessus* and *Mycobacterium chelonae* infections. J Antimicrob Chemother, 2014, *69* : 1945-53.
27. Zeharia A, Eidlitz-Markus T, Haimi-Cohen Y et al. Management of nontuberculous mycobacteria-induced cervical lymphadenitis with observation alone. Pediatr Infect Dis J, 2008, *27* : 920-922.

POUMON PARASITAIRE

Marie-Élisabeth Bougnoux et Samer Kayal

Le poumon est rarement le siège électif des parasites, il n'est le plus souvent qu'un lieu de passage au cours de leur processus de maturation. La multiplicité des tableaux cliniques et radiologiques dont ils sont responsables s'explique par la diversité des mécanismes lésionnels – action pathogène des parasites, réaction immunologique de l'hôte, effet cytotoxique des polynucléaires éosinophiles – et des parasites en cause. Les parasitoses pulmonaires de l'enfant sont, bien entendu, plus fréquentes en zones tropicales qu'en zones tempérées, bien qu'un certain nombre d'entre elles soit dû à des parasites cosmopolites.

Poumon éosinophile parasitaire

Les infections parasitaires dues à des vers (helminthiases) sont une des causes les plus fréquentes de poumon éosinophile chez l'enfant. Dans la majorité des cas le poumon éosinophile parasitaire s'accompagne d'une hyperéosinophilie sanguine supérieure à $1,5 \times 10^9/l$. Les manifestations respiratoires, liées aux réactions immunologiques envers les parasites (larves ou vers adultes) et à la cytotoxicité des polynucléaires éosinophiles, sont peu spécifiques et communes à certains types d'helminthiases. On regroupe classiquement le syndrome de Löffler, le syndrome de larva migrans viscérale et l'éosinophilie pulmonaire tropicale [6].

Syndrome de Löffler

Chez l'enfant, les principaux parasites responsables de ce syndrome sont *Ascaris lumbricoides*, *Strongyloides stercoralis*, *Ancylostoma* sp. et *Schistosoma* sp. Le syndrome de Löffler est le plus souvent dû aux réactions d'hypersensibilité déterminées lors du passage trans-pulmonaire des larves, c'est-à-dire au cours de la phase de maturation et de migration tissulaire de ces parasites vers leur lieu de résidence définitive.

Le tableau classique associe :
– des manifestations cliniques généralement discrètes et inconstantes (dyspnées asthmatiformes, toux sèche ou productive, rarement hémoptoïque, douleurs thoraciques légères, fébricule) ;
– des infiltrats radiologiques pulmonaires à contours flous, unis ou bilatéraux, labiles dans un délai d'un à quelques jours ;
– une hyperéosinophilie sanguine souvent importante mais transitoire.

Les symptômes évoluent favorablement en quelques jours et l'éosinophilie sanguine régresse en un mois. C'est la raison pour laquelle ce syndrome est appelé « poumon éosinophile parasitaire fugace ». Le diagnostic est donc clinique, orienté par l'éosinophilie et l'évolution des infiltrats pulmonaires. Bien que les symptômes respiratoires régressent en 7 à 10 jours, un traitement antiparasitaire par albendazole (Zentel®) (10 mg/kg) en une prise est nécessaire pour éliminer le parasite digestif. Il faudra attendre la maturation complète du ver adulte pour obtenir un diagnostic étiologique précis par la mise en évidence des œufs éliminés dans des selles.

Larva migrans viscérale

La larva migrans viscérale (LMV) regroupe les manifestations cliniques associées à la migration tissulaire de larves de vers (nématodes) d'animaux incapables d'achever leur maturation chez l'homme. La LVM, encore appelée toxocarose, est due à l'ingestion accidentelle d'œufs embryonnés d'*Ascaris* de différentes espèces animales.

Cette parasitose est fréquente chez l'enfant, tant en milieu rural qu'urbain, du fait de la contamination constante des jardins et du sable des parcs à jeux par les déjections des chiens et des chats parasités par des *Ascaris* ; les œufs des *Ascaris* sont particulièrement résistants à la dessiccation. La majorité des cas survient chez les jeunes enfants de 1 à 4 ans, mais quelques cas ont été décrits chez des adolescents [2]. Les enfants atteints de troubles du comportement alimentaire, tels que le pica, sont à très haut risque. La période d'incubation est d'environ de 4 semaines. Dans la majorité des cas, l'infection est spontanément résolutive et passe inaperçue. Dans les formes symptomatiques, les manifestations respiratoires prédominent, associant dans un contexte fébrile une toux, une dyspnée expiratoire sifflante pouvant faire évoquer un asthme, une bronchite aiguë ou une pneumonie. Le cliché thoracique peut objectiver des infiltrats pulmonaires mal définis. Une hépatomégalie est habituelle. Des cas de myocardites, d'atteintes du système nerveux central (méningo-encéphalite à éosinophile, myélite) et d'adénopathies abdominales ainsi que des cas de thrombocytose ont été décrits au cours de l'évolution de la LMV [2]. L'hyperéosinophilie est constante, élevée et persistante. Les recherches de parasites dans les selles sont toujours négatives. Le diagnostic est donc fondé sur la positivité de la sérologie.

Le traitement par un antihelminthique recommande une cure d'albendazole (Zentel®) à la posologie de 10 mg/kg/j pendant au moins 5 jours, mais la durée optimale reste mal précisée. Il n'y a pas d'attitude consensuelle pour l'utilisation de corticoïdes, toutefois leur utilisation semble bénéfique lors de certains cas de LMV pulmonaires sévères [2].

Éosinophilie pulmonaire tropicale ou poumon éosinophile filarien

L'éosinophilie pulmonaire tropicale (EPT) ou poumon éosinophile filarien est une forme clinique particulière des filarioses lymphatiques.

L'EPT, qui concerne moins de 1 % des sujets atteints de filariose lymphatique [1], est la conséquence d'une réaction d'hypersensibilité aux antigènes de microfilaires présents dans les poumons, qui induisent la production d'anticorps sériques antifilariens, essentiellement de la classe des IgE. Le tableau associe une altération marquée de l'état général avec fièvre à des manifestations respiratoires (toux spasmodique peu productive, dyspnée expiratoire à prédominance nocturne avec sibilants, expectoration parfois hémorragique) et, dans certains cas, à une splénomégalie. La radiographie pulmonaire retrouve des opacités bilatérales, multinodulaires de tailles variables ou d'allure miliaire, associées ou non à des adénopathies médiastinales. Ces images varient dans leur topographie ainsi qu'au cours de l'évolution [12]. À long terme, l'EPT peut évoluer vers une fibrose pulmonaire [5]. L'hyperéosinophilie sanguine est constante, élevée et persistante. Le taux des éosinophiles dans le lavage broncholo-alvéolaire est élevé, de l'ordre de 50 %. Les microfilaires ne sont pas détectables dans la circulation sanguine, ce qui est une caractéristique importante. Le diagnostic est confirmé par le taux élevé des IgE totales et la sérologie filarienne qui est toujours fortement positive.

Le traitement par diéthylcarbamazine (DEC) à doses initiales progressives, puis à 6 mg/kg/j pendant 15 jours (Notezine®) est efficace. L'ivermectine à 200 µg/kg en une prise (Stromectol®) chez les enfants de plus de 15 kg a également été proposée.

Parasitoses pulmonaires

Hydatidose pulmonaire

L'hydatidose, ou échinococcose kystique, est une zoonose qui résulte du développement tissulaire de la larve du ténia du chien : *Echinococcus granulosus*. Les chiens parasités éliminent des œufs embryonnés dans leurs selles. La contamination se fait soit directement au contact d'un chien parasité dont le pelage peut être souillé par les œufs qu'il rejette, soit par l'intermédiaire d'aliments ou d'eau souillés par les œufs.

L'échinococcose kystique est cosmopolite, endémique dans les régions d'élevage de moutons : Amérique latine, Europe de l'Est, Asie, Afrique de l'Est et pourtour méditerranéen. L'hydatidose pulmonaire est 3 à 10 fois moins fréquente que l'hydatidose hépatique, mais est plus fréquente chez l'enfant que chez l'adulte [8].

Morphologiquement, l'hydatide pulmonaire est une structure kystique remplie de liquide clair. Elle est constituée d'une couche cellulaire interne (membrane proligère), qui donne naissance à des scolex invaginés – protoscolex – qui peuvent évoluer en vésicules filles, et d'une membrane externe acellulaire. Après la contamination le temps nécessaire pour le développement de protoscolex dans le kyste est de plus de 10 mois. La taille des kystes matures varie de 1 à 15 cm. Autour du kyste, le parenchyme pulmonaire se condense et se transforme en « adventice » ou « périkyste », siège d'une néovascularisation et d'une importante réaction granulosclereuse. Le kyste et le périkyste se calcifient rarement dans les poumons. Plusieurs accidents peuvent émailler l'évolution. Le kyste grossissant refoule des éléments vasculaires et bronchiques et les érode. Ces brèches sont à l'origine de crachats hémoptoïques et de surinfection. Enfin, le kyste peut se fissurer ou se rompre. L'hydatidose pulmonaire est dans 75 % des cas due à un kyste solitaire [8] qui se développe au niveau d'une des bases pulmonaires.

Les kystes pulmonaires intacts sont asymptomatiques, le plus souvent de découverte radiologique fortuite. Lorsqu'ils sont volumineux, les symptômes dépendent du niveau de compression bronchique et de lésions vasculaires. L'hyperéosinophilie se voit dans 40 % des cas et doit faire évoquer une fissuration. Lors de la fissuration ou de la rupture du kyste, les symptômes associent douleurs thoraciques, fièvre, dyspnée, toux, hémoptysie et rash. La rupture du kyste dans une bronche est à l'origine d'une vomique d'un liquide clair, salé, mélangé à des débris de membranes ressemblant à des peaux de raisins. Enfin, une réaction d'hypersensibilité, allant d'une réaction urticarienne à un choc anaphylactique, peut faire suite à la rupture du kyste.

Le diagnostic d'hydatidose pulmonaire repose sur l'imagerie thoracique chez un enfant ayant séjourné en zone endémique, confirmé secondairement par la sérologie. La radiographie du thorax garde une place importante dans le diagnostic (Figure 26-1) [11]. Le kyste simple apparaît sous la forme d'une opacité homogène, ronde ou ovalaire, de tonalité hydrique à contours nets en

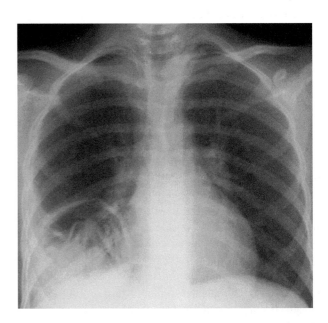

Figure 26-1 Vomique hydatide chez un garçon de 11 ans. Radiographie du thorax de face : cavité basi-thoracique droite de contenu hétérogène, siège de structures linéaires serpigineuses (membrane proligère détachée) associées à trois opacités rondes de taille variable (vésicules filles).

« boulet de canon » et de diamètre variable. Ce stade est le plus souvent cliniquement muet, de découverte radiologique fortuite chez l'enfant [8, 11]. Au stade de kyste fissuré, l'image se traduit par un ménisque gazeux situé au pôle supérieur entre la paroi externe du kyste et la paroi interne du périkyste. La rupture du kyste donne des images hydro-aériques d'aspect variable :

– cavité aérique à paroi épaisse avec une bronche de drainage ;
– aspect de membrane flottante surnageant la surface (en « nénuphar ») ;
– opacités avec image de niveau hydro-aérique rectiligne ;
– image en double arc d'Ivassinevitch, réalisée par la superposition de deux épanchements, l'un intrakystique et l'autre intra-adventiciel, séparés par la membrane flétrie de l'hydatide ;
– image de cavité détergée avec membrane séquestrée.

La TDM est un élément important, en précisant les caractéristiques du kyste, des lésions associées telles qu'une dilatation des bronches et l'existence d'autres kystes. L'imagerie à résonance magnétique peut être utile pour préciser d'éventuelles localisations médiastinales, rachidiennes ou pariétales thoraciques associées à l'atteinte pulmonaire [4].

Environ 40 % des kystes hydatiques pulmonaires ne produisent pas d'anticorps spécifiques, ce qui explique la limite du diagnostic sérologique au cours des hydatidoses pulmonaires non compliquées. Les techniques sérologiques les plus utilisées sont les tests ELISA, d'immuno-empreinte (Western-blot) et d'immunochromatographie [15].

Le kyste hydatique pulmonaire doit être opéré dès que le diagnostic est établi, de façon à prévenir les ruptures bronchiques et les complications infectieuses. Le traitement chirurgical conservateur est la meilleure technique en cas de kyste hydatique pulmonaire non compliqué chez l'enfant [10]. Il doit être encadré par un traitement par albendazole débuté 15 jours à 6 semaines avant l'intervention à la posologie de 10 mg/kg/j et poursuivi au moins un mois.

Paragonimose pulmonaire

Encore appelée douve pulmonaire orientale ou distomatose pulmonaire, la paragonimose est une pleuropneumonie parasitaire due à un vers trématode (douve) du genre *Paragonimus*. Les zones de transmission sont situées en Afrique, Asie et Amérique [3].

L'enfant s'infecte en consommant crue ou peu cuite la chair de crustacés d'eau douce (hôtes intermédiaires). À la phase initiale, lors de la migration des douves immatures, l'enfant peut présenter une diarrhée, des douleurs abdominales, de la fièvre, un malaise et une éosinophilie, qui durent de quelques jours à plusieurs semaines. Des douleurs thoraciques et pleurales occasionnellement associées à une pleurésie et à un pneumothorax sont consécutives à la pénétration diaphragmatique des larves et à leur migration sous la cavité pleurale. Les manifestations respiratoires incluent une dyspnée, une toux et des hémoptysies. S'y associent une polynucléose principalement à éosinophiles et des infiltrats pulmonaires transitoires.

Environ 2 à 3 mois sont nécessaires pour que les douves atteignent une maturation morphologique (7,5 à 12 mm de long et 4 à 6 mm de large) et qu'elles puissent commencer à pondre des œufs. Leur longévité est de 20 ans. Les douves et leurs œufs induisent initialement une réponse inflammatoire dans laquelle prédominent les polynucléaires éosinophiles, puis secondairement une capsule fibreuse se forme. La rupture dans les bronchioles des kystes est associée à l'expulsion de sang, des œufs et d'un exsudat inflammatoire. Une réaction pleurale est habituelle et peut entraîner un empyème à éosinophiles.

Au stade chronique, l'enfant peut développer une toux chronique, associée à des expectorations pigmentées et hémoptoïques. Dyspnée, douleurs thoraciques, fièvre sont alors moins fréquentes. Les caractéristiques radiologiques sont peu spécifiques pour aider au diagnostic. Secondairement peuvent apparaître une ou plusieurs cavités et des calcifications parenchymateuses ou pleurales. Contrairement à la tuberculose, elles ne prédominent pas au sommet. Le diagnostic de certitude est obtenu par la mise en évidence des œufs qui sont éliminés dans les expectorations, ou déglutis et visibles à l'examen parasitologique des selles. Les sérologies ne sont positives qu'au stade chronique. Le traitement de choix est le praziquantel (Biltricide®) à la posologie de 75 mg/kg/j réparties en trois doses pendant 3 jours.

Amibiase pulmonaire

L'amibiase est due à un protozoaire, hématophage, mobile, strictement humain : *Entamœba histolytica*. Primitivement intestinal, il peut migrer secondairement dans différents tissus dans lesquels pourra se constituer un abcès amibien après un stade initial d'amibiase présuppuratif. L'amibiase est une maladie qui sévit presque uniquement dans les pays chauds. Elle est endémique en Amérique centrale et du Sud, en Afrique intertropicale et en Asie. L'amibiase pleuropulmonaire est presque toujours secondaire à une atteinte hépatique et siège à droite : les amibes parvenant au poumon par contiguïté à travers le diaphragme. A contrario, lorsque les amibes arrivent au poumon par voie sanguine, ce qui est rare, on observe des nodules pulmonaires multiples. Il n'y a jamais d'hyperéosinophile sanguine. L'amibiase pulmonaire se présente, dans un contexte fébrile et d'altération de l'état général, comme une pneumopathie aiguë de la base droite avec parfois une atteinte pleurale. L'évolution peut se faire vers l'abcédation avec risque de fistule bronchique et évacuation d'une vomique « chocolat » caractéristique. Le diagnostic est évoqué par la mise en évidence d'une atteinte hépatique associée et confirmé, d'une part, par la positivité de la sérologie (taux élevé d'anticorps sérique dans l'amibiase tissulaire) et, d'autre part, par le traitement d'épreuve par le métronidazole (40 à 50 mg/kg/j).

Bilharziose pulmonaire

La bilharziose est une helminthiase exclusivement tropicale dont la transmission est effective dans plus de 70 pays d'Amérique centrale et du Sud, d'Afrique sub-tropicale et d'Asie du Sud-Est. Les enfants sont particulièrement exposés dès le plus jeune âge à la contamination qui a lieu lors d'un contact cutané direct avec de l'eau douce.

Les manifestations pulmonaires de la bilharziose sont rapportées plus couramment au cours des infections par *Schistosoma hæmatobium*, *Schistosoma mansoni* ou *Schistosoma japonicum*. Après contamination par pénétration transcutanée des larves aquatiques, leur dissémination se fait par voie sanguine et lymphatique. La forme et la sévérité de l'atteinte pulmonaire dépendent de l'espèce, de la charge parasitaire, de la phase du cycle et du statut immunitaire de l'enfant vis-à-vis du parasite.

Chez l'enfant, les manifestations pulmonaires s'observent essentiellement au cours de la bilharziose aiguë de primo-infection. Cinq à 7 jours après le bain infectant, le premier passage pulmonaire peut rarement se manifester par un syndrome de Löffler. Classiquement, les premières manifestations apparaissent plus tard, 2 à 8 semaines après le bain infectant [16]. Les symptômes sont le résultat de réactions allergiques induites par la migration larvaire et le dépôt précoce d'œufs par les adultes. Les manifestations respiratoires (toux, sifflements, parfois expectorations hémoptoïques) sont accompagnées d'une hyperéosinophilie. Le tableau appelé « syndrome de Katayama » associe aux manifestations respiratoires une fièvre, parfois irrégulière à prédominance vespérale, des sueurs, des céphalées, des myalgies et un rash cutané [14]. Des troubles digestifs à type de diarrhées et une organomégalie ont été rapportés. Le cliché pulmonaire peut montrer des infiltrats diffus, des opacités systématisées et des micronodules. La durée de la symptomatologie respiratoire peut être prolongée ; une durée médiane de 6 semaines a été rapportée chez de jeunes voyageurs adultes [13].

Au cours de la bilharziose chronique, les œufs de *S. hæmatobium* et les vers adultes peuvent emboliser les artérioles pulmonaires et provoquer une réaction granulomateuse qui peut être diffuse ou localisée. L'intensité de la symptomatologie (toux, hypoxie, hémoptysie) et les images radiologiques dépendent du nombre d'œufs bloqués dans la circulation. Ces formes (miliaires chroniques ou granulomateuses) ne sont que très rarement décrites chez l'enfant.

La difficulté du diagnostic est due au caractère retardé de l'éosinophilic (3 semaines après le début de la fièvre) et de la positivité de la sérologie (positivité à partir de la 5e ou 6e semaine) [7]. Le diagnostic de certitude repose sur la mise en évidence des œufs de schistosomes qui sont éliminés tardivement dans les urines ou les selles, au plus tôt 2 mois après l'infestation. Si le contexte est évocateur (voyage et bains en eau douce), les tests sérologiques et les recherches des œufs de schistosomes doivent être répétés.

Le praziquantel (Biltricide®) est le traitement de référence des bilharzioses à la phase chronique. Le praziquantel est un dérivé pyrazino-isoquinoléine actif sur les schistosomules de moins de 3 jours et sur les schitosomes adultes. La destruction des œufs et des adultes dans les poumons induite par le traitement antihelminthique peut provoquer une réaction inflammatoire aiguë et l'aggravation transitoire de l'atteinte respiratoire.

Le praziquantel ne doit pas être administré pendant la phase d'invasion (incubation et phase aiguë) de la bilharziose. Au cours des manifestations pulmonaires précoces, certains préconisent l'utilisation de corticoïdes [9, 16], puis l'administration à distance du praziquantel, dès la mise en évidence des œufs dans les urines où les selles, c'est-à-dire lors de la confirmation du diagnostic de bilharziose et l'identification de l'espèce en cause. La dose recommandée au cours des infections à *S. hæmatobium* et *S. mansoni* est de 40 mg/kg en une ou deux prises espacées de 6 à 8 heures sur une journée et de 60 mg/kg en trois prises pour les infections à *S. japonicum*.

> **Points clefs**
> - Les manifestations respiratoires des parasitoses pulmonaires sont liées aux réactions immunologiques et à la cytotoxicité des polynucléaires éosinophiles.
> - Le poumon éosinophile parasitaire s'accompagne d'une hyperéosinophilie supérieure à $1,5 \times 10^9$/l.
> - L'albendazole en une prise unique élimine le parasite digestif responsable du syndrome de Löffler dû à *Ascaris lumbricoides*, *Strongyloides stercoralis*, *Ancylostoma* sp. ou *Schistosoma* sp.
> - Le kyste hydatique respiratoire est le plus souvent de découverte fortuite. Les symptômes surviennent en cas de fissuration ou de rupture. Le traitement est chirurgical.
> - Au stade chronique, les paragonimoses pulmonaires se traduisent par des cavités et des calcifications parenchymateuses ou pleurales qui peuvent mimer une tuberculose.
> - Il n'y a pas d'hyperéosinophilie au cours de l'amibiase pulmonaire.

Bibliographie

1. Boggild AK, Keystone JS, Kain KC. Tropical pulmonary eosinophilia : a case series in a setting of nonendemicity. Clin Infect Dis, 2004, *39* : 1123-1118.
2. Cianferoni A, Schneider L, Schantz PM et al. Visceral larva migrans associated with earthworm ingestion : clinical evolution in an adolescent patient. Pediatrics, 2006, *117* : e336-e339.
3. Devi KR, Narain K, Bhattacharya S et al. Pleuropulmonary paragonimiasis due to *Paragonimus heterotremus* : molecular diagnosis, prevalence of infection and clinicoradiological features in an endemic area of northeastern India. Trans R Soc Trop Med Hyg, 2007, *101* : 786-792.
4. Dursun M, Terzibasioglu E, Yilmaz R et al. Cardiac hydatid disease : CT and MRI findings. AJR Am J Roentgenol, 2008, *190* : 226-232.
5. Fischer GB, Sarria EE, Leite AJ, de Britto MC. Parasitic lung infection and the paediatric lung. Paediatr Respir Rev, 2008, *9* : 57-65.
6. Giovannini-Chami L, Blanc S, Hadchouel A et al. Eosinophilic pneumonias in children : a review of the epidemiology, diagnosis, and treatment. Pediatric pulmonology, 2016, *51* : 203-216.
7. Grandiere-Perez L, Ansart S, Paris L et al. Efficacy of praziquantel during the incubation and invasive phase of *Schistosoma haematobium* schistosomiasis in 18 travelers. Am J Trop Med Hyg, 2006, *74* : 814-818.
8. Hafsa C, Belguith M, Golli M et al. Imagerie du kyste hydatique du poumon chez l'enfant. J Radiol, 2005, *86* : 405-410.
9. Jaureguiberry S, Paris L, Caumes É. Difficulties in the diagnosis and treatment of acute schistosomiasis. Clin Infect Dis, 2009, *48* : 1163-1164.
10. Kabiri EH, Kabiri M, Atoini F et al. Traitement chirurgical des kystes hydatiques pulmonaires chez l'enfant. Arch Pédiatr, 2006, *13* : 1495-1499.

11. KILANI T, EL HAMMAMI S. Pulmonary hydatid and other lung parasitic infections. Curr Opin Pulm Med, 2002, *8* : 218-223.
12. MARTINEZ S, RESTREPO CS, CARRILLO JA et al. Thoracic manifestations of tropical parasitic infections : a pictorial review. RadioGraphics, 2005, *25* : 135-155.
13. MELTZER E, ARTOM G, MARVA E et al. Schistosomiasis among travelers : new aspects of an old disease. Emerg Infect Dis, 2006, *12* : 1696-1700.
14. ROSS AG, VICKERS D, OLDS GR et al. Katayama syndrome. Lancet Infect Dis, 2007, *7* : 218-224.
15. SANTIVANEZ SJ, RODRIGUEZ ML, RODRIGUEZ S et al. Evaluation of a new immunochromatographic test using recombinant antigen b8/1 for diagnosis of cystic echinococcosis. J Clin Microbiol, 2015, *53* : 3859-3863.
16. SCHWARTZ E, ROZENMAN J, PERELMAN M. Pulmonary manifestations of early schistosome infection among nonimmune travelers. Am J Med, 2000, *109* : 718-722.

27 INFECTIONS RESPIRATOIRES ET DÉFICITS IMMUNITAIRES CONGÉNITAUX

Bénédicte Neven

Le poumon est un site majeur de morbidité infectieuse dans un contexte de déficit immunitaire congénital ou acquis, que ce soit au diagnostic où la symptomatologie respiratoire est révélatrice du déficit immunitaire ou au cours de l'évolution et s'inscrivent dans l'histoire naturelle de la maladie. Le poumon peut également être le siège de réaction inflammatoire, non infectieuse. Les interactions entre pneumologues et immunologues pédiatres sont donc riches et fréquentes.

Quand évoquer un déficit immunitaire ?

De façon générale, un déficit immunitaire sera évoqué devant une infection à pyogène sévère, devant des infections d'allure assez banale, mais répétées, ou devant une infection à germe opportuniste. La sémiologie respiratoire est toutefois d'intensité très variable selon le type de déficit immunitaire, l'âge et l'exposition éventuelle à certains germes. Elle s'étend de la détresse vitale précoce brutale, rapidement évolutive, survenant dès les premiers mois de vie jusqu'à l'accumulation d'infections d'allure modeste, en passant par l'infection opportuniste inaugurale chez un enfant déjà âgé.

Il arrive parfois que l'infection pulmonaire soit la première manifestation clinique. Le plus souvent, l'histoire personnelle et familiale de l'enfant pourra apporter des arguments supplémentaires en faveur d'un déficit immunitaire primitif.

Ainsi le passé infectieux de l'enfant, l'association à une cassure staturopondérale ou à une diarrhée chronique, la constatation d'une lymphoprolifération chronique (polyadénopathie, hépatosplénomégalie) sont-ils des arguments importants pour évoquer un déficit immunitaire.

La constatation histologique d'un processus immunopathologique (pulmonaire, ganglionnaire, digestif...) sans germe identifié, tel qu'une réaction granulomateuse par exemple, peut elle aussi être le témoin d'une réponse immune inappropriée secondaire à un déficit immunitaire.

Le contexte familial peut également être évocateur : infections multiples d'un des deux parents dans le cadre d'une pathologie à transmission dominante, consanguinité dans le cadre des déficits immunitaires à transmission autosomique récessive, autres garçons atteints pour une transmission liée à l'X ou pathologie lupique d'une mère transmettrice de granulomatose septique chronique. L'infection par le VIH sera évoquée lorsque la famille est issue d'un pays de forte endémie, mais cette hypothèse ne s'y limitera pas.

Principaux déficits immunitaires

Les déficits immunitaires constituent un groupe très hétérogène de situations pathologiques, à la fois sur le plan clinique mais également sur le plan génétique avec à ce jour plus de 330 anomalies génétiques à l'origine des déficits immunitaires héréditaires [4, 22]. Le degré de déficit immunitaire et donc le mode de révélation clinique sont variables selon les maladies, mais parfois également d'un patient à l'autre au sein d'une même entité.

On distingue classiquement (*voir* Annexes) :
– les *déficits immunitaires combinés* (DIC) [14] qui touchent à la fois l'immunité cellulaire (lymphocytes T) et humorale (production des immunoglobulines). Ils peuvent être complets, on parle alors de déficit immunitaire combiné sévère (DICS), ou partiels. Ce sont les plus graves des déficits immunitaires héréditaires ;
– les *déficits humoraux* sont les plus fréquents [12] et représentent 70 % des déficits immunitaires ;
– les *déficits immunitaires avec dysrégulation des réponses immunes* ;
– les *anomalies du polynucléaire et du macrophage* ;
– les *anomalies de l'immunité innée* et les *déficits du complément* [10] ;
– les *maladies auto-inflammatoires* caractérisées par un excès de réponse de l'immunité innée.

Certaines maladies immunitaires s'intègrent dans des ensembles polysyndromiques tels que le syndrome de Di George ou l'ataxie-télangiectasie, mais une grande majorité ne concerne que le système immunitaire.

Schématiquement, les infections bactériennes s'observent dans tous les types de déficit immunitaire. Les infections virales, parasitaires, fongiques (levures principalement) ou à mycobactéries évoquent un déficit de l'immunité cellulaire. Les infections fongiques aspergillaires doivent faire rechercher une pathologie du polynucléaire. Ces frontières ne sont toutefois pas strictes.

Certains déficits immunitaires confèrent une susceptibilité étroite et ciblée [6], on peut citer en exemple les anomalies de l'axe IL-12-interféron γ qui s'accompagne d'une susceptibilité aux infections à mycobactéries [5], la susceptibilité aux infections à pyogènes dans le déficit en IRAK-4 et MYD88 ou encore la susceptibilité à l'encéphalite herpétique [28].

Quel que soit le type de déficit immunitaire et le type de germes, le poumon est très fréquemment touché : Ainsi 79 % d'une large série de patients atteints de granulomatose septique chronique (pathologie fonctionnelle du polynucléaire) avaient-ils présenté au moins une infection pulmonaire [27]. Dans une autre large série de 201 patients avec agammaglobulinémie liée à l'X, les infections pulmonaires prédominaient avec 62 % de patients concernés [26]. En Afrique du Sud, 67 % des enfants infectés par le VIH hospitalisés l'étaient pour une infection pulmonaire bactérienne [17].

Comment diagnostiquer un déficit immunitaire ?

Quelques tests simples et peu coûteux de première ligne permettent d'orienter le diagnostic de déficit immunitaire qui sera conforté par des tests immunologiques de deuxième ligne (Tableau 27-I) [21]. Les analyses génétiques (par séquençage de gènes candidats, puce génomique ou séquençage d'exome) viendront compléter le diagnostic et seront orientées par l'évaluation clinique, essentielle à la démarche diagnostique et à l'orientation des tests biologiques.

Les algorithmes simples de première ligne sont fondés sur la numération-formule sanguine, le dosage pondéral des immunoglobulines G, A et M (normes spécifiques en fonction de l'âge), les sérologies post-vaccinales ou post-infectieuses et une sérologie VIH selon le contexte. Un dosage des sous-classes d'IgG pourront également être réalisé chez les enfants de plus de 18 mois.

La numération-formule sanguine permet d'apprécier la formule leucocytaire, notamment à la recherche d'une neutropénie ou d'une lymphopénie. Il est particulièrement important d'interpréter les taux de lymphocytes en fonction de l'âge de l'enfant. Le nourrisson présente en effet un taux physiologique de lymphocytes plus élevé. Ainsi un taux de lymphocytes totaux autour de 1 500/mm^3 qui passerait pour normal chez l'adulte révèle une profonde lymphopénie chez l'enfant de moins de 1 an. L'hémogramme permet aussi d'évaluer les lignées érythrocytaires et plaquettaires.

Les réponses vaccinales permettent d'évaluer deux types de réponses humorales :
– les réponses T-dépendantes (nécessitant une coopération entre lymphocytes T et lymphocytes B) vis-à-vis des antigènes protéiques (diphtérie, tétanos, poliovirus, vaccins antpneumocoques conjugués, réponses anti-infectieuses virales) ;
– les réponses T-indépendantes vis-à-vis des antigènes polysaccharidiques reposant sur une population particulière de lym-

Tableau 27-I Premières lignes d'investigations devant une suspicion de déficit immunitaire.

	Infection bactérienne, virale, fongique, parasitaire	Numération lymphocytaire[1]
Déficit immunité cellulaire		Phénotype T
		Prolifération lymphocytaire en présence d'antigène[2]
Déficit de l'immunité humorale	Infection bactérienne	Dosage pondéral des immunoglobulines[3]
		Dosage pondéral des sous-classes d'Immunoglobulines[3]
		Numération lymphocytaire B
		Dosage des anticorps spécifiques post-vaccinaux et/ou post-infectieux[2]
		Allo-hémagglutinines de groupe
Déficit qualitatif du polynucléaire	Infection bactérienne, fongique (*Aspergillus*)	Test de réduction au nitrobleu de tétrazolium (NBT) ou à la dihydrorhodamine (DHR)
Déficit en fraction du complément	Infection bactérienne	C3, C4, CH50
		AP50
Infection par le VIH	Infection bactérienne, virale, fongique, parasitaire	Sérologie, PCR si âge < 18 mois (anticorps maternels transmis)
		CD4
Asplénie	Infection bactérienne (pneumocoque)	Corps de Jolly
		Échographie

(1) Interprétation selon l'âge. (2) Contrôler après vaccination si doute. (3) Interprétation selon l'âge

phocytes B travaillant de façon autonome par rapport aux lymphocytes T ;

Les anticorps antipolysaccharidiques sont produits en réponse à une infection à germe encapsulé ou après une vaccination non conjuguée vis-à-vis de ces germes. L'évaluation des allo-hémagglutinines de groupe, IgM naturelles dirigées contre les groupes sanguins A ou B, peut également être effectuée et permet d'évaluer ces réponses T-indépendantes. La maturation des réponses vis-à-vis des antigènes polysaccharidiques est lente, raison pour laquelle elles ne peuvent être évaluées chez l'enfant de moins de 2 ans.

En cas de défaut de production d'anticorps post-vaccinaux isolée, sans autres anomalies, il convient de revacciner l'enfant et de contrôler à nouveau le taux 3 à 6 semaines après. L'interprétation des réponses vaccinales dans les 6 premiers mois de vie peut également être délicate en raison de la persistance des anticorps maternels.

En cas d'anomalies sur ces examens de première ligne, il faut poursuivre l'enquête diagnostique par un phénotype lymphocytaire T, B et NK de façon à préciser la nature de la lymphopénie. L'étude plus approfondie des populations lymphocytaires T et/ou B (phénotype et fonction) nécessitera un avis spécialisé.

En cas de normalité des examens de première ligne et en présence d'infections bactériennes répétées, il faudra rechercher des corps de Joly, témoignant d'une asplénie ou d'une hyposplénie, et explorer les voies classique et alterne du complément (C3, C4, CH50 et AP50). En cas d'infections bactériennes et/ou fongiques, il faudra explorer les fonctions phagocytaires, en particulier les fonctions d'explosion oxydative par le test au nitrobleu de tétrazolium (NBT) ou le test à la dihydrorhodamine (DHR) et doser les IgE.

En cas de forte suspicion clinique, la normalité des explorations immunologiques de première et deuxième lignes ne permet pas d'écarter le diagnostic de déficit immunitaire qui reste avant tout un diagnostic clinique. En particulier, ces examens de débrouillage seront le plus souvent normaux en cas de syndrome de susceptibilité infectieuse à un type de pathogène donné qui confère une susceptibilité étroite.

Explorations à visée infectieuse dans un contexte de déficit immunitaire

Certaines infections telles que les infections à pyogènes (*Hæmophilus*, *Pneumococcus*) ne posent pas de difficultés spécifiques dans ce contexte. Bien que jamais formellement étudié, le rendement des hémocultures, de l'isolement dans les crachats, des recherches d'antigènes bactériens urinaires ne semble pas différent de celui observé chez des enfants immunocompétents. Les isolements de virus sur sécrétions nasales par immunofluorescence et PCR peuvent être très informatives. En cas de négativité de ces recherches usuelles, des investigations plus agressives doivent si possible être réalisées : l'amélioration du pronostic global des enfants atteints de déficit immunitaire est certainement en partie liée à une approche « agressive » d'identification des germes en cause, parfois à l'origine d'identification de pathogènes inattendus. Le lavage broncho-alvéolaire (LBA) (*voir* Chapitre 15) est ainsi un outil indispensable pour le diagnostic de nombreux germes, notamment *Pneumocystis jiroveci*, mycobactéries atypiques, *Aspergillus*. Il faut toutefois connaître leur limites de sensibilité et de spécificité, qui sont différentes selon le type de déficit immunitaire. Ainsi une aspergillose pulmonaire sera-t-elle souvent diagnostiquée par le LBA dans le cadre d'une aplasie fébrile, mais jamais dans le cadre d'une granulomatose septique chronique (*voir* plus loin). À l'inverse, l'identification d'un germe au LBA ne signifie pas nécessairement son caractère pathogène : l'interprétation d'une PCR positive dans le LBA pour le CMV, l'EBV, l'HHV-6 ou même l'adénovirus n'est pas toujours aisée. Le remplacement du LBA par le crachat induit est possible mais, là encore, ni la spécificité ni la sensibilité comparative des tests d'identification des différents germes selon les différentes techniques disponibles ne sont établies. Il s'agit d'ailleurs d'un domaine où la disponibilité et la qualité des tests évoluent vite. Malgré les progrès de ces méthodes non ou peu invasives, la biopsie pulmonaire reste un outil majeur dans ce contexte. L'approche transbronchique est souvent impossible compte tenu de l'âge de l'enfant. Elle est alors réalisée par thoracotomie ou par thoracoscopie. Elle est particulièrement utile dans les pathologies fonctionnelles du polynucléaire (granulomatose septique chronique) ou pour identifier un processus immunopathologique.

Enfin, les tests d'identification des germes fondés sur la sérologie et/ou la réponse de l'immunité cellulaire sont bien sûr en défaut en cas de déficit immunitaire cellulaire et/ou humoral.

Situations fréquemment rencontrées

Pneumopathie sévère chez un nourrisson, révélatrice d'un déficit immunitaire combiné

Le tableau classique est celui d'une pneumopathie grave bilatérale alvéolo-interstitielle. Elle peut être inaugurale ou faire suite à une série d'infections bronchopulmonaires et ORL d'allure bactérienne, associée à une cassure de la croissance staturopondérale. Une hypoxie progressive peut obliger rapidement à un recours à la ventilation artificielle. Les germes les plus souvent identifiés sont *Pneumocystis jiroveci* (Figure 27-1) ou les virus respiratoires tels que le virus respiratoire syncytial (VRS), le virus parainfluenzæ 3, les métapneumovirus ou encore les adénovirus [20]. Si l'identification de *Pneumocystis jiroveci* conduit rapidement à suspecter un déficit immunitaire, celui-ci doit aussi être évoqué devant une infection par un virus communautaire sur la gravité de l'atteinte. Le diagnostic microbiologique est fait sur le LBA ou sur

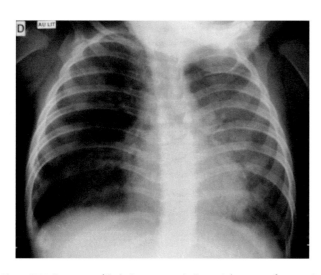

Figure 27-1 Pneumopathie à *Pneumocystis jiroveci* chez un enfant atteint de déficit immunitaire combiné sévère.

l'identification des virus par l'immunofluorescence nasale et par les techniques de PCR. L'absence d'ombre thymique sur la radiographie de thorax et une lymphopénie globale sont le plus souvent très évocatrices du diagnostic de déficit immunitaire combiné sévère (DICS). La lymphopénie T profonde et l'agammaglobulinémie confirment le diagnostic. Ce type de tableau clinique chez un nourrisson peut aussi révéler de nombreux déficits immunitaires combinés. On peut citer en exemple le déficit en CD40 (autosomique récessif) ou en CD40L (lié à l'X). Chez ces enfants, le taux de lymphocytes sera normal, l'ombre thymique présente, mais le dosage des immunoglobulines révélera une hypo-IgG, une hypo-IgA et une hyper- ou normo-IgM. Le déficit hypomorphe en NEMO (lié à l'X) peut se révéler par une pneumocystose pulmonaire. Le phénotype clinique associé à ce DIP est variable, certains garçons peuvent présenter une dysplasie ectodermique anidrotique, des dents coniques, une ostéopétrose… Le déficit d'expression en molécules HLA de classe II (AR) peut aussi se révéler précocement par ce type de tableau pulmonaire.

Le traitement de référence de la pneumocystose est le triméthoprime (TMP)-sulfaméthoxazole (SMZ) (Bactrim®) à la dose de 100 mg/kg/j de SMZ, relayée à un tiers de la dose, après un minimum de 3 semaines. Lorsque le LBA n'est pas réalisable pour des raisons logistiques ou par crainte d'une aggravation de l'état de l'enfant, un traitement empirique par le TMP-SMZ doit être entrepris sans délai. La prophylaxie ne sera interrompue qu'une fois la reconstitution immunitaire assurée par la greffe de cellules souches hématopoïétiques. En cas d'intolérance au TMP-SMZ, l'atovaquone (Wellvone®) est le médicament de deuxième ligne si la pneumocystose est peu ou modérément sévère. En cas de pneumocystose sévère, l'expérience pédiatrique de la pentamidine (Pentacarinat®) ou de l'association trimétrexate-acide folinique est très limitée. L'intérêt de la corticothérapie, proposée dans la pneumopathie à *Pneumocystis jiroveci* chez le patient infecté par le VIH, n'est pas établi dans un contexte de déficit immunitaire cellulaire mais souvent proposé. Les possibilités de traitement des virus communautaires sont limitées et, en cas de pneumopathie, le pronostic est réservé dans un contexte de déficit de l'immunité cellulaire. L'efficacité des traitements antiviraux est incertaine, mais leur toxicité réelle. La ribavirine (Virazole®) peut être proposé dans les pneumopathies à VRS ou para-influenzæ, même en l'absence de certitude sur son efficacité ; en cas de documentation d'un adénovirus, le cidofovir ou la ribavirine peuvent être tentés.

Une pneumopathie virale grave par le virus influenza en l'absence d'argument clinico-biologique pour un déficit immunitaire combiné doit faire évoquer un déficit de l'immunité innée et en particulier un défaut d'amplification de réponse aux interférons de types I (α/β) et III (λ) tel que décrit dans le déficit en IRF7 (*interferon inducing gene 7*) [7]. Les déficits en IFNAR2 (chaîne 2 du récepteur des interférons de type I) [11] et STAT2 (*signal transducer and activator of transcription 2*) [16] récemment décrits confèrent également un défaut de réponses aux interférons de type I ou I/III et se manifestent par des infections virales graves, en particulier après vaccination par les vaccins vivants tels que ceux contre la rougeole, la rubéole ou les oreillons.

Les interférons de types I (α/β) et III (IFN λ) sont des cytokines solubles ayant des fonctions antivirales puissantes, elles recrutent à la fois les acteurs de l'immunité innée et de l'immunité adaptative.

Infection pulmonaire révélant ou compliquant une pathologie fonctionnelle du polynucléaire

Hors neutropénie, la pathologie fonctionnelle du polynucléaire la plus fréquente est la granulomatose septique chronique (CGD pour *chronic granulomatous disease*). Plusieurs anomalies génétiques sont à l'origine de cette pathologie, la forme la plus fréquente étant liée à l'X, mais des formes autosomiques récessives existent. Toutes les anomalies génétiques concernent l'une des sous-unités du complexe enzymatique de la NADPH oxydase au sein des polynucléaires et des macrophages. Il en découle un défaut du métabolisme oxydatif et donc de la capacité de destruction des bactéries et champignons phagocytés. Ces patients souffrent ainsi de complications infectieuses répétées (bactériennes et fongiques) et peuvent également présenter des réactions inflammatoires de type granulomateuse et une colite inflammatoire pouvant mimer une maladie de Crohn. Environ la moitié des patients avec CGD développeront un ou plusieurs épisodes d'infection fongique invasive, le poumon étant la principale cible dans 90 % des cas comme retrouvé dans une étude française rétrospective de 159 cas [2, 3]. Dans cette série, l'âge médian du premier épisode était de 6,5 ans, mais des formes néonatales sont décrites. Ces pneumopathies ont la particularité d'être peu symptomatiques ; dans un tiers des cas, les patients sont asymptomatiques, la fièvre n'est retrouvée que dans 20 % [13]. Elles sont lentement évolutives et parfois diagnostiquées après envahissement osseux ou pariétal, ou à l'occasion d'une fistulisation [4, 22] (Figure 27-2). Le syndrome inflammatoire est souvent modéré [3]. Contrairement aux pneumopathies fongiques du patient neutropénique, l'évolution ne se fait pas vers la cavitation.

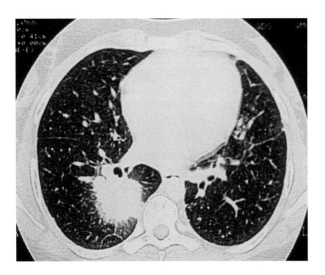

Figure 27-2 Aspergillose pulmonaire chez un enfant atteint de granulomatose septique chronique.

Les agents fongiques les plus fréquents sont *Aspergillus* spp., en particulier *Aspergillus fumigatus*. *Aspergillus nidulans* s'accompagne plus fréquemment d'infection invasive avec atteinte osseuse ou pariétale de proximité. D'autres champignons filamenteux peuvent être identifiés comme *Scedosporium*. Le diagnostic microbiologique est difficile, les marqueurs sériques de l'aspergillose invasive tels que l'antigénémie aspergillaire et la PCR spécifique d'*Aspergillus* sont négatifs, l'infection n'étant pas acquise par voie hématogène. De même, la recherche du germe dans le LBA est très peu rentable [13], la charge fongique étant faible et les germes en intracellulaires. Le diagnostic est porté sur la biopsie pulmonaire qui permet souvent l'identification du germe ainsi que sur l'aspect anatomopathologique granulomateux très évocateur.

Le traitement des infections fongiques invasives est complexe et prolongé, raison pour laquelle l'identification microbiologique est essentielle pour dicter le choix des antifongiques, que ce soit les azolés (voriconazole, pozaconazole) ou l'amphotéricine B. Les échinocandines (telles que la caspofungine) ne seront pas utilisées en première intention mais plutôt en association en cas de bithérapies, proposées de façon empirique dans les formes sévères bien que n'ayant pas fait la preuve de leur supériorité. Les transfusions de granuleux peuvent être proposées dans les formes réfractaires.

Des formes très rares mais gravissimes de pneumopathies aiguës fongiques sont décrites dans la CGD [23]. Les patients se présentent avec de la fièvre et une dyspnée rapidement évolutive dans les jours qui suivent une exposition à une charge fongique importante (comme des travaux agricoles, une explosion à matériaux organiques) L'imagerie montre des infiltrats pulmonaires bilatéraux. Le taux de mortalité est élevé ; la prise en charge, urgente, associe un traitement antifongique et une corticothérapie.

Des pneumopathies bactériennes sont aussi fréquentes. Parmi les germes les plus fréquents il faut signaler *Serratia marcescens* (très évocateur), *Burkholderia cepacia* ou encore *Nocardia*. D'autres germes sont possibles, notamment *Actinomyces*. Ces patients ont une susceptibilité importante à *Staphylococcus aureus*, à l'origine d'adénites ou d'abcès hépatiques, rarement de pneumopathie.

Les tests diagnostiques de CGD visent à mesurer la production de superoxyde par le complexe NADPH des neutrophiles et reposent sur le test colorimétrique au nitrobleu de tétrazolium (NBT) ou le test en cytométrie de flux par la DHR (dihydrorhodamine). Une fois le diagnostic de CGD établi, la mise sous traitement prophylactique par TMP-SMZ et itraconazole prophylactique à vie est essentielle pour réduire le risque de survenue d'infections [1, 15]. L'allogreffe de moelle osseuse est le seul traitement curatif. La thérapie génique est en cours d'évaluation dans ce déficit immunitaire, dans la forme liée à l'X.

Pathologie pulmonaire en lien avec les déficits de l'immunité humorale

Les déficits de l'immunité humorale sont nombreux. Ils peuvent être complets et précoces (symptomatiques > 6 mois de vie) et concerner les trois classes d'immunoglobulines (IgG, A et M) comme dans l'agammaglobulinémie liée à l'X ou les formes AR d'agammaglobulinémie. Ils peuvent aussi se manifester plus tardivement et se révéler à l'adolescence ou au début de l'âge adulte comme dans le déficit immunitaire commun variable (DICV) qui se caractérise par une hypo-IgG, une diminution des IgA ou des IgM et un défaut des réponses post-vaccinales. Outre la susceptibilité infectieuse secondaire au déficit humoral, le DICV prédispose à une auto-immunité (cytopénie auto-immune, maladie de Biermer…), à une lymphoprolifération chronique, à une splénomégalie, à des adénopathies et à une augmentation du risque de lymphome et des pathologies pulmonaires de nature non infectieuse (*voir* plus loin).

Les déficits en sous-classes d'immunoglobulines touchent une ou plusieurs sous-classes d'IgG_1, G_2 ou G_3, le déficit isolé en IgG_4 n'ayant pas de signification pathologique. Le déficit spécifique en IgA est le plus fréquent (1/600 dans la population caucasienne) mais rarement symptomatique, habituellement chez moins de 10 % des sujets, ce qui suggère des mécanismes de compensations au niveau des muqueuses. Enfin, le déficit spécifique en anticorps se caractérise par un défaut de réponse aux antigènes post-vaccinaux, en particulier vis-à-vis des antigènes polysaccharidiques. Ces formes modérées de déficits humoraux peuvent se combiner et évoluer vers un véritable DICV [24, 25].

Il ne faut pas méconnaître les syndromes APDS 1 et 2 (*activated PI3Kδ syndrome*) en lien avec des mutations gain de fonction de la sous-unité catalytique P-110δ du complexe enzymatique PI3Kδ ou de la sous-unité régulatrice P85α [19]. Ce complexe enzymatique est essentiel et se situe dans la voie de réponse au récepteur des lymphocytes T (TCR) et des lymphocytes B (BCR) en amont de la voie mTOR. Ces deux entités sont des phénocopies sur le plan clinique et immunologique [9]. Ces patients présentent typiquement une hyper-IgM, des taux d'IgG et A variables (normaux ou abaissés) et un déficit en IgG_2 associés à un défaut de réponses aux antigènes polysaccharidiques. Des anomalies de l'immunité cellulaire sont fréquentes et se caractérisent par une inversion du rapport CD4/CD8 et une lymphopénie des lymphocytes CD4 et CD8 naïfs progressive. Sur le plan clinique, ces deux entités se caractérisent par des infections ORL et pulmonaires récurrentes, une dilatation des bronches précoces, une lymphoprolifération chronique qui touche les voies aériennes supérieures, une splénomégalie, une entéropathie chronique et une prédisposition aux lymphomes.

Les déficits humoraux exposent à la survenue de complications pulmonaires au premier rang desquelles se trouvent les pneumopathies bactériennes. Elles peuvent compliquer ou révéler un déficit de l'immunité humorale et n'ont pas de caractère spécifique, outre leur caractère répété. Les pathogènes les plus fréquemment retrouvés sont les germes encapsulés tels que *Streptococcus pneumoniæ* et *Hæmophilus influenzæ*, mais aussi *Moraxella catarrhalis* ou *Streptococcus pyogenes*. Une atteinte sinusienne le plus souvent chronique est fréquemment associée, ce qui favorise les surinfections bronchiques. Il est très important de traiter efficacement tout épisode infectieux aigu par une antibiothérapie efficace de façon à prévenir l'évolution vers une bronchopathie chronique et des bronchiectasies. Dans le contexte de déficit immunitaire primitif, ces bronchiectasies prédominent dans les lobes inférieurs, moyen et la lingula. Elles se manifestent cliniquement par une toux chronique productive, un *wheezing* et des épisodes d'exacerbation et de surinfection, initialement par *Streptococcus pneumoniæ* et *Hæmophilus influenzæ*. La maladie progressant, les bronchiectasies peuvent être secondairement colonisées par *Staphylococcus aureus* ou *Pseudomonas æruginosa*. Le diagnostic des bronchiectasies repose sur le scanner pulmonaire haute résolution, les EFR peuvent montrer un syndrome obstructif en cas de malade évoluée et ont un intérêt dans le suivi plus que dans le diagnostic.

La substitution en immunoglobulines régulières est essentielle et permet de réduire le risque de survenue d'infections aiguës. Le mode d'administration, par voie intraveineuse toutes les 3 semaines ou par voie sous-cutanée hebdomadaire, est équivalent. Le taux cible d'IgG sérique, monitoré 3-4 fois/an, est communément admis autour de 8 g/l [24], mais la dose d'immunoglobulines est aussi dictée par la réponse clinique. Si ces pneumopathies persistent sous traitement par immunoglobulines, la dose peut être augmentée et une prophylaxie antibiotique peut être proposée. La pratique de l'antibiothérapie continue « alternée » est souvent proposée, mais n'a jamais été sérieusement évaluée en termes d'efficacité, ni d'émergence de souche résistante. En l'absence de bronchiectasie, on lui préférera une prophylaxie par le TMP-SMZ en continu, approche antibactérienne validée dans d'autres types de déficit immunitaire. En présence de bronchiectasies, tout épisode d'exacerbation aiguë doit être traité par une antibiothérapie adaptée aux germes documentés sur l'ECBC, et une approche prophylactique inspirée de celle prescrite chez les enfants atteints de mucoviscidose est proposée. L'azithromycine 3 fois par semaine, qui a montré son intérêt dans le contexte de la mucoviscidose pour diminuer la fréquence des exacerbations [8], est proposée pour ses propriétés anti-inflammatoires et anti-infectieuses. Une kinésithérapie de drainage régulière est importante.

Si la décision de substitution en immunoglobulines est sans équivoque dans les agammaglobulinémies ou le DICV, la déci-

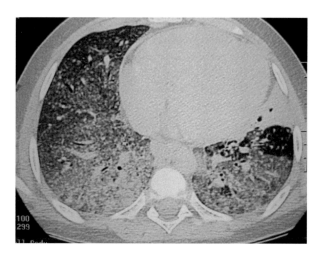

Figure 27-3 Pneumopathie interstitielle lymphoïde associée au virus d'Epstein-Barr chez un enfant infecté par le VIH.

sion en cas de déficit en IgA, en sous-classes d'IgG ou en anticorps spécifiques repose sur des arguments cliniques après échec d'une antibiothérapie prophylactique.

Des complications pulmonaires non infectieuses telles qu'une pneumopathie interstitielle (Figure 27-3) peuvent également survenir, en particulier dans le DICV, ou encore dans les déficits en LRBA (AR) et CTLA4 (AD avec pénétrance variable), deux déficits immunitaires primitifs récemment décrits qui se caractérisent par une dysrégulation des réponses immunes et une hypogammaglobulinémie qui apparaît au cours de l'évolution naturelle de la maladie [18]. Ces atteintes sont exceptionnelles dans l'agammaglobulinémie liée à X.

La sémiologie de ces atteintes, telle que la dyspnée et la toux, n'a rien de spécifique. Le scanner haute résolution peut montrer un infiltrat réticulonodulaire, des aspects en verre dépoli, des adénopathies médiastinales. La biopsie pulmonaire est souvent nécessaire pour établir le diagnostic et écarter une étiologie infectieuse. Les images histologiques sont celles d'une pneumopathie interstitielle lymphoïde ou d'une pathologie granulomateuse pouvant mimer une sarcoïdose. Dans le cadre des déficits humoraux, ces lésions granulomateuses touchent souvent d'autres organes, une splénomégalie est fréquente. Pneumopathie interstitielle lymphoïde et pathologie granulomateuse peuvent coexister et constituent alors une entité appelée GLILD (*granulomatous-lymphocytic interstitial lung disease*).

Infection pulmonaire révélant ou compliquant une infection par le VIH

La plupart des infections par le VIH de transmission verticale sont désormais diagnostiquées en période périnatale après dépistage maternel. Toutefois, certains enfants nés notamment en pays de forte endémie sont diagnostiqués tardivement, à un stade de déficit immunitaire sévère. Chez le très jeune enfant de moins d'un an présentant une forme rapidement évolutive de la maladie, l'infection pulmonaire type est la pneumocystose, de présentation identique à celle évoquée dans le cadre des déficits immunitaires combinés sévères. Chez l'enfant plus grand, l'essentiel de la morbidité infectieuse pulmonaire est d'origine bactérienne [17]. Seuls les enfants présentant une lymphopénie CD4 profonde sont à risque d'infection opportuniste. À l'inverse, les pneumopathies bactériennes peuvent être observées à des taux de lymphocytes CD4 assez conservés. La multithérapie par antirétroviraux fait pratiquement disparaître la morbidité infectieuse grâce à la reconstitution immunitaire quasi constante qu'elle permet.

> **Points clefs**
> - Dans le cadre des déficits immunitaires primitifs, le poumon est fréquemment la cible de pathologies infectieuses mais aussi dys-immunitaires, inaugurales ou compliquant l'évolution.
> - Les déficits immunitaires primitifs constituent un groupe très hétérogène de pathologies conférant une susceptibilité infectieuse variable, très large dans les déficits immunitaires combinés ou, au contraire, très étroites dans les syndromes de susceptibilité mendélienne aux infections.
> - Le diagnostic de déficit immunitaire repose d'abord et avant tout sur des arguments cliniques. La normalité des examens de débrouillage ne permet pas d'en écarter le diagnostic en cas de forte suspicion clinique.

Annexes

Tableau 27-II Principaux déficits immunitaires combinés.

Pathologies	Immunophénotypage	Immunoglobulines	Mode de transmission	Signes cliniques associés	Tableau pulmonaire	Susceptibilité infectieuse
Déficit immunitaire combiné sévère (DICS)						
Formes les plus fréquentes : – déficit en γC (mutation du gène *IL2RG* codant la chaîne commune de l'IL-2, 4, 7, 9, 15 et 21) – déficit en RAG-1, RAG-2, Artémis	T : ↓↓ B : N ou ↓↓ NK : N ou ↓↓	↓↓	Lié à l'X ou AR	Nourrisson < 12 mois Diarrhée chronique, cassure staturopondérale, candidose cutanéomuqueuse chronique	Pneumopathie alvéolo-interstitielle du nourrisson (*Pneumocystis jiroveci*, virus respiratoires)	Infections virales, bactéries pyogènes, à mycobactéries parasitaire, mycotique
Déficit immunitaire combiné, lymphocytes T et B présents (T+ B+)[1]						
Syndrome d'Omenn : – le plus fréquent : déficits en RAG-1, RAG-2 – autres diagnostics moléculaires possibles	T présents, mais répertoire restreint et absence de lymphocytes naïfs	↓↓ IgE ↑↑	AR	DICS + érythrodermie Hépatosplénomégalie Adénopathies Hyperéosinophilie	Pneumopathie alvéolo-interstitielle du nourrisson (*Pneumocystis jiroveci*, virus respiratoires)	Infections virales, bactéries pyogènes, à mycobactéries parasitaire, mycotique
Déficit en CD40L (*CD40LG*) Déficit en CD40 (*CD40*)	N	IgG et A ↓↓ IgM N ou ↑	Lié à l'X (CD40L) ou AR (CD40)	Neutropénie	Pneumopathie alvéolo-interstitielle (*Pneumocystis jiroveci*, virus respiratoires)	Infections virales, bactéries pyogènes cryptosporidies (cholangite sclérosante)
Défaut d'expression des molécules HLA de classe II	N ↓ CD4	↓	AR		Idem	Idem

(1) Il existe de nombreuses causes moléculaires de déficits immunitaires combinés par mutation de gènes impliqués dans la lymphopoïèse ou dans la fonction des lymphocytes T. Sur le plan immunologique, ils se caractérisent par une lymphopénie d'intensité variable et/ou un défaut fonctionnel. Le déficit B est intrinsèque ou secondaire au déficit cellulaire, le profil des immunoglobulines est variable, les réponses vaccinales sont habituellement anormales.

Tableau 27-III Principaux déficits immunitaires combinés inclus dans un ensemble syndromique.

Pathologies	Lymphocytes T	Lyphocytes B	Immunoglobulines	Mode de transmission	Signes associées	Tableau pulmonaire	Susceptibilité infectieuse
Syndrome de Wiskott-Aldrich (*WASP*)	↓ progressive des CD8	N	IgM ↓ IgA parfois ↑	Lié à l'X	Thrombopénie à petites plaquettes Eczéma Pathologies auto-immunes Lymphomes	Pneumopathies à germes encapsulés	Infections bactériennes, virales (virus du groupe herpès)
Ataxie-télangiectasie (*ATM*)	T ↓ progressive	N	IgA, sous-classes IgG ↓ Parfois IgM ↑	AR	Ataxie, télangiectasies oculaires et cutanées Cancers ↑ de l'α-fœtoprotéine Radiosensibilité	Pneumopathies bactériennes à pyogènes, à germes encapsulés DDB	Infections bactériennes récurrentes
Syndrome de Di George (délétion 22q11)	↓↓-↓-N Déficit T très variable	N	N ou ↓	De novo ou AD	Hypoparathyroïdie Cardiopathie conotroncale-dysmorphie Cytopénies auto-immunes	Variable selon degré de déficit cellulaire	Selon le degré de déficit immunitaire cellulaire et humoral : infection bactérienne ORL et pulmonaire
Syndrome d'hyper-IgE (ou de Job-Buckley) (mutation dominante négative de *STAT3*)	N	N ↓ B mémoires	Hyper-IgE Réponses vaccinales variables	AD	Dysmorphie, eczéma Ostéoporose, fracture pathologique, scoliose, hyperlaxité, rétention des dents de lait ↑ risque d'anévrysme vasculaire à l'adolescence	Pneumopathie à *Staphylococcus aureus* Développement de pneumatocèle avec risque de surinfection aspergillaire	Candidose cutanéo-muqueuse, abcès froid cutané à *Staphylococcus aureus*
Dyskératose congénitale (plusieurs anomalies génétiques de gènes impliqués dans le complexe télomérique)	Variable	Variable	Variable	AD, AR, lié à l'X	Variabilité +++ Anomalies peau/phanères (mélanodermie, dystrophie unguéale, leucoplasie des muqueuse), canitie précoce Ostéoporose Sténose œsophagienne Retard de croissance Anomalies neurologiques Pancytopénie progressive	Risque de développement d'un emphysème précoce et d'une fibrose pulmonaire à l'âge adulte	Variable
Déficit en NEMO (*IKBKG*)	Normal ou ↓	N ↓ B mémoires	↓ Réponses vaccinales et réponses aux polysaccharides	Lié à l'X	Variable ++ Dysplasie ectodermique anhidrotique Ostéoporose, dents coniques Diarrhée chronique	Pneumopathie alvéolo-interstitielle (*Pneumocystis jiroveci*, virus respiratoire) Pneumopathie bactérienne à germes encapsulés	Variable ++ Infections virales, fongiques, bactéries pyogènes (encapsulées ++), mycobactéries

Tableau 27-IV Principaux déficits immunitaires par défaut de production d'anticorps.

Pathologies	Immunophénotypage	Immunoglobulines	Mode de transmission	Symptômes associés	Tableau pulmonaire	Susceptibilité infectieuse
Déficit de tous les isotypes d'immunoglobulines en absence de lymphocytes B						
Maladie de Bruton (*BTK*)	Absent (ou ↓↓)	IgG ↓↓ IgA ↓↓ IgM ↓↓	Lié à l'X		Pneumopathies bactériennes à pyogènes, germes encapsulés, bronchopathie chronique, dilatation des bronches	Infections bactériennes à pyogènes Infections à entérovirus Infections digestives à *Giardia*
Déficit de deux ou plusieurs isotypes d'immunoglobulines et lymphocytes B présents						
Déficit immunitaire commun variable (DICV)	B variable Parfois CD4 ↓ CD4 naïfs ↓	IgG ↓ IgA N ou ↓ IgM N ou ↓	Sporadique, forme familiale dans 20-25 % AD >> AR	Adolescent/adulte variable : lympho-prolifération, auto-immunité, hépatopathie (HNR), lymphome ↑	Pneumopathies bactériennes à pyogènes, germes encapsulés, bronchopathie chronique, dilatation des bronches, pathologie pulmonaire interstitielle	Infections bactériennes, virales, parasitaires ou fongiques si déficit immunité cellulaire associé
APDS 1 et 2 (APDS 1 : mutation gain de fonction de *PIK3CD*, APDS 2 : mutation de *PIK3R1*)	Inversion CD4/CD8 CD4 et CD8 naïfs ↓ B ↓	IgG ↓ IgA ↓ IgM ↑ ou N	AD	Lymphoprolifération chronique ORL, splénomégalie, diarrhée chronique, auto-immunité Parfois petite taille Risque de lymphome	Pneumopathies bactériennes à pyogènes, germes encapsulés DDB précoces	Infections ORL Virémie EBV et CMV chronique
Diminution des isotypes ou des chaînes légères des immunoglobulines et lymphocytes B présents						
Déficit en sous-classes d'immunoglobulines	N	IgG N ↓ d'une ou plusieurs sous-classes d'IgG	Variable		Pneumopathies bactériennes à pyogènes, germes encapsulés	Infections bactériennes récurrentes
Déficit en IgA	N	IgA < 0,1 g/l IgG N IgM N	Variable	Allergie Pathologies auto-immunes, évolution possible vers un DICV	Pneumopathies bactériennes à pyogènes, germes encapsulés	Symptomatique < 10 % Infections bactériennes bronchopulmonaires et sinusiennes récurrentes

Tableau 27-V Principaux déficits immunitaires avec dysrégulation des réponses immunes.

Pathologies	Lymphocytes T	Lymphocytes B	Immunoglobulines	Mode de transmission	Signes associés	Tableau pulmonaire	Susceptibilité infectieuse
IPEX (*FOXP3*)	N	N	N	Lié à l'X	Entéropathie auto-immune Allergie alimentaire Eczéma Cytopénie auto-immune Néphropathie auto-immune	Hyperréactivité bronchique, asthme	Non
Déficit en CTLA4 (*CTLA4*)	N ou ↓ progressive	N ou ↓ progressive	Hypogamma progressive	AD, pénétrance variable	Cytopénie auto-immune Lymphoprolifération chronique (splénomégalie, adénopathie) Entéropathie	Pathologie pulmonaire interstitielle	Variable, peu marquée
Déficit en LRBA (*LRBA*)	N ou ↓ progressive	N ou ↓ progressive	Hypogamma progressive	AR	Cytopénie auto-immune Lymphoprolifération chronique (splénomégalie, adénopathie) Entéropathie	Pathologie pulmonaire interstitielle	Variable, peu marquée
Interféronopathies							
Groupe de pathologies caractérisées par une hyperpoduction des interférons de type I (α et β) Les atteintes cutanées (lupus-engelures, vasculopathies des extrémités), neurologiques (calcifications intracérébrales, spasticité…) et articulaires sont les plus fréquentes Parmi ces entités, le SAVI se distingue par une atteinte pulmonaire très fréquente							
SAVI (mutation gain de fonction de *STING*)	T ↓ CD4 et CD8 mémoires	N	N	AD, de novo	Vasculopathies des extrémités Arthrite Retard de croissance possible	Pathologie pulmonaire interstitielle fibrosante	Non

Tableau 27-VI Défaut quantitatif ou qualitatif des cellules phagocytaires.

Pathologies	Anomalie fonctionnelle	Mode de transmission	Signes associés	Pathologies pulmonaires	Susceptibilité infectieuse
Syndrome de Kostmann et autres neutropénies congénitales sévères (nombreux diagnostics moléculaires)	Différenciation myéloïde	AD ou AR	Gingivite-péri-odontite Risque de myélodysplasie, hémopathie, dans certaines formes de neutropénies congénitales	Pneumopathies bactériennes à pyogènes et fongiques	Infections bactériennes et fongiques cutanéomuqueuses, ORL, pulmonaires
Granulomatose septique chronique	Défaut de bactéricidie par défaut de production d'H_2O_2 par les polynucléaires et les monocytes/macrophages	Lié à l'X, AR	Processus granulomateux dans différents organes (digestif, vésical, cutané…)	Pneumopathie à champignons filamenteux Pneumopathie bactérienne (*Serratia*, *Burkholderia*…)	Infection à staphylocoque doré (adénophlegmon, abcès hépatique), ostéite
Déficit en GATA2 (*GATA2*)		AD	Variabilité ++ Lymphœdème des membres inférieurs Surdité Myélodysplasies, hémopathies malignes Monocytes ↓↓ ou absents	Protéinose alvéolaire Pneumopathie à influenza	Infection à mycobactéries atypiques, HPV, histoplasmose,
Protéinose alvéolaire primitive (*CSF2RA*)		AR		Protéinose alvéolaire	

Tableau 27-VII Principaux déficits de l'immunité innée.

Pathologies	Anomalie fonctionnelle	Mode de transmission	Susceptibilité infectieuse
Susceptibilité génétique aux infections à mycobactéries	Défaut de l'axe IL-12-interféron γ	AR ou AD	Infections à mycobactéries atypiques et BCG (infections multisystémiques, ostéites) Salmonellose dans certaines formes
Défaut de signalisation des TLR	Défaut en IRAK-4 et MYD88 Voie de signalisation des TLR	AR	Infections bactériennes à pyogènes
Déficit en IRF7 (*IRF7*)	Boucle d'amplification de la réponse aux interférons de types I (α et β) et III (λ)	AR	Pneumopathie sévère à influenza
STAT2 (*STAT2*)	Défaut de réponse aux interférons de types I (α et β) et III (λ)	AR	Infection par les vaccins vivants rougole-rubéole-oreillons Pneumopathie virale
IFNAR2	Défaut de réponse aux interférons de type I (α et β)	AR	Infection par les vaccins vivants rougole-rubéole-oreillons Pneumopathie virale

BIBLIOGRAPHIE

1. Aguilar C, Malphettes M, Donadieu J et al. Prevention of infections during primary immunodeficiency. Clin Infect Dis, 2014, *59* : 1462-1470.
2. Beaute J, Obenga G, Le Mignot L et al. Epidemiology and outcome of invasive fungal diseases in patients with chronic granulomatous disease : a multicenter study in France. Pediatr Infect Dis J, 2011, *30* : 57-62.
3. Blumental S, Mouy R, Mahlaoui N et al. Invasive mold infections in chronic granulomatous disease : a 25-year retrospective survey. Clin Infect Dis, 2011, *53* : e159-e169.
4. Bousfiha A, Jeddane L, Al-Herz W et al. The 2015 IUIS phenotypic classification for primary immunodeficiencies. J Clin Immunol, 2015, *35* : 727-738.
5. Bustamante J, Boisson-Dupuis S, Abel L, Casanova JL. Mendelian susceptibility to mycobacterial disease : genetic, immunological, and clinical features of inborn errors of IFN-gamma immunity. Semin Immunol, 2014, *26* : 454-470.
6. Casanova JL. Severe infectious diseases of childhood as monogenic inborn errors of immunity. Proc Natl Acad Sci USA, 2015, *112* : E7128-E7137.
7. Ciancanelli MJ, Huang SX, Luthra P et al. Infectious disease. Life-threatening influenza and impaired interferon amplification in human IRF7 deficiency. Science, 2015, *348* : 448-453.
8. Clément A, Tamalet A, Leroux E et al. Long term effects of azithromycin in patients with cystic fibrosis : a double blind, placebo controlled trial. Thorax,. 2006, *61* : 895-902.
9. Coulter TI, Chandra A, Bacon CM et al. Clinical spectrum and features of activated phosphoinositide 3-kinase delta syndrome : a large patient cohort study. J Allergy Clin Immunol, 2017, *139* : 597.e4-606.e4.
10. Duchamp M, Miot C, Bustamante JC, Picard C. Déficits immunitaires héréditaires de l'immunité innée et infections. Arch Pédiatr, 2016, *23* : 760-768.
11. Duncan CJ, Mohamad SM, Young DF et al. Human IFNAR2 deficiency : lessons for antiviral immunity. Sci Transl Med, 2015, *7* : 307ra154.
12. Durandy A, Kracker S, Fischer A. Primary antibody deficiencies. Nat Rev Immunol, 2013, *13* : 519-533.
13. Falcone EL, Holland SM. Invasive fungal infection in chronic granulomatous disease : insights into pathogenesis and management. Curr Opin Infect Dis, 2012, *25* : 658-669.
14. Fischer A, Notarangelo LD, Neven B et al. Severe combined immunodeficiencies and related disorders. Nat Rev Dis Primers, 2015, *1* : 15061.
15. Gallin JI, Alling DW, Malech HL et al. Itraconazole to prevent fungal infections in chronic granulomatous disease. N Engl J Med, 2003, *348* : 2416-2422.
16. Hambleton S, Goodbourn S, Young DF et al. STAT2 deficiency and susceptibility to viral illness in humans. Proc Natl Acad Sci USA, 2013, *110* : 3053-3058.
17. Jaspan HB, Huang LC, Cotton MF et al. Bacterial disease and antimicrobial susceptibility patterns in HIV-infected, hospitalized children : a retrospective cohort study. PLoS One, 2008, *3* : e3260.
18. Lo B, Fritz JM, Su HC et al. CHAI and LATAIE : new genetic diseases of CTLA-4 checkpoint insufficiency. Blood, 2016, *128* : 1037-1042.
19. Lucas CL, Chandra A, Nejentsev S et al. PI3Kdelta and primary immunodeficiencies. Nat Rev Immunol, 2016, *16* : 702-714.
20. Pai SY, Logan BR, Griffith LM et al. Transplantation outcomes for severe combined immunodeficiency, 2000-2009. N Engl J Med, 2014, *371* : 434-446.
21. Picard C. Comment explorer un déficit immunitaire héréditaire ? Rev Prat, 2007, *57* : 1671-1676.
22. Picard C, Al-Herz W, Bousfiha A et al. Primary immunodeficiency diseases : an update on the classification from the International Union of Immunological Societies expert committee for primary immunodeficiency 2015. J Clin Immunol, 2015, *35* : 696-726.
23. Siddiqui S, Anderson VL, Hilligoss DM et al. Fulminant mulch pneumonitis : an emergency presentation of chronic granulomatous disease. Clin Infect Dis, 2007, *45* : 673-681.
24. Tarzi MD, Grigoriadou S, Carr SB et al. Clinical immunology review series : an approach to the management of pulmonary disease in primary antibody deficiency. Clin Exp Immunol, 2009, *155* : 147-155.
25. Verma N, Grimbacher B, Hurst JR. Lung disease in primary antibody deficiency. Lancet Respir Med, 2015, *3* : 651-660.
26. Winkelstein JA, Marino MC, Lederman HM et al. X-linked agammaglobulinemia : report on a United States registry of 201 patients. Medicine (Baltimore), 2006, *85* : 193-202.
27. Winkelstein JA, Marino MC, Johnston RB et al. Chronic granulomatous disease. Report on a national registry of 368 patients. Medicine (Baltimore), 2000, *79* : 155-169.
28. Zhang SY, Casanova JL. Inborn errors underlying herpes simplex encephalitis : from TLR3 to IRF3. J Exp Med, 2015, *212* : 1342-1343.

Pathologie immuno-allergique

ASTHME 28

Jacques de Blic

Avec une prévalence de 8 à 10 %, l'asthme est la plus fréquente des maladies chroniques chez l'enfant. L'asthme peut être considéré comme la résultante de l'environnement sur un terrain prédisposé, et les études sur la génétique de l'asthme sont extrêmement nombreuses, même si elles n'ont pu à ce jour qu'identifier des gènes de susceptibilité [6]. Les progrès concernant les mécanismes physiopathologiques ainsi que l'amélioration des stratégies thérapeutiques doivent permettre désormais à l'enfant asthmatique de mener une vie (quasi) normale, tout en préservant ou en restaurant son capital respiratoire. En France, la mortalité par asthme a diminué au cours de ces dernières années. En 2011, la mortalité pour asthme était de 0,03 pour 100 000 enfants de moins de 15 ans (avec 4 décès) [11]. On différencie désormais l'asthme du grand enfant et l'asthme préscolaire, avant 6 ans.

Asthme du grand enfant

Définition

L'asthme est « une maladie hétérogène, habituellement caractérisée par une inflammation chronique des voies aériennes. Elle est définie par des antécédents de symptômes respiratoires à type de sifflements, d'essoufflement, d'oppression thoracique et de toux variables dans le temps et en intensité, associés à une limitation variable des débits expiratoires » [15].

Diagnostic

Diagnostic positif

MANIFESTATIONS CLINIQUES • **Manifestations habituelles** Les manifestations cliniques de l'asthme étaient habituellement décrites sous le terme de crise d'asthme et correspondaient à un accès paroxystique, quelle qu'en soit la durée. On distingue désormais les exacerbations et les symptômes transitoires.

L'*exacerbation* se définit par la présence de symptômes aigus qui durent plus de 24 heures et qui nécessitent un changement de traitement. Le plus souvent, ces manifestations s'installent progressivement, souvent précédées de prodromes qui varient d'un enfant à l'autre mais qui sont pratiquement toujours les mêmes pour un même enfant : rhinorrhée claire aqueuse, toux sèche et quinteuse. Les principaux symptômes sont une toux initialement sèche, des sibilants, une tachypnée, une dyspnée avec un allongement du temps expiratoire, des signes de lutte, une distension thoracique, un encombrement bronchique, une tachycardie ; dans les formes les plus sévères peuvent apparaître des troubles de conscience, une cyanose, un pouls paradoxal. On distingue les exacerbations légères à modérées des exacerbations sévères, définies par la nécessité de prise de corticoïdes oraux ou un recours aux soins (consultation en urgence, hospitalière ou non, hospitalisation) [15]. L'asthme aigu grave est une exacerbation qui ne répond pas au traitement ou dont l'intensité est inhabituelle dans son évolution ou sa symptomatologie. Les facteurs de risque d'exacerbation sévère sont résumés dans le tableau 28-I.

Les *symptômes transitoires* à type de toux, de sibilants, de sensation d'oppression, d'essoufflement, qui peuvent nécessiter la prise ponctuelle de bronchodilatateurs de courte durée d'action (BDCA), reflètent le contrôle au quotidien de l'asthme.

L'interrogatoire recherche un facteur déclenchant : infection virale (en particulier rhinovirus, virus para-influenzæ), contact allergénique, exercice physique, émotion, contrariété, pollution (incluant la fumée de cigarette), changement de temps, de climat. Certaines circonstances sont également à risque : rentrée scolaire, voyages, retour de vacances ou de séjour climatique…

Chez un enfant asthmatique connu, des clichés de thorax ne sont pas systématiques lors d'une exacerbation modérée. Ils montreraient une distension thoracique avec, de face, une horizontalisation des côtes, un aplatissement du diaphragme et une augmentation du nombre d'arcs antérieurs se projetant sur le champ pulmonaire (≥ 7 arcs antérieurs des côtes) et, de profil, une accentuation de l'espace clair rétrosternal et rétrocardiaque ainsi qu'une mauvaise vidange expiratoire. En revanche, dès qu'une exacerbation est sévère, fébrile ou qu'un symptôme clinique inhabituel survient, des clichés de thorax sont nécessaires pour rechercher une complication.

Tableau 28-I Enfants à risque d'exacerbation sévère [15].

Antécédent d'asthme aigu grave avec intubation et ventilation assistée

Hospitalisation ou recours aux urgences hospitalières pour asthme dans l'année précédente

Absence de traitement par corticoïdes inhalés ou mauvaise adhérence au traitement par CSI

Arrêt récent des corticoïdes per os

Surconsommation de bronchodilatateurs de courte durée d'action (≥ 1/mois)

Absence de plan d'action écrit

Troubles psychiatriques ou problèmes psychosociaux

Allergie alimentaire confirmée

Manifestations atypiques • Formes compliquées.

• *Troubles de ventilation* : un bouchon muqueux peut obstruer une bronche segmentaire ou lobaire, voire une bronche souche, se ramifier en aval, réalisant une impaction mucoïde riche en polynucléaires éosinophiles et en cristaux de Charcot-Leyden et être responsable d'atélectasie ou d'emphysème obstructif (Figures 28-1 et 28-2). L'évolution sous traitement de l'exacerbation est habituellement favorable. L'endoscopie bronchique peut être indiquée en cas d'échec.

• *Pneumomédiastin, emphysème sous-cutané* et *pneumothorax* : le diagnostic est suspecté sur des douleurs rétrosternales irradiant aux bras et au cou, aggravées par les mouvements respiratoires et parfois par la déglutition. Il s'associe généralement un emphysème sous-cutané avec la perception d'une crépitation neigeuse des régions cervicale et thoracique supérieure, douloureuse à la palpation. Le pneumomédiastin se traduit, sur le cliché pulmo-

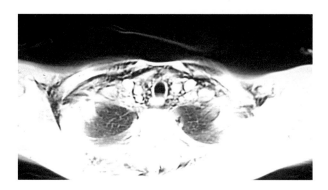

Figure 28-3 Tomodensitométrie thoracique. Pneumomédiastin et emphysème sous-cutané.

naire, par des hyperclartés linéaires verticales, le long du médiastin et des contours cardiaques, soulevant les deux feuillets pleuraux, et l'emphysème sous-cutané par des images claires sous-cutanées cervicales ou pariétales. La TDM n'est pas systématique (Figure 28-3). Le traitement se confond avec celui de l'exacerbation, et leur disparition se fait en quelques jours. L'hospitalisation de l'enfant est cependant indispensable en raison du risque de pneumothorax. Ce dernier, conséquence d'un pneumomédiastin ou d'une rupture de bulle pleurale, est une éventualité rare.

• *Arrêt cardiorespiratoire anoxique* : il s'observe plus volontiers chez des adolescents non observants, au terme d'une détérioration souvent progressive et négligée de l'état respiratoire, d'une durée variant de quelques jours à quelques semaines, plus rarement au cours d'exacerbations dont le début a été très brutal.

Équivalents d'asthme. Il n'est pas rare que des manifestations moins bruyantes représentent la symptomatologie prédominante :

• *Toux* et *trachéite spasmodiques* : la toux chronique est un motif fréquent de consultation en pédiatrie. La toux spasmodique équivalente d'asthme se traduit classiquement par des épisodes de toux sèche, souvent à prédominance nocturne, en dernière partie de nuit, mais également aux rires, lors de contrariétés ou d'émotions, à l'arrêt d'un effort ou lors de changement de temps, peu ou pas sensibles aux traitements symptomatiques habituels. Les arguments pour rattacher la toux à un asthme sont une réponse indiscutable au traitement anti-asthmatique, la présence d'une dermatite atopique, des tests cutanés positifs à l'œuf, aux pneumallergènes, une histoire parentale d'asthme, l'existence d'une hyperréactivité bronchique (HRB) franche aux explorations fonctionnelles respiratoires (EFR) [1].

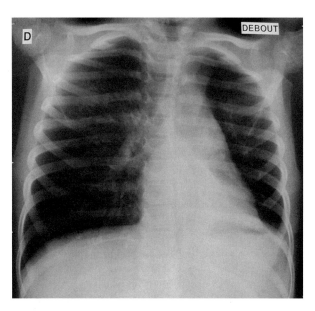

Figure 28-1 Radiographie de thorax. Atélectasie du lobe inférieur gauche en rapport avec un bouchon muqueux.

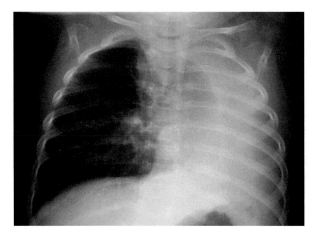

Figure 28-2 Radiographie de thorax. Emphysème obstructif du poumon droit en rapport avec un bouchon muqueux.

• *Bronchites répétées* : elles sont le plus souvent automno-hivernales, souvent viro-induites. La symptomatologie est assez stéréotypée, avec rhinorrhée, toux assez souvent grasse, encombrement respiratoire et bien souvent la perception à l'auscultation de râles bronchiques ou de râles sibilants, avec ou sans fièvre.

• *Foyers récidivants* : il n'est pas rare que les clichés radiologiques mettent en évidence des foyers pulmonaires récidivants ou persistants. Le territoire le plus fréquemment touché est le lobe moyen avec un effacement du bord droit du cœur. La fibroscopie bronchique, si elle est effectuée, montre un orifice lobaire moyen libre ou simplement siège d'inflammation et de sécrétions.

- *Manifestations d'effort* : la survenue d'une gêne à l'effort est également un motif fréquent de consultation. L'asthme induit par l'exercice (AIE) se caractérise par une dyspnée, une toux, une oppression respiratoire et des sibilants qui surviennent habituellement 5 à 10 minutes après l'arrêt d'un exercice physique intense. Parfois, seule la toux est présente. Si, classiquement, l'AIE survient après la cessation de l'exercice, on peut également l'observer en cours d'exercice physique. L'AIE est différent d'une dyspnée témoignant d'un déconditionnement physique, mais la distinction n'est pas toujours facile. L'AIE ne doit pas non plus être confondu avec l'anaphylaxie induite par l'exercice, qu'elle soit dépendante ou non d'une sensibilisation alimentaire. En cas de doute, le diagnostic repose sur la réalisation d'une épreuve d'effort.

ARGUMENTS DIAGNOSTIQUES • Le bilan initial comporte un cliché de thorax, l'évaluation du terrain atopique et la réalisation d'EFR.

Radiographies de thorax Un cliché en inspiration, éventuellement complété par un cliché en expiration forcée, recherche des signes d'asthme sévère (déformation et distension thoracique, mauvaise vidange expiratoire), mais surtout participe au diagnostic différentiel.

Évaluation du terrain atopique Plus de 80 % des enfants asthmatiques sont sensibilisés à au moins un allergène. L'enquête allergologique est fondée sur la confrontation et la cohérence entre l'anamnèse et les tests cutanés. On retient essentiellement la notion de terrain atopique familial (asthme, pollinose, eczéma atopique chez les parents et/ou les frères et sœurs), des antécédents ou la présence d'une dermatite atopique chez l'enfant. Chez le grand enfant, les allergènes le plus souvent en cause sont les acariens, suivis par les phanères d'animaux (principalement le chat), les pollens de graminées, puis les blattes et les moisissures. Les allergies alimentaires, si elles sont rarement des causes isolées de symptômes, peuvent être à l'origine d'exacerbations sévères. Les prick-tests constituent la méthode de référence des tests cutanés. Les tests multi-allergéniques peuvent être utiles pour dépister une allergie devant une symptomatologie respiratoire non typique ou lorsque les tests cutanés sont irréalisables ou ininterprétables (traitement antihistaminique en cours, dermographisme, dermatose étendue). L'hyperéosinophilie sanguine ($\geq 400/mm^3$) et l'élévation des immunoglobulines E sériques (IgE) sont également des arguments en faveur du terrain atopique. Les IgE spécifiques sont utiles en cas de discordance entre la clinique et les tests cutanés. Les résultats sont bien corrélés avec les tests cutanés, surtout pour les pneumallergènes. La mesure d'IgE spécifiques vis-à-vis d'un panel d'allergènes (ImmunoCap ISAC®) permet une analyse simultanée de protéines allergéniques sur le même support. Ses principales limites sont le coût, le non-remboursement, le caractère semi-quantitatif des résultats et l'existence de sources allergéniques insuffisamment représentées ou absentes.

Explorations fonctionnelles respiratoires Les EFR ont peu d'intérêt en crise. Elles confirmeraient le syndrome obstructif et la distension thoracique. Elles sont en revanche indispensables en période intercritique. Elles ont un intérêt à la fois diagnostique en cas de symptomatologie atypique, thérapeutique pour la surveillance du contrôle, mais aussi pronostique. La persistance d'une obstruction bronchique est un facteur de persistance et de sévérité de l'asthme.

Diagnostic différentiel

On ne peut parler d'asthme sans évoquer les autres causes de toux chronique et de dyspnée obstructive (Tableau 28-II, Figures 28-4, 28-5, 28-6 et 28-7). Certaines d'entre elles peuvent coexister avec l'asthme ou s'accompagner d'HRB. Il faut souligner l'importance de l'interrogatoire, de l'étude des antécédents,

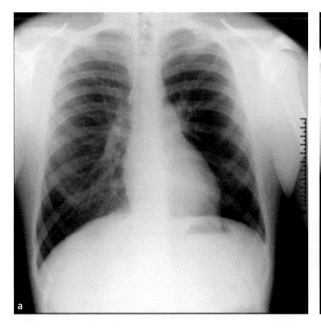 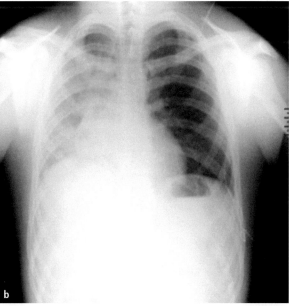

Figure 28-4 Radiographies de thorax en inspiration (**a**) et en expiration (**b**). L'hyperclarté pulmonaire gauche se démasque à l'expiration (séquelle de pneumopathie virale).

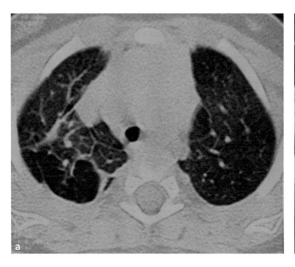
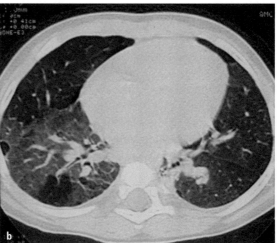

Figure 28-5 Tomodensitométrie thoracique au cours d'une dysplasie bronchopulmonaire.

Tableau 28-II Diagnostics différentiels de l'asthme de l'enfant et de l'enfant préscolaire.

Obstruction proximale
– corps étranger
– sténose trachéale ou bronchique
– malformation bronchopulmonaire
– tumeurs bénignes ou malignes
– anomalies des arcs aortiques, artère pulmonaire gauche anormale
– tranchéo-/bronchomalacie
Obstruction distale
– mucoviscidose
– bronchodysplasie pulmonaire
– dyskinésie ciliaire primitive
– séquelles de pneumopathie virale
Pathologie d'inhalation
– fistule œsotrachéale
– fausses routes
– reflux gastro-œsophagien
Dilatation des bronches
Déficits immunitaires (humoraux essentiellement)
Pathologie interstitielle chronique (nourrisson surtout)
Poumon éosinophile
Cardiopathie congénitale avec shunt gauche-droite
Insuffisance cardiaque
Déficit en α_1-antitrypsine
Dyskinésie des cordes vocales
Syndrome d'hyperventilation

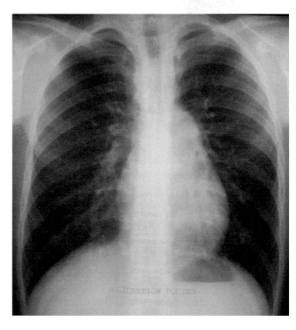

Figure 28-6 Radiographie de thorax chez un enfant exploré pour un asthme difficile. Absence de visibilité du bouton aortique, évoquant une malformation des arcs aortiques.

y compris néonatals, de l'examen clinique complet, de la courbe de croissance staturopondérale, des examens complémentaires antérieurement effectués, en particulier des radiographies pulmonaires :

– la mise en évidence d'un piégeage expiratoire localisé fait évoquer en premier lieu un obstacle, corps étranger avant tout, et pratiquer une endoscopie bronchique ;

– un hippocratisme digital signe le plus souvent une insuffisance respiratoire chronique, quelle qu'en soit la cause ;

– une polypose nasale doit faire évoquer une mucoviscidose, une dyskinésie ciliaire primitive, une intolérance à l'aspirine chez l'adolescent ;

– une cassure franche de la courbe de croissance doit faire rechercher une maladie plus sévère respiratoire, digestive, endocrinienne simulant à l'asthme ou surajoutée ;

– la dyskinésie des cordes vocales peut simuler une exacerbation d'asthme sévère (toux et dyspnée intense, parfois *wheezing* et tirage intercostal). Ce syndrome qui frappe particulièrement les adolescentes traduit l'adduction paradoxale des cordes vocales survenant exclusivement, ou principalement, pendant l'inspiration. Il n'est pas facile, en crise, de démontrer par laryngoscopie la fermeture paradoxale des deux tiers antérieurs de la glotte et/ou

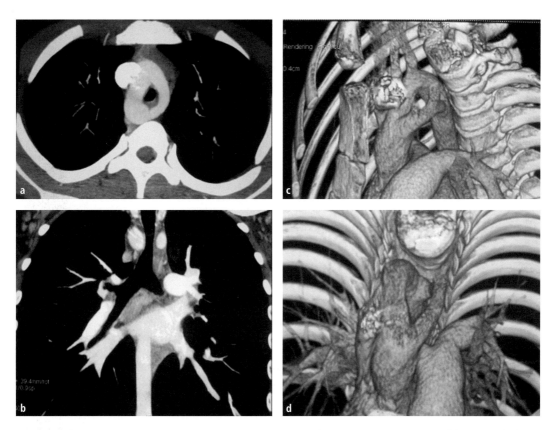

Figure 28-7 Tomodensitométrie thoracique avec injection de produit de contraste en coupes axiale (**a**) et coronale (**b**), et reconstruction 3D (**c** et **d**) au cours d'un double arc aortique.

sur la courbe débit/volume un aspect aplati et crénelé de la courbe inspiratoire. L'attention est attirée par le déclenchement émotionnel des « crises d'asthme », leur sévérité apparente contrastant avec une SaO_2 normale et une absence de distension sur les clichés pulmonaires, la variabilité inexpliquée des fonctions respiratoires et surtout la résistance aux traitements anti-asthmatiques de fond et de crise. La coexistence fréquente avec un asthme peut amener à une inflation thérapeutique non justifiée et parfois dangereuse ;

– le diagnostic de syndrome d'hyperventilation pulmonaire est parfois difficile car les symptômes peuvent être associés à un asthme authentique. Le diagnostic repose essentiellement sur l'interrogatoire aidé d'un questionnaire standardisé. Un test d'hyperventilation volontaire est parfois nécessaire pour reproduire des signes atypiques.

Prise en charge

Traitement des symptômes ponctuels

Il repose sur l'inhalation de bronchodilatateurs de courte durée d'action (BDCA). La posologie est d'une à deux doses en cas de symptômes. Le choix du système d'inhalation dépend de l'âge et de l'habitude de l'enfant et de sa famille. D'une façon générale, cinq dispositifs sont utilisables : les aérosols doseurs (AD) pressurisés seuls ou couplés à une chambre d'inhalation, les AD pressurisés autodéclenchés, les inhalateurs de poudre sèche et les nébulisations.

Traitement des exacerbations

L'établissement d'un plan d'action écrit et expliqué doit permettre aux parents de reconnaître et de traiter la crise dès les prodromes en fonction de la sévérité. La prise en charge est résumée figure 28-8.

• Les bronchodilatateurs de courte durée d'action (BDCA) sont administrés avec une chambre d'inhalation : 1 bouffée pour 2 à 4 kg de poids, sans dépasser 10 bouffées.

Les nébulisations de bronchodilatateurs de courte action (BDCA) sont administrées avec de l'oxygène à un débit de 6 à 8 l/min et en surveillant la SpO_2 à la posologie suivante :

– pour le salbutamol : 2,5 mg/2,5 ml si le poids est inférieur à 16 kg et 5 mg/2,5 ml si le poids est supérieur 16 kg (ou 0,15 mg/kg, minimum 1,25 mg, maximum 5 mg) ;

– pour la terbutaline : 0,1 à 0,2 mg/kg (maximum 5 mg, soit une dosette de 2 ml).

Les nébulisations sont répétées toutes les 20 minutes avec minimum trois nébulisations dans l'heure.

• Chez l'enfant à partir de 12 ans, l'association fixe corticoïdes inhalés + formotérol, utilisée en traitement de fond, peut également être utilisée pour les symptômes, sans dépasser 72 μg/j de formotérol.

• Les nébulisations d'ipratropium (Atrovent®, 0,25 mg [jusqu'à 6 ans] ou 0,5 mg [après 6 ans]) sont réservées aux exacerbations sévères et associées aux BCDA.

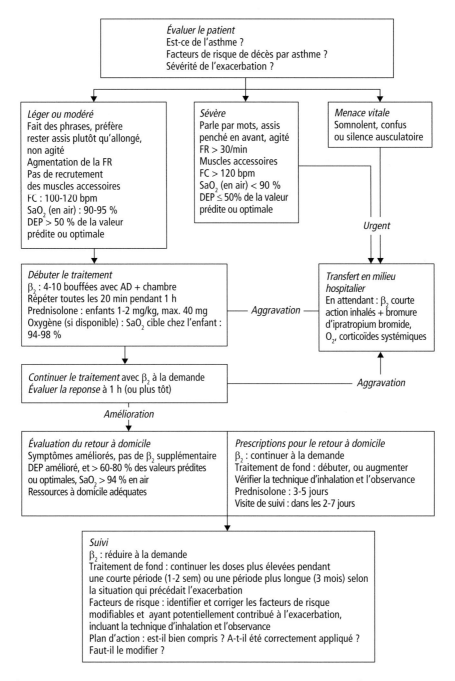

Figure 28-8 Prise en charge initiale d'une exacerbation chez l'enfant.

- Les BDCA injectables sont représentés par la terbutaline par voie sous-cutanée (à partir de 2 ans) à la posologie de 10 µg/kg ou le salbutamol par voie intraveineuse avec une dose de charge de 1,5 à 5 µg/kg sur 3 minutes.
- La corticothérapie à utiliser est la prednisone ou prednisolone (1 à 2 mg/kg sans dépasser 40 mg) ou la bétaméthasone (0,15 à 0,3 mg/kg) pour une durée de 3 à 5 jours.
- Les antibiotiques sont généralement inutiles.
- Chez les enfants ayant déjà un traitement de fond par des corticoïdes inhalés (CI), les recommandation récentes suggèrent d'augmenter transitoirement mais de façon importante les doses les CI (jusqu'à 2 000 µg d'équivalent béclométasone) [15]

Objectifs du traitement

La prise en charge d'un enfant asthmatique a pour objectifs de limiter les exacerbations, les symptômes intercritiques et les besoins en β_2-adrénergiques de secours, de permettre à l'enfant de participer aux activités familiales, scolaires, sportives et sociales, de normaliser et maintenir les fonctions respiratoires normales.

Médicaments disponibles

CORTICOÏDES INHALÉS. Les CI représentent la première ligne de traitement de fond de l'asthme dès le stade persistant léger. Leur efficacité sur la mortalité par asthme, les symptômes d'asthme et la fonction respiratoire a été largement démontrée.

Les posologies recommandées de CI en fonction de l'âge sont résumées dans les tableaux 28-III et 28-IV. Aux doses habituelles, la tolérance est excellente. L'essentiel des effets bénéfiques est obtenu à des doses de 100, 200, voire 400 µg/j d'équivalent budésonide. Au-delà, quelques bénéfices fonctionnels peuvent être obtenus, en particulier sur l'AIE, mais la probabilité d'effets secondaires augmente. Les principales cibles des CI sont la croissance, la fonction surrénalienne et le métabolisme osseux [16].

• *Croissance* : les études à long terme sur plusieurs années montrent que les CI s'accompagnent d'un décalage de la vitesse de croissance de 0,48 cm/an lors de la première année. Les méta-analyses suggèrent que le déficit de taille finale serait de l'ordre d'un centimètre en cas de traitement par CI de plus de 12 mois [14].

• *Axe corticosurrénalien* : les CI peuvent provoquer une freination de l'axe corticosurrénalien mesurée par l'aire sous la courbe du cortisol plasmatique ou le cortisol libre urinaire des 24 heures. Pour des doses inférieures ou égales à 400 µg/j d'équivalent budésonide, les études montrent une absence de freination ou une freination modeste et il semble inutile de procéder à l'exploration de la fonction cortico-surrénalienne. En revanche, la prudence s'impose pour des posologies supérieures, surtout si elles sont prolongées.

• *Métabolisme osseux* : les résultats sur le turnover et la minéralisation osseuse pouvant faire craindre une ostéoporose à long terme sont discordants. La majorité des mesures de densitométrie osseuse montre des résultats normaux pour des traitements inférieurs ou égaux à 400 µg/j, mais d'autres études plaident en faveur d'un ralentissement du métabolisme osseux.

• Le risque de *candidose buccale*, de *dysphonie* ou *raucité de la voix* est évalué à 10 %.

• Le risque de *cataracte* ou d'*amincissement cutané* est exceptionnel chez l'enfant.

La prévention de ces effets secondaires, même s'ils sont rares aux doses habituellement utilisées, repose sur la recherche systématique de la dose minimale efficace, l'utilisation de chambre d'inhalation en cas de spray, le rinçage de la bouche après utilisation,

BRONCHODILATATEURS DE LONGUE DURÉE D'ACTION (BDLA). Deux molécules sont disponibles, le salmétérol et le formotérol. L'intérêt du formotérol est sa rapidité d'action, avec une bronchodilatation en 1 à 3 minutes. Les BDLA ont une action synergique avec les CI. Les BDLA sont utilisés au long cours et toujours en association aux CI en fonction du contrôle de l'asthme, et plus rarement, et ponctuellement, dans la prévention de l'asthme induit par l'exercice. Quatre spécialités combinées sont commercialisées en France :

– Sérétide® : association fluticasone et salmétérol. Existe en inhalateur de poudre (Seretide Diskus® [100, 250 µg de fluticasone], mais aussi en AD [50, 125 et 250 µg de fluticasone]). La dose de salmétérol est fixe, 2 fois par jour 50 mg. La forme AD est la seule thérapeutique combinée utilisable chez l'enfant à partir de 4 ans ;

– Symbicort® : association budésonide + formotérol Existe en inhalateur de poudre (Symbicort Turbuhaler® dosé à 100, 200, 400 µg de budésonide). La dose de formotérol est fixe, 2 fois par jour 12 µg. Il peut être utilisé à partir de 6 ans. L'intérêt du Symbicort® tient à la rapidité d'action du formotérol, à l'origine d'une nouvelle stratégie thérapeutique utilisant cette association à la fois pour le traitement de fond et pour celui des exacerbations. Cette stratégie thérapeutique a l'AMM à partir de 12 ans ;

– Flutiform® : association fluticasone (50, 125 µg) et formotérol à partir de 12 ans ;

– Innovair® AD : association béclométasone (100 µg) et formotérol à partir de 18 ans.

ANTILEUCOTRIÈNES. Le montélukast (Singulair®) est un antagoniste des récepteurs des leucotriènes, autorisé en France à partir de l'âge de 6 mois. Chez l'enfant à partir de 6 ans, il est indiqué en cas d'AIE et en cas d'asthme persistant léger à modéré, soit en association aux CI chez les enfants insuffisamment contrôlés par les CI, soit en monothérapie en cas d'incapacité à adhérer à un traitement par CI. La posologie par voie orale est de 5 mg/j entre 6 à 14 ans et de 10 mg/j au-delà. Les études qui ont comparé directement l'efficacité du montélukast par rapport aux CI montrent globalement

Tableau 28-III Doses quotidiennes faibles, moyennes et fortes de corticoïdes inhalés en fonction de l'âge [15] : de 6 à 11 ans (µg/j).

Molécule	Dose journalière		
	Faible	Moyenne	Forte
Dipropionate de béclométasone (CFC)	100-200	> 200-400	> 400
Dipropionate de béclométasone (HFA)[1]	50-100	> 100-200	> 200
Budésonide (IP)	100-200	> 200-400	> 400
Budésonide (nébules)	250-500	> 500-1 000	> 1 000
Propionate de fluticasone (IP)[2]	100-200	> 200-400	> 400
Propionate de fluticasone (HFA)[2]	100-200	> 200-500	> 500
Furoate de mométasone	110	≥ 220-< 440	≥ 440

(1) Diviser par deux pour les spécialités avec particules extrafines (Qvar®).
(2) Dose maximale 500 µg/j.
AD : aérosol doseur ; CFC : chlorofluorocarbone ; HFA : hydroxyfluorocarbone ; IP : inhalateur poudre sèche.

Tableau 28-IV Doses quotidiennes faibles, moyennes et fortes de corticoïdes inhalés en fonction de l'âge [15] : à partir de 12 ans (µg/j).

Molécule	Dose journalière		
	Faible	Moyenne	Forte
Dipropionate de béclométasone (CFC)	200-500	> 500-1 000	> 1 000
Dipropionate de béclométasone (HFA)[1]	100-200	> 200-400	> 400
Budésonide (IP)[2]	200-400	> 400-800	> 800
Propionate de fluticasone (IP ou HFA)[2]	100-250	> 250-500	> 500
Furoate de mométasone	110-220	> 220-440	> 440

(1) Diviser par deux pour les spécialités avec particules extrafines (Qvar®).
(2) Dose maximale 500 µg/j.
AD : aérosol doseur ; CFC : chlorofluorocarbone ; HFA : hydroxyfluorocarbone ; IP : inhalateur poudre sèche.

une supériorité de ces derniers [3]. La variabilité de réponse au montélukast semble liée au moins en partie à une variation génotypique dans la voie de métabolisme de l'acide arachidonique [22].

BASES XANTHIQUES : THÉOPHYLLINE RETARD. Leur prescription est devenue exceptionnelle depuis l'avènement des CI à partir du stade d'asthme persistant modéré. Elles nécessitent la surveillance des taux sériques pour éviter les surdosages.

ANTICORPS ANTI-IgE : OMALIZUMAB (XOLAIR®). L'omalizumab est un anticorps monoclonal humanisé d'origine murine qui se lie aux IgE circulantes, empêchant leur fixation sur leurs récepteurs cellulaires. Il s'administre par voie sous-cutanée toutes les 2 à 4 semaines à une posologie dépendant du poids de l'enfant et du taux initial d'IgE. Sa tolérance est bonne. L'efficacité est optimale quand l'asthme est sévère polyallergique, avec une réduction du taux d'exacerbation, une diminution de la consommation de corticoïdes per os, une réduction du recours aux traitements d'urgence et une amélioration de la qualité de vie [5]. L'omalizumab est autorisé chez l'enfant à partir de 6 ans dans l'asthme allergique (IgE spécifiques ou tests cutanés positifs) sévère après échec des traitements anti-asthmatiques conventionnels.

D'autres anticorps monoclonaux sont en cours d'évaluation dans l'asthme sévère (*voir* plus loin).

Sévérité, contrôle et risque d'évolution défavorable

L'évaluation du contrôle de l'asthme comporte deux domaines : d'une part, l'évaluation du contrôle au quotidien dans les quatre dernières semaines et, d'autre part, le risque d'évolution défavorable à la fois sur le plan du risque d'exacerbation et celui d'une altération de la fonction respiratoire [15] :

– quatre items renseignent le *contrôle au quotidien* : fréquence des manifestations diurnes (> 2/sem ou non), des réveils nocturnes (oui/non), des symptômes à l'effort (oui/non), consommation en BDCA (> 2/sem ou non). Le contrôle doit être évalué à chaque consultation. Un seul critère anormal suffit pour parler d'asthme partiellement non contrôlé et, à partir de trois critères, l'asthme n'est pas contrôlé. On peut s'aider de questionnaires tels que l'*asthma control test* qui a fait l'objet d'une traduction en français et qui est disponible pour les tranches d'âge 4-11 ans et au-delà de 11 ans. Il évalue le contrôle sur les quatre dernières semaines ;

– les *facteurs de risque d'exacerbations* à venir sont des symptômes non contrôlés, une consommation excessive de bronchodilatateurs (au moins 1 AD/mois), un défaut de traitement par les CI, un VEMS inférieur à 60 % de la valeur théorique, des problèmes psychosociaux ou économiques, un tabagisme passif ou actif, la persistance d'allergènes, des comorbidités (obésité, rhinosinusite, allergie alimentaire vraie), l'existence d'une exacerbation sévère dans l'année précédente, un antécédent d'intubation pour asthme aigu grave ;

– les *facteurs de risque d'obstruction fixée* sont le défaut de traitement par CI, l'exposition au tabac, à des vapeurs chimiques nocives, un VEMS initial bas, un asthme hypersécrétant, une éosinophilie sanguine ou dans l'expectoration induite.

L'existence d'un ou de plusieurs de ces facteurs augmente le risque à venir d'exacerbations sévères, même lorsque les symptômes sont bien contrôlés, et n'incite à ne diminuer que très prudemment la pression thérapeutique.

L'évaluation de la sévérité repose sur la charge thérapeutique nécessaire pour obtenir le contrôle des symptômes et les exacerbations. On distingue l'asthme léger (paliers 1 et 2), l'asthme modéré (palier 3), et l'asthme sévère (paliers 4 et 5) (Figure 28-9)

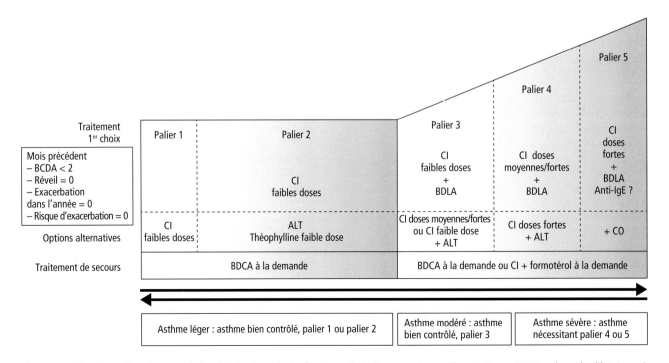

Figure 28-9 Algorithme de traitement de fond de l'asthme de l'enfant à partir de 6 ans. ALT : antileucotriène ; BDCA : bronchodilatateur à courte durée d'action ; BDLA : bronchodilatateur à longue durée d'action ; CI : corticoïde inhalé ; CO : corticoïde oral.

Chez un nouveau patient, l'initiation du traitement est fonction du contrôle et du risque futur. Les recommandations pour l'instauration d'un premier traitement sont résumées dans le tableau 28-V.

Le traitement est par la suite adapté au contrôle clinique et à la fonction respiratoire. Chez un enfant non contrôlé malgré un traitement par CI à faible/moyenne dose, le choix préférentiel est d'y associer un BDLA, les alternatives de doubler la dose de CI ou d'y associer un antileucotriène [12]. Si l'asthme est bien contrôlé cliniquement et fonctionnellement depuis 2-3 mois, il est proposé de diminuer les CI par paliers de 25 à 50 % en fonction de la posologie initiale avec pour objectif de maintenir le contrôle total de l'asthme avec la dose minimale efficace. Lors de la décroissance, le passage à une mono-prise peut être envisagé pour favoriser l'observance.

Quand l'asthme paraît insuffisamment contrôlé, il est important avant de renforcer le traitement de rechercher un défaut d'observance, une technique d'inhalation défectueuse, un mauvais contrôle de l'environnement (*voir* plus loin).

La clinique et les EFR restent la référence de la surveillance de l'enfant asthmatique. Les EFR doivent être réalisées régulièrement. En cas d'asthme bien contrôlé et chez un enfant recevant des faibles doses de CI, ce contrôle peut être annuel. Dans les autres cas, il doit être bi- ou tri-annuel. Seules les EFR permettent de détecter l'apparition d'une obstruction intercritique non ressentie par l'enfant.

Des stratégies de surveillance de l'inflammation bronchique pour aider à adapter le traitement de fond ont été étudiées. Les principaux paramètres proposés sont la surveillance du NO exhalé, de l'éosinophilie dans l'expectoration induite et de l'hyperréactivité bronchique. L'hyperréactivité bronchique est un paramètre intéressant, lié à la sévérité et au risque de persistance de l'asthme. L'utilisation du NO comme paramètre du contrôle ou marqueur prédictif de la survenue d'exacerbations reste encore discutée.

Mesures non médicamenteuses

Contrôle de l'environnement

Le contrôle de l'environnement est un élément capital de la prise en charge car il participe grandement à la lutte contre l'inflammation bronchique. Les facteurs allergiques tiennent une place importante non seulement dans le déclenchement des exacerbations, mais aussi dans la pérennisation d'une inflammation bronchique.

De nombreuses techniques sont proposées pour réduire l'exposition aux acariens chez les enfants allergiques :
– diminution de l'humidité relative ;
– utilisation d'une literie synthétique, de housses anti-acariens ;
– suppression des tapis, tentures et moquettes, ou leur nettoyage régulier avec des acaricides, voire utilisation de produits textiles ayant incorporé un acaricide ;
– lavage régulier des draps à une température supérieure à 55 °C, utilisation d'aspirateurs munis de filtres spéciaux.

Le contrôle de l'environnement comporte également :
– la lutte contre les blattes ;
– la limitation des contacts allergéniques extérieurs, en particulier les pollens ;
– l'éviction des animaux domestiques auxquels l'enfant est allergique ;
– la lutte contre les moisissures ;
– la lutte contre le tabagisme passif.

Immunothérapie

L'immunothérapie spécifique (ITS) a pour but de réduire chez un enfant sensibilisé les symptômes provoqués lors d'une nouvelle exposition à l'allergène. Dans l'asthme, elle est indiquée en cas d'asthme persistant léger à modéré, stabilisé sous traitement. L'immunothérapie par voie sublinguale (ISL) tend désormais à remplacer l'ITS par voie injectable et peut être débutée dès l'âge de 3 ans. La durée du traitement s'étale sur une période de 3 à 5 ans. Les allergènes concernés sont essentiellement les acariens et les pollens (graminées, bétulacées, cupressacées, fagacées). La prescription doit s'appuyer sur une identification précise et une mise en cause de l'allergène, qui doivent être en nombre limité (si

Tableau 28-V Traitement de fond de première intention en fonction du contrôle de l'asthme [15].

Symptômes	Traitement de 1re intention
Symptômes d'asthme ou recours aux BD < 2 dans mois précédent Pas de réveil nocturne dans le mois précédent Pas de facteurs de risque d'exacerbation Pas d'exacerbation dans l'année précédente	Pas de traitement
Symptômes peu fréquents, présence de facteurs de risque d'exacerbation : – obstruction intercritique – corticoïdes systémiques dans l'année précédente – hospitalisation en USC dans la vie Symptômes d'asthme : plus de 2 dans le mois précédent Au moins un réveil nocturne dans le mois précédent Symptômes d'asthme ou recours aux BD > 2 dans mois précédent	Dose faible CI
Symptômes d'asthme ou recours aux BD plusieurs fois par semaine dans le mois précédent Réveil nocturne au moins une fois par semaine dans le mois précédent Présence de facteurs de risque d'exacerbation ou d'obstruction fixée	Dose moyenne CI Dose faible CI + BDLA
Présentation initiale non contrôlée ou exacerbation sévère	Dose élevée de CI Dose moyenne CI + BDLA

BD : bronchodilatateur ; BDLA : bronchodilatateur de longue durée d'action ; CI : corticoïdes inhalés.

possible pas plus de deux), après échec ou impossibilité de l'éviction, et insuffisance d'efficacité du traitement médicamenteux classique.

La question de savoir si l'ITS est susceptible de modifier l'histoire naturelle de la maladie allergique en réduisant l'apparition de nouvelles sensibilisations ou le risque d'évolution de la rhinite allergique vers un asthme n'a pour l'instant de réponse.

Facteurs de persistance de l'asthme de l'enfant à l'adulte

Les études de cohorte [18, 19, 20, 21] ont permis d'identifier les facteurs de persistance de l'asthme suivants :
– l'atopie, qu'elle soit familiale ou personnelle ;
– la sévérité clinique de l'asthme ;
– la persistance d'une obstruction bronchique intercritique ;
– la persistance d'une hyperréactivité bronchique ;
– le surpoids ainsi que la précocité de la puberté ;
– le tabagisme passif mais aussi actif.

L'asthme est plus fréquent chez les garçons que les filles, mais le ratio change au moment de la puberté avec moins de rémission et plus d'apparition d'asthme chez la fille.

Asthme du jeune enfant
Définition

L'asthme du jeune enfant correspond à l'âge préscolaire, avant 5-6 ans [2, 15]. Il regroupe aujourd'hui à la fois l'asthme du nourrisson (avant 36 mois) et l'asthme de l'enfant de 3 à 5 ans, proche de l'asthme du grand enfant. La période de la naissance à 5 ans est une période charnière dans la mise en place.

Avant 3 ans, on considère comme un asthme « tout épisode dyspnéique avec sibilants qui se reproduit au moins 3 fois avant l'âge de 2 ans et ceci quels que soient l'âge de début, l'existence ou non de stigmates d'atopie et la cause apparemment déclenchante » [9]. Cette définition peut paraître large, dans la mesure où une partie seulement de ces nourrissons continueront à avoir des exacerbations tandis que les autres auront des manifestations transitoires. Cependant, en l'absence de critère prédictif fiable, la reconnaissance de l'asthme favorise le recours aux thérapeutiques ciblées.

Manifestations cliniques

À partir de 3 ans la symptomatologie est proche de celle de l'enfant plus âgé. Avant 3 ans l'exacerbation prend habituellement le caractère d'une bronchiolite aiguë virale. Elle débute par une rhinite ou rhinopharyngite banale qui précède de 2 à 3 jours l'apparition d'une toux sèche, quinteuse, avec polypnée, signes de lutte et *wheezing*. L'évolution se fait vers la guérison en quelques jours.

Les autres tableaux cliniques sont :
– un *wheezing* continu avec persistance des signes d'obstruction bronchiolaire dont l'importance varie en fonction des épisodes infectieux ORL et de l'activité de l'enfant ; Les symptômes augmentent lors de l'agitation, des repas, à l'effort, mais diminuent au repos et pendant le sommeil. Ces bébés « siffleurs » gardent un développement staturopondéral et une activité normaux (*happy wheezers*) ;
– des épisodes de dyspnée modérée avec sibilants, toux spasmodique avec sibilants en fin de toux, survenant en dehors des viroses, plus volontiers la nuit, lors des rires ou d'épisodes d'agitation ;
– des exacerbations sévères pouvant conduire à un tableau d'asthme aigu grave, avec parfois passage en réanimation.

Plusieurs phénotypes ont été décrits en fonction du facteur déclenchant (uniquement viro-induit ou facteurs déclenchants multiples tels que l'exercice, l'excitation, le rire), de l'existence ou non d'une atopie, ou rétrospectivement selon le caractère transitoire, persistant, précoce ou tardif.

Diagnostic positif et différentiel

Plus jeune est l'enfant, plus le risque de diagnostic alternatif à l'asthme est élevé (*voir* Tableau 28-II) Les tableaux 28-VI et 28-VII résument les éléments en faveur et ceux devant faire mettre en doute le diagnostic d'asthme avant l'âge de 6 ans [15].

L'enquête allergologique doit être réservée aux enfants qui ont des symptômes respiratoires persistants, récidivants, nécessitant un

Tableau 28-VI Arguments en faveur du diagnostic d'asthme chez l'enfant avant 6 ans.

	En faveur de l'asthme si
Symptômes	
– exacerbations	Séquence rhinite-toux-sifflement lors des infections des VAS
– toux	Toux sèche récidivante ou persistante
	Toux qui augmente la nuit
	Toux à l'exercice, rires, cris, exposition au tabac
	En dehors des infections des VAS
– sifflements	Récidivants, y compris la nuit, avec mêmes facteurs déclenchants que pour la toux
– difficulté respiratoire	Survenant à l'exercice, rires, cris
– limitation de l'activité	Par rapport aux autres enfants
Antécédents familiaux ou personnels	Présence de dermatite atopique ou de rhinite allergique chez l'enfant
	Asthme chez les parents
Traitements antérieurs	
– essai thérapeutique CI et BDCA	Bonne réponse clinique aux BD en aigu
	Amélioration clinique après 2-3 mois de CI et rechute à l'arrêt

BDCA : bronchodilatateur de courte durée d'action ; CI : corticoïdes inhalés ; VAS : voies aériennes supérieures.

Tableau 28-VII Arguments devant faire mettre en doute le diagnostic d'asthme chez l'enfant avant 6 ans.

	En faveur de l'asthme si
Symptômes respiratoires	Persistent entre les épisodes (toux, encombrement) Persistent même pendant l'été
Chronologie des symptômes	Début brutal Pas de corrélation évidente avec les infections VAS Survenue lors de l'alimentation
Symptômes non respiratoires	Ralentissement de la courbe de poids Troubles du transit, difficultés aux solides, vomissements
Antécédents	Pathologie néonatale
Traitements	Inefficacité des traitements anti-asthmatiques

traitement continu ou qui sont associés à des symptômes extra-respiratoires compatibles avec une origine allergique. Les prick-tests sont recommandés en première intention, au contraire des EFR.

En cas de doute diagnostique et si les manifestations sont fréquentes et/ou sévères, il est alors indispensable de compléter les explorations (endoscopie bronchique, scanner thoracique, étude de la motilité ciliaire, bilan immunitaire, test de la sueur…) en milieu spécialisé [17].

Prise en charge

Les objectifs sont comparables à ceux du grand enfant.

Médicaments disponibles

Les CI utilisés chez le nourrisson sont la fluticasone (AD à 50 µg), le budésonide (suspension pour nébulisation 0,5 et 1 mg), la béclométasone (solution pour nébulisation à 0,4 et 0,8 mg) (Tableau 28-VIII). Deux modalités d'administration sont recommandées : aérosol-doseur avec chambre d'inhalation adaptée (et masque facial) et nébulisation avec un générateur pneumatique. Aux doses faibles à moyennes, la tolérance des CI est bonne.

Tableau 28-VIII Doses quotidiennes faibles, moyennes et fortes de corticoïdes inhalés en fonction de l'âge [15] : avant 6 ans.

Molécule	Dose faible
Dipropionate de béclométasone (HFA)[1]	100
Budésonide (AD + chambre d'inhalation)	200
Budésonide (suspension pour nébulisation)	500
Propionate de fluticasone (HFA)[2]	100

(1) Diviser par deux pour les spécialités avec particules extrafines (Qvar®)
(2) Dose maximale 500 µg/j.
AD : aérosol doseur ; CFC : chlorofluorocarbone ; HFA : hydroxyfluorocarbone ; IP : inhalateur poudre sèche.

Les BDCA sont essentiellement utilisés pour le traitement des symptômes. Cependant, ils peuvent être utiles en traitement de fond, en association aux CI. Les BDLA n'ont d'AMM qu'à partir de l'âge de 4 ans. Le montélukast (granules à 4 mg) est autorisé à partir de l'âge de 6 mois, en association aux CI et à partir de 2 ans avec les mêmes indications que chez le grand enfant.

Stratégie et adaptation thérapeutique

L'évaluation et la stratégie thérapeutique chez l'enfant préscolaire reposent essentiellement sur la fréquence des symptômes intercritiques et l'évaluation des facteurs de risque. Les items des symptômes intercritiques sont les mêmes que pour le grand enfant, mais la tolérance des symptômes est plus rigoureuse puisque le seuil est de 1/sem. Les facteurs de risque de survenue d'exacerbation sont des symptômes non contrôlés, au moins une exacerbation sévère dans l'année précédente, la persistance d'un tabagisme passif ou actif, d'une pollution, d'un environnement allergénique, une mauvaise compliance et des problèmes psycho-sociaux importants. Le risque d'évolution vers une osbtruction fixée est relié à la fréquence des hospitalisations antérieures.

Les algorithmes de prise en charge thérapeutiques sont schématisés dans la figure 28-10. On distingue quatre paliers :

– palier 1 : sifflements viro-induits peu fréquents *et* peu de symptômes intercritiques : pas de traitement de fond ;

– palier 2 : symptômes consistants avec le diagnostic d'asthme mais insuffisamment contrôlés ou plus d'une exacerbation dans l'année ayant nécessité des corticoïdes : CI faible dose en quotidien. Un test thérapeutique diagnostique de 3 mois par le même schéma peut être proposé en cas de symptômes peu consistants avec le diagnostic d'asthme, mais avec des sifflements fréquents toutes les 6-8 semaines. Les alternatives sont l'utilisation des CI de façon intermittente, mais les données de la littérature sont contradictoires, et le recours au montélukast lorsque les manifestations sont essentiellement viro-induites ou favorisées par l'exercice et en l'absence de terrin atopique [24] ;

– palier 3 : non-contrôle malgré des CI faible dose : doublement des doses de CI (dose moyenne) ou adjonction de montélukast ;

– palier 4 : en l'absence de contrôle au palier antérieur, il est conseillé, après avoir vérifié la technique, l'observance, l'exposition, d'adresser l'enfant en milieu spécialisé pour discuter du diagnostic et de la mise en route de nébulisation de CI.

L'efficacité ou l'échec du traitement doivent être régulièrement évalués. Après stabilisation de l'asthme, on cherche à réduire progressivement la posologie jusqu'à l'obtention de la posologie minimale efficace. Chez la plupart des jeunes enfants, il est possible d'interrompre le traitement corticoïde pendant la période estivale.

Devenir de l'enfant préscolaire

D'une façon générale on retrouve les mêmes facteurs de risque que ceux qui sont associés à la persistance de l'enfant à l'adulte, à savoir la sévérité et la fréquence des manifestations initiales, l'existence d'une atopie (en particulier l'existence d'une sensibilisation

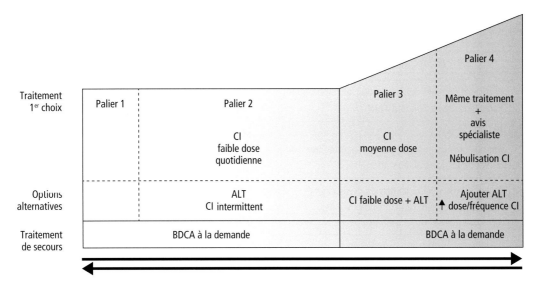

Figure 28-10 Algorithme du traitement de fond de l'asthme de l'enfant avant 6 ans. ALT : antileucotriène ; CI : corticoïde inhalé.

précoce), la présence d'une obstruction bronchique intercritique. Les CI ne modifient pas l'histoire naturelle de l'asthme et n'ont qu'un effet suspensif.

Asthme sévère

Définition et phénotypes

L'asthme sévère (ou difficile), qui représente 5 % environ de l'asthme chez l'enfant, pose des problèmes thérapeutiques importants. Les critères d'asthme sévère associent :
– la nécessité d'un traitement quotidien par une association de corticoïdes inhalés (au moins 800 µg/j d'équivalent budésonide) et d'un BDLA ou d'un antileucotriène ;
– *et* soit la persistance de symptômes (symptômes au moins 3 fois par semaine depuis au moins 3 mois ou exacerbations dans l'année précédente avec au moins une admission en unité de soins intensifs, au moins deux hospitalisations pour asthme aigu grave ou au moins deux cures de corticoïdes per os), soit la persistance d'un syndrome obstructif avec un VEMS post-bronchodilatateurs inférieur à 80 % de la valeur théorique [10].

L'asthme sévère représente donc un groupe hétérogène de situations et plusieurs phénotypes selon les symptômes et la fonction respiratoire [7]. Cette définition implique également trois notions : l'absence d'autre diagnostic, une prise en charge correcte des facteurs précipitants, une bonne adhérence au traitement.

Exploration de l'asthme sévère

L'exploration de l'asthme difficile tente de répondre à cinq questions :
– *s'agit-il réellement d'un asthme ?* Les principaux diagnostics différentiels doivent être éliminés (*voir* Tableau 28-II) ;

– *s'agit-il d'un asthme faussement sévère ?* Les défauts d'observance thérapeutique, une technique défectueuse, un environnement inadéquat, des facteurs psychosociaux constituent certainement les problèmes les plus fréquents d'asthme faussement sévère ;
– *y a-t-il une comorbidité ?* Les principaux facteurs aggravants à rechercher sont le reflux gastro-œsophagien, les pathologies de la sphère ORL, la persistance d'expositions allergéniques, l'existence d'allergènes alimentaires « masqués », le tabagisme passif mais aussi actif chez les plus grands. Il faut également identifier, chez un authentique asthmatique, la part potentielle d'une dyskinésie des cordes vocales ou d'un syndrome d'hyperventilation ;
– *quelle est la part de l'allergie/de la fonction ?* Les études de cohortes ont bien montré que l'allergie, à la fois en termes de nombre d'organes touchés et de nombre de sensibilisations, est un facteur d'asthme sévère. De même, l'existence précoce d'une obstruction bronchique intercritique est associée à un asthme plus sévère ;
– *quelle est l'importance de l'inflammation et du remodelage des voies aériennes ?* Elle fait appel à des méthodes directes invasives (lavage broncho-alvéolaire et biopsies bronchiques) ou à des méthodes indirectes non invasives (mesure du NO exhalé, expectoration induite, condensat exhalé, tomodensitométrie thoracique).

L'évaluation directe repose sur l'analyse du LBA et surtout des biopsies endobronchiques qui sont réalisés au cours de l'endoscopie. Les principaux résultats des biopsies montrent que les phénomènes inflammatoires (augmentation de nombre de polynucléaires éosinophiles et de neutrophiles intra-épithéliaux, augmentation du nombre de mastocytes sous-muqueux et au sein des muscles lisses) sont corrélés aux symptômes, tandis que l'hypertrophie/hyperplasie du muscle lisse, l'hyperplasie myofibroblastique, l'hypertrophie des glandes à mucus, l'angiogenèse, marqueurs du remodelage, sont davantage corrélées à l'obstruction bronchique [4, 23]. Les données récentes montrent que ce remodelage apparaît précocement et peut être visible avant l'âge de 2 ans [13].

Les techniques indirectes (expectoration induite, condensat exhalé, TDM) restent du domaine de la recherche clinique.

Prise en charge

L'asthme sévère nécessite, dans un premier temps, une prise en charge éducative spécifique (autosurveillance du DEP au domicile, plan d'action des exacerbations, coordination entre la famille, le médecin traitant, le pédiatre…). De nouvelles applications via internet et les smartphones sont en développement pour améliorer l'observance et les liens avec le patient et sa famille. Doivent également être pris en charge les comorbidités et les facteurs aggravants.

L'optimisation des thérapeutiques médicamenteuse repose encore sur l'association de doses élevées de corticoïdes inhalés (800 à 1 000 μg/j d'équivalent budésonide) et de BDLA [15] (Figure 28-11).

Les enfants qui restent cependant symptomatiques ou conservent une obstruction bronchique intercritique représentent les vrais asthmes sévères, difficiles ou réfractaires [10]. S'il est tentant d'augmenter la posologie journalière de CI, le risque potentiel d'effets secondaires peut alors devenir supérieur aux bénéfices espérés. C'est dans cette logique qu'il est proposé un test aux corticoïdes (2 mg/kg/j pendant 7 à 10 jours). Un test positif (contrôle des symptômes, amélioration du VEMS ≥ 15 %) incitera à renforcer, au moins temporairement, le traitement anti-inflammatoire et bronchodilatateur. Un test négatif, clinique ou fonctionnel, incitera à une évaluation plus complète en milieu spécialisé. L'absence d'infiltration éosinophilique ou neutrophilique associée à la présence de signes important de remodelage inciterait à alléger la pression en CI, tandis qu'une infiltration inflammatoire importante en éosinophiles inciterait à renforcer au moins temporairement la pression en corticoïdes.

Les indications des traitements alternatifs visant à réduire ou à épargner les corticostéroïdes oraux, qu'il s'agisse des immunoglobulines intraveineuses ou de la ciclosporine, n'ont jamais fait l'objet d'études en double aveugle avec un effectif suffisant ou sont restées négatives.

La meilleure compréhension des mécanismes impliqués dans la physiopathologie de l'asthme a permis le développement de nouvelles cibles dont l'omalizumab est le chef de file. D'autres molécules ciblées sont en cours de développement [8] : anti-IgE plus puissants, anti-IL5 (mépolizumab, reslizumab, benralizumab) pour les asthmes hyperéosinophiliques, anti-IL-13 (lebrikizumab), indiqués en cas de taux de périostine plasmatique élevé, anti-IL-4, anti-IL-17, etc. Ces nouvelles molécules ouvrent l'ère d'une prise en charge personnalisée pour laquelle l'identification de marqueurs prédictifs d'efficacité sera nécessaire [6].

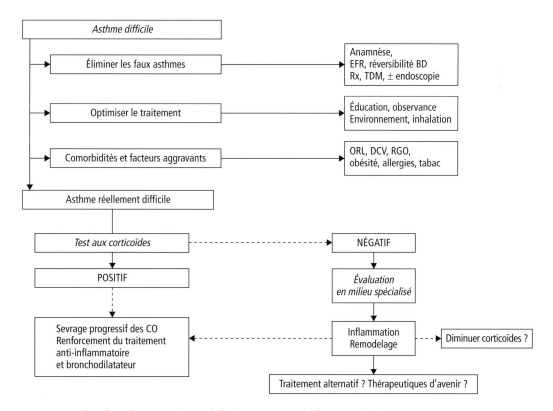

Figure 28-11 Algorithme de prise en charge de l'asthme sévère de l'enfant. BD : brochodilatateur ; CO : corticoïde oral ; DCV : dyskinésie des cordes vocales ; RGO : reflux gastro-œsophagien.

Points clefs

- L'asthme est la plus fréquente des maladies chroniques de l'enfant.
- Les examens clefs au moment du diagnostic sont les radiographies de thorax et, à partir de 3 ans, les épreuves fonctionnelles respiratoires et l'enquête allergologique.
- Près de 80 % des enfants asthmatiques sont sensibilisés à au moins un allergène.
- L'objectif du traitement est d'obtenir le contrôle au quotidien des symptômes et de prévenir le risque futur d'exacerbations et d'obstruction fonctionnelle fixée.
- La majorité des asthmatiques peut être contrôlée avec l'arsenal thérapeutique disponible dont la pierre angulaire est la corticothérapie inhalée, les problèmes liés à l'observance et aux erreurs techniques d'inhalation sont les principales causes d'échecs thérapeutiques.
- La sévérité initiale, l'importance de la sensibilisation et la persistance d'une obstruction bronchique intercritique sont les principaux facteurs de persistance de l'asthme.

BIBLIOGRAPHIE

1. BOUDEWIJN IM, SAVENIJE OE, KOPPELMAN GH et al. Nocturnal dry cough in the first 7 years of life is associated with asthma at school age. Pediatr Pulmonol, 2014, *50* : 848-855.
2. BRAND PL, BARALDI E. Definition, assessment and treatment of wheezing disorders in preschool children : an evidence based approach. European Respiratory Society task force report. Eur Respir J, 2008, *32* : 1096-1110.
3. CHANG TS, LEMANSKE RF JR, MAUGER DT et al. Childhood asthma clusters and response to therapy in clinical trials. J Allergy Clin Immunol, 2014, *133* : 363-369.
4. DE BLIC J, TILLIE-LEBLOND I, TONNEL AB et al. Difficult asthma in children : an analysis of airway inflammation. J Allergy Clin Immunol, 2004, *113* : 94-100.
5. DESCHILDRE A, MARGUET C, SALLERON J et al. Add-on omalizumab in children with severe allergic asthma : a 1-year real life survey. Eur Respir J, 2013, *42* : 1224-1233.
6. FAJT ML, WENZEL SE. Asthma phenotypes and the use of biologic medications in asthma and allergic disease : the next steps toward personalized care. J Allergy Clin Immunol, 2015, *135* : 299-310.
7. FITZPATRICK AM, TEAGUE WG, MEYERS DA et al. Heterogeneity of severe asthma in childhood : confirmation by cluster analysis of children in the National Institutes of Health/National Heart, Lung, and Blood Institute severe asthma research program. J Allergy Clin Immunol, 2011, *127* : 382-9e1-13.
8. GIOVANNINI-CHAMI L, ALBERTINI M, SCHEINMANN P, DE BLIC J. New insights into the treatment of severe asthma in children. Paediatr Respir Rev, 2014, *16* : 167-173.
9. HAUTE AUTORITÉ DE SANTÉ. Asthme de l'enfant de moins de 36 mois : diagnostic, prise en charge et traitement en dehors des épisodes aigus. Saint-Denis, HAS, 2009 (www.has-sante.fr)
10. HEDLIN G, BUSH A, LODRUP CARLSEN K et al. Problematic severe asthma in children, not one problem but many : a GA2LEN initiative. Eur Respir J, 2010, *36* : 196-201.
11. INSTITUT NATIONAL DE VEILLE SANITAIRE (www.invs.sante.fr/Dossiers-thematiques/Maladies-chroniques-et-traumatismes/Asthme), 2014.
12. LEMANSKE RF JR, MAUGER DT, SORKNESS CA et al. Step-up therapy for children with uncontrolled asthma receiving inhaled corticosteroids. N Engl J Med, 2010, *362* : 975-985.
13. LEZMI G, GOSSET P, DESCHILDRE A et al. Airway remodeling in preschool children with severe recurrent wheeze. Am J Respir Crit Care Med, 2015, *192* : 164-171.
14. LOKE YK, BLANCO P, THAVARAJAH M, WILSON AM. Impact of inhaled corticosteroids on growth in children with asthma : systematic review and meta-analysis. PLoS One, 2015, *10* : e0133428.
15. NIH-NHLBI/WHO WORKSHOP REPORT. Global initiative for asthma. Global strategy for asthma management and prevention. Washington, NIH Publications, 2016, O2-3659 (http://www.ginasthma.com).
16. PRUTEANU AI, CHAUHAN BF, ZHANG L et al. Inhaled corticosteroids in children with persistent asthma : dose-response effects on growth. Cochrane Database Syst Rev, 2014, *7* : Cd009878.
17. REN CL, ESTHER CR JR, DEBLEY JS et al. Official American Thoracic Society clinical practice guidelines : diagnostic evaluation of infants with recurrent or persistent wheezing. Am J Respir Crit Care Med, 2016, *194* : 356-373.
18. SEARS MR. Predicting asthma outcomes. J Allergy Clin Immunol, 2015, *136* : 829-836.
19. SIMPSON A, TAN VY, WINN J et al. Beyond atopy : multiple patterns of sensitization in relation to asthma in a birth cohort study. Am J Respir Crit Care Med, 2010, *181* : 1200-1206.
20. STERN DA, MORGAN WJ, HALONEN M et al. Wheezing and bronchial hyper-responsiveness in early childhood as predictors of newly diagnosed asthma in early adulthood : a longitudinal birth-cohort study. Lancet, 2008, *372* : 1058-1064.
21. TAI A, TRAN H, ROBERTS M et al. Outcomes of childhood asthma to the age of 50 years. J Allergy Clin Immunol, 2014, *133* : 1572-8.e3.
22. TELLERIA JJ, BLANCO-QUIROS A, VARILLAS D et al. *ALOX5* promoter genotype and response to montelukast in moderate persistent asthma. Respir Med, 2008, *102* : 857-861.
23. TILLIE-LEBLOND I, DE BLIC J, JAUBERT F et al. Airway remodeling is correlated with obstruction in children with severe asthma. Allergy, 2008, *63* : 533-541.
24. ZEIGER RS, MAUGER D, BACHARIER LB et al. Daily or intermittent budesonide in preschool children with recurrent wheezing. N Engl J Med, 2011, *365* : 1990-2001.

PNEUMOPATHIES D'HYPERSENSIBILITÉ

Jean-Charles Dalphin et Marie-Laure Dalphin

Les pneumopathies d'hypersensibilité (PHS) sont des granulomatoses pulmonaires de mécanisme immuno-allergique, dues à l'inhalation chronique d'antigènes le plus souvent organiques, parfois chimiques, auxquels le sujet a été préalablement sensibilisé.

Les PHS sont classiquement des maladies de l'adulte car elles surviennent le plus souvent dans un contexte professionnel. Elles peuvent cependant survenir à tous les âges de la vie. Chez l'enfant, c'est une maladie rare, mais probablement sous-diagnostiquée [42]. Elle fait suite dans la majorité des cas à une exposition domestique à des antigènes protéiques aviaires, plus rarement à des micro-organismes.

Les formes pédiatriques de PHS ne sont pas réellement différentes des formes de l'adulte. Elles ont toutefois des particularités, relatives aux circonstances étiologiques, mais également à la réalisation et à l'interprétation de certains examens complémentaires.

Épidémiologie

Fréquence

Il n'y a pas d'étude de prévalence ou d'incidence publiée chez l'enfant. Depuis 1960, moins de 200 cas sont apparus dans la littérature [11, 42]. Deux études évaluant la tomodensitométrie thoracique haute résolution (TDM-HR) dans les pneumopathies infiltrantes diffuses de l'enfant ont été publiées. Les résultats du recrutement rapportés, 1 cas sur 20 enfants pour la première [32] et 4 sur 59 pour la plus récente [44], témoignent de la rareté des PHS en pédiatrie. Plus récemment, l'unité de surveillance pour les maladies pédiatriques rares en Allemagne (ESPED) a recensé 23 enfants porteurs d'une PHS durant les années 2005-2006, dont 7 avec une forme chronique [15]. Un travail japonais a répertorié tous les cas de fièvre d'été (*summer-type hypersensitivity pneumonitis*), PHS liées aux moisissures d'été dans les maisons, entre 1982 et 2012. Parmi les 49 cas, 12 étaient des enfants de 2 à 15 ans [34]. De nombreux auteurs suggèrent que la fréquence des PHS pédiatriques est probablement sous-estimée, car de diagnostic difficile. Il est possible que le nombre limité de cas pédiatriques s'explique simplement par une plus faible exposition. Ainsi, les PHS chez l'enfant sont rares, mais loin d'être exceptionnelles.

Facteurs de risque

Les PHS surviennent également dans les deux sexes, plus souvent chez le grand enfant et l'adolescent, mais les jeunes enfants, voire les nourrissons [34, 41] peuvent être atteints.

Moins de 10 % des sujets exposés à de fortes quantités d'antigènes développent la maladie. Un pourcentage beaucoup plus élevé, jusqu'à 50 % chez l'adulte, développe des réactions immunologiques. Il est probable que des facteurs de « promotion » ou de « protection » influencent les réponses individuelles aux agents inhalés et expliquent que certains sujets sensibilisés développent la maladie et d'autres non. Qu'ils soient d'origine génétique ou environnementale, ces facteurs ne sont pas clairement individualisés. Plusieurs cas au sein d'une même famille ont été publiés. Il s'agit presque toujours de PHS aviaires [2] ou de fièvre d'été [27]. Certains auteurs ont suggéré de faire une enquête familiale lorsqu'un « enfant index » était diagnostiqué [4, 25]. À l'heure actuelle, personne ne sait réellement pourquoi certains sujets exposés vont développer la maladie et d'autres pas. Mais il apparaît que les enfants sont particulièrement concernés par les formes familiales, alors que l'immense majorité des cas chez l'adulte sont sporadiques.

Étiologie

Les micro-organismes représentent les antigènes les plus souvent impliqués dans les PHS. Des substances protéiques animales (notamment d'origine aviaire), végétales ou des agents chimiques peuvent également être en cause. Chez l'enfant, trois circonstances étiologiques résument la quasi-totalité des cas publiés (Tableaux 29-I et 29-II) :

– les PHS d'origine aviaire, liées à des oiseaux d'agrément présents au domicile : pigeons, colombes ou oiseaux exotiques du genre perruches, perroquets, etc. Mais des pigeons sauvages (dits pigeons de ville) peuvent être incriminés [8] ;

– les PHS liées à un environnement agricole, qualifiées parfois de formes pédiatriques de « poumon de fermier ». Elles surviennent chez des enfants exposés à la ferme de leurs parents, généralement en milieu de production laitière ou d'élevage ou lorsqu'il y a stockage de fourrages et/ou de céréales susceptibles d'être contaminés par des moisissures. Des formes particulières peuvent survenir : exposition intermittente dans un centre équestre [29] ou exposition au compost domestique [3] ;

Tableau 29-I Principales pneumopathies d'hypersensibilité rencontrées chez l'enfant : pneumopathies d'hypersensibilité de type agricole.

Dénomination	Réservoir antigénique habituel	Antigènes
Maladie du poumon de fermier	Foin, fourrages, paille, céréales, fumier, substances végétales moisies	Actinomycètes thermophiles – *Saccharopolyspora rectivirgula* – *Thermoactinomyces vulgaris, T. sacchari, T. viridis* Micromycètes – *Aspergillus* sp., *A. umbrosus* – *Candida albicans* – *Absidia corymbifera* – *Penicillium brevicompactum, P. olivicolor* – *Eurotium amstelodami* – *Wallemia sebi*
Poumon de compost	Compost (fabrication ou utilisation)	*Aspergillus fumigatus*
Maladies des éleveurs d'oiseaux	Déjections, sérums d'oiseaux, (pigeons, poules, dindons, oies)	Protéines aviaires (IgA) Mucines intestinales « Substances » aviaires indéterminées

Tableau 29-II Principales pneumopathies d'hypersensibilité rencontrées chez l'enfant : pneumopathies d'hypersensibilité « domestiques ».

Dénomination	Réservoir antigénique habituel	Antigènes présumés
Alvéolites aviaires domestiques	Tourterelles, perruches, inséparables, perroquets, colombes, canaris, plumes d'oie ou de canard dans les oreillers ou duvets…	*Voir* Tableau 29-I
Maladie des climatiseurs ou des humidificateurs domestiques	Système de climatisation et/ou d'humification, ou système de ventilation ou de chauffage par air pulsé	Actinomycètes thermophiles : *T. vulgaris, S. rectivirgula* Micromycètes : *Penicillium, Alternaria, Aureobasidium pullulans, Cephalosporium acremonium*
Alvéolites dues à diverses moisissures domestiques	Moisissures se développant dans les toits, les sous-sols, les caves, les salles de bain et dans toute zone confinée, humide et mal ventilée Circonstances aggravantes fréquentes : inondation, fuites d'eau…	*Epicoccum nigrum* *Penicillium expansum*
Fièvre d'été (Japon)	Poussières de maison	*Trichosporon cutaneum* *Cryptococcus albidus*
Poumon des jacuzzis	Micro-organismes se développant dans les filtres et circuit d'eau	*Mycobacterium avium intracellulare*

– les PHS provoquées par l'exposition à des moisissures domestiques liées au développement de micro-organismes fongiques, parfois de levures dans les habitats « malsains » [21]. À l'échelle mondiale, la plus fréquente des PHS liées aux moisissures domestiques est la « fièvre d'été » et survient presque exclusivement au Japon. Elle est la forme la plus fréquente de PHS de l'enfant au Japon [33, 34].

Enfin, à côté de ces trois principales causes, citons le poumon des jacuzzis (ou *hot tub lung*), de plus en plus fréquent chez l'adulte, qui peut également affecter les enfants [18]. Cette PHS, due à une mycobactérie (*Mycobacterium avium intracellulare*) qui se développe dans les circuits d'alimentation et d'évacuation d'eau et dans les filtres des jacuzzis, est un peu particulière dans la mesure où la mycobactérie est retrouvée de façon constante dans le poumon des sujets atteints. Enfin, des cas liés à des plumes d'oie dans un duvet ont été rapportés [23].

Diagnostic

Évaluation clinique

Elle repose sur des données classiques [15, 39, 42]. On décrit trois formes :

– la *forme aiguë* réalise un syndrome pseudo-grippal fébrile avec toux et dyspnée d'apparition semi-retardée, 4 à 8 heures après le contact antigénique. Les râles crépitants classiquement constants peuvent être difficiles à percevoir chez le jeune enfant et le nourrisson. Les symptômes s'amendent habituellement en quelques jours, mais si l'exposition perdure, les épisodes récidivent sans phénomène de tolérance et ont tendance à s'aggraver avec une altération de l'état général. Des formes suraiguës, brutales ou d'aggravation dramatique en quelques jours, parfois fatales, ont été décrites chez l'enfant [7, 10, 28] ;

– dans la *forme subaiguë*, la dyspnée, d'aggravation progressive en quelques semaines, et l'altération de l'état général sont au premier plan. S'associent une toux plus ou moins productive et parfois une fièvre, plus souvent une fébricule. La relation avec l'exposition est moins flagrante que dans la forme aiguë, mais les signes s'accentuent souvent au contact antigénique. Ici aussi, les râles crépitants sont présents. L'évolution peut se faire en quelques semaines ou années vers un tableau d'insuffisance respiratoire grave, parfois mortelle [43]. Cette présentation est la plus commune chez l'enfant ;

– la *forme chronique* aboutit de façon sournoise, en plusieurs années, à une insuffisance respiratoire chronique par fibrose interstitielle diffuse. Les symptômes sont plus atypiques : toux, dyspnée, expectoration, oppression thoracique avec sifflements, altération de l'état général. Les signes bronchiques (sibilants, expectorations) ne sont pas exceptionnels.

Évaluation paraclinique

Explorations fonctionnelles respiratoires

Il existe un trouble ventilatoire restrictif avec une réduction des volumes pulmonaires et une diminution de la compliance [5, 31]. Une obstruction bronchique distale est usuelle [31]. L'anomalie fonctionnelle la plus sensible est la diminution de la capacité de diffusion du CO (DL_{CO}). Les volumes et les débits peuvent se normaliser et l'hypoxie disparaître en quelques semaines en cas d'éviction antigénique [5]. L'altération de la DL_{CO} en revanche persiste plusieurs mois [5].

Dans les formes chroniques séquellaires, on note un trouble ventilatoire restrictif en cas de pneumopathie interstitielle ou obstructif en cas de maladie broncho-emphysémateuse ; cette évolution emphysémateuse est toutefois mal documentée chez l'enfant. La seule analogie entre ces deux présentations, l'altération de la DL_{CO}, présente à tous les stades de la maladie, constitue donc un indicateur diagnostique constant.

Imagerie

CLICHÉ RADIOGRAPHIQUE STANDARD • Dans les formes récentes, des opacités en verre dépoli, bilatérales, diffuses ou prédominant dans les régions périhilaires et basales et/ou un syndrome micronodulaire, sont communément retrouvés. Les images réticulaires sont plus rares. Mais la radiographie thoracique est normale dans 20 % des PHS récentes [20]. Dans les formes chroniques séquellaires, l'aspect classique est celui d'une fibrose avec perte de volume.

TOMODENSITOMÉTRIE HAUTE RÉSOLUTION • La connaissance des aspects TDM des PHS de l'enfant repose sur les descriptions issues de cas cliniques isolés ou groupés et de deux études consacrées aux aspects radiologiques des pneumopathies infiltrantes diffuses de l'enfant [15, 32, 44]. Rien ne permet de les distinguer de celles de l'adulte.

Dans les formes récentes, on observe des opacités en verre dépoli bilatérales, qui prédominent généralement dans les zones périhilaires et basales, associées à des micronodules flous, de type centrolobulaire, qui peuvent être disséminés dans l'ensemble des champs pulmonaires. Le verre dépoli et les nodules n'ont pas de prédilection péribronchovasculaire. Les plages en verre dépoli sont généralement hétérogènes et leur contour prend parfois un aspect en carte de géographie, qui est évocateur du diagnostic quand il est associé aux micronodules. L'hyperdensité parenchymateuse peut aussi se traduire par des condensations alvéolaires [19, 42], habituellement basales. Il existe fréquemment au sein du verre dépoli des hyperclartés, qui donnent un aspect en mosaïque, très évocateur du diagnostic (Figure 29-1) [17].

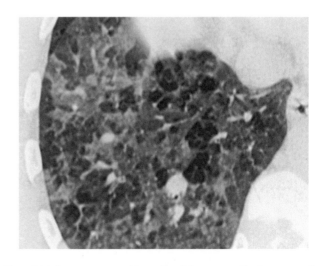

Figure 29-1 Aspect scanographique. Opacités en verre dépoli entrecoupées d'hyperclartés lobulaires : aspect caractéristique « en mosaïque ». Forme aiguë de PHS liée à la sciure de bois contaminée.

Dans les formes chroniques, on peut observer des opacités réticulaires, des images kystiques parfois regroupées en « rayon de miel » dans les bases, associées à des signes de rétraction. Dans ces formes chroniques, lorsque l'exposition est maintenue, on observe fréquemment des opacités en verre dépoli et/ou des micronodules qui témoignent d'une maladie « active » sur un fond de maladie chronique. L'existence de kystes ou de lésions emphysémateuses, classiques bien que rares chez l'adulte, ne semble pas être décrite chez l'enfant [15].

Sérologie ou recherche de précipitines sériques

Les précipitines sont des immunoglobulines, majoritairement de type IgG, présentes dans le sérum du malade, qui, sur des supports adaptés, précipitent en présence de l'antigène responsable de la maladie (Figure 29-2). Leur existence témoigne de la mise en jeu de mécanismes immunologiques à médiation humorale que l'on sait constants dans les PHS mais insuffisants, puisque cette maladie et notamment la formation du granulome qui en est l'essence requièrent la mise en jeu de mécanismes immunologiques cellulaires.

La valeur diagnostique des précipitines est diversement appréciée, avec des chiffres de sensibilité et de spécificité très variables, et ce pour deux raisons principales [1, 37] :
– les techniques sont très nombreuses, et pas toujours standardisées ;
– les panels d'antigènes, variables, ne sont pas forcément représentatifs de l'exposition.

La méthode ELISA est la technique la plus largement utilisée, car sa réalisation est relativement facile et son interprétation standardisée. Les techniques d'immunodiffusion gardent des adeptes mais nécessitent des opérateurs expérimentés. Lorsque ce test est réalisé dans des laboratoires de « référence », qui travaillent au contact d'équipes cliniques expérimentées, sa valeur diagnostique est bonne et sa capacité à discriminer les PHS des autres pneumopathies infiltrantes diffuses chez l'adulte élevée [30].

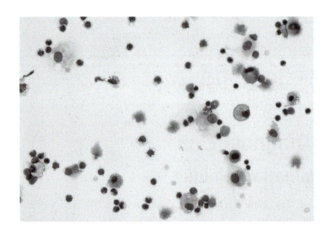

Figure 29-3 Lavage broncho-alvéolaire. Coloration de May-Grünwald-Giemsa, grossissement × 400. Population inflammatoire importante riche en polynucléaires neutrophiles et lymphocytes. Présence de macrophages spumeux.

Lavage broncho-alvéolaire

Il est un élément clef du diagnostic. Chez l'enfant comme chez l'adulte, il révèle de façon constante une alvéolite lymphocytaire [15] Son absence permet d'éliminer le diagnostic avec une très haute sécurité [36].

La cellularité totale est augmentée, qui concerne surtout les lymphocytes, mais également les autres lignées (Figure 29-3). Dans les formes aiguës, le profil cellulaire varie avec le délai entre la dernière exposition et le lavage broncho-alvéolaire. Les polynucléaires neutrophiles augmentent durant les premières heures et on peut alors observer une formule panachée [12]. Les macrophages, dont le nombre absolu est normal ou légèrement augmenté, sont souvent hypodenses (*voir* Figure 29-3).

L'alvéolite lymphocytaire n'est pas spécifique et peut être présente dans d'autres maladies pulmonaires de l'enfant ainsi que chez des sujets indemnes de toute affection mais exposés. Cette alvéolite lymphocytaire persiste pendant des mois, voire des années, notamment lorsque l'exposition se poursuit, ce qui en fait un outil diagnostique rétrospectif de premier ordre. L'étude des sous-populations lymphocytaires n'est pas très instructive [15, 36].

Prélèvements histologiques

Les prélèvements obtenus par chirurgie vidéo-assistée étant en général de taille suffisante, cette technique est privilégiée.

Les formes récentes révèlent des granulomes en général petits, peu ou mal organisés, très riches en lymphocytes et relativement pauvres en histiocytes épithélioïdes. Ils prédominent au centre du lobule, entourant les bronchioles terminales et respiratoires (Figure 29-4) ; la bronchiolite est un aspect quasi constant de la maladie [13, 24].

L'aspect peut être également celui d'une pneumopathie interstitielle non spécifique [24].

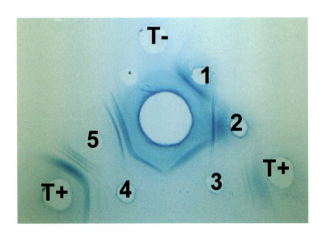

Figure 29-2 Double diffusion d'Ouchterlony. Forte précipitation avec les cinq antigènes aviaires du kit *avian allergens* (positions 1 à 5, position 6 sans antigène). T+ : sérum témoin positif ; T– : sérum témoin négatif.

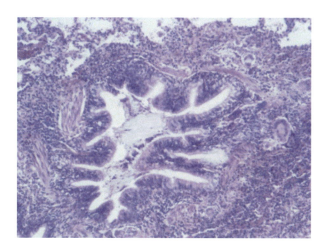

Figure 29-4 Biopsie pulmonaire chirurgicale. Coloration HES, grossissement × 400. Aspect de bronchiolite constrictive avec granulome à cellules géantes dans la paroi bronchique et infiltrat lymphocytaire étendu aux cloisons alvéolaires adjacentes.

Dans les formes chroniques, il existe fréquemment un infiltrat mononucléé bronchiolaire et péribronchiolaire, qui permet d'évoquer la maladie ; mais l'aspect est parfois celui d'une fibrose interstitielle indistinguable de celui d'une fibrose pulmonaire idiopathique [15, 24].

Tests de provocation respiratoire

Ils ne sont plus recommandés actuellement, d'autant que leurs techniques et leurs résultats ne sont pas standardisés. Une provocation réaliste, prudente, qui consiste à réexposer le sujet à l'agent suspecté dans son environnement naturel, peut, au cas par cas, être proposée.

Stratégie et critères diagnostiques

Aucune des propositions de critères diagnostiques publiées, récemment revues [14], ne fait référence. Une étude multicentrique internationale (*HP study*) propose une association de critères cliniques simples offrant une bonne rentabilité diagnostique, qui, dans un bon nombre de cas, permet d'éviter des explorations invasives [30] ; mais elle a surtout des applications épidémiologiques et ne concerne que les formes actives de la maladie, de surcroît chez l'adulte. Les résultats ont permis d'identifier six prédicteurs indépendants du diagnostic de PHS, vis-à-vis des autres causes de pneumopathies interstitielles :
– exposition à un antigène connu pour être pathogène (OR : 38,8) ;
– survenue des symptômes 4-8 heures après l'exposition (OR : 7,2) ;
– présence d'anticorps précipitants (OR : 5,3) ;
– râles crépitants à l'inspiration (OR : 4,5) ;
– caractère récidivant des symptômes (OR : 3,3) ;
– perte de poids (OR : 2,0).

À partir de ces critères et de leur poids respectif, un score de probabilité diagnostique peut être calculé.

On peut raisonnablement proposer un diagnostic reposant sur cinq critères majeurs dont les quatre premiers sont obligatoires [40] :
– symptômes respiratoires compatibles ;
– preuve d'une exposition antigénique : retenue soit par l'interrogatoire, soit par la présence de précipitines, soit éventuellement par des prélèvements de la source antigénique ;
– alvéolite lymphocytaire au lavage broncho-alvéolaire ;
– diminution de la DL_{CO} ou hypoxie (ou désaturation) d'effort ;
– imagerie compatible (radiographie pulmonaire standard ou TDM haute résolution).

Le diagnostic est certain devant l'existence des cinq critères ; en l'absence du cinquième critère, il est justifié d'obtenir confirmation par un test de provocation positif (ou test de ré-exposition) et/ou des prélèvements histologiques.

Évolution et pronostic

Il semble que le pronostic soit meilleur que chez l'adulte, avec une guérison clinique et fonctionnelle dans la grande majorité des cas après éviction antigénique [38, 42]. Des formes mortelles par évolution d'une insuffisance respiratoire chronique par fibrose pulmonaire ont toutefois été rapportées. Une étude récente portant sur le suivi de 22 patients a confirmé l'excellent pronostic, avec cependant près de la moitié des sujets qui gardent une obstruction bronchique modérée (détectable par la mesure de l'index de clairance pulmonaire à 2,5 %) et une altération de la DL_{CO} [38].

Les modalités évolutives dépendent probablement du type de PHS et du mode d'exposition. Chez l'adulte, en cas d'exposition intermittente à fortes concentrations d'antigènes, l'évolution vers une maladie obstructive emphysémateuse est fréquente, notamment dans la maladie du poumon de fermier. En cas d'exposition chronique à de faibles concentrations d'antigènes, l'évolution vers une fibrose pulmonaire est la règle si la soustraction à l'antigène n'est pas réalisée. Ce dernier mode d'exposition est possible chez l'enfant, expliquant que la fibrose pulmonaire soit une complication décrite. En revanche, à notre connaissance, l'évolution emphysémateuse n'est pas documentée.

Diagnostic différentiel

Devant une pneumopathie infiltrante aiguë fébrile de l'enfant, on devra éliminer les infections bactériennes, virales ou à mycobactéries, ce qui généralement ne pose pas de difficulté majeure. Devant une forme subaiguë ou chronique, le respect des critères et de la démarche diagnostiques présentés plus haut doit permettre, en théorie, d'éliminer les autres pneumopathies infiltrantes diffuses de l'enfant [6, 9, 44].

En pratique, certaines situations restent difficiles. C'est le cas par exemple d'une pneumopathie infiltrante lymphocytaire, compatible avec une PHS chez un enfant qui a priori n'est pas

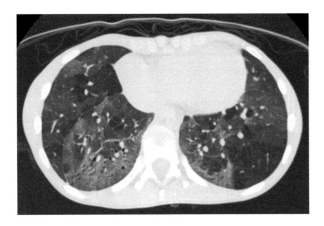

Figure 29-5 Tomodensitométrie haute résolution. Opacités bilatérales en verre dépoli. Aspect histopathologique de pneumonie interstitielle non spécifique (biopsie pulmonaire par thoracoscopie) chez une jeune fille de 12 ans exposée à des moisissures.

Points clefs

- Les PHS sont des granulomatoses pulmonaires résultant d'une réponse immunologique complexe à l'inhalation d'une grande variété d'antigènes.
- Le diagnostic doit être évoqué devant au moins cinq critères majeurs : symptômes respiratoires compatibles ; preuve d'une exposition antigénique ; alvéolite lymphocytaire au lavage broncho-alvéolaire ; diminution de la DL_{CO} ou hypoxie (ou désaturation) d'effort ; imagerie compatible.
- Le pronostic chez l'enfant est généralement bon, mais l'éviction antigénique doit être complète et définitive.
- La corticothérapie par voie générale est utilisée dans les formes sévères.
- En l'absence d'éviction antigénique, l'évolution peut se faire vers une insuffisance respiratoire chronique grave, parfois mortelle.

exposé. Il faudra alors savoir évoquer la possibilité d'une cause rare de PHS. Un interrogatoire averti, fondé sur une liste extensive des causes répertoriées, une visite du milieu domestique complétée si nécessaire de prélèvements microbiologiques et de recherches immunologiques spécifiques, pourront permettre le diagnostic.

Une autre situation délicate est celle des formes chroniques, avec aspect de fibrose pulmonaire, pour lesquelles la distinction avec une fibrose pulmonaire « idiopathique » n'est pas évidente. L'imagerie avec étude morphologique et topographique des lésions, l'étude de la fonction respiratoire, le LBA peuvent orienter le diagnostic, mais ne sont pas formels. L'étude histopathologique peut même être prise en défaut [35]. Il est vraisemblable qu'un certain nombre de fibroses pulmonaires « idiopathiques » ou de pneumopathies interstitielles non spécifiques soient des PHS évoluées ou chroniques (Figure 29-5).

Traitement

Le traitement repose sur l'éviction antigénique et sur la corticothérapie dans les formes sévères.

L'éviction antigénique doit être complète et définitive. Dans les formes sévères, l'usage est de prescrire une corticothérapie de l'ordre de 0,5 à 1 mg/kg/j pendant quelques semaines, mais en aucun cas cette corticothérapie ne doit être une alternative à la suppression de la source antigénique quand celle-ci est identifiée. Ponctuellement, des posologies et des durées beaucoup plus élevées ont été prescrites [16], mais il n'y a aucune recommandation officielle. Dans les formes récentes non graves de PHS, les corticoïdes sont efficaces, mais leur intérêt n'est pas démontré. Un seul essai thérapeutique randomisé, versus placebo en double aveugle, a été publié chez l'adulte [26]. Les résultats ont montré une amélioration plus rapide chez les sujets traités mais pas de bénéfice des corticoïdes à moyen et long termes.

Remerciements : les auteurs remercient Agnès Cachot pour son assistance technique.

BIBLIOGRAPHIE

1. Aberer W, Woltsche M, Woltsche-Karh I, Krange B. IgG antibodies typical for extrinsic allergic alveolitis : an interlaboratory quality assessment. Eur J Med Res, 2001, 6 : 498-504.
2. Cardoso J, Carvalho I. The value of family history in the diagnosis of hypersensitivity pneumonitis in children. J Bras Pneumol, 2014, 40 : 183-187.
3. Casaulta Aebischer C, Frey U, Schöni MH. Hypersensitivity pneumonitis in a five-year-old boy : an unusual antigen source. Pediatr Pulmonol, 2002, 33 : 77-78.
4. Ceviz N, Kaynar H, Olgun H et al. Pigeon breeder's lung in childhood : is family screening necessary ? Pediatr Pulmonol, 2006, 41 : 279-282.
5. Chiron C, Gaultier C, Boule M et al. Lung function in children with hypersensitivity pneumonitis. Eur J Respir Dis, 1984, 65 : 79-91.
6. Clement A. Task force on chronic interstitial lung disease in immunocompetent children. Eur Respir J, 2004, 24 : 686-697.
7. Du Lac P, Garnier JM, Dumon H et al. Extrinsic allergic alveolitis. A propos of a severe case. Ann Pediatr, 1991, 38 : 189-192.
8. Du Marchie Sarvaas GJ, Merkus PJ, de Jongste JC. A family with extrinsic allergic alveolitis caused by city pigeons : a case report. Pediatrics, 2000, 105 : e62.
9. Fan LL, Langston C. Chronic interstitial lung disease in children. Pediatr Pulmonol, 1993, 16 : 184-196.
10. Farnoux C, Germain JF, Pinquier D et al. Alvéolite allergique extrinsèque suraiguë avec œdème lésionnel. Arch Pédiatr, 1996, 3 : 988-992.
11. Fink J, Ortega H, Reynolds H et al. Needs and opportunities for research in hypersensitivity pneumonitis. Am J Resir Crit Care Med, 2005, 171 : 792-798.
12. Fournier E, Tonnel AB, Gosset Ph et al. Early neutrophil alveolitis after antigen inhalation in hypersensitivity pneumonitis. Chest, 1985, 88 : 563-566.
13. Fracchia MS, El Saleeby CM, Murali MR et al. Case 9-2013 : a 9-year old boy with fever, cough, respiratory distress and chest pain. N Engl J Med, 2013, 368 : 1141-1150.
14. Girard M, Lacasse Y, Cormier Y. Hypersensitivity pneumonitis. Allergy, 2009, 64 : 322-334.
15. Griese M, Haug M, Hartl D et al. and the National EAA Study Group. Hypersensitivity pneumonitis : lessons for diagnosis and treatment of a rare entity in children. Orphanet J Rare Dis, 2013, 8 : 121-129.

16. Grech V, Vella C, Lenicjker H. Pigeon breeder's lung in childhood : varied clinical picture at presentation. Pediatr Pulmonol, 2000, *30* : 145-148.
17. Hansell DM, Wells AU, Padley SPG, Müller NL. Hypersensitivity pneumonitis : correlation of individual CT patterns with functional abnormalities. Radiology, 1996, *199* : 123-128.
18. Hartman TE, Jensen E, Tazelaar HD et al. CT findings of granulomatous pneumonitis secondary to *Mycobacterium avium-intracellulare* inhalation : "hot tub lung". AJR Am J Roentgenol, 2007, *188* : 1050-1053.
19. Herraez I, Gutierrez M, Alonso N, Allende J. Hypersensitivity pneumonitis producing a BOOP-like reaction : HRCT/pathologic correlation. J Thorac Imaging, 2002, *17* : 81-83.
20. Hodgson MJ, Parkinson DK, Harf M. Chest X rays in hypersensitivity : a meta-analysis of secular trend. Am J Ind Med, 1989, *16* : 45-53.
21. Hogan MB, Corder WT, Wilson NW et al. Basement shower hypersensitivity pneumonitis secondary to *Epicoccum nigrum*. Chest, 1996, *110* : 854-856.
22. Iyori H, Kawamura K, Seo K. Summer-type hypersensitivity pneumonitis in a child. Acta Paediatr Jpn, 1991, *33* : 488-491.
23. Jordan LE, Guy E. Paediatric feather duvet hypersensitivity pneumonitis. BMJ Case Rep, 2015, *pii* : bcr2014207956.
24. Katzenstein AL, Mukhopadhyay S, Myers JL. Diagnosis of usual interstitial pneumonia and distinction from other fibrosing interstitial lung diseases. Hum Pathol, 2008, *39* : 1275-1294.
25. Keith HH, Holsclaw DS, Dunsky EH. Pigeon breeder's disease in children. A family study. Chest, 1981, *79* : 107-110.
26. Kokkarinen JI, Tukiainen HO, Terho EO. Effect of corticosteroid treatment on the recovery of pulmonary function in farmer's lung. Am Rev Respir Dis,1992, *145* : 3-5.
27. Kokuto H, Matsuda S, Tsuji S et al. Case report : a case of parents and child who simultaneously suffered from summer-type hypersensitivity pneumonitis. Nihon Naika Gakkai Zasshi, 2016, *105* : 534-538.
28. Krasnick J, Patterson R, Stillwell PC et al. Potentially fatal hypersensitivity pnuemonitis in a child. Clin Pediatr, 1995, *34* : 388-391.
29. Kristiansen JD, Lahoz AX. Riding-school lung ? Allergic alveolitis in an 11-year-old girl. Acta Paediatr Scand, 1991, *80* : 386-388.
30. Lacasse Y, Selman M, Costabel U et al. HP Study Group. Clinical diagnosis of hypersensitivity pneumonitis. Am J Respir Crit Care Med, 2003, *168* : 952-958.
31. Lukina OF, Shiriaeva IS, Savel'ev BP, Konrad NO. Respiratory function in children with alveolitis. Pediatriia, 1992, *4-6* : 34-38.
32. Lynch DA, Hay T, Newell JD Jr, Divgi VD, Fan LL. Pediatric diffuse lung disease : diagnosis and classification using high-resolution CT. AJR Am J Roentgenol, 1999, *173* : 713-718.
33. Miyagawa T, Hamagami S, Tanigawa N. *Cryptococcus albidus*-induced summer-type hypersensitivity pneumonitis. Am J Respir Crit Care Med, 2000, *161* : 961-966.
34. Nakajima A, Saraya T, Mori T et al. Familial summer-type hypersensitivity pneumonitis in Japan : two case reports and review of the literature. BMC, 2013, *6* : 371-378.
35. Perez-Padilla R, Salas J, Chapela R et al. Mortality in Mexican patients with chronic pigeon breeder's lung compared to those with usual interstitial pneumonitis. Am Rev Respir Dis, 1993, *148* : 49-53.
36. Ratjen F, Costabel U, Griese M, Paul K. Bronchoalveolar lavage fluid in children with hypersensitivity pneumonitis. Eur Respir J, 2003, *21* : 144-148.
37. Reboux G, Dalphin JC. Précipitines dans les pneumopathies d'hypersensibilité techniques, indications, limites. Rev Mal Resp, 2003, *20* : 140-143.
38. Sisman Y, Buchvald F, Blyme AK et al. Pulmonary function and fitness years after treatment for hypersensitivity pneumonitis during childhood. Pediatr Pulmonol, 2016, *51* : 830-837.
39. Spagnolo P, Rossi G, Cavazza Bonifazi M et al. Hypersensitivity pneumonitis : a comprehensive review. J Investig Allergol Clin Immunol, 2015, *25* : 237-250.
40. Dalphin JC, Gondouin A. Rare causes and the spectrum of hypersensitivity pneumonitis. *In* : V Cottin, JF Cordier, L Richeldi. Orphan lung diseases. New York, Springer, 2015 : 457-472.
41. Thorshauge H, Fallesen I, Ostergaard PA. Farmer's lung in infants and small children. Allergy, 1989, *44* : 152-155.
42. Venkatesh P, Wild L. Hypersensitivity pneumonitis in children. Pediatr Drugs, 2005, *7* : 235-244.
43. Vergesslich KA, Götz M, Kraft D. Bird breeder's lung with conversion to fatal fibrosing alveolitis. Dtsch Med Wochenschr, 1983, *108* : 1238-1242.
44. Vrielynck S, Mamou-Mani T, Emond S et al. Diagnostic value of High-resolution CT in the evaluation of chronic infiltrative lung disease in children. AJR Am J Roentgenol, 2008, *191* : 914-920.

HÉMORRAGIE INTRA-ALVÉOLAIRE

Jacques de Blic et Laureline Berteloot

Définition

L'hémorragie intra-alvéolaire (HIA) se définit par la présence d'hématies dans les lumières alvéolaires, associées ou non à des macrophages alvéolaires chargés de pigments ferriques identifiés par la coloration de Perls (sidérophages), associées ou non à une phagocytose intramacrophagique des hématies [15]. Elle correspond à un saignement diffus en provenance de la microcirculation de l'acinus pulmonaire

La survenue d'une HIA est rare en pédiatrie et les causes sont nombreuses. L'HIA peut être une urgence. Elle pose des problèmes étiologiques et thérapeutiques parfois difficiles.

Démarche diagnostique d'une hémorragie intra-alvéolaire

Éliminer les autres causes de saignement

Les HIA sont généralement diffuses. Les causes d'hémorragie localisée doivent être éliminées [11, 13].

L'anamnèse, le contexte clinique, la tomodensitométrie (TDM) et l'endoscopie bronchique permettent d'éliminer une hémorragie secondaire à une infection (pneumopathie nécrosante, abcès du poumon, tuberculose), une malformation artérioveineuse, une séquestration pulmonaire, un corps étranger, une dilatation des bronches quelle qu'en soit la cause, une tumeur endobronchique (tumeur carcinoïde), un infarctus pulmonaire, un traumatisme.

Confirmer l'hémorragie intra-alvéolaire

Manifestations cliniques

L'HIA se présente classiquement par la triade hémoptysie, anémie et infiltrat pulmonaire. Au moment de l'hémorragie alvéolaire il existe une polypnée, une toux sèche, une désaturation et des crépitants des bases à l'auscultation. L'hémoptysie est rare chez l'enfant car le plus souvent déglutie. L'association d'un *wheezing* à la dyspnée peut faire errer le diagnostic vers un asthme.

En dehors de la triade, différents tableaux cliniques sont possibles
– *formes « asymptomatiques »* où l'HIA est découverte dans le bilan d'une anémie souvent associée à une cassure de la courbe de poids [12] ;

– *formes pseudo-infectieuses respiratoires*, fébriles, récidivantes, marquées par des poussées de quelques jours à quelques semaines avec toux, dyspnée, fièvre, parfois sibilants et, radiologiquement, foyers alvéolaires asymétriques. Ces poussées sont entrecoupées d'intervalles libres plus ou moins longs. En cas d'évolution prolongée, des signes d'hypoxie chronique avec hippocratisme digital, voire cœur pulmonaire chronique peuvent apparaître ;

– *formes suraiguës brutales*, marquées par une détresse respiratoire avec hémoptysie massive, choc anémique et risque de décès.

Manifestations radiologiques
(Figures 30-1, 30-2, 30-3 et 30-4)

La radiographie standard est peu spécifique. En phase de poussée, elle peut montrer des opacités alvéolaires, avec ou sans bronchogramme aérique, diffuses, asymétriques ou unilatérales, évoquant une pneumopathie infectieuse. En TDM, on visualise initialement des opacités alvéolaires en verre dépoli et des zones de consolidation. Ces opacités ont la particularité d'être fugaces ; en 48 à 72 heures, les opacités alvéolaires régressent. En phase de résorption, les dépôts de macrophages emplis d'hémosidérine au niveau de l'interstitium se traduisent par un épaississement des septa interlobulaires et des lignes intralobulaires et parfois des épaississements pleuraux. Un aspect de *crazy-paving*, résultant de la superposition d'images alvéolaires en verre dépoli et d'épaississements interstitiels, est également fréquent. Il est parfois difficile de différencier ces images de celles d'une infection virale, d'une infection opportuniste type pneumocystose ou d'un œdème pulmonaire. L'atteinte interstitielle régresse en plusieurs semaines. Des micronodules centrolobulaires sont le signe de l'accumulation alvéolaire de macrophages, résultant de plusieurs épisodes d'hémorragie alvéolaire [8]. L'évolution chronique de la maladie peut conduire à un tableau de fibrose pulmonaire avec constitution de bronchectasies par traction et d'images en rayon de miel prédominant en périphérie du poumon. Récemment, l'IRM a été proposée dans le suivi des HIA comme alternative non irradiante au scanner [8], les dépôts pulmonaires d'hémosidérine apparaissant en hyper- ou isosignal sur les séquences pondérées en T1 et en hyposignal en T2, ce qui les différencie des autres types d'infiltrats alvéolaires (en hypersignal en T2).

Lavage broncho-alvéolaire

Au cours de l'HIA le liquide de lavage broncho-alvéolaire (LBA) est le plus souvent hémorragique. En période aiguë, il

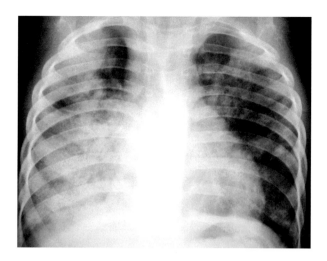

Figure 30-1 Hémosidérose pulmonaire idiopathique en poussée. Radiographie du thorax montrant des opacités pulmonaires diffuses prédominant dans les hémi-champs supérieurs et dans le poumon droit.

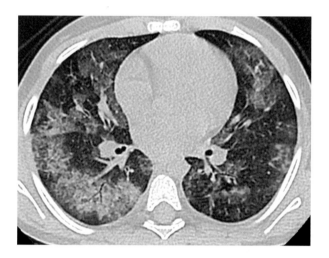

Figure 30-2 Hémosidérose en poussée. Opacités en verre dépoli assez diffuses, associées à des lignes intralobulaires. On visualise également quelques consolidations avec bronchogramme aérique.

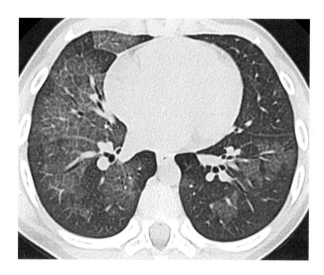

Figure 30-3 Hémosidérose en poussée. Aspect de *crazy-paving*, bilatéral, asymétrique prédominant à droite, associant des opacités en verre dépoli de basse densité et des épaississements des septa interlobulaires et des lignes intralobulaires.

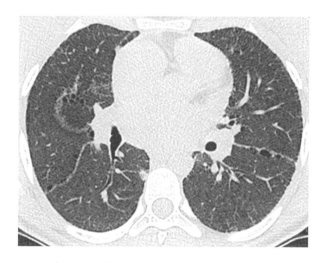

Figure 30-4 Évolution chronique d'une hémosidérose primitive vers la fibrose pulmonaire. La TDM montre l'apparition de lésions kystiques sous-pleurales bilatérales, avec des zones de rayon de miel et bronchectasie par traction.

permet de retrouver des hématies avec une érythrophagocytose intramacrophagique ainsi que des sidérophages. Ceux-ci correspondent à des macrophages chargés en hémosidérine et prenant la coloration de Perls. Les sidérophages apparaissent environ 3 jours après le début du saignement, sont maximaux entre 7 et 10 jours et persistent pendant 2 mois [4].

L'importance de l'HIA peut être évaluée sur le pourcentage de sidérophages ou sur le score de Golde. Ce dernier est calculé sur 100 macrophages alvéolaires en fonction de l'importance de leur contenu en fer côté de 0 à 4 :
– 0 = pas d'hémosidérine ;
– 1 = coloration bleu pâle sur une partie du cytoplasme ;
– 2 = coloration bleu soutenu sur une partie du cytoplasme ;
– 3 = coloration bleu soutenu sur majorité du cytoplasme ;
– 4 = coloration bleu soutenu sur toute la cellule.

Sont considérés comme significatifs d'une HIA un pourcentage de sidérophages supérieur à 20 % ou un score de Golde supérieur à 100.

Histologie

Elle est généralement inutile au diagnostic d'HIA. La décision d'une biopsie pulmonaire peut se discuter dans le cadre de l'hémosidérose pulmonaire idiopathique (HPI) (voir plus loin).

Enquête étiologique

Les tableaux 30-I et 30-II résument les explorations à réaliser en fonction de l'orientation clinique et les principales causes des HIA chez l'enfant.

Tableau 30-I Bilan étiologique d'une hémorragie intra-alvéolaire.

NFS, hémoglobine, hématocrite
VS, CRP
Hémostase complète
Test de Coombs direct
Fer sérique, ferritine, coefficient de saturation de la sidérophiline
Recherche de schizocytes
Bilan immunitaire
RAST et IgG de lait de vache
Bilan auto-immun
– anticorps anticytoplasme des polynucléaires neutrophiles (pANCA et cANCA)
– anticorps antinucléaires (anti-ADN, anti-Scl70, anti-SS-A, anti-SS-B)
– auto-anticorps antitissus ou anticellules (antimuscle lisse, antimembrane basale glomérulaire, anti-endomysium)
– anticorps antiphospholipides, anticoagulant circulant lupique
– anticorps antigliadine, antitransglutaminase, complément, cryoglobuline
– anticorps anti-IgG (facteur rhumatoïde)
Bilan urinaire : créatininémie, protéinurie, HLM
Échocardiographie cardiaque
Recherche d'une mutation du gène COPA
Histologie d'un organe périphérique accessible (rein, peau, ORL…)

HLM : hématies-leucocytes minutes ; RAST : *radioallergosorbent test*.

Tableau 30-II Principales causes des HIA chez l'enfant [11, 13].

HIA immunes

Associée à une vascularite
  Maladies à ANCA
  – polyangéite microscopique
  – granulomatose avec polyangéite [Wegener]
  – granulomatose éosinophilique avec polyangéite [Churg-Strauss]
  Maladies à complexes immuns
  – syndrome de Goodpasture
  – néphropathie à IgA
  – cryoglobulinémie
  Maladies systémiques
  – lupus érythémateux aigu systémique
  – sclérodermie
  – polyarthrite rhumatoïde
  Capillarite pulmonaire
Maladie cœliaque
Maladies de Behçet
Purpura rhumatoïde
Syndrome des antiphospholipides
Mutation du gène COPA

HIA non immunes

Causes cardiovasculaires
– rétrécissement mitral
– maladie veino-occlusive pulmonaire
– malformation artérioveineuse
– hypertension artérielle pulmonaire
– lymphangioléiomyomatose
– hémangiomatose capillaire pulmonaire
– insuffisance cardiaque chronique
– thrombose vasculaire avec infarctus
Causes infectieuses
– infections virales (grippe), bactériennes (staphylocoque)
– aspergillose invasive
– infection par le VIH
Causes médicamenteuses, toxiques : D-pénicillamine, amphotéricine B, anticoagulant, sirolimus, cocaïne…
Troubles de l'hémostase
Asphyxie, étouffement

HIA idiopathiques

Hémosidérose pulmonaire idiopathique
Associée à à une intolérance aux protéines du lait de vache (syndrome de Heiner)

Cette classification forcément arbitraire [11, 13] est fondée sur les mécanismes physiopathologiques et distingue les HIA d'origine immune, les HIA d'origine non immune et l'hémosidérose pulmonaire idiopathique.

Les *HIA immunes* sont fréquentes au cours des vascularites à ANCA (polyangéite microscopique, granolumatose avec polyangéite [Wegener]) [1, 16], au cours des maladies à complexes immuns telles que le syndrome de Goodpasture [18]. Elles sont plus rares au cours des maladies systémiques (lupus érythémateux aigu disséminé [LEAD]) [5].

Les *HIA non immunes* sont dominées, chez l'enfant, par les causes cardiovasculaires et infectieuses. Toutes les pathologies cardiovasculaires s'accompagnant d'un obstacle au cœur gauche, qu'il s'agisse du rétrécissement mitral, du cœur tri-atrial, d'une sténose des veines pulmonaires, d'une maladie veino-occlusive pulmonaire, peuvent être à l'origine d'une HIA passive.

D'autres classifications sont fondées sur l'existence ou non d'une capillarite pulmonaire, mais elles nécessitent une biopsie pulmonaire, rarement réalisée en période hémorragique. La *capillarite pulmonaire* correspond à une vascularite des petits vaisseaux et suggère une maladie systémique sous-jacente. Dans une série pédiatrique de huit cas de capillarite pulmonaire histologiquement démontrée, il n'y avait pas de différence de présentation avec une HPI [7]. Des stigmates sérologiques de vascularite systémique avec auto-anticorps de type anticorps antinucléaires, ANCA étaient retrouvés chez 50 % des enfants. Une maladie auto-immune était retrouvée chez cinq enfants sur huit. Le pronostic après traitement par bolus de corticoïdes et immunosuppresseurs paraît bon, mais à la fois le recul et le nombre d'enfants sont limités.

L'*hémorragie idiopathique aiguë du nourrisson* a été initialement décrite dans un quartier de Cleveland. Elle s'est traduite par une défaillance respiratoire aiguë avec hémorragie pulmonaire et anémie sévère. L'enquête épidémiologique a impliqué un champignon producteur de toxine, *Stachybotrys chartarum*, retrouvé en grande quantité dans les eaux usées. Les modèles animaux ont par la suite démontré que la toxine libérée était capable d'entraîner l'atteinte pulmonaire et une hémorragie. Cependant, cette relation de cause à effet n'a pas été retrouvée par la suite et l'étiologie de l'hémorragie idiopathique aiguë du nourrisson n'est pas à ce jour démontrée.

Récemment a été rapportée la survenue d'HIA liée à des mutations du gène *COPA* (*COatomer Protein complex subunit Alpha*). Ce gène qui code la sous-unité α du coatomer est un transporteur impliqué dans le traffic entre le réticulum endoplasmique et l'appareil de Golgi. Des mutations de *COPA* sont associées à la survenue de maladies auto-immunes, de pathologies interstitielles et d'HIA [17] (*voir* Tableau 31-III)

Hémosidérose pulmonaire idiopathique

L'HPI a été décrite initialement par Virchow en 1864 comme une induration brunâtre du poumon. Elle correspond à une atteinte du poumon profond secondaire à des hémorragies alvéolaires diffuses, sans étiologie retrouvée, et évolue le plus souvent vers une pneumopathie interstitielle chronique. Sa pathogénie reste inconnue, même si la plupart des auteurs évoquent une cause immunologique.

Épidémiologie

L'HPI est une maladie de l'enfant débutant avant l'âge de 10 ans, en moyenne entre 3 et 5 ans. Les formes néonatales sont rarissimes. C'est une affection rare ; en Suède, le risque annuel de développer la maladie avait été évalué entre 0,24 et 1,26 cas pour 1 000 000 enfants [14], l'HPI représenterait 1 % des pneumopathies interstitielles tous âges confondus.

Il n'y a pas de prédominance ethnique, ni géographique décrite, et le sex-ratio est de 1 chez l'enfant. Des cas familiaux décrits dans la littérature suggèrent un possible facteur génétique.

Diagnostic

Manifestations cliniques

Elles sont celles de l'HIA. Le tableau 30-III résume les principales caractéristiques cliniques de deux cohortes, l'une de 25 enfants issus du registre français [14], l'autre chinoise de 28 enfants [19].

Biologie

La numération des leucocytes et des plaquettes est le plus souvent normale, mais une éosinophilie sanguine n'est pas rare.

L'anémie secondaire aux saignements intra-alvéolaires répétés est classiquement microcytaire, hypochrome, ferriprive, avec parfois une réticulocytose élevée. Elle peut précéder l'apparition des symptômes pulmonaires de plusieurs mois, source là encore d'errance diagnostique. Typiquement, le dosage du fer sérique est bas avec une capacité totale de fixation augmentée.

Les études radio-isotopiques au fer marqué (^{59}Fe) confirmeraient que l'anémie est uniquement secondaire à la perte sanguine. Le marquage des globules rouges au ^{51}Cr confirmerait le stockage excessif des hématies dans le tissu pulmonaire.

Dans la cohorte française, 17 sur 25 enfants avaient au moment diagnostic des auto-anticorps positifs.

Radiologie

La sémiologie radiologique des HPI est commune à celle des HIA. Aux infiltrats alvéolaires s'associent parfois des adénopathies médiastinales hilaires, surtout à la phase aiguë.

Exploration fonctionnelle respiratoire

L'HPI se traduit sur le plan fonctionnel respiratoire par un syndrome restrictif. Il existe de rares cas avec syndrome obstructif. La diffusion du CO est augmentée à l'occasion des poussées en raison de la captation du CO par les hématies intra-alvéolaires. Par la suite et en cas de fibrose, la diffusion du CO s'abaisse. Il n'y a pas de corrélation entre l'atteinte radiologique et l'atteinte fonctionnelle respiratoire.

Lavage broncho-alvéolaire

Le LBA est la méthode de choix pour le diagnostic d'HPI. Le liquide de recueil est généralement hémorragique, même en dehors des poussées et contient de nombreux sidérophages. Le score de Golde est largement supérieur à 100 et le pourcentage de sidérophages peut atteindre 70 à 80 %. La sensibilité des tubages gastriques et de l'expectoration pour la détection des sidérophages est nettement plus faible.

Biopsie pulmonaire

Si le LBA confirme l'HIA, c'est la biopsie pulmonaire qui affirmerait son caractère idiopathique en éliminant une vascularite, une cause infectieuse ou une anomalie vasculaire. Elle n'est que très rarement réalisée

La microscopie optique retrouve typiquement des globules rouges et des sidérophages dans les alvéoles et les petites voies aériennes, une hyperplasie des pneumocytes de type II avec dégénérescence des pneumocytes de type I, des capillaires dilatés et tortueux, une hyperplasie lymphoïde, l'absence de dépôts d'immunoglobulines ou de complément le long de la membrane

Tableau 30-III Principales caractéristiques cliniques de deux cohortes d'hémosidérose pulmonaire idiopathique.

	Taytard et al. [14]	Zhang et al. [19]
Nombre	25	28
Âge au diagnostic (ans)	0,8-14	0,5-15
Sex-ratio (F/G)	20/5	13/15
Toux (%)	68	100
Dyspnée (%)	48	54
Pneumopathie fébrile (%)	44	89
Hémoptysie (%)	44	82
Anémie (%)	64	75

basale. La fibrose débute dans les murs alvéolaires avec la dégénérescence des pneumocytes de type I et l'hyperplasie des pneumocytes de type II.

En microscopie électronique, la membrane basale apparaît anormale avec de rares fractures focales, des zones élargies et désorganisées ou des contours estompés. On retrouve à l'intérieur de la membrane basale, entre l'endothélium et la membrane basale, ou à l'extérieur de la membrane, des dépôts de matériel dense, amorphe. Ces dépôts se retrouvent essentiellement au niveau de la face capillaire pulmonaire.

Étiopathogénie

L'HPI est par définition inexpliquée. Plusieurs hypothèses ont été avancées : génétique, auto-immune, allergique, environnementale. L'existence de cas familiaux suggère un facteur génétique tandis que la fréquence des auto-anticorps suggère des facteurs auto-immuns. Cependant, la recherche de dépôts d'immunoglobulines par immunofluorescence sur les biopsies pulmonaires, ou l'étude de ces pièces en microscopie électronique se sont toujours avérées négatives.

Le syndrome de Heiner a été décrit en 1962 chez 7 enfants. Il correspond à une HIA associée à une intolérance aux protéines du lait de vache. Les IgG contre le lait de vache sont positives chez tous et les IgE spécifiques du lait de vache dans un cas sur deux. Le régime d'éviction a permis une amélioration clinique chez les 5 patients qui ont pu être suivis, et la réintroduction du lait de vache s'accompagnait de la récidive des manifestations d'HIA. Cette association qui n'a pas été retrouvée parmi les 90 cas rapportés dans la littérature entre 1957 et 2000 a été largement remise en question. Le rôle éventuel de *Stachybotrys chartarum*, champignon producteur de toxine, a été discuté précédemment.

Traitement

Traitement symptomatique

Le traitement symptomatique des poussées comporte la transfusion en cas de déglobulisation, la prise en charge de l'insuffisance respiratoire aiguë : oxygénothérapie-ventilation non invasive, intubation et ventilation mécanique avec des niveaux de PEEP élevés, voire assistance extracorporelle.

Traitement d'induction

Il repose sur la corticothérapie systémique [3, 14]
– en cas de situation préoccupante, le traitement médicamenteux repose sur les bolus de méthylprednisolone par voie intraveineuse à la dose de 300 mg/m^2 ou 10 mg/kg/j pendant 3 jours de suite. Dans un contexte de vascularite, peuvent être discutés les bolus IV de cyclophosphamide, le rituximab, les échanges plasmatiques associés à la perfusion d'immunoglobulines par voie IV [6, 11, 13]. Dans ces formes sévères, l'administration intratrachéale de facteur VII recombinant a également été proposée [10] ;

– en cas de situation non préoccupante, les bolus IV de méthylprednisolone peuvent être remplacés par la prednisone par voie orale à la dose de 2 mg/kg/j.

Traitement d'entretien

Le traitement d'entretien de première intention repose sur la corticothérapie orale. Après la phase initiale, les doses sont progressivement diminuées avec un passage à un mode d'administration alterné un jour sur deux dès que possible, de façon à diminuer les effets secondaires. La posologie peut être transitoirement augmentée à l'occasion d'une poussée. La question du maintien ou des critères d'arrêt des corticoïdes n'est pas actuellement résolue [3].

Malgré l'absence d'étude randomisée, les antipaludéens de synthèse et notamment l'hydroxychloroquine sont habituellement associés aux corticoïdes. Leur mode d'action est une altération de la réponse immune avec, in vitro, une inhibition de la fonction accessoire des cellules phagocytaires et une inhibition de la réponse aux mitogènes des cellules mononucléées. La dose habituellement préconisée est de 15 mg/kg/j le premier mois, puis de 10 mg/kg/j. La toxicité est oculaire avec un risque de dépôts cornéens et de rétinopathie avec dégénérescence maculaire et suppose une surveillance ophtalmologique avec un électrorétinogramme annuel.

En cas d'échec de la corticothérapie orale ou en cas de corticodépendance, d'autres immunosuppresseurs sont proposés. Les molécules les plus utilisées sont l'azathioprine, le mycophénolate mofétil et le cyclophosphamide. Le rituximab peut également être discuté en cas de vascularite à ANCA

Les traitements inhalés peuvent être un appoint séduisant et permettraient une décroissance plus rapide des corticoïdes par voie générale, mais il s'agit ici encore de publications isolées.

Exceptionnellement, des patients ont été transplantés en raison d'une insuffisance respiratoire chronique sévère. Dans un cas, l'hémosidérose a récidivé sur le poumon transplanté [2].

Évolution et pronostic de l'hémosidérose pulmonaire idiopathique

Les poussées constituent l'élément fondamental du tableau clinique. Elles peuvent être d'intensité variable, parfois dramatiques, parfois prenant le masque d'une infection respiratoire avec fièvre et dyspnée, parfois enfin réduites à une dyspnée d'effort et quelques accès de toux ramenant quelques crachats striés de sang. Elles sont séparées d'intervalles de rémission plus ou moins prolongés. La répétition des épisodes expose au risque de fibrose pulmonaire et d'insuffisance respiratoire chronique.

Les premières publications faisaient état d'un pronostic sévère pouvant atteindre 60 % dans les 3 ans qui suivaient le diagnostic. Les données plus récentes font état d'un meilleur pronostic. Dans la cohorte française [14] avec un suivi médian de 5,5 ans, l'évolution a été favorable chez 23 sur 25 enfants. Un enfant a développé une fibrose pulmonaire sévère et un enfant ayant une trisomie 21 est décédé d'une hémorragie pulmonaire massive. La présence d'auto-anticorps au moment du diagnostic et l'apparition d'auto-anticorps durant l'évolution renforcent l'hypothèse immune de l'HPI et seraient des marqueurs de moins bon pronostic.

Dans une série sur le devenir de 15 enfants suivis en moyenne pendant 17 ans [9], deux ont évolué vers une insuffisance respiratoire chronique sévère, cinq ont une imagerie et des fonctions respiratoires normales, huit ont uniquement un syndrome interstitiel radiologique. Quatre patients ont développé une pathologie dysimmunitaire dans un délai de 6 mois à 20 ans : trois pathologies articulaires à type de polyarthrite rhumatoïde et un cas de maladie cœliaque.

En dehors de l'existence initiale d'ANCA et/ou d'autres auto-anticorps, d'autres facteurs de mauvais pronostic ont été isolés : le sexe masculin, le jeune âge de début, En revanche, l'importance de l'anémie et la sévérité initiale des symptômes ne semblent pas de mauvais pronostic.

Points clefs
- L'hémorragie intra-alvéolaire est rare mais grave.
- La triade hémoptysie, anémie et infiltrat pulmonaire est classique, mais peut être remplacée par des formes pseudo-infectieuses respiratoires fébriles, sans hémoptysie, ou des formes suraiguës avec choc anémique.
- Le diagnostic est confirmé par le LBA et la coloration de Perls
- L'hémosidérose pulmonaire idiopathique est la plus fréquente des causes d'HIA chez l'enfant.
- Les vascularites à ANCA sont les plus fréquentes des HIA immunes.
- Le traitement repose sur la corticothérapie systémique.
- Dans les formes sévères, en cas d'échec des corticoïdes, de cortico-dépendance ou de manifestations auto-immunes, le traitement repose sur les immunosuppresseurs, le rituximab, les échanges plasmatiques.

BIBLIOGRAPHIE

1. BEN AMEUR S, NIAUDET P, BAUDOUIN V et al. Lung manifestations in MPO-ANCA associated vasculitides in children. Pediatr Pulmonol, 2014, 49 : 285-290.
2. CALABRESE F, GIACOMETTI C, REA F et al. Recurrence of idiopathic pulmonary hemosiderosis in a young adult patient after bilateral single-lung transplantation. Transplantation, 2002, 74 : 1643-1645.
3. CHIN CI, KOHN SL, KEENS TG et al. A physician survey reveals differences in management of idiopathic pulmonary hemosiderosis. Orphanet J Rare Dis, 2015, 10 : 98.
4. EPSTEIN CE, ELIDEMIR O, COLASURDO GN, FAN LL. Time course of hemosiderin production by alveolar macrophages in a murine model. Chest, 2001, 120 : 2013-2020.
5. FATEMI A, MATINFAR M, SABER M, SMILEY A. The association between initial manifestations of childhood-onset systemic lupus erythematosus and the survival. Int J Rheum Dis, 2016, 19 : 974-980.
6. FLANAGAN F, GLACKIN L, SLATTERY DM. Successful treatment of idiopathic pulmonary capillaritis with intravenous cyclophosphamide. Pediatr Pulmonol, 2013, 48 : 303-305.
7. FULLMER JJ, LANGSTON C, DISHOP MK, FAN LL. Pulmonary capillaritis in children : a review of eight cases with comparison to other alveolar hemorrhage syndromes. J Pediatr, 2005, 146 : 376-381.
8. KHORASHADI L, WU CC, BETANCOURT SL, CARTER BW. Idiopathic pulmonary haemosiderosis : spectrum of thoracic imaging findings in the adult patient. Clin Radiol, 2015, 70 : 459-465.
9. LE CLAINCHE L, LE BOURGEOIS M, FAUROUX B et al. Long-term outcome of idiopathic pulmonary hemosiderosis in children. Medicine (Baltimore), 2000, 79 : 318-326.
10. PARK JA, KIM BJ. Intrapulmonary recombinant factor VIIa for diffuse alveolar hemorrhage in children. Pediatrics, 2015, 135 : e216-e220.
11. PARROT A, FARTOUKH M, CADRANEL J. [Alveolar hemorrhage]. Rev Mal Respir, 2015, 32 : 394-412.
12. POGGI V, LO VECCHIO A, MENNA F, MENNA G. Idiopathic pulmonary hemosiderosis : a rare cause of iron-deficiency anemia in childhood. J Pediatr Hematol Oncol, 2011, 33 : e160-e162.
13. SUSARLA SC, FAN LL. Diffuse alveolar hemorrhage syndromes in children. Curr Opin Pediatr, 2007, 19 : 314-320.
14. TAYTARD J, NATHAN N, DE BLIC J et al. New insights into pediatric idiopathic pulmonary hemosiderosis : the French RespiRare((R)) cohort. Orphanet J Rare Dis, 2013, 8 : 161.
15. TRACLET J, LAZOR R, CORDIER JF, COTTIN V. Hémorragie intra-alvéolaire. Rev Méd Interne, 2013, 34 : 214-223.
16. WANG H, SUN L, TAN W. Clinical features of children with pulmonary microscopic polyangiitis : report of 9 cases. PLoS One, 2015, 10 : e0124352.
17. WATKIN LB, JESSEN B, WISZNIEWSKI W et al. COPA mutations impair ER-Golgi transport and cause hereditary autoimmune-mediated lung disease and arthritis. Nat Genet, 2015, 47 : 654-660.
18. WILLIAMSON SR, PHILLIPS CL, ANDREOLI SP, NAILESCU C. A 25-year experience with pediatric anti-glomerular basement membrane disease. Pediatr Nephrol, 2011, 26 : 85-91.
19. ZHANG X, WANG L, LU A, ZHANG M. Clinical study of 28 cases of paediatric idiopathic pulmonary haemosiderosis. J Trop Pediatr, 2010, 56 : 386-390.

31 MALADIES SYSTÉMIQUES ET AUTO-IMMUNES

Brigitte Bader-Meunier, Christine Bodemer et Alice Hadchouel-Duvergé

Seront abordées dans ce chapitre les atteintes spécifiques pulmonaires associées aux connectivites, vascularites, maladies auto-inflammatoires et rares pathologies auto-immunes mendéliennes. En revanche, les complications infectieuses et secondaires aux traitements (immunosuppresseurs, biothérapie) seront abordées dans le chapitre 66. Les complications pulmonaires spécifiques peuvent se développer à bas bruit, et il convient de les dépister précocement par une évaluation pulmonaire systématique. Elles peuvent également se manifester par une pneumopathie interstitielle rapidement évolutive ou une hémorragie intrapulmonaire sévère, mettant en jeu le pronostic vital et nécessitant un traitement spécifique urgent. Dans tous les cas, l'atteinte pulmonaire peut révéler la pathologie systémique qu'il conviendra de diagnostiquer grâce à une collaboration entre le pneumopédiatre et le pédiatre interniste.

Connectivites

Une pneumopathie interstitielle (PI) est l'atteinte spécifique la plus fréquente dans connectivites. Elle peut être révélatrice, et un examen clinique attentif, notamment cutané (particulièrement des mains, pieds, face, oreilles et muqueuses) et la recherche d'un syndrome inflammatoire et d'auto-anticorps spécifiques sont indispensables en l'absence de cause évidente à la PI (Tableau 31-I).

Lupus érythémateux systémique

Le lupus érythémateux systémique (LES) est une pathologie auto-immune, résultant de l'interaction complexe de facteurs environnementaux et génétiques. Le LES à début pédiatrique (LESp) est rare, diagnostiqué avant l'âge de 16 ans dans 5 à 10 % des cas. Le diagnostic est porté dans la majorité des cas après l'âge de 10 ans. Le sex-ratio garçon/fille varie considérablement d'une étude à l'autre de 1/5 à 1/18. Le LESp se différencie du LES de l'adulte notamment par sa plus grande sévérité, liée à la plus grande fréquence des atteintes rénales, hématologiques et neurologiques sévères. Les atteintes les plus fréquentes sont cutanées et articulaires [1]. L'érythème en ailes de papillon, typiquement symétrique et touchant les deux joues et la racine du nez, est très évocateur d'un LES, même s'il n'est pas spécifique. D'autres lésions sont décrites : exanthème maculopapuleux généralisé généralement fébrile, lésions subaiguës annulaires inflammatoires et papulosquameuses disséminées, lésions chroniques de lupus

Tableau 31-I Éléments cliniques et biologiques à rechercher devant une pneumopathie interstitielle (1) ou une hémorragie alvéolaire (2) apparemment isolée.

Anamnèse clinique
Antécédents de :
– phénomène de Raynaud (connectivite, vascularite)[1,2]
– déficit musculaire (dermatomyosite)[1]
– essoufflement à l'effort
– fausses routes, voix nasonnée (dermatomyosite, sclérodermie systémique)[1]
– arthralgies (connectivite, vascularite)[1,2]
– perte de poids[1,2]
Examen clinique
Examen clinique complet avec recherche attentive, notamment :
Signes cutanés :
– lupus érythémateux systémique[1,2] : rash malaire, ulcérations buccales
– dermatomyosite : papules de Gottron, rash héliotrope, aspect liliacé des paupières, rash érythémosquameux des coudes et genoux[1]
– sclérodermie systémique : peau mal plissable, indurée, aspect boudiné des doigts[1]
– vascularite à ANCA : purpura infiltré[1,2]
Arthrites[1,2]
HTA[1,2]
Examens biologiques
Protéinurie[1,2]
Créatininémie[1,2]
NFS[1,2]
CRP, VS[1,2]
Électrophorèse des protéines[1,2]
CPK[1]
Facteurs antinucléaires[1,2]
Selon les données cliniques :
– anti-ADN, anti-SS-A (Ro), anti-SS-B (La), anti-RNP, anti-Sm
– anticorps antimyosite : anti-NXP2, anti-MI2, anti MDA5, anti-TIF1γ
– anti-Scl70
– ANCA avec recherche de pANCA et cANCA
– anticorps antiphospholipides

discoïde : érythématosquameuses d'évolution atrophiante, cicatricielle et dyschromique, panniculite lupique, lupus-engelure, lupus tumidus (placard infiltré non squameux), ulcérations buccales, érythème péri-unguéal, livedo racemosa (qui doit faire rechercher la présence d'anticorps antiphospholipides), syndrome de Raynaud et photosensibilité. Une biopsie cutanée peut être utile, notamment lorsqu'elle met en évidence en immunofluorescence directe des dépôts granuleux d'immunoglobulines (IgG, A ou M) et/ou de complément (C1q, C3) à la jonction dermo-épidermique.

Les facteurs antinucléaires sont présents dans 94 à 100 % des LESp, et les anticorps anti-ADN dans 83 à 85 % des cas. Il existe d'autres auto-anticorps, spécifiques d'antigènes nucléaires : les anticorps anti-Sm, peu sensibles mais très spécifiques du LES, et les anticorps anti-SS-A (Ro), anti-SS-B (La) et anti-U1-RNP qui se rencontrent également dans d'autres connectivites. Une diminution du C3 ou du C4 est présente chez 65 à 91 % des enfants. L'association d'une hypocomplémentémie et d'un titre élevé d'anticorps anti-ADN natifs a une valeur prédictive positive de 100 % pour le diagnostic de LES.

La fréquence des manifestations pleuropulmonaires lupiques varie considérablement d'une série à l'autre, de 7,6 à 75 %. Elles comportent une atteinte pleurale, une pneumopathie lupique aiguë, une pneumopathie interstitielle chronique, le « syndrome des poumons rétractés » (*shrinking lung syndrome*), une hypertension pulmonaire et une hémorragie pulmonaire [6].

L'*atteinte pleurale lupique* est la manifestation respiratoire la plus fréquente chez l'enfant (15 à 30 %), avec ou sans épanchement (pleurite « sèche »). Elle peut être asymptomatique ou donner une douleur thoracique, une toux sèche, de la fièvre et une dyspnée. Une pleurésie est observée dans 25 % des cas, uni- ou bilatérale, exsudative et lymphocytaire (devant faire éliminer une embolie pulmonaire et/ou une infection). Elle peut être isolée ou associée à d'autres atteintes pulmonaires lupiques. En cas d'atteinte symptomatique, le traitement repose sur la corticothérapie (prednisone 0,5 mg/kg/j). La pleurésie est généralement très cortico-sensible si bien que le recours à d'autres drogues est rare [12].

La *pneumopathie aiguë lupique* est plus rare (11 % chez l'enfant) et peut révéler la pathologie. Elle se manifeste par une fièvre, une toux, une cyanose et/ou une dyspnée. Une évaluation précise est nécessaire pour éliminer une co-infection et/ou une hémorragie pulmonaire associée, pouvant se présenter avec des manifestations similaires. Cette atteinte peut être sévère et nécessiter une ventilation assistée. La survenue d'une PI chronique est rapportée chez 14 % des enfants au cours d'une étude comportant la réalisation systématique d'un scanner pulmonaire. Il n'existe pas de signe clinique ni radiologique spécifique. L'atteinte articulaire, limitant souvent l'activité physique des patients, peut entraîner un retard diagnostique à l'atteinte pulmonaire interstitielle chronique, en masquant une dyspnée d'effort qui apparaîtrait chez un sujet non limité sur le plan musculosquelettique. Les signes radiologiques comportent un infiltrat pulmonaire, un aspect en verre dépoli associé parfois à des signes de fibrose. Il existe une diminution de la DL_{CO} aux EFR. Les résultats du traitement des PI du LES sont évalués sur de petites séries rétrospectives ou des cas cliniques. Les PI infracliniques ne doivent pas être traitées. En cas de PI symptomatique, d'emblée sévère et/ou progressive, une corticothérapie orale à forte dose peut suffire. Un traitement par cyclophosphamide ou azathioprine peut être ajouté en cas de PI grave, de résistance à la corticothérapie ou à visée d'épargne cortisonique. Le bénéfice du mycophénolate mofétil et du rituximab a été rapporté dans des observations isolées chez l'adulte. La survenue d'une pneumopathie au cours d'un LES traité impose d'écarter une origine infectieuse, notamment tuberculeuse.

Le *syndrome des poumons rétractés* est très rare chez l'enfant. Les signes cliniques classiques comportent une dyspnée d'installation progressive et des douleurs bi-basales d'allure pleurale ; une fièvre et une toux sont plus rares. L'examen clinique peut mettre en évidence une diminution de murmure vésiculaire des bases, une diminution de l'ampliation thoracique ou une respiration abdominale paradoxale ; les examens complémentaires peuvent montrer un syndrome restrictif aux EFR, avec une DL_{CO} normale ou parfois diminuée, et parfois une surélévation des coupoles diaphragmatiques. Il n'y a pas d'atteinte parenchymateuse bien que des atélectasies puissent survenir. L'étiologie de ce syndrome reste non élucidée, mais un dysfonctionnement diaphragmatique a été démontré. Il n'existe pas de stratégie thérapeutique validée : une kinésithérapie respiratoire ou une corticothérapie orale à dose modérée (0,5 mg/kg/j) peuvent être proposées.

Une *hypertension artérielle pulmonaire* peut survenir et est parfois associée à la présence d'anticorps antiphospholipides, responsables de formation de microthromboses dans le parenchyme pulmonaire. Enfin, la survenue d'une hémorragie intra-alvéolaire est la conséquence d'une atteinte des petits vaisseaux du parenchyme pulmonaire. Son début est brutal avec une toux, une dyspnée, une hémoptysie, une hypoxie et un infiltrat radiologique diffus souvent associé à une diminution du taux d'hémoglobine. La DL_{CO} est souvent élevée et le lavage broncho-alvéolaire met en évidence la présence de sang et des sidérophages. La mortalité au décours d'une hémorragie pulmonaire est élevée. Le traitement doit être intensif et comporte généralement des bolus de corticoïdes, un immunosuppresseur (notamment le cyclophosphamide) souvent associé à une perfusion d'immunoglobulines intraveineuse ou des plasmaphérèses.

Connectivites mixtes

Les connectivites mixtes sont rares en pédiatrie. Elles sont caractérisées par un chevauchement entre une arthrite juvénile idiopathique, un lupus érythémateux systémique, une sclérodermie systémique, une dermatomyosite ou une polymyosite, associé à un titre élevé d'anticorps anti-U1-RNP [2]. L'âge médian au diagnostic est de 11 ans (2-16 ans) avec une prédominance féminine. L'atteinte pulmonaire interstitielle semble moins fréquente chez l'enfant que chez l'adulte. Une hémorragie pulmonaire peut survenir également rarement. En revanche, une atteinte infraclinique aux épreuves fonctionnelles respiratoires (diminution de la DL_{CO}, syndrome restrictif) semble plus fréquente, observée dans 24 à 64 % et 15 à 26 % des cas respectivement. Là encore, la limitation musculosquelettique liée à l'atteinte musculaire et/ou articulaire peut masquer une symptomatologie à l'effort.

Dermatomyosite

Les myosites inflammatoires de l'enfant sont rares et comportent essentiellement la dermatomyosite juvénile (DMJ) (85 % des cas) et, plus rarement, une myosite de chevauchement (3-10 %) ou une polymyosite (2-5 %) [4]. L'atteinte cutanée présente dans la grande majorité des cas est l'élément clef pour orienter le diagnostic. La prise en charge de ces pathologies est multidisciplinaire et souvent difficile.

La DMJ se caractérise par une atteinte inflammatoire non infectieuse des muscles et de la peau, liée à une vascularite qui représente l'élément physiopathologique prédominant. L'âge médian de début des dermatomyosites de l'enfant est de 7 ans environ, mais la maladie commence avant l'âge de 4 ans dans un quart des cas. Le diagnostic repose sur l'association d'une atteinte musculaire et cutanée caractéristique. L'atteinte musculaire est proximale, prédominant au niveau du tronc, de la ceinture scapulaire et de la ceinture pelvienne, de façon symétrique. Une douleur à la pression des masses musculaires est possible mais elle n'a généralement pas l'intensité de celle observée au cours des myosites aiguës. Dans les formes graves, la faiblesse musculaire est diffuse, atteignant également les muscles distaux. Dans ces formes, une atteinte des muscles lisses est possible, entraînant des troubles de la déglutition, une voix nasonnée. Les risques de fausse route sont alors importants. Les signes cutanés sont caractéristiques de la DMJ. Ils sont d'intensité variable, parfois très discrets, à rechercher systématiquement devant un PI inexpliqué. Les signes caractéristiques sont une coloration érythémateuse, voire violacée des paupières supérieures, un érythème fréquent des pommettes, parfois du front et des tempes, d'aspect rouge violacé « héliotrope », des lésions maculopapuleuses, érythémateuses et/ou squameuses en regard des faces d'extension des articulations, en particulier des articulations interphalangiennes proximales (nodules de Gottron), des coudes et des genoux. L'existence de télangiectasies péri-unguéales, parfois visibles à l'œil nu, et de télangiectasies gingivales est également évocatrice du diagnostic. D'autres lésions moins spécifiques peuvent être présentes : érythème squameux, ulcérations, phénomène de Raynaud, poïkilodermie, formes œdémateuses et calcinoses d'emblée. Il est à noter que la fièvre est généralement absente, mais qu'une fièvre modérée est possible initialement.

Les DMJ regroupent en fait des pathologies très hétérogènes. Les anticorps spécifiquement associés aux DMJ (anti-MDA5, anti-TIF1γ, anti-MI2, anti-NXP2) doivent être systématiquement recherchés et permettent d'identifier des groupes plus homogènes de patients. Les auto-anticorps associés aux myosites peuvent être également présents : RNP, Scl70, SS-A (Ro), SS-B (La), PMScl70, Ku.

Les atteintes pulmonaires sont principalement associées à des anticorps anti-MDA5, mais elles semblent moins sévères chez l'enfant que chez l'adulte [16]. La biopsie musculaire et l'IRM musculaire, réalisées et interprétées par des équipes expertes, peuvent être utiles pour confirmer le diagnostic.

Une atteinte pulmonaire est présente dans 7 à 40 % des DMJ selon les séries [4]. Elle est secondaire à l'atteinte musculaire thoracique, à des fausses routes avec surinfection pulmonaire et/ou à une pneumopathie interstitielle. Une atteinte pulmonaire interstitielle sévère rapidement progressive est plus rare chez l'enfant que chez l'adulte, mais l'atteinte pulmonaire reste la première cause de mortalité au cours des myosites inflammatoires de l'enfant [5]. Une altération des épreuves fonctionnelles respiratoires est très fréquente en l'absence de signes cliniques. Dans les formes sévères, cette atteinte peut nécessiter une assistance respiratoire.

Il est recommandé de dépister systématiquement une atteinte interstitielle lors du diagnostic de DMJ par des explorations fonctionnelles respiratoires (EFR) avec étude de la DL_{CO}. Un scanner pulmonaire est de réalisation systématique si une technique avec faible dose est possible et dans tous les cas s'il existe une anomalie clinique, radiologique ou aux EFR. Dans les autres cas, une radiographie pulmonaire sera effectuée dans un premier temps. Au cours du suivi, les EFR, le test de marche et la TDM thoracique doivent être renouvelés 6 mois après une modification thérapeutique motivée par une atteinte respiratoire, voire 3 mois en cas de PI rapidement progressive. En dehors de ces situations sont recommandés des EFR avec DL_{CO} tous les 1 à 3 ans ou en cas de symptomatologie clinique évocatrice de pneumopathie interstitielle. Une radiographie de thorax et un scanner pulmonaire seront effectués en cas d'anomalies des EFR évocatrices de pneumopathie interstitielle [13].

Le traitement de la DMJ repose en première ligne sur une association de prednisone et de méthotrexate (15 à 20 mg/m²/sem, sans dépasser 20 mg/sem, de préférence par voie sous-cutanée) [13] dans les formes de présentation classique. Le traitement des rares cas d'atteintes respiratoires parenchymateuses sévères de l'enfant peut être extrapolé de celui de l'adulte. La prise en charge doit être réalisée en concertation avec un centre expert. Il peut s'agir soit d'une pneumopathie interstitielle responsable d'une dyspnée d'effort avec une amputation des volumes pulmonaires attestée par les EFR, une désaturation au test de marche et une atteinte morphologique sévère, soit d'un tableau de pneumopathie rapidement progressive avec une PaO_2 inférieure à 60 mmHg chez un patient admis en soins intensifs. Il faut rappeler que, dans le dernier cas, le taux de mortalité est extrêmement élevé, supérieur à 50 % chez l'adulte. Pour ces patients, une corticothérapie en bolus doit être associée à un traitement par bolus de cyclophosphamide et/ou de ciclosporine ou de tacrolimus (compte tenu du très sombre pronostic des pneumonies infiltratives diffuses rapidement progressives, certains auteurs proposent de réaliser d'emblée des traitements combinés). L'indication des échanges plasmatiques se discute également, même si aucune étude n'a évalué leur efficacité dans cette situation. Une évaluation à 3 mois est indispensable pour vérifier l'efficacité du traitement. En cas d'efficacité à 6 mois, ce traitement doit être relayé par un traitement de fond et, dans cette indication, on privilégiera l'azathioprine ou le mycophénolate mofétil.

Sclérodermie systémique

Les formes juvéniles de sclérodermie sont rares et comportent essentiellement des formes cutanées localisées (formes linéaires, morphées), environ 5 à 6 fois plus fréquentes que la sclérodermie systémique (SSc), exceptionnelle [9]. Une atteinte pulmonaire s'observe essentiellement au cours de la SSc, mais des atteintes extracutanées, dont une pneumopathie interstitielle, sont rapportées chez un petit nombre d'enfants ayant une forme cutanée localisée [19].

L'âge médian de début de la SSc est de 8,1 ans, et le sex-ratio est de 3,6 filles pour 1 garçon. Des critères diagnostiques pédiatriques ont été proposés et nécessitent la présence d'un critère majeur et d'au moins deux critères mineurs. Le critère majeur comporte la présence d'une sclérodermie proximale/induration cutanée. Les critères mineurs comportent :
- une atteinte cutanée : sclérodactylie ;
- une atteinte vasculaire périphérique : syndrome de Raynaud, capillaroscopie anormale, ulcères digitaux ;
- une atteinte digestive : dysphagie, reflux gastro-œsophagien ;
- une atteinte cardiaque : arythmie, insuffisance cardiaque ;
- une atteinte respiratoire : fibrose interstitielle, hypertension artérielle pulmonaire, diminution de la diffusion du CO ;
- une atteinte rénale : crise rénale sclérodermique, hypertension artérielle récente ;
- une atteinte ostéo-articulaire : arthrite, myosite, atteinte tendineuse ;
- une atteinte neurologique neuropathie, syndrome du canal carpien ;
- la présence d'anticorps antinucléaires et/ou d'anticorps spécifiques de SSc (anticentromère, anti-topo-isomérase I [Scl-70], antifibrillarine, anti-PMScl).

Les atteintes pulmonaires spécifiques comportent :
- une *pneumopathie infiltrante diffuse* (PID). Elle est le plus souvent asymptomatique en début d'évolution avec parfois des râles crépitants aux bases pulmonaires. Les autres signes cliniques (toux et dyspnée d'effort) sont tardifs et non spécifiques. Elle peut parfois précéder l'atteinte cutanée. Elle est mise en évidence par une radiographie thoracique de face, et surtout une tomodensitométrie thoracique haute résolution et une spirométrie avec mesure de la DL_{CO}. Un test de marche de 6 minutes peut être effectué. Il n'est cependant pas validé au cours de la SSc ;
- une *fibrose pulmonaire* ;
- une *HTAP*. Quelques cas d'hypertension artérielle pulmonaire « maligne » ont été rapportés comme cause de décès de SSc chez l'enfant.

La prise en charge est difficile, multidisciplinaire et doit se faire en lien avec un centre spécialisé. Le traitement est mal codifié. Le traitement de la PID de l'enfant est extrapolé de celui de l'adulte, qui ne repose lui-même que sur des recommandations d'experts. Le cyclophosphamide intraveineux en association à une corticothérapie était classiquement recommandé dans les formes évolutives (perte de 10 % de la CVF ou ≥ 200 ml et 15 % de la DL_{CO} ou ≥ 3 ml/min/mmHg dans la dernière année). Il pourrait être proposé également aux formes d'emblée graves [14]. Cependant, des études récentes suggèrent que le mycophénolate mofétil est aussi efficace dans les traitements des PI de la SSc [17]. Des biothérapies, telles que le tocilizumab (anti-interleukine 6) et le rituximab sont en cours d'évaluation dans cette indication. Un traitement d'entretien par immunosuppresseur (azathioprine ou mycophénolate mofétil) est recommandé. Le recours à la kinésithérapie et à la réhabilitation respiratoire doit être discuté dans tous les cas, ainsi que l'optimisation du traitement du reflux gastro-œsophagien. Dans les formes très évolutives de PID avec insuffisance respiratoire sévère malgré les traitements précédemment cités, et en l'absence d'autre atteinte viscérale sévère, une transplantation mono- ou bipulmonaire peut être envisagée. La figure 31-1 illustre les atteintes interstitielles pouvant survenir au cours des connectivites.

Vascularites

Une atteinte pulmonaire est rarement observée au cours des vascularites les plus fréquentes de l'enfant (purpura rhumatoïde et maladie de Kawasaki).

Purpura rhumatoïde

Le purpura rhumatoïde (PR) est la vascularite la plus fréquente de l'enfant. Il s'agit d'une vascularite leucocytoclasique touchant les petits vaisseaux. Le diagnostic est retenu devant l'existence d'un purpura palpable associé au moins à l'un des critères suivants :
- douleur abdominale diffuse ;
- dépôts d'IgA sur une biopsie ;
- arthrite ou arthralgie ;
- atteinte rénale (protéinurie, hématurie).

L'atteinte pulmonaire est rare et comporte essentiellement une hémorragie pulmonaire [15].

Maladie de Kawasaki

La maladie de Kawasaki (MK) représente la première cause de pathologie coronarienne acquise de l'enfant. Il s'agit d'une vascularite diffuse qui atteint les artères de moyen et petit calibres avec un tropisme spécifique pour les artères coronaires. L'atteinte pulmonaire y est rare. De rares cas de dilatation de l'artère pulmonaire et d'atteinte pulmonaire interstitielle ont été rapportés [11].

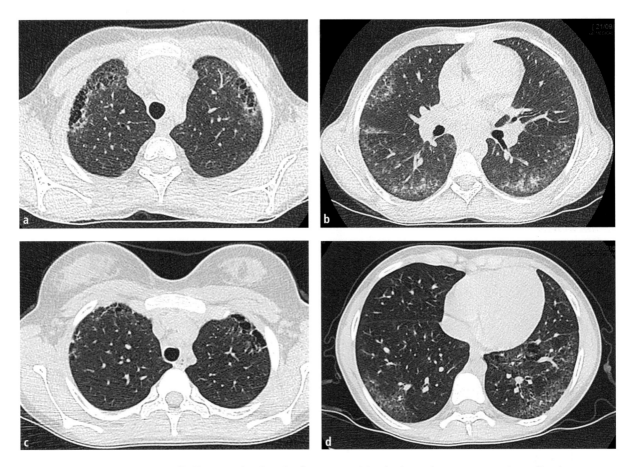

Figure 31-1 Pneumopathie interstitielle fibrosante dans le cadre d'une connectivite de chevauchement avec atteinte scléro-dermatomyositique chez une jeune fille de 9 ans (**a** et **b**) et chez une adolescente de 15 ans (**c** et **d**). Tomodensitométrie thoracique en coupes axiales et fenêtre parenchymateuse. **a)** Lésions en rayon de miel des apex pulmonaires. **b)** Lésions en verre dépoli au niveau des zones sous-pleurales des lobes inférieurs associées à un épaississement des septa inter- et intralobulaires. **c)** Lésions en rayon de miel avec des zones kystiques à gauche, associées à un épaississement des lignes intralobulaires à droite. **d)** Lésions en verre dépoli associées à des épaississements des septa intralobulaires et des bronchiectasies de traction visibles à gauche.

Granulomatose avec polyangéite (Wegener), polyangéite microscopique, granulomatose éosinophilique avec polyangéite (Churg-Strauss) et périartérite noueuse systémique

Ces vascularites sont très rares chez l'enfant. Les vascularites associées aux anticorps anticytoplasme de polynucléaires neutrophiles (ANCA) (AAV) sont des vascularites intéressant de façon prédominante les vaisseaux de petits calibres et comprennent la granulomatose avec polyangéite (GPA), anciennement dénommée granulomatose de Wegener, la polyangéite microscopique (PAM) et la granulomatose éosinophilique avec polyangéite (GEPA), anciennement syndrome de Churg-Strauss. La périartérite noueuse (PAN) est une vascularite nécrosante intéressant de façon prédominante les vaisseaux de moyen calibre décrite.

La *granulomatose avec polyangéite* (GPA) est une vascularite nécrosante caractérisée par une inflammation granulomateuse des vaisseaux de petit calibre associée le plus souvent à la présence d'ANCA de fluorescence cytoplasmique diffuse (cANCA) dirigés contre la protéinase 3 (PR3) et dont la présentation typique associe des manifestations ORL, une atteinte pulmonaire et une glomérulonéphrite extracapillaire pauci-immune. L'atteinte pulmonaire est présente dans au moins 50 % des cas dans les rares petites séries de GPA pédiatriques [7]. Elle peut être de deux types : une forme granulomateuse habituellement chronique (nodules pulmonaires) et une forme aiguë de vascularite (hémorragie intra-alvéolaire) (Figure 31-2) essentiellement. Plus rarement, un épanchement pleural ou une embolie pulmonaire sont rapportés. Les manifestations cliniques sont aspécifiques : toux, dyspnée, douleur thoracique, hémoptysie, détresse respiratoire. Sur l'imagerie thoracique, les différentes atteintes sont des nodules (isolés ou multiples, uni- ou bilatéraux), excavés dans la moitié des cas, éventuellement associés à une pleurésie, des infiltrats pulmonaires traduisant une hémorragie intra-alvéolaire ou des infiltrats non hémorragiques et/ou des sténoses bronchiques pouvant être biopsiées avec une bonne rentabilité. Le diagnostic de GPA est facilement évoqué devant

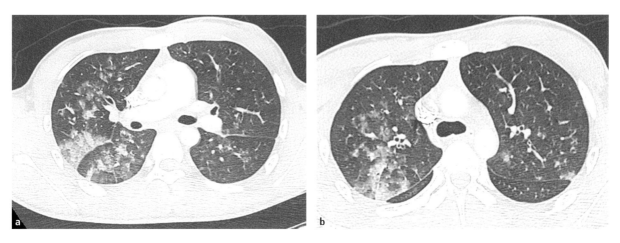

Figure 31-2 Hémorragie intra-alvéolaire dans le cadre d'une vascularite à ANCA chez une fillette de 7 ans. Tomodensitométrie thoracique en coupes axiales et fenêtre parenchymateuse. Ces images montrent des lésions de condensations alvéolaires et en verre dépoli, bilatérales, prédominant à droite.

un tableau associant altération de l'état général, atteinte ORL, atteinte pulmonaire et anomalie du sédiment urinaire (protéinurie, hématurie). La positivité des cANCA anti-PR3 confirme alors le diagnostic. Il existe un syndrome inflammatoire non spécifique ; une hyperéosinophilie modérée peut s'observer chez 10 % des patients. Lorsque cela est possible, il est souhaitable d'obtenir une preuve histologique de la vascularite (qui touche essentiellement les petits vaisseaux) ou de l'atteinte granulomateuse. Devant une suspicion de GPA avec atteinte pulmonaire, la réalisation d'un scanner sans injection des sinus de la face est nécessaire à la recherche d'une atteinte infraclinique. Les autres examens d'imagerie (IRM cérébrale, échographie ou scanner abdominal, échographie ou IRM cardiaque) sont orientés par la clinique. Le traitement d'induction des formes sévères de GPA est une combinaison de corticoïdes et de rituximab ou de cyclophosphamide intraveineux [16]. Dans les formes graves, les échanges plasmatiques sont indiqués chez l'adulte présentant une hémorragie alvéolaire. Ce traitement doit être suivi d'un traitement d'entretien dont la durée totale doit être au minimum de 24 mois : il associe une corticothérapie à faibles doses et un imunosuppresseur (azathioprine, rituximab, méthotrexate ou mycophénolate mofétil) [18]. Le cotrimoxazole est prescrit de façon systématique à une dose préventive des infections par *Pneumocystis jiroveci*. Le taux de rémission est compris entre 80 et 90 % et la mortalité à 10 ans est voisine de 10 % chez l'adulte et dans certaines séries pédiatriques [7].

La *polyangéite microscopique* (PAM) est une vascularite nécrosante qui atteint les vaisseaux de petit calibre. Elle est associée, dans la plupart des cas, aux pANCA anti-MPO. Elle est très peu décrite en pédiatrie. L'atteinte pulmonaire peut être associée à des manifestations systémiques (fièvre, altération de l'état général, arthralgies, myalgies), à une atteinte rénale, caractérisée par une glomérulonéphrite nécrosante extracapillaire pauci-immune, à une atteinte cutanée (purpura vasculaire infiltré déclive des membres inférieurs, ulcérations, nécroses cutanées, hémorragies sous-unguéales, lésions vésiculeuses) et, plus rarement, à des neuropathies périphériques (polyneuropathie, mononévrite multiple), à des atteintes digestives ischémiques (douleurs abdominales ischémiques, perforations). L'atteinte pulmonaire se manifeste par une hémorragie alvéolaire et, plus rarement, par une fibrose pulmonaire chez l'adulte. Il n'existe pas de critère diagnostique de la PAM en pédiatrie. Dans la plupart des cas, la vascularite régresse rapidement sous traitement alors que la fibrose interstitielle peut continuer à s'aggraver, en général lentement. Le diagnostic est posé devant l'association d'une vascularite des petits vaisseaux avec le plus souvent une glomérulonéphrite pauci-immune et/ou une hémorragie intra-alvéolaire associée à la positivité des pANCA anti-MPO. Le traitement est adapté à la sévérité de la maladie. Sans signe de gravité, le traitement de la PAM consiste en une corticothérapie seule. Les immunosuppresseurs sont ainsi réservés aux formes résistantes, en cas de rechute ou dans une forme sévère (atteinte rénale, digestive, neurologique centrale, myocardique). L'hémorragie intra-alvéolaire isolée n'est pas une indication au traitement immunosuppresseur chez l'adulte. Dans les formes fulminantes pneumorénales de PAM, la prise en charge comporte des séances d'échanges plasmatiques en plus des corticoïdes et immunosuppresseurs, parallèlement au traitement symptomatique (épuration extrarénale, assistance respiratoire). La prescription d'échanges plasmatiques améliore les chances de récupération de la fonction rénale (survie rénale sans dialyse), mais pas la survie globale dans une population adulte. Il n'existe pas de données chiffrées sur l'évolution de la PAM pédiatrique.

La *granulomatose éosinophilique avec polyangéite* (GEPA) est d'une grande rareté en pédiatrie (moins de 50 cas rapportés sous forme de cas cliniques). La présentation comporte un asthme constant, une hyperéosinophilie, une sinusite associée à une altération de l'état général. Les autres atteintes possibles sont pulmonaires (infiltrats, pleurésie), cardiaques (péricardite, myocardite), neurologiques périphériques et digestives. Les pANCA anti-MPO sont présents chez 35-38 % des adultes et 25 % des enfants. Le traitement est identique à celui de la PAM et de la PAN avec en plus la prise en charge spécifique de l'asthme.

La *périartérite noueuse* (PAN) systémique est une vascularite nécrosante des vaisseaux de moyen calibre. L'atteinte pulmonaire n'est pas observée au cours de la PAN et doit faire rediscuter un autre type de vascularite.

Arthrite juvénile idiopathique

Les arthrites juvéniles idiopathiques (AJI) sont un groupe hétérogène de pathologies n'ayant en commun que l'existence d'une arthrite avant l'âge de 16 ans, durant au moins 6 semaines, sans étiologie. Des atteintes pulmonaires ont été rarement décrites au cours de la forme systémique d'AJI (FS-AJI) (5-15 % des AJI) et la polyarthrite rhumatoïde juvénile (2-3 %).

Forme systémique d'arthrite juvénile idiopathique

La FS-AJI est caractérisée par l'association d'une arthrite à des signes généraux dont une fièvre souvent inaugurale, durant au moins 15 jours et prenant sur 3 jours au moins un profil caractéristique avec un ou plusieurs pics hyperthermiques par jour, suivis de franches défervescences thermiques au-dessous de 37 °C. Souvent sont notés un rash à l'acmé de la fièvre ou au décours, une péricardite modérée, plus rarement une note de myocardite, parfois des adénopathies et une hépatosplénomégalie modérée.

Vingt-cinq cas d'hypertension artérielle pulmonaire, pneumopathie interstitielle et/ou protéinose alvéolaire ont été identifiés parmi 389 patients ayant une FS-AJI [8]. Ces complications étaient plus fréquentes chez les patients ayant des signes systémiques sévères et chez les patients ayant reçu des biothérapies, notamment des anti-interleukine 1. Le lien de causalité entre un traitement par biothérapie et le développement de ces complications reste à démontrer, mais cette étude suggère qu'une surveillance radiographique et par EFR régulière est nécessaire au cours de la FS-AJI.

Polyarthrite rhumatoïde juvénile idiopathique

La polyarthrite rhumatoïde est très rare chez l'enfant. De rares cas de pneumopathie interstitielle ont été rapportés.

Syndromes auto-inflammatoires

Un syndrome auto-inflammatoire (SAI) se manifeste par des épisodes inflammatoires non infectieux, le plus souvent fébriles, récurrents ou continus. Il résulte d'anomalies de l'immunité innée, et il n'y a classiquement que peu ou pas d'intervention des lymphocytes B ou T [3]. L'analyse de l'anamnèse familiale et l'examen clinique sont les points clefs pour orienter les recherches génétiques. Dans sa forme typique, le diagnostic de syndrome auto-inflammatoire doit être évoqué devant :

– la présence d'au moins trois épisodes fébriles inexpliqués durant au moins 1 jour, avec un syndrome inflammatoire de durée spontanément limitée. Certains syndromes auto-inflammatoires peuvent également se manifester par un syndrome inflammatoire biologique sans fièvre ;

– la présence d'un intervalle libre clinique et biologique entre les épisodes ; cependant, des SAI sévères peuvent se manifester également par une fièvre et/ou un syndrome inflammatoire prolongés.

Les SAI peuvent être polygéniques ou monogéniques [18].

Les principales atteintes pulmonaires qui peuvent être observées au cours d'un SAI comportent essentiellement un

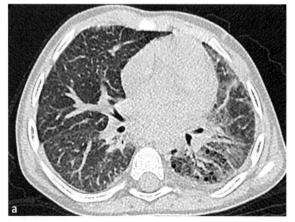 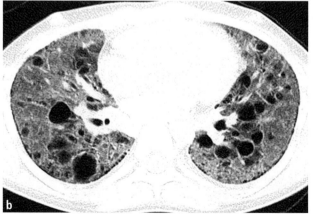

Figure 31-3 Pneumopathie interstitielle dans le cadre d'un SAVI par mutation du gène *TMEM173* chez une fillette de 3 ans et demi (**a**) et chez une adolescente de 12 ans (**b**). Tomodensitométrie thoracique en coupes axiales et fenêtre parenchymateuse. **a**) Au niveau du champ pulmonaire droit : minimes opacités en verre dépoli sous-pleurales antérieures et postérieures associées à un épaississement diffus des septas inter- et intralobulaires. À gauche, opacités en verre dépoli associées à des lésions kystiques en postérieur. **b**) Opacités en verre dépoli diffuses associées à des lésions microkystiques sous-pleurales et à des kystes intraparenchymateux volumineux.

Tableau 31-II Caractéristiques démographiques, cliniques, physiopathologiques et traitement des principales maladies auto-inflammatoires monogéniques comportant une atteinte pulmonaire.

Pathologie (gène muté)	Mode de transmission/ ethnie à risque	Atteinte pulmonaire	Signes cliniques et biologiques associés à l'atteinte pulmonaires	Physiopathologie	Traitement
Fièvre méditerranéenne familiale (FMF) (*MEFV*)	AR/AD Population arabe, turque, juive séfarade, (juive ashkénaze : moins fréquent)	Épisodes récurrents de pleurésie le plus souvent unilatérale, régressant spontanément, sans infection retrouvée	Épisodes récurrents de fièvre, syndrome inflammatoire, douleurs abdominales, arthrites, signes cutanés, péricardite, épididymite	Médiée par l'interleukine 1	Colchicine Discussion de traitement anti-IL-1 dans les rares formes réfractaires
TNF receptor-associated periodic syndrome (TRAPS) (*TNFRSF1A*)	AD	Épisodes récurrents de pleurésie régressant spontanément, sans infection retrouvée	Myalgies, arthralgies/ arthrites, œdème péri-orbitaire, conjonctivite, douleurs abdominales, péricardite, céphalées	Médiée par l'interleukine 1	Anti-inflammatoires non stéroïdiens Anti-interleukine 1 Anti-TNF
STING-associated vasculopathy with onset in infancy (SAVI) (*TMEM173*)	AD	Pneumopathie interstitielle sévère Fibrose pulmonaire	Fièvre récurrente ou continue, ulcérations cutanées, arthrites Syndrome inflammatoire Facteurs antinucléaires, anti-ADN, facteur rhumatoïde	Médiée par l'interféron α	Inhibiteurs de JAK1 et JAK2 (données préliminaires)
Granulomatose de Blau (*NOD2/CARD15*)	AD	Pneumopathie interstitielle	Polyarthrite avec hypertrophie synoviale, uvéite antérieure sévère, autre atteinte granulomateuse	Activation de la voie NF-κB	Anti-inflammatoires non stéroïdiens Corticoïdes Anti-TNF

épanchement pleural (inflammasomopathie médiée par une sécrétion accrue d'interleukine 1), une granulomatose pulmonaire (syndrome de Blau), une pneumopathie interstitielle sévère (*STING-associated vasculopathy with onset in infancy* [SAVI], médiée par une sécrétion accrue d'interféron α) (Figure 31-3). Tout épanchement pleural récidivant fébrile associé à un syndrome inflammatoire sans étiologie infectieuse doit donc faire rechercher un SAI. Le tableau 31-II résume les principales caractéristiques démographiques, cliniques, radiologiques, génétiques et le traitement des SAI associés à une atteinte pulmonaire.

Maladies auto-immunes monogéniques

Récemment, ont été décrites des pathologies mendéliennes associées au développement de pathologies auto-immunes [10]. Elles doivent être évoquées devant une auto-immunité familiale, un début précoce et/ou l'association à un déficit immunitaire. Le tableau 31-III résume les principales caractéristiques cliniques, radiologiques, biologiques et génétiques des maladies auto-immunes monogéniques associées à une atteinte pulmonaire.

Points clefs

- Une connectivite ou une vascularite systémique doit être systématiquement recherchée devant une pneumopathie interstitielle ou une hémorragie alvéolaire sans étiologie évidente.
- Une pneumopathie interstitielle doit être systématiquement et régulièrement dépistée par des EFR éventuellement couplées à un scanner thoracique au moment du diagnostic et au cours de l'évolution d'une connectivite.
- Tout épanchement pleural récidivant fébrile associé à un syndrome inflammatoire sans étiologie infectieuse doit faire rechercher un syndrome auto-inflammatoire.
- Toute pneumopathie interstitielle ou hémorragie pulmonaire de début précoce associée à une auto-immunité biologique sans étiologie évidente doit faire rechercher une pathologie génétique prédisposant aux pathologies auto-immunes/auto-inflammatoires, surtout s'il existe une histoire familiale d'auto-immunité.

Tableau 31-III Pathologies auto-immunes mendéliennes avec atteinte pulmonaire.

Mutation	Mode de transmission	Atteinte pulmonaire	Principales autres atteintes
CTLA4	AD	Pneumopathie interstitielle (infiltrat lymphocytaire)	Atteinte digestive inflammatoire Cytopénies auto-immunes Diabète de type 1, thyroïdite auto-immune Atteinte cérébrale (granulomes) Retard statural Syndrome lymphoprolifératif Hypogammaglobulinémie
STAT3 (gain de fonction)	AD	Pneumopathie interstitielle (infiltrat lymphocytaire)	Diabète de type 1, thyroïdite auto-immune Cytopénies auto-immunes Arthrites inflammatoires Entéropathie auto-immune Eczéma Retard statural Syndrome lymphoprolifératif Infections répétées
LRBA	AD	Pneumopathie interstitielle (infiltrat lymphocytaire) Fibrose pulmonaire Bronchiectasies (infections répétées)	Cytopénies auto-immunes Arthrites inflammatoires Atteinte digestive inflammatoire Atteinte cérébrale (granulomes) Retard de croissance Hypogammaglobulinémie
COPA	AD	Hémorragie pulmonaire Pneumopathie interstitielle (infiltrat lymphocytaire)	Glomérulonéphrite Arthrite inflammatoire

BIBLIOGRAPHIE

1. BADER-MEUNIER B, ARMENGAUD JB, HADDAD E et al. Initial presentation of childhood-onset systemic lupus erythematosus : a French multicenter study. J Pediatr, 2005, 146 : 648-653.
2. BERARD RA, LAXER RM. Pediatric mixed connective tissue disease. Curr Rheumatol Rep, 2016, 18 : 28.
3. DE JESUS AA, CANN SW, YIN LIU Y, GOLDBACH-MANSKY R. Molecular mechanisms in genetically defined autoinflammatory diseases : disorders of amplified danger signaling. Annu Rev Immunol, 2015, 33 : 823-874.
4. FELDMAN BM, RIDER LG, REED AM, PACHMAN LM. Juvenile dermatomyositis and other idiopathic inflammatory myopathies of childhood. Lancet, 2008, 28 : 2201-2212.
5. HUBER AM, MAMYROVA G, LACHENBRUCH PA et al, Childhood Myositis Heterogeneity Collaborative Study Group. Early illness features associated with mortality in the juvenile idiopathic inflammatory myopathies. Arthritis Care Res (Hoboken), 2014, 66 : 732-734.
6. HUGGINS JL, HOLLAND MJ, BRUNNER HI. Organ involvement other than lupus nephritis in childhood-onset systemic lupus erythematosus. Lupus, 2016, 25 : 857-863.
7. IUDICI M, PUÉCHAL X, PAGNOUX C et al. Brief report : childhood-onset systemic necrotizing vasculitides : long-term data from the French vasculitis study group registry. Arthritis Rheumatol, 2015, 67 : 1959-1956.
8. KIMURA Y, WEISS JE, HAROLDSON KL et al. Pulmonary hypertension and other potentially fatal pulmonary complications in systemic juvenile idiopathicarthritis. Arthritis Care Res (Hoboken), 2013, 65 : 745-752.
9. MARTINI G, FOELDVARI I, RUSSO R et al. Systemic sclerosis in childhood : clinical and immunologic features of 153 patients in an international database. Arthritis Rheum, 2006, 54 : 3971-3978.
10. MELKI I, CROW YJ. Novel monogenic diseases causing human autoimmunity. Curr Opin Immunol, 2015, 37 : 1-5.
11. NUMANO F, SHIMIZU C, TREMOULET AH et al. Pulmonary artery dilation and right ventricular function in acute Kawasaki disease. Pediatr Cardiol, 2016, 37 : 482-490.
12. PROTOCOLE NATIONAL DE DIAGNOSTIC ET DE SOINS. Dermatomyosite de l'enfant et de l'adulte. Saint-Denis, Haute Autorité de santé (www.has-sante.fr/portail/jcms/c.../fr/dermatomyosite-de-l-enfant-et-de-l-adult).
13. PROTOCOLE NATIONAL DE DIAGNOSTIC ET DE SOINS. Lupus. Saint-Denis, Haute Autorité de santé (www.has-sante.fr/portail/jcms/c_931697/.../ald-n-21-lupus-erythemateux-systemique).
14. PROTOCOLE NATIONAL DE DIAGNOSTIC ET DE SOINS. Sclérodermie. Saint-Denis, Haute Autorité de santé (www.has-sante.fr/portail/upload/docs/application/pdf/.../pnds__sclerodermie_web.pdf).
15. RAJAGOPALA S, SHOBHA V, DEVARAJ U et al. Pulmonary hemorrhage in Henoch-Schönlein purpura : case report and systematic review of the english literature. Semin Arthritis Rheum, 2013, 42 : 391-400.
16. TANSLEY SL, BETTERIDGE ZE, GUNAWARDENA H et al. Anti-MDA5 autoantibodies in juvenile dermatomyositisidentify a distinct clinical phenotype : a prospective cohort study. Arthritis Res Ther, 2014, 16 : R138.
17. VOLKMANN ER, TASHKIN DP. Treatment of systemic sclerosis-related interstitial lung disease : a review of existing and emerging therapies. Ann Am Thorac Soc, 2016, 13 : 2045-2056.
18. YATES M, WATTS RA, BAJEMA IM et al. EULAR/ERA-EDTA recommendations for the management of ANCA-associated vasculitis. Ann Rheum Dis, 2016, 75 : 1583-1594.
19. ZULIAN F, CUFFARO G, SPEROTTO F Scleroderma in children : an update. Curr Opin Rheumatol, 2013, 25 : 643-650.

SARCOÏDOSE PULMONAIRE 32

Nadia Nathan, Chiara Sileo et Annick Clément

L'entité sarcoïdose ou maladie de Besnier-Boeck-Schaumann s'est constituée entre 1888 et 1915 pour aboutir à la notion de maladie granulomateuse systémique, affectant principalement le poumon et le système lymphatique, dont la cause reste inconnue à ce jour [7, 8]. Elle touche environ 10 fois moins fréquemment les enfants que les adultes. Le spectre phénotypique de la sarcoïdose est large, depuis une atteinte mono-organique pauci- ou asymptomatique jusqu'à une atteinte multiviscérale mettant en jeu le pronostic vital. Son diagnostic chez l'adulte repose sur un faisceau d'arguments cliniques et paracliniques et nécessite le plus souvent une confirmation histologique. Celle-ci est indispensable chez l'enfant, chez qui la sarcoïdose reste un diagnostic d'élimination. La physiopathologie de la sarcoïdose reste mal connue, mais des arguments croissants convergent vers une probable susceptibilité génétique associée à une exposition environnementale déclenchant ou pérénisant la maladie. Sa prise en charge et son pronostic restent difficiles à évaluer en pédiatrie du fait de sa rareté.

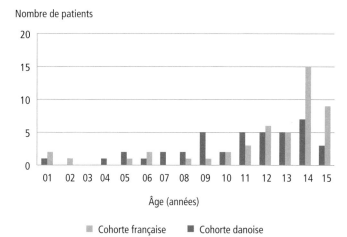

Figure 32-1 Âge au diagnostic de sarcoïdose dans les cohortes pédiatriques française et danoise [6, 12]. La cohorte danoise comporte 48 patients caucasiens, dont l'âge au diagnostic varie entre 8 mois et 15 ans (âge médian : 13 ans). La cohorte française compte 41 patients âgés de 13 mois à 15 ans et 9 mois (âge médian : 11,8 ans). On remarque une majorité de patients pré-adolescents et adolescents, mais 20 à 30 % des patients ont moins de 10 ans au diagnostic.

Épidémiologie

La sarcoïdose est une maladie ubiquitaire qui touche des individus des deux sexes et de tous âges, avec néanmoins une sur-représentation chez les adultes jeunes. Sa prévalence rapportée chez l'adulte est de 1 à 5 pour 10 000 individus en France. Elle est plus rare chez l'enfant, et exceptionnelle chez le nourrisson, avec une incidence qui augmente de 0,6 pour 100 000 à 4 ans jusqu'à 1,02 pour 100 000 à 14-15 ans dans deux cohortes européennes [6, 12] (Figure 32-1). Aux États-Unis comme en Europe, une sur-représentation et des formes plus sévères de la maladie ont été observées chez les individus de peau noire [10, 16]. Chez l'enfant, la majorité des cas sont isolés, et trois séries de 48, 27 et 41 patients ont été rapportées par des équipes danoise, américaine et française respectivement [3, 6, 12]. Les patients étaient majoritairement caucasiens dans l'étude danoise, et il était noté une forte majorité de patients afro-caribéens et sub-sahariens dans les études de Louisiane et française.

Physiopathologie

Les bases physiopathologiques de la sarcoïdose restent mal connues. L'hypothèse communément admise est celle d'une réaction granulomateuse et inflammatoire aberrante après une exposition à un antigène organique ou minéral, chez un individu génétiquement prédisposé. Les contributions environnementales et génétiques dans le déclenchement de la maladie restent à évaluer, mais les études de jumeaux estiment que les facteurs génétiques pèseraient pour plus de la moitié dans le déclenchement de la sarcoïdose [18].

Constitution du granulome

L'aspect histologique des granulomes sarcoïdosiques (Figure 32-2) est celui d'un follicule central constitué de cellules épithélioïdes, qui sont des macrophages activés, et de lymphocytes (L) T CD4 principalement de type T_H1 (*helper*). Le follicule central est entouré d'une couronne lymphocytaire majoritairement composée de LT CD8 et de LB [13]. Au cours de la formation et de la maturation du granulome, on constate un afflux de LT T_H17 (T-reg), qui seraient responsables localement de la pérennisation de la réponse granulomateuse après élimination de l'agent causal et, au niveau périphérique, de l'anergie tuberculinique des patients [14].

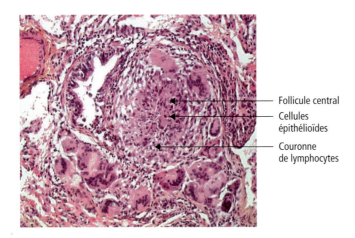

Figure 32-2 Granulome sarcoïdosique. On retrouve l'aspect de follicule central constitué de lymphocytes T majoritairement CD4, avec des cellules épithélioïdes (macrophages activés). Autour du follicule, une couronne lymphocytaire est visualisée, majoritairement des lymphocytes T CD8 et lymphocytes B.

Sarcoïdose et génétique

L'observation de formes familiales de sarcoïdose dans 3-5 % des cas est en faveur d'une base génétique de la maladie [15]. Le modèle actuellement suggéré est celui d'une prédisposition multigénique, impliquant des variants génétiques communs présents à une fréquence de plus de 1 % dans la population générale. Les études récentes d'associations pangénomiques retrouvent ainsi plusieurs gènes ou loci associés à un risque plus élevé de sarcoïdose, qui ont en commun d'être impliqués dans la régulation de l'activation et de la différenciation des LT et des macrophages. Parmi ces gènes, on retrouve *BTNL2* (*butyrophilin-like 2*), *Anxa11* (annexine A11), *HLA-DRB1*, *CCDC88B* (*coiled-coil domain containing 88B*) et *XAF1* (*XIAP associated factor 1*) [2]. *BTNL2* code un cofacteur du cluster de différenciation (CD) 86 des LT. L'un de ses polymorphismes (rs2076530) agit sur l'épissage de BTNL2 et a été associé à la survenue d'une sarcoïdose avec un odds-ratio de 2, dans des formes familiales mais aussi sporadiques de la maladie. *Anxa11* joue un rôle important dans les processus de division cellulaire, de trafic intracellulaire et d'apoptose. L'un de ses polymorphismes a été associé à un risque plus élevé de sarcoïdose, mais là encore avec un odds-ratio faible, proche de 1,5 [20].

Sarcoïdose et environnement

L'hypothèse d'un rôle important de l'exposition environnementale dans la physiopathologie de la sarcoïdose s'est renforcée au cours des dernières années. Les expositions aux particules organiques, en particulier aux mycobactéries, ont d'abord été rapportées, puis plus récemment à des particules minérales [5]. Plusieurs études ont montré une incidence plus élevée de sarcoïdose lors d'expositions inhabituelles à la silice, à l'aluminium et aux poussières inorganiques en général. Cela a été particulièrement bien démontré par la recrudescence de cas de sarcoïdose parmi les personnes exposées aux débris du World Trade Center en 2001 [4], et un rôle important de la stimulation inflammatoire causée par les particules inorganiques semble actuellement retenu [19].

Diagnostic

Clinique

Le diagnostic de sarcoïdose reste en pédiatrie un diagnostic d'exclusion. Il est évoqué à partir de signes phénotypiques évocateurs et il nécessite d'être confirmé par une preuve histologique retrouvant un granulome typique pour lequel les autres causes de granulomatoses ont été exclues (tuberculose, bérylliose, granulomatose d'origine médicamenteuse, déficit immunitaire commun variable, maladie de Crohn ou tumeur…). Chez l'enfant, les signes généraux sont souvent au premier plan (78-98 % des cas). La fièvre persistante est présente chez près de la moitié des patients au diagnostic, ainsi qu'une altération de l'état général souvent marquée avec asthénie majeure et perte de poids ou cassure pondérale. L'absentéisme scolaire est fréquent. Chez l'adulte comme chez l'enfant, la forme médiastinopulmonaire est la plus fréquente [1, 6, 12]. Alors que les symptômes respiratoires sont le plus souvent au premier plan chez l'adulte (toux sèche, dyspnée d'effort ou de repos, douleurs thoraciques), ils sont absents dans la moitié des cas chez l'enfant. L'atteinte granulomateuse peut toucher tous les organes. Chez l'enfant, la sarcoïdose est une maladie multi-organique chez 80 à 85 % des enfants, avec une moyenne de 3,8 à 5,1 organes atteints au diagnostic. Des manifestations extrarespiratoires peuvent être présentes et doivent être activement recherchées, entre autres une hépatomégalie et/ou une splénomégalie (49 %), une baisse de l'acuité visuelle, des douleurs oculaires ou une autre anomalie de la vision évoquant une uvéite postérieure ou antérieure (25-39 %), des adénopathies périphériques (29-40 %), des signes cutanés (18-40 %) ou articulaires (10-30 %). Les autres atteintes (ORL, cardiaques, neurologiques…) sont plus rares [3, 6, 12]. Enfin, l'anergie tuberculinique est le plus souvent retrouvée.

Examens complémentaires

Chez l'enfant, même en présence de signes respiratoires, la radiographie thoracique est normale dans presque la moitié des cas (stade 0 de la classification de Scadding, qui est aussi utilisée en pédiatrie). Le scanner thoracique est le plus souvent nécessaire pour confirmer et préciser l'atteinte médiastinopulmonaire. Il peut mettre en évidence un syndrome interstitiel avec des nodules ou micronodules de distribution périlymphatique, des opacités en verre dépoli, des condensations alvéolaires, voire des épaississements des septa, des scissures et de la plèvre d'aspect nodulaire

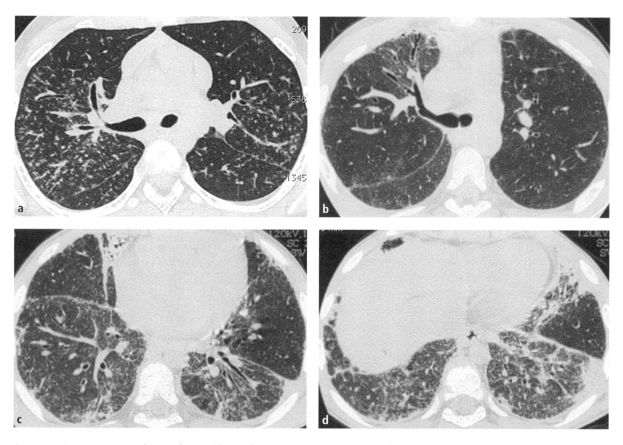

Figure 32-3 Aspects scanographiques de sarcoïdose pulmonaire. Scanner thoracique d'un enfant de 13 ans (**a**) et d'un enfant de 7 ans (**b-d**) présentant une sarcoïdose pulmonaire. On retrouve de très nombreux micronodules et nodules diffus de distribution périlymphatique, un épaississement pleural et scissural. Chez le patient de 7 ans, les nodules sont parfois confluents et forment des aspects de condensation alvéolaire avec un bronchogramme aérique, des bronchectasies et des bronchiolectasies. On note également des opacités en verre dépoli.

(Figure 32-3). L'atteinte médiastinohilaire est le plus souvent associée à des adénopathies non compressives et non nécrosantes [17]. Une échographie abdominale ou un scanner abdominal sont souvent nécessaires pour préciser l'atteinte abdominale ou pour guider une ponction-biopsie hépatique [11]. Enfin, même en l'absence de symptôme évocateur, il est important de réaliser un électrocardiogramme et une échographie cardiaque initiaux, ainsi qu'un examen ophtalmologique, en particulier à la recherche d'une uvéite.

L'atteinte pulmonaire est également documentée par l'endoscopie bronchique avec étude du lavage broncho-alvéolaire (LBA) qui retrouve classiquement un aspect macroscopique normal, une lymphocytose modérée (20-50 %) et un rapport lymphocytes T CD4+/CD8+ supérieur à 2. Cependant, l'analyse cytologique du LBA peut aussi être normale chez l'enfant.

Les explorations fonctionnelles respiratoires (EFR), lorsqu'elles sont réalisables, peuvent mettre en évidence un syndrome restrictif, dans plus de la moitié des cas, avec une anomalie de la diffusion du CO (TL_{CO}). La compliance pulmonaire dynamique (C_{Ldyn}) semble être le paramètre le plus constamment atteint. Enfin, un syndrome obstructif est associé dans 15 % des cas [6, 12].

Les examens biologiques sont peu spécifiques. On retrouve un syndrome inflammatoire avec une vitesse de sédimentation le plus souvent modérément élevée, une lymphocytose inconstante, une anémie inflammatoire et une hypergammaglobulinémie. Le dosage des transaminases permet de rechercher des arguments pour une atteinte hépatique. L'enzyme de conversion de l'angiotensine (ECA) est réalisée chez l'enfant, mais elle n'a de valeur diagnostique que si elle est positive, ce qui est le cas dans seulement 60 % des cas [6, 12]. Enfin, une hypercalcémie est documentée chez moins d'un tiers des enfants atteints.

Les autres examens sont guidés par les atteintes d'organes.

L'analyse histologique est cruciale pour affirmer le diagnostic de sarcoïdose chez l'enfant. La mise en évidence d'un granulome nécessite parfois la réalisation de biopsies de plusieurs organes, dont le choix est guidé par les atteintes cliniques, biologiques et radiologiques. Les biopsies les plus contributives sont le poumon (par voie transbronchique ou chirurgicale), mais elles sont parfois de réalisation difficile chez le jeune enfant. Les autres organes les plus souvent biopsiés sont les glandes salivaires, même en l'absence d'atteinte clinique, le foie ou les adénopathies périphériques.

Prise en charge thérapeutique

L'abstention thérapeutique, qui est souvent possible chez l'adulte, est rarement envisagée pour les enfants, chez qui le diagnostic de sarcoïdose est le plus souvent associé à une symptomatologie générale bruyante. Comme chez l'adulte, le traitement repose essentiellement sur la corticothérapie. Celle-ci est administrée selon les habitudes des équipes par voie orale (généralement en débutant à 1-2 mg/kg/j) et/ou en bolus intraveineux mensuels (300 mg/m^2/j pendant 3 jours) pour une durée de plusieurs mois, souvent au moins 4-6 mois. Les immunosuppresseurs sont utilisés en seconde ligne, soit à titre d'épargne cortisonique, soit en cas de cortico-résistance. Le plus utilisé est le méthotrexate, puis plus rarement le mycophénolate mofétil, l'hydroxychloroquine, l'infliximab, l'azathioprine et le cyclophosphamide. Il existe peu d'études contrôlées évaluant ces différents traitements, et la plupart de ces études ont été réalisées chez des patients adultes [9]. Les traitements de la sarcoïdose sont purement suspensifs et un rebond à l'arrêt du traitement est possible avec toutes les molécules. Aux traitements médicamenteux s'associe la prise en charge sociale, qui nécessite parfois un aménagement du temps scolaire jusqu'à la disparition de l'asthénie importante.

Évolution et pronostic

Chez l'enfant, les facteurs pronostiques sont mal connus. L'extension de la maladie au diagnostic, évaluée par le nombre d'organes atteints, semble en faveur d'un risque plus élevé de rechutes à moyen et long termes. En revanche, ni l'âge au diagnostic, ni le stade radiologique initial ne semblent corrélés à l'évolution de la maladie. Malgré le traitement, les rechutes sont nombreuses. Elles peuvent intéresser tous les organes, y compris ceux qui n'étaient pas atteints au diagnostic. Elles sont volontiers extrathoraciques et restent le plus souvent cortico-sensibles. Les données actuelles indiquent qu'environ 50 à 60 % des patients sont en rémission 18-24 mois après le début de la prise en charge. Des séquelles sont parfois décrites, comme une insuffisance respiratoire avec un syndrome restrictif, des lésions oculaires ou des séquelles liées à la corticothérapie prolongée.

Conclusion

La sarcoïdose pédiatrique est une maladie rare et sévère, pouvant intéresser les enfants de tous les âges. Elle est le plus souvent multi-organique, avec des symptômes généraux au premier plan. Malgré une prise en charge thérapeutique initiale agressive, l'évolution est souvent émaillée de rechutes. Les études actuelles tentent de mieux décrire la place de la susceptibilité génétique et des expositions environnementales dans le développement de la maladie.

> **Points clefs**
> - La sarcoïdose pédiatrique est une maladie granulomateuse rare pouvant intéresser tous les organes, chez des enfants de tous âges.
> - Son étiologie est inconnue. L'hypothèse actuelle est celle d'une susceptibilité génétique multigénique, associée à une exposition environnementale organique ou anorganique.
> - La sarcoïdose se révèle souvent chez l'enfant par une altération franche de l'état général et une fièvre persistante.
> - Bien que la maladie soit le plus souvent multi-organique d'emblée, avec une majorité d'atteintes médiastinothoraciques, les symptômes pulmonaires sont absents dans environ la moitié des cas.
> - Le diagnostic nécessite la mise en évidence d'un granulome épithélioïde non nécrotique.
> - Le traitement repose sur la corticothérapie prolongée orale et/ou intraveineuse en bolus. Des immunosuppresseurs peuvent être proposés en seconde ligne thérapeutique.
> - Les rechutes ou poussées de la maladie, souvent extrathoraciques, sont fréquentes. La sarcoïdose pédiatrique nécessite donc un suivi au long cours, même en cas de rémission initiale.

BIBLIOGRAPHIE

1. BAUGHMAN RP, TEIRSTEIN AS, JUDSON MA et al. Clinical characteristics of patients in a case control study of sarcoidosis. Am J Respir Crit Care Med, 2001, *164* : 1885-1889.
2. FISCHER A, RYBICKI BA. Granuloma genes in sarcoidosis : what is new ? Curr Opin Pulm Med, 2015, *21* : 510-516.
3. GEDALIA A, KHAN TA, SHETTY AK et al. Childhood sarcoidosis : Louisiana experience. Clin Rheumatol, 2016, *35* : 1879-1884.
4. GIRVIN F, ZEIG-OWENS R, GUPTA D et al. Radiologic features of World Trade Center-related sarcoidosis in exposed NYC fire department rescue workers. J Thorac Imaging, 2016, *31* : 296-303.
5. GUPTA D, AGARWAL R, AGGARWAL AN, JINDAL SK. Molecular evidence for the role of mycobacteria in sarcoidosis : a meta-analysis. Eur Respir J, 2007, *30* : 508-516.
6. HOFFMANN AL, MILMAN N, BYG KE. Childhood sarcoidosis in Denmark 1979-1994 : incidence, clinical features and laboratory results at presentation in 48 children. Acta Paediatr, 2004, *93* : 30-36.
7. HUNNINGHAKE GW, COSTABEL U, ANDO M et al. ATS/ERS/WASOG statement on sarcoidosis. American Thoracic Society/European Respiratory Society/World Association of Sarcoidosis and other Granulomatous Disorders. Sarcoidosis Vasc Diffuse Lung Dis, 1999, *16* : 149-173.
8. IANNUZZI MC, RYBICKI BA, TEIRSTEIN AS. Sarcoidosis. N Engl J Med, 2007, *357* : 2153-2165.
9. LONDNER C, ZENDAH I, FREYNET O et al. [Treatment of sarcoidosis]. Rev Méd Interne, 2011, *32* : 109-113.
10. MIRSAEIDI M, MACHADO RF, SCHRAUFNAGEL D et al. Racial difference in sarcoidosis mortality in the United States. Chest, 2015, *147* : 438-449.
11. MOREL B, SILEO C, EPAUD R et al. Ultrasonography and computed tomographic manifestations of abdominal sarcoidosis in children. J Pediatr Gastroenterol Nutr, 2016, *63* : 195-199.
12. NATHAN N, MARCELO P, HOUDOUIN V et al. Lung sarcoidosis in children : update on disease expression and management. Thorax, 2015, *70* : 537-542.
13. NUNES H, SOLER P, VALEYRE D. Pulmonary sarcoidosis. Allergy, 2005, *60* : 565-582.
14. RAPPL G, PABST S, RIEMANN D et al. Regulatory T cells with reduced repressor capacities are extensively amplified in pulmo-

nary sarcoid lesions and sustain granuloma formation. Clin Immunol Orlando Fla, 2011, *140* : 71-83.
15. RYBICKI BA, IANNUZZI MC, FREDERICK MM et al. Familial aggregation of sarcoidosis. A case-control etiologic study of sarcoidosis (ACCESS). Am J Respir Crit Care Med, 2001, *164* : 2085-2091.
16. RYBICKI BA, MAJOR M, POPOVICH J et al. Racial differences in sarcoidosis incidence : a 5-year study in a health maintenance organization. Am J Epidemiol, 1997, *145* : 234-241.
17. SILEO C, EPAUD R, MAHLOUL M et al. Sarcoidosis in children : HRCT findings and correlation with pulmonary function tests. Pediatr Pulmonol, 2014, *49* : 1223-1233.
18. SVERRILD A, BACKER V, KYVIK KO et al. Heredity in sarcoidosis : a registry-based twin study. Thorax, 2008, *63* : 894-896.
19. VINCENT M, CHEMARIN C, CAVALIN C et al. From the definition of silicosis at the 1930 Johannesburg conference to the blurred boundaries between pneumoconioses, sarcoidosis, and pulmonary alveolar proteinosis (PAP). Am J Ind Med, 2015, *58 (Suppl. 1)* : S31-S38.
20. ZHOU H, DIAO M, ZHANG M. The association between *ANXA11* gene polymorphisms and sarcoidosis : a meta-analysis and systematic review. Sarcoidosis Vasc Diff Lung Dis, 2016, *33* : 102-111.

33 PNEUMOPATHIES À ÉOSINOPHILES

Lisa Giovannini-Chami

Les pneumopathies à éosinophiles (PE) font partie du groupe des maladies interstitielles pulmonaires [11]. Elles sont caractérisées par une infiltration éosinophilique des espaces alvéolaires et de l'interstitium avec respect de l'architecture pulmonaire [7]. Elles sont souvent associées à une éosinophilie sanguine. Les symptômes peuvent être transitoires (syndrome de Löffler), aigus ou chroniques. Malgré leur rareté, la démarche diagnostique des PE doit être bien définie car certaines causes peuvent menacer le pronostic vital rapidement en l'absence d'un traitement adapté.

Diagnostic

Le diagnostic positif est porté par la présence d'un taux d'éosinophiles supérieur à 20 % au lavage broncho-alvéolaire (LBA). La biopsie pulmonaire n'est nécessaire que dans les cas de doute diagnostique afin de décrire notamment l'architecture pulmonaire et d'éliminer une pneumopathie interstitielle idiopathique. La démarche étiologique est résumée dans la figure 33-1 et le tableau 33-I.

Parasitoses

Bien que rares dans les pays développés les parasitoses restent la première cause de PE à travers le monde. Elles doivent être recherchées systématiquement même chez les patients métropolitains et la notion de voyage récent doit toujours être documentée afin d'adapter le bilan parasitaire (Tableau 33-II). Trois tableaux cliniques sont à connaître.

Le *syndrome de Löffler* correspond à une réaction d'hypersensibilité liée à la migration et à la maturation de larves dans le poumon, jusqu'à leur destination finale qu'est l'intestin grêle, après avoir remonté l'arbre bronchique et avoir été avalées. Les symptômes sont limités à de la toux, des sifflements et de la fièvre, associés à des infiltrats pulmonaires périphériques transitoires et à une éosinophilie sanguine. Dans les pays développés, l'ascaridiose doit être évoquée en première intention chez les patients n'ayant pas voyagé récemment [2]. La contamination survient via la nourriture souillée par des excréments humains contenant des œufs d'*Ascaris*. Les symptômes pulmonaires disparaissent spontanément en 7 à 10 jours et le diagnostic est souvent porté 8 semaines plus tard lors de la phase digestive lors de l'émission de parasites dans les selles.

Un traitement par prise unique d'albendazole (200 mg chez les moins de 2 ans et 400 mg au-delà) sera alors administré [2].

Le *syndrome de larva viscéral* correspond à la présence dans les tissus de larves de *Toxocara canis* ou *T. icatis* bloquées dans leur cycle parasitaire, l'être humain étant un hôte accidentel, ces parasites accomplissent leur cycle parasitaire chez le chien ou le chat. La contamination s'effectue par contact avec les déjections de ces animaux, le plus souvent chez de jeunes enfants jouant dans des bacs à sable. Le tableau clinique est plus prononcé que celui du syndrome de Löffler. S'y ajoutent en effet une fatigue intense, une dyspnée, souvent une hépatosplénomégalie et parfois des manifestations cardiaques et des convulsions. Au niveau oculaire, la migration des larves peut léser la rétine. L'albendazole est le traitement de choix (10 mg/kg/j en deux prises pendant 5 jours) [5].

Le *poumon éosinophile tropical* (PET) est causé par la présence de larves de *Wuchereria bancrofti* ou de *Brugia malayi* déposées dans la peau par des moustiques en zone tropicale ou sub-tropicale. Le tableau clinique (toux, sifflement, dyspnée, fièvre, perte de poids, fatigue intense) correspond à une réaction d'hypersensibilité liée à la présence d'antigènes des microfilaires bloqués dans la vascularisation pulmonaire. Le PET ne survient que chez moins de 1 % des patients présentant une filariose lymphatique. L'évolution vers la fibrose pulmonaire est possible si le patient n'est pas traité ou traité tardivement. Le traitement repose sur de la diéthylcarbamazine (6 mg/kg/j, pendant 21 jours) [14].

Médicaments

Les PE médicamenteuses peuvent être transitoires, aiguës ou chroniques. Tous les médicaments (et également les drogues) prises dans les mois précédents doivent être comparés au site (http://www.pneumotox.com). Le diagnostic repose sur une épreuve d'éviction et parfois de réintroduction.

Aspergillose bronchopulmonaire allergique

L'aspergillose bronchopulmonaire allergique (ABPA) est une maladie pulmonaire rare liée à une hypersensibilité à *Aspergillus fumigatus* chez des patients non immunodéprimés mais avec des

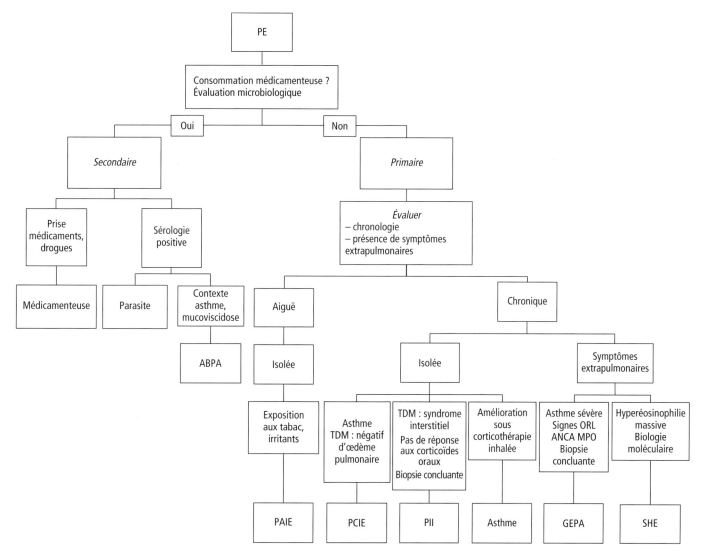

Figure 33-1 Démarche diagnostique d'une pneumopathie à éosinophile. ABPA : aspergillose bronchopulmonaire allergique ; GEPA : granulomatose éosinophile avec polyangéite (Churg-Strauss) ; PAIE : pneumopathie aiguë idiopathique à éosinophiles ; PCIE : pneumopathie idiopathique chronique à éosinophiles ; PII : pneumopathie interstitielle idiopathique ; SME : syndrome hyperéosinophilique.

antécédents d'asthme ou de mucoviscidose, conditions qui favorisent l'adhérence des spores inhalées et le développement de filaments intrabronchiques. Cliniquement, l'ABPA est marquée par une obstruction bronchique chronique, la récurrence d'infiltrats et l'apparition de DDB centrales.

Elle fait l'objet d'un chapitre spécifique (*voir* Chapitre 43).

Pneumopathie idiopathique aiguë à éosinophiles

Les cas pédiatriques sont rarissimes, le plus souvent des adolescents exposés à des irritants (tabac, cannabis, décapant, gaz lacrymogène) [8]. Les critères diagnostiques reposent sur des séries adultes [4]. Le tableau est celui d'une détresse respiratoire aiguë fébrile, conduisant à une intubation et à une ventilation mécanique et menaçant le pronostic vital. L'éosinophilie sanguine peut être normale à l'admission. L'aspect scanographique est celui d'un syndrome alvéolo-interstitiel bilatéral associé à des épanchements pleuraux. La corticothérapie induit une amélioration spectaculaire et un sevrage rapide de la ventilation sans rechute. La durée de corticothérapie n'est pas codifiée (42 à 90 jours dans les cas pédiatriques publiés), mais pourrait sans doute être raccourcie, à l'instar des adultes pour lesquels une durée de 15 jours a été proposée [12].

Pneumopathie idiopathique chronique à éosinophiles

La pneumopathie idiopathique chronique à éosinophiles (PCIE), ou maladie de Carrington, est également extrêmement

Tableau 33-I Orientation diagnostique d'une hyperéosinophilie pulmonaire.

Étiologie	Orientation diagnostique									
	Parasite	Médicament	ABPA	PAIE	PCIE	PII	Asthme hyperéophilique	GEPA	L-SHE	M-SHE
Anamnèse										
Contexte										
– asthme			x		x		x	x		
– mucoviscidose			x							
– médicaments, drogues		x								
– voyage	x									
Symptomatologie										
– respiratoire										
– transitoire	x	x								
– aiguë		x		x						
– chronique	x	x	x		x	x	x	x	x	x
– extrarespiratoire								x	x	x
Examen physique										
Signes extrarespiratoires (peau, neurologiques, hépatomégalie, splénomégalie…)								x	x	x
Spirométrie										
Obstruction			x		x		x	x		
Restriction				x	x					
Biologie										
Hyperéosinophilie sanguine	x	x	x	x			x	x	x	x
IgE totales	x	x	x	x			x	x	x	
IgE spécifiques, sérologie *Aspergillus fumigatus*, TARC, rAsp f4, f6			x							
ANCA MPO								x		
Parasites dans selles ± technique de Baermann, urines, sérologies parasitaires	x									
Phénotype lymphocytaire, réarrangement du TCR					x	x		x	x	
FIP1-L1-PDGFR-α										x
TDM pulmonaire										
DDB centrales			x							
Aspects typiques				x	x	x				
Échographie cardiaque										
Anormale								x	x	x

ANCA MPO : anticorps anticytoplasme des polynucléaires neutrophiles dirigés contre la myéloperoxydase ; DDB : dilatation des bronches ; GEPA : granulomatose éosinophilique avec poly-angéite (Churg-Strauss) ; L-SHE : syndrome hyperéosinophilique de type lymphoïde ; M-SHE : syndrome hyperéosinophilique de type myéloïde ; PAIE : pneumopathie aiguë idiopathique à éosinophiles ; PCIE : pneumopathie chronique idiopathique à éosinophiles ; PII : pneumopathie interstitielle idiopathique ; TARC : *thymus and activation regulated chemokine* ; TCR : récepteur des cellules T ; TDM : tomodensitométrie.

Tableau 33-II Évaluation parasitologique d'une pneumopathie à éosinophiles.

Patient n'ayant jamais vécu ou voyagé dans des zones tropicales ou subtropicales : métropolitain	Patient vivant, ayant vécu ou voyagé dans des zones tropicales ou subtropicales
EP selles	EP selles avec technique de Baermann
Ascaris lumbricoides	Ascaris lumbricoides Strongyloides stercoralis Ankylostomes : Ancylostoma brasiliense, Ancylostoma duodenale, Necator americanus Schistosoma hæmatobium Schistosoma mansoni Paragonimus sp.
EP crachats	EP crachats
Ascaris lumbricoides larvæ	Ascaris lumbricoides larvæ Œuf de Paragonimosus sp.
	EP urinaire
	Schistosoma hæmatobium Schistosoma mansoni
Sérologies	Sérologies
Toxocara canis Trichinella spiralis Fasciola hepatica Echinococcus granulosus	Toxocara canis Trichinella spiralis Fasciola hepatica Echinococcus granulosus Wuchereria bancrofti, Brugia malayi Schistosoma hæmatobium Schistosoma mansoni Paragonimus sp.

EP : examen parasitologique.

rare en pédiatrie avec une quinzaine de cas publiés dans la littérature, le plus souvent des enfants aux antécédents d'asthme ou d'atopie [8]. Les critères diagnostiques ont été définis initialement chez l'adulte, puis adaptés chez l'enfant [4]. Le tableau est lentement progressif avec une toux sèche initiale associée ensuite à des signes généraux. La plupart des patients ont une hyperéosinophilie sanguine au diagnostic. La médiane du taux d'éosinophiles dans le LBA est plus faible que chez les adultes (28 %). L'aspect radiologique peut être semblable à celui de la forme adulte (négatif d'œdème pulmonaire), mais également uniquement interstitiel.

L'évolution est le plus souvent extrêmement favorable sous corticothérapie à la dose initiale de 1,5 mg/kg/j, puis une décroissance sur 4 mois en moyenne. Un traitement plus court (6 semaines) à une dose initiale plus faible de 0,5 mg/kg/j est désormais utilisé chez l'adulte et pourrait être évalué chez l'enfant afin de limiter les effets secondaires. Les rechutes, très fréquentes chez l'adulte, semblent rares chez l'enfant dans les formes répondant bien initialement au traitement.

Les formes radiologiques uniquement interstitielles peuvent ne pas répondre au traitement et évoluer vers la formation de kystes, malgré une deuxième ligne de traitement par corticothérapie, voire une corticothérapie au long cours. Le diagnostic différentiel avec une pneumopathie interstitielle idiopathique peut être difficile à établir et peut nécessiter dans ce cas la réalisation d'une biopsie.

Asthme hyperéosinophilique

L'asthme hyperéosinophilique a été décrit chez l'adulte et correspond à un phénotype d'asthme sévère [3] associant une éosinophilie sanguine supérieure à 1 (et surtout à 1,5) G/l et/ou une éosinophilie au LBA ou à l'expectoration induite supérieure à 25 % (et surtout à 40 %). Normalement, le scanner pulmonaire ne retrouve pas d'aspect de pneumopathie mais, chez l'enfant, il peut exister des formes difficiles à distinguer d'une PCIE. En effet, les patients développant une PCIE ont souvent des antécédents d'asthme et les asthmatiques hyperéosinophiliques peuvent avoir une radiologie anormale liée à des viroses intercurrentes. Seule l'évolution favorable sous corticothérapie inhalée simple permet parfois de trancher.

Pneumopathies interstitielles idiopathiques

Les pneumopathies interstitielles idiopathiques (PII) sont rares en pédiatrie, 72,7 % des pneumopathies interstitielles ayant une étiologie identifiée dans la base de données du registre Respirare. Une éosinophilie modérée au LBA (moyenne à 13 % mais pouvant s'élever jusqu'à 51 % de la cellularité) a été décrite fréquemment dans les séries adultes [1]. De plus, les PCIE peuvent évoluer vers une fibrose pulmonaire. La biopsie pulmonaire peut donc s'avérer nécessaire dans les cas de PCIE sans amélioration franche après la corticothérapie initiale afin de redresser le diagnostic [8].

Granulomatose éosinophilique avec polyangéite

Autrefois nommée syndrome de Churg-Strauss, cette vascularite a été renommée et redéfinie en 2012 : « inflammation granulomateuse riche en éosinophiles et nécrosante du système respiratoire et vascularite nécrosante touchant les vaisseaux de petit et moyen calibres associée à de l'asthme et une hyperéosinophilie » [9]. Il s'agit également d'une maladie rare en pédiatrie avec moins d'une cinquantaine de cas rapportés [6]. C'est une pathologie multisystémique avec une atteinte du système respiratoire (la plupart des enfants ont des antécédents d'asthme et de sinusite lors du diagnostic) mais aussi du cœur, des reins, du système digestif, du SNC périphérique, des muscles et des articulations. L'atteinte cardiaque semble plus fréquente en pédiatrie et doit être recherchée. L'éosinophilie sanguine est constante et associée dans 25 % des cas à la présence d'ANCA MPO. L'aspect scanographique est un syndrome alvéolo-interstitiel. Les rechutes sont fréquentes (46 % des cas) et les traitements reposent sur la corticothérapie (IV ou per os) et des traitements cytotoxiques (cyclophosphamide, azathioprine, methotrexate). L'ajout d'omalizumab a été testé avec succès chez un enfant.

Syndrome hyperéosinophilique

L'hyperéosinophilie (HE) a été définie comme supérieure à 1,5 G/l sur au moins deux prises de sang séparées d'un mois et/ou HE tissulaire [13]. Le syndrome hyperéosinophilique (SHE) associe des lésions tissulaires liées à cette HE. Les SHE ont été classés en :
– secondaires : l'HE est secondaire à des anomalies cytokiniques liées dans le variant lymphoïde à une clonalité T ;
– primaires : clonalité de la lignée éosinophile avec notamment le gène de fusion *FIP1L1-PDGFRα* ;
– idiopathiques.

Le SHE est une maladie multisystémique rare en pédiatrie avec 67 cas décrits en 2011. L'atteinte pulmonaire varie selon les séries entre 55,3 et 27,5 % des patients [10]. L'aspect scanographique correspond à des opacités irrégulières en verre dépoli. Le traitement repose sur la corticothérapie, mais également des inhibiteurs de tyrosine kinase dans les formes primaires et le mépolizumab dans les formes secondaires.

> **Points clefs**
> - Les PE sont des maladies rares mais qui doivent être évoquées devant toute pneumopathie sans amélioration clinique après une prise en charge probabiliste, même si l'éosinophilie sanguine n'est pas élevée.
> - La démarche diagnostique et les différentes causes doivent être connues, certaines pouvant menacer le pronostic vital.
> - Des définitions pédiatriques ont récemment été établies pour la PCIE.
> - La prise en charge thérapeutique repose bien souvent sur la corticothérapie, mais les biothérapies permettront probablement de réaliser une épargne des corticoïdes dans les années à venir.

BIBLIOGRAPHIE

1. Allen JN, Davis WB, Pacht ER. Diagnostic significance of increased bronchoalveolar lavage fluid eosinophils. Am Rev Respir Dis, 1990, *142* : 642-647.
2. Bethony J, Brooker S, Albonico M et al. Soil-transmitted helminth infections : ascariasis, trichuriasis, and hookworm. Lancet, 2006, *367* : 1521-1532.
3. Cordier JF, Freymond N, Cottin V. Asthme hyperéosinophilique. Rev Prat, 2011, *61* : 325-326.
4. Cottin V. Idiopathic eosinophilic pneumonias. Orphan Lung Dis, 2011 : 118-139.
5. Despommier D. Toxocariasis : clinical aspects, epidemiology, medical ecology, and molecular aspects. Clin Microbiol Rev, 2003, *16* : 265-272.
6. Gendelman S, Zeft A, Spalding SJ. Childhood-onset eosinophilic granulomatosis with polyangiitis (formerly Churg-Strauss syndrome) : a contemporary single-center cohort. J Rheumatol, 2013, *40* : 929-935.
7. Giovannini-Chami L, Blanc S, Hadchouel A et al. Eosinophilic pneumonias in children : a review of the epidemiology, diagnosis, and treatment. Pediatr Pulmonol, 2016, *51* : 203-216.
8. Giovannini-Chami L, Hadchouel A, Nathan N et al. Idiopathic eosinophilic pneumonia in children : the French experience. Orphanet J Rare Dis, 2014, *9* : 28.
9. Jennette JC, Falk RJ, Bacon PA et al. 2012 revised International Chapel Hill consensus conference nomenclature of vasculitides. Arthritis Rheum, 2013, *65* : 1-11.
10. Katz HT, Haque SJ, Hsieh FH. Pediatric hypereosinophilic syndrome (HES) differs from adult HES. J Pediatr, 2005, *146* : 134-136.
11. Nathan N, Taam RA, Epaud R et al. A national internet-linked based database for pediatric interstitial lung diseases : the French network. Orphanet J Rare Dis, 2012, *7* : 40.
12. Rhee CK, Min KH, Yim NY et al. Clinical characteristics and corticosteroid treatment of acute eosinophilic pneumonia. Eur Respir J, 2013, *41* : 402-409.
13. Valent P, Klion AD, Horny HP et al. Contemporary consensus proposal on criteria and classification of eosinophilic disorders and related syndromes. J Allergy Clin Immunol, 2012, 130 : 607-612.e9.
14. WHO Expert Committee on Filariasis. Lymphatic filariasis : the disease and its control, fifth report. World Health Organ Tech Rep Ser, 1992, *821* : 1-71.

Anomalies du développement

DÉPISTAGE PRÉNATAL DES ANOMALIES PULMONAIRES

Alexandra Benachi

Introduction et classification

Les anomalies pulmonaires fœtales sont un groupe hétérogène de lésions qui peuvent se manifester de façon variable à différents termes de la grossesse. La difficulté à classer ces lésions en prénatal est illustrée par le nombre de papiers traitant de ce sujet dans les vingt dernières années [4, 5, 13], Comme l'écrit C. Langston, « l'échographie n'était pas encore utilisée quand les définitions et classifications des malformations congénitales des poumons ont été élaborées » [13]. La classification originale de Stocker a été transposée aux malformations adénomatoïdes kystiques (MAKP) diagnostiquées en prénatal [26]. Cette classification est fondée sur des données anatomopathologiques post-opératoires ou post-mortem et a été modifiée en 2001 [27]. Les lésions sont maintenant classées en *congenital pulmonary airway malformation* (CPAM) en cinq types et en fonction de la structure anatomique dont elles sont issues : trachée, bronche, bronchiole, canal alvéolaire, acinus distal. Cette nouvelle classification n'est pas applicable au diagnostic prénatal. Les anomalies à l'examen anatomopathologique, en particulier les anomalies histologiques, ne peuvent pas être transposées avec ce qui est détecté et analysé à l'échographie prénatale.

En 2004, Achiron et al. [1] ont tenté d'établir une classification échographique des lésions prénatales en séparant les différents éléments anatomiques des poumons impliqués dans les malformations : parenchyme, vascularisation artérielle, drainage veineux. Cette classification repose sur des analyses échographiques et sur l'utilisation du Doppler et non plus sur des analyses anatomopathologiques. Bien qu'originale, cette classification ne doit pas être utilisée en pratique. Les lésions sont réparties en cinq groupes, mais certains ne correspondent pas à des pathologies vues en prénatal et le cinquième groupe est un mélange de pathologies très différentes d'un point de vue histologique et embryologique [25].

Il n'existe donc pas de classifications bien définies des anomalies pulmonaires de diagnostic prénatal. Il faut également garder à l'esprit qu'une vascularisation systémique peut être retrouvée dans une MAKP, qu'il peut exister des lésions kystiques dans les séquestrations et les atrésies bronchiques et que certaines anomalies pulmonaires correspondent à la coexistence de plusieurs anomalies histologiques, comme par exemple MAKP et séquestration [6]. En pratique, tout dépend du but poursuivi. Si le but est de faire le diagnostic d'une malformation, d'orienter la conduite à tenir et de mettre en place une surveillance, l'échographie suffit et le diagnostic histologique sera fait en post-natal. Si le but est d'améliorer notre connaissance de l'histoire naturelle de ces pathologies, il faut étudier plus précisément et à l'aide d'outils moléculaires la corrélation pré- et post-natale de ces lésions.

Prise en charge prénatale

Le diagnostic prénatal permet, grâce à l'échographie, de mettre en évidence certaines malformations bronchopulmonaires. Même si le diagnostic précis de ces malformations n'est pas toujours possible, l'évaluation et la prise en charge sont communes à la plupart des lésions. Le diagnostic prénatal permet dans certains cas de faire le diagnostic de façon précise, mais surtout d'évaluer le caractère isolé ou non de l'anomalie, son pronostic, de surveiller l'évolution et d'optimiser la prise en charge périnatale. Le diagnostic est le plus souvent fait à l'échographie du deuxième trimestre qui est réalisée entre la 21e et la 23e semaine d'aménorrhée. La découverte d'une malformation pulmonaire au premier trimestre reste exceptionnelle. Cependant, la malformation peut passer inaperçue et n'être diagnostiquée que lors d'une échographie réalisée pour une autre indication ou lors d'une complication comme l'apparition d'un hydramnios.

Lors de la découverte d'une malformation pulmonaire, le bilan sera le même que pour toutes autres malformations. Une échographie morphologique complète doit être réalisée afin de rechercher des anomalies associées. Les anomalies du caryotype sont exceptionnellement associées aux anomalies pulmonaires si celles-ci sont isolées. La réalisation d'une amniocentèse sera à discuter au cas pas cas en fonction du souhait des parents et de la qualité du dépistage de la trisomie 21 réalisé en début de grossesse. L'évaluation du pronostic de ces anomalies pulmonaires repose sur l'existence d'anomalies morphologiques ou chromosomiques associées et sur l'évolution à l'échographie. La surveillance échographique sera réalisée de façon mensuelle le plus souvent à la recherche de signes d'aggravation qui sont essentiellement l'apparition d'un hydramnios, d'une déviation médiastinale, d'un aplatissement ou d'une inversion de la courbure de la coupole diaphragmatique du côté de la lésion, d'une anasarque. L'apparition d'une anasarque marque un tournant dans l'évolution d'une pathologie prénatale. Elle est le reflet d'une compression médiastinale importante à laquelle s'ajoute une insuffisance cardiaque. Le pronostic est alors réservé et dépend des possibilités thérapeutiques. Le premier signe de mauvaise tolérance de l'anomalie pulmonaire est l'installation plus ou moins rapide d'un hydramnios. Si l'apparition est rapide, l'hydramnios peut être mal toléré par la mère et entraîner une menace d'accouchement prématuré (MAP). Il arrive que l'anomalie pulmonaire soit découverte lors d'une consultation pour MAP. Les autres signes d'anasarque sont un hydrothorax uni- ou bilatéral, une ascite et un œdème sous-cutané en pèlerine ou généralisé qui est évalué par la mesure de l'épaisseur de l'œdème préfrontal. L'évolution vers l'anasarque est rare, mais grève le pronostic, elle doit être recherchée à chaque échographie. Un enfant qui naît en anasarque de façon prématurée a peu de chance de survie en raison des difficultés de la réanimation. Un traitement in utero est possible dans certains (*voir* plus loin).

L'échographie permet la surveillance de la plupart des lésions. Dans certains cas, où le diagnostic entre une lésion de bon pronostic (MAKP) et une lésion de moins bon pronostic (sténose bronchique proximale) est difficile, il est possible d'avoir recours à l'IRM prénatale. L'IRM permet de mieux voir le poumon sain souvent mal vu à l'échographie.

Il est exceptionnel qu'une lésion soit localisée à tout un poumon. Cependant, la lésion peut être importante au point d'occuper tout un hémithorax à l'échographie (mais ne peut concerner qu'un seul lobe anatomiquement). Cette notion est importante à connaître pour l'évaluation pronostique. Le volume de la malformation peut être évalué soit directement en mesurant les trois plus grands axes, soit en volume en 3D. Plusieurs index ont également été évalués tels que le CVR (*congenital pulmonary airway malformation volume ratio*) [15] ou le MTR (*mass-to-thorax ratio*) permettant d'évaluer plus précisément le volume par rapport au thorax fœtal et de comparer les études entre elles. Ainsi, dans l'étude d'Hellmund et al. [9], un fœtus avec une malformation pulmonaire dont le CVR est inférieur à 0,91 a moins de risque de présenter des complications pré- ou néonatales avec une sensibilité, une spécificité, une valeur prédictive positive et négative de 0,89, 0,71, 0,62 et 0,93 respectivement.

Le diagnostic prénatal permet d'organiser la prise en charge périnatale des enfants porteurs d'anomalies pulmonaires. Dans la grande majorité des cas, une simple surveillance est nécessaire et un accouchement dans une maternité de proximité est possible si la surveillance peut être organisée. La décision de transfert in utero de la patiente dans une structure de niveau 3 (présence de réanimation néonatale) et dans un hôpital comportant un service de chirurgie pédiatrique sera prise en fonction de la taille de la lésion, de la persistance d'une déviation cardiaque et/ou médiastinale ou de l'existence d'une complication.

Certaines lésions hyperéchogènes peuvent « disparaître » à l'échographie au troisième trimestre, mais être toujours présentes au scanner post-natal. Le caractère hyperéchogène de la lésion et son faible volume sont des facteurs permettant de prédire la disparition de la lésion le plus souvent au dernier trimestre de la grossesse. La déviation de la pointe du cœur permet le plus souvent de suspecter la persistance de la malformation [8, 12, 14].

S'il peut être difficile de classer les lésions en prénatal, les informations nécessaires en pratique sont les suivantes :
– la malformation est-elle plutôt kystique ou solide ?
– la malformation présente-t-elle une vascularisation propre d'origine systémique ?
– la malformation a-t-elle un retentissement à type de compression locale ou avec un retentissement systémique ?

Malformations adénomatoïdes kystiques des poumons

Les malformations adénomatoïdes kystiques des poumons (MAKP) sont dans la grande majorité des cas des malformations isolées. Elles peuvent être associées à une hernie de la coupole diaphragmatique ou à une séquestration. La classification d'Adzick [2] permet de classifier les lésions kystiques en trois groupes en fonction de la taille des kystes :
– type I : gros kystes (> 5 mm de diamètre) (Figure 34-1) ;

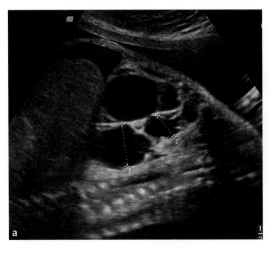
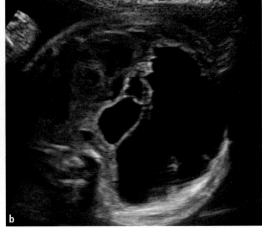

Figure 34-1 Malformation adénomatoïde du poumon de type I. La lésion occupe un hémithorax et refoule le médiastin. Le poumon sain homolatéral n'est pas visible. Les kystes mesurent entre 4 et 2 cm de plus grand axe.

– type II : association de gros et petits kystes ;
– type III : microkystes (Figure 34-2).

L'utilisation des nouveaux modes d'échographie comme le *volume contrast imaging* (plan A) permet de mieux visualiser certaines lésions. Il n'existe pas dans ces cas de vascularisation anormale de la masse qui est vascularisée par la vascularisation pulmonaire normale. Les lésions macrokystiques ne posent pas les mêmes problèmes que les lésions microkystiques. Toutes les lésions peuvent soit rester stables (50 %), soit grossir (20 %), soit régresser (20 %), soit disparaître (10 %). Le taux de survie associé à ces malformations est de 90 %. Il a déjà été mentionné qu'une lésion peut disparaître à l'échographie du fait de modifications de l'échogénicité de la lésion, tout en étant toujours présente. Dans tous les cas, une surveillance à la recherche des signes de mauvaise tolérance est à mettre en place. Soit la lésion est découverte de façon systématique et la fréquence des échographies de surveillance est adaptée à la taille de la lésion. Soit la lésion est d'emblée compressive et un drainage est indiqué :

– les lésions de type I compressives peuvent être surveillées parfois de façon hebdomadaire. Il n'y a jamais d'indication à simplement ponctionner un ou plusieurs kystes. Le liquide ponctionné se reforme dans les 24 heures. Le seul drainage efficace est la mise en place d'un drain de dérivation kysto-amniotique (Figure 34-3) [24]. Ce geste permet également d'effondrer la paroi de plusieurs kystes et de les drainer dans le même temps. Le bon positionnement du cathéter sera contrôlé de façon hebdomadaire car il peut se boucher ou migrer. La pose précoce (avant 21 SA) de ces drains doit être minutieuse

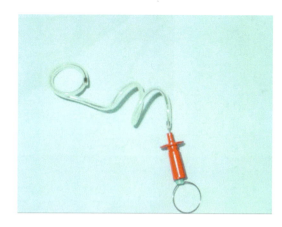

Figure 34-3 Drain pour drainage thoraco-amniotique. La première boucle (en haut à gauche) est placée sous contrôle échographique (et sous anesthésie locale maternelle) dans le thorax du fœtus après avoir injecté dans le cordon ombilical un produit anesthésiant et un curare. La deuxième boucle flotte dans le liquide amniotique.

car des séquelles à type de déformations de la paroi thoracique ont été décrites [18] ;

– les lésions de type II seraient plus souvent associées à des séquestrations. Elles sont moins fréquentes que les types I ou III et semblent d'évolution le plus souvent favorable ;

– les lésions de type III peuvent occuper un hémithorax et être compressives. Il est difficile de localiser précisément la lésion mais il faut garder à l'esprit que les lésions sont le plus souvent lobaires et qu'il existe du poumon sain du côté de la lésion. Le poumon controlatéral est également le plus souvent sain mais peut être hypoplasique du fait de la compression. Le poumon contro- et homolatéral sain se développe rapidement lorsque la compression est levée.

Comme il l'a été mentionné plus haut ces lésions peuvent régresser dans environ 20 à 40 % de cas. Plusieurs hypothèses ont été avancées pour expliquer ces régressions, comme une immaturité pulmonaire localisée [8], mais celles-ci surviennent le plus souvent à la fin du 2e, voire au début du 3e trimestre. Cependant, un des diagnostics différentiels des MAKP de type III est l'atrésie bronchique dont le pronostic est défavorable lorsque l'atrésie est proximale. Cette entité est peu décrite en prénatal car le diagnostic est rarement fait [10]. Plus l'atrésie est proximale et plus le diagnostic sera fait tôt. Les quelques cas décrits en prénatal font état de lésions échographiques ressemblant à des MAKP de type III de grande taille souvent associées à une anasarque, qui ne régressent pas. Il n'y a pas de possibilité de drainage in utero. La présence d'une petite zone kystique hypo-échogène en regard du hile pulmonaire correspond probablement à la zone de la bronche en amont de l'occlusion. (Figure 34-4). Récemment, une équipe espagnole a levé la sténose par fœtoscopie in utero, permettant la régression de l'anasarque et la survie du fœtus jusqu'au terme [17].

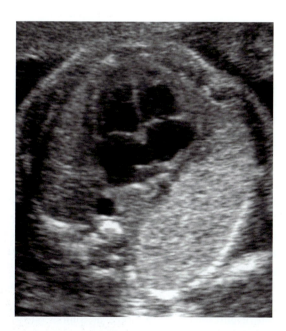

Figure 34-2 Malformation adénomatoïde du poumon de type III. La masse anormale est hyperéchogène, sans kyste visible, ni vascularisation systémique.

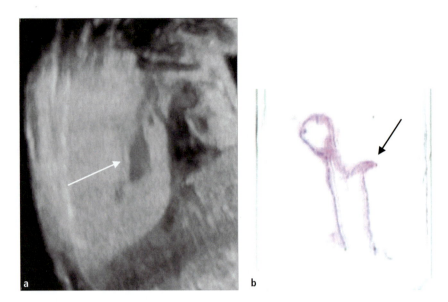

Figure 34-4 Atrésie bronchique. **a)** Le poumon du côté de l'atrésie est augmenté de volume et hyperéchogène. La flèche blanche indique la bronche en amont de la sténose. **b)** Coupe histologique de la bifurcation bronchique avec visualisation de la sténose (flèche noire). (Documents J. Martinovic.)

L'embryogenèse de ces lésions est mal connue et plusieurs hypothèses ont été avancées. Certains auteurs suggèrent que l'atrésie ou la sténose bronchique serait un élément responsable du développement des MAKP [13, 19] et d'autres malformations pulmonaires [20]. Langston décrit la possibilité d'une séquence malformative fondée sur le niveau, le degré et le moment de l'obstruction des voies aériennes au cours du développement pulmonaire comme un possible mécanisme commun à l'apparition des diverses malformations pulmonaires [13]. Kunisaki et al. [11] ont même suggéré que les examens anatomopathologiques devraient inclure la recherche systématique d'une sténose bronchique dans les pièces anatomiques post-opératoires. Ces examens devraient inclure une microdissection ± bronchographie à la recherche de ces lésions qui passent inaperçues si elles ne sont pas cherchées précisément. Ils expliquent la prévalence élevée de ces lésions dans leur série par la qualité des examens anatomopathologiques.

En dehors du traitement par dérivation des lésions de type I, il existe peu de solutions thérapeutiques pour ces fœtus. Certaines équipes peuvent être amenées à discuter une interruption de grossesse avec un couple dont le fœtus serait porteur d'une très importante malformation de type II ou III avec anasarque pour laquelle le drainage serait efficace. Cependant, certaines de ces lésions peuvent régresser, même tardivement en cours de grossesse et même s'il existe une anasarque. Il faut rester prudent dans ce type d'indication en l'absence de retentissement maternel. En cas d'atrésie bronchique proximale diagnostiquée, l'IMG est en revanche possible en l'absence de traitement post-natal satisfaisant. Certaines équipes anglo-saxonnes proposent une chirurgie in utero à utérus ouvert en cas de lésions avec anasarque et retentissement maternel. La présence d'une anasarque fœtale peut être responsable d'un syndrome en miroir qui entraîne chez la mère des signes de pré-éclampsie. La chirurgie in utero à utérus ouvert n'est pas réalisée en France en raison de la lourdeur de ces interventions et des risques majeurs de prématurité pour l'enfant et de morbidité pour la mère [2, 28]. Récemment, Ruano et al. ont proposé l'utilisation du laser pour détruire le parenchyme pulmonaire mais avec un succès incertain [23].

Certains cas de lésions microkystiques avec anasarque semblent répondre à une prescription de bétaméthasone à la mère (12 mg/ 24 h sur 2 jours). Il semble raisonnable de proposer alors une cure de corticoïdes [7, 21].

Séquestrations pulmonaires

La séquestration est associée à une vascularisation systémique et communique rarement avec le système bronchique. Le drainage de cette malformation se fait par une veine systémique ou par les veines pulmonaires. Ces lésions sont asymptomatiques à la naissance dans 80 % des cas. Contrairement aux MAKP, les séquestrations sont associées à une autre malformation dans 40 % des cas. Une échographie morphologique à la recherche de ces anomalies est indispensable. Il faut également rechercher une autre malformation pulmonaire ou une hernie de coupole diaphragmatique. La réalisation d'une amniocentèse pour caryotype est là aussi à discuter au cas par cas et sera plutôt réservée aux patientes n'ayant pas bénéficié d'un dépistage adéquat de la trisomie 21 ou aux fœtus présentant un syndrome polymalformatif.

L'aspect échographique est celui d'une masse hyperéchogène, sans kyste, le plus souvent systématisée, de contour mieux défini que les MAKP, le plus souvent à la base des poumons, rarement au sommet (Figure 34-5). La séquestration peut-être sus- ou sous-diaphragmatique ; en revanche, il ne sera pas possible de détermi-

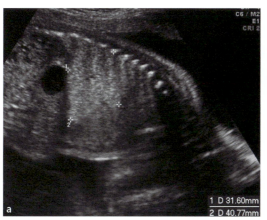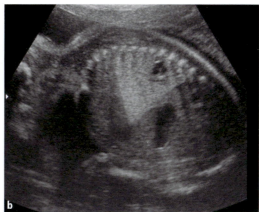

Figure 34-5 Séquestration pulmonaire. Zones hyperéchogènes ayant une forme parfois triangulaire et bien limitée. La vascularisation systémique est visible au Doppler couleur.

ner en prénatal si la lésion est intra- ou extralobaire. En cas de lésion sous-diaphragmatique, le diagnostic différentiel ne sera pas toujours facile à faire avec certaines pathologies de la surrénale. La visualisation d'un pédicule vasculaire d'origine systémique signe le diagnostic mais il existe des formes mixtes. Le pédicule peut provenir de l'aorte sus- ou sous-diaphragmatique. Dans ce cas, le pédicule remonte et peut traverser le diaphragme. Il faut s'attacher à rechercher le pédicule sur une coupe longitudinale du thorax et de l'abdomen du fœtus au niveau de l'aorte en s'aidant du Doppler couleur. Le Doppler énergie couplé au mode 3D permet à un opérateur entraîné de mieux visualiser le vaisseau (Figure 34-6) [22].

La surveillance à mettre en place est la même que pour les autres malformations pulmonaires mais, en cas de séquestre de taille importante avec un débit important dans l'artère qui alimente la masse, il faut se méfier de la survenue d'un possible « effet shunt » avec l'apparition d'une insuffisance cardiaque. Cette complication est rare et quelques cas d'occlusion du pédicule artériel par embolisation ou par laser ont été décrits avec succès [3, 23]. Le taux de mortalité des fœtus et nouveau-nés porteurs de séquestrations, tous cas confondus, est de 13 à 25 % en raison du taux de malformations associées.

Autres malformations bronchopulmonaires

Emphysème lobaire géant

Le diagnostic précis est rarement fait en prénatal. L'aspect échographique est proche d'une MAKP de type III (Figure 34-7). Il peut disparaître avant la naissance, mais la lésion est visible sur le scanner post-natal. En raison d'une possible décompensation

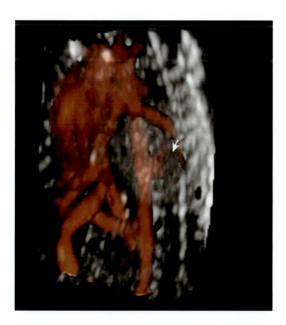

Figure 34-6 Visualisation du pédicule issu de l'aorte grâce au Doppler énergie 3D.

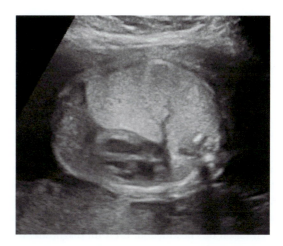

Figure 34-7 Emphysème lobaire géant. Masse hyperéchogène occupant tout un hémithorax, ayant un aspect très similaire aux malformations adénomatoïdes de type III. Dans ce cas, le diagnostic a été fait après la naissance.

post-natale, une surveillance doit être organisée en période néonatale devant une masse de volume important au troisième trimestre de la grossesse qui régresse rapidement.

Kyste bronchogénique

Rarement diagnostiqué en prénatal, il se présente sous la forme d'une lésion kystique isolée centrale ou périphérique. C'est un des diagnostics différentiels de la MAKP de type I, mais dans ce cas les kystes sont rarement isolés, et des kystes médiastinaux. La taille et la localisation du kyste conditionnent son pronostic. Il est rarement compressif mais l'apparition d'un hydramnios peut faire suspecter une compression œsophagienne et donc trachéale. En cas de doute, une naissance dans une maternité de niveau 3 doit être organisée (Figure 34-8) [19].

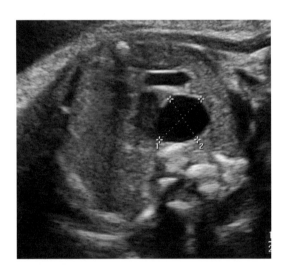

Figure 34-8 Kyste bronchogénique. Masse hypo-échogène, arrondie, isolée, pouvant être localisée un peu partout mais plus souvent près du médiastin. Ce kyste mesure 1,5 cm de plus grand axe à 32 semaines d'aménorrhée. (Document M.V. Senat.)

Sténose trachéale

Il ne s'agit pas à proprement parler d'une malformation bronchopulmonaire mais son diagnostic doit être fait en prénatal en raison du mauvais pronostic de cette pathologie. Elle est responsable de ce que les Anglo-Saxons appellent le *congenital high airway obstruction syndrome* (CHAOS) qui peut avoir d'autres causes comme une tumeur cervicale compressive. Elle se caractérise en prénatal, comme l'atrésie laryngée, par une augmentation bilatérale de la taille des poumons qui ont un aspect hyperéchogène. Cet aspect est dû à l'augmentation de la quantité de liquide intrapulmonaire sécrété par les pneumocytes II et qui ne peut être évacué en raison de l'obstruction. C'est un diagnostic, très rare, du 2e trimestre de la grossesse. Même isolée cette pathologie présente un pronostic réservé en raison de l'apparition d'une anasarque in utero et de la difficulté de la prise en charge post-natale (ventilation et chirurgie trachéale). Une technique permettant la trachéotomie immédiate de ces enfants à la naissance a également été mise au point. La technique EXIT est réalisée au cours d'une césarienne, des drogues tocolytiques permettent de retarder le décollement du placenta et ainsi de maintenir une oxygénation correcte du fœtus lors de la désobstruction des voies aériennes et/ou la création d'une trachéotomie. Cependant, le pronostic respiratoire de ces enfants n'est pas bon. Une publication récente rapporte cependant l'existence de membranes trachéales donnant le même aspect échographique mais qui ont été levées par fœtoscopie [16]. Les auteurs mentionnent qu'une taille normale des cordes vocales à la fœtoscopie serait en faveur de l'existence d'une membrane et donc de bon pronostic ; en revanche, des cordes hypoplasiques sont en faveur d'une atrésie trachéale dont le pronostic chirurgical post-natal est mauvais.

Les anomalies pulmonaires diagnostiquées en période prénatale sont le plus souvent de bon pronostic en dehors de l'exceptionnelle atrésie trachéale. Cependant, il est important de bien connaître les possibles évolutions prénatales de ces pathologies afin de mettre en place une surveillance régulière et d'organiser un accueil optimal pour les nouveau-nés porteurs de ces malformations. Le diagnostic précis de la pathologie n'est pas indispensable au suivi de ces enfants mais nécessaire pour mieux comprendre l'histoire naturelle de ces pathologies. Il serait également utile de sensibiliser les anatomopathologistes à la recherche des atrésies bronchiques sur les pièces opératoires de malformations bronchopulmonaires.

> **Points clefs**
> - La conduite à tenir en prénatal pour les anomalies pulmonaires est la même, quelle que soit la pathologie.
> - Le diagnostic et le suivi reposent sur l'échographie.
> - La plupart des lésions restent stables ou régressent au troisième trimestre de la grossesse.
> - L'apparition d'une anasarque marque un tournant dans l'évolution de la pathologie.
> - La décision du lieu et de l'organisation de d'accouchement doit être anticipée.
> - La chirurgie in utero à utérus ouvert n'est pas actuellement pratiquée en France pour ces malformations.

BIBLIOGRAPHIE

1. ACHIRON R, HEGESH J, YAGEL S. Fetal lung lesions : a spectrum of disease. New classification based on pathogenesis, two-dimensional and color Doppler ultrasound. Ultrasound Obstet Gynecol, 2004, 24 : 107-114.
2. ADZICK NS. Open fetal surgery for life-threatening fetal anomamies. Semin Fetal Noenat Med, 2010, 15 : 1-8.
3. BAUD D, WINDRIM R, KACHURA JR et al. Minimally invasive fetal therapy for hydropic lung masses : three different approaches and review of the literature. Ultraound Obstet Gynecol, 2013, 42 : 440-448.
4. BUSH A. Congenital lung disease : a plea for clear thinking and clear nomanclature. Pediatr Pulmonol, 2001, 32 : 328-337.
5. CAVORETTO P, MOLINA F, POGGI S et al. Prenatal diagnosis and outcome of echogenic fetal lung lesions. Ultrasound Obstet Gynecol, 2008, 32 : 769-783.

6. CONRAN RM, STOCKER JT. Extralobar sequestration with frequently associated congenital cystic adenomatoid malformation, type 2 : report of 50 cases. Pediatr Dev Pathol, 1999, *2* : 454-463.
7. DERDERIAN SC, COLEMAN AM, JEANTY C et al. Favorable outcomes in high-risk congenital pulmonary airway malformations treated with multiple courses of maternal betamethasone. J Pediatr Surg, 2015, *50* : 515-518.
8. HADCHOUEL A, BENACHI A, REVILLON Y et al. Factors associated with partial and complete regression of fetal lung lesions. Ultrasound Obstet Gynecol, 2011, *38* : 88-93.
9. HELLMUND A, BERG C, GELPEL A et al. Prenatal diagnosis and evaluation of sonographic predictors for intervention and adverse outcome in congenital pulmonary airway malformation. PLoS One, 2016, *11* : e0150474.
10. KESWANI SG, JOHNSON MP, PAWEL BR et al. Prenatal diagnosis and management of mainstem bronchial atresia. Fetal Diagn Ther, 2005, *20* : 74-78.
11. KUNISAKI SM, FAUZA DO, NEMES LP et al. Bronchial atresia : the hidden pathology within a spectrum of prenatally diagnosed lung masses. J Pediatr Surg, 2006, *41* : 61-65.
12. KUNISAKI SM, EHRENBERG-BUCHNER S, DILLMAN JR et al. Vanishing fetal lung malformations : prenatal sonographic characteristics ansd postnatal outcomes. J Pediatr Surg, 2015, *50* : 987-982.
13. LANGSTON C. New concepts in the pathology of congenital lung malformations. Sem Pediatr Surg, 2003, *12* : 17-37.
14. LEZMI G, HADCHOUEL A, KHEN-DUNLOP N et al. Congenital cystic adenomatoid malformations of the lung : diagnosis, treatment, pathophysiological hypothesis. Rev Pneumol Clin, 2013, *69* : 190-197.
15. MARCADLE CA, EHRENBERG-BUCHNER S, SMITH EA et al. Surveillance of fetal lung lesions using the congenital pulmonary airway malformation volume ratio : natural history and outcomes. Prenat Diagnosis, 2016, *36* : 282-289.
16. MARTINEZ JM, CASTANON M, GOMEZ O et al. Evaluation of fetal vocal cords to select candidates for successful fetoscopic treatment of congenital high airway obstruction syndrome : preliminary case series. Fetal Diagn Ther, 2013, *34* : 77-84.
17. MARTINEZ JM, PRAT J, GOMEZ O et al. Decompression though tracheobronchial endoscopy of bronchial atresia presenting as massive pulmonary tumor : a new indication for fetoscopic surgery. Fetal Diagn Ther, 2013, *33* : 69-74.
18. MERCHANT AM, PERANTEAU W, WILSON RD et al. Postnatal chest wall deformities after fetal thoracoamniotic shunting for congenital cystic adneomatoid malformation. Fetal Diagn Ther, 2007, *22* : 435-439.
19. OLUTOYE OO, COLMEAN BG, HUBBARD AM, ADZICK NS. Prenatal diagnosis and management of congenital lobar emphyseam. J Pediatr Surg, 2000, *35* : 792-795.
20. PERANTEAU WH, MARCHANT AM, HEDRICK HL et al. Prenatal course and postnatal management of peripheral bronchial atresia : association with congenital cystic adenomatoid malformation of the lung. Fetal Diagn Ther, 2008, *24* : 190-196.
21. PERANTEAU WH, BOELIG MM, KHALEK N et al. Effect of single and multiple courses of maternal betamethasone on prenatal congenital lung lesion growth and fetal survival. J Pediatr Surg, 2016, *51* : 28-33.
22. RUANO R, BENACHI A, AUBRY MC et al. Prenatal diagnosis of pulmonary sequestration using three-dimensional power Doppler ultrasound. Ultrasound Obstet Gynecol, 2005, *25* : 128-133.
23. RUANO R, MARQUES DA SILVA M, SALUSTIANO EMA et al. Percutaneous laser abaltion under ultrasound guidance for fetal hyperechogenic microcystic lung lesions with hydrops : a single center cohorte and a literature review. Prenat Diagnosis, 2012, *32* : 127-132.
24. SCHREY S, KELLY EN, LANGER JC et al. Fetal thoracoamniotic shunting for large macrocystic congenital cystic adenomatoid malformations of the lung. Ultrasound Obstet Gynecol, 2012, *39* : 515-520.
25. SEBIRE NJ. Fetal lung lesions : a new classification of fetal lung displasia. Ultrasound Obstet Gynecol, 2004, *24* : 590-591.
26. STOCKER JT, MADEWELL JE, DRAKE RM. Congenital cystic adenomatoid malformation of the lung. Classification and morphologic spectrum. Hum Pathol, 1977, *8* : 155-171.
27. STOCKER JT. The respiratory tract. *In* : JT Stocker, LP Dejner. Pediatric pathology, 2nd ed. Philadelphia, Lippincott-Williams & Wilkins, 2001 : 466-473.
28. ZAMORA I, SHEIKH F, OLUTOYE OO et al. Mainstem bronchial atresia : a lethal anomaly amenable to fetal surgical treatment. J Pediatr Surg, 2014, *49* : 706-711.

35 MALFORMATIONS CONGÉNITALES DE L'ARBRE RESPIRATOIRE

Alice Hadchouel-Duvergé, Naziha Khen-Dunlop, Laureline Berteloot et Christophe Delacourt

Principales étapes du développement pulmonaire

Le développement pulmonaire est un processus continu, débutant très précocement dans la vie embryonnaire avec la différenciation du bourgeon trachéal, et se terminant dans la vie post-natale avec la multiplication des alvéoles et la maturation de la microvascularisation pulmonaire.

La période embryonnaire, jusqu'à la 7e semaine, est caractérisée par la formation de la trachée et des bronches souches à partir de la différenciation du bourgeon trachéal à la face ventrale de l'intestin primitif, apparu dès le 26e jour post-conceptionnel. Cette phase est sous le contrôle d'interactions moléculaires entre le mésenchyme et l'épithélium, finement régulées dans le temps et dans l'espace [12]. Des facteurs mésenchymateux, comme Wnt2/2b et *bone morphogenic protein* (BMP) 4, s'expriment dans le mésenchyme ventral et permettent la différenciation spatialisée d'un épithélium respiratoire, exprimant le marqueur Nkx2.1. La persistance d'un épithélium digestif, à la partie dorsale du tube digestif primitif, exprimant le marqueur Sox2, est favorisée par l'expression de Noggin, inhibiteur de BMP4, dans le mésenchyme postérieur.

L'ébauche trachéale va, parallèlement à sa séparation du tube digestif primitif et futur œsophage, se subdiviser en deux bourgeons bronchiques à l'origine de chacun des poumons. Les subdivisions vont ensuite se poursuivre, donnant naissance aux bronches lobaires, segmentaires et sous-segmentaires. Les voies aériennes de conduction, jusqu'aux bronchioles terminales, sont totalement formées à la fin du stade pseudo-glandulaire (17e semaine). Les mécanismes moléculaires contrôlant la morphogenèse des voies aériennes sont complexes et parfaitement détaillés dans des revues générales récentes [4, 12]. Les interactions entre le facteur de croissance mésenchymateux (*fibroblast growth factor* [FGF]) 10 et son récepteur épithélial FGF-R2b jouent un rôle majeur. Cette signalisation est elle-même contrôlée par d'autres facteurs, comme *sonic hedgehog*, capables d'inhiber l'action de FGF-10. Des phénomènes mécaniques, comme la pression intraluminale induite par la sécrétion de liquide pulmonaire et les variations de cette pression par la bronchomotricité fœtale, contribuent également à la formation des voies aériennes.

La mise en place du poumon distal ne commence qu'au stade canaliculaire (16e-26e semaine) et se poursuit au cours du stade sacculaire (26e-36e semaine) et du stade alvéolaire, essentiellement post-natal. Ce n'est que durant ce dernier stade que se forment les alvéoles matures. Les anomalies de développement du poumon distal sont principalement observées en cas de grande prématurité et sont traitées dans le chapitre 42.

Anomalies des voies aériennes

Anomalies trachéales

Agénésie et aplasie trachéale

Les absences complètes (agénésie) ou partielles (aplasie) de la trachée ne sont pas compatibles avec la vie, sauf s'il existe un abouchement œsophagien ou une fistule œsotrachéale (Figure 35-1). Lorsque cette communication existe, ces malformations se révèlent par une détresse respiratoire néonatale sévère, au terme d'une grossesse marquée par un hydramnios. L'intubation endo-œsophagienne permet d'améliorer l'état respiratoire de ces enfants lorsqu'une communication persiste entre l'œsophage et la carène (*voir* Figure 35-1). L'ombre trachéale n'est pas visible sur les radiographies de thorax. Des anomalies des arcs aortiques et des voies urinaires ainsi que des anomalies de lobulation pulmonaire sont fréquemment associées. Malgré des tentatives chirurgicales de plastie, le pronostic reste extrêmement sombre.

Sténose trachéale congénitale

Les sténoses trachéales congénitales représentent un spectre d'anomalies, incluant fréquemment la présence d'anneaux trachéaux cartilagineux complets. Elles sont très variables dans leur localisation, leur longueur et la gravité de leur retentissement. Des hypoplasies trachéales, sans sténose vraie, ont également été décrites dans la trisomie 21. La rareté de ces malformations, leur association fréquente à d'autres malformations et la sévérité de leur pronostic imposent une approche multidisciplinaire dans un centre hautement spécialisé, afin d'adapter à chaque cas les

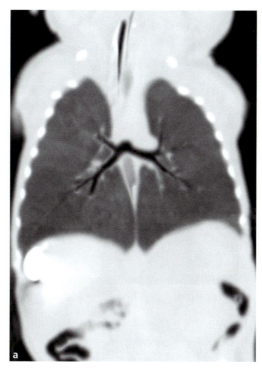

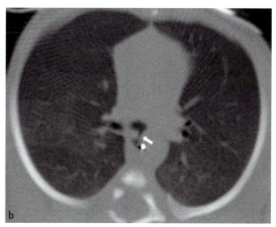

Figure 35-1 Agénésie trachéale complète. L'aspect parfaitement développé de l'arbre bronchique et du poumon témoigne des mécanismes moléculaires différents qui contrôlent la formation de la trachée, d'une part, et les bronches, d'autre part. Sur la coupe axiale (**b**), visualisation de la communication (flèche) entre la bronche souche gauche et l'œsophage (point).

décisions thérapeutiques. La sténose peut être segmentaire, liée à un diaphragme annulaire ou en croissant, ou à un défilé fibreux localisé. Elle peut être au contraire étendue sur toute la hauteur de la trachée ; la bifurcation bronchique est alors plus basse et le départ des bronches souches horizontal. L'âge et le mode de révélation dépendent de l'importance de la sténose : détresse respiratoire, dyspnée d'effort, stridor aux deux temps, encombrement et infections bronchopulmonaires récidivantes parfois dyspnéisantes et pouvant faire porter le diagnostic d'asthme. Radiologiquement, il existe une réduction de l'ombre trachéale, quel que soit le temps respiratoire, parfois associée à une distension pulmonaire bilatérale. La tomodensitométrie (TDM) avec reconstruction 3D permet non seulement de confirmer le diagnostic, mais également d'identifier les malformations associées. Les anomalies de l'arborisation bronchique sont fréquentes : bronche trachéale, *bridging bronchus* (Figure 35-2), trifurcation de la carène. Des anomalies cardiovasculaires sont également fréquentes, touchant jusqu'à 70 % des enfants. Elles sont très variables et peuvent concerner le cœur et/ou les gros vaisseaux. Une naissance anormale de l'artère pulmonaire gauche est présente chez 26 à 48 % des enfants. L'imagerie par résonance magnétique constitue en théorie une excellente alternative à l'imagerie par scanner, mais est difficilement réalisable lorsque l'état respiratoire de l'enfant est précaire. L'endoscopie bronchique complète souvent l'imagerie thoracique. Elle doit être réalisée dans un centre spécialisé, au mieux en collaboration avec l'équipe chirurgicale susceptible de proposer une solution de réparation. L'endoscopiste doit être expérimenté, car cet examen peut décompenser l'état respiratoire d'une sténose serrée. Dans les sténoses localisées, le traitement repose sur la résection endo-

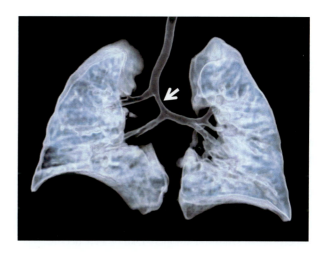

Figure 35-2 *Bridging bronchus*. Ce terme témoigne d'une longue jonction (flèche), souvent rétrécie, entre une première division donnant la lobaire supérieure droite et une deuxième division donnant une bronche pour la partie inférieure du poumon droit et un équivalent de bronche souche gauche. Cet aspect diffère d'une classique bronche trachéale droite.

scopique d'un diaphragme ou sur la résection-anastomose de la zone sténosée. Dans les formes étendues, différentes techniques de plastie trachéale ont été développées. La technique de *slide tracheoplasty* apparaît comme une technique de choix, avec une morbi-mortalité inférieure à celle des autres techniques. Les formes avec extension de l'anomalie sténotique aux bronches souches, avec bronchomalacie pré-opératoire, ou avec nécessité

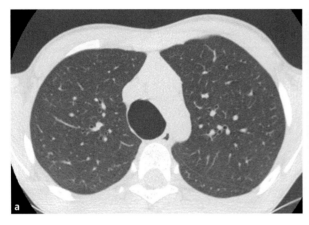
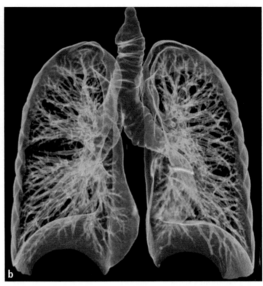

Figure 35-3 Trachéobronchomégalie. La dilatation anormale des voies aériennes concerne la trachée, les bronches souches et la partie tout initiale des bronches lobaires.

de recours à l'ECMO en pré-opératoire, sont associées à une mortalité plus importante.

Trachéobronchomégalie

Également appelée syndrome de Mounier-Kuhn, c'est une affection congénitale rare, liée à l'atrophie ou à l'absence de fibres élastiques et à l'amincissement du muscle lisse au niveau de la trachée. Les voies aériennes sont flacides, très dilatées en inspiration et collapsées en expiration. Les bronches souches, lobaires et segmentaires peuvent être touchées. Cette malformation induit un défaut de clairance des sécrétions et se complique d'infections à répétition. La gêne fonctionnelle est très variable, depuis le maintien de fonctions respiratoires normales jusqu'à l'insuffisance respiratoire. Elle se voit essentiellement chez l'adulte, révélée par un tableau d'infections à répétition et de dilatations des bronches, mais peut être observée chez l'enfant (Figure 35-3). Radiologiquement, le diamètre de l'ombre trachéale est supérieur à 30 mm, plus large que le corps vertébral. L'aspect endoscopique de la trachéobronchomégalie peut simuler des diverticules multiples. L'association au syndrome d'Ehlers-Danlos a été décrite.

Anomalies bronchiques

Il s'agit principalement des sténoses bronchiques congénitales et des anomalies de topographie. Certains intègrent également les atrésies bronchiques. Cette dernière malformation sera traitée avec les malformations pulmonaires congénitales (*voir* plus, « Atrésie bronchique »). En effet, l'atrésie bronchique est habituellement associée à des anomalies du développement du tissu pulmonaire du territoire concerné par l'atrésie, et il existe de nombreux aspects de chevauchement avec les malformations adénomatoïdes kystiques pulmonaires.

Sténose bronchique

Les sténoses bronchiques proximales congénitales, par diaphragme ou défilé fibreux, sont exceptionnelles. Elles sont responsables d'infections répétées, de troubles de ventilation (atélectasie ou, au contraire, emphysème obstructif), de dilatation des bronches (Figure 35-4). Le diagnostic est fait par le scanner et l'endoscopie. Le traitement est avant tout chirurgical. Dans certains cas, la sténose bronchique est associée à une anomalie des cartilages et à une bronchomalacie localisée. La réduction du calibre réduit la bronche à une fente. Lorsqu'elle est symptomatique, l'intervention chirurgicale est nécessaire.

Anomalies topographiques

ANOMALIES MINEURES • Ces anomalies peuvent être soit asymptomatiques et de diagnostic fortuit à l'occasion d'une endoscopie, soit être responsables de bronchopneumopathies récidivantes et de troubles de ventilation dans le même territoire. Elles sont parfois observées au sein d'un syndrome polymalformatif. La bronche trachéale droite est l'anomalie la plus fréquente puisqu'elle est observée dans environ 1 % des endoscopies pédiatriques. Il s'agit d'une anomalie par glissement avec la naissance du segment apical du lobe supérieur droit soit à partir de la bronche souche droite, soit à partir de l'angle trachéobronchique, soit enfin à partir de la trachée. La bronche lobaire supérieure droite donne alors naissance aux segments ventral et dorsal. Beaucoup plus rare est l'implantation de toute la lobaire supérieure droite au niveau de la trachée. Enfin, l'existence d'une bronche surnuméraire se détachant du flanc droit de la trachée est exceptionnelle. Elle peut être borgne ou ventiler du parenchyme pulmonaire. Toutes ces anomalies sont mieux précisées par la TDM. Elles peuvent isolées ou associées à d'autres malformations, notamment à des malformations cardiaques ou à une sténose trachéale.

Une autre anomalie est la naissance séparée de l'apicodorsale du lobe supérieur gauche. Lorsque cette naissance est basse, on a alors l'aspect d'une trifurcation de la bronche souche gauche. Contrairement aux bronches trachéales droites, cette apicodorsale du lobe supérieur gauche peut être sténosée et responsable d'un emphysème obstructif.

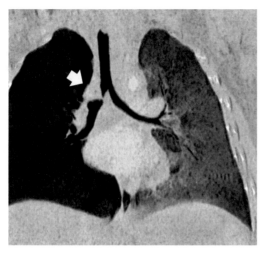 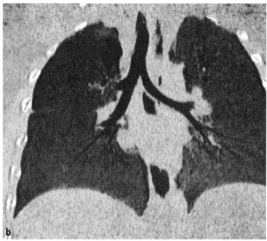

Figure 35-4 Sténose congénitale de la bronche souche droite, avant le départ de la lobaire supérieure droite (flèche). **a)** Scanner préchirurgical : piégeage de l'ensemble du poumon droit. **b)** Scanner post-chirurgical : calibre régulier de la bronche souche droite ; persistance d'un lobe supérieur droit discrètement hyperclair.

Une bronche cardiaque accessoire droite serait présente avec une fréquence 1/1 000. Elle se traduit par la présence d'un orifice appendu au bord interne du tronc intermédiaire en regard de l'orifice du lobe supérieur droit. Cette bronche accessoire est le plus souvent borgne et réduite à un petit récessus, ou ventile un segment surnuméraire.

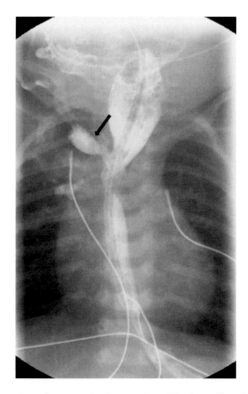

Figure 35-5 Bronche œsophagienne. Opacification d'un bourgeon bronchique lobaire supérieur droit au cours d'un transit œsophagien.

BRONCHE ŒSOPHAGIENNE • C'est une malformation exceptionnelle. Des bronches œsophagiennes bilatérales peuvent s'observer en cas d'agénésie trachéale. Le plus souvent, la bronche œsophagienne est unilatérale et située à droite (Figure 35-5). Elle peut drainer l'ensemble du poumon droit ou un seul lobe. Cette malformation se révèle en période néonatale par une détresse respiratoire et une polypnée progressive, par une toux aux tentatives d'alimentation. Radiologiquement, le poumon droit est opaque et se creuse secondairement de cavités surinfectées. Le geste chirurgical dépend de la qualité de la bronche œsophagienne, de l'étendue du territoire pulmonaire drainé par cette bronche et de l'état du parenchyme pulmonaire. Une réimplantation trachéale ou une exérèse peuvent être discutées.

BRONCHE CROISÉE • Cette anomalie correspond à la ventilation d'un ou de plusieurs lobes par une bronche naissant de la bronche souche controlatérale et croisant le médiastin. Lorsque la vascularisation est également croisée, on parle de segment pulmonaire croisé. Le plus souvent, le croisement se fait de la droite vers la gauche, avec un petit poumon droit et une anomalie du retour veineux. C'est une variante du syndrome du cimeterre. Le poumon en fer à cheval est une condition très rare, avec fusion des poumons derrière le cœur et devant l'œsophage (Figure 35-6).

MODIFICATIONS DE L'ARRANGEMENT BRONCHIQUE • L'arrangement usuel est le situs solitus, avec trois lobes à droite et deux lobes à gauche. Le poumon en miroir, ou situs inversus, est le plus souvent facile à reconnaître et peut s'intégrer à une dyskinésie ciliaire. Une dextrocardie, comme dans le syndrome de cimeterre, ne doit pas être prise pour un situs inversus. Le terme isomérisme peut être parfois ambigu, lorsque les arrangements cardiaques et bronchiques ne sont pas superposables. Le dextro-isomérisme, avec trois lobes pulmonaires de chaque côté, est le

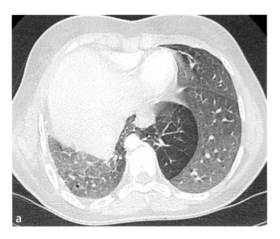
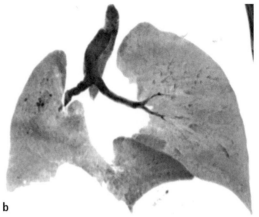

Figure 35-6 Poumon en fer à cheval.

plus fréquent. Une asplénie est associée dans 80 % des cas, exposant au risque d'infections sévères à pneumocoque. Le syndrome d'Ivemark associe dextro-isomérisme, asplénie, foie médian, malrotation intestinale et anomalies cardiaques. Le lévo isomérisme, avec deux lobes pulmonaires de chaque côté, est associé dans 80 % des cas à une polysplénie. Un foie médian, une malrotation intestinale, des anomalies partielles du retour veineux pulmonaire et des défauts du septum cardiaque peuvent être observés.

FISTULE BRONCHOBILIAIRE • C'est une malformation très rare, avec connexion des arbres aérien et biliaire par une fistule habituellement proche de la carène. Elle pourrait s'intégrer dans une duplication des voies digestives supérieures.

Malformations diffuses du tissu pulmonaire

Ces malformations comprennent les agénésies, les aplasies et les hypoplasies pulmonaires. L'agénésie pulmonaire correspond à l'absence complète du poumon (ni bronches, ni vaisseaux, ni parenchyme), L'aplasie pulmonaire comprend une bronche rudimentaire borgne, sans vaisseaux ni parenchyme. Enfin, l'hypoplasie pulmonaire correspond à un défaut de développement du poumon mais où toutes les structures sont présentes. Ces anomalies peuvent être isolées ou associées à d'autres malformations extrarespiratoires. Plusieurs anomalies chromosomiques ou syndromes génétiques peuvent être à l'origine d'agénésie ou d'hypoplasie pulmonaire (*voir* Chapitre 41).

Agénésie pulmonaire

L'agénésie pulmonaire bilatérale, exceptionnelle, est incompatible avec la vie.

L'agénésie pulmonaire unilatérale est également très rare (Figure 35-7). Elle est habituellement suspectée en anténatal, devant une absence complète, à droite ou à gauche, de poumon, de bronche et de vascularisation pulmonaire. La malposition cardiaque, toujours associée, est un signe d'appel important pour rechercher une agénésie pulmonaire unilatérale en prénatal. Dans au moins la moitié des cas, l'agénésie est associée à d'autres malformations : cardiovasculaires, gastro-intestinales, squelettiques, ou génito-urinaires. Ces malformations associées semblent toutefois nettement plus fréquentes dans les agénésies droites. Habituellement symptomatique rapidement après la naissance, cette malformation peut rester asymptomatique jusqu'à l'âge adulte, avec un diagnostic fortuit à l'occasion d'une radiographie de thorax. Cette malformation se traduit radiologiquement par un hémithorax opaque, rétracté, attirant le médiastin. Le poumon controlatéral est le siège d'une hypervascularisation avec expansion compensatrice et hernie médiastinale antérieure qui peut parfois rendre le diagnostic clinique difficile avec une auscultation pulmonaire le plus souvent normale, et une radiographie de thorax montrant du parenchyme pulmonaire du côté de l'agénésie. Le scanner thoracique avec injection de produit de contraste confirme le diagnostic et peut être complété par une endoscopie

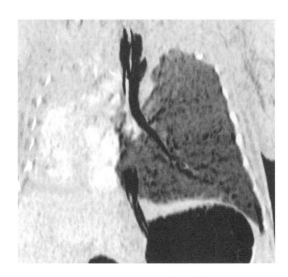

Figure 35-7 Agénésie pulmonaire droite. Absence de bronche souche droite.

bronchique. Ces examens permettent de différencier l'agénésie où la bronche souche fait suite à la trachée sans carène, de l'aplasie où il existe une carène et un moignon bronchique.

Le pronostic, en dehors de la scoliose qui peut nécessiter un traitement chirurgical, est fonction des malformations associées. Un meilleur pronostic semble associé aux agénésies gauches. La mise en place d'une prothèse expansible dans l'hémithorax vide a été proposée pour corriger la déviation médiastinale.

Hypoplasie pulmonaire

L'hypoplasie pulmonaire associe une raréfaction de l'arborisation bronchique et une hypo-alvéolisation. Sa définition est issue d'études autopsiques d'enfants décédés avant ou juste après la naissance et n'est donc applicable qu'aux poumons de fœtus, non aérés. Elle est fondée sur le rapport poids pulmonaire/poids corporel. L'hypoplasie pulmonaire est certaine lorsque le rapport poids pulmonaire/poids corporel est inférieur à 0,015 avant 28 semaines de grossesse, ou inférieur à 0,012 après 28 semaines. L'hypoplasie pulmonaire peut être primitive, sans cause décelable. Le plus souvent, elle est associée à des phénomènes compressifs extra- ou intrathoraciques, ou encore à une diminution des mouvements thoraciques pendant la vie intra-utérine (Tableau 35-I). Lorsque la compression est unilatérale, l'hypoplasie prédomine du côté comprimé mais le poumon controlatéral est fréquemment également hypoplasique. Dans ces pathologies compressives, un certain nombre de paramètres prénatals permettent de prédire le degré d'hypoplasie pulmonaire. Ces paramètres ont surtout été validés dans la hernie congénitale

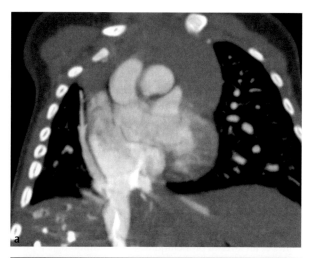
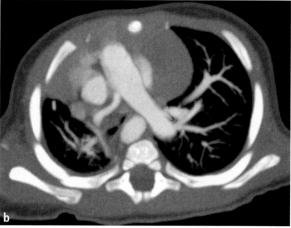

Figure 35-8 Syndrome de cimeterre. Hypoplasie pulmonaire droite, retour veineux pulmonaire droit dans la veine cave inférieure (**a**) et hypoplasie de l'artère pulmonaire droite (**b**).

Tableau 35-I Causes d'hypoplasie pulmonaire.

Compression intrathoracique
  Hernie diaphragmatique
  Épanchement pleural
  Malformation kystique

Compression extrathoracique
  Tumeurs abdominales
  Ascite

Diminution des mouvements thoraciques
  Anomalies thoraciques
  Oligo-amnios sévère
  Agénésie rénale (syndrome de Potter)
  Pathologies neuromusculaires

Anomalies vasculaires
  Cardiopathies avec hypoperfusion pulmonaire (tétralogie de Fallot, atrésie pulmonaire)
  Syndrome de cimeterre

Anomalies chromosomiques (hors anomalies associées)
  Trisomie 21

du diaphragme, mais également dans d'autres pathologies comme les dysplasies squelettiques. Une hypoplasie pulmonaire peut également être associée à certaines malformations cardiovasculaires. Elle est observée dans 20 % des cas de cardiopathie avec obstruction sur la voie pulmonaire, notamment les tétralogies de Fallot et les atrésies pulmonaires [14]. Cette anomalie du développement contribue très probablement au syndrome fonctionnel restrictif mesuré fréquemment chez ces enfants à l'âge scolaire [6]. L'hypoplasie pulmonaire droite peut également être très importante dans le syndrome de cimeterre, caractérisé par une anomalie partielle du retour veineux pulmonaire droit (Figure 35-8). Un syndrome restrictif est également fréquemment observé chez ces enfants. Enfin, une hypoplasie pulmonaire peut s'intégrer dans des anomalies chromosomiques comme la trisomie 21, même sans malformation associée. Cette hypoplasie serait responsable des images kystiques sous-pleurales observées chez environ le tiers des enfants avec trisomie 21, indépendamment de toute cardiopathie ou de détresse respiratoire.

Malformations localisées du tissu pulmonaire

Ces malformations sont regroupées sous l'appellation de malformation pulmonaire congénitale (MPC).

Cadre nosologique et chevauchements phénotypiques

Il n'y a pas de classification consensuelle des MPC. Elles regroupent classiquement les malformations adénomatoïdes kystiques pulmonaires (MAKP), les séquestrations extra- et intralobaires, les emphysèmes lobaires congénitaux, les kystes bronchogéniques et les atrésies bronchiques. Cette terminologie repose sur des arguments histologiques et sépare artificiellement des malformations qui partagent très probablement des mécanismes physiopathologiques communs [10]. L'imagerie de ces différentes malformations, que ce soit en prénatal ou en post-natal, montre de nombreux aspects superposables, et un diagnostic posé sur des images tomodensitométriques va s'avérer souvent pris en défaut lors de l'analyse histologique de la pièce opératoire. Cette classification est donc très peu adaptée à la pratique clinique. Ainsi la présence d'une vascularisation systémique irriguant une partie du parenchyme pulmonaire n'est-elle pas suffisante pour porter le diagnostic de séquestration. Cette vascularisation est en effet associée à d'autres types de malformations, le plus souvent une MAKP, dans 33 à 44 % des cas. À l'inverse, une vascularisation systémique est observée dans 30 % des cas de MAKP décrites chez le fœtus et dans 15 à 25 % des cas décrits en post-natal (Figure 35-9). Une connexion à la vascularisation systémique doit donc être considérée comme une variante de la malformation, plutôt que comme l'association de deux malformations [10]. De même, un parenchyme microkystique typique des MAKP de type III est observé dans certaines atrésies bronchiques ou dans les séquestrations pulmonaires [10]. Ces chevauchements phénotypiques suggèrent fortement des mécanismes physiopathologiques communs à ces malformations dotées d'appellations différentes. Une description soigneuse et standardisée de toute malformation est donc indispensable, pour tenter d'intégrer les anomalies observées dans un seul processus de trouble du développement (Tableau 35-II). Malgré ces réserves, la plupart des études et registres utilisent la terminologie histologique. Les erreurs inhérentes à cette démarche participent probablement très largement aux grandes variations dans les résultats rapportés par différentes équipes. Les MAKP sont les plus fréquentes. La prévalence des MAKP en France peut être estimée à partir des données du réseau EUROCAT à 1,50/10 000 naissances (données 2010-2014).

Tableau 35-II Éléments nécessaires à la caractérisation d'une malformation bronchopulmonaire congénitale.

Connexion avec l'arbre trachéobronchique
Présence d'une enveloppe pleurale
Type de vascularisation artérielle
Type de drainage veineux
Communication avec une structure digestive
Description histologique
Caractère multiple ou mixte des lésions
Anomalies associées

(Modifié d'après Bratu I, Flageole H, Chen MF et al. The multiple facets of pulmonary sequestration. Pediatr Surg, 2001, *36* : 784-790.)

Atrésie bronchique

La bronche atrétique est, dans la plupart des cas, une bronche segmentaire, classiquement au niveau du lobe supérieur gauche, et plus particulièrement de son segment apico-dorsal. L'aspect anatomopathologique de cette malformation est toutefois identique, quelle que soit sa localisation. Une mucocèle est toujours présente [10]. Les espaces aériens sont dilatés, avec une diminution de la densité

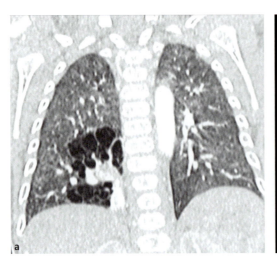
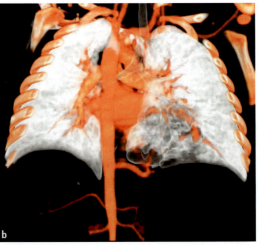

Figure 35-9 Malformation kystique avec vascularisation systémique. **a)** Coupe scanographique. **b)** Reconstruction 3D (vue postérieure).

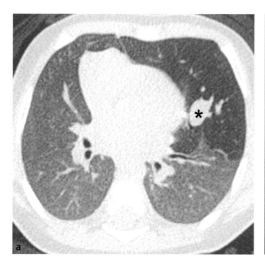 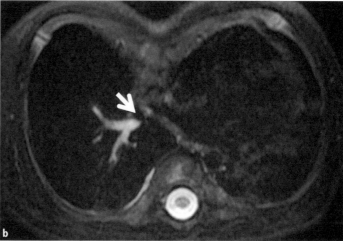

Figure 35-10 Atrésie bronchique. **a)** Atrésie lobaire supérieure gauche avec aspect de distension et mucocèle (étoile). **b)** Identification en IRM à 2 mois de vie d'une atrésie segmentaire (flèche).

des voies aériennes et des vaisseaux [10]. Enfin, un aspect microkystique du parenchyme, proche d'une malformation adénomatoïde, peut être observé. L'aspect scanographique traduit ces anomalies. Il comporte, d'une part, une hyperclarté modérée avec une hypovascularisation qui persiste sur des coupes en expiration et refoule modérément les structures adjacentes et, d'autre part, une opacité juxtahilaire tubulée parfois ramifiée correspondant à la bronchocèle. L'orifice atrétique est rarement visible en endoscopie, mais peut parfois être mis en évidence en tomodensitométrie 3D, ou surtout en IRM (Figure 35-10).

Emphysème lobaire congénital

L'emphysème lobaire congénital (ELC) est caractérisé par la distension progressive d'un lobe, parfois de deux lobes. Une obstruction partielle ou complète de la bronche lobaire est supposée être à son origine [10]. De nombreux phénomènes obstructifs, extrinsèques ou intrinsèques ont été décrits : bronchomalacie, bride, sténose, compression vasculaire, kyste bronchogénique. Le parenchyme pulmonaire est normal. Le lobe supérieur gauche est le plus souvent atteint, suivi du lobe moyen et du lobe supérieur droit. Des anomalies cardiovasculaires sont associées dans 10-15 % des cas. L'aspect radiologique est le plus souvent caractéristique. Le lobe atteint apparaît distendu, hyperclair, mais contenant une fine trame vasculaire, ce qui permet d'éliminer un pneumothorax (Figure 35-11). Cette distension refoule le médiastin et comprime le lobe homolatéral.

Malformation adénomatoïde kystique du poumon

Les MAKP sont caractérisées par une hétérogénéité anatomopathologique. Une première classification histopathologique a été établie par Stocker en 1977, fondée sur la taille des kystes :
– les MAKP de type I présentent un ou plusieurs larges kystes (> 2 cm) bordés par un épithélium haut, pseudo-stratifié. Elles

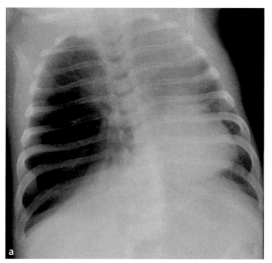 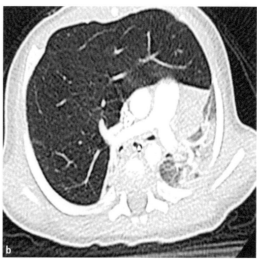

Figure 35-11 Emphysème lobaire droit congénital.

ont la particularité de présenter des cellules mucineuses bordant les kystes ou organisées en glandes sous les zones kystiques ;

– les MAKP de type II sont constituées de multiples kystes plus petits (< 2 cm), bordés par un épithélium cilié haut ou cuboïdal, rarement pseudo-stratifié ;

– l'aspect macroscopique des lésions de type III est solide, non kystique.

Des microkystes sont observés en microscopie. La majorité de la lésion est constituée de structures immatures évoquant le stade pseudo-glandulaire du développement pulmonaire. Le reste du poumon d'amont et d'aval est normal. Les « kystes » ne sont donc pas de vrais kystes, car ils ne sont pas isolés du reste de l'arbre aérien, mais correspondent à des voies aériennes dilatées communiquant entre elles et avec le tissu pulmonaire adjacent. La description ultérieure d'autres sous-types de lésions a fait évoluer cette classification. En 2009, Stocker a proposé de regrouper les MAKP en cinq types (0 à 4) en fonction de la structure anatomique dont elles seraient issues : trachée, bronche, bronchiole, alvéole ou acinus. Il propose également de remplacer le terme MAKP par celui de « malformation pulmonaire congénitale des voies aériennes ». Bien qu'encore très utilisée, cette classification reste peu satisfaisante, car purement descriptive et sans justification physiopathologique sousjacente. De plus, de nombreux aspects intermédiaires sont observés, et les facteurs pronostiques sont peu liés à cette description sommaire [10]. L'aspect radiologique post-natal ne permet pas de prédire le diagnostic histologique. Cet aspect comporte différents aspects de pseudo-kystes, de condensations et/ou de zones emphysémateuses (Figure 35-12).

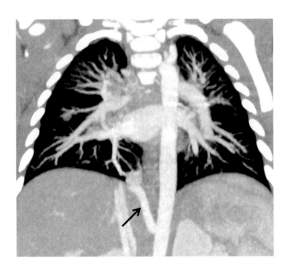

Figure 35-13 Séquestration basithoracique droite, avec large vaisseau systémique provenant de l'aorte abdominale (flèche).

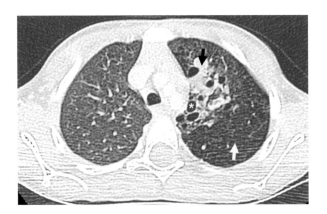

Figure 35-12 MAKP avec coexistence d'aspects phénotypiques variés : kystes (étoile), zones de condensation (flèche noire), zone d'hyperclarté (flèche blanche).

Séquestrations

SÉQUESTRATION INTRALOBAIRE • Dans sa définition traditionnelle, la séquestration intralobaire (SIL) est un segment pulmonaire isolé et non fonctionnel, sans communication avec les voies aériennes ou le parenchyme normaux adjacents, et irrigué par une ou des artères systémiques anormales [10]. Elle ne possède pas d'enveloppe pleurale propre. Cette malformation est donc assimilable à une atrésie bronchique avec vascularisation systémique [10]. La localisation de la SIL est presque toujours le lobe inférieur (Figure 35-13). Sa situation classique est le segment postéro-basal du lobe inférieur gauche, mais elle concerne en fait le lobe inférieur droit dans presque la moitié des cas. La vascularisation systémique a pour origine le plus souvent l'aorte thoracique distale ou l'aorte abdominale proximale, mais également les artères cœliaque, splénique, intercostale ou sous-clavière. Des origines multiples ont en fait été décrites, y compris les artères coronaires. Une évolution anévrysmale de ces artères a été décrite dans quelques cas chez l'adulte. Le drainage veineux se fait presque toujours dans les veines pulmonaires. Le drainage dans le système veineux systémique, veine cave inférieure ou veine azygos, est beaucoup plus rare que pour les séquestrations extralobaires.

SÉQUESTRATION EXTRALOBAIRE • La séquestration extralobaire (SEL) est moins fréquente. Elle correspond à du mésenchyme pulmonaire aberrant, qui se développe de façon autonome, sans lien avec le poumon normal. Elle possède sa propre enveloppe pleurale. Ainsi décrites, ses analogies sont plus proches du kyste bronchogénique que de la SIL [10]. Elle est le plus souvent de localisation intrathoracique, entre le lobe inférieur gauche et le diaphragme. Elle peut également être localisée au niveau de l'abdomen, du médiastin antérieur ou du médiastin postérieur. De rares localisations comme le péricarde ont été décrites. La vascularisation systémique a pour origine le plus souvent l'aorte thoracique descendante, mais peut avoir de multiples origines, comme la SIL. Dans 20 % des cas, plusieurs vaisseaux sont présents. Le drainage veineux est pulmonaire ou systémique (veine cave inférieure ou veine azygos) (Figure 35-14). Il existe une nette prédominance masculine Des anomalies congénitales associées sont retrouvées dans 60 % des cas : hernie diaphragmatique le plus souvent, mais aussi hypoplasie, MAKP, ELC ou kyste bronchogénique. Les autres anomalies décrites sont un pectus excavatum, des anomalies péricardiques, un tronc artériel commun, des anomalies du

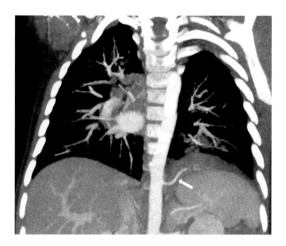

Figure 35-14 Séquestration extralobaire sus-diaphragmatique gauche, avec vaisseau systémique de petit calibre (flèche).

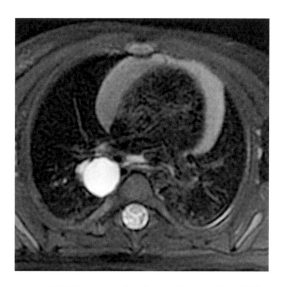

Figure 35-15 Kyste bronchogénique hilaire droit en IRM.

retour veineux, une dextrocardie, des anomalies vertébrales, une rate accessoire et des kystes entériques.

VASCULARISATION SYSTÉMIQUE SUR POUMON NORMAL • Cette anomalie est considérée par certains comme un type de séquestration de bon pronostic car le plus souvent asymptomatique, de découverte fortuite. Elle peut toutefois être responsable d'insuffisance cardiaque chez le nourrisson. Elle peut également s'associer à d'autres malformations cardiovasculaires. Plus tardivement, des hémoptysies importantes ont été décrites. Sur le plan histologique, le parenchyme pulmonaire apparaît normal, séparant ainsi nettement cette anomalie des SIL et SEL. L'embolisation du vaisseau systémique est le plus souvent réalisée pour éviter le risque d'hémoptysie ultérieure [10].

Kystes bronchogéniques

Les kystes bronchogéniques (KB) sont des structures kystiques isolées, remplies de liquide ou de mucus. Ils sont souvent attachés à la trachée ou une bronche, mais ne communiquent pas avec elles [10]. Ils sont limités par une paroi de type bronchique, avec un épithélium pseudo-stratifié fait de cellules cylindriques ciliées et de cellules caliciformes, du muscle lisse et du cartilage. La présence de ce dernier est indispensable au diagnostic [10]. Sur le plan physiopathologique, et par analogie aux duplications digestives dont ils sont très proches, les kystes bronchogéniques sont considérés comme un bourgeon bronchique aberrant à partir du tube digestif primitif.

Leur localisation est le plus souvent médiastinale, juste au-dessous de la bifurcation trachéale, mais peut en fait être extrêmement variée, en situation intrapulmonaire, pleurale, suprasternale ou abdominale (Figure 35-15).

Hypothèses physiopathologiques

Les MPC correspondent à une anomalie du développement pulmonaire au cours de la phase de formation des voies aériennes de conduction, entre la 7e et la 17e semaine d'aménorrhée. Leur présentation phénotypique différente pourrait correspondre soit un âge différent de survenue de la malformation, soit à un caractère plus ou moins complet du dysfonctionnement moléculaire à l'origine de ces malformations. Les anomalies génétiques et moléculaires à l'origine des MPC chez l'homme sont très mal connues. Toutefois, des anomalies de la signalisation via le *fibroblast growth factor* (FGF) 10 apparaissent comme un dénominateur commun des différents modèles murins avec anomalies pseudo-kystiques du développement pulmonaire [1]. En particulier, une surexpression focale et transitoire de FGF-10 dans le mésenchyme pulmonaire de fœtus de rats induit des malformations kystiques pulmonaires localisées et reproduit l'hétérogénéité phénotypique observée dans les MAKP humaines [7]. Enfin, notre équipe a démontré une forte expression de FGF-10 et de son récepteur FGF-R2b dans les MAKP de l'enfant, comparativement à d'autres maladies kystiques pulmonaires du nourrisson comme les pleuro-pneumoblastomes de type 1 [11]. À l'origine des MPC, les anomalies de signalisation FGF-10 pourraient être associées à des anomalies de pression intraluminale, secondaires à des phénomènes obstructifs organiques (sténose ou atrésie bronchique) ou fonctionnels (anomalie du péristaltisme) [10], ou encore à des anomalies de la production de liquide intrapulmonaire. Quel que soit l'événement initial, phénomènes mécaniques et anomalies de la signalisation FGF-10 s'auto-entretiennent. Il est ainsi démontré qu'une obstruction des voies aériennes induit une surexpression de FGF-10 et qu'une surexpression de FGF-10 induit une augmentation de la bronchoconstriction fœtale.

Toutefois, la signalisation FGF-10/FGF-R2b n'est probablement pas l'unique responsable de l'apparition d'anomalies kystiques pulmonaires. Ainsi des anomalies kystiques pulmonaires sont-elles décrites dans des modèles murins, sans anomalie associée connue de la signalisation FGF-10, comme la surexpression de la forme activée du récepteur Notch1 ou la surexpression de β-caténine. Enfin, plusieurs facteurs impliqués dans les stades précoces du développement, et sans lien connu avec la signalisation FGF-10, ont une expression anormale au sein des MAKP, comparativement à du tissu pulmonaire sain. C'est le cas notamment du *glial cell-derived neurotrophic factor* (GDNF), du FGF-9, de TTF-1, de Hoxb-5 ou encore de PDGF-BB. Enfin, une anomalie primitive de la vasculogenèse aboutit également à un aspect pseudo-kystique du poumon, faisant du VEGF un acteur potentiel de la MAKP.

Présentations cliniques et radiologiques

Présentation anténatale

La découverte anténatale d'une malformation pulmonaire congénitale par l'échographie a le plus souvent lieu au deuxième trimestre de la grossesse avec des termes moyens de découverte s'échelonnant de 20 à 23 semaines d'aménorrhée (SA) selon les séries [15]. Une augmentation de taille est fréquente au cours de la vie fœtale, avec un maximum attendu entre 28 et 30 SA. Au-delà de ce terme, la malformation peut voir son volume diminuer et, dans un certain nombre de cas, n'être plus visible en échographie à la fin de la grossesse. Dans les différentes séries rétrospectives, une diminution du volume de la malformation est décrite dans 18 à 42 % des cas, et une disparition échographique anténatale complète dans 11 à 37 % des cas. Cependant, même si le volume de la lésion peut réellement diminuer au cours de la vie fœtale, la malformation persiste dans presque tous les cas avec des anomalies visibles à la tomodensitométrie thoracique post-natale dans 95 à 100 % des cas. Les mécanismes à l'origine de cette possible involution sont incomplètement élucidés. L'hypothèse d'une thrombose d'un vaisseau nourricier systémique a parfois été évoquée, mais non confirmée dans les études évaluant ce facteur. Les malformations d'aspect hyperéchogène, sans kyste visible à l'échographie, sont celles qui ont la plus grande probabilité de régression. Un terme de naissance plus tardif est également associé à une plus grande fréquence de régression anténatale, suggérant que des phénomènes de maturation pulmonaire peuvent contribuer à ces observations. Il n'y a pas d'association entre le degré de régression anténatale et le diagnostic histologique de la malformation

Lorsque la malformation est en phase de croissance, des complications peuvent être observées chez le fœtus. Les malformations volumineuses peuvent comprimer les structures adjacentes et entraîner une déviation médiastinale dans 30 à 60 % des cas, un hydramnios dans 2 à 25 % des cas ou une ascite dans moins de 10 % des cas, selon les séries. Les formes très sévères peuvent évoluer vers une anasarque fœto-placentaire, complication rare (2 à 7 % selon les séries), mais de très mauvais pronostic en l'absence de diminution rapide de l'effet compressif (Figure 35-16).

Certains paramètres permettent de prédire ce risque évolutif et d'initier les traitements adaptés, comme par exemple le drainage in utero d'un gros kyste. Un rapport entre le volume de la malformation et le périmètre crânien (*congenital pulmonary airway malformation volume ratio* [CVR]) supérieur à 1,6 est fortement prédictif d'évolution vers une anasarque, notamment dans les

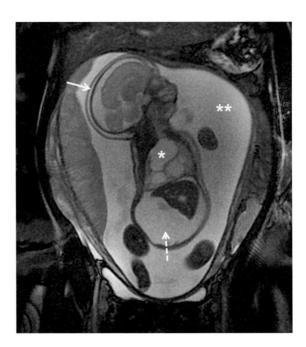

Figure 35-16 Aspect d'anasarque chez un fœtus porteur d'une volumineuse malformation pulmonaire kystique (étoile) : œdème sous-cutané (flèche), ascite (flèche pointillée), hydramnios (double étoile).

formes non macrokystiques. Récemment, un nouvel index prédictif de complications prénatales chez le fœtus avec malformation pulmonaire a été proposé, le *mass-to-thorax ratio* (MTR), avec des performances très proches du CVR. Ces formes très volumineuses et compressives peuvent compromettre la vie du fœtus et interroger sur le développement du poumon sous-jacent. En France, les données du registre européen EUROCAT 2010-2014 montrent dans les MAKP isolées un taux de mort fœtale in utero de 1,6 %, et un taux d'interruption médicale de grossesse de 1,6 %, sans que le motif en soit détaillé.

Présentation néonatale

À la naissance, 75 à 86 % des nouveau-nés avec une malformation pulmonaire restent asymptomatiques [15]. Lorsque des symptômes respiratoires sont présents, ils sont le plus souvent modérés, ne nécessitant aucune administration d'oxygène ou aucun recours à un support ventilatoire dans presque la moitié des cas [15]. Une chirurgie précoce, dans le premier mois de vie, et parfois dès le 1er jour de vie, n'est nécessaire que dans 6 % des cas. Un décès après la naissance est observé chez 2 % des enfants [15]. Le risque de détresse respiratoire sévère à la naissance est principalement lié au volume maximal de la malformation avant la naissance. Deux séries récentes ont démontré la bonne valeur prédictive du CVR pour le risque de détresse respiratoire néonatale, avec des seuils calculés très proches, respectivement de 1 ou de 0,84 [15]. La survenue prénatale d'un hydramnios ou d'une ascite est également prédictive du besoin en oxygène à la naissance. Ces différents paramètres prédictifs doivent permettre de mieux guider le lieu d'accouchement des mères dont le fœtus est porteur d'une malformation pulmonaire. En dehors des symptômes respiratoires, et dans le cas particulier des séquestrations pulmonaires avec large vaisseau systémique, les nouveau-nés peuvent présenter une défaillance cardiaque précoce secondaire à un shunt gauche-gauche.

Quelle que soit la présentation clinique, une radiographie pulmonaire est habituellement réalisée à la naissance. Lorsqu'elle est volumineuse, la MAKP se traduit par une lésion multikystique, le plus souvent aérique. Des niveaux hydro-aériques peuvent parfois être présents, même en l'absence d'infection. Dans les rares situations de détresse respiratoire néonatale et d'absence de diagnostic prénatal, cet aspect peut faire évoquer une hernie diaphragmatique. Toutefois, la distribution des clartés digestives et la visibilité du diaphragme sont normales. Comme pour l'ELC, la MAKP peut se présenter dans les premiers jours de vie sous la forme d'une opacité due à la persistance du liquide alvéolaire dans les cavités kystiques. La radiographie de thorax peut également apparaître faussement normale chez le nouveau-né, faisant croire à une régression complète des anomalies dépistées en anténatal. Sa sensibilité est donc faible dans l'évaluation néonatale. Tous ces éléments sont mieux analysés en TDM avec injection, qui reste donc indispensable dans l'évaluation post-natale des malformations kystiques et/ou hyperéchogènes de diagnostic prénatal, quels que soient l'histoire prénatale et les symptômes néonatals. Le délai de réalisation de cet examen varie d'un centre à l'autre, et il est en général réalisé dans les trois premiers mois de vie. Certains centres ont développé une évaluation par IRM, du fait du caractère non irradiant de cet examen.

Complications post-natales

Les progrès de l'imagerie anténatale et la découverte désormais presque systématique des MPC dès la période fœtale ont bouleversé les recommandations classiques de prise en charge post-natales, principalement fondées sur l'exérèse chirurgicale. Avant ces progrès de la médecine fœtale, nos connaissances sur ces MPC étaient principalement issues de séries de cas ayant un diagnostic post-natal réalisé à l'occasion de complications. Bien que la prévention de ces complications reste le principal argument pour une exérèse chirurgicale [2], leur fréquence réelle chez les enfants avec malformation asymptomatique reste mal connue et est probablement beaucoup plus faible que celle antérieurement avancée [8].

INFECTIONS DE LA MALFORMATION • En l'absence de diagnostic prénatal, l'infection était le principal mode de révélation des MPC, avec un âge moyen de survenue de 4,1 ans. Cette complication n'est donc pas très précoce dans l'histoire naturelle de la malformation. Les quelques données disponibles chez les enfants asymptomatiques non opérés confirment que ces complications infectieuses cliniques sont rares au cours des cinq premières années de vie, touchant moins de 5 % des cas [3, 13]. Il semble toutefois que des lésions histologiques d'inflammation et/ou infection subaiguë soient beaucoup plus précoces, dès 6 mois. Le tableau clinique est celui d'une pneumonie aiguë. La surinfection de la malformation est facilement évoquée lorsque celle-ci est connue. En l'absence de diagnostic prénatal, il faut savoir évoquer le diagnostic de MPC devant un tableau d'infection pulmonaire récurrente affectant le même segment, avec à la radiographie un aspect d'expansion pulmonaire et une absence de bronchogramme aérien.

DÉTRESSE RESPIRATOIRE HORS INFECTION • Par leur volume et leur caractère progressivement expansif, les MPC peuvent se révéler au cours des premiers mois de vie, après une période asymptomatique. C'est notamment le cas des MAKP macrokystiques et surtout des emphysèmes lobaires congénitaux ou des kystes bronchogéniques. Ainsi, dans une série de 17 cas, l'âge moyen au diagnostic d'ELC était de 4,5 mois et les modes de révélation étaient une détresse respiratoire progressive dans 11 cas, une détresse respiratoire aiguë dans 5 cas et une infection pulmonaire dans 1 cas. Rarement, l'ELC est asymptomatique et de découverte fortuite chez le grand enfant ou même chez l'adulte. De même, concernant le kyste bronchogénique, les symptômes possibles sont liés à l'effet de masse du kyste sur les structures adjacentes et dépendent donc de sa taille et de sa localisation. Lorsqu'il est périphérique, le kyste bronchogénique est le plus souvent asymptomatique, de découverte fortuite et souvent à l'âge adulte. Lorsqu'il est médiastinal, il peut comprimer les voies aériennes proximales et entraîner une détresse respiratoire précoce de sévérité variable. Cette détresse respiratoire est parfois progressive par un phénomène d'*air-trapping* avec distension du poumon en aval. Elle peut être plus aiguë, en cas de surinfection intrakystique avec brusque augmentation de volume du kyste.

En dehors de ces phénomènes compressifs, il a été récemment montré que les exacerbations sifflantes étaient plus fréquentes chez les nourrissons avec MPC que dans la population générale [3]. L'exérèse chirurgicale de la MPC ne modifie pas le taux de survenue d'exacerbations sifflantes. Il est possible que ce résultat témoigne d'anomalies plus diffuses des voies aériennes chez ces enfants, et en particulier d'une augmentation de la réactivité bronchique.

HÉMORRAGIES • Même si plusieurs cas cliniques d'hémoptysies sont retrouvés dans la littérature, compliquant le plus souvent des séquestrations ou des vascularisations systémiques anormales d'un segment pulmonaire sain, la petite taille des séries rétrospectives publiées ne permet d'établir avec précision la fréquence des complications hémorragiques. La plupart des cas sont décrits chez l'adulte et révèlent la malformation. Les cas pédiatriques sont plus rares. Quelques cas d'hémothorax ont également été publiés.

AUTRES COMPLICATIONS • Rarement d'autres manifestations que celles précédemment décrites peuvent révéler une MPC : pneumothorax, hémothorax ou chylothorax. Dans ces situations, le diagnostic de MPC doit être validé par des histologistes expérimentés, car il peut également s'agir de processus tumoraux comme le pleuro-pneumoblastome, dont la forme kystique peut être prise pour une MAKP. La découverte postnatale d'une malformation sur un pneumothorax doit impérativement faire évoquer un pleuro-pneumoblastome et motiver son exérèse. Dans la situation particulière du kyste bronchogénique médiastinal, une compression de l'œsophage peut être présente, avec dysphagie. Il peut également exister une compression des structures cardiovasculaires avec retentissement sur les cavités cardiaques (troubles du rythme) ou sur les gros vaisseaux (syndrome cave supérieur).

ASSOCIATIONS ENTRE MPC ET TUMEURS • L'interrogation majeure sur l'histoire naturelle des MPC concerne les descriptions répétées d'associations entre ces malformations et le développement de tumeurs pulmonaires. Environ 40 cas d'association de MAKP et de carcinome bronchio-alvéolaire, de rhabdomyosarcome ou de pleuro-pneumoblastome ont été publiés.

Concernant le pleuro-pneumoblastome (PPB), il est admis par la plupart des équipes qu'il s'agit en fait de deux pathologies différentes dès leur origine, et non de la transformation d'une MAKP en tumeur. Bien que dans sa forme kystique, le PPB puisse être difficile à différencier radiologiquement d'une MAKP macrokystique, le PPB est exceptionnellement identifié en prénatal [5]. Il ne s'agit donc pas d'une transformation maligne d'une MAKP pré-existante. Par ailleurs, et contrairement à la MAKP, les PPB ne sont qu'exceptionnellement associés à d'autres éléments malformatifs comme une vascularisation systémique ou des zones emphysémateuses [5]. Les marqueurs moléculaires fortement exprimés dans les MAKP ne sont pas retrouvés dans les PPB [11]. Une prédisposition génétique est présente dans les PPB : des cas familiaux et/ou une atteinte multi-organe de malformations et de cancers sont retrouvés dans plus d'un tiers des cas, et environ deux tiers des cas de PPB sont porteurs d'une mutation sur le gène *DICER1* [5].

Concernant les autres tumeurs, il est difficile de savoir s'il s'agit d'associations fortuites ou de la réelle dégénérescence maligne de certaines malformations. Plus de vingt cas associant MAKP et carcinome bronchiolo-alvéolaire (BAC) ont été rapportés au cours des vingt dernières années, dès l'âge de 8 ans. Des îlots intrakystiques de cellules à mucus, avec des mutations dans le codon 12 du gène *K-RAS*, ont été décrits dans les MAKP de type I, faisant de ces lésions des précurseurs potentiels de BAC. Du fait de ces données, l'exérèse systématique des lésions macrokystiques est recommandée [9]. Cependant, le fait que toute MAKP de type I soit une lésion précancéreuse est loin d'être certain. En effet, dans la majorité des cas publiés, l'association entre MAKP et BAC n'est pas certaine. De plus, des adénocarcinomes pulmonaires ont été décrits chez des enfants, indépendamment de toute malformation kystique pré-existante. Enfin, les îlots mucineux sont inconstants, identifiés dans 26 à 50 % des MAKP de type I, et la présence de mutations de *K-RAS* n'a pas été confirmée dans une autre série de 34 MPC.

Prise en charge thérapeutique

Exérèse chirurgicale

Une résection chirurgicale est proposée de manière consensuelle pour les malformations pulmonaires responsables de symptômes et notamment de dyspnée, tachypnée, détresse respiratoire aiguë, ou difficultés à l'alimentation [9]. En cas de surinfection, l'exérèse sera le plus souvent réalisée à distance de l'épisode infectieux.

Il n'existe pas actuellement de consensus pour la prise en charge des malformations asymptomatiques. Les arguments en faveur ou en défaveur d'une intervention chirurgicale ont fait l'objet d'une récente controverse [2, 8] et concernent principalement la fréquence réelle des complications, discutées plus haut. Lorsqu'une simple surveillance est décidée, les modalités de celle-ci restent également floues, la récente *task force* européenne précisant que cette surveillance doit se faire la vie durant, avec un scanner de contrôle de manière « régulière », sans qu'un rythme puisse être encore recommandé [9].

VOIE D'ABORD • Deux abords sont possibles en chirurgie thoracique : la classique thoracotomie ou la thoracoscopie. Les progrès réalisés sur la miniaturisation du matériel permettent de disposer d'instruments de 3 ou 5 mm et d'optiques de 5 mm parfaitement adaptés au thorax du petit enfant. Des résections pulmonaires par voie thoracoscopique peuvent être réalisées dans la grande majorité des cas, avec un bénéfice sur les douleurs post-opératoires, la durée d'hospitalisation et la cicatrisation costale comparativement à la thoracotomie. Lorsque la malformation est volumineuse ou sans affaissement possible ou lorsque le poumon « sain » est peu compliant, une thoracotomie peut s'avérer nécessaire.

TYPE DE RÉSECTION • Deux types de résections peuvent être réalisés. La lobectomie a longtemps représenté l'intervention de choix de la grande majorité des chirurgiens puisqu'elle serait proposée dans près de 90 % des chirurgies des malformations pulmonaires. Du fait du sacrifice tissulaire qu'entraîne une lobectomie, des résections segmentaires sont proposées, avec une morbidité comparable. Le bénéfice attendu est tant sur la préservation du capital ventilatoire pour l'âge adulte que sur la limitation des déformations thoraciques secondaires. Elles sont toutefois à réserver aux malformations de petit volume. Mais cette chirurgie d'épargne suppose un possible complément de résection en cas de lésion résiduelle et nécessite donc un contrôle d'imagerie à distance, avec un taux de reprise entre 5 et 10 %.

Embolisation

Du fait d'observations documentées de régression spontanée des séquestrations pulmonaires, sur des thromboses vasculaires du pédicule nourricier, l'embolisation de l'artère systémique a été proposée dans la prise en charge de ces malformations. Sa place reste néanmoins à évaluer précisément et à définir. Elle est actuellement réservée aux formes non kystiques et à vaisseau unique.

Points clefs

- Les anomalies congénitales de l'arbre respiratoire surviennent principalement au cours des phases précoces du développement pulmonaire (différenciation trachéale ou morphogenèse des voies aériennes), entre le 26e jour de grossesse et la 17e semaine d'aménorrhée.
- Les anomalies du développement trachéal sont souvent sévères et peuvent être associées à d'autres malformations. Les progrès chirurgicaux permettent désormais une prise en charge optimisée des sténoses trachéales congénitales.
- Les anomalies de la distribution bronchique sont souvent sans conséquence sur la ventilation. Ce sont les autres malformations associées, et notamment l'éventuelle hypoplasie pulmonaire, qui en fixent le pronostic.
- Les malformations pulmonaires congénitales (MPC) sont des anomalies localisées du développement des voies aériennes, qui regroupent plusieurs entités histologiques (MAKP, séquestration, atrésie bronchique, emphysème lobaire congénital, kyste bronchogénique). Il est très probable que ces malformations dotées d'appellations différentes partagent des mécanismes physiopathologiques communs.
- L'aspect en imagerie de ces MPC (présence de kystes, densités, zones emphysémateuses, vascularisation systémique) n'est qu'imparfaitement prédictif du type histologique. Il faut donc privilégier une description phénotypique précise, plutôt qu'une appellation arbitraire.
- Presque toutes les MPC sont désormais identifiées avant la naissance, au cours de l'échographie du 2e trimestre. Parmi les enfants naissant avec une MPC, seule une petite minorité peuvent présenter une détresse respiratoire néonatale. Certains marqueurs prénatals permettent d'identifier les enfants à risque.
- L'identification prénatale des MPC a permis de constituer des cohortes d'enfants avec suivi prospectif et de mieux connaître l'histoire naturelle de ces malformations. La surinfection des MPC semble rare avant 5 ans.
- L'exérèse chirurgicale systématique des MPC asymptomatiques est de plus en plus débattue, notamment pour les MPC non kystiques. Lorsque des kystes sont présents, la possibilité d'îlots mucineux avec des mutations *K-RAS* et le risque hypothétique d'adénocarcinome mucineux à moyen ou long terme font le plus souvent proposer une exérèse chirurgicale.

BIBLIOGRAPHIE[(1)]

1. BOUCHERAT O, JEANNOTTE L, HADCHOUEL A et al. Pathomechanisms of congenital cystic lung diseases : focus on congenital cystic adenomatoid malformation and pleuropulmonary blastoma. Paediatr Respir Rev, 2016, *19* : 62-68.
2. DELACOURT C, HADCHOUEL A, DUNLOP NK. Shall all congenital cystic lung malformations be removed ? The case in favour. Paediatr Respir Rev, 2013, *14* : 169-170.
3. DELESTRAIN C, KHEN-DUNLOP N, HADCHOUEL A et al. Respiratory morbidity in infants born with a congenital lung malformation. Pediatrics, 2017, *139* : e20162988.
4. EL AGHA E, BELLUSCI S. Walking along the fibroblast growth factor 10 route : a key pathway to understand the control and regulation of epithelial and mesenchymal cell-lineage formation during lung development and repair after injury. Scientifica (Cairo), 2014, *2014* : 538379.
5. FEINBERG A, HALL NJ, WILLIAMS GM et al. Can congenital pulmonary airway malformation be distinguished from type I pleuropulmonary blastoma based on clinical and radiological features ? J Pediatr Surg, 2016, *51* : 33-37.
6. GAULTIER C, BOULE M, THIBERT M, LECA F. Resting lung function in children after repair of tetralogy of Fallot. Chest, 1986, *89* : 561-567.
7. GONZAGA S, HENRIQUES-COELHO T, DAVEY M et al. Cystic adenomatoid malformations are induced by localized FGF10 overexpression in fetal rat lung. Am J Respir Cell Mol Biol, 2008, *39* : 346-355.
8. KOTECHA S. Should asymptomatic congenital cystic adenomatous malformations be removed ? The case against. Paediatr Respir Rev, 2013, *14* : 171-172.
9. KOTECHA S, BARBATO A, BUSH A et al. Antenatal and postnatal management of congenital cystic adenomatoid malformation. Paediatr Respir Rev, 2012, *13* : 162-171.
10. LANGSTON C. New concepts in the pathology of congenital lung malformations. Semin Pediatr Surg, 2003, *12* : 17-37.
11. LEZMI G, VERKARRE V, KHEN-DUNLOP N et al. FGF10 Signaling differences between type I pleuropulmonary blastoma and congenital cystic adenomatoid malformation. Orphanet J Rare Dis, 2013, *8* : 130.
12. MORRISEY EE, HOGAN BL. Preparing for the first breath : genetic and cellular mechanisms in lung development. Dev Cell, 2010, *18* : 8-23.
13. NG C, STANWELL J, BURGE DM, STANTON MP. Conservative management of antenatally diagnosed cystic lung malformations. Arch Dis Child, 2014, *99* : 432-437.
14. RUCHONNET-METRAILLER I, BESSIERES B, BONNET D et al. Pulmonary hypoplasia associated with congenital heart diseases : a fetal study. PLoS One, 2014, *9* : e93557.
15. RUCHONNET-METRAILLER I, LEROY-TERQUEM E, STIRNEMANN J et al. Neonatal outcomes of prenatally diagnosed congenital pulmonary malformations. Pediatrics, 2014, *133* : e1285-e1291.

---

(1) *Voir aussi* bibliographie complémentaire sur le site compagnon.

36 MALFORMATIONS VASCULAIRES PULMONAIRES

André Labbé

Les malformations vasculaires pulmonaires regroupent un ensemble d'anomalies dont certaines sont assez fréquentes, d'autres beaucoup plus rares. Le diagnostic peut être porté en prénatal, parfois dès la naissance, le plus souvent chez le nourrisson, mais parfois beaucoup plus tard. Les progrès d'imagerie et l'essor de la radiologie interventionnelle permettent d'aboutir à un diagnostic précis et parfois à une solution thérapeutique non invasive. Les hypoplasies pulmonaires et/ou les séquestrations font l'objet d'un développement spécifique (*voir* Chapitre 35).

Anomalies des gros vaisseaux et arc vasculaire

Le système artériel vasculaire chez l'embryon comporte initialement deux aortes dorsales et deux aortes ventrales. Les arcs aortiques sont des vaisseaux transitoires qui relient les paires d'aortes dorsales au sac aortique primitif. Avec le temps, ces arcs aortiques vont régresser. Seuls les 3e, 4e et 6e arcs vont former les vaisseaux du cou et du thorax (Figure 36-1). L'asymétrie de la crosse aortique est déterminée par le débit cardiaque préférentiel dans les arcs aortiques gauches [4]. Les déterminants majeurs de cette disposition asymétrique ont été découverts récemment [22]. Les gènes *Pitx2*, le *platelet growth factor A* (PDGF-A) et le récepteur 2 du *vascular endothelial growth factor* (VEGF) semblent particulièrement impliqués dans cette morphogenèse asymétrique.

Le terme d'arc vasculaire désigne l'encerclement de la trachée et de l'œsophage par un continuum artériel qui dérive du système de l'arc aortique. Sa fréquence est estimée à 1 % des cardiopathies congénitales, avec deux formes : arc vasculaire complet ou partiel maintenu par le ligament artériel. En fait, ces anomalies de distribution artérielle des gros vaisseaux sont variées. Elles peuvent être classées selon qu'il existe ou non un anneau vasculaire (Tableau 36-I) [3]. Elles sont la conséquence d'anomalies de migration, de colonisation ou de différenciation des cellules de la crête neurale et peuvent être intégrées au concept de neurochristopathie [23].

Les symptômes sont liés essentiellement à la compression des structures aérodigestives (Figure 36-2). Ils peuvent évoluer avec l'âge. Parmi les signes respiratoires, on individualise le stridor, la toux rauque qui augmente à l'effort, les infections respiratoires récidivantes. Les troubles digestifs sont la dysphagie et les difficultés d'alimentation. Des signes neurovégétatifs (fièvre, torpeur,

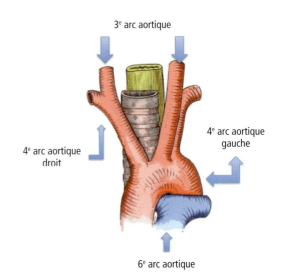

Figure 36-1 Régression des arcs aortiques et formation des vaisseaux du cou et du thorax. Le 3e arc aortique forme les artères carotides. Le 4e arc persiste des deux côtés. À droite, il forme l'artère sous-clavière et le tronc artériel brachiocéphalique. À gauche, il donne la partie de la crosse aortique comprise entre les artères carotide primitive gauche et sous-clavière gauche. Le 6e arc donne naissance à droite à la partie proximale de l'artère pulmonaire et à gauche au canal artériel [13].

Tableau 36-I Classification des anomalies des arcs vasculaires d'après Backer [3].

Double arc aortique
 – arc aortique droit
 – arc aortique gauche
 – double arc
Arc aortique droit et ligament artériel
 – image en miroir
 – artère sous-clavière rétro-œsophagienne
 – aorte circonflexe
Compression par l'artère innominée
Artère pulmonaire gauche rétro-œsophagienne

dyshidrose, hypersalivation) peuvent compléter ce tableau clinique. Ils sont la conséquence de la neurochristopathie. Toutes les malformations vasculaires ne donnent pas lieu à une symptoma-

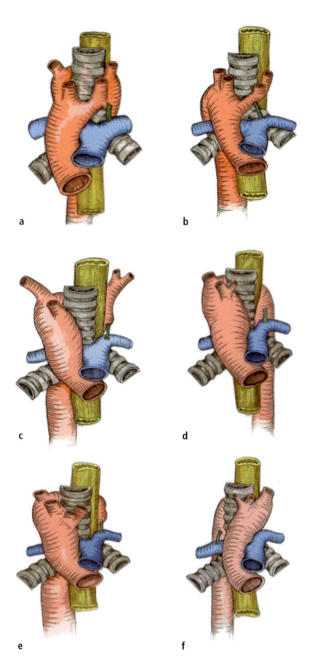

Figure 36-2 Principales anomalies des arcs aortiques. **a)** Double arc aortique. **b)** Arc aortique droit : division en miroir. Le ligament artériel est étendu entre l'artère innominée et l'artère pulmonaire gauche. **c)** Arc aortique droit avec naissance anormale de l'artère sous-clavière gauche aux dépens du diverticule de Kommerel, entraînant un arc vasculaire complété par le ligament artériel. **d)** Arc aortique droit avec aorte circonflexe. **e)** Arc aortique droit : le ligament artériel fait issue d'un diverticule aortique postérieur. **f)** Arc aortique gauche avec aorte circonflexe et ligament artériel à droite complétant l'arc vasculaire [13].

tologie bruyante. Les signes les plus spectaculaires bronchiques (dyspnée, *wheezing*, toux) sont le fait d'arcs engainant, comprimant les structures trachéales ou bronchiques (double arc surtout, arc droit ou gauche avec ligament artériel). À l'inverse, l'artère sous-clavière rétro-œsophagienne (artère lusoria) est une découverte souvent fortuite, radiologique. Elle n'occasionne aucun symptôme particulier. L'évolution des signes cliniques avec l'âge doit être également discutée. C'est souvent au cours de la première année que le retentissement est le plus impressionnant, responsable parfois de malaises graves. Avec le temps, chez certains enfants, les signes diminuent d'intensité au point d'être peu invalidants. La toux « rauque » de la trachéomalacie persiste elle de nombreuses années et parfois ne disparaît pas. Chez le jeune enfant et encore plus chez l'adolescent, une symptomatologie spécifique de l'effort peut apparaître et expliquer des diagnostics tardifs.

Le diagnostic est facilité par l'imagerie en coupes [10, 13]. Le cliché thoracique standard permet parfois de mettre en évidence une aorte à droite et une diminution du calibre trachéal. Le transit œsophagien individualise une encoche tout à fait typique sur le cliché de profil. Il est de moins en moins utilisé. L'examen tomodensitométrique thoracique et surtout l'IRM avec injection vasculaire permettent de préciser le type d'anomalies et ses rapports avec les axes respiratoires et œsophagiens. Le choix entre ces deux techniques ne fait pas l'unanimité et ne repose pas sur des critères objectifs. La disponibilité et l'accès à l'IRM expliquent certainement, du moins en partie, la discussion entre ces deux positions. L'IRM a pour elle son absence d'irradiation, ce qui peut être très utile pour le suivi évolutif de ces anomalies, surtout si une décision opératoire n'est pas retenue. L'endoscopie bronchique (Figure 36-3) est indispensable pour préciser le niveau de compression, son importance, l'existence d'une dyskinésie ou d'une trachéomalacie. Elle peut être réalisée en per opératoire.

La recherche d'une délétion 22q11.2 doit être systématique compte tenu de la fréquence de son association à une anomalie aortique [6]. Elle s'intègre dans la recherche d'anomalies associées toujours possibles dans cette dysembryopathie.

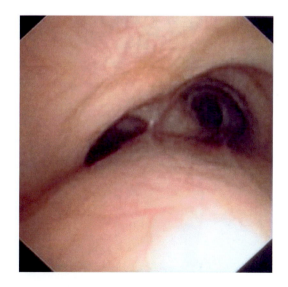

Figure 36-3 Aspect endoscopique d'une compression trachéale prédominant à gauche dans un double arc aortique peu compressif.

L'indication chirurgicale sera portée au cas par cas [1, 2, 11, 12]. Elle ne doit être envisagée qu'en cas de manifestations cliniques graves mettant en jeu le pronostic vital. Pour Luciano et al. [16], elle doit être systématique lorsqu'il existe un diverticule de Kommerell car le risque de dissection aortique à l'âge adulte est réel. L'intervention réalisée par thoracotomie droite, gauche ou sternotomie médiane (artère pulmonaire aberrante) permet de dégager l'œsophage et la trachée. Elle modifie rapidement la symptomatologie digestive et la gêne respiratoire. La trachéomalacie met souvent plus longtemps à disparaître, de même que les troubles neurovégétatifs. L'intervention chirurgicale se discute dans les formes mineures. En effet, il semble qu'avec le temps, les symptômes puissent disparaître, même si d'authentiques gênes respiratoires à l'effort peuvent apparaître secondairement, lorsque les exercices physiques sont plus intenses.

Retour veineux pulmonaire anormal

Les retours veineux pulmonaires anormaux (RVPA) correspondent à des anomalies de connexion du plexus vasculaire dans la veine pulmonaire primitive. Les quatre veines pulmonaires aboutissent normalement dans l'oreillette gauche.

Dans le retour veineux pulmonaire anormal total (RVPAT) le drainage des veines pulmonaires se fait dans un collecteur unique de situation supracardiaque (Figure 36-4a) (veine innominée ou brachiocéphalique), cardiaque (Figure 36-4b) (oreillette droite ou sinus coronaire), infracardiaque (veine cave inférieure). La symptomatologie dépend de l'existence ou non d'une communication interauriculaire (CIA). En l'absence d'une CIA, il existe dès la naissance une défaillance cardiaque avec cyanose. Le cliché thoracique montre souvent une cardiomégalie, parfois une image en bonhomme de neige [10], en tout cas le plus souvent une dilatation des cavités droites. L'échographie cardiaque recherche l'absence de connexion des veines pulmonaires dans l'oreillette gauche. La chirurgie correctrice est la seule option thérapeutique.

Lorsque la CIA est perméable, le diagnostic peut être retardé de plusieurs mois ou années. Généralement, l'attention est attirée par des signes respiratoires avec dyspnée, cyanose, hippocratisme digital, difficultés d'alimentation et ralentissement de la vitesse de croissance. Le risque majeur est la constitution d'une hypertension artérielle pulmonaire non réversible.

Le retour veineux pulmonaire anormal partiel (RVPAP) représente 0,5 % des cardiopathies congénitales. Il est associé à une CIA dans 90 %. Dans ce type d'anomalie, au moins une veine pulmonaire se connecte à l'oreillette gauche (Figure 36-4c-e) Le drainage des autres veines pulmonaires peut se situer dans la veine cave supérieure gauche, dans la veine cave supérieure droite ou dans la veine cave inférieure. Le syndrome du cimeterre (Figure 36-5) associe un RVPAP dans la veine cave inférieure (donnant le signe radiologique du même nom), une hypoplasie du poumon droit avec dextrocardie, une vascu-

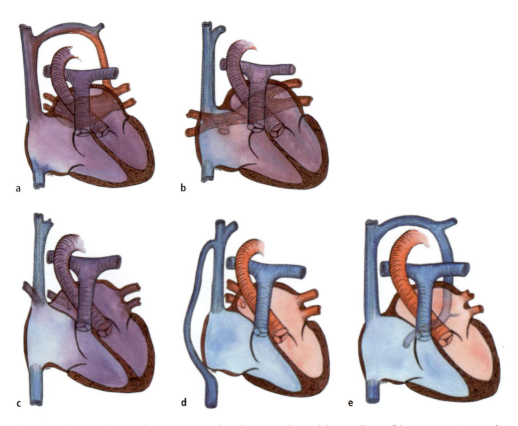

Figure 36-4 Retour veineux pulmonaire anormal total supracardiaque (**a**) et cardiaque (**b**) et retour veineux pulmonaire anormal partiel (**c-e**).

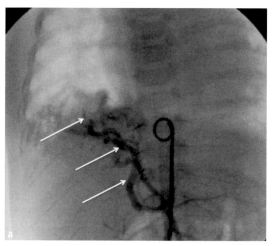 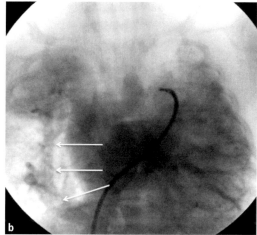

Figure 36-5 Syndrome du Cimeterre. Enfant de 6 mois présentant un retard de croissance et des difficultés respiratoires. **a)** Angiographie vasculaire. Les flèches montrent le vaisseau artériel en provenance de l'aorte abdominale qui irrigue le lobe inférieur droit. **b)** Angiographie au temps veineux. Les flèches montrent le retour veineux pulmonaire anormal dans la veine cave inférieure (aspect en cimeterre).

larisation systémique du lobe inférieur droit par une artère naissance de l'aorte abdominale.

Le plus souvent, le diagnostic de RVPAP est fortuit, l'enfant restant asymptomatique. En cas de shunt gauche-droite significatif, les sujets peuvent présenter des infections respiratoires récidivantes et des difficultés de croissance. Sur le cliché thoracique, on individualise une cardiomégalie avec une augmentation de l'oreillette droite, du ventricule droit ou des vaisseaux pulmonaires. L'électrocardiogramme peut montrer une hypertrophie ventriculaire droite et une déviation de l'axe à droite Le diagnostic est porté par l'échographie, notamment transœsophagienne, et par l'angiocardiographie. Le traitement repose sur une chirurgie curatrice qui se fait à l'âge préscolaire.

Fistules artérioveineuses intrapulmonaires

Les fistules pulmonaires artérioveineuses sont des malformations vasculaires rares dans lesquelles des connexions tortueuses ou anévrysmales se développent entre une artère et une veine du poumon, sans interruption du lit capillaire [14, 20]. Elles sont caractérisées par un shunt droite-gauche. Leur fréquence est assez faible, estimée à 2 à 3/100 000.

Elles peuvent être congénitales ou acquises. Les formes acquises se voient après chirurgie cardiaque (opération de Fontan ou de Glenn), hépatique (dérivation hépatoportale), après traumatisme thoracique, lors d'infections graves (actinomycose, schistosomiase). Elles peuvent compliquer l'évolution de maladies diverses (cirrhose hépatique, amylose, mucoviscidose, carcinomatose).

Les formes congénitales se répartissent en hémangiome caverneux ou en télangiectasies capillaires, le plus souvent associées à une maladie de Rendu-Osler.

La *maladie de Rendu-Osler* est une affection héréditaire autosomique dominante à pénétrance variable [7, 8]. Elle est due à une mutation au niveau d'un des deux gènes suivants : *ENG* (chromosome 9) codant l'endogline, *ACVR L1* codant une kinase récepteur-*like* de l'activine (ALK1). Ces deux gènes participent à la voie du TGF-β. À ce jour, plus d'une centaine de mutations a été décrite. Des mutations germinales dans le gène *madh-4* codant la protéine Smad-1 ont été isolées chez des patients présentant l'association polypose juvénile et maladie de Rendu-Osler. Le diagnostic de maladie de Rendu-Osler repose sur les critères de Curaçoa établis lors d'une conférence de consensus (Tableau 36-II). Le diagnostic est acquis si trois critères sont présents, possible ou probable si deux critères sont présents et peu probable au-dessous. On estime que, chez l'adulte, 90 % des patients présentant une malformation artérioveineuse pulmonaire (MAVP) sont atteints de la maladie de Rendu-Osler.

Ces MAVP peuvent survenir pendant l'enfance [8], parfois avant 3 ans et être responsables de complications redoutables. Le diagnostic de maladie de Rendu-Osler doit donc être systématiquement porté chez un enfant présentant une MAVP. Les enfants d'une famille présentant la maladie de Rendu-Osler doivent bénéficier d'une

Tableau 36-II Critères de Curaçao pour le diagnostic de maladie de Rendu-Osler.

Épistaxis
  Spontané et récidivant

Télangiectasie
  Multiples (avec des sites caractéristiques : lèvres, cavité orale, doigts, nez)

Lésions viscérales
  Télangiectasie intestinale avec ou sans hémorragie, MAV pulmonaire, MAV hépatique, MAV cérébrale, MAV spinale

Histoire familiale
  Parents au 1er degré présentant une maladie de Rendu-Osler

MAV : malformation artérioveineuse.

recherche de malformation artérioveineuse, en particulier ceux pour lesquels la recherche des mutations est positive.

En dehors de situations précitées, le diagnostic des MAV pulmonaires est souvent tardif chez l'enfant. Les signes révélateurs peuvent être respiratoires (cyanose isolée, hippocratisme digital, hémoptysie, hémothorax) ou extrapulmonaires (convulsions, épistaxis, ischémie cérébrale, abcès cérébral, polyglobulie, syncopes). Un souffle systolique est perçu sur les poumons dans 60 % des cas. Les localisations habituelles sont les lobes inférieurs et le lobe moyen. Le cliché thoracique montre une ou plusieurs opacités arrondies, plus ou moins volumineuses, sur lesquelles se connectent un ou plusieurs vaisseaux dilatés. L'échographie cardiaque élimine une cardiopathie et permet de visualiser le shunt intrapulmonaire. La technique d'échographie de contraste consiste à injecter dans une veine périphérique une solution préalablement agitée pour produire des microbulles. Elles sont normalement retenues dans le lit vasculaire pulmonaire et n'apparaissent pas dans la circulation systématique. Lorsqu'il existe un shunt intrapulmonaire, on observe la visualisation des microbulles dans l'oreillette gauche après quatre à cinq cycles cardiaques (alors que ce passage est immédiat en cas de shunt intracardiaque). La scintigraphie pulmonaire à l'albumine marquée peut compléter cet examen de dépistage. Les particules d'albumine marquée au ^{99m}Tc ont un calibre de 20 à 60 µm qui les bloquent normalement dans la circulation pulmonaire. En cas de shunt, un pourcentage important (plus de 6 %) passe dans la circulation systématique et peut être détecté au niveau des aires rénales ou du cerveau. L'angioscanner thoracique individualise le réseau vasculaire anormal et constitue actuellement l'examen de référence (Figure 36-6). Le traitement dépend du caractère congénital ou acquis, de la tolérance clinique, de la localisation à un lobe ou, au contraire, de la bilatéralisation des lésions. L'embolisation est une alternative à la chirurgie, surtout utilisée dans les lésions diffuses et en cas de contre-indication à la chirurgie, ce qui est rare chez l'enfant. La chirurgie d'exérèse par segmentectomie ou lobectomie doit être privilégiée en cas de lésion unique symptomatique [13]. La nifédipine a été utilisée avec succès dans des observations de fistule multiples [21]. L'antibioprophylaxie doit être systématique lors des soins dentaires ou d'autre affection à risque bactériémique.

Lymphangiectasie pulmonaire congénitale

Les lymphangiectasies pulmonaires congénitales (LPC) sont des malformations rares. Elles sont caractérisées par une dilatation des lymphatiques pulmonaires sous-pleuraux, interlobulaires, périvasculaires et péribronchiques. Dans les formes primitives, le poumon peut être le seul organe atteint. Ces lymphangiectasies peuvent également être diffuses. Elles s'intègrent alors dans un cadre syndromique [17] (Tableau 36-III). Les formes secondaires peuvent se voir en cas d'atteinte cardiaque (cœur tri-atrial, hypoplasie du cœur gauche, rétrécissement mitral, atrésie des veines pulmonaires, chirurgie thoracique) ou d'obstruction lymphatique (atrésie des veines pulmonaires, etc.).

L'incidence des LPC n'est pas définie, mais 0,5 à 1 % des enfants décédés en période néonatale ont des anomalies lymphatiques pulmonaires retrouvées à l'autopsie. On peut isoler deux présentations cliniques distinctes, tant au plan diagnostique que thérapeutique :
– le chylothorax congénital idiopathique néonatal est bien connu des néonatologues. Sa définition [9] repose sur des arguments positifs et négatifs. Il peut être évoqué chez tout nouveau-né porteur d'un épanchement pleural avec une proportion de lymphocytes supérieure à 80 % et pour lequel les investigations prénatales (caryotype, échographie, rythme cardiaque) et postnatales (sérologie toxoplasmose, rubéole, CMV, herpès et parvovirus B19, échographie cardiaque, bilan métabolique) sont négatives. Les facteurs de mauvais pronostic sont un âge gestationnel

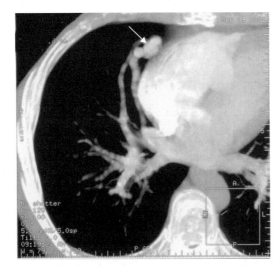

Figure 36-6 Malformation artérioveineuse pulmonaire visualisée à l'angioscanner chez un patient porteur d'une maladie de Rendu-Osler.

Tableau 36-III Syndromes génétiques pouvant comporter des lymphangiectasies pulmonaires [18].

Transmission autosomique dominante
    Syndrome des ongles jaunes
    Syndrome de Noonan
    Lymphangiectasies intestinales
    Lymphœdème et anomalies artérioveineuses cérébrales

Transmission autosomique récessive
    Syndrome PEHO
    Syndrome de German
    Syndrome de Hennekam
    Syndrome de Knobloch
    Syndrome de Cumming
    Syndrome d'Urioste
    Association hypotrichose, lymphœdème et télangiectasies

Transmission liée à l'X
    Syndrome de Milroy
    Dystostose mandibulofaciale
    Association lymphœdème et hypoparathyroïdie

bas au diagnostic, une naissance avant 33 SA, la survenue d'un pneumothorax avant la 12ᵉ heure de vie.

Les options thérapeutiques, en période néonatale, concernent : le régime alimentaire (alimentation parentérale exclusive ou triglycérides à chaîne moyenne), les ponctions pleurales ou le drainage pleural prolongé, la pleurodèse chimique [5], la pleurectomie partielle, la ligature du canal thoracique, l'administration d'antiplasmines [17] ou d'octréotide [15]. Cette molécule agit sur les récepteurs vasculaires de la somatostatine, ce qui réduit l'excrétion lymphatique. En effet, le flux lymphatique dans le canal thoracique dépend, parmi plusieurs facteurs, de l'état de la circulation splanchnique et de la mobilité gastro-intestinale. La somatostatine réduit les flux sanguins splanchniques, hépatiques et portaux. Les effets indirects de cette réduction de flux sanguins et de mobilité gastro-intestinale pourraient être une diminution du débit lymphatique. Contrairement aux idées reçues, les progrès de la prise en charge du nouveau-né expliquent les survies des enfants, avec une symptomatologie qui va en régressant, mais la persistante d'un syndrome interstitiel radiologique ;

– le diagnostic peut être fait à un âge plus tardif, devant une toux chronique, une fatigabilité à l'effort, une insuffisance cardiaque, un épanchement pleural chyleux [18]. Dans ces situations plus rares, les explorations complémentaires sont plus larges, comportant une endoscopie bronchique avec lavage alvéolaire, un examen tomodensitométrique thoracique (syndrome interstitiel diffus), une lymphoscintigraphie (accumulation du traceur dans les poumons et absence de blocage au niveau du canal thoracique), une recherche de lymphangiectasies intestinales et parfois une biopsie pulmonaire. Les solutions thérapeutiques seront fonction du retentissement clinique. Ces formes cliniques sont compatibles avec une survie prolongée.

Points clefs
- La clinique doit évoquer une anomalie des gros vaisseaux et l'angio-IRM en préciser le type. L'endoscopie trachéobronchique est indispensable pour préciser le retentissement. La chirurgie correctrice ne fait pas disparaître la trachéomalacie.
- Le retour veineux pulmonaire total reste un diagnostic difficile en période néonatale, qui doit être évoqué, de principe, devant une défaillance cardiaque avec cyanose.
- Les fistules artérioveineuses pulmonaires congénitales sont exceptionnelles et le plus souvent associées à une maladie de Rendu-Osler. La recherche d'un souffle systolique pulmonaire fait partie intégrante du diagnostic puisqu'il est retrouvé dans 60 % des cas.
- Le chylothorax congénital idiopathique néonatal est une situation loin d'être exceptionnelle. Malgré une absence de consensus sur la prise en charge thérapeutique et des difficultés de résorption initiale, l'évolution est le plus souvent favorable sans séquelle respiratoire.

BIBLIOGRAPHIE

1. ALSENAIDI K, GUROFSKY R, KARAMLOU T et al. Management and outcomes of double aortic arch in 81 patients. Pediatrics, 2006, *118* : e1336-e1341.
2. BACKER CL, MAVROUDIS C, RIGSBY CK, HOLINGER LD. Trends in vascular ring surgery. J Thorac Cardiol Surg, 2005, *129* : 1339-1347.
3. BACKER CL, MONGÉ MC, POPESCU AR et al. Vascular rings. Semin Pediatr Surg, 2016, *25* : 165-175.
4. BAJOLLE F, ZAFFRAN S. Le débit cardiaque, acteur majeur de la morphogenèse asymétrique des arcs aortiques. Méd Sci, 2008, *24* : 354-356.
5. BRISSAUD O, DESFRERE L, MOTISEN R et al. Congenital idiopathic chylothorax in neonate : chemical pleurodesis with povidone-iodine (Betadine). Arch Dis Child Fetal Neonat, 2003, *88* : F531-F533.
6. CAROTTI A, DIGILLO MC, PIACENTINI G et al. Cardiac defects and results of cardiac surgery in 22q11.2 deletion syndrome. Dev Disabil Res Rev, 2008, *14* : 35-42.
7. COTTIN V, DUPUIS-GIROD S, LESCA G, CORDIER JF. Pulmonary vascular manifestations of hereditary hemorrhagic telangiectasia (Rendu-Osler disease). Respiration, 2007, *74* : 361-378.
8. CURIE A, LESCA G, COTTIN V et al. Long-term follow-up in 12 children with pulmonary arteriovenous malformations : confirmation of hereditary hemorrhagic telangiectasia in all cases. J Pediatr, 2007, *151* : 299-306.
9. DIOMANDE D, HUSSEINI K, MEAU-PETIT V, DUPONT C et al. Early-onset pneumothorax indicates poor outcome in newborns with congenital idiopathic chylothorax. Arch Dis Child Fetal Neonatal, 2008, *93* : F327-F328.
10. FERGUSSON EC, KRISHNAMURTHY R, OLDHAM SAA. Classic imaging signs of congenital cardiovascular abnormalities. RadioGraphics, 2007, *27* : 1323-1334.
11. FIORE AC, BROWN JW, WEBER TR, TURRENTINE MW. Surgical treatment of pulmonary artery sling and tracheal stenosis. Ann Thorac Surg, 2005, *79* : 38-46.
12. FRAGA JC, FAVERO E, CONTELLI F, CANANI F. Surgical treatment of congenital pulmonary arteriovenous fistula in children. J Pediatr Sur, 2008, *43* : 1365-1367.
13. HERNANZ-SCHULMAN M. Vascular ring : a pratical approach to imaging diagnosis. Pediatr Radiol, 2005, *35* : 961-979.
14. HODGSON CH, KAYE RL. Pulmonary arteriovenous fistula and hereditary hemorrhagic telangiectasia : review and report of 35 cases of fistula. Dis Chest, 1963, *43* : 449-455.
15. LAMBERTS SW, VAN DER LELY AJ, DE HERDER WW, HOFLAND LJ. Octreotide. N Engl J Med, 1996, *334* : 246-254.
16. LUCIANO D, MITCHELL J, FRAISSE A et al. Kommerell diverticulum should be removed in children with vascular ring and aberrant left subclavian artery. Ann Thorac Surg, 2015, *100* : 2293-2297.
17. MACLEAN JE, COHEN E, WEINSTEIN M. Primary intestinal and thoracic lymphangiectasia : a response to antiplasmin therapy. Pediatrics, 2002, *109* : 1177-1180.
18. NORTHUP KA, WITTE MH, WITTE CL. Syndromic classification of hereditary lymphedema. Lymphology, 2003, *36* : 162-189.
19. OKUMURA Y, TAKEDA S, SAWABATA N et al. Pulmonary lymphangiectasis in an asymptomatic adult. Respiration, 2006, *73* : 114-116.
20. PICK A, DESCHAMPS S, STANSON AW. Pulmonary arteriovenous fistula : presentation, diagnosis, and treatment. World J Surg, 1999, *23* : 1118-1122.
21. SANDS A, DALZELL E, CRAIG B, SHIELDS M. Multiple intrapulmonary arteriovenous fistulas in childhood. Pediatr Cardiol, 2000, *21* : 493-496.
22. YASHIRO K, SHIRATORI H, HAMADA H. Haemodynamics determined by a genetic programme govern asymmetric development of the aortic arch. Nature, 2007, *450* : 285-288.
23. ZANI A, MORINI F, PAOLANTONIO P, COZZI DA. Not all symptoms dissapear after vascular ring division. A pathophysiological interpretation. Pediatr Cardiol, 2008, *29* : 676-678.

37 MALFORMATIONS DE LA CAGE THORACIQUE

Pierre Mary, Reda Kabbaj et Raphaël Vialle

Le retentissement pulmonaire des malformations thoraciques est extrêmement variable. Ce ne sont pas nécessairement les déformations les plus impressionnantes qui ont le retentissement le plus important sur le plan respiratoire (par exemple, pectus excavatum). La cage thoracique de l'enfant est le réceptacle des poumons en croissance. Son développement influe donc sur les capacités respiratoires. C'est le cas, par exemple, des scolioses thoraciques de plus de 50 degrés. Sur le plan osseux, la cage thoracique comprend les côtes, le plastron chondrosternal et le rachis thoracique. Nous traiterons des déformations de la cage thoracique en distinguant les déformations sans atteinte vertébrale et avec atteinte vertébrale associée.

Rappel anatomique, croissance

Les éléments du squelette de la cage thoracique sont les côtes, le sternum, les clavicules et le secteur thoracique de la colonne vertébrale. Le sternum comprend, à son extrémité proximale, le manubrium, suivi du corps sternal qui comprend plusieurs pièces. L'extrémité inférieure correspond à l'appendice xiphoïde. Les côtes sont attachées en arrière aux vertèbres. Elles se prolongent en avant par un cartilage costal qui s'insère directement sur le sternum jusqu'à la septième côte. Les côtes inférieures se réunissent pour avoir une implantation commune sur l'extrémité inférieure du corps sternal. Ce sont par ces cartilages costaux que se fait l'essentiel de la croissance en longueur des parties latérales de la cage thoracique. La croissance en hauteur dépend de celle du rachis. L'essentiel se fait au moment de la période péripubertaire. Le volume thoracique va doubler entre l'âge de 10 ans et la fin de la croissance. Lorsque la croissance du rachis est terminée et donc que la hauteur de la cage thoracique est au maximum, les diamètres transversaux et antéro-postérieur du thorax, eux, vont continuer à augmenter pendant encore une ou deux années.

Malformations de la paroi thoracique antérieure

Pectus excavatum ou thorax en entonnoir

Le pextus excavatum est très probablement dû à un excès de croissance des cartilages costaux qui fait que le sternum s'invagine en arrière, en déformant les arcs antérieurs des côtes. Cette déformation est donc le plus souvent évolutive avec la croissance de l'enfant. La fréquence élevée d'une telle déformation dans la maladie de Marfan (qu'il faut évoquer systématiquement) suggère une participation d'anomalies du tissu conjonctif. Anatomiquement, le sternum est au fond de l'entonnoir et sa face postérieure est proche du rachis (Figure 37-1). Le cœur est refoulé vers la gauche. L'appendice xiphoïde est retenu par la ligne blanche et les muscles abdominaux. Le pectus excavatum est 3 fois plus fréquent chez les garçons. Les signes fonctionnels respiratoires sont exceptionnels ; tout au plus, les adolescents se plaignent d'une dyspnée d'effort. Les épreuves fonctionnelles respiratoires retrouvent parfois un syndrome restrictif qui reste modéré. Sur le plan cardiaque, les patients présentent parfois des précordialgies ou des palpitations, dont le caractère organique n'est pas toujours très clair. À l'électrocardiogramme, l'axe électrique est dévié vers la gauche. Un syndrome de Wolff-Parkinson-White est rare (4 % des cas) [7]. La véritable gêne est d'ordre esthétique et psychologique. Chez les filles, le développement mammaire minimise parfois l'aspect inesthétique mais, dans certains cas, il existe un véritable strabisme mammaire très disgracieux, dû au fait que les seins se localisent sur la berge interne de l'entonnoir.

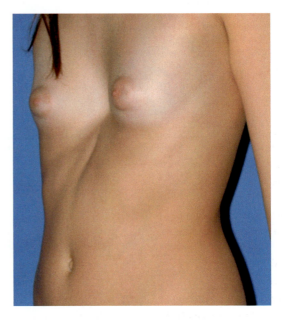

Figure 37-1 Pectus excavatum.

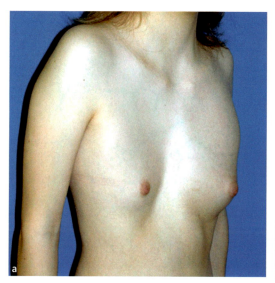
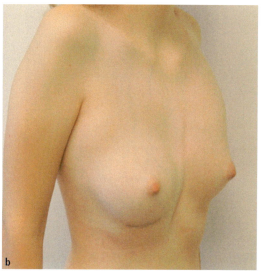

Figure 37-2 Pectus excavatum. **a**) Aspect pré-opératoire. **b**) Après mise en place d'une prothèse de comblement et d'une prothèse mammaire. (Documents Dr F. Zazurca.)

Les traitements sont uniquement chirurgicaux. Les indications opératoires sont purement esthétiques et psychologiques, ce qui justifie de proposer le traitement plutôt chez les adolescents et les adultes jeunes. Lorsqu'il existe un réel retentissement sur la fonction respiratoire, la correction de la déformation à terme l'améliore [6]. Il fait aussi insister sur le fait qu'une correction est aussi possible à l'âge adulte, avec de bons résultats, et qu'il n'y a donc aucune raison de presser l'adolescent hésitant [5].

Sternochondroplastie de type Ravitch modifiée

La technique a été mise au point initialement par Ravitch et a subi plusieurs petites modifications. Une description précise a été publiée par Conti [2]. Cette technique repose sur une résection en biseau des cartilages costaux hypertrophiques et une ostéotomie verticale du sternum de manière à pouvoir remonter l'ensemble de l'auvent thoracique. Elle donne d'excellents résultats au prix d'une cicatrice étendue sous-mamelonnaire. Des broches ou des agrafes de stabilisation sont mises en place pour une durée de 6 mois et ôtées ensuite. Le taux de complications reste faible.

Technique de comblement

La mise en place d'une prothèse de comblement du creux a été proposée. Les résultats sont de bonne qualité, mais cela ne modifie bien sûr en rien la capacité thoracique, et le devenir à long terme de ces prothèses est encore assez imprécis. L'aspect esthétique peut aussi grandement être amélioré par la mise en place de prothèses mammaires (Figure 37-2).

Technique de Nuss

Décrite en 1998 [8], elle consiste à faire pénétrer, sous contrôle thoracoscopique, une barre métallique concave vers l'avant, qu'on retourne ensuite de 180 degrés, ce qui a pour effet de corriger la déformation thoracique (Figure 37-3). Cette technique est séduisante dans la mesure où elle laisse des cicatrices minimes (Figure 37-4). La barre métallique est ôtée 2 ans après. Elle est d'autant plus efficace qu'elle est réalisée chez des enfants encore jeunes au potentiel de remodelage thoracique important. Il faut néanmoins bien être conscient du fait qu'il s'agit d'une chirurgie douloureuse, avec des complications rares, mais parfois dramatiques.

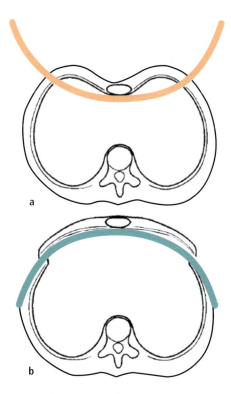

Figure 37-3 Principes de correction selon la technique de Nuss. **a**) Mise en place de la tige métallique. **b**) Rotation et fixation de la tige.

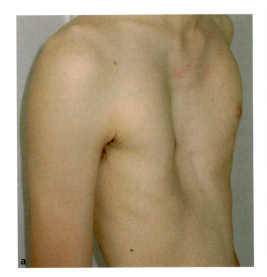 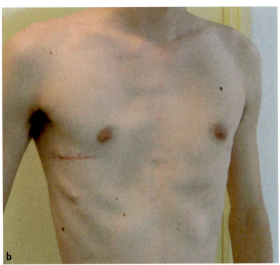

Figure 37-4 Correction d'un pectus excavatum selon la technique de Nuss Aspects pré-opératoire (**a**) et post-opératoire (**b**).

Dans tous les cas, le choix de la technique à appliquer est affaire de spécialiste et dépend de multiples facteurs. Les avantages et les inconvénients de chacune sont exposés au jeune patient. Actuellement, la technique de Nuss est la plus employée.

Pectus carinatum ou thorax en carène

Le thorax en carène est aussi en rapport avec un excès de croissance des cartilages costaux, mais ceux-ci projettent le sternum vers l'avant. La paroi thoracique antérieure est triangulaire à sommet antérieur. La déformation est très fréquemment asymétrique. Discrète pendant l'enfance, cette déformation s'aggrave très souvent au moment du pic de croissance pubertaire. Une scoliose est associée dans 8 à 21 % des cas. Il n'y a pas de retentissement cardiorespiratoire et les seules véritables conséquences sont esthétiques.

Le traitement orthopédique compte sur le remodelage de la cage thoracique. Il n'est donc réalisable que lorsque la croissance n'est pas achevée. Rappelons que la croissance volumique du thorax est tardive, ce qui permet de proposer ce type de traitement en début de puberté jusque tardivement (grossièrement entre 12 et 16 ans). Le principe en est simple et repose sur le port d'un corset qui appuie sur la zone hypertrophique et rend possible l'expansion thoracique au niveau des zones moins saillantes. Progressivement, les appuis sur la carène sont augmentés. Le corset est porté nuit et jour. Il est ôté pour la toilette et les activités sportives qui doivent être encouragées. Les corrections obtenues par ce type de traitement sont bonnes, mais au prix d'un traitement lourd, long et contraignant.

Le traitement chirurgical repose sur une sternochondroplastie, comme pour le pectus excavatum. Les cartilages costaux sont sectionnés et raccourcis, l'ostéotomie sternale rend possible son abaissement.

Pectus arcuatum

Le pectus arcuatum est beaucoup plus rare et correspond en fait à une déformation isolée du sternum, dont les premières pièces sternales sont projetées en avant, créant un surplomb au-dessus d'une cuvette inférieure. Les jonctions chondrosternales sont saillantes et forment des crêtes latérales. Cette déformation est peut-être en rapport avec une soudure trop précoce des pièces sternales concernées. Le seul retentissement est esthétique. La correction chirurgicale est possible et consiste à faire un véritable remodelage sternal en abrasant les zones saillantes, et en utilisant les copeaux ostéocartilagineux réséqués pour servir de produits de comblement de la dépression sous-jacente.

Malformations costales isolées : synostoses costales

Beaucoup moins impressionnantes cliniquement, les synostoses costales doivent être reconnues précocement durant la croissance, car elles réalisent parfois un véritable agrafage, avec un risque de déformation rachidienne évolutive, créant une scoliose dite thoracogénique (Figure 37-5). Ces synostoses sont parfois d'origine malformative, mais apparaissent aussi après un abord thoracique latéral dans la toute petite enfance pour une atrésie de l'œsophage par exemple. Nos collègues chirurgiens pédiatres ont appris à limiter au maximum ces synostoses en évitant le dépériostage costal et le rapprochement excessif des côtes lors de la fermeture de l'abord. Quoi qu'il en soit, cela justifie de surveiller la croissance du rachis de tous les enfants qui ont eu ce type d'abord. Cela est d'autant plus important que nous avons pu, par la résection des synostoses, obtenir l'arrêt de l'évolution de la scoliose [3].

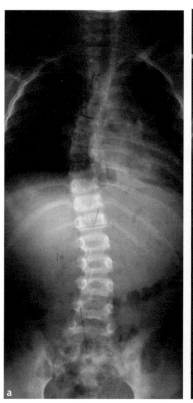
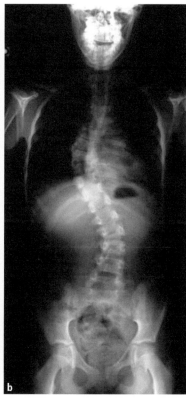

Figure 37-5 Synostose costale après lobectomie gauche à l'âge de 4 mois. **a)** Scoliose de 25 degrés à l'âge de 3 ans. **b)** Aggravation à 50 degrés à l'âge de 11 ans.

Malformations complexes costales et rachidiennes

Bien que rare, ces pathologies complexes sont importantes à connaître, car elles retentissent sur la croissance des poumons eux-mêmes et l'évolution de la fonction respiratoire. C'est le concept du syndrome d'insuffisance thoracique identifié par Campbell [1].

Historiquement, les chirurgiens orthopédistes qui prenaient en charge de telles déformations ont réalisé précocement des arthrodèses vertébrales, afin de freiner l'aggravation des déformations rachidiennes. Les résultats sur le rachis ont été très variables. En revanche, sur le plan respiratoire, l'évolution n'était pas favorable car le volume thoracique et donc pulmonaire était amputé.

Ces anomalies sont découvertes parfois en anténatal, parfois lors d'une radiographie pulmonaire lors d'un épisode infectieux. Dans d'autres cas, c'est la présence d'une gibbosité qui justifie la réalisation d'examens complémentaires. Dans tous les cas, il est nécessaire de demander un bilan à la recherche d'autres malformations cardiaques, rénales et surtout médullaires. Sur le plan rachidien, une fois l'anomalie identifiée, il faudra en évaluer le potentiel évolutif en sachant que les deux périodes critiques lors de la croissance sont les cinq premières années et la puberté (période de croissance rapide du rachis).

Une fois la preuve de l'évolutivité faite et après avoir évalué également la fonction respiratoire, un traitement est envisagé. Les traitements orthopédiques (corsets) ne sont pas efficaces sur la déformation elle-même. Ils sont parfois prescrits pour éviter l'aggravation et la structuralisation de courbures non malformatives sus- et sous-jacentes. Reste la chirurgie. Elle associe des techniques de résection vertébrale et/ou costale à des dispositifs de distraction progressive avec appui sur le rachis et/ou sur les côtes. Les plus modernes permettent de faire une distraction par système électromagnétique, sans nouvel abord chirurgical (Figure 37-6). Cette chirurgie est néanmoins à haut risque neurologique (2 % contre 0,8 % dans la scoliose idiopathique) et nécessite donc d'être réalisée par des équipes spécialisées sont monitoring médullaire, en étroite collaboration avec les pneumologues.

Malformations syndromiques

Syndrome de Marfan

Toute malformation de la cage thoracique impose de rechercher au moins cliniquement d'autres anomalies évocatrices de ce syndrome familial. Rappelons en les critères majeurs [4] : hyperlaxité, rapport envergure/taille supérieur à 1,05, scoliose, spondylolisthésis, pieds plats, anomalies de l'aorte ascendante, ectopie du cristallin, ectasie durale souvent lombosacrée, dysmorphie faciale, palais ogival, etc.

Syndrome de Poland

Il s'agit d'un syndrome locorégional, associant à ces anomalies de la cage thoracique une hypoplasie des muscles pectoraux, du

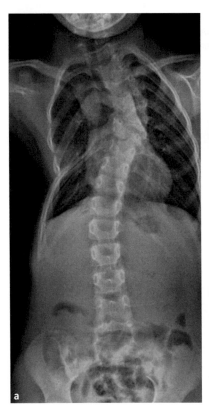 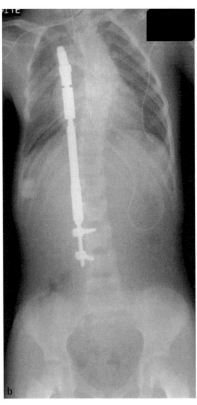 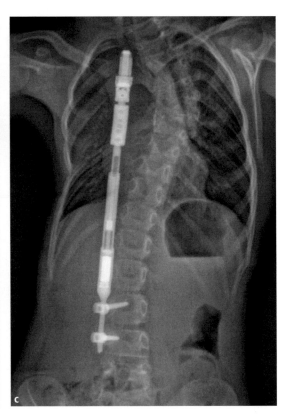

Figure 37-6 Prise en charge chirurgicale d'une scoliose sévère. **a)** Malformation vertébrale et costale associée, avec défaut de croissance pulmonaire. **b)** Mise en place d'un dispositif de croissance costovertébral. **c)** Résultat à 2 ans de recul.

sein et des malformations du membre supérieur homolatéral, très variables dans leur expression (biphalangie, brachysyndactylie, syndactylies multiples…) [10]. Les indications chirurgicales au niveau du thorax sont esthétiques. Le traitement est complexe du fait de l'absence des pectoraux et nécessite parfois un lambeau de muscle grand dorsal associé à une prothèse mammaire.

Dysplasie thoracique de Jeune

Il s'agit d'une pathologie à transmission autosomique récessive qui atteint la croissance du thorax mais aussi des poumons, avec un défaut de multiplication des alvéoles pulmonaires [9]. L'aspect du thorax est très particulier : il est extrêmement étroit, avec des côtes courtes et trapues, horizontales, aux extrémités renflées. L'expression de la maladie est extrêmement variable. C'est l'insuffisance de développement pulmonaire qui fait toute la gravité de cette entité. Les techniques d'aide au développement du thorax présentées précédemment peuvent parfois être employées dans ce contexte.

BIBLIOGRAPHIE

1. Campbell MC. Spine deformities in rare congenital syndromes. Spine, 2009, *34* : 1815-1827.
2. Conti M, Rossella C, Porte H, Wurtz A. Traitement chirurgical des malformations de la paroi thoracique antérieure. Encycl Méd Chir (Paris), Techniques chirurgicales-Orthopédie-Traumatologie, 2006.
3. Damsin JP, Cazeau C, Carlioz H. Scoliosis and fused ribs. A case report. Spine, 1997, *22* : 1030-1032.
4. Faivre L, Collod-Beroud G, Ades L et al. The new Ghent criteria for Marfan syndrome : what do they change ? Clin Genet, 2012, *81* : 433-442.
5. Fonkalsrud EW, DeUgarte D, Choi E. Repair of pectus excavatum and carinatum deformities in 116 adults. Ann Surg, 2002, *236* : 304-314.
6. Haller JA Jr, Loughlin GM. Cardiorespiratory function is significantly improved following corrective surgery for severe pectus excavatum. Proposed treatment guidelines. J Cardiovasc Surg, 2000, *41* : 125-130.
7. Mocchegiani R, Badano L, Lestuzzi C et al. Relation of right ventricular morphology and function in pectus excavatum to the severity of the chest wall deformity. Am J Cardiol, 1995, *76* : 941-946.
8. Nuss D, Kelly RE Jr, Croitoru DP, Katz ME. A 10-year review of a minimally invasive technique for the correction of pectus excavatum. J Pediatr Surg, 1998, *33* : 545-552.
9. Poyner SE, Bradshaw WT. Jeune syndrome : considerations for management of asphyxiating thoracic dystrophy. Neonatal Netw, 2013, *32* : 342-352.
10. Urschel HC Jr. Poland syndrome. Semin Thorac Cardiovasc Surg, 2009, *21* : 89-94.

MALFORMATIONS DU DIAPHRAGME

38

Naziha Khen-Dunlop, Frédérique Sauvat et Yann Révillon

La hernie de coupole diaphragmatique touche 1/3 000 naissances avec un diagnostic fait en période prénatale dans plus de 70 % des cas. Ce terme se limite en fait à la forme la plus fréquente : la hernie postéro-latérale de Bochdalek. Bien que la malformation concerne le diaphragme, les conséquences respiratoires sont au premier plan du fait de la compression pulmonaire prénatale constante, responsable d'un taux de mortalité néonatale très élevé, situé entre 30 et 50 %. Mais le défect diaphragmatique peut également être antérieur : il s'agit de la hernie de Morgani-Larrey. Dans ce cas, le diagnostic prénatal est exceptionnel et la morbidité bien moindre, sans mortalité directement associée. Enfin, dans les éventrations diaphragmatiques, le diaphragme est continu mais distendu et hypocontractile, laissant les organes abdominaux se hisser en intra-thoracique.

Hernie postéro-latérale de Bochdalek

Le diagnostic de la hernie de Bochdalek est dans plus de 70 % fait en prénatal [5]. Le signe d'appel à l'échographie est un cœur dévié et un parenchyme pulmonaire comprimé, dont la cause est l'ascension thoracique des viscères abdominaux. Le degré d'hypoplasie pulmonaire est estimé sur la mesure du volume de poumon visible, qui peut être évalué en échographie et normalisé à la circonférence céphalique (il s'agit du LHR [*lung to head ratio*]) ou en IRM et rapporté au volume pulmonaire théorique pour le terme (on parle alors du pourcentage observé/attendu). Par ailleurs, la présence du foie en position intrathoracique constitue à elle seule un critère de gravité. Le terme au moment du diagnostic et le terme à la naissance sont également des facteurs influençant la morbidité. Un sac herniaire peut être présent. Il est associé à un meilleur pronostic [7]. Cette hernie peut parfois être découverte dans le cadre d'une pathologie syndromique ou d'une anomalie génétique [10].

La hernie de Bochdalek peut également être diagnostiquée en post-natal, le plus souvent sur une détresse respiratoire brutale (Figure 38-1). Le défect diaphragmatique est présent depuis la vie fœtale et la symptomatologie retardée survient lors de l'ascension secondaire et brutale des viscères abdominaux, dont la physiologie reste mal expliquée (Figure 38-2).

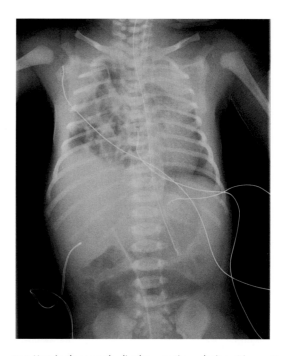

Figure 38-1 Hernie de coupole diaphragmatique droite. Diagnostic prénatal. Cliché réalisé à la naissance. L'hémichamp thoracique droit est occupé par les anses intestinales et le cœur est refoulé dans l'hémithorax gauche. Le foie n'est pas ascensionné, signe d'un défect de taille réduite.

Hernie antérieure de Morgani-Larrey

Elle représente environ 10 % des hernies du diaphragme. Le diagnostic est fait dans le cadre d'une symptomatologie pulmonaire fruste à type d'hyperréactivité bronchique ou d'infections à répétition. Une radiographique de thorax alors réalisée montre l'ascension antérieure du côlon ou du foie. Un sac herniaire est quasi constant dans cette forme. À l'inverse de la hernie de Bochdalek, il n'y a pas d'insuffisance pulmonaire associée.

Éventration diaphragmatique

L'éventration diaphragmatique est soit congénitale, par anomalie du développement du tendon central ou du muscle diaphragmatique, soit acquise par atteinte neurogénique [9, 18]. Les causes

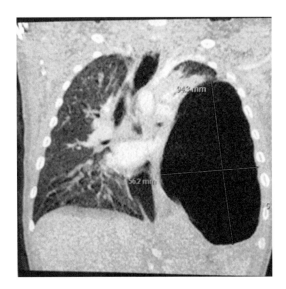

Figure 38-2 Hernie de coupole diaphragmatique gauche. Diagnostic postnatal sur une détresse respiratoire brutale chez un enfant de 10 mois. La radiographique de thorax montre une large bulle thoracique gauche comprimant le poumon gauche et refoulant le médiastin. C'est l'estomac ascensionné et distendu qui remplit la cavité thoracique.

neurologiques incluent surtout les lésions du nerf phrénique, dont l'origine la plus fréquente est l'étirement du cou et de l'épaule durant un accouchement difficile, avec l'association possible d'une paralysie du plexus brachial. Les autres causes sont des lésions iatrogènes du nerf phrénique au cours d'une chirurgie du cou ou du médiastin, une réaction inflammatoire ou la présence de tumeurs à proximité de ce nerf. Le diagnostic est porté sur une radiographie de thorax, réalisée pour une gêne respiratoire ou une pneumopathie, devant l'élévation anormale de la coupole et une dynamique paradoxale de ce diaphragme en inspiration et expiration (Figure 38-3).

La distinction entre une éventration et une hernie diaphragmatique avec sac reste cependant difficile avant l'exploration chirurgicale.

Prise en charge néonatale des hernies de Bochdalek

La prise en charge néonatale est aujourd'hui bien codifiée [12]. Son principe est de minimiser l'agression pulmonaire, l'hypoxie et l'acidose afin de limiter l'hypertension artérielle pulmonaire (HTAP), qui est constante et peut, à elle seule, grever le pronostic si elle n'est pas contrôlée. L'optimisation de la prise en charge permet également de réduire le risque de dysplasie bronchopulmonaire [13]. La surveillance initiale est habituellement de 24 à 48 heures en réanimation, afin d'évaluer la qualité du parenchyme pulmonaire, l'hypoplasie pulmonaire et le degré d'HTAP, et de permettre la stabilisation du nouveau-né.

La stratégie conventionnelle, qui peut être suivie en cas d'échec de l'ECMO, donne des résultats comparables à ceux de l'OHF (oscillation haute fréquence) [3]. Aucune de ces deux techniques n'a augmenté de façon significative la survie. Seule l'institution de l'hypercapnie permissive et l'optimisation de la ventilation semblent avoir amélioré la survie à long terme, sans séquelles respiratoires ou neurologiques majeures.

Chirurgie des malformations diaphragmatiques

L'intervention prénatale est réservée aux hernies postérolatérales de Bochdalek. Du fait de la mortalité élevée, des interventions précoces ont été développées afin de tenter de limiter les séquelles pulmonaires. La prise en charge aujourd'hui proposée

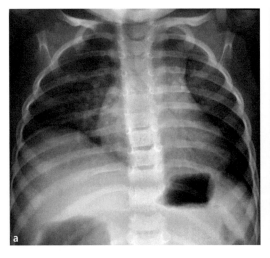
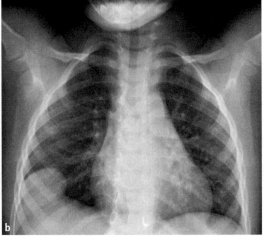

Figure 38-3 Éventrations diaphragmatiques. Radiographies de thorax réalisées à l'occasion d'une gêne respiratoire persistante. **a)** L'hypotonie concerne l'ensemble du diaphragme, remontant jusqu'à la sixième cote. **b)** L'hypotonie est limitée à la zone externe du diaphragme.

est l'obstruction trachéale par fœtoscopie [4]. Elle est indiquée dans les hernies de coupole de mauvais pronostic (LHR < 1 ou volume < 25 %). La mise en place d'un ballon trachéal entraîne une augmentation des pressions intrapulmonaires, qui stimule la croissance pulmonaire, sur le modèle des CHAOS. Cette croissance se fait toutefois aux dépens de la maturation des pneumocytes de type II et donc de la synthèse de surfactant. La séquence idéale comprend de ce fait une obstruction entre 27 et 30 SA (PLUG), suivie d'une ablation du ballon à 34 SA [6]. Le taux d'échec de mise en place est de l'ordre de 5 %. La durée médiane de cette intervention est de 10 à 15 minutes chez les équipes entraînées, avec un taux de rupture prématurée des membranes autour de 20 % à 8 jours et de 50 % à 30 jours après le geste, soit une naissance à un terme médian de 35 SA et dans 30 % des cas avant 34 SA [3]. Malgré ce risque de prématurité, qui est dépendant de la durée de la procédure, un essai randomisé international a montré l'amélioration par le PLUG de la survie des formes sévères de hernie de coupole, passant de moins de 25 à 50 % dans les hernies gauches et de 0 à 35 % dans les hernies droites.

La réparation chirurgicale des hernies de coupoles diaphragmatiques postéro-latérales de Bochdalek débute par la réduction des organes herniés, suivie par l'exploration du diaphragme. Si une suture sans tension est possible, avec un diaphragme de bonne qualité, une fermeture musculaire directe est réalisée (Vidéo 38-1). En cas de hernie avec sac, celui-ci est indifféremment conservé ou réséqué. Si le rapprochement des berges nécessite une traction trop importante du diaphragme, une plaque prothétique est mise en place, le plus souvent en polytétrafluoréthylène (PTFE). Des lambeaux musculaires sont utilisés par certaines équipes. Les difficultés de réparation sont liées à la taille du défect, mais cette taille est également un très bon indicateur de la gravité de l'atteinte pulmonaire et donc du pronostic (Figure 38-4) [11].

Chez le nouveau-né, la voie d'abord privilégiée est la laparotomie, pour les hernies gauches ou droites, la thoracoscopie étant à réserver aux bonnes formes. En effet, même chez des équipes habituées, le taux de récidive après réparation par thoracoscopie

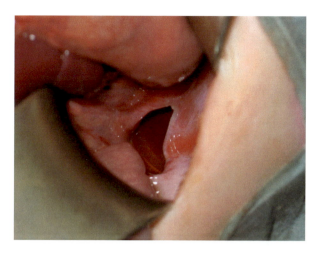

Figure 38-4 Hernie de Bochdalek gauche. Vue per opératoire. Voie d'abord par laparotomie sous-costale gauche. Après la réduction des viscères ascensionnés, le diaphragme est explorable. Ici, l'orifice est postéro-latéral, de petite taille, avec du muscle présent de manière circonférentielle.

reste plus élevé, évalué autour de 30 % contre 10 % après chirurgie ouverte [1, 8]. Les raisons de cette différence ne sont pas bien identifiées et plusieurs pistes d'améliorations techniques sont proposées. Chez l'enfant plus grand, la thoracoscopie permet un très bon accès et devient la voie d'abord privilégiée, ce d'autant qu'il s'agit de formes tardives et donc de « bons » diaphragmes avec des orifices de petite taille.

Pour les hernies antérieures de la fente de Morgani-Larrey, la réparation se fait sur les mêmes principes, mais l'absence constante de tissu musculaire antérieur amène à un amarrage du diaphragme sur la paroi thoracique antérieure [6]. Dans ce cas, c'est la voie abdominale qui assure la meilleure exposition, idéalement par laparoscopie (Figure 38-5).

Les éventrations diaphragmatiques localisées chez des enfants asymptomatiques ne nécessitent aucun traitement. En cas de symptômes respiratoires récurrents ou d'une décompensation res-

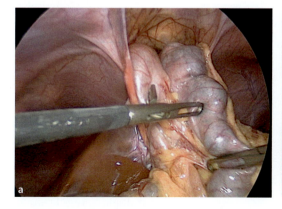 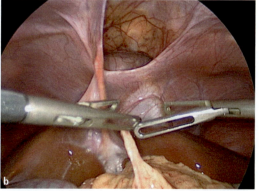

Figure 38-5 Hernie de Morgani-Larrey. Vue per opératoire, voie d'abord laparoscopique. **a)** Côlon ascensionné dans le thorax par le défect antérieur. **b)** Aspect de l'orifice après la réduction du côlon. La berge diaphragmatique inférieure est bien visible alors que la berge antérieure est inexistante.

piratoire prolongée, une chirurgie est proposée. L'existence d'un bon amarrage musculaire circonférentiel permet de limiter le geste à une plicature. La zone médiane hypotonique est repliée et suturée sur elle-même, jusqu'à obtenir une mise en tension suffisante. Quel que soit l'âge de l'enfant, ce geste est réalisable dans de très bonnes conditions en thoracoscopie [17, 18] (Vidéo 38-2). Cette plicature peut également être réalisée par voie abdominale mais l'abord du diaphragme par sa concavité rend sa mise en tension plus difficile.

Évolution et devenir des hernies de coupoles de Bochdalek

Malgré les progrès de la prise en charge périnatale, la hernie de coupole reste une malformation avec un taux de mortalité très élevé autour de 30 % [16]. Mais les séquelles et les complications chez les survivants sont également élevées. Outre le problème spécifique de la réanimation post-opératoire, le chylothorax est la complication la plus fréquente. Sa prise en charge peut nécessiter des ponctions itératives ou un drainage, un régime pauvre en graisse et, dans certains cas, une nutrition parentérale. Le reflux gastro-œsophagien est constant mais bien contrôlable par une prise en charge médicale. L'anatomie anormale du hiatus œsophagien, l'absence d'angle de His et la hernie de l'estomac dans le thorax sont autant de mécanismes responsables. Une chirurgie antireflux précoce peut toutefois être nécessaire, en particulier dans les formes sévères de hernie puisque son incidence semble corrélée à la taille du défect et à la nécessité d'une réparation par prothèse.

À terme, la majorité des enfants rentreront à domicile avec un traitement minimal. Cependant, ceux pris en charge pour des formes sévères peuvent nécessiter un support nutritionnel (par sonde gastrique ou gastrostomie), une oxygénothérapie à domicile, un traitement oral de l'HTAP ou des bronchodilatateurs. Les séquelles à long terme sont très variables en termes de pronostic et de retentissement sur la vie quotidienne des enfants [2] :

– la *mise en place d'un PLUG* en prénatal laisse une empreinte que la trachée. Les cartilages trachéaux restent plus larges même avec la croissance. Cette trachéomégalie ne semble toutefois pas avoir de conséquences fonctionnelles notables ;

– le *taux de récidive* de la hernie varie entre les publications de 10 à près de 40 %. Le principal facteur prédisposant semble être la présence d'un défect initial large et la mise en place d'une plaque prothétique. Ce risque est également supérieur après réparation par thoracoscopie comparativement à la laparotomie. Cette récidive peut apparaître quelques mois ou années après la cure initiale, ou même être de découverte fortuite. Elle est rarement bruyante et n'entraîne pas de symptomatologie pulmonaire brutale. Son caractère progressif et souvent limité rend difficile l'indication de reprise chirurgicale ;

– l'incidence d'une *maladie pulmonaire chronique* varie de 30 à 50 %, avec une amélioration progressive durant les premières années de vie [13, 15]. Il s'agit d'hyperréactivité bronchique. Les complications infectieuses pulmonaires sont également présentes durant la première année de vie. Leur prévention passe par le traitement efficace du reflux gastro-œsophagien, le traitement de fond de la maladie pulmonaire, la kinésithérapie respiratoire et les vaccinations ;

– un *retard staturopondéral* est extrêmement fréquent. Environ 50 % des patients avec une hernie diaphragmatique ont un poids inférieur au 25e percentile. Ce retard s'explique à la fois par la maladie pulmonaire chronique, mais aussi par les troubles de l'oralité, aggravés par le reflux gastro-œsophagien. Un tiers de ses enfants présentant un retard nutritionnel nécessitent la mise en place d'une gastrostomie. Le diagnostic et la prise en charge précoce de ces troubles nutritionnels sont essentiels ;

– un *retard mental* et des *troubles du comportement* ont été décrits chez environ 10 % des patients, particulièrement ceux ayant nécessité une prise en charge lourde et l'ECMO. La recherche et une prise en charge précoce de ces troubles moteurs et cognitifs, du retard de langage doivent être systématiques ;

– les *séquelles orthopédiques* apparaissent essentiellement sous la forme de pectus excavatum, de dépressions costales et de scoliose, en rapport avec l'agénésie du diaphragme et la traction exercée sur le squelette pour permettre la suture diaphragmatique [14]. Elles sont peu visibles ou discrètes dans les premières années et deviennent plus marquées avec le temps, nécessitant une surveillance jusqu'à la fin de la croissance.

Pour les autres malformations du diaphragme, la réparation chirurgicale permet une restitution d'une fonction respiratoire normale, avec une récidive qui reste toujours possible.

> **Points clefs**
> - La malformation diaphragmatique la plus fréquente est la hernie postéro-latérale de Bochdalek, responsable d'une hypoplasie pulmonaire plus ou moins importante.
> - Le diagnostic est le plus souvent néonatal.
> - La survie des formes sévères est améliorée par l'obstruction trachéale (par PLUG) entre 27 et 30 SA.
> - Malgré l'amélioration de la prise en charge périnatale, la mortalité reste très élevée (30 %) et les séquelles et complications fréquentes : trachéomégalie, récidive, maladie pulmonaire chronique, troubles de l'oralité, reflux gastro-œsophagien, séquelles orthopédiques.

Vidéos

Vidéo 38-1 Fermeture d'une hernie diaphragmatique.

Vidéo 38-2 Plicature diaphragmatique.

BIBLIOGRAPHIE[(1)]

1. BECMEUR F, REINBERG O, DIMITRIU C et al. Thoracoscopic repair of congenital diaphragmatic hernia in children. Sem Pediatr Surg, 2007, *16* : 238-244.

---

(1) *Voir aussi* bibliographie complémentaire sur le site compagnon.

2. Chiu P, Hedrick HL. Postanatal management and long-term outcome for survivors with congenital diaphragmatic hernia. Prenat Diagn, 2008, *28* : 592-603.
3. Datin-Dorrière V, Walter-Nicolet E, Rousseau V et al. Experience in the management of eighty-two newborns with congenital diaphragmatic hernia treated with high-frequency oscillatory ventilation and delayed surgery without the use of extracorporeal membrane oxygenation. J Intensive Care Med, 2008, *23* : 128-135.
4. Deprest J, Nicolaides K, Done E et al. Technical aspects of fetal endoscopic tracheal occlusion for congenital diaphragmatic hernia. J Pediatr Surg, 2011, *46* : 22-32.
5. Done E, Gucciardi L, Van Mieghem T et al. Prenatal diagnosis, prediction of outcome and in utero therapy of isolated congenital diaphragmatic hernia. Prenat Diagn, 2008, *28* : 581-591.
6. Esposito C, Escolino M, Varlet F et al. Technical standardization of laparoscopic repair of Morgagni diaphragmatic hernia in children : results of a multicentric survey on 43 patients. Surg Endosc, 2017, *31* : 3320-3325.
7. Grizelj R, Bojanić K, Vuković J et al. Hernia sac presence portends better survivability of isolated congenital diaphragmatic hernia with "liver-up". Am J Perinatol, 2017, *34* : 515-519.
8. Lansdale N, Alam S, Losty PD, Jesudason EC. Neonatal endosurgical congenital diaphragmatic hernia repair : a systematic review and meta-analysis. Ann Surg, 2010, *252* : 20-26.
9. Nason LK, Walker CM, McNeeley MF et al. Imaging of the diaphragm : anatomy and function. RadioGraphics, 2012, *32* : E51-E70.
10. Pober BR. Genetic aspects of human congenital diaphragmatic hernia. Clin Genet, 2008, *74* : 1-15.
11. Putnam LR, Harting MT, Tsao K et al. Congenital diaphragmatic hernia study group. Congenital diaphragmatic hernia defect size and infant morbidity at discharge. Pediatrics, 2016, *138* : e20162043.
12. Reiss I, Schaible T, van den Hout L et al. CDH EURO consortium. Standardized postnatal management of infants with congenital diaphragmatic hernia in Europe : the CDH EURO consortium consensus. Neonatology, 2010, *98* : 354-364.
13. Trachsel D, Selvadurai H, Bohn D et al. Long-term pulmonary morbidity in survivors of congenital diaphragmatic hernia. Pediatr Pulmonol, 2005, *39* : 433-439.
14. Vanamo k, Peltonen J, Rintala R et al. Chest wall and spinal deformities in adults with congenital diaphragmatic defects. J Pediatr Surg, 1996, *31* : 851-854.
15. Vanamo K, Rintala R, Sovijarvi A et al. Long term pulmonary sequelae in survivors of congenital diaphragmatic hernia. J Pediatr Surg, 1996, *31* : 1096-1099.
16. Van den Hout L, Reiss I, Felix JF et al. Congenital diaphragmatic hernia study group. Risk factors for chronic lung disease and mortality in newborns with congenital diaphragmatic hernia. Neonatology, 2010, *98* : 370-380.
17. Wu S, Zang N, Zhu J et al. Congenital diaphragmatic eventration in children : 12 years' experience with 177 cases in a single institution. J Pediatr Surg, 2015, *50* : 1088-1092.
18. Yazici M, Karaca I, Arikan A et al. Congenital eventration of the diaphragm in children : 25 years' experience in three pediatric surgery centers. Eur J Pediatr Surg, 2003, *13* : 298-301.

39 COMPLICATIONS RESPIRATOIRES DES MALFORMATIONS DIGESTIVES

Alice Hadchouel-Duvergé et Véronique Rousseau

Les complications respiratoires des malformations digestives concernent principalement l'atrésie de l'œsophage avec ou sans fistule œsotrachéale (FOT) et l'omphalocèle géante. La FOT isolée est plus rare mais peut aussi donner des complications respiratoires [8]. Les autres malformations digestives à l'origine de complications respiratoires sont exceptionnelles. Il s'agit des duplications œsophagiennes dans les formes kystiques, responsables d'une compression des voies aériennes, et des malformations bronchopulmonaires communicantes, qui font communiquer tout ou partie d'un poumon avec l'œsophage par une bronche œsophagienne, en lieu et place de la connexion bronchique normale.

Atrésie de l'œsophage

Définitions

L'atrésie de l'œsophage est une interruption complète de la lumière œsophagienne s'accompagnant dans 80 à 90 % des cas d'une fistule trachéo- ou broncho-œsophagienne. Elle résulte d'une anomalie précoce du développement lors de la segmentation de l'intestin antérieur entre le 24e et le 36e jour de gestation. Le mécanisme exact n'en est pas actuellement connu. D'autres malformations sont associées dans environ 56 % des cas, principalement cardiaques, rénales, anales, vertébrales et squelettiques [6]. Deux syndromes sont plus fréquemment retrouvés : les syndromes VATER-VACTERL et CHARGE. Les facteurs impliqués dans la survenue et la persistance de problèmes respiratoires sont multiples et souvent intriqués. Ils correspondent à la trachéomalacie, aux inhalations, à la récidive d'une FOT et aux déformations thoraciques. Des études suggèrent aussi l'existence d'anomalies développementales et épithéliales propres au sein de l'arbre trachéobronchique [18], qui participeraient aux manifestations respiratoires et pourraient expliquer en partie l'absence de lien retrouvé entre l'évolution des manifestations digestives et respiratoires [15]. Les données récentes du registre national estiment la prévalence de l'atrésie de l'œsophage à 1,8/10 000 naissances vivantes et retrouvent des symptômes respiratoires chez 37 % nourrissons à l'âge de 1 an [21], avec comme facteurs de risque l'anastomose œsophagienne sous tension et l'existence d'une gastrostomie, alors que l'alimentation orale exclusive à la sortie d'hospitalisation est associée à un risque diminué de complication respiratoire [21]. Chez l'enfant plus grand, les complications respiratoires sont plus souvent associées aux atrésies n'ayant pu être réparées en un temps [7] et sont retrouvées dans 62 et 56 % des cas dans deux séries récentes [15, 20]. Excepté pour les manifestations sifflantes, la fréquence des symptômes tend à diminuer avec l'âge [22]. À plus long terme, environ 40 % des adolescents et 10 % des adultes rapportent des symptômes respiratoires persistants [16, 22]. Ces symptômes sont à l'origine d'une altération de la qualité de vie dans les études cas-contrôles [15, 22]. Les FOT sans atrésie de l'œsophage sont fréquemment syndromiques et peuvent être tardivement mises en évidence. La pathologie pulmonaire accompagnant ces fistules en H est la même que celle des atrésies de l'œsophage.

Trachéomalacie

La trachéomalacie est responsable d'une part importante des symptômes respiratoires. Les études autopsiques et sur modèle animal ont montré que l'atrésie de l'œsophage s'associait à des anomalies développementales caractérisées par des anomalies cartilagineuses avec des anneaux trop courts ou fragmentés, et des anomalies du muscle transverse [18]. La trachéomalacie a été retrouvée dans 60 % des cas chez l'enfant [17]. La principale manifestation clinique est la toux rauque et aboyante, qui persiste souvent à l'âge adulte. Les autres manifestations incluent un bruit respiratoire aux deux temps à type de cornage, un encombrement permanent, une dyspnée à l'alimentation ou à l'effort, et des pneumonies à répétition. Dans les formes sévères, des malaises à l'effort ou lors de la prise alimentaire peuvent être observés, surtout chez le nourrisson et le jeune enfant. Leur survenue justifie la réalisation d'un bilan endoscopique et d'imagerie pour évaluer l'importance de la malacie, la part de compression extrinsèque par la crosse de l'aorte et le tronc artériel brachiocéphalique, et juger de l'indication à une aortopexie [11]. Les symptômes d'encombrement et les infections répétées peuvent être favorisés par l'existence d'un diverticule trachéal, reliquat présent au site de réparation de la FOT, où peuvent s'accumuler les sécrétions (Figure 39-1).

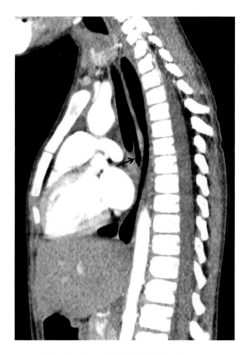

Figure 39-1 Large diverticule trachéal (flèche) chez un garçon de 9 ans opéré d'une atrésie de l'œsophage. Tomodensitométrie thoracique en fenêtre médiastinale, coupe sagittale.

Récurrence de la fistule œsotrachéale

Elle est observée dans 4 à 10 % des cas [13, 21]. Les symptômes évocateurs sont la présence d'une toux, d'accès de suffocation ou de cyanose survenant au cours de l'alimentation, d'infections bronchiques ou de pneumonies récurrentes. Les récidives surviennent en général chez le nourrisson dans les mois qui suivent la première chirurgie, mais peuvent aussi survenir plusieurs années plus tard à l'adolescence [13]. Le diagnostic de certitude sera apporté par la réalisation d'un test au bleu de méthylène lors d'une endoscopie, soit par instillation de bleu dans la trachée au niveau du diverticule trachéal reliquat de la fistule (appelé souvent « poche kangourou ») et visualisation de bleu dans l'œsophage, soit l'inverse (Vidéo 39-1). Le traitement est le plus souvent chirurgical par ligature de la fistule et interposition de tissu entre l'œsophage et la trachée. Des techniques de traitement endoscopique à l'aide de colles biologiques ou par laser peuvent être une alternative mais donnent des taux de récidive plus élevés [2].

Infections respiratoires à répétition

Elles sont favorisées par les inhalations secondaires au RGO et aux troubles de la motricité œsophagienne, et par la présence d'une trachéomalacie qui gêne le drainage bronchique. Elles peuvent également révéler la récurrence d'une FOT. Ces infections sont communes dans la petite enfance. Leur fréquence diminue avec l'âge ; néanmoins, les prévalences rapportées dans différentes séries d'adolescents et adultes sont comprises entre 40 et 50 % [15, 16, 22].

Pathologie bronchospastique et fonctions respiratoires

Les symptômes d'asthme et l'hyperréactivité bronchique (HRB) ont une prévalence augmentée. Les données sont parfois délicates à analyser compte tenu de la diversité des critères retenus pour définir l'asthme. L'asthme est retrouvé chez 14 à 25,6 % des enfants [5, 15], 22 % des adolescents et 16 à 29 % des adultes [12, 16, 22], avec 50 % d'adultes rapportant des sifflements dans les douze derniers mois dans une série [12]. Une HRB était présente dans 30 % des cas chez des enfants âgés de 10 ans en moyenne [20]. Chez l'adolescent et l'adulte, les séries retrouvent des fréquences plus élevées d'HRB, de 40 à 78 %, avec des réactions modérées à sévères, concordantes avec le diagnostic d'asthme dans 15 à 32 % des cas [12, 16, 22]. Cependant, une seule des trois séries retrouve une association significative entre l'HRB et les symptômes respiratoires [22]. Un syndrome obstructif est retrouvé chez 19 à 50 % des enfants et des adolescents [3, 15, 16, 20], et 21 à 57 % des adultes [12, 22]. Un syndrome restrictif est retrouvé chez 11 à 35 % des enfants et adolescents, et 32 à 57 % des adultes [3, 12, 15, 16, 20, 22]. Il est le plus souvent modéré et attribué à la fusion de certaines côtes induites par la thoracotomie initiale. L'adaptation à l'effort retrouve une réserve ventilatoire diminuée chez 14 patients sur 31 (45 %), mais avec une VO$_2$max normale dans la majorité des cas (30/31) [3], suggérant ainsi que malgré une morbidité respiratoire fréquente, le retentissement sur la limitation à l'effort semble très modéré.

Anomalies de la cage thoracique

Elles peuvent avoir deux origines : les anomalies costales ou vertébrales associées à la malformation œsophagienne ou les conséquences de la thoracotomie : synostoses costales (Figure 39-2), côtes grêles, lésion des nerfs intercostaux. Elles entraînent des scolioses et des déformations thoraciques. Elles sont fréquentes : 30 à 50 % selon les études [14]. Elles pourraient être minorées par l'abord thoracoscopique.

Omphalocèles géantes

L'omphalocèle géante est caractérisée par une large hernie de la paroi ventrale, où les viscères (foie et des anses digestives) sont extériorisés et protégés par un sac. Cette malformation est due à l'absence de fermeture de la paroi ventrale de l'embryon avant 9 semaines de gestation. Il n'y a en général pas de complications respiratoires des omphalocèles de petite taille et des laparoschisis (issues de viscères hors de l'abdomen sans sac) non syndromiques, même si certaines séries publiées regroupent globale-

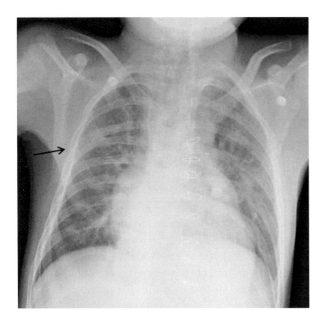

Figure 39-2 Synostose des 5ᵉ et 6ᵉ côtes droites (flèche) chez un enfant opéré d'une atrésie de l'œsophage en période néonatale.

meture de la paroi abdominale à la naissance. Cette étude retrouvait une diminution très modérée de la VO₂max, mais qui semblait refléter chez ces patients plutôt un déconditionnement musculaire à l'effort et non une limitation ventilatoire [23].

> **Points clefs**
> - Les complications respiratoires des malformations digestives concernent essentiellement les atrésies de l'œsophage et les omphalocèles.
> - Concernant les atrésies de l'œsophage :
>   – ces manifestations respiratoires résultent à la fois des complications de la malformation digestive elle-même et vraisemblablement d'anomalies développementales propres de l'arbre trachéobronchique ;
>   – elles sont fréquentes et certaines persistent à l'âge adulte.
> - Concernant les omphalocèles, la morbidité respiratoire est surtout importante chez le nouveau-né et le nourrisson, et est liée à la combinaison de l'hypoplasie pulmonaire, d'un dysfonctionnement du diaphragme, d'une augmentation de la pression intra-abdominale après fermeture du défect et d'une étroitesse de la cage thoracique.
> - La multitude de ces complications nécessite la mise en place d'un parcours de soins multidisciplinaire standardisé chez ces patients qui doit inclure le pneumopédiatre puis, si nécessaire, le pneumologue. Cette évaluation pneumopédiatrique doit permettre de dépister ces complications et de suivre les patients qui le requièrent.

ment les anomalies de fermeture de la paroi abdominale sans toujours faire de sous-groupes par type de pathologie. L'incidence des omphalocèles, toutes formes confondues, est comprise entre 1/4 000 à 1/6 000 naissances. L'omphalocèle géante semble souvent associée à une hypoplasie pulmonaire plus ou moins importante comme l'ont montré des études autopsiques et des études de mesures des volumes pulmonaires avant la naissance par IRM fœtale. Deux études par IRM, concernant spécifiquement les omphalocèles, retrouvent des rapports du volume pulmonaire fœtal observé/attendu aux alentours de 50 % en moyenne (52,3 % [10] et 53,8 % [1]). Dans l'une de ces séries, un rapport inférieur à 50 % était prédictif d'une morbidité postnatale plus importante [10]. Cette hypoplasie pulmonaire s'associe à une étroitesse de la cage thoracique. La prise en charge chirurgicale à la naissance entraîne une augmentation de la pression intra-abdominale, responsable d'une diminution de la compliance du système respiratoire mesurée dans les jours suivant l'intervention. S'associe à cela un possible dysfonctionnement du muscle diaphragmatique, compliquant encore plus la prise en charge ventilatoire de ces nouveau-nés. La diminution de la compliance du système respiratoire peut persister chez les nourrissons plus âgés, associée à un syndrome restrictif avec une diminution de la capacité vitale forcée (CVF) et de la capacité pulmonaire totale [9]. Quelques études se sont intéressées au devenir à moyen et long termes. Elles retrouvent globalement des indicateurs de bonne santé et de qualité de vie globale [19]. Une série de cinq patients retrouvent des symptômes d'asthme et d'infections pulmonaires récurrentes sans qu'il soit possible d'extrapoler ces résultats à une plus grande échelle [4]. Concernant les fonctions respiratoires, dans une étude, la CVF moyenne était normale chez les adolescents opérés d'une anomalie de fer-

Vidéo

Vidéo 39-1 Réalisation d'un test au bleu de méthylène chez un patient opéré en période néonatale d'une atrésie de l'œsophage avec fistule œsotrachéale. Le bleu est instillé dans l'œsophage et l'issue de bleu est visualisée en parallèle en endoscopie dans la trachée au niveau de la « poche kangourou ».

BIBLIOGRAPHIE

1. Akinkuotu AC, Sheikh F, Cass DL et al. Are all pulmonary hypoplasias the same ? A comparison of pulmonary outcomes in neonates with congenital diaphragmatic hernia, omphalocele and congenital lung malformation. J Pediatr Surg, 2015, 50 : 55-59.
2. Aworanti O, Awadalla S. Management of recurrent tracheoesophageal fistulas : a systematic review. Eur J Pediatr, 2014, 24 : 365-375.
3. Beucher J, Wagnon J, Daniel V et al. Long-term evaluation of respiratory status after esophageal atresia repair. Pediatr. Pulmonol, 2013, 48 : 188-194.
4. Biard JM, Wilson RD, Johnson MP et al. Prenatally diagnosed giant omphaloceles : short- and long-term outcomes. Prenat Diagn, 2004, 24 : 434-439.
5. Cartabuke RH, Lopez R, Thota PN Long-term esophageal and respiratory outcomes in children with esophageal atresia and tracheoesophageal fistula. Gastroenterol Rep (Oxf), 2016, 4 : 310-314..
6. Cassina M, Ruol M, Pertile R et al. Prevalence, characteristics, and survival of children with esophageal atresia : a 32-year population-based study including 1,417,724 consecutive newborns. Birth Defects Res A Clin Mol Teratol, 2016, 106 : 542-548.

7. Castilloux J, Noble AJ, Faure C Risk factors for short- and long-term morbidity in children with esophageal atresia. J Pediatr, 2010, *156* : 755-760.
8. Conforti A, Iacusso C, Valfrè L et al. Cervical repair of congenital tracheoesophageal fistula : complications lurking ! J Pediatr Surg, 2016, *51* : 1623-1626.
9. Danzer E, Hedrick HL, Rintoul NE et al. Assessment of early pulmonary function abnormalities in giant omphalocele survivors. J Pediatr Surg, 2012, *47* : 1811-1820.
10. Danzer E, Victoria T, Bebbington MW et al. Fetal MRI-calculated total lung volumes in the prediction of short-term outcome in giant omphalocele : preliminary findings. Fetal Diagn Ther, 2012, *31* : 248-253.
11. Fayoux P, Sfeir R Management of severe tracheomalacia. J Pediatr Gastroenterol Nutr, 2011, *52 (Suppl. 1)* : s33-s34.
12. Gatzinsky V, Wennergren G, Jönsson L et al. Impaired peripheral airway function in adults following repair of esophageal atresia. J Pediatr Surg, 2014, *49* : 1347-1352.
13. Koivusalo AI, Pakarinen MP, Lindahl HG, Rintala RJ Revisional surgery for recurrent tracheoesophageal fistula and anastomotic complications after repair of esophageal atresia in 258 infants. J Pediatr Surg, 2015, *50* : 250-254.
14. Koziarkiewicz M, Taczalska A, Jasinska-Jaskula I et al. Long-term complications of congenital esophageal atresia, single institution experience. Ind Pediatr, 2015, *52* : 499-501.
15. Legrand C, Michaud L, Salleron J et al. Long-term outcome of children with oesophageal atresia type III. Arch Dis Child, 2012, *97* : 808-811.
16. Malmström K, Lohi J, Lindahl H et al. Longitudinal follow-up of bronchial inflammation, respiratory symptoms, and pulmonary function in adolescents after repair of esophageal atresia with tracheoesophageal fistula. J Pediatr, 2008, *153* : 396-401.
17. Ngerncham M, Lee EY, Zurakowski D et al. Tracheobronchomalacia in pediatric patients with esophageal atresia : comparison of diagnostic laryngoscopy/bronchoscopy and dynamic airway multidetector computed tomography. J Pediatr Surg, 2015, *50* : 402-407.
18. Otcu S, Kaya M, Ozturk H et al. Esophageal, tracheal and pulmonary parenchymal alterations in experimental esophageal atresia and tracheoesophageal fistula. A histological and morphometric study. Eur Surg Res, 2002, *34* : 405-410.
19. Panitch HB. Pulmonary complications of abdominal wall defects. Paediatr Respir Rev, 2015, *16* : 11-17.
20. Pedersen RN, Markøw S, Kruse-Andersen S et al. Long-term pulmonary function in esophageal atresia. A case-control study. Pediatr Pulmonol, 2017, *52* : 98-106.
21. Schneider A, Blanc S, Bonnard A et al. Results from the French National Esophageal Atresia register : one-year outcome. Orphanet J Rare Dis, 2014, *9* : 206.
22. Sistonen S, Malmberg P, Malmström K et al. Repaired oesophageal atresia : respiratory morbidity and pulmonary function in adults. Eur Respir J, 2010, *36* : 1106-1112.
23. Zaccara A, Iacobelli BD, Calzolari A et al. Cardiopulmonary perfomances in young children and adolescents born with large abdominal wall defects. J Pediatr Surg, 2003, *38* : 478-481.

40 ANOMALIES DYNAMIQUES DES VOIES AÉRIENNES INFÉRIEURES

Bertrand Delaisi

Définition et physiopathologie

La trachée et les bronches se dilatent normalement lors de l'inspiration et se rétrécissent à l'expiration. Les anomalies dynamiques des voies aériennes inférieures regroupent la trachéomalacie et la bronchomalacie et désignent une faiblesse anormale de la paroi des voies aériennes.

La trachéomalacie et la bronchomalacie sont définies par la réduction de plus de 50 % du diamètre trachéal ou bronchique, à l'expiration, à la toux ou en respiration spontanée (Figure 40-1) [2, 3]. La trachéomalacie est parfois mieux définie par une partie membraneuse occupant plus du tiers de la circonférence trachéale. Au niveau bronchique, on a tendance à parler de bronchomalacie au-delà de 70-80 % de réduction. Ce rétrécissement anormal des voies aériennes lors de l'expiration concerne les voies aériennes intrathoraciques. En effet, dans le cas peu fréquent d'une trachéomalacie concernant uniquement la trachée cervicale, le collapsus serait inspiratoire [1]. La faiblesse de la paroi des voies respiratoires peut résulter d'une atteinte de l'intégrité cartilagineuse, d'une réduction ou d'une atrophie des fibres élastiques présentes au niveau de la membrane musculaire postérieure de la trachée et au niveau bronchique, ou d'une augmentation anormale de la pression trans-bronchique.

Les termes de dyskinésie trachéale ou bronchique ont été utilisés pour souligner le caractère dynamique de ces anomalies, certains choisissant de parler de malacie lorsqu'il s'agit d'une faiblesse de l'anneau cartilagineux antérieur et de dyskinésie lorsqu'il s'agit d'un dysfonctionnement ou d'un élargissement du mur trachéal postérieur [5]. Cependant, cette distinction n'est pas toujours évidente et il semble préférable d'employer les termes de trachéomalacie et bronchomalacie retenus par la majorité des auteurs, souvent regroupés sous le nom de trachéobronchomalacie (TBM).

Classification

La TBM peut être primitive ou associée à d'autres pathologies (Tableau 40-I). Une classification en trois types, fondée sur la physiopathologie a été proposée :

– *type I* ou *TBM primaire* par anomalies intrinsèques de la maturation cartilagineuse ou anomalies du mur postérieur trachéal. Elle peut être isolée ou s'intégrer à d'autres pathologies ;

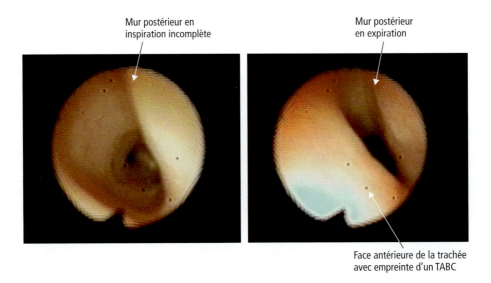

Figure 40-1 Aspect endoscopique d'une trachéomalacie avec collapsus expiratoire.

Tableau 40-I Principales pathologies associées à une trachéobronchomalacie (adapté d'après [1, 3]).

TBM primaire	TBM secondaire (acquise)
Prématurité	Compressions
Anomalies congénitales du cartilage	Vasculaires
Dyschondroplasie, chondromalacie, chondrodysplasie	– double arc aortique
Polychondrite atrophiante	– naissance anormale du tronc artériel brachiocéphalique
Syndrome d'Ehlers-Danlos	– artère pulmonaire gauche anormale
Syndromes congénitaux	– arc aortique droit
Mucopolysaccharidose : syndrome de Hurler, syndrome de Hunter	– artère sous-clavière droite aberrante
CHARGE, VACTER	– dilatation des veines pulmonaires
Trisomie 9 ou 21	Cardiaques
Atélostéogenèse de type 1	– hypertrophie auriculaire gauche
Syndrome d'Antley-Bixler	Squelettiques
Délétion 11p13 ou 22q11 (syndrome de Di Georges) ou 12q	– scoliose
Translocation 18-22	– pectus excavatum
Syndrome de Hallermann-Streiff	Tumeurs et kystes
Syndrome de Pfeiffer	– tératome
Maladie de Blackfan-Diamond	– hygroma kystique
Syndrome de Williams-Campbell	– hémangiome
Dysplasie de Kniest	– kyste bronchogénique
Syndrome de Larsen ou Larsen-*like*	– kyste entérogénique
Syndrome de Brachmann-de Lange	– thymome
Dysplasie camptomélique	– hypertrophie thymique
Syndrome de Pierre-Robin	– goitre
Syndrome de Poland	– malformation lymphatique
Fistule œsotrachéale	– lymphome
Atrésie de l'œsophage	– neuroblastome
Dysplasie bronchopulmonaire	Infection
	– abcès
	Post-traumatique
	Intubation prolongée
	Trachéotomie
	Trachéobronchite sévère

– *type II* ou *TBM secondaire* à une compression extrinsèque ;
– *type III* ou *TBM acquise* à la suite d'une infection et/ou d'une inflammation chronique, responsables d'une périchondrite chronique : intubations prolongées, pathologies bronchopulmonaires chroniques.

Données épidémiologiques

Si la prévalence de la TBM reste imprécise, ce diagnostic a été rapporté dans 23 à 57 % des séries d'endoscopie bronchique pédiatrique [4]. Dans une étude rétrospective conduite aux Pays-Bas portant sur 512 bronchoscopies pédiatriques réalisées entre 1997 et 2004, 136 TBM primitives (sans association à d'autres pathologies) ont été objectivées, faisant calculer une prévalence d'un cas pour 2 100 naissances [2]. Il s'agit cependant d'un minimum dans la mesure où il est probable que tous les enfants présentant cette pathologie n'aient pas été adressés pour réalisation d'une endoscopie bronchique.

Présentation clinique

La symptomatologie n'est pas spécifique. Elle dépend de la localisation et de l'importance de l'atteinte. Les formes sévères peuvent se manifester par une détresse respiratoire néonatale avec dépendance ventilatoire. Habituellement, la symptomatologie apparaît chez le nourrisson dans les premiers mois de vie, parfois après un intervalle libre de plusieurs semaines. La toux a parfois une tonalité rauque ou caverneuse, très sonore, assez caractéristique. Chez le nourrisson, les épisodes de sibilances répondant mal au traitement du nourrisson, peuvent conduire à une escalade thérapeutique peu efficace. Une bronchomalacie peut être responsable de pneumopathies ou de troubles de ventilation à répétition. Des accès de cyanose ou d'apnée, parfois lors des repas ou des pleurs, peuvent aussi être observés. Une polypnée isolée ou une mauvaise tolérance à l'exercice sont plus rares. Dans la série de Boogaard et al., le diagnostic de TBM avait été suspecté cliniquement dans 82 cas, puis confirmé dans 61 cas (valeur prédite positive : 74 %) et, à l'inverse, non suspecté cliniquement mais confirmé lors de l'endoscopie dans 65 cas (faux négatifs : 52 %) [2].

Diagnostic

L'endoscopie bronchique reste l'examen de référence. Ses conditions de réalisation doivent être rigoureuses. L'examen sera effectué de préférence à l'aide d'un bronchoscope souple de diamètre le plus fin possible. Si l'examen se déroule sous anesthésie générale, celle-ci ne doit pas être trop profonde pour conserver des mouvements respiratoires spontanés, nécessaires au diagnostic, et ne doit pas faire appel à une ventilation en pression positive [3]. L'endoscopie permet également d'évaluer l'inflammation muqueuse et d'effectuer des prélèvements microbiologiques. L'endoscopie permet aussi d'identifier une compression localisée, notamment une compression pulsatile d'origine vasculaire (Figure 40-2). Chez le nourrisson, lorsqu'elle est modérée, antérieure et à la partie moyenne de la trachée, elle correspond le plus souvent à l'empreinte sur une trachée malacique du trajet normal du tronc artériel brachiocéphalique. Une analyse complémentaire par IRM ou tomodensitométrie (TDM) est alors inutile. L'enregistrement des images permet une analyse a posteriori dans des cas difficiles. Si une TDM est réalisée, la malacie pourra être objectivée par comparaison du diamètre des voies aériennes sur des coupes en inspiration et en expiration [15]. Cependant, cet examen reste irradiant et ne peut être proposé en routine pour le diagnostic. Lorsqu'elle est réalisée, une courbe débit-volume, y compris chez le nourrisson, peut orienter vers le diagnostic en montrant une diminution du débit de pointe et un aplatissement de la courbe à sa partie moyenne, ne s'améliorant pas, ou se détériorant, après bronchodilatateur [2, 10].

Prise en charge thérapeutique

Elle reste empirique, une méta-analyse récente soulignant qu'aucun des traitements proposés dans la TBM primaire n'a pu être validé [13].

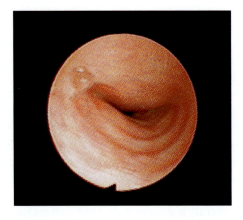

Figure 40-2 Empreinte trachéale due à un double arc aortique.

Formes modérées

Dans les formes modérées, l'évolution est en général spontanément favorable en quelques mois, souvent la durant la deuxième année [3, 16]. Des mesures thérapeutiques simples peuvent être proposées dans l'attente de cette maturation : éviction de la collectivité, antibiothérapie lors des surinfections bronchiques, kinésithérapie respiratoire lente sans toux provoquée, traitement d'un éventuel reflux gastro-œsophagien souvent associé [3]. Si les modalités de l'antibiothérapie restent à définir, il faut souligner la fréquence des surinfections bronchiques (69 % des cas dans la série de Boogaard [2]). Du fait d'une symptomatologie d'allure bronchospastique, des traitements anti-asthmatiques sont souvent administrés. Si les corticoïdes inhalés peuvent trouver leur justification devant l'inflammation muqueuse souvent présente, l'effet des bronchodilatateurs peut être parfois délétère. À l'inverse, les molécules stimulant le tonus musculaire lisse, comme le béthanéchol peuvent en stimulant le tonus musculaire trachéal améliorer la mécanique ventilatoire des patients présentant une TBM [14]. De même, le bromure d'ipratropium peut, à faible dose, en bloquant les récepteurs muscariniques présynaptiques (M2), avoir un effet similaire, alors qu'à plus forte dose c'est l'effet agoniste M3 qui prédomine avec une bronchodilatation [14]. Il présente aussi l'intérêt d'avoir un effet antisécréteur. L'utilisation de sérum salé hypertonique a aussi été proposée pour favoriser le drainage bronchique [12].

Formes étendues du nouveau-né

Dans les formes modérées à sévères, une ventilation en pression positive continue peut être nécessaire en attendant la maturation trachéale. Celle-ci se fera le plus souvent sous la forme d'une ventilation non invasive spontanée en pression positive continue (VS-PEP) [7, 9]. La pression positive expiratoire à appliquer peut atteindre +25 cmH$_2$O et sera adaptée selon la clinique, les données fonctionnelles et d'éventuelles données endoscopiques ou radiologiques.

Dans les formes les plus sévères, associées à une pathologie pulmonaire sous-jacente, une trachéotomie pourra s'envisager, bien que la symptomatologie puisse persister lorsque la canule de trachéotomie ne va pas au-delà de la zone malacique.

Ces techniques ne doivent être mises en œuvre que lorsque les difficultés respiratoires les rendent indispensables car elles s'accompagnent d'un certain nombre d'inconvénients : risque d'entretien de la trachéomalacie, infections respiratoires, difficultés alimentaires, retard de développement et de langage, problème de croissance du massif facial lorsqu'un masque est employé.

Formes secondaires à une compression

Dans les formes secondaires par compression, le traitement est souvent chirurgical. Il n'est cependant pas rare qu'en raison de la compression prolongée des cartilages, la malacie perdure en postopératoire avec la persistance, au moins partielle, des symptômes.

Formes sévères

Dans les formes sévères avec malaises engageant le pronostic vital, ainsi que dans celles s'accompagnant de pneumopathies à répétition, une indication chirurgicale peut être proposée [6]. L'aortopexie consiste à fixer l'aorte à la face postérieure du sternum et peut être réalisée par abord chirurgical classique [19] ou thoracoscopie [8]. C'est l'intervention la plus couramment proposée lorsque la trachéomalacie est aggravée par une compression par la crosse aortique située devant la trachée. Son efficacité a été rapportée comme positive chez 80 % des enfants opérés, avec une mortalité de 6 % et un taux de complication de 16,6 %, mais n'a fait l'objet d'aucune étude randomisée [18]. Un contrôle endoscopique per opératoire permet, en cas d'efficacité insuffisante, de procéder à une traction supplémentaire sur les artères pulmonaires [12]. Dans les cas de trachéomalacie sévère mais peu étendue (< 30 % de la longueur trachéale), une résection-anastomose peut être proposée [20]. À l'inverse, dans les cas de trachéomalacie étendue sans compression aortique spécifique, la réalisation d'une « attelle externe » par du matériel autologue ou prothétique a parfois été réalisée avec succès [17].

En dernier recours, la mise en place de stents (tuteurs) peut être proposée. Les stents métalliques peuvent s'accompagner de formation de granulomes, d'érosion de la muqueuse et de risque d'incrustation, rendant leur ablation difficile, ainsi que de migration avec risque de rupture vasculaire. Pour toutes ces raisons, les stents en silicone paraissent devoir être préférés [11]. Un de leurs avantages est leur plus grande facilité d'ablation qui permet de les changer avec la croissance des voies aériennes. Cependant, ils sont susceptibles de migrer ou de se boucher en présence de sécrétions trop épaisses avec un risque potentiel de décès. Pour ces raisons, leur usage pédiatrique reste exceptionnel.

> **Points clefs**
> - La trachéomalacie et la bronchomalacie sont définies par la réduction de plus de 50 % du diamètre trachéal ou bronchique.
> - Elles peuvent être primitives par anomalie intrinsèque, secondaires à une compression extrinsèque ou acquises la suite d'une infection et/ou d'une inflammation chronique.
> - Le diagnostic repose sur l'endoscopie.
> - Les formes modérées évoluent en général spontanément favorablement.
> - Dans les formes sévères peuvent être discutées une VNI spontanée en pression positive continue, une aortopexie. La mise en place de stents est exceptionnelle.

BIBLIOGRAPHIE

1. Austin J, Ali T. Tracheomalacia and bronchomalacia in children : pathophysiology, assessment, treatment, and anaesthesia management. Paediatr Anaesth, 2003, *13* : 3-11.
2. Boogaard R, Huijsmans SH, Pijnenburg MW et al. Tracheomalacia and bronchomalacia in children : incidence and patient characteristics. Chest, 2005, *128* : 3391-3397.
3. Carden KA, Boiselle PM, Waltz DA, Ernst A. Tracheomalacia and tracheobronchomalacia in children and adults : an in-depth review. Chest, 2005, *127* : 984-1005.
4. Chang AB, Boyce NC, Masters IB et al. Bronchoscopic findings in children with non-cystic fibrosis chronic suppurative lung disease. Thorax, 2002, *57* : 935-938.
5. Corre A, Chaudre F, Roger G et al Tracheal dyskinesia associated with midline abnormality : embryological hypotheses and therapeutic implications. Pediatr Pulmonol, 2001, *Suppl. 23* : 10-12.
6. Dave S, Currie BG. The role of aortopexy in severe tracheomalacia. J Pediatr Surg, 2006, *41* : 533-537.
7. Davis S, Jones M, Kisling J et al. Effect of continuous positive airway pressure on forced expiratory flows in infants with tracheomalacia. Am J Respir Crit Care Med, 1998, *158* : 148-152.
8. Durkin ET, Krawiec ME, Shaaban AF. Thoracoscopic aortopexy for primary tracheomalacia in a 12-year-old. J Pediatr Surg, 2007, *42* : E15-E17.
9. Essouri S, Nicot F, Clement A et al. Noninvasive positive pressure ventilation in infants with upper airway obstruction : comparison of continuous and bilevel positive pressure. Intensive Care Med, 2005, *31* : 574-580.
10. Filippone M, Narne S, Pettenazzo A et al. Functional approach to infants and young children with noisy breathing : validation of pneumotachography by blinded comparison with bronchoscopy. Am J Respir Crit Care Med, 2000, *162* : 1795-1800.
11. Fayon M, Donato L, de Blic J et al. French experience of silicone tracheobronchial stenting in children. Pediatr Pulmonol, 2005, *39* : 21-27.
12. Fraga JC, Jennings RW, Kim PC. Pediatric tracheomalacia. Semin Pediatr Surg, 2016, 25 : 156-164.
13. Goyal V, Master IB, Chang AB. Interventions for primary (intrinsis) tracheomalacia in children. Cochrane DatabaseSyst Rev, 2012, *10* : CD005304.
14. Hysinger EB, Panitch HB. Paediatric tracheomalacia. Paediatr Respir Rev, 2016, *17* : 9-15.
15. Lee EY, Mason KP, Zurakowski D et al. MDCT assessment of tracheomalacia in symptomatic infants with mediastinal aortic vascular anomalies : preliminary technical experience. Pediatr Radiol, 2008, *38* : 82-88.
16. Masters IB, Zimmerman PV, Chang AB. Longitudinal quantification of growth and changes in primary tracheobronchomalacia sites in children. Pediatr Pulmonol, 2007, *42* : 906-913.
17. Morrison RJ, Holister SJ, Niedner MF et al. Mitigation of tracheobronchomalacia with 3D-printed personalized medical devices in pediatric patient. Sci Transl Med, 2015, *7* : 285-295.
18. Torre M, Carlucci M, Speggiorin S, Elliott MJ. Aortopexy for the treatment of tracheomalacia in children : review of the literature. Ital J Pediatr, 2012, *38* : 62-68.
19. Weber TR, Keller MS, Fiore A. Aortic suspension (aortopexy) for severe tracheomalacia in infants and children. Am J Surg, 2002, *184* : 573-577.
20. Wright CD, Graham BB, Grillo HC et al. Pediatric tracheal surgery. Ann Thorac Surg, 2002, *74* : 308-314.

41 POUMONS ET SYNDROMES POLYMALFORMATIFS

Géraldine Viot

Le poumon apparaît vers le 26ᵉ jour du développement embryonnaire sous la forme d'un diverticule respiratoire à la partie ventrale du tractus digestif. Les composants épithéliaux du poumon dérivent de l'endoderme, alors que les composantes cartilagineuses, musculaires et conjonctives proviennent du mésoderme environnant. De nombreux facteurs génétiques et environnementaux, étroitement intriqués, régissent le développement pulmonaire. On comprend ainsi la grande diversité des malformations bronchopulmonaires dont la révélation est plus ou moins précoce et la sévérité variable. Seuls seront développés ici les syndromes génétiques pour lesquels la malformation de l'arbre trachéo-broncho-pulmonaire représente un des signes cardinaux.

Les malformations du système respiratoire se répartissent en trois grandes parties qui seront décrites successivement : celles affectant les poumons, celles touchant les voies respiratoires et enfin celles impliquant la vascularisation associée au système respiratoire.

Les principaux syndromes à l'origine de troubles du rythme respiratoire (apnée/tachypnée) seront ensuite abordés. Pour finir, les infections respiratoires récidivantes, classiquement rapportées chez les enfants ayant une duplication du gène *MECP2*, seront développées.

Agénésies et hypoplasies pulmonaires

L'hypoplasie pulmonaire se définit par une diminution du nombre des alvéoles, des bronchioles respiratoires et des structures vasculaires attenantes. Le rapport du poids poumon/poids corporel se retrouve ainsi diminué. In utero, les facteurs contribuant au développement normal du poumon sont principalement représentés par une quantité normale de liquide amniotique, un espace intrathoracique correct, des mouvements fœtaux normalement fréquents et amples.

Oligo-amnios

C'est l'une des principales causes d'hypoplasie pulmonaire. Il entraîne une réduction de l'espace intra-utérin ainsi qu'une limitation des mouvements respiratoires. Son origine est variée, secondaire à une rupture prématurée des membranes. Il peut également être dû à des uro-néphropathies représentées principalement par les agénésies rénales, les dysplasies multikystiques, la polykystose rénale autosomique récessive, les valves de l'urètre postérieur. L'oligo-amnios peut aussi s'intégrer dans le cadre d'une anomalie chromosomique (trisomies 18, 13, 21, monosomie X, triploïdie…), d'un syndrome génétique (syndrome de Meckel-Gruber…), d'un retard de croissance intra-utérin, d'une insuffisance utéroplacentaire.

Le pronostic est variable selon le terme de survenue de l'oligo-amnios et l'étiologie.

Hernies diaphragmatiques congénitales

Elles représentent la deuxième cause d'hypoplasie pulmonaire. Leur incidence est estimée entre 1/3 000 à 1/5 000 naissances. Elles résultent de la non-fermeture du canal pleuropéritonéal entre 6 et 10 semaines d'aménorrhée. La pression étant différente entre le thorax et l'abdomen, les organes de l'abdomen remontent dans le thorax, entraînant la réduction de l'espace intrathoracique ainsi qu'une déviation controlatérale du médiastin et du cœur. Les diagnostics différentiels sont essentiellement les kystes broncho-géniques, les maladies adénomatoïdes du poumon, les séquestrations pulmonaires, les tératomes kystiques, les tumeurs neurologiques, les tumeurs para-œsophagiennes et les agénésies pulmonaires primitives.

Le diagnostic est le plus souvent porté in utero lors de l'échographie de 22 semaines d'aménorrhée. Le taux de survie est de 50 % pour l'ensemble des enfants nés vivants.

Quatre-vingt-cinq pour cent des hernies sont gauches ; 10 % d'entre elles touchent l'hémidiaphragme droit et 5 % sont bilatérales. Dans un peu plus de la moitié des cas, la hernie est isolée. Dans 25 % des cas s'associent des malformations qui sont principalement des cardiopathies, des malformations rénales ou squelettiques, des anomalies du système nerveux central, des fentes labiopalatines.

Les hernies peuvent être secondaires à un déséquilibre chromosomique dans 20 % des cas, imposant la réalisation d'un caryotype constitutionnel avec analyse cytogénétique par puce à ADN (ACPA). Cinq pour cent des hernies s'intègrent dans le cadre d'un syndrome génétique. Le diagnostic repose alors à la fois sur des arguments cliniques et des analyses moléculaires ciblées :

Déséquilibres chromosomiques

L'*aneusomie* la plus fréquemment associée à une hernie diaphragmatique est la trisomie 18. Décrite par Edwards en 1960 [8], elle se caractérise principalement par une hypotrophie, une hypotonie, une dysmorphie faciale associant un occiput saillant, une microstomie, un micrognatisme, des oreilles faunesques, un chevauchement des doigts, un bassin étroit, des pieds en piolet (Figure 41-1) et un décès

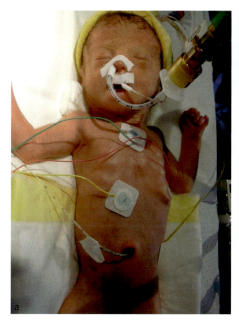
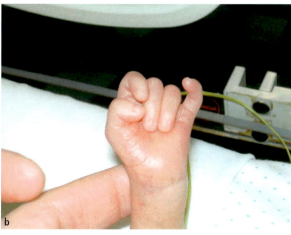

Figure 41-1 Enfant atteint de trisomie 18. Noter l'hypotrophie, l'étroitesse du bassin, la dysmorphie faciale, le chevauchement des doigts.

précoce. L'incidence à la naissance est de 1/8 000. Le sex-ratio est de 4 filles pour 1 garçon.

Vient ensuite la *tétrasomie 12p*, encore appelée syndrome de Pallister-Killian [3], qui doit être suspectée in utero devant une hernie diaphragmatique isolée ou associée à une nuque épaisse, des fémurs courts, une cardiopathie (principalement une communication interventriculaire), un hypertélorisme. Ce syndrome, dont l'incidence à la naissance est inférieure à 1/10 000, est toujours de survenue accidentelle.

D'autres anomalies comme les trisomies 13 et 21, les délétions 22q11 et 4pter peuvent également être à l'origine d'une hernie diaphragmatique, imposant la réalisation systématique d'une analyse cytogénétique moléculaire.

Syndromes génétiques

Le *syndrome de Fryns* est la cause syndromique la plus fréquente de défaut de fermeture diaphragmatique, responsable à lui seul de 10 % de l'ensemble des hernies [6]. Outre la hernie diaphragmatique qui est présente dans 80 % des cas, s'associent une dysmorphie faciale (traits grossiers, dysplasie des oreilles, fente palatine, microrétrognatisme), des malformations cérébrales (agénésie du corps calleux, syndrome de Dandy-Walker, ventriculomégalie), un déficit intellectuel, une hypoplasie des phalanges distales (Figure 41-2). De transmission autosomique récessive, deux localisations sont aujourd'hui reconnues, en 8p23.1 et 15q26.2

Le *syndrome de Donnai-Barrow* se définit par une triade associant une hernie diaphragmatique (70 % des cas), une omphalocèle et

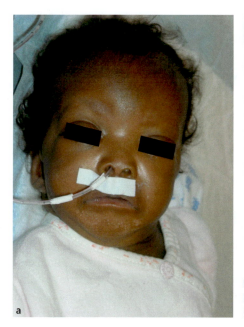
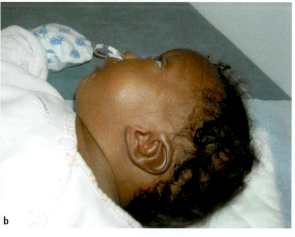

Figure 41-2 Enfant atteint d'un syndrome de Fryns. Noter le front haut, l'hypertélorisme, les narines anteversées, le rétrognatisme, les oreilles dysplasiques et bas implantées.

une agénésie du corps calleux [7]. Les autres signes classiques du syndrome sont l'hypertélorisme, la myopie sévère, la surdité de perception. Ce syndrome, de transmission autosomique récessif, est rare et secondaire à des mutations du gène *LRP2* en 2q24-q31.

Enfin, d'autres syndromes plus exceptionnels doivent être évoqués devant une hernie diaphragmatique comme les syndromes de Cornelia de Lange (5 % se compliquent d'une hernie diaphragmatique), de Beckwith-Wiedemann, de Coffin-Siris, de Denys-Drash, de Simpson-Golabi-Behmel, de Jarcho-Levin, de Goltz, d'Ehlers-Danlos de type vasculaire, de Smith-Lemli-Opitz, de Marfan, de Kabuki, cutis laxa, d'Escobar, hydroléthalus, de Weaver…

Immobilité fœtale

L'hypoplasie pulmonaire peut également être la conséquence d'une immobilité fœtale. Classiquement, les mouvements respiratoires se mettent en place au cours du 2e trimestre de la grossesse, préparant les muscles respiratoires, la cage thoracique, les poumons à la future respiration. On estime qu'un fœtus sur 3 000 à 5 000 présente une diminution des mouvements actifs. Les causes de cette hypo- ou akinésie sont multiples, plus ou moins précoces, plus ou moins sévères. Et quelle qu'en soit l'origine, les conséquences du défaut de mobilité sont assez reproductibles et le plus souvent accessibles in utero par échographie :

– la forme sévère se traduit par une séquence d'akinésie fœtale, longtemps appelée *syndrome de Pena-Shokeir,* évoquée devant une arthrogrypose de toutes les articulations, une dysmorphie faciale (œdème préfrontal, hypertélorisme, télécanthus, microtie, microstomie, microrétrognatisme associé ou non à une fente palatine), une hypoplasie pulmonaire (secondaire à la diminution des mouvements du diaphragme et des muscles intercostaux) [16]. L'hydramnios ainsi qu'un cordon ombilical court sont classiques. Un tiers des enfants décèdent in utero. Ceux nés vivants décèdent d'hypoplasie pulmonaire le plus souvent dans les premiers jours qui suivent la naissance ;

– un immobilisme très précoce, symptomatique dès 12 semaines d'aménorrhée, peut également être à l'origine d'un *syndrome des ptérygiums multiples.* Dans ce syndrome, les ptérygium (ou ponts cutanés limitant les articulations) et les contractures des articulations donnent un tableau d'arthrogrypose sévère. Un œdème est toujours présent, allant du simple œdème sous-cutané à l'anasarque avec hygroma, ainsi qu'un hydramnios et une hypoplasie pulmonaire. Il existe un retard de croissance, une dysmorphie faciale, des synostoses. La transmission est le plus souvent autosomique récessive. L'évolution se fait constamment vers le décès des enfants à court terme [4].

Syndromes génétiques associés

Enfin, plusieurs syndromes génétiques associés peuvent être à l'origine d'une hypoplasie ou agénésie pulmonaire :

– le *syndrome de Jarcho-Levin.* Le plus souvent létal dans la première année de vie, il se caractérise par des malformations trachéales et laryngées, vertébrales, costales, cardiaques et génitales. Des malformations des extrémités à type de polydactylie préaxiale et d'arachnodactylie complètent le tableau clinique. Ce syndrome, rare, se transmet sur un mode autosomique récessif. Sa révélation est le plus souvent anténatale [1] ;

– le *syndrome polydactylie-côtes courtes.* C'est un groupe hétérogène de dysplasies osseuses asphyxiantes, le plus souvent létales dès la naissance ou dans la petite enfance en raison de l'étroitesse de la cage thoracique et de l'insuffisance respiratoire qui en découle. Six dysplasies différentes sont aujourd'hui répertoriées : la dystrophie thoracique de Jeune, la maladie d'Ellis-Van Creveld, les syndromes de Saldino-Noonan, de Majewski, de Verma-Naumoff et de Beermer. Toutes ces dystrophies sont autosomiques récessives ;

– le *syndrome Spear.* Les signes cardinaux du syndrome sont l'hypoplasie-agénésie pulmonaire uni- ou bilatérale secondaire ou non à une hernie diaphragmatique, associée parfois à une microphtalmie/anophtalmie [5]. Des anomalies de lobulation pulmonaire peuvent exister. La transmission de ce syndrome semble autosomique récessive ;

– le *syndrome de Rosenak.* Il associe une tétra-amélie, une hypoplasie pulmonaire et une absence de vascularisation pulmonaire périphérique. Des anomalies de la lobulation pulmonaire sont classiques. Ce syndrome, autosomique récessif, est rattaché à des mutations du gène *WNT3* en 17q21 [2] ;

– le *syndrome LACHT* (lung agenesis congenital heart defects and thumbs anomalies). Ce syndrome se caractérise par des agénésies pulmonaires uni- ou bilatérales ; des hypoplasies ipsilatérales du premier métacarpe avec hypoplasie du pouce, pouce triphalangé ou angulé, ainsi que par des cardiopathies complexes, principalement des retours veineux pulmonaires anormaux ou des communications interauriculaires. Des éléments faciaux peuvent exister (Figure 41-3). La transmission de ce syndrome rare semble être autosomique récessive [12].

D'autres syndromes peuvent parfois associer une hypoplasie ou une agénésie pulmonaire. Les principaux sont le syndrome de Mohr-Majewski ou oro-facio-digital de type IV, les syndromes de Stuve-Wiedemann, de Caffey, de Fryns, de Marden-Walker, certaines dysostoses acrofaciales et le G syndrome (Tableau 41-I).

Malformations et anomalies des voies respiratoires

Atrésies du larynx

Elles ont une prévalence de 1/10 000. Elles résultent d'un développement embryologique anormal du larynx ainsi que de la résorption incomplète de la couche épithéliale qui comble normalement la lumière du larynx à la 6e semaine du développement, mais qui disparaît classiquement à la 10e semaine. Certaines formes familiales se transmettent sur un mode autosomique dominant. Des anomalies chromosomiques peuvent être à l'origine des atrésies du larynx, en particulier les délétions 22q11.2, justifiant de proposer systématiquement une analyse cytogénétique.

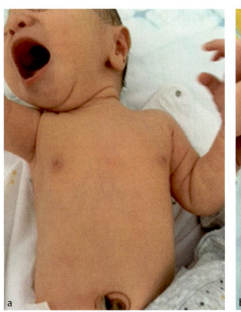 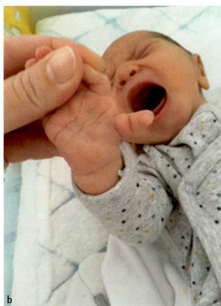

Figure 41-3 Petit garçon atteint d'un syndrome LACHT avec agénésie pulmonaire droite et atteinte du rayon radial ipsilatéral.

Tableau 41-I Principaux syndromes génétiques et anomalies chromosomiques associés aux agénésies/hypoplasies pulmonaires.

Mécanisme	Syndromes génétiques	Anomalies chromosomiques
Oligo-amnios	Uro-néphropathies Syndrome de Meckel-Gruber	Trisomies 13, 18, 21 Monosomie X Triploïdie
Hernie diaphragmatique	Syndrome de Fryns Syndrome de Donnai-Barrow Syndrome de Cornelia de Lange	Trisomie 18 Tétrasomie 12p (syndrome de Pallister-Killian) Trisomies 13, 21 Délétions 22q11, 4pter
Immobilité fœtale	Syndrome d'akinésie fœtale Syndrome des ptérygiums multiples	
Autres	Syndrome de Jarcho-Levin Syndrome de polydactylie-côtes courtes (dystrophie thoracique de Jeune, maladie d'Ellis-van Creveld, syndromes de Saldino-Noonan, de Majewski, de Verma-Naumoff, de Beermer) Syndrome de Spear Syndrome de Rosenak Syndrome oro-facio-digital type IV Syndrome LACHT	

Agénésie trachéale

Sa prévalence est estimée à la naissance à 1/50 000. Dans 90 % des cas, des malformations sont associées, en particulier cardiovasculaires, gastro-intestinales ou génito-urinaires. Une association VATER (anomalies vertébrales, atrésie anale, fistule trachéo-œsophagienne avec atrésie de l'œsophage, dysplasie radiale) doit être suspectée [10]. En l'absence de fistule œso-trachéale, les agénésies trachéales ne sont pas compatibles avec la survie des nouveau-nés.

Fistules trachéo-œsophagiennes

Elles peuvent siéger à différents niveaux des structures trachéales et œsophagiennes. Elles sont présentes chez 70 % des patients porteurs d'une atrésie œsophagienne, mais peuvent aussi être isolées. Elles sont classiques dans l'association VATER [11] et plus rarement associées dans le syndrome CHARGE (colobome, cardiopathies, atrésie des choanes, retard de croissance/retard mental, hypoplasie génitale, dysplasie des oreilles/surdité), le syndrome de DiGeorge, les trisomies 21 et 18, les syndromes de Pfeiffer, d'Opitz et l'anémie de Fanconi.

Dyskinésies ciliaires

Les dyskinésies ciliaires primitives, dont la prévalence est estimée aux alentours de 1/20 000, constituent un groupe hétérogène de maladies caractérisées par une bronchorrhée chronique avec bronchectasie et une sinusite chronique (voir Chapitre 45).

Malformations vasculaires pulmonaires

Malformations artérioveineuses

Ces malformations sont le plus souvent observées au niveau capillaire ou artériolaire. Une localisation multiviscérale doit être recherchée dans le cadre d'une maladie de Rendu-Osler [9]. Il s'agit d'une affection génétique hétérogène, de transmission autosomique dominante, liée à des mutations des récepteurs du TGF-β impliqués dans l'angiogenèse. Le diagnostic repose sur l'association des télangiectasies cutanéomuqueuses, d'épistaxis répétées et de malformations artérioveineuses viscérales. La présence d'un parent atteint, du premier degré, aide également au diagnostic. Les malformations artérioveineuses pulmonaires se compliques fréquemment d'embolies paradoxales, à l'origine d'abcès cérébraux et d'accidents ischémiques cérébraux. Cela justifie leur dépistage, leur vaso-occlusion et la prescription d'une antiobioprophylaxie dans les situations à risque bactériémique.

Atteinte du réseau lymphatique

Les malformations lymphatiques pulmonaires résultent d'une prolifération anormale du réseau lymphatique ou d'une incapacité des lymphatiques périphériques à établir des connexions. Trois groupes sont individualisés : le groupe des lymphangiectasies dites secondaires, car associées à des anomalies cardiovasculaires, en particulier du retour veineux ; les lymphangiectasies généralisées impliquant l'intestin, l'os et les tissus mous ; les lymphangiectasies pulmonaires isolées pouvant toucher le poumon entier ou seulement un lobe. Elles sont à l'origine de chylothorax et/ou d'un syndrome interstitiel pulmonaire. La majorité des lymphangiectasies pulmonaires est sporadique. Certaines formes sont familiales, de transmission autosomique récessive. Enfin, certaines lymphangiectasies peuvent faire partie de syndromes génétiques comme le syndrome de Noonan, la monosomie X ou la trisomie 21 [11].

Troubles du rythme respiratoire

Différents syndromes doivent être évoqués devant la présence de troubles du rythme respiratoire, qu'il s'agisse d'épisodes d'apnée ou de tachypnée.

Syndrome de Pitt-Hopkins

Ce syndrome, autosomique dominant, se caractérise par trois signes cardinaux : une déficience intellectuelle, des accès d'hyperventilation (qui ne sont pas d'origine épileptique), une grande bouche [13]. S'y associe un retard de langage majeur, un retard de développement moteur, une énophtalmie, un strabisme, des sourcils fins, un nez large, un arc de Cupidon en forme de M, un philtrum protrus, des dents écartées, une dysplasie des oreilles (Figure 41-4). Des mutations du gène *TCF4* sont à l'origine de ce syndrome.

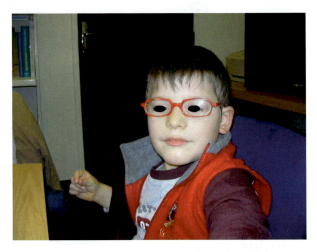

Figure 41-4 Enfant atteint d'un syndrome de Pitt-Hopkins. Noter l'énophtalmie, la macrostomie, le nez large.

Syndrome d'Ondine ou syndrome d'hypoventilation centrale congénitale

Le tableau clinique est secondaire à une atteinte diffuse du système nerveux autonome. Il se traduit par une hypoventilation alvéolaire sévère, responsable de désaturations profondes, une hypotonie généralisée, un dysfonctionnement du contrôle autonome de la fréquence cardiaque et de la pression artérielle. Dans 16 % des cas, une maladie de Hirschsprung s'y associe. Des tumeurs des crêtes neurales (neuroblastomes, ganglioneuroblastomes) sont rapportées chez 3 % des patients. Dans 90 % des cas, une mutation du *PHOX2B* en 4p12 est identifiée, à l'origine de la symptomatologie présentée par les patients [17].

Syndrome de Rett

Les critères majeurs de ce syndrome associent l'apparition secondaire d'une microcéphalie, la régression des acquisitions après l'âge de 6 mois, la perte de l'utilisation volontaire des mains avec nombreuses stéréotypies, l'absence de langage, l'apparition d'une ataxie. Un dysfonctionnement respiratoire est classique au fil de l'évolution de la maladie avec apparition d'épisodes d'apnée pendant la veille, d'hyperventilation intermittente, de phénomènes d'expulsion de l'air. Ce syndrome qui touche les filles, s'explique par des mutations du gène *MECP2* en Xq28 [14].

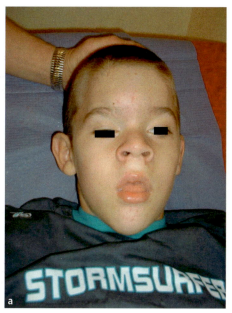 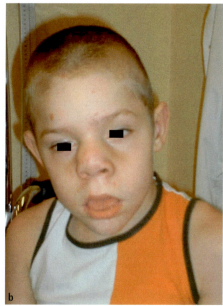

Figure 41-5 Deux frères porteurs d'une duplication du gène *MECP2*. Noter les traits grossiers, les narines antéverées, le philtrum protus, la béance buccale.

Autres syndromes pouvant être à l'origine de troubles du rythme respiratoire

Ils sont secondaires à des mécanismes variés : dysplasie alvéolo-capillaire avec défaut d'alignement des veines pulmonaires, myasthénie congénitale, CDG syndrome (pour *congenital disorders of glycosylation*) de type IIb, hémochromatose néonatale, syndrome de Joubert, anomalies des acides gras à très longue chaîne (LCAD) et à chaîne moyenne (MCAD), syndrome de Rothmund-Thomson, amyotrophie spinale avec paralysie diaphragmatique rattachée au gène *IGHMBP2* en q13, syndrome de Stüve-Wiedemann secondaire à des mutations du gène *LIFR* en 5p13, déficit en enzyme trifonctionnelle et syndrome orofacio-digital de type VI.

Infections respiratoires à répétition

Elles sont classiquement rapportées chez les patients présentant une duplication du gène *MECP2* (Figure 41-5). Les signes cardinaux de cette duplication sont le déficit intellectuel, l'hypotonie, l'épilepsie (50 %), la spasticité progressive, l'absence de langage (ou langage très tardif et rudimentaire) ainsi que les infections pulmonaires récurrentes (75 %). Ces dernières seraient secondaires à une surexpression secondaire du récepteur de l'interleukine 1 associée au gène *IRAK1* [15]. Si la duplication est plus large, une microcéphalie, un retard de croissance, des anomalies urogénitales peuvent compléter le tableau. Notons qu'il n'est pas rapporté d'infections respiratoires à répétition chez les enfants avec une mutation du gène *MECP2*.

> **Points clefs**
> - *Agénésies ou hypoplasies pulmonaires* : de nombreux syndromes génétiques ou anomalies chromosomiques peuvent en être la cause. Il faut rechercher les éléments faciaux et/ou malformations associés orientant vers une piste génique ou chromosomique et un avis spécialisé est nécessaire pour conseil génétique.
> - *Malformations des voies respiratoires* : souvent isolées, elles peuvent toutefois s'intégrer dans des syndromes plus complexes. Le pronostic est sévère.
> - *Malformations vasculaires pulmonaires* : elles sont le plus souvent non syndromiques.
> - *Anomalies du rythme respiratoire* : les causes syndromiques sont nombreuses, imposant un avis génétique.

BIBLIOGRAPHIE

1. Bannykh SI, Emery SC, Gerber JK et al. Aberrant *Pax1* and *Pax9* expression in Jarcho-Levin syndrome : report of two Caucasian siblings and literature review. Am J Med Genet, 2003, *120A* : 241-246.
2. Başaran S, Yüksel A, Ermiş H et al. Tetra-amalia, lung hypop-/aplasia, cleft lip-palate, and heart defect : a new syndrome ? Am J Med Genet, 1994, *51* : 77-80.
3. Blyth M, Maloney V, Beal S et al. Pallister-Killian syndrome : a study of 22 British patients. J Med Genet, 2015, *52* : 454-464.
4. Chen H, Chang CH, Misra RP et al. Multiple pterygium syndrome. Am J Med Genet, 1980, *7* : 91-102.
5. Chitayat D, Sroka H, Keating S et al. The PDAC syndrome pulmonary hypoplasia/agenesis, diaphragmatic hernia/eventration, anophtalmia/ microphtalmia, and cardiac defect (Spear syndrome, Matthew-Wood syndrome) :

report of 8 cases including a living child and further evidence for AR inheritance. Am J Med Genet, 2007, *143* : 1268-1281.
6. Dentici ML, Brancati F, Mingarelli E, Dallapiccola B. A 6-year-old child with Fryns syndrome : further delineation of the natural history of the condition in survivors. Eur J Med Genet, 2009, *52* : 421-425.
7. Donnai D, Barrow M. Diaphragmatic hernia, exomphalos, absent corpus callosum, hyperlorism, myopia, and sensorineural deafness : a new recognized autosomal recessive disorder ? Am J Med Genet, 1993, *47* : 679-682.
8. Edwards JH, Harnden DG, Cameron AH et al. A new trisomic syndrome. Lancet, 1960, *1* : 787-790.
9. Govani FS, Shovlin CL. Hereditary haemorrhagic telangiectasia : a clinical and scientific review. Eur J Hum Genet, 2009, *17* : 860-871.
10. Higuchi Y, Yoshibayashi M, Yamamoto T. Ectopic bronchus : an insufficiently recognized malformation causing respiratory morbidity in VATER association. Am J Med Genet, 1999, *82* : 140-142.
11. Jacquemont S, Barbarot S, Boceno M et al. Familial congenital pulmonary lymphangectasia, non-immune hydrops fetalis, facial and lower limb lymphedema : confirmation of Njolstad's report. Am J Med Genet, 2000, *93* : 264-268.
12. Jaiman S, Surampudi K, Gundabattula SR, Nalluri HB. Mardini-Nyhan association (LACHT syndrome) with intrauterine fetal demise. Clin Dysmorph, 2016, *25* : 27-30.
13. Marangi G, Ricciardi S, Orteschi D et al. The Pitt-Hopkins syndrome : report of 16 new patients and clinical diagnostic criteria. Am J Med Genet, 2011, *155A* : 1536-1545.
14. Neul JL, Kaufmann WE, Glaze DG et al. Rett syndrome : revised diagnostic criteria and nomenclature. Ann Neurol, 2010, *68* : 944-950.
15. Prescott TE, Rødningen OK, Bjørnstad A, Stray-Pedersen A. Two brothers with a microduplication including the *MECP2* gene : rapid head growth in infancy and resolution of susceptibility to infection. Clin Dysmorphol, 2009, *18* : 78-82.
16. Tan-Sindhunata MB, Mathijssen IB, Smit M et al et al. Identification of a Dutch founder mutation in MUSK causing fetal akinesia deformation sequence. Eur J Hum Genet, 2015, *23* : 1151-1157.
17. Trang H, Dehan M, Beaufils F et al. The French congenital central hypoventilation syndrome registry : general data, phenotype, genotype. Chest, 2005, *127* : 72-79.

DYSPLASIE BRONCHOPULMONAIRE 42

Alice Hadchouel-Duvergé et Pierre-Henri Jarreau

La dysplasie bronchopulmonaire (DBP) est la principale séquelle respiratoire de la grande prématurité et se caractérise par la nécessité d'une supplémentation prolongée en oxygène. C'est une pathologie du développement pulmonaire distal, qui est interrompu prématurément, aboutissant à une hypo-alvéolisation et à une raréfaction du lit capillaire avec des vaisseaux dystrophiques. La DBP a été longtemps considérée comme la conséquence exclusive de la prise en charge agressive des détresses respiratoires néonatales, mais les progrès réalisés dans ce domaine ont peu diminué sa fréquence. Elle apparaît aujourd'hui comme une maladie multifactorielle résultant avant tout de l'immaturité, en interaction avec des facteurs génétiques et environnementaux. La présentation clinique actuelle est beaucoup moins sévère en période néonatale qu'avant l'ère du surfactant, mais avec des conséquences fonctionnelles à long terme persistantes.

Tableau 42-I Critères diagnostiques pour la dysplasie bronchopulmonaire [19].

Âge gestationnel	< 32 SA	≥ 32 SA
Période d'évaluation finale	Terme corrigé de 36 SA	56 jours d'âge post-natal

Supplémentation en O_2 pendant 28 jours associée aux besoins suivant l'évaluation finale :

– DBP légère	Air ambiant
– DBP modérée	Supplémentation O_2 nécessaire avec FiO_2 < 30 %
– DBP sévère	Supplémentation O_2 nécessaire avec FiO_2 ≥ 30 % et/ou ventilation en pression positive

Définitions et épidémiologie

Depuis la première définition de la DBP par Northway en 1967, les définitions de la DBP se sont affinées à mesure que le problème principal a été d'évaluer le devenir à plus long terme, et non plus seulement la dépendance à une oxygénothérapie (ou à un support respiratoire) à 28 jours de vie, sur laquelle reposaient les définitions initiales.

Sheenan a démontré que l'évaluation à 36 SA était mieux corrélée au devenir respiratoire à moyen et long termes, ce qui a été validé sur une grande population de 5 000 enfants de moins de 32 SA et de moins de 1 000 g de poids de naissance en 2005 [10].

La définition actuelle, fruit d'un consensus du NIH, intègre les données cliniques à 28 jours [19] et classe la sévérité de la DBP à partir des données à 36 SA (Tableau 42-I). Les DBP modérées ou sévères sont significativement associées à une morbidité respiratoire plus importante à moyen et long termes.

Cette définition dépend cependant de l'appréciation par les cliniciens de la nécessité d'une supplémentation en oxygène et/ou d'un support respiratoire. Une grande variabilité existe entre les équipes, ayant amené Walsh à proposer une évaluation standardisée des besoins en oxygène à 36 SA, par réduction progressive des apports qui diminue de façon importante l'hétérogénéité des taux déclarés de DBP selon les centres [42] et a donc un intérêt comparatif entre centres ou dans le cadre d'études de recherche clinique. En revanche, le fait d'avoir un résultat « pas de DBP » au test de Walsh pour un enfant donné ne préjuge en rien de sa dépendance à une oxygénothérapie. Celle-ci doit être appréciée sur des enregistrements nocturnes prolongés de la saturation.

Enfin, les définitions actuelles ne sont pas exemptes d'incertitudes. Une étude multicentrique récente comparant 765 enfants diagnostiqués comme dysplasiques à 36 SA selon les définitions de Sheenan (oxygénodépendance), du NIH [19] ou de Walsh [42] montre des résultats très différents variant de 32 à 59 %, avec un taux de non classifiés plus élevé avec la définition « physiologique ». Cette étude souligne combien les nouvelles prises en charge, en particulier avec les canules nasales à haut débit, rendent plus difficiles l'application de ces diverses définitions [30].

Sur le plan épidémiologique, nous ne rappellerons ici que la grande variabilité des pourcentages de DBP, dépendant à la fois des définitions utilisées et des populations analysées. Ainsi, si l'on collecte les données d'études interventionnelles visant à prévenir la DBP depuis une quinzaine d'années, ces taux varient de 25 [28] à plus de 60 % [39]. Cela témoigne du fait que les variations de prise en charge gardent un effet majeur sur cette évolution, rendant possible partiellement sa prévention. L'étude EPIPAGE 2 rapporte des taux de DBP chez les survivants, caractérisée à 36 SA, de 26 % chez les moins de 27 SA et de 5 % chez les 27-31 SA [1].

Physiopathologie

Le développement pulmonaire débute entre la 3e et la 4e semaine de grossesse et ne se termine qu'après la naissance vers l'âge de 2 ans. Les grands prématurés naissent à un stade très immature de leur développement pulmonaire, canaliculaire tardif ou sacculaire précoce. La multiplication alvéolaire et la croissance microvasculaire distale sont donc à peine ébauchées. De façon physiologique, jusqu'à la naissance, les stades du développement pulmonaire se font en milieu liquide et hypoxique, avec un faible débit vasculaire pulmonaire. La naissance prématurée induit par elle-même, indépendamment des soins de réanimation, une rupture des conditions harmonieuses de développement, en exposant brutalement le poumon immature à un environnement aérien, riche en oxygène, et à une augmentation rapide du débit vasculaire pulmonaire. À elle seule, la naissance prématurée crée donc les conditions d'une rupture du développement pulmonaire normal. Les soins nécessités par cette naissance prématurée (ventilation, oxygénothérapie) ainsi que les complications de ces soins (réponse inflammatoire, infection) vont contribuer à aggraver les conséquences de la seule prématurité sur le développement pulmonaire [16], mais ne suffisent pas à expliquer l'évolution vers une DBP. Notre compréhension de la physiopathologie de cette maladie a considérablement progressé ces dernières années, et il est désormais admis que des facteurs génétiques contribuent à sa survenue [16]. La DBP ne peut donc plus être considérée comme uniquement induite par les agressions environnementales post-natales, mais plutôt secondaire à des interactions gène-environnement (Figure 42-1).

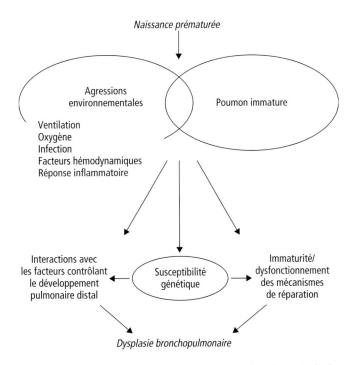

Figure 42-1 Physiopathologie de la dysplasie bronchopulmonaire [16].

Description lésionnelle (Figure 42-2)

Les lésions de la DBP ont évolué parallèlement aux progrès de la réanimation néonatale : les nouvelles modalités thérapeutiques comme la généralisation de l'utilisation du surfactant exogène et de l'administration de corticoïdes à la mère, mais aussi la minimisation des agressions extérieures ont conduit à la réanimation et à la survie de nouveau-nés de plus en plus prématurés. Ces modifications de prise en charge et de degré de prématurité ont abouti à la modification des lésions histologiques initialement décrites de l'« ancienne DBP » pour aboutir aux lésions correspondant à la « nouvelle DBP » [19]. L'ancienne DBP, correspondant aux nouveau-nés pris en charge avant la généralisation du surfactant, était caractérisée par des lésions importantes des voies aériennes, associées à une fibrose septale et à des lésions d'hypo-alvéolisation. La nouvelle DBP est caractérisée essentiellement par une hypoplasie alvéolaire, avec des alvéoles peu nombreuses et larges, associée à une raréfaction du lit capillaire pulmonaire avec des vaisseaux dystrophiques. Les altérations de l'alvéolisation sont donc communes à ces deux formes et constituent la caractéristique physiopathologique essentielle de la DBP [16].

Principaux mécanismes moléculaires impliqués dans la pathogénie de la DBP

Une revue complète des mécanismes impliqués a été récemment publiée [16]. Différentes voies de signalisation sont impliquées. L'importance respective de chacune de ces voies dans la pathogénie de la DBP reste mal comprise, de même que leurs éventuelles interactions les unes avec les autres :

– l'élastogenèse, essentielle à la multiplication alvéolaire, est altérée dans la DBP. Expérimentalement, les diminutions d'expression de facteurs essentiels à l'élastogenèse, comme le *platelet derived growth factor A* (PDGFA), la lysyl oxydase ou l'acide rétinoïque, sont associées à des lésions d'hypo-alvéolisation ;

– les protéases de la matrice extracellulaire, au premier rang desquelles les *matrix metalloproteinases* (MMP) 2 et 14 sont essentielles au contrôle de l'alvéolisation et ont une altération de leur expression au cours de la DBP ;

– les facteurs angiogéniques ont vu leur rôle considérablement renforcé au cours de ces dernières années. Les inhibiteurs du *vascular endothelial growth factor* (VEGF) et les antagonistes des récepteurs de l'adrénomédulline induisent un arrêt de l'alvéolisation normale. Le VEGF est lui-même induit par les *hypoxia inducible factors* (HIF), dont l'inhibition post-natale perturbe la croissance vasculaire et le cloisonnement alvéolaire. Les études humaines confirment ces données. Les nourrissons atteints de DBP ont une altération de la microvascularisation pulmonaire, avec une nette diminution de l'expression du VEGF. Dans une perspective thérapeutique, l'induction d'une surexpression post-natale du VEGF prévient les altérations de l'alvéolisation chez le rat nouveau-né exposé à l'hyperoxie. L'induction de l'angiogenèse par le VEGF est au moins en partie médiée par le monoxyde d'azote (NO). Le sildénafil, un inhibiteur sélectif de la phosphodiestérase 5 qui imite l'action pharmacologique du NO, prévient chez le rat nouveau-né

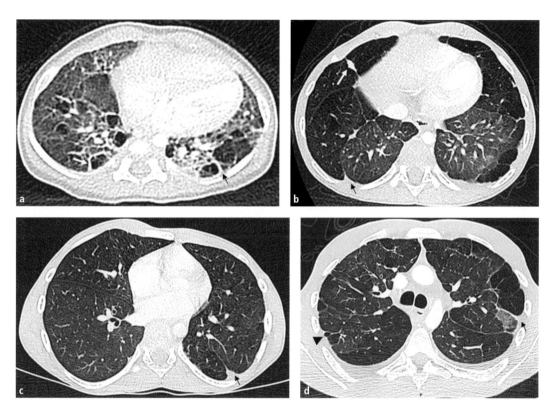

Figure 42-2 Lésions caractéristiques de dysplasie bronchopulmonaire en tomodensitométrie thoracique. Coupes axiales en fenêtre parenchymateuse. **a)** Nourrisson de 4 mois. **b)** Enfant de 3 ans. **c)** Enfant de 9 ans. **d)** Adulte de 19 ans. Noter sur toutes les images l'aspect en mosaïque, avec des zones hyperclaires et dévascularisées. Triangles sous-pleuraux (flèche noire) ; bandes de fibrose (flèche blanche) : bulle sous-pleurale (tête de flèche).

les lésions alvéolaires induites par l'hyperoxie, en augmentant l'expression de HIF-1α, HIF-2α, et du VEGF. Toutefois, chez le prématuré humain, l'inhalation de NO ne permet pas d'améliorer significativement la survie sans DBP [4] ;

– les *fibroblast growth factors* (FGF) capables de se fixer sur les récepteurs de FGF (FGF-R) 3 et 4 jouent probablement un rôle majeur, puisque les souris invalidées pour ces deux récepteurs n'ont pas de multiplication alvéolaire. Le FGF-18 et le FGF-2 sont des ligands de ces récepteurs et pourraient contribuer au contrôle de l'alvéolisation ;

– enfin, les altérations de la matrice extracellulaire au cours de la DBP sont associées à la libération de nombreux facteurs de croissance et de cytokines, habituellement « trappés » par cette matrice. Ainsi des niveaux anormalement élevés de TGF-β ont-ils été détectés dans les sécrétions des voies respiratoires de nourrissons prématurés avec DBP. Expérimentalement, une surexpression pulmonaire de TGF-$β_1$ induit une hypo-alvéolisation et des altérations de la microvascularisation pulmonaire.

Rôle de l'inflammation anté- et post-natale

Le développement d'une inflammation des voies aériennes ou du poumon distal contribue très significativement au développement d'une DBP. L'efficacité clinique démontrée des corticoïdes administrés après la naissance en témoigne.

La DBP est associée à une réponse inflammatoire caractérisée par la présence de neutrophiles et macrophages actifs, de concentrations élevées de cytokines, de chimiokines pro-inflammatoires et de molécules d'adhésion participant au recrutement des neutrophiles circulants. Ces médiateurs peuvent avoir directement ou indirectement des effets délétères sur les tissus pulmonaires, induisant la sécrétion de protéases et de radicaux superoxydes, entraînant l'augmentation de la perméabilité des capillaires alvéolaires, le dépôt de fibrine, la diminution de la vascularisation, le remodelage de la matrice extracellulaire avec épaississement des septa et fibrose.

De nombreux facteurs iatrogènes sont susceptibles d'induire une réponse inflammatoire chez le prématuré, comme la ventilation mécanique ou l'oxygénothérapie, de même que la présence de certains agents infectieux dans les voies aériennes.

Apport des études génétiques dans la compréhension de la DBP

L'altération de mécanismes moléculaires par des agressions environnementales standardisées et reproductibles ne suffit pas à expliquer la survenue – ou non – d'une DBP chez un prématuré.

L'expérience clinique montre en effet qu'à âge gestationnel et prise en charge identiques, l'évolution vers une DBP est inégale d'un enfant à l'autre, suggérant des facteurs de susceptibilité génétique à l'origine de la DBP. Les études de concordance pour la survenue d'une DBP chez des jumeaux prématurés, monozygotes ou dizygotes ont démontré le concept de facteurs de susceptibilité génétique [24]. Dans ces études, seules les formes modérées et sévères de la maladie étaient associées à une forte héritabilité, suggérant que les formes légères étaient principalement liées à l'environnement. Plusieurs études ont rapporté des liens significatifs entre des gènes candidats et la DBP (revue in [34]), mais leurs résultats sont limités par le petit nombre de nourrissons inclus, par les définitions souvent hétérogènes du phénotype DBP d'une population à l'autre et par l'absence de réplication des résultats. Une première étude pangénomique rigoureuse a identifié *SPOCK2* comme un gène de susceptibilité associé à la DBP modérée à sévère, à la fois dans les populations caucasiennes et africaines [15]. Dans une deuxième étude pangénomique, avec des critères d'inclusion différents, aucun polymorphisme n'était associé significativement à la DBP. Des polymorphismes de *SPOCK2* n'étaient retrouvés que faiblement associés aux DBP modérées à sévères, et uniquement chez les sujets caucasiens (p = 0,08) [43]. Le rôle de la protéine SPOCK2 reste encore mal connu. Les membres de la famille de SPOCK (SPOCK1-3) interagissent avec les MMP et jouent un rôle biologique dans le contrôle du renouvellement de la matrice extracellulaire et la migration cellulaire, deux étapes clefs dans le développement alvéolaire. Dans une étude exomique récente, réalisée sur 50 paires de jumeaux, 258 variants rares et non synonymes, principalement à l'état hétérozygote, ont été retrouvés associés à la DBP [25]. Ce résultat, s'il doit être confirmé, témoigne du caractère très polygénique de la susceptibilité à la DBP. De plus, les variants identifiés sont très hétérogènes d'un patient à l'autre, même si des regroupements fonctionnels peuvent être faits, notamment concernant le métabolisme des fibres de collagène et l'organisation de la matrice extracellulaire. Aucun variant rare n'est retrouvé dans le gène *SPOCK2*. Ces récentes données témoignent à l'évidence de la difficulté de ces recherches de susceptibilité génétique et ne permettent pas actuellement de dégager de nouvelles voies thérapeutiques prometteuses.

Les modifications épigénétiques peuvent également contribuer au stress périnatal et néonatal des maladies, et représentent un domaine de recherche important à l'avenir. Il n'y a toutefois pas de données concernant la DBP.

Prévention et traitement

Les moyens de prévention découlent des facteurs de risque. Certains ne peuvent être prévenus, car liés par exemple à l'immaturité, mais des améliorations susceptibles de diminuer l'agression post-natale ou des agents pharmacologiques peuvent être proposés.

Il est parfois difficile de distinguer les traitements « préventifs » des traitements « curatifs ». L'évolution d'un enfant vers une DBP est habituellement prévisible avant 36 SA et les traitements proposés avant cette date sont autant préventifs que curatifs. Ils seront donc regroupés dans ce chapitre.

Corticothérapie et autres traitements anténatals

Les principaux facteurs de risque de DBP sont la prématurité elle-même – l'incidence de la DBP augmentant significativement avec le degré d'immaturité – et le retard de croissance intra-utérin [46].

Les données sur l'efficacité de la corticothérapie anténatale, qui diminue par 2 le risque de maladie des membranes hyalines (MMH), ne font pas clairement ressortir d'effet bénéfique sur la DBP, peut-être en partie parce que ce traitement diminue le risque de mortalité et donc augmente le risque de survie avec DBP.

La chorio amniotite a un effet discuté, et les antibiothérapies anténatales n'ont pas montré d'efficacité pour prévenir la DBP.

Traitements et supports respiratoires

Oxygénothérapie

L'administration excessive d'oxygène est un facteur de risque d'évolution vers la DBP. Ce traitement doit donc être étroitement contrôlé et ce dès la salle de naissance, ce qui suppose d'y disposer d'un oxymètre de pouls. En cours d'hospitalisation, l'apport d'oxygène nécessaire est plus difficile à déterminer, des cibles basses de saturation étant associées à moins de DBP [3] et de rétinopathies, mais également à une augmentation de la mortalité.

Surfactants exogènes

L'administration de surfactant exogène dans la MMH est efficace pour prévenir l'évolution vers une DBP. Cette efficacité est plus marquée lorsque le surfactant est administré tôt, avant 2 heures de vie, et lorsqu'un surfactant naturel ou un surfactant artificiel incluant des analogues des protéines du surfactant est utilisé. En revanche, le bénéfice d'une administration prophylactique de surfactant a été remis en cause depuis l'utilisation précoce d'une CPAP nasale et n'est donc plus recommandée [36]. Les modes d'administration « moins invasifs » (sans intubation), bien qu'en plein essor, n'ont pas à ce jour démontré leur efficacité pour la prévention de la DBP [27].

Stratégies ventilatoires

Il importe de souligner que l'optimisation de la prise en charge en salle de travail est essentielle, les lésions pulmonaires pouvant être induites dès les premières minutes de vie. Les principes reposent sur la limitation des volumes courants, l'utilisation d'une inspiration prolongée à haute pression pour établir la CRF et l'application précoce d'une CPAP.

Après cette période critique, plusieurs approches ventilatoires ont été proposées, mais peu d'entre elles ont montré leur efficacité sur la DBP.

La simple synchronisation du nouveau-né avec son respirateur (utilisation du *trigger*) représente un progrès certain en ventilation conventionnelle, mais non démontré en ce qui concerne l'incidence de la DBP.

Les méta-analyses tendent à prouver que la ventilation en pression contrôlée ciblée en volume pourrait apporter un bénéfice pour réduire la DBP avec une réduction du risque de 40 %, mais l'hétérogénéité des modes de régulation du volume délivré et les petits effectifs des essais regroupés incitent à la prudence quant à des conclusions définitives [21].

La ventilation à haute fréquence a une efficacité modeste qui est en outre différente suivant le type de ventilateur. Ces résultats sont tempérés par la grande hétérogénéité chronologique et méthodologique des essais intégrés dans les méta-analyses et ne font pas recommander une utilisation systématique. Notons enfin que, si l'effet à court terme peut ne pas être significatif, les effets respiratoires à long terme devraient être pris en compte au-delà du critère DBP. C'est ce qui a été montré récemment par le suivi à 11-14 ans des enfants inclus dans l'essai anglais publié en 2002 [14] : alors qu'il n'avait été pas observé d'effet bénéfique de la haute fréquence sur la DBP, il existe en revanche une amélioration de la fonction respiratoire à long terme dans ce groupe.

Les modes de ventilation non invasive, pression positive continue (PPC ou CPAP) nasale et ventilation en pression positive par voie nasale (NIPPV) n'ont pas clairement démontré d'effet préventif sur la DBP. Une méta-analyse récente sur les essais récents utilisant la CPAP montre un effet bénéfique mais marginal sur l'index combiné DBP ou décès [33]. Il est probable que ces modes non invasifs sont préférables à la prolongation d'une ventilation par voie endotrachéale.

L'hypercapnie permissive, largement proposée chez l'adulte, est susceptible de diminuer le baro-/volotraumatisme qui vient aggraver les lésions pulmonaires. Peu d'essais randomisés ont été réalisés ne démontrant pas d'effet sur l'incidence de la DBP. Le plus récent ne montre pas de bénéfice respiratoire [37] et des inquiétudes existent sur les effets neurologiques de cette pratique.

Au total, même si les essais randomisés ne sont pas toujours concluants, il est probable qu'un ensemble de pratiques protectrices du poumon a un effet préventif sur la DBP, expliquant la diminution de l'incidence chez les enfants nés après 28 SA et la moindre gravité des DBP actuelles.

Prises en charge autres que respiratoires

Fermeture du canal artériel

Si l'association canal artériel persistant et DBP est bien établie, il n'a en revanche pas été prouvé que la fermeture du canal artériel, qu'elle soit médicamenteuse ou chirurgicale, avait un effet préventif sur la DBP [7].

Restriction hydrique et diurétique

Des apports hydriques importants ont été associés à une fonction pulmonaire altérée ou une DBP. L'intérêt de leur limitation pour prévenir la DBP a été montré dans une étude rétrospective mais, bien qu'il y ait une tendance, la méta-analyse de la Cochrane ne montre pas d'efficacité pour la prévention de la DBP. Une restriction prudente et adaptée aux pertes de l'enfant est souhaitable et, à l'inverse, les expansions volémiques précoces et souvent injustifiées doivent être évitées.

Les diurétiques en phase précoce non pas montré d'efficacité sur la prévention de la DBP et sont potentiellement dangereux.

Une fois la DBP « établie », il existe fréquemment une rétention hydrosodée qui peut justifier une limitation des apports hydriques, mais qui ne doit jamais faire diminuer les apports calorico-protéiques. Au cours de leur évolution, surtout lorsque les apports caloriques empêchent une limitation suffisante des apports hydriques, un traitement diurétique peut être manié avec précautions car susceptible d'induire des désordres hydro-électrolytiques. Les méta-analyses de la Cochrane donnent des résultats différenciés suivant le diurétique utilisé et l'effet recherché. Les essais inclus dans ces analyses sont de petits essais avec une grande hétérogénéité, amenant les auteurs à considérer qu'il n'y a pas de preuves suffisantes pour recommander ces thérapeutiques ou, en tout cas, à les utiliser avec grande prudence.

Interventions nutritionnelles

Aucune intervention n'a jusqu'à présent fait la preuve de son efficacité pour prévenir la DBP, mais un apport calorico-protéique suffisant est indispensable pour assurer une croissance pulmonaire adéquate. En post-hospitalisation, les besoins estimés d'un enfant dysplasique sont supérieurs de 15 à 25 % à ceux d'un enfant sans DBP pouvant atteindre 140 à 150 kcal/kg/j. Le statut nutritionnel à 2 ans est un facteur prédictif de devenir respiratoire ultérieur.

Agents pharmacologiques

Corticothérapie post-natale

La réaction inflammatoire du poumon étant probablement l'un des facteurs importants d'évolution vers la DBP, il était logique d'utiliser les anti-inflammatoires majeurs que sont les corticoïdes. La dexaméthasone post-natale réduit les besoins de ventilation mécanique à 28 jours de vie et à 36 SA et réduit l'incidence de la DBP, mais augmente le risque de rétinopathie ou d'infirmité motrice cérébrale. Son utilisation est donc déconseillée, sauf cas particuliers d'une extrême gravité, tant par les recommandations nationales qu'internationales, en l'absence de données nouvelles [18]. Si le type de corticoïde utilisé dans tous les essais, la dexaméthasone, est peut-être responsable par lui-même de tels effets, il n'y avait pas jusqu'à très récemment d'essai randomisé disponible évaluant les autres corticoïdes. L'essai PREMILOC, qui utilise l'hémisuccinate d'hydrocortisone [6], vient d'être publié : il montre une diminution significative de la survie sans DBP, et les premiers résultats présentés ne font pas état d'une augmentation des risques neurologiques à long terme.

Un choix alternatif pourrait être l'utilisation de corticoïdes inhalés, mais ils n'ont pas clairement démontré leur efficacité en prévention de la DBP et les effets à long terme n'ont jusqu'à présent pas été évalués. L'essai NEUROSIS (administration préventive de budésonide) publié récemment [5] montre une diminution significative du taux de DBP mais avec une mortalité à 36 SA légèrement augmentée, bien que non significativement. Les résultats à 2 ans d'âge corrigé sont attendus. Une approche différente a été proposée récemment : l'administration concomitante de surfactant et de budésonide a montré dans un essai randomisé une diminution significative du risque de décès ou DBP [45].

En revanche, une fois la DBP établie, aucune donnée de la littérature ne justifie la mise sous corticoïdes inhalés au long cours.

Monoxyde d'azote (NO) inhalé

Ce traitement repose sur une base physiopathologique, et notamment sur les anomalies du développement microvasculaire pulmonaire au cours de l'alvéolisation pathologique (voir plus haut) et l'implication du NO dans ces phénomènes. Les essais cliniques randomisés n'appuient actuellement pas l'intérêt du NO inhalé dans la prévention de la DBP qui n'est donc pas recommandé dans ce but [4], mais peut être justifié par une poussée démontrée d'HTAP.

Caféine

Elle est utilisée pour la prévention des apnées et associée à une réduction significative des durées de ventilation trachéale et non invasive, d'oxygénothérapie et du taux de DBP à 36 SA. Elle a en outre un effet bénéfique sur le devenir neurodéveloppemental à long terme.

Vitamine A

Administrée en IM, elle a montré un bénéfice modeste sur la survenue d'une DBP mais est difficilement réalisable du fait de la voie d'administration et peu utilisée en pratique courante. Un essai de supplémentation orale en vitamine A dans une population d'extrêmes prématurés est en cours (NeoVitaA Trial).

Azithromycine

Les données tendent à prouver qu'elle pourrait avoir un effet bénéfique pour réduire le risque de DBP, mais certains essais inclus dans les méta-analyses présentent des problèmes méthodologiques. Il manque par ailleurs des données pharmacologiques et il persiste une inquiétude sur l'émergence de germes résistants. Actuellement, ce traitement ne peut être recommandé en prévention de la DBP et des études cliniques supplémentaires sont nécessaires ou en cours.

À part, l'utilisation de l'azythromycine ou d'autres macrolides pour le traitement de la colonisation à *Ureaplasma urealyticum*. S'ils peuvent être efficaces pour traiter la colonisation, il n'est pas actuellement établi que ce traitement prévienne la DBP.

Autres traitements

Plusieurs essais avec les anti-oxydants ont été réalisés sans efficacité prouvée. La N-acétylcystéine est sans efficacité ni à court, ni à long terme, de même que la vitamine E, la vitamine C, l'allopurinol ou la superoxyde dismutase, cette dernière ayant néanmoins diminué la morbidité à long terme.

L'inositol est un phospholipide qui est impliqué dans la synthèse et la sécrétion du surfactant. Il n'a pas à ce jour démontré d'effet préventif sur la DBP, même si des effets sur d'autres morbidités ont été montrés. Un essai randomisé est en cours.

De nombreuses protéases, et en particulier l'élastase, sont potentiellement impliquées dans la physiopathologie de la DBP. Des essais ont été réalisés avec l'α_1-antitrypsine, sans résultat probant à ce jour.

Thérapeutiques inhalées

Pas plus que les corticoïdes, l'utilisation systématique de bronchodilatateurs ne peut être recommandée. Les bronchodilatateurs peuvent être essayés de manière limitée pour améliorer transitoirement la fonction respiratoire, mais les preuves sont très limitées [9].

Traitements en cours d'évaluation préclinique ou clinique

Bien que des données expérimentales aient pu faire proposer l'utilisation de facteurs de croissance comme le VEGF en prévention de la DBP, ces thérapeutiques ne semblent pas être une perspective à court terme.

En revanche, l'utilisation de cellules souches mésenchymateuses pourrait être proposée rapidement chez le prématuré humain. Ces cellules résident dans tous les tissus, mais ont des caractéristiques fonctionnelles spécifiques suivant le tissu dans lequel elles résident et interviennent dans la réparation tissulaire. Des données expérimentales, montrent que l'administration préventive intratrachéale de ces cellules permet de limiter les troubles de l'alvéolisation induits par l'hyperoxie. L'utilisation curative a des effets plus discutés. Les effets sont observables tant sur le plan de l'alvéolisation et de la vascularisation que sur la réduction de l'inflammation. L'application en clinique humaine va nécessiter de préciser les conditions d'utilisation (moment optimal de l'administration, voie d'administration, doses, sources des cellules, conditions de culture). Une première étude de phase I (faisabilité et sécurité) chez l'extrême prématuré a été menée en administrant les cellules par voie endotrachéale chez neuf patients à haut risque de DBP. Les résultats montrent une diminution des paramètres inflammatoires chez les enfants traités et une moindre sévérité de la DBP, sans effet secondaire notable [8].

Recommandations pour la sortie et le suivi pédiatrique

De nombreuses études évaluant le devenir respiratoire à moyen et long termes des enfants nés prématurés sont désormais disponibles. Trois principales conclusions peuvent en être tirées :
– la grande prématurité, avec ou sans DBP, s'accompagne d'une augmentation significative de la morbidité respiratoire et d'une altération définitive des fonctions respiratoires ;

– la DBP est un facteur aggravant pour le pronostic à moyen et long termes ;
– les conséquences respiratoires à moyen et long termes ne semblent pas modifiées chez les enfants ayant bénéficié de soins néonatals optimaux.

Prise en charge du nourrisson avec DBP après le retour au domicile

Après une naissance prématurée, un suivi pédiatrique s'impose et certaines mesures générales sont de rigueur, que le nourrisson ait présenté ou non une DBP modérée à sévère. Le calendrier des vaccinations doit être respecté. La croissance staturo-pondérale ainsi que l'alimentation doivent être surveillées et un éventuel reflux gastro-œsophagien doit être dépisté et traité. En cas de DBP modérée ou sévère, certaines mesures plus spécifiques sont recommandées : la vaccination antigrippale du nourrisson à partir de 6 mois d'âge réel et de son entourage, l'immunoprophylaxie par le palivizumab (Synagis®) selon les recommandations de la commission de transparence, l'éviction de la collectivité, le plus souvent déterminée en fonction de l'âge de l'enfant et de la saison, et l'éviction du tabagisme environnemental. Si le nourrisson est rentré au domicile avec une oxygénothérapie, le sevrage sera réalisé progressivement à l'aide de contrôles d'oxymétrie nocturne réguliers, selon les recommandations du groupe de recherche sur les avancées en pneumologie pédiatrique, et de mesures ponctuelles de la saturation à l'éveil. Le dépistage des manifestations respiratoires sifflantes devra être attentif mais, comme mentionné plus haut, il n'y a pas d'indication à une corticothérapie inhalée systématique chez ces enfants.

Symptômes respiratoires à moyen et long termes

Les exacerbations respiratoires sifflantes sont significativement plus fréquentes chez les enfants nés prématurés, au moins jusqu'à l'adolescence, et sont responsables d'un taux de réhospitalisation important au cours des deux premières années de vie. Ainsi dans une population de nourrissons nés avant 32 semaines d'aménorrhée (SA) et évalués entre 18 et 22 mois, le taux de réhospitalisation pour cause respiratoire était de 23,9 % parmi les nourrissons sans DBP, et de 33,5 et 39,4 % chez les nourrissons avec DBP modérée et sévère respectivement [10]. Le taux de réhospitalisation au cours de la première année de vie était de 47,3 %, dont 55 % de cause respiratoire pour les enfants nés avant 29 SA dans la cohorte EPIPAGE [23]. Le risque d'hospitalisation était majoré en cas de DBP (57 % d'hospitalisation). Chez l'enfant plus grand, toutes histoires néonatales confondues, les données de la cohorte EPIPAGE retrouvent une prévalence de l'asthme à 5 ans 2,4 fois plus élevée chez les enfants nés avant 28 SA (20,9 versus 8,8 %) et 2 fois plus élevée chez ceux nés entre 28 et 32 SA (19,2 versus 8,8 %) par rapport à des enfants contrôles nés à terme [32]. L'étude de la cohorte britannique EPICure retrouve des résultats équivalents à 11 ans dans l'ensemble de la population d'enfants nés prématurés, avec un risque respectivement 2,3 et 1,5 fois plus élevé d'être asthmatique parmi les anciens prématurés avec et sans DBP [11]. Plusieurs données épidémiologiques témoignent du lien étroit entre âge gestationnel et risque de *wheezing* ultérieur. De façon indirecte, le registre suédois d'assurance maladie a montré, à partir de plus de 765 000 données, un lien très significatif entre l'âge gestationnel et le risque d'« asthme » entre 2 et 11 ans [20], avec un risque significatif même pour une prématurité très modérée. Très récemment, dans une large méta-analyse regroupant plusieurs cohortes prospectives d'enfants européens (147 000 enfants analysés), il apparaît clairement que le risque de *wheezing* dans les années préscolaires et le risque d'asthme persistant entre 5 et 10 ans est étroitement corrélé à l'âge gestationnel [35]. Certaines études ont également mis en évidence une moins bonne tolérance à l'effort chez les enfants nés prématurés. Ainsi Welsh a-t-il comparé les réponses d'enfants de 11 ans de la cohorte EPICure à celles de camarades de classe nés à terme à des questionnaires sur l'activité physique [44]. Les enfants nés prématurés percevaient significativement plus de difficulté à faire des efforts et à respirer au cours d'un effort que leurs camarades de classe nés à terme.

Ces symptômes d'asthme et à l'effort semblent se poursuivre à l'âge adulte. Les données disponibles sont moindres et à interpréter avec précaution car elles concernent majoritairement des individus nés avant l'ère du surfactant exogène. Ainsi une étude néerlandaise, comparant 509 adultes nés avant 32 SA en 1983 à 1 310 individus contrôles nés la même année à terme, retrouve-t-elle une prévalence d'asthme 2,3 plus élevée chez les anciens prématurés sans DBP par rapport aux contrôles, et également une proportion plus importante de dyspnée d'effort [41].

Altérations fonctionnelles respiratoires

Les enfants et jeunes adultes nés grands prématurés, ont des altérations persistantes de leurs fonctions respiratoires, d'autant plus importantes qu'il existe une DBP. Un enfant avec DBP a une réduction moyenne de 20 % de son VEMS à l'âge scolaire [22]. En l'absence de DBP, la réduction moyenne est de 7 %. Les études fonctionnelles menées à différents âges de la vie permettent de mettre en évidence une persistance des altérations observées sans rattrapage avec la croissance. Ainsi un travail réalisé sur un petit groupe de nourrissons (26 nés entre 30 et 30 SA comparés à 24 nés à terme) a-t-il montré une diminution persistante des débits expiratoires chez les nourrissons nés prématurés à 1 an et 2 ans, avec une évolution linéaire dans les deux groupes entre les deux évaluations, sans amorce de rattrapage dans le groupe des anciens prématurés [13]. Une étude similaire a été réalisée dans deux cohortes parallèles entre 10 et 18 ans pour l'une et entre 18 et 25 ans pour l'autre [40]. Des résultats comparables étaient retrouvés avec la persistance d'un VEMS plus bas chez les anciens prématurés avec ou sans DBP par rapport aux contrôles nés à terme, sans rattrapage du groupe prématuré vers les valeurs du groupe contrôle entre les deux évaluations.

Une minorité de ces anciens prématurés présente une amélioration significative de son VEMS après inhalation d'un bronchodilatateur, justifiant un traitement anti-asthmatique au long cours. Cette évaluation fonctionnelle est donc indispensable, car l'asthme apparaît en lui-même comme un facteur d'aggravation des fonctions respiratoires [11].

Les mécanismes en cause dans ces altérations fonctionnelles persistantes sont incomplètement élucidés. Plusieurs études ont suggéré un calibre réduit des voies aériennes chez les anciens prématurés, reflété par le caractère le plus souvent non réversible de l'obstruction bronchique. Une étude plus récente réalisée chez la souris est en faveur de la co-existence de phénomènes dynamiques. En effet, l'exposition de souriceaux de la naissance à J7 à 65 % de FiO_2, mimant l'agression hyperoxique possiblement subie en réanimation néonatale, provoque une hyperplasie du muscle lisse bronchique et une diminution du nombre de points d'attachement bronchiolo-alvéolaires, favorisant ainsi la fermeture des bronchioles à l'expiration [29]. Deux autres études ont également apporté des arguments en faveur de la persistance de phénomènes actifs dans les voies aériennes des anciens prématurés. L'une d'entre elles a mis en évidence la présence de taux élevés de 8-isoprostane exhalé, marqueur du stress oxydatif, chez des adolescents nés prématurément, indépendamment du statut DBP à la naissance, en comparaison à des contrôles nés à terme [12]. La seconde étude a retrouvé une association entre des télomères plus courts, reflétant une sénescence cellulaire accélérée, et des débits distaux plus faibles chez les adolescents de la cohorte EPIPAGE nés avant 28 SA, indépendamment des événements périnatals [17].

Plusieurs études retrouvent des valeurs de DL_{CO} significativement plus basses chez les anciens prématurés [26, 44], reflétant une hypo-alvéolisation persistante, qui persiste à l'âge adulte, y compris en l'absence de DBP. La diminution des valeurs de la DL_{CO} s'accompagne d'une réduction de la consommation maximale d'oxygène à l'effort (VO_2max), avec une corrélation significative entre altération de la DL_{CO} et réduction de la VO_2max [44].

Séquelles radiologiques

La DBP s'accompagne d'images séquellaires définitives en tomodensitométrie thoracique, toujours présentes à l'âge adulte [2]. Les lésions associent un aspect en mosaïque, avec des zones hyperclaires et dévascularisées, des bandes de fibrose et des triangles sous-pleuraux, témoignant de phénomènes de rétraction. La prévalence de ces lésions en l'absence de DBP est moins bien connue. Les lésions observées ne sont toutefois pas corrélées à l'intensité des symptômes [38].

> **Points clefs**
> - La DBP est la principale séquelle respiratoire de la prématurité.
> - C'est une pathologie multifactorielle, résultant d'interactions entre des facteurs génétiques et environnementaux survenant au sein de poumons immatures.
> - Il n'y a actuellement pas ou peu de traitements préventifs ou curatifs.
> - La DBP est associée à une morbidité respiratoire importante à moyen et long termes.
> - la TDM n'a d'intérêt qu'en cas de doute avec un diagnostic différentiel. La mise en évidence des lésions spécifiques permet alors de contribuer au diagnostic.
> - L'existence de symptômes respiratoires d'allure asthmatique impose une évaluation clinique et fonctionnelle. L'intérêt d'une corticothérapie inhalée est certain si une réversibilité significative du syndrome obstructif est mesurée. Il est beaucoup plus aléatoire en cas de syndrome obstructif non réversible.
> - La limitation à l'exercice maximal entraîne une autodévalorisation de l'enfant. La tolérance à l'effort peut être améliorée par un réentraînement à l'exercice.
> - La constitution d'un syndrome obstructif fixé pose la question de la susceptibilité aux pathologies respiratoires chroniques de l'adulte comme la BPCO [31].

BIBLIOGRAPHIE

1. ANCEL PY, GOFFINET F, GRP EW. Survival and morbidity of preterm children born at 22 through 34 weeks' gestation in France in 2011 Results of the EPIPAGE-2 cohort study. JAMA Pediatr, 2015, *169* : 230-238.
2. AUKLAND SM, ROSENDAHL K, OWENS CM et al. Neonatal bronchopulmonary dysplasia predicts abnormal pulmonary HRCT scans in long-term survivors of extreme preterm birth. Thorax, 2009, *64* : 405-410.
3. BOOST-II AUSTRALIA UNITED KINGDOM COLLABORATIVE GROUPS. Outcomes of two trials of oxygen-saturation targets in preterm infants. N Engl J Med, 2016, *374* : 749-760.
4. BARRINGTON KJ, FINER N. Inhaled nitric oxide for respiratory failure in preterm infants. Cochrane Database Syst Rev, 2010 : CD000509.
5. BASSLER D, PLAVKA R, SHINWELL ES et al. Early inhaled budesonide for the prevention of bronchopulmonary dysplasia. N Engl J Med, 2015, *373* : 1497-1506.
6. BAUD O, MAURY L, LEBAIL F et al. Effect of early low-dose hydrocortisone on survival without bronchopulmonary dysplasia in extremely preterm infants (PREMILOC) : a double-blind, placebo-controlled, multicentre, randomised trial. Lancet, 2016, *387* : 1827-1836.
7. BENITZ WE, COMMITTEE ON FETUS AND NEWBORN, AMERICAN ACADEMY OF PEDIATRICS. Patent ductus arteriosus in preterm infants. Pediatrics, 2016, *137* : 1-6.
8. CHANG YS, AHN SY, YOO HS et al. Mesenchymal stem cells for bronchopulmonary dysplasia : phase 1 dose-escalation clinical trial. J Pediatr, 2014, *164* : 966-972e6.
9. CLOUSE BJ, JADCHERLA SR, SLAUGHTER JL. Systematic review of inhaled bronchodilator and corticosteroid therapies in infants with bronchopulmonary dysplasia : implications and future directions. PLoS One, 2016, *11* : e0148188.
10. EHRENKRANZ RA, WALSH MC, VOHR BR et al. Validation of the National Institutes of Health consensus definition of bronchopulmonary dysplasia. Pediatrics, 2005, *116* : 1353-1360.
11. FAWKE J, LUM S, KIRKBY J, HENNESSY E et al. Lung function and respiratory symptoms at 11 years in children born extremely preterm : the EPICure study. Am J Respir Crit Care Med, 2010, *182* : 237-245.

12. FILIPPONE M, BONETTO G, CORRADI M et al. Evidence of unexpected oxidative stress in airways of adolescents born very pre-term. Eur Respir J, 2012, *40* : 1253-1259.
13. FRIEDRICH L, PITREZ PM, STEIN RT et al. Growth rate of lung function in healthy preterm infants. Am J Respir Crit Care Med, 2007, *176* : 1269-1273.
14. GREENOUGH A, PEACOCK J, ZIVANOVIC S et al. United Kingdom oscillation study : long-term outcomes of a randomised trial of two modes of neonatal ventilation. Health Technol Assess, 2014, *18* : 1-95.
15. HADCHOUEL A, DURRMEYER X, BOUZIGON E et al. Identification of *SPOCK2* as a susceptibility gene for bronchopulmonary dysplasia. Am J Respir Crit Care Med, 2011, *184* : 1164-1170.
16. HADCHOUEL A, FRANCO-MONTOYA ML, DELACOURT C. Altered lung development in bronchopulmonary dysplasia. Birth Defects Res A Clin Mol Teratol, 2014, *100* : 158-167.
17. HADCHOUEL A, MARCHAND-MARTIN L, FRANCO-MONTOYA ML et al. Salivary telomere length and lung function in adolescents born very preterm : a prospective multicenter study. PLoS One, 2015, *10* : e0136123.
18. JARREAU PH, FAYON M, BAUD O et al. Utilisation de la corticothérapie post-natale chez le nouveau-né prématuré dans la prévention et le traitement de la dysplasie bronchopulmonaire : état des lieux et conduite à tenir. Arch Pédiatr, 2010, *17* : 1480-1487.
19. JOBE AH, BANCALARI E. Bronchopulmonary dysplasia. Am J Respir Crit Care Med, 2001, *163* : 1723-1729.
20. KALLEN B, FINNSTROM O, NYGREN KG, OTTERBLAD OLAUSSON P. Association between preterm birth and intrauterine growth retardation and child asthma. Eur Respir J, 2012, *41* : 671-676.
21. KESZLER M, SANT'ANNA G. Mechanical ventilation and bronchopulmonary dysplasia. Clin Perinatol, 2015, *42* : 781-796.
22. KOTECHA SJ, EDWARDS MO, WATKINS WJ et al. Effect of preterm birth on later FEV1 : a systematic review and meta-analysis. Thorax, 2013, *68* : 760-766.
23. LAMARCHE-VADEL A, BLONDEL B, TRUFFER P et al. Re-hospitalization in infants younger than 29 weeks' gestation in the EPIPAGE cohort. Acta Paediatr, 2004, *93* : 1340-1345.
24. LAVOIE PM, DUBE MP. Genetics of bronchopulmonary dysplasia in the age of genomics. Curr Opin Pediatr, 2010, *22* : 134-138.
25. LI J, YU KH, OEHLERT J et al. Exome sequencing of neonatal blood spots and the identification of genes implicated in bronchopulmonary dysplasia. Am J Respir Crit Care Med, 2015, *192* : 589-596.
26. LOVERING AT, LAURIE SS, ELLIOTT JE et al. Normal pulmonary gas exchange efficiency and absence of exercise-induced arterial hypoxemia in adults with bronchopulmonary dysplasia. J Appl Physiol, 2013, *115* : 1050-1056.
27. MORE K, SAKHUJA P, SHAH PS. Minimally invasive surfactant administration in preterm infants : a meta-narrative review. JAMA Pediatr, 2014, *168* : 901-908.
28. MORIETTE G, PARIS-LLADO J, WALTI H et al. Prospective randomized multicenter comparison of high-frequency oscillatory ventilation and conventional ventilation in preterm infants of less than 30 weeks with respiratory distress syndrome. Pediatrics, 2001, *107* : 363-372.
29. O'REILLY M, HARDING R, SOZO F. Altered small airways in aged mice following neonatal exposure to hyperoxic gas. Neonatology, 2014, *105* : 39-45.
30. POINDEXTER BB, FENG R, SCHMIDT B et al. Comparisons and limitations of current definitions of bronchopulmonary dysplasia for the prematurity and respiratory outcomes program. Ann Am Thorac Soc, 2015, *12* : 1822-1830.
31. POSTMA DS, BUSH A, VAN DEN BERGE M. Risk factors and early origins of chronic obstructive pulmonary disease. Lancet, 2015, *385* : 899-909.
32. RENARD ME, TRUFFERT P. Pronostic respiratoire clinique à 5 ans du grand prématuré. Cohorte EPIPAGE. Arch Pédiatr, 2008, *15* : 592-594.
33. SCHMOLZER GM, KUMAR M, PICHLER G et al. Non-invasive versus invasive respiratory support in preterm infants at birth : systematic review and meta-analysis. Br med J, 2013, *347* : f5980.
34. SHAW GM, O'BRODOVICH HM. Progress in understanding the genetics of bronchopulmonary dysplasia. Semin Perinatol, 2013, *37* : 85-93.
35. SONNENSCHEIN-VAN DER VOORT AM, ARENDS LR, DE JONGSTE JC et al. Preterm birth, infant weight gain, and childhood asthma risk : a meta-analysis of 147,000 European children. J Allergy Clin Immunol, 2014, *133* : 1317-1329.
36. SWEET DG, CARNIELLI V, GREISEN G et al. European consensus guidelines on the management of respiratory distress syndrome : 2016 update. Neonatology, 2016, *111* : 107-125.
37. THOME UH, GENZEL-BOROVICZENY O, BOHNHORST B et al. Permissive hypercapnia in extremely low birthweight infants (PHELBI) : a randomised controlled multicentre trial. Lancet Respir Med, 2015, *3* : 534-543.
38. TONSON LA TOUR A, SPADOLA L, SAYEGH Y et al. Chest CT in bronchopulmonary dysplasia : clinical and radiological correlations. Pediatr Pulmonol, 2013, *48* : 693-698.
39. VAN MEURS KP, WRIGHT LL, EHRENKRANZ RA et al. Inhaled nitric oxide for premature infants with severe respiratory failure. N Engl J Med, 2005, *353* : 13-22.
40. VOLLSAETER M, ROKSUND OD, EIDE GE et al. Lung function after preterm birth : development from mid-childhood to adulthood. Thorax, 2013, *68* : 767-776.
41. VRIJLANDT EJ, GERRITSEN J, BOEZEN HM et al. Lung function and exercise capacity in young adults born prematurely. Am J Respir Crit Care Med, 2006, *173* : 890-896.
42. WALSH MC, YAO Q, GETTNER P et al. Impact of a physiologic definition on bronchopulmonary dysplasia rates. Pediatrics, 2004, *114* : 1305-1311.
43. WANG H, ST JULIEN KR, STEVENSON DK et al. A genome-wide association study (GWAS) for bronchopulmonary dysplasia. Pediatrics, 2013, *132* : 290-297.
44. WELSH L, KIRKBY J, LUM S et al. The EPICure study : maximal exercise and physical activity in school children born extremely preterm. Thorax, 2010, *65* : 165-172.
45. YEH TF, CHEN CM, WU SY et al. Intratracheal administration of budesonide/surfactant to prevent bronchopulmonary dysplasia. Am J Respir Crit Care Med, 2016, *193* : 86-95.
46. ZEITLIN J, EL AYOUBI M, JARREAU PH et al. Impact of fetal growth restriction on mortality and morbidity in a very preterm birth cohort. J Pediatr, 2010, *157* : 733-739e1.

Mucoviscidose

MANIFESTATIONS RESPIRATOIRES DE LA MUCOVISCIDOSE

Isabelle Sermet-Gaudelus, Frédérique Chedeverne, Céline Bailly-Botuha et Muriel Le Bourgeois

La mucoviscidose est la plus fréquente des maladies autosomiques récessives graves dans les populations nord-européennes. En France, on estime le nombre de malades à 8 000 sujets ; elle touche un enfant sur 4 500 et un sujet sur 25 est hétérozygote, c'est-à-dire porteur sain. Les manifestations pulmonaires sont la cause majeure de la morbidité et de la mortalité. Cependant, ces deux dernières décennies, la survie s'est considérablement améliorée, passant d'une médiane de moins de 5 ans il y a 20 ans à plus de 50 ans actuellement [1]. Ceci est dû à des progrès thérapeutiques majeurs, concernant tant la prise en charge symptomatique que le traitement de l'origine même de la maladie du fait d'une meilleure compréhension de la physiopathologie.

Physiopathologie

Les poumons des nouveau-nés atteints de mucoviscidose sont normaux à la naissance. Mais les autopsies des nourrissons décèlent une bronchopathie obstructive surinfectée précocement constituée. Celle-ci résulte de la combinaison de plusieurs anomalies physiopathologiques [8].

Anomalie d'hydratation du liquide de surface épithélial respiratoire et défaut de clairance mucociliaire

La mucoviscidose est due à un dysfonctionnement ou à l'absence de la protéine CFTR, *ATP-binding cassette protein* impliquée dans les échanges transcellulaires. La protéine CFTR est formée de deux parties symétriques. Chacune comprend six domaines transmembranaires et un domaine de liaison à l'ATP ou *nucleotide-binding fold* (NBF). Ces deux structures sont liées entre elles par un domaine cytoplasmique appelé R ou régulateur, riche en sites de phosphorylation pour la protéine kinase A (PKA) ATP-dépendante. La maturation de CFTR a lieu dans le réticulum endoplasmique et dans l'appareil de Golgi. Dans les voies aériennes, CFTR est principalement exprimée au pôle apical des cellules ciliées nasales, des cellules caliciformes et des cellules de Clara.

CFTR détermine l'homéostasie hydrique du film de surface bronchique, facteur essentiel de la clairance mucociliaire. En effet, CFTR régule le transfert transépithélial du chlorure (Cl^-) et du sodium (Na^+). CFTR est un canal Cl^- de faible conductance régulé par la voie de l'AMPc. Dans les cellules bronchiques, le gradient électrochimique favorise le passage de l'intérieur vers la lumière. CFTR régule par ailleurs négativement l'activité d'un canal Na^+ appelé ENaC, responsable de l'absorption d'ions Na^+ au pôle apical de la cellule épithéliale, et pourrait également activer d'autres voies du transport apicales de Cl^-. Ainsi, un défaut de CFTR a pour conséquence un défaut de transport d'ions Cl^-, une augmentation de la réabsorption de Na^+ et, de ce fait, une déplétion hydrique du liquide de surface bronchique, ce qui augmente la viscosité des sécrétions. Cela est majoré par une production excessive de mucines, notamment Muc5AC et Muc5B, dont l'expansion anormale induit leur accumulation dans les canaux collecteurs des glandes trachéobronchiques. Il en résulte une clairance mucociliaire déficiente avec obstruction des voies aériennes distales par des sécrétions peu mobiles et anormalement visqueuses où les germes restent englués.

Dans les cellules du canal sudoripare, la sécrétion se fait de la lumière vers la cellule. Cela se solde par le maintien d'une sécrétion sudorale riche en chlorure de sodium et en eau, décelée par le test de la sueur. Un dosage de chlorure supérieur ou égal à 60 mEq/l constitue l'examen clef pour le diagnostic de mucoviscidose. Entre 30 et 60 mEq/l de chlorure, le diagnostic est douteux. Dans ce cas, le test de la sueur doit être répété et la discussion diagnostique doit s'appuyer sur un faisceau d'arguments, à la fois cliniques, génétiques, mais aussi fonctionnels épithéliaux pour d'autres tissus, comme la mesure de la différence de potentiel transépithélial de la muqueuse nasale ou intestinale.

Anomalie de bactéricidie locale et colonisation chronique

Les récents modèles animaux de porc ou de furet montrent une infection des sécrétions muqueuses dès les premières heures de vie. Cela suggère un défaut de la réponse anti-infectieuse locale dont les mécanismes sont encore mal élucidés mais procèdent d'une relation hôte-bactérie très pathologique [2]. D'une part, CFTR en influant sur la composition ionique, le pH et l'osmolarité du liquide de surface bronchique ainsi que la composition du mucus pourrait moduler l'activité des peptides antibactériens, première ligne de défense de l'immunité innée. D'autre part, la mutation de CFTR augmenterait l'expression de glycolipides asialylés comme l'asialo-GM$_1$, qui constituent des récepteurs spécifiques pour *Pseudomonas æruginosa* et *Staphylococcus aureus*, favorisant leur fixation à l'épithélium. Enfin, les neutrophiles et les macrophages, bien qu'en excès, présentent un défaut de phagocytose et sont incapables d'éliminer les germes emprisonnés dans les sécrétions aériennes stagnantes et faiblement bactéricides.

Certains germes comme *P. æruginosa* s'adaptent parfaitement à ces conditions, ce qui permet la persistance des germes et le passage à l'infection chronique. Au fil du temps, la bactérie involue vers un phénotype mucoïde caractérisé par une diminution de sa virulence et une involution planchtonique. L'osmolarité élevée des sécrétions bronchiques et la présence de glycoprotéines anormales dans le mucus favoriseraient la génération en grande quantité d'exopolysaccharides, notamment de l'alginate, et la production d'un biofilm pouvant atteindre jusqu'à 3 fois le poids de la bactérie. Ce phénomène contribue à la viscosité des sécrétions bronchiques, et surtout réalise un véritable « bouclier physicochimique » à la réponse immunitaire et aux antibiotiques. Enfin, l'activation des gènes du *quorum sensing* coordonne la formation de microcolonies bactériennes éparses nichées dans les sécrétions bronchiques qui constituent de véritables sanctuaires bactériens.

Exacerbation de la réponse inflammatoire et immunopathologie pulmonaire

Un des aspects toujours non résolus de la pathogénie de la mucoviscidose est l'emballement excessif et irrémédiable de la réponse inflammatoire au sein de cellules épithéliales respiratoires [2, 8]. Des travaux sur le nourrisson et sur la souris immunodéficiente invalidée pour *cftr* et greffée avec du tissu humain provenant de malades suggèrent que des anomalies intrinsèques de la protéine CFTR pourraient intervenir dans l'initiation de l'inflammation NF-κB-dépendante.

Cela est corroboré par une augmentation des cytokines pro-inflammatoires (IL-1β, IL-6, IL-8, TNF-α), et des dérivés LTB-4 et LTE-4, contrastant avec une nette diminution de la sécrétion de cytokines anti-inflammatoires, notamment d'IL-10, ainsi que des médiateurs de la résolution de l'inflammation comme la lipoxine A$_4$, indépendamment de la présence apparente de bactéries. Ce déséquilibre pro-inflammatoire est majoré par la réponse aux agents pathogènes et d'autres facteurs endogènes comme les protéases qui, par le biais des récepteurs Toll-*Like*, activent la voie NF-κB MyD88-dépendante et la réponse interféron de type I, *mitogen-activated protein kinase* (MAPK)-dépendante. À cela s'ajoute un déséquilibre de la balance d'oxydoréduction, attribuée au moins en partie à un dysfonctionnement mitochondrial, et la réduction de sécrétion de glutathion.

Cette activation permanente et auto-entretenue aboutit à une suractivation du polynucléaire neutrophile IL-8-dépendante qui produit un excès d'espèces oxygénées activées (ROS pour *reactive oxygen species*), de diverses protéases comme l'élastase et certaines cathepsines. Cela dégrade les peptides antimicrobiens et les anti-protéases (α$_1$-antitrypsine, *secretory leukocyte proteinase inhibitor* [SLPI] et *elafin-elastase-specific inhibitor/skin-derived antileukoprotease*), inhibe la phagocytose et favorise l'augmentation de la synthèse de mucus et son hyperviscosité. Il en découle une inflammation muqueuse chronique avec constitution d'un épithélium dysplasique où les récepteurs bactériens sont à découvert, permettant ainsi l'adhésion bactérienne, l'installation d'une infection chronique et finalement la destruction du parenchyme. D'autres facteurs cellulaires tels l'augmentation des lymphocytes T *helper* 17 présents très précocement dans la sous-muqueuse pourraient être impliqués dans la chimio-attraction des polynucléaires neutrophiles.

Tous ces éléments favorisent l'apparition d'une infection précoce devenant rapidement chronique, associée à une réaction inflammatoire exacerbée. Même s'il n'est pas encore tranché si cette inflammation est directement consécutive à la colonisation bactérienne du mucus ou véritablement inhérente au défaut de CFTR, à terme, l'inflammation et l'infection chronique entretiennent un processus immunopathologique excessif et permanent qui induit des lésions du tissu pulmonaire et la constitution d'une bronchopneumopathie chronique obstructive surinfectée.

Manifestations respiratoires

Les manifestations respiratoires initiales ne sont pas spécifiques : toux prolongée, sèche et quinteuse, ou plus souvent productive ; bronchites récidivantes, traînantes, volontiers sifflantes chez le nourrisson ; encombrement bronchique et expectoration mucopurulente persistant entre deux épisodes aigus [1].

La bronchopathie évolue ensuite sur un mode chronique émaillé de poussées d'exacerbation, au cours desquelles les signes respiratoires s'aggravent : l'expectoration devient abondante et purulente, la toux plus fréquente, la dyspnée plus marquée. Les autres signes associés que sont la fatigue, l'anorexie et la perte de masse maigre, plus rarement la fièvre ou le défaut d'homéostasie glucidique, participent à l'altération de la qualité de vie. On considère que ces périodes d'exacerbation contribuent à la destruction pulmonaire du fait de l'intensité de la réaction inflammatoire comme en témoigne l'augmentation de la CRP, des polynucléaires neutrophiles, de certaines cytokines circulantes ainsi que d'autres biomarqueurs de l'inflammation comme la calprotectine. Ces exacerbations respiratoires sont particulièrement importantes à reconnaître et à traiter précocement car elles sont associées, chez 25 % des patients, à une baisse du VEMS persistant au décours de l'épisode aigu, risque majoré en cas de dénutrition, de colonisation bronchique à *P. æruginosa*, *Burkholderia cepacia* ou staphylocoque doré résistant à la méthicilline et d'aspergillose bronchopulmonaire allergique (ABPA). De fait, dans la population adulte, le déclin annuel du VEMS est 2 fois plus important chez les patients ayant présenté une exacerbation respiratoire que chez ceux qui n'en ont pas eu (2,4 versus 1,2 %) et si les exacerbations surviennent à moins de 6 mois d'intervalle. Entre ces épisodes aigus, le sujet présente une toux chronique avec bronchorrhée. L'auscultation est variable selon l'atteinte pulmonaire, elle peut être normale ou retrouver des sibilants ou des râles bronchiques. Ces signes se majorent au fil de l'évolution et s'associent alors avec une dyspnée et à une oxygéno-dépendance d'abord à l'effort puis au repos. Une dégradation de l'état nutritionnel, la survenue de céphalées matinales, la diminution de la qualité du sommeil et la baisse des performances intellectuelles sont des marqueurs précoces de l'insuffisance respiratoire, mais restent rares dans la population pédiatrique. À l'examen clinique du patient, on peut retrouver un hippocratisme digital témoignant de la bronchopathie chronique obstructive.

Les complications surviennent le plus souvent à l'adolescence ou à l'âge adulte et peuvent engager le pronostic vital. Les hémoptysies sont souvent associées aux surinfections bronchiques. Le pneumothorax est dû à la rupture de bulles sous-pleurales ou à une augmentation de pression intrapleurale en rapport avec l'obstruction des voies aériennes. Son incidence augmente chez les patients ayant un VEMS inférieur à 40 %, et infectés à *P. æruginosa*. Il est associé à un pronostic péjoratif, avec une médiane de survie de l'ordre de 20 mois après sa survenue. L'hypoxie induit la vasoconstriction et le remodelage vasculaire pulmonaire à l'origine de l'hypertension artérielle pulmonaire. Si cette dernière aggrave le pronostic, elle est exceptionnellement associée à une insuffisance cardiaque droite.

Les anomalies radiologiques ne sont pas spécifiques mais leurs associations et la topographie touchant préférentiellement les lobes supérieurs sont très caractéristiques [9]. Le scanner permet de préciser l'étendue des lésions bronchiolaires et d'un piégeage gazeux très fréquent. Elles associent fréquemment également un épaississement des parois bronchiques, des impactions mucoïdes dues au comblement de la lumière bronchiolaire, des micronodules centrolobulaires, parfois en arbre en bourgeons. À un stade évolué, les dilatations des bronches, la distension pulmonaire, des atélectasies complètent le tableau (Figure 43-1). Le scanner pulmonaire, plus sensible s'il est réalisé en coupes fines et en technique volumétrique, peut révéler des anomalies alors que les débits bronchiques sont normaux.

Sur le plan fonctionnel, un syndrome obstructif initialement distal, puis global s'installe progressivement. Il s'associe ensuite à un syndrome restrictif et à une distension. L'étude de la clairance pulmonaire permet parfois de déceler des anomalies chez les enfants ayant une spirométrie normale. Une désaturation en oxygène doit être recherchée systématiquement par une épreuve d'effort et un enregistrement nocturne. Au stade terminal, la réduction de la ventilation alvéolaire induit l'insuffisance respiratoire hypercapnique. Un VEMS inférieur à 30 % a été considéré comme un critère de

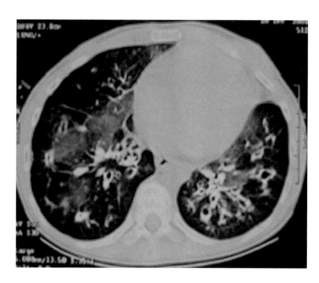

Figure 43-1 Scanner pulmonaire montrant une atteinte évoluée de mucoviscidose associant distension, piégeage gazeux, syndrome bronchique, impactions mucoïdes et bronchiectasies.

gravité justifiant une inscription sur liste de transplantation pulmonaire, mais le taux de décroissance annuel du VEMS est un meilleur paramètre pour identifier les patients à risque élevé de mortalité.

Infection bronchopulmonaire

Épidémiologie de l'infection bronchopulmonaire chronique

La surinfection bronchopulmonaire chronique est constante au cours de la mucoviscidose [5] (Tableau 43-I). De nouvelles méthodes d'identification moléculaire mettent en évidence une extrême diversité bactérienne, incluant des germes anaérobies

Tableau 43-I Manifestations respiratoires de la mucoviscidose [10].

Manifestation respiratoire	Prévalence en France (%)	
	Enfants	Adultes
Infection bronchique		
– *Hæmophilus influenzæ*	35,7	14,1
– *Staphylococcus aureus* méthicilline S	69,4	52,0
– *Staphylococcus aureus* méthicilline R	7,2	10,1
– *Pseudomonas æruginosa*	27,5	62,8
– *Pseudomonas æruginosa* chronique	8,5	40,3
– *Stenotrophomonas maltophilia*	11,8	11,5
– *Achromobacter xylosoxidans*	5,1	7,6
– *Burkholderia cepacia*	1,1	3,2
– Mycobactérie atypique	1,3	4,2
– *Aspergillus fumigatus*	16,8	35,7
Aspergillose bronchopulmonaire allergique	9,9	
Hémoptysie	4,4	
Pneumothorax	0,8	

d'origine environnementale et de la cavité buccale. Ces communautés bactériennes limitent progressivement leur diversité au fur et à mesure de l'évolution.

Les bactéries prédominantes au stade initial sont principalement *Staphylococcus aureus* et *Hæmophilus influenzæ*. L'infection à *H. influenzæ* est précoce mais son effet délétère semble moindre que celui des autres germes. Il s'agit le plus souvent de souches non encapsulées (donc insensibles à la vaccination) dont 20 % seulement sont productrices de β-lactamases. La plupart des souches de *S. aureus* produisent une pénicillinase mais plus de 90 % restent sensibles à la méthicilline. Les patients infectés par les souches méthicilline-résistantes ont une dégradation respiratoire plus rapide, une consommation d'antibiotiques plus grande ainsi qu'une mortalité plus importante.

P. æruginosa est présent chez 27 % des enfants atteints de mucoviscidose, mais seulement 8 % présentent une infection chronique [6]. Les infections antérieures, virales ou bactériennes, favorisent la colonisation par *P. æruginosa* car les membranes basales dénudées à la suite des processus lésionnels locaux présentent des sites d'adhérence. L'infection à *P. æruginosa* est en grande partie responsable de la dégradation pulmonaire. Ce germe contient une batterie d'enzymes et d'exotoxines cytotoxiques dont l'implication dans la genèse des lésions du tissu pulmonaire semble limitée à la période initiale de la colonisation. Les lésions inflammatoires seraient ensuite liées à la présence de complexes immuns in situ et à l'activation de l'inflammation qui en résulte. L'histoire naturelle de la colonisation débute par l'implantation de souches au niveau des voies aériennes supérieures, suivie d'une colonisation trachéobronchique intermittente. En dépit d'une réponse immunitaire suffisante pour prévenir toute invasion systémique, *P. æruginosa* réalise ensuite une infection chronique. Cela est expliqué par une relation hôte-bactérie particulière ainsi que par la faculté à développer des résistances aux antibiotiques. En effet, le germe présente un phénotype hypermutateur et, de plus, au stade chronique, les bactéries, en « dormance » au sein du biofilm, expriment peu de cibles antibiotiques. Le passage à la chronicité et l'apparition du phénotype mucoïde, parfois des années après le début de la colonisation, sont associés au déclin respiratoire plus rapide.

Certains pathogènes inhabituels jouent un rôle infectieux croissant depuis quelques années du fait de l'allongement de la durée de vie et de la pression antibiotique, du changement d'environnement et des améliorations des techniques d'isolement et d'identification. Il s'agit en particulier de *Burkholderia cepacia*, *Stenotrophomonas maltophilia* et *Alcaligenes xylosoxidans*.

Les espèces de *Burkholderia* isolées le plus fréquemment sont *B. multivorans* et *B. cenocepacia*. On distingue actuellement dix genomovars de *B. cepacia* (ce terme désigne des souches phénotypiquement similaires mais génotypiquement hétérogènes). La colonisation à *B. cepacia* est associée à une dégradation clinique et fonctionnelle lente. Les souches de genomovar III ou *B. cenocepacia* sont souvent épidémiques et parfois associées, après de nombreuses années de colonisation asymptomatique, à une infection pulmonaire avec bactériémie et décès rapide. La pathogénicité de *S. maltophilia*, présent dans l'environnement hospitalier, est mal définie. Si les études cas-contrôles n'ont pas démontré un impact en termes de fonction respiratoire et de mortalité, son acquisition pourrait cependant être péjorative chez les patients les plus sévères. L'isolement d'*Achromobacter xylosoxidans* chez des patients âgés et plus sévères rend difficile son interprétation en termes de pathogénicité.

Les mycobactéries atypiques (principalement *Mycobacterium avium* et *Mycobacterium abscessus* subdivisé en *M. bolletti*, *M. massiliense* et *M. abscessus*) sont isolées chez 1,3 % des patients pédiatriques déclarés au Registre français en 2013. Les infections à *M. abcessus* augmentent le déclin de VEMS mais leur pouvoir pathogène – simple colonisation ou véritable infection – est difficile à évaluer.

Les infections virales impliquent principalement les rhinovirus, VRS, para-influenzæ de types 1 à 4, métaneumovirus, influenza A et B, adénovirus et coronavirus. Elles altèrent la clairance mucociliaire et l'homéostasie du liquide de surface bronchique, affectent l'intégrité de l'épithélium, augmentent la réponse inflammatoire et dispersent le biofilm en libérant des bactéries planchtoniques, ce qui favorise les exacerbations respiratoires. Le VRS prédomine chez le nourrisson et serait associé dans les 2 ans suivant l'infection à une augmentation des symptômes respiratoires et à une altération de l'imagerie. L'infection grippale serait associée à une détérioration respiratoire et favoriserait l'isolement de *P. æruginosa*.

Une colonisation fongique est également plus fréquente, sans qu'il soit possible d'en préciser la signification pronostique. La colonisation par *Aspergillus fumigatius* est retrouvée chez 17 % des patients, favorisée par les antibiotiques oraux et inhalés. Parmi les espèces de *Scedosporium*, *S. apiospermum* est une cause d'infection disséminée post-transplantation.

La fréquence de l'aspergillose bronchopulmonaire allergique varie entre 2 et 10 % selon les séries [4]. Cette pathologie réalise une manifestation immuno-allergique en réponse à *A. fumigatus* et aggrave le pronostic global de la maladie. Dans sa forme typique, elle associe :

– des manifestations de type asthmatique, une détérioration respiratoire clinique et fonctionnelle inexpliquée ;
– des IgE totales sériques supérieures à 1 000 IU/ml en l'absence de corticothérapie ;
– une réaction cutanée immédiate à *A. fumigatus* (en l'absence de traitement antihistaminiques) ou la détection d'anticorps sériques spécifiques de type IgE pour *A. fumigatus* ;
– la présence de précipitines ou d'anticorps spécifiques à *A. fumigatus* de type IgG ;
– une modification récente de l'imagerie pulmonaire (infiltrat, impactions mucoïdes) malgré un traitement symptomatique bien conduit.

Parfois le scénario est plus insidieux à type de dégradation de l'état respiratoire malgré une antibiothérapie adaptée, les IgE totales sont supérieures à 200 UI/ml, ce qui justifie un nouveau dosage dans les 3 mois si elles sont inférieures à 500 UI/ml. Aucun critère n'est déterminant mais leur association et surtout la réponse aux corticoïdes constituent un fort argument de présomption.

Diagnostic de l'infection bronchopulmonaire

Le recueil des sécrétions bronchiques peut être fait par expectoration spontanée ou induite, frottis oropharyngé et lavage broncho-alvéolaire. Chez les patients non expectorants, l'expectoration induite est recommandée plus que le frottis oropharyngé, insuffisamment sensible [7].

L'examen cytobactériologique des crachats (ECBC) permet la détection et la surveillance de l'infection bronchopulmonaire. L'ECBC doit être recueilli au cours d'une expectoration profonde. À l'examen direct, un nombre plus important de polynucléaires que de cellules épithéliales élimine une contamination salivaire. Si les identifications bactériologiques classiques en galerie biochimique sont encore utilisées, les identifications moléculaires sont maintenant préconisées, notamment les techniques de *matrix-assisted laser desorption ionization time-of-flight mass spectrometry* (MALDI-TOF MS). Des techniques de type PCR permettent également une détection rapide, sans nécessité de culture, parfois en multiplex.

Le choix des antibiotiques se fonde sur les phénotypes de résistance des germes retrouvés en culture et sur la gravité de l'infection. Mais les conditions de l'antibiogramme in vitro ne reflètent qu'imparfaitement les conditions réelles in vivo. Cela peut se traduire par une absence d'effet de l'antibiotique chez le malade malgré une sensibilité in vitro. Il est de plus très difficile d'avoir une idée précise de la représentativité de la flore des crachats par rapport à celle développée au contact de l'épithélium bronchique car l'infection est vraisemblablement hétérogène selon les territoires, dont certains peuvent être quasiment exclus. Enfin, des germes non recherchés de façon systématique (virus, mycobactéries atypiques, mycoplasme, *Chlamydiæ*...) peuvent être méconnus.

L'ECBC doit être réalisé au mieux tous les 3 mois, y compris chez les patients asymptomatiques, et de toute façon au moment des exacerbations aiguës avant toute antibiothérapie. Les indications des prélèvements endoscopiques sont rares, en dehors des atélectasies, des pneumopathies ou d'une dégradation fonctionnelle respiratoire malgré une antibiothérapie adaptée.

Atteintes extrarespiratoires

Les principales manifestations extrarespiratoires de la mucoviscidose sont présentées dans le tableau 43-II [1]. Des formes mono- ou paucisymptomatiques peuvent parfois être associées à des mutations avec fonction résiduelle. Le maintien d'un bon état nutritionnel est un facteur primordial de l'évolution de la maladie. Les déficits nutritionnels résultent de l'association de pertes énergétiques dues à la malabsorption des graisses et de dépenses énergétiques accrues. À l'instar de la bronchopathie chronique de l'adulte, l'évolutivité de la maladie pulmonaire accroît les dépenses caloriques du fait de l'augmentation du travail respiratoire et de la protéolyse importante induite par le syndrome

Tableau 43-II Manifestations extrarespiratoires de la mucoviscidose [10].

Organe	Manifestations cliniques	Prévalence
Pancréas	Insuffisance pancréatique externe	82 %
	Diabète	17 à 20 % (35 % chez l'adulte)
	Pancréatite aiguë ou chronique	1,1 à 1,7 %
Tube digestif	Syndrome d'obstruction intestinale distale	3,5 à 5,1 %
	Reflux gastro-œsophagien	16 à 31 %
	Prolapsus rectal	0,6 %
	Iléus méconial	10 %
Foie	Cirrhose hépatique biliaire focale	2,5 à 4,2 %
	Hépatopathie reliée à CFTR	5 à 6,4 %
	Stéatose	30 à 50 %
	Lithiase biliaire	0,5 à 2,7 %
ORL	Polypose nasale, pansinusite	13,2 %
	Surdité	1,7 à 3,3 %
Os	Ostéopénie, ostéoporose	4,5 à 16 % (30 % chez l'adulte)
	Arthropathie	1,7 à 1,9 %
Cancer		0,6 %
Dépression		2,7 à 12,3 %
Organes génitaux	Atrésie des canaux déférents	100 %

inflammatoire qui accompagne l'infection bronchopulmonaire chronique. La capacité du patient à compenser ces pertes énergétiques dépend de son appétit et doit parfois être compensée par une alimentation entérale.

Un diabète est présent chez 20 % des adolescents et s'explique par une insuffisance en insuline secondaire à la fibrose pancréatique du fait de la réduction de volume des îlots de Langerhans et d'anomalies fonctionnelles de sécrétion d'insuline. Le diabète et l'intolérance au glucose ont un impact négatif sur l'état nutritionnel et la fonction respiratoire.

Le reflux gastro-œsophagien est présent chez 40 % des nourrissons. Il peut contribuer à l'inflammation et à l'hyperréactivité bronchique. Chez l'enfant plus grand, il est d'autant plus fréquent que la bronchopneumopathie est évoluée. Il est lié à la distension pulmonaire et aux modifications du gradient de pression abdominothoracique induites par la toux ou la kinésithérapie.

La sinusite maxillaire est constante. Une polypose nasale récidivante, parfois très invalidante, est retrouvée chez plus de 10 % des enfants de plus de 5 ans. L'importance de cette polypose doit être précisée par rhinoscopie et examen tomodensitométrique.

Prise en charge et traitement

Principes

La prise en charge est coordonnée dans un centre de ressources et de compétences pour la mucoviscidose (CRCM). Le suivi ambulatoire est fondé sur la collaboration étroite avec l'équipe libérale. Les patients sont suivis au CRCM en moyenne tous les 3 mois, et plus dans les situations à risque (à l'annonce du diagnostic, en situation d'aggravation).

Les cures antibiotiques intraveineuses se font autant que possible à domicile. Cela exige la formation de l'équipe libérale et le travail en réseau du CRCM et des praticiens de ville. L'éducation thérapeutique est fondamentale dans l'accompagnement du patient/des parents à tous les âges de la maladie avec l'objectif de rendre le patient davantage responsable de sa prise en charge et de faciliter l'observance des traitements.

Drainage bronchique

La kinésithérapie respiratoire doit être mise en place même lorsque le sujet est paucisymptomatique [1]. Elle permet de lever l'encombrement des voies aériennes. La technique de référence est l'accélération du flux expiratoire. Sa fréquence varie selon le niveau de gravité de l'atteinte respiratoire. Une activité sportive est par ailleurs indispensable. Le réentraînement à l'effort est prescrit en cas de déconditionnement car la réduction de la capacité d'exercice est associée à un déclin plus rapide de la fonction respiratoire et à une moins bonne survie.

Le drainage bronchique peut être facilité par la dornase α (rh-DNAse, Pulmozyme®), agent permettant de diminuer la quantité d'ADN bactérien, ce qui restaure la visco-élasticité du mucus. Des études pédiatriques chez les enfants de 5 à 10 ans versus placebo montrent une amélioration du VEMS après 6 mois de traitement, effet qui semble persister à plus long terme et pourrait être également relié à un effet anti-inflammatoire. Les principaux effets secondaires sont une raucité de la voix et parfois des hémoptysies. Il peut être proposé de réaliser un test thérapeutique pendant les trois premiers mois de traitement : plus des deux tiers des patients qui présentent une amélioration de plus de 10 % de leur VEMS à 3 mois garderont ce bénéfice à 9 mois, alors que 85 % des patients avec aggravation à 3 mois ne seront pas améliorés.

Des agents osmotiques améliorent également la clairance mucociliaire en favorisant l'hydratation du mucus (sérum salé hypertonique 3 ou 7 % ; mannitol, sucre naturel en poudre sèche). Le sérum salé hypertonique (SSH) démontre une activité dose-réponse de 3 à 12 %, mais nécessite une dose test préalable du fait de possible bronchoconstriction. Son administration 3 fois par jour est associée avec une amélioration à court terme de la fonction pulmonaire. Cependant, à long terme (3 mois), une étude pédiatrique comparant SSH 7 % versus DNAse tous les jours ou 1 jour sur 2 en *cross over* n'a pas montré d'efficacité pour le SSH. Malgré le peu d'études en pédiatrie, la revue Cochrane recommande son utilisation chez les enfants en âge scolaire, en raison du bénéfice à long terme observé chez les adultes en termes de surinfections respiratoires. Chez les enfants entre 4 mois et 5 ans, l'étude ISIS (SSH 7 % versus SS 0,9 % tous les jours pendant 48 semaines) n'a pas montré de bénéfice en termes fonctionnels ou d'exacerbation respiratoire. Compte tenu de ce niveau de preuves, on pourrait donc proposer de tester l'efficacité du SSH 7 % au long cours 3 fois par jour en cas d'exacerbations nombreuses chez les enfants de plus de 6 ans. Son indication principale en pédiatrie, fondée sur l'effet osmotique immédiat, reste l'aide à la kinésithérapie (dans les minutes avant la séance) et la réalisation de l'expectoration induite.

Les bronchodilatateurs sont indiqués chez les patients ayant une hyperactivité bronchique ou avant des traitements inhalés pour diminuer le risque de bronchospasme.

Traitement anti-inflammatoire

La *corticothérapie inhalée* est limitée à la présence d'un asthme ou d'une hyperréactivité bronchique et à un traitement test en cas de dégradation [1]. L'effet pourrait être limité par la difficulté de pénétration dans les sécrétions bronchiques épaisses. Certaines études sont toutefois en faveur d'un bénéfice sur le VEMS et la diffusion du monoxyde de carbone, surtout chez les jeunes patients de 6 à 12 ans et ceux qui ont une hyperréactivité bronchique. Les effets secondaires des corticoïdes inhalés, notamment sur la croissance et la minéralisation osseuse, et leur risque de favoriser la surinfection à *P. æruginosa* soulevé dans plusieurs travaux, doivent être documentés dans des études ultérieures.

Il n'y a pas d'indication à une *corticothérapie par voie générale* en dehors du traitement de l'aspergillose bronchopulmonaire allergique, ou sur une courte durée dans des formes très sévères. De manière générale, un tel traitement suscite une grande prudence car il faut préserver une réponse inflammatoire pour lutter contre les surinfections.

Les *macrolides*, dont l'efficacité a été initialement décrite dans le cadre de la panbronchiolite, peuvent être associés à une amélioration fonctionnelle respiratoire, à une réduction des exacerbations, y compris chez les patients non infectés à *P. æruginosa*. Leur efficacité est variable à l'échelon individuel et justifie un arrêt au bout de 6 mois en cas d'inefficacité. Le mécanisme d'action, encore mal élucidé, résulte vraisemblablement de l'association de plusieurs facteurs : action propre sur les facteurs de virulence de *P. æruginosa*, inhibition de la synthèse du biofilm bactérien, diminution des sécrétions muqueuses des cellules bronchiques, effet immunomodulateur.

Traitement anti-infectieux

Vaccins

Tous les vaccins courants sont recommandés, notamment les vaccins dirigés contre les maladies respiratoires, le BCG, le ROR. Le vaccin contre l'hépatite B et le vaccin antigrippal sont systématiques. Les vaccins antipneumococcique et antivaricelle sont indiqués pour les patients sur liste de transplantation et sinon conseillés.

L'immunoprophylaxie passive contre le VRS avec palivizumab n'a pas fait la preuve de son efficacité en termes d'évolution et d'infection [6].

Principes de l'antibiothérapie dans la mucoviscidose [5]

Outre la viscosité des sécrétions bronchiques et l'enkystement des bactéries par le *slime*, l'action des antibiotiques est aussi limitée par la présence dans le mucus de facteurs d'inhibition propres (notamment cations divalents, pH acide pour les aminosides), le ralentissement de la multiplication des germes dans ce milieu faiblement oxygéné (inhibition de l'action des β-lactamines) et l'importante charge bactérienne responsable d'un effet inoculum (augmentation des concentrations minimales inhibitrices [CMI] liée à l'augmentation de l'inoculum). Seules des concentrations supérieures à au moins 10 fois la CMI permettent de surmonter cet antagonisme. Les fortes doses sont aussi justifiées par certaines modifications pharmacocinétiques liées à la maladie, notamment l'augmentation du volume de distribution et de la clairance totale pour de nombreux antibiotiques. Cela entraîne le changement de modalités de prescription pour de nombreux antibiotiques (Tableau 43-III).

La nécessité d'obtenir des concentrations d'antibiotiques in situ supérieures à 10 fois la CMI a conduit à de nouvelles modalités thérapeutiques. Les aminosides dont l'activité est concentration-dépendante sont administrés en dose unique journalière (DUJ). Les β-lactamines dont l'activité est temps-dépendante justifient que le temps passé au-dessus de la CMI soit supérieur à 50 % et le rapport concentration résiduelle/CMI au moins à 4. La courte demi-vie des β-lactamines chez le sujet atteint de mucoviscidose (de l'ordre de 2 heures) favorise un régime d'administration continu après dose de charge.

La voie inhalée permet l'obtention sélective et rapide de concentrations élevées au niveau du site cible (10 à 80 fois supérieures à celles obtenues par voie veineuse) alors que la toxicité systémique est faible du fait de la faible résorption. Toutefois, à l'inverse de la voie intraveineuse ou orale, la posologie effectivement délivrée peut être extrêmement variable d'un malade à l'autre, pour une même quantité de médicament utilisée. De plus, le dépôt périphérique pulmonaire est limité et hétérogène du fait de l'obstruction des petites bronches. Pour limiter ces obstacles, les appareils de nébulisation doivent répondre à des critères de granulométrie stricts (diamètre de la particule nébulisée compris entre 1 et 3 µm) pour atteindre le poumon profond. Les dispositifs d'administration de nébulisations d'antibiotiques comme l'eFlow (nébuliseur avec membrane vibrante) permettent une meilleure déposition pulmonaire sur un temps très bref.

Trois antibiotiques sont couramment utilisés par voie inhalée : la tobramycine (TOBI® ; Tobipodhaler© poudre sèche), la colimycine (forme inhalée et Colo-breathe® poudre sèche) et lysine d'aztréonam (Cayston®). Les formulations en poudre sèche ont démontré leur non-infériorité par rapport aux formes nébulisées avec toutefois plus d'effets secondaires. D'autres antibiotiques inhalés sont en développement comme la lévofloxacine, la ciprofloxacine, la vancomycine et l'amikacine (formulation liposomiale).

Traitement de l'infection à *Hæmophilus influenzæ* et *S. aureus* [5, 7]

Pour *H. influenzæ*, une monothérapie orale de 15 jours par amoxicilline-acide clavulanique ou une céphalosporine suffit en général pour diminuer l'inoculum, voire à éradiquer le germe.

Pour *S. aureus*, l'antibioprophylaxie primaire de la colonisation ne se justifie pas à l'heure actuelle chez les nouveau-nés dépistés, car elle n'apporte pas de bénéfice clinique et favoriserait une colonisation plus précoce à *P. æruginosa* ainsi que l'apparition des souches muqueuses. Les souches de *S. aureus* restent habituellement sensibles à de nombreux antibiotiques : certaines céphalosporines, amoxicilline ± acide clavulanique, co-trimoxazole, acide fucidique, synergistines. L'oxacilline est à proscrire du fait d'une mauvaise biodisponibilité orale. Dans le cas d'une souche résistante à la méthicilline, la stratégie vise à l'éradication et se fonde sur une bithérapie orale le plus souvent fucidine-rifampicine, mais peut comporter d'autres antibiotiques comme la vancomycine dont une forme inhalée est disponible, la vibramycine, la teicoplanine, le co-trimoxazole et l'acide linézolique. Ce régime est associé à la mupirocine nasale et une douche à la chlorhexidine.

Traitement de l'infection à *Pseudomonas æruginosa* [5, 7]

Le traitement prophylactique n'est pas préconisé et les essais vaccinaux décevants.

Un traitement antibiotique précoce et agressif est recommandé dès le premier isolement de *P. æruginosa*, même si l'enfant est asymptomatique. Pendant cette période de colonisation intermittente, les souches sont non mucoïdes et sensibles aux antibiotiques. Une antibiothérapie bien conduite peut alors permettre l'éradication du germe et retarder le passage à l'infection chronique. Elle est fondée sur les nébulisations d'antibiotiques (tobramycine, colimycine) parfois en association à la ciprofloxacine. Le protocole danois préconise un traitement par ciprofloxacine orale et nébulisations de colistine pendant 3 semaines si le germe a été isolé 2 fois au plus ou pendant 3 mois si le germe a été isolé plus de 2 fois. Faute d'études bien menées avec la colistine, la plupart des équipes préfèrent cependant utiliser la tobramycine inhalée TOBI® pendant 1 mois, qui a fait sa preuve dans le cadre d'études randomisées.

L'indication de l'association à la ciprofloxacine, la durée du traitement, tant pour la quinolone (15 jours à 1 mois) que l'antibiothérapie inhalée (1 à 3 mois, de façon continue ou séquentielle) n'est pas tranchée faute d'études bien conduites. En cas d'échec, on peut proposer une cure intraveineuse. Une étude actuellement en cours au Royaume-Uni vise à comparer l'association colistine et ciprofloxacine à l'antibiothérapie intraveineuse.

Tableau 43-III Posologie et modalités d'administration des principaux antibiotiques utilisés dans la mucoviscidose.

	Médicament DCI	Dose totale journalière (dose max/24 h)	Modalités d'administration
β-Lactamines			
– pénicillines A	Amoxicilline	100 mg/kg	Très bonne biodisponibilité Utiliser la voie orale 4 × IVL (30 min-1 h)
	Amoxicilline-acide clavulanique	100 mg/kg	Très bonne biodisponibilité Utiliser la voie orale 4 × IVL (30 min-1 h)
– pénicillines M	Cloxacilline	200 mg/kg (12 g)	3 à 4 × (30-60 min) Très mauvaise biodisponibilité Utiliser la voie IV
	Oxacilline	200 mg/kg (12 g)	3 à 4 × (30-60 min) Très mauvaise biodisponibilité Utiliser la voie IV
– carboxy-pénicillines	Ticarcilline	400-500 mg/kg (15 g)	3-4 × IVL (30 min)
	Ticarcilline-acide clavulanique	400 mg/kg ticarcilline (acide clavulanique < 20) (15 g + 1,5 g acide clavulanique)	3-4 × IVL (30 min)
– uréido-pénicillines	Pipéraciline	300 mg/kg (12 g)	3 × IVL (30 min)
	Pipéracilline-tazobactam	300 mg/kg pipéracilline (12 g)	4 × IVL (30 min) Continu : 100-150 mg/kg/12 h, dose de charge : 60 mg/kg
– monobactames	Aztréonam	300 mg/kg (12 g)	3-4 × IVL (30 min)
– carbapénèmes	Imipénem	80-100 mg/kg (4 g)	3 × IVL (60 min) + anti-émétique
	Méropénem	120 mg/kg (6 g)	3 × IVL (30 min)
Céphalosporines	Céfotaxime	200 mg/kg (6 g)	3 × IVL (30 min)
	Latamoxef	300 mg/kg	3 × IVL (30 min)
	Ceftazidime	250-300 mg/kg (12 g) Continu : 200 mg/kg (12 g) J1 dose de charge : 60 mg/kg (2 g), puis 140 mg/kg (8 g)	3-4 × IVL (30 min) Continu
Aminosides	Amikacine	30-35 mg/kg (1 500 mg)	1 × IVL (30 min) Pic : 60 mg/l Pic résiduel < 1 mg/l
	Tobramycine	10-15 mg/kg (500 mg)	1 × IVL (30 min) Pic : 25-40 mg/l Pic résiduel < 1 mg/l
	Gentamicine	10-15 mg/kg (500 mg)	1 × IVL (30 min) Pic : 25-40 mg/l Pic résiduel < 1 mg/l
Fluoroquinolones	Ciprofloxacine	30 à 40 mg/kg (1 500 mg)	Très bonne biodisponibilité Utiliser la voie orale 3 × IVL 1 h

(suite)

Tableau 43-III *(Suite)*

	Médicament DCI	Dose totale journalière (dose max/24 h)	Modalités d'administration
Autres	Fosfomycine	200 mg/kg	3 × IVL (1 g/h)
	Vancomycine	50 mg/kg	4 × (60 min) ou continu Pic résiduel : 15 mg/l Pic : 40 mg/l Si continu : 30 mg/l
	Téicoplanine	10-12 mg/kg/j (sauf J0 : 10 mg/kg × 2)	1 × IVL (30 min) Pic résiduel : antistaphylocoque : 15-20 mg/l ; antistreptocoque et entérocoque : 6-15 mg/l
	Linézolide	30 mg/kg si < 12 ans 20 mg/kg/j si > 12 ans	3 × si < 12 ans 2 × si > 12 ans
	Colistine	100 000 U/kg	2 × (antibiotique concentration-dépendant)

La présence de *P. æruginosa* pendant 6 mois sur trois ECBC successifs à au moins 1 mois d'intervalle et/ou la présence d'au moins deux arcs de précipitines antipyocyaniques définissent la colonisation chronique. Le traitement antibiotique vise alors simplement un retour à l'état de base lors des exacerbations respiratoires afin de freiner le processus de destruction et permettre au patient de retrouver une vie normale. Les cures antibiotiques sont également parfois proposées sans attendre l'apparition de signes cliniques patents. Au long cours, la pose d'un matériel de perfusion de type chambre implantable est alors souvent nécessaire. L'hospitalisation à domicile peut relayer l'hospitalisation traditionnelle afin de ne pas couper le malade de son milieu familial, scolaire ou professionnel.

Le traitement fait appel à une intensification de la kinésithérapie respiratoire et à une antibiothérapie, le plus souvent intraveineuse, adaptée à l'antibiogramme. Les antibiotiques actifs sur *P. æruginosa* appartiennent principalement à la classe des β-lactamines (carboxy-pénicillines, uréido-pénicillines, monobactames, carbapénèmes, céphalosporines de troisième génération), des aminosides (tobramycine et amikacine) et des fluoroquinolones (ciprofloxacine). Le mécanisme de résistance le plus fréquent est dû à l'hyperproduction constitutive de céphalosporinase chromosomique par « dérépression », entraînant de ce fait la résistance à toutes les céphalosporines. Des mécanismes de résistance non enzymatiques sont liés soit à une diminution de perméabilité de la membrane bactérienne par modification des porines, soit à une excrétion excessive des antibiotiques. Cette faible activité bactéricide des β-lactamines sur *P. æruginosa* explique que la bithérapie β-lactamine-aminoside reste le traitement de référence des poussées de surinfection bronchique. L'adjonction d'un aminoside potentialise l'efficacité thérapeutique, diminue le risque d'émergence de mutants résistants et permet l'obtention d'un effet post-antibiotique.

Le choix des β-lactamines se fait suivant une échelle croissante d'apparition de résistance dans le temps. Les pénèmes doivent être réservées aux souches multirésistantes car la résistance à ces antibiotiques, due à une mutation des porines de la membrane externe de la bactérie, n'est pas croisée avec les autres β-lactamines. La colistine est peu utilisée par voie parentérale du fait de sa neuro- et néphrotoxicité. La plupart des souches restent cependant sensibles à cet antibiotique qui peut éventuellement être proposé en dernière intention par voie parentérale devant un germe multirésistant.

L'efficacité de la cure est jugée sur la clinique. Il peut ne pas y avoir de concordance clinique et bactériologique. De plus, en cas de germe multirésistant, le traitement antibiotique peut rester efficace, probablement du fait de traitement sur d'autres germes du microbiote.

La durée du traitement intraveineux reste empirique, en général 14 jours, avec éventuellement une réduction de la durée de l'aminoside. Chez les malades les plus sévères, un traitement plus prolongé peut être proposé. En cas de prescription d'aminosides, les taux sanguins (résiduel juste avant la deuxième injection et pic 30 minutes après la première) doivent être surveillés en début de cure.

Entre les cures intraveineuses, l'antibiothérapie inhalée quotidienne permet une diminution des exacerbations et un ralentissement de la dégradation respiratoire. Cela a bien été démontré pour la tobramycine où la règle d'administration 1 mois sur 2 démasque un bénéfice sur la fonction respiratoire, la qualité de vie, la réduction d'exacerbations et de l'inoculum pendant le mois traité.

L'antibiothérapie au long cours induit des effets secondaires. Outre l'augmentation de la colonisation fongique, des effets plus spécifiques sont observés, à type de néphrotoxicité et d'ototoxicité pour les aminosides et d'allergies aux β-lactamines. Une hypersensibilité aux aminosides doit être dépistée lors de la première cure en faisant une audiométrie en haute fréquence au début et à la fin de la cure.

Infections à *B. cepacia, S. maltophilia* et *A. xylosoxidans* [5]

Tous ces germes sont naturellement résistants aux antibiotiques. *B. cepacia* reste sensible à la tazocilline, à la ceftazidime, au méropénem, à la ciprofloxacine, à la minocycline, au co-trimoxazole et au chloramphénicol.

Pour *S. maltophilia*, le co-trimoxazole, la pipéracilline/tazobactam, la colistine, les quinolones comme la lévofloxacine sont les antibiotiques les plus fréquemment actifs.

A. xylosoxidans reste en général sensible à la minocycline, à l'imipénem, au méropénem, à la pipéracilline, à la tazocilline. De fortes concentrations de colistine (100 et 200 µg/ml) inhibent également 92 % des souches. Les associations chloramphénicol-minocycline et ciprofloxacine-imipénem ou méropénem inhibent 40 et 32 % des souches respectivement.

Mycobactéries atypiques [3]

Le traitement visant à l'éradication est indiqué lorsqu'on a fait la preuve que la mycobactérie est à l'origine de la dégradation respiratoire. Il est fondé sur l'antibiogramme et doit être prolongé au moins 1 an après la négativation de l'ECBC. Pour *M. abscessus*, les recommandations internationales préconisent une phase initiale comportant un macrolide oral (azithromycine de préférence) et une antibiothérapie parentérale pendant 3 à 12 semaines associant amikacine intraveineuse et un des antibiotiques suivants : imipénem, céfoxitine ou tigécycline. Le traitement de maintenance combine un macrolide oral (azithromycine de préférence), l'amikacine inhalée, et deux à trois des antibiotiques oraux suivants : minocycline, clofazimine, moxifloxacine ou linézolide, en fonction de l'antibiogramme. Pour *M. avium*, le traitement se fonde sur l'association macrolide (de préférence l'azithromycine), éthambutol et rifampicine.

Aspergillose bronchopulmonaire allergique [4]

Le traitement repose sur les corticostéroïdes qui diminuent la réponse inflammatoire. On préconise en général 0,5 à 1 mlg/kg/j 2 semaines à 1 mois, puis passage 1 jour sur 2 et dégression sur un à plusieurs mois, en fonction des IgE totales. Le traitement antifongique permet de diminuer la charge fongique et une épargne cortisonique. Le traitement doit être surveillé par des dosages des molécules antifongiques du fait de leur faible absorption. La biodisponibilité orale du voriconazole est meilleure que celle de l'itraconazole (à administrer sous forme liquide car mieux absorbé), mais il ne doit pas être administré plus de 6 mois du fait du risque de cancer cutané. En cas de rechute ou de corticodépendance, des bolus de corticoïdes ou des anticorps monoclonaux comme l'omalizumab peuvent être utilisés.

Traitement des complications respiratoires

La progression de la maladie respiratoire peut être compliquée d'hémoptysie de moyenne ou grande abondance, qui justifie parfois d'une embolisation, ou d'un pneumothorax, qu'il faut savoir respecter s'il est bien toléré car, en cas de drainage, la réexpansion est souvent prolongée du fait de la perte de l'élasticité pulmonaire. En l'absence de retour du poumon à la paroi, une pleurodèse ou une pleurectomie sont parfois indiquées.

L'insuffisance respiratoire chronique justifie d'une oxygénothérapie nocturne et de déambulation L'apparition d'une hypoventilation alvéolaire sévère, surtout s'il existe une hypercapnie supérieure à 55 mmHg (parfois démasquée uniquement en période nocturne), indique une ventilation non invasive par masque nasal. Elle améliore la qualité du sommeil et la qualité de la vie pendant la journée, facilite la kinésithérapie respiratoire et réduit, à moyen terme, le niveau de la $PaCO_2$ à l'éveil.

La transplantation pulmonaire est proposée en dernier recours quand l'atteinte respiratoire est grave et évolutive, ne permettant plus une activité correcte.

Thérapies protéiques visant à corriger les anomalies induites par les mutations [6]

De nouvelles molécules visant à corriger les anomalies protéiques qui résultent des mutations du gène *CFTR* transforment actuellement la stratégie thérapeutique de la mucoviscidose. Elles visent à corriger les anomalies de la biogenèse de CFTR car on sait qu'une restauration partielle de l'ordre de 25 % suffit à corriger la clairance mucociliaire suffisamment pour avoir un bénéfice clinique.

Ces thérapies se déclinent selon leur mécanisme d'action.

Restaurer la production

Les mutations de classe I sont associées à des codons stop prématurés (PTC) (environ 9 % des patients). La translecture de ces PTC par des molécules comme PTC124 n'a pas fait la preuve de son efficacité en clinique.

Restaurer la maturation et le traffic cellulaire (correcteurs de CFTR)

Les mutations de classe II altèrent le repliement membranaire et induisent une anomalie de la protéostase cellulaire du fait de l'accumulation des fragments de protéines mal repliés. La plupart des recherches se sont focalisées sur la plus fréquente des mutations : F508del (80-85 % des patients sont porteurs d'au moins la mutation sur un allèle, et la moitié d'entre eux sont homozygotes). La délétion du 508e acide aminé génère à la fois une instabilité du domaine NBD1 auquel elle appartient, mais également des anomalies des interfaces entre les différents domaines. Ces correcteurs pourraient agir comme de véritables chaperonnes chimiques en stabilisant le repliement de CFTR. Lumacaftor (VX-809) restaure les anomalies précoces de la biogenèse cellulaire. Son absence d'effet clinique en monothérapie a conduit à mettre au point des correcteurs de deuxième génération, comme VX-661 actuellement testé dans des essais de phase III.

Restaurer le transport du canal CFTR (potentialisateurs de CFTR)

En cas de mutation de classe III ou IV, CFTR est présente à la membrane mais avec une dysfonction protéique du fait soit d'un défaut d'activation, soit d'anomalies de la perméabilité. Ivacaftor (VX-770) restaure l'activation de la protéine mutée G551D et a démontré un effet clinique bénéfique jusque-là jamais atteint chez des patients porteurs de la mutation G551D et de huit autres mutations analogues (5-7 % des patients). Ces études ont permis la mise sur le marché de Kalydeco® (Vertex Pharmaceuticals). L'absence de spécificité de la molécule, qui semble augmenter la probabilité d'ouverture du canal, a permis également de démontrer un effet bénéfique pour des mutations avec fonction résiduelle. Ivacaftor majore également la fonction de la protéine CFTR F508del et son association au correcteur lumacaftor (Orkambi®) s'est révélée bénéfique pour les patients homozygotes F508del. Ces résultats constituent un espoir tangible pour un nombre considérable de patients et ont permis l'autorisation de mise sur le marché de l'association ivacaftor-lumacftor (Orkambi®) aux États-Unis et en France. D'autres associations correcteurs-potentiateurs sont en cours d'étude clinique.

Enfin, d'autres stratégies thérapeutiques comme la thérapie génique ou l'édition de transcrits sont à l'étude, mais ont pour l'instant un effet modeste.

Conclusion

La mise à disposition de modulateurs de CFTR comme Kalydeco® ou Orkambi® ouvre une nouvelle ère dans le traitement de la mucoviscidose. Environ 50 % des patients peuvent bénéficier de ces thérapies. Il faudra néanmoins apprécier l'effet à long terme et les modalités thérapeutiques optimales. Pour les autres patients (hétérozygotes F508del composites, mutations de classe 1), aucun traitement n'a fait la preuve de son efficacité. Sans aucun doute dans les prochaines années se développera une stratégie de thérapie personnalisée dont la mise en place précoce pourrait clairement transformer le pronostic des patients.

Points clefs

- Le recueil des sécrétions bronchiques peut être fait par expectoration spontanée ou induite. Chez les patients non expectorants, l'expectoration induite est recommandée.
- Les patients sont suivis au CRCM en moyenne tous les 3 mois, et plus dans les situations à risque (à l'annonce du diagnostic, en situation d'aggravation).
- À chaque consultation, un ECBC, une évaluation nutritionnelle et une spirométrie dès que possible doivent être réalisés.
- Le bilan annuel comporte au minimum sur le plan respiratoire : EFR (courbe débit-volume, clairance pulmonaire si le VEMS est supérieur à 90 %, en fonction des possibilités locales), imagerie pulmonaire (radiographie de thorax au minimum, scanner thoracique en ultrabasse dose dont la fréquence n'est pas encore consensuelle), examen ORL, saturation en oxygène, ECBC, sérologie aspergillose, IgE totales et spécifiques d'*Aspergillus*.

BIBLIOGRAPHIE

1. Castellani C, Assael BM. Cystic fibrosis : a clinical view. Cell Mol Life Sci, 2017, *74* : 129-140.
2. Cohen TS, Prince A. Cystic fibrosis: a mucosal immunodeficiency syndrome. Nat Med, 2012, 18 : 509-519.
3. Floto RA, Olivier KN, Saiman L et al. US Cystic Fibrosis Foundation and European Cystic Fibrosis Society consensus recommendations for the management of non-tuberculous mycobacteria in individuals with cystic fibrosis : executive summary. Thorax, 2016, *71* : 88-90.
4. Ohn M Robinson P, Selvadurai H, Fitzgerald DA. How should allergic bronchopulmonary aspergillosis [ABPA] be managed in cystic fibrosis ? Paediatr Respir Rev, 2017, *34* : 35-38.
5. Schaffer KJ. Epidemiology of infection and current guidelines for infection prevention in cystic fibrosis patients. Hosp Infect, 2015, *89* : 309-313.
6. Sermet-Gaudelus I, Couderc L, Vrielynck S et al Recommandations pour la prise en charge du nourrisson atteint de mucoviscidose. Arch Pédiatr, 2014, *21* : 654-662.
7. Sermet-Gaudelus I, de Blic J, LeBourgeois M et al. Potentiating and correcting mutant CFTR in patients with cystic fibrosis. Eur Respir Monogr, 2014, *64* : 129-149.
8. Stoltz DA, Meyerholz MK. Origins of cystic fibrosis lung disease. N Engl J Med, 2015, *372* : 351-362.
9. Szczesniak R, Turkovic L, Andrinopoulou ER, Tiddens HA. Chest imaging in cystic fibrosis studies : what counts, and can be counted ? J Cyst Fibros, 2017, *16* : 175-185.
10. Vaincre la mucoviscidose, Institut national d'études démographiques. Registre français de lsa mucoviscidose. Bilan des données 2013. Paris, Vaincre la mucoviscidose 2015 (http//:www.registredelamuco.org).

ASPECTS GÉNÉTIQUES ET DÉPISTAGE DE LA MUCOVISCIDOSE

Harriet Corvol

La mucoviscidose est la plus fréquente des affections héréditaires létales à transmission autosomique récessive dans les populations d'origine caucasienne. Elle touche près de 6 700 patients en France avec une incidence variable selon les régions de 1/3 000 à 1/7 000 ; et 75 000 patients dans le monde [23]. Elle est liée à des mutations d'un gène codant un canal chlorure (*cystic fibrosis transmembrane regulator [CFTR]*), identifié en 1989 [19]. Cette date a marqué un tournant dans l'histoire de la maladie. La connaissance du gène a en effet permis de progresser en matière de diagnostic, mais a également ouvert de nouvelles perspectives en termes de compréhension de la physiopathologie de la maladie, avec la possibilité de mettre au point des thérapies ciblées [9, 10].

Depuis 2002, le dépistage néonatal de la mucoviscidose est réalisé systématiquement en France pour tout nouveau-né. Cette mesure a été associée à la création d'un réseau national de centres de ressources et de compétences pour la mucoviscidose (CRCM) afin de permettre une prise en charge multidisciplinaire des patients dépistés et de promouvoir la recherche dans cette maladie.

Aspects génétiques

Le gène *CFTR* est le premier gène situé sur un autosome qui a été cloné grâce à une stratégie réussie de clonage positionnel [19]. Alors que les généticiens n'avaient alors aucune connaissance de la protéine responsable de la maladie, par une stratégie de liaison génétique, ils sont parvenus d'abord à cartographier le gène en 7q, puis à s'en rapprocher pour finalement réussir à le cloner en 1989 [19]. Composé de 27 exons et s'étendant sur 180 kb, ce gène code la protéine transmembranaire CFTR, canal chlorure régulé par l'AMPc.

Protéine CFTR

La protéine CFTR est un canal chlorure exprimé à la membrane apicale de nombreux épithéliums glandulaires, notamment l'épithélium des voies aériennes, des canaux pancréatiques et des glandes sudoripares [9]. La synthèse et l'adressage de CFTR à la membrane apicale des cellules épithéliales sont réalisés par un mécanisme faisant intervenir différents compartiments et protéines intracellulaires. La transcription du gène *CFTR* en ARN messager (ARNm) a lieu dans le noyau des cellules. L'ARNm est ensuite traduit en protéine, qui est alors transloquée au niveau de la lumière du réticulum endoplasmique où son repliement est assuré par des protéines chaperonnes [9]. Les protéines CFTR synthétisées quittent ensuite le réticulum endoplasmique pour subir d'autres étapes de maturation dont une étape de glycosylation au sein de l'appareil de Golgi. Enfin, des vésicules à clathrine assurent le transport des protéines CFTR matures de l'appareil de Golgi à la membrane plasmique.

La protéine CFTR appartient à la famille des protéines *ATP-binding cassette* (ABC) et est composée de cinq domaines (Figure 44-1). En plus de son action propre de canal chlorure, elle régule d'autres canaux ioniques, activant en particulier des canaux chlorures dits « accessoires » (ORCC pour *outward rectifying chloride channel*) et inhibant le canal sodium épithélial (ENaC pour *epithelial sodic channel*) [11].

Dans le contexte de la mucoviscidose, suite aux mutations du gène *CFTR* (*voir plus loin*), la protéine CFTR est absente de la membrane des cellules épithéliales ou non fonctionnelle. Ce défaut entraîne une réduction de la perméabilité de ces cellules aux ions chlorures et est à l'origine des différentes atteintes cliniques. En effet, l'altération du transport électrolytique concerne toutes les glandes exocrines de l'organisme, glandes séreuses et à sécrétion de mucus [11]. Le dysfonctionnement de la protéine CFTR conduit ainsi à un défaut d'hydratation des sécrétions qui deviennent visqueuses et collantes. L'atteinte prédomine au niveau du poumon, du tube digestif et de ses annexes (pancréas, voies biliaires), mais sont également concernés les glandes sudoripares, l'appareil génital et le système ostéo-articulaire [9].

Gène *CFTR* et mutations entraînant la mucoviscidose

Le gène *CFTR* est localisé sur le bras long du chromosome 7, en position 7q31. Plus de 2 000 mutations sont actuellement décrites, dispersées tout le long du gène (http://www.cftr2.org/). Les plus fréquentes sont les mutations faux sens (40 %), suivies des mutations par décalage du cadre de lecture (*frameshift*, 16 %), des mutations sur le site d'épissage (12 %) et des mutations non-sens (8 %) [13].

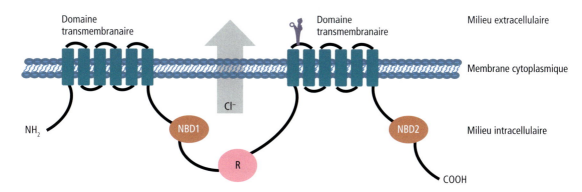

Figure 44-1 Protéine CFTR. Elle est composée de cinq domaines : deux domaines transmembranaires composés chacun de six hélices α hydrophobes ; deux domaines hydrophiles de fixation des nucléotides (*nucleotide binding domain* [NBD] 1 et 2) capables de fixer de l'adénosine triphosphate (ATP) ; un domaine hydrophile cytoplasmique de régulation (domaine régulateur R) qui relie les domaines NBD1 et NBD2. Ce domaine R permet de contrôler l'ouverture et la fermeture du canal en exposant à sa surface des sérines phosphorylables par les protéines kinases A et C.

Le type de mutation et leur fréquence varient beaucoup selon l'origine géographique et ethnique des patients, et il est important, pour orienter le laboratoire de génétique dans sa recherche de mutations, de bien documenter les origines géographiques des patients et de leurs parents [13]. Aujourd'hui, la stratégie d'étude du gène est bien codifiée. Devant un tableau clinique de suspicion de mucoviscidose ou lors du dépistage néonatal (*voir* plus loin), la première étape est de rechercher la présence de mutations fréquentes à l'aide de kits qui permettent de dépister en quelques heures une trentaine de mutations. L'étude de ces 30 mutations permet, dans 60 % des cas, d'établir le génotype du patient. Les deux mutations sont alors identifiées ; elles sont soit identiques et le patient est « homozygote » pour la mutation considérée, soit différentes et le patient est dit « hétérozygote composite ». Si le génotype est incomplet, l'étude du gène est poursuivie par une technique dite de balayage des 27 exons du gène [3]. Après ce balayage, s'il reste encore un allèle non identifié, de grands réarrangements (délétion/duplication) seront recherchés [2]. Au terme de cette recherche, il reste environ 1 à 2 % des sujets atteints de mucoviscidose pour lesquels au moins une mutation n'est pas caractérisée.

Les mutations du gène *CFTR* peuvent être regroupées en six classes principales selon leurs conséquences fonctionnelles sur la protéine (Figure 44-2) [9] :

– *classe I* : mutations altérant la *production* de la protéine. Ces mutations résultent en une perte de fonction, liée à un défaut de synthèse. Il n'y a pas de transcription du gène en ARNm stable. Cette classe inclut les mutations non-sens et celles qui produisent un codon stop prématuré, comme la mutation G542X ;

– *classe II* : mutations perturbant le processus de *maturation* cellulaire de la protéine et son ciblage vers la membrane plasmique. La protéine mutante n'est pas adressée au bon endroit et reste en général localisée dans le cytoplasme où elle est dégradée. Ainsi, la protéine est soit absente, soit présente en quantité

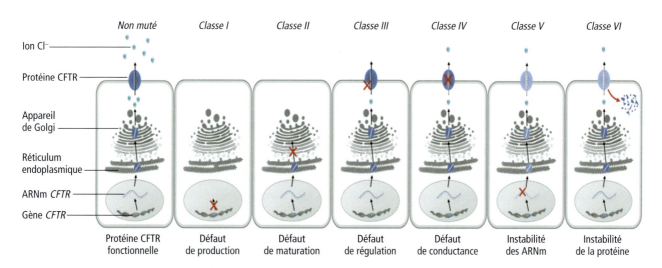

Figure 44-2 Les différentes classes de mutations du gène *CFTR* [25].

réduite dans la membrane apicale. Les mutations de cette classe sont celles le plus fréquemment observées chez les patients, en particulier la mutation p.Phe508del ou F508del, présente chez près de 70 % des patients à l'état hétérozygote et 50 % à l'état homozygote (http://www.cftr2.org/). Elle correspond à la délétion de trois nucléotides au niveau du 11e exon du gène, aboutissant à l'élimination d'une phénylalanine en position 508 de la protéine. Il en résulte une anomalie de glycosylation de la protéine CFTR, à l'origine d'un défaut d'adressage vers la membrane apicale des cellules, ce qui entraîne la dégradation de CFTR par le protéasome ;

– *classe III* : mutations perturbant la *régulation* du canal chlorure ou « gating mutations ». Les protéines mutées sont correctement synthétisées et localisées à la membrane apicale, mais soit ne peuvent être activées, soit ont une fonction chlorure anormale. Ces mutations sont le plus souvent des mutations faux sens localisées dans les exons qui codent les domaines de liaison et d'hydrolyse de l'ATP (*nucleotide binding domain* [NBD]) (*voir* Figure 44-1). La plus fréquente mutation de cette classe est la mutation G551D, située dans le domaine NBD1 et entraînant un défaut d'ouverture du canal chlorure (http://www.cftr2.org/) ;

– *classe IV* : mutations altérant la *conduction* et les mécanismes d'*ouverture* et de *fermeture* du canal chlorure. Certaines sont localisées dans les domaines transmembranaires formant le pore du canal. Les mutations faux sens situées dans ces régions produisent une protéine correctement positionnée qui, de plus, présente une activité chlorure dépendante de l'AMPc. Cependant, les caractéristiques de ces canaux sont différentes de celles du canal CFTR sauvage, le flux d'ions étant diminué et la sélectivité modifiée. La mutation R117H appartient à cette classe ;

– *classe V* : mutations altérant la *stabilité* de l'ARNm de CFTR. Ces mutations influencent la quantité d'ARNm et de protéines CFTR fonctionnelles. Cette classe inclut les mutations localisées dans le promoteur et les mutations modifiant l'épissage alternatif, comme la mutation 3849+10kb C → T. Le polymorphisme T5 de l'intron 8 fait également partie de cette classe ;

– *classe VI* : mutations altérant la *stabilité* de la protéine mature, et perturbant donc la régulation des autres canaux par CFTR. Ce sont principalement des mutations générant des protéines tronquées dans leur partie C-terminale comme Q1412X et 4326delTC.

Ce regroupement des mutations de *CFTR* en différentes classes a une directe implication thérapeutique, de nouveaux médicaments étant déjà disponibles pour des sous-groupes de patients, en particulier ceux porteurs de mutations de classes II et III [9, 10].

Relations génotype/phénotype

L'identification des mutations du gène *CFTR* permet de mieux comprendre les relations entre le génotype et le phénotype et, par là même, de mieux comprendre l'influence respective de la génétique et de l'environnement dans la variabilité de l'expression clinique observée chez les patients atteints de mucoviscidose [9]. En fonction de leurs répercussions sur la protéine, on parle schématiquement de mutations de *CFTR sévères* (mutations de classes I, II et III), ou de mutations *modérées* (mutations de classes IV, V et VI). Il est intéressant de relever que l'état de la fonction pancréatique exocrine, déficiente ou conservée, est directement associé aux mutations de *CFTR*. Les patients insuffisants pancréatiques sont ceux ayant deux mutations dites « sévères » et un phénotype classique de mucoviscidose, avec, en particulier, une atteinte pulmonaire qui débute dès l'enfance. Les patients dont la fonction pancréatique est normale sont, eux, porteurs d'au moins une mutation dite « modérée » et ont des atteintes cliniques moindres. On ne parle alors plus de mucoviscidose au sens strict mais de forme atypique ou frontière, récemment dénommée « CFSPID » pour *cystic fibrosis screen positive, inconclusive diagnosis* [18].

Bien que le type de mutation de *CFTR* puisse ainsi influencer la sévérité de la maladie, il est remarquable que chez certains patients, même porteurs des mêmes mutations de *CFTR* (patients homozygotes F508del par exemple) et/ou partageant un même environnement (dans une fratrie notamment), la sévérité des atteintes des différents organes puisse être très variable. Il est maintenant reconnu que des variants génétiques, situés en dehors du locus de *CFTR*, influencent l'expression phénotypique de la maladie. Ces variants sont appelés *gènes modificateurs*. Deux approches sont développées pour l'identification de ces gènes modificateurs : l'approche « gène candidat » et l'analyse du génome entier (GWAS pour *genome wide association analysis*). Dans l'approche « gène candidat », le choix des gènes étudiés est basé sur les connaissances de la physiopathologie de la maladie. De nombreuses études ont été réalisées mais la plupart comportaient des effectifs de patients limités et peu ont été répliquées [14]. Ainsi, depuis près de 10 ans, des consortiums se sont formés à l'échelon international, un consortium nord-américain et un consortium français [5, 26]. Récemment, ces deux consortiums se sont rapprochés afin de créer un consortium international de recherche des gènes modificateurs. De par les nombreuses équipes cliniques participant à ce projet, ces consortiums ont pu inclure de larges cohortes de patients, recueillir un grand nombre de données phénotypiques standardisées et réaliser des analyses de génome entier. Ils ont mis en évidence des gènes, en dehors de *CFTR*, pouvant moduler l'atteinte respiratoire [6], digestive [21], hépatique [4] et pancréatique [17]. Des analyses fonctionnelles de ces différents gènes sont actuellement en cours.

Dépistage

Le diagnostic de mucoviscidose est évoqué devant des signes cliniques évocateurs, des antécédents familiaux ou un dépistage néonatal positif. Avant la réalisation systématique du dépistage néonatal, le diagnostic pouvait être tardif car les symptômes révélateurs sont variés et peu spécifiques. La généralisation du dépistage néonatal sur l'ensemble de la France est effective depuis 2002 et s'est accompagnée de recommandations de suivi des patients [15]. La prise en charge des patients atteints de mucoviscidose est ainsi assurée par les CRCM, créés sous l'égide du ministère de la Santé (circulaire DHOS OPRC/ 2001 n° 502, 22 octobre 2001). Ils sont constitués d'équipes multidisciplinaires médicales (pédiatre, pneumologue, gastroentérologue, ORL, généticien, endocrinologue…) et paramédicales (infirmière coordinatrice, psychologue, kinésithérapeute, assistante sociale, diététicienne…) assurant la prise en charge du patient au sein de l'hôpital et dans son environnement quotidien. En 2016, 45 centres en France sont labélisés « CRCM », dont deux sur l'île de la Réunion (arrêté du 16 janvier 2014).

Réalisation du dépistage néonatal

À la maternité, une information sur le dépistage est donnée aux parents et un consentement éclairé autorisant l'étude de l'ADN pour le génotypage de CFTR est recueilli. À 3 jours de vie (J3), un prélèvement sanguin sur papier buvard est réalisé. Sur cet échantillon de sang séché (Figure 44-3) :
• la trypsine immuno-réactive (TIR) est dosée ; un dosage élevé de TIR dans le sang circulant étant le reflet d'une obstruction des voies pancréatiques par lesquelles le trypsinogène, précurseur de la trypsine, ne peut plus passer pour atteindre l'intestin grêle ;
• si la TIR est supérieure au seuil de 65 µg/l, la recherche des 30 mutations les plus fréquentes du gène CFTR est réalisée sur ce même échantillon. Cette recherche permet de détecter au moins 80 % des mutations de la population vivant en France. Les résultats sont transmis à l'Association française pour le dépistage et la prévention des handicaps de l'enfant (AFDPHE) qui contacte le médecin du CRCM. Différents cas de figure peuvent alors se présenter :
– deux mutations sont identifiées : le nouveau-né est alors convoqué au CRCM pour un test de la sueur (Tableau 44-I) qui confirmera le diagnostic de mucoviscidose ;
– une seule mutation est identifiée : le nouveau-né est également convoqué au CRCM pour un test de la sueur qui sera : a) anormal dans le cas où le nouveau-né est porteur d'une mutation de CFTR « hors kit dépistage » (le diagnostic de mucoviscidose est alors porté) ; b) normal pour un nouveau-né « hétérozygote » simple (un conseil génétique est alors recommandé) ;
– aucune mutation n'est identifiée ou le consentement parental n'a pas été recueilli : un contrôle de la TIR à J21 est réalisé par le médecin traitant ou la maternité. Lorsque la valeur dépasse le seuil de 100 µg/l, l'enfant est adressé au CRCM pour la réalisation d'un test de la sueur.

Résultats du dépistage depuis sa généralisation

Le programme national a été mis en place progressivement et toutes les régions le pratiquent depuis le deuxième trimestre 2003. Entre 2002 et fin 2014, plus de 10 millions de nouveau-nés ont été testés ; 0,53 % d'entre eux avaient un dosage TIR élevé à J3 et ont eu une recherche des 30 mutations de CFTR les plus fréquentes [1]. Parmi ceux-ci, une ou deux mutations ont été retrouvées chez 11,2 % (soit 5 917) nourrissons. Après réalisation des tests de la sueur dans les CRCM et, si nécessaire, analyse étendue du gène CFTR, 2 037 patients ont été identifiés dont

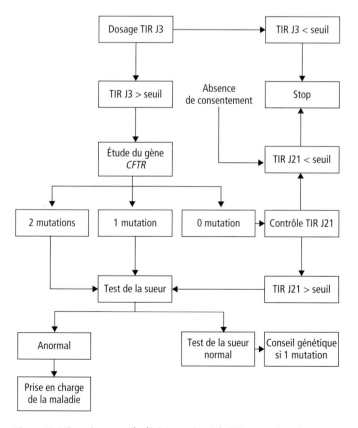

Figure 44-3 Organigramme du dépistage néonatal. TIR : trypsine immuno-réactive.

Tableau 44-I Réalisation et interprétation du test de la sueur.

Âge du patient	Résultat du dosage des ions chlorures dans la sueur (mmol/l)	Interprétation
Nourrisson	< 30	Normal : le patient n'est pas atteint de mucoviscidose
Patient > 2 ans	< 40	
Nourrisson	30-60	Intermédiaire : si aucune (ou une seule) mutation n'a été détectée, une analyse exhaustive du gène CFTR est réalisée et le test de la sueur est contrôlé
Patient > 2 ans	40-60	
Quel que soit l'âge	> 60	Pathologique : le patient est atteint de mucoviscidose

Les patients atteints de mucoviscidose ont une sueur salée très riche en ions chlorures en raison de l'absence ou de la diminution de l'absorption de ces ions par les cellules des glandes sudoripares, directement liée à l'altération de la protéine CFTR. Le test de la sueur consiste en un dosage de la concentration en ions chlorures de la sueur des patients. Il se déroule en trois temps : stimulation de la sécrétion de sueur, recueil, puis dosage des chlorures sudoraux [20].

1 743 formes « classiques » et 294 formes « frontières ». Ainsi, l'incidence globale moyenne entre 2002 et 2014 est d'un malade pour 4 932 naissances avec d'importantes variations selon les régions et des extrêmes variant en métropole de 1/3 708 en Alsace à 1/6 271 en Midi-Pyrénées, et en outremer de 1/3 363 à la Réunion à 1/16 730 en Guyane.

Les formes frontières ou CFSIPD (*cystic fibrosis screen positive, inconclusive diagnosis*) sont définies comme suit : nouveau-né ayant une TIR élevée à J3 et soit :
– un test de la sueur inférieur à 60 mmol/l de chlorure avec deux mutations du gène *CFTR* dont au moins une ne figure pas dans le panel des mutations sévères ;
– un test de la sueur intermédiaire entre 30 et 60 mmol/l de chlorure et une ou zéro mutation du gène *CFTR* [18].

À ce jour, la nécessité de repérer les patients ayant une CFSPID fait toujours débat. En effet, bien que la plupart des nouveau-nés restent peu ou pas symptomatiques, certains peuvent évoluer ensuite vers des formes classiques [1]. La majorité de ces formes frontières révélées lors du dépistage sont liées à la mutation R117H. Cette mutation est particulière car elle peut (ou non) entraîner des symptômes classiques de mucoviscidose en fonction de la structure d'une autre région du gène *CFTR* située sur le même allèle et appelée variant poly-T. Ce variant poly-T peut se présenter sous trois formes : 5T, 7T ou 9T. Seule la forme 5T associée à une mutation R117H sur un même allèle (si le patient est porteur d'une mutation sévère sur l'autre allèle) est susceptible d'entraîner des symptômes de mucoviscidose. Or, entre 2002 et 2014 en France, aucun des enfants dépistés présentant une homozygotie ou hétérozygotie composite R117H n'était porteur du variant 5T [19]. Cela est particulier à la France, notamment en comparaison des pays anglo-saxons. La pénétrance phénotypique de cette mutation étant de plus très faible, elle a été retirée du kit de dépistage début 2015 [22].

Il faut également souligner certains cas de faux négatifs du dépistage. Le nombre de faux négatifs n'est qu'indicatif, le calcul nécessitant un certain recul par rapport à l'année de naissance des patients. Entre 2002 et 2014 en métropole, 138 patients ont été diagnostiqués comme ayant une mucoviscidose malgré un dépistage néonatal négatif [1]. Parmi ceux-ci, certains ont été diagnostiqués dès la naissance devant un iléus méconial, et d'autres plus tardivement devant des symptômes cliniques évocateurs de mucoviscidose ou suite au dépistage d'un membre de la fratrie.

Répercussions du dépistage néonatal de la mucoviscidose

Le dépistage néonatal offre l'opportunité d'améliorer le pronostic de la maladie grâce à un suivi médical précoce, la mise en route de mesures préventives et de traitements appropriés pour retarder l'atteinte pulmonaire ou nutritionnelle. Cependant, ses répercussions ont longtemps fait l'objet de controverses. En effet, alors que les bénéfices nutritionnels sont bien démontrés, les bénéfices sur l'atteinte respiratoire et la survie sont plus difficiles à mettre en évidence.

Les bénéfices nutritionnels à moyen et long terme du dépistage néonatal ont été rapportés par la majorité des auteurs tant dans les études randomisées, les études observationnelles que celles issues des registres. L'étude prospective mise en place depuis 1985 dans le Wisconsin en est un bel exemple. Dans cette étude, les enfants nés entre 1985 et 1994 ont été randomisés dans un bras « dépistage » ou « contrôle ». Cent six patients ont été diagnostiqués, dont cinquante-six dans le bras « dépistage » et quarante dans le groupe « témoin », puis suivis jusqu'à l'âge de 18 ans [12]. Une analyse très récente a montré une meilleure croissance staturo-pondérale chez les patients dépistés, avec une taille finale significativement plus élevée [27].

Les bénéfices respiratoires sont plus difficiles à démontrer en raison du manque de sensibilité des outils de mesure. L'étude du Wisconsin montre qu'à l'âge de 2 ans, 2 fois plus d'enfants présentent des anomalies radiologiques irréversibles dans le groupe témoin par rapport au groupe dépisté [12]. Cependant, après dix ans de suivi, cette différence s'inverse. Cela pourrait être expliqué par une colonisation plus précoce des voies aériennes par *Pseudomonas æruginosa*, conséquence de mesures insuffisantes de ségrégation des patients en fonction du statut bactériologique. Des études observationnelles réalisées en Australie et au Royaume-Uni ont montré, avec un recul respectif de 15 et 10 ans, de meilleurs scores radiologiques chez les patients dépistés [7, 24]. Hormis dans l'étude australienne, aucune différence n'a été montrée sur les épreuves fonctionnelles respiratoires entre les enfants dépistés ou non. L'étude australienne montre un avantage significatif dans le groupe dépisté aux échéances de 5, 10 et 15 ans ; la différence du VEMS étant de 12,3 % lors de la dernière évaluation [24].

En termes de répercussion sur la survie, bien que le recul soit encore insuffisant pour conclure, les données rapportées sont en faveur du dépistage. L'étude randomisée britannique a montré l'absence de mort précoce (0/71) dans le groupe dépisté (hors iléus méconial), contrairement au groupe témoin (4/78) [7]. L'analyse des données du registre nord-américain va également dans ce sens [16].

Points clefs
- La mucoviscidose est due à des mutations du gène codant le canal chlorure CFTR.
- Il existe six principales classes de mutations génétiques en fonction de leurs répercussions sur la protéine.
- La recherche de thérapies ciblant la protéine défectueuse est en plein essor, avec des médicaments déjà disponibles pour des sous-groupes de patients.
- La généralisation du dépistage néonatal de la mucoviscidose sur l'ensemble de la France est effective depuis 2003.
- Depuis, les patients sont suivis dans les quarante-cinq CRCM français selon des recommandations nationales.
- Le dépistage néonatal permet d'améliorer le pronostic grâce à un suivi médical précoce, la mise en route de mesures préventives et de traitements appropriés pour retarder les différentes atteintes.

BIBLIOGRAPHIE

1. AFDPHE. Bilan d'activités 2014. Paris, AFDPHE, 2016.
2. AUDREZET MP, CHEN JM, RAGUENES O et al. Genomic rearrangements in the *CFTR* gene : extensive allelic heterogeneity and diverse mutational mechanisms. Hum Mutat, 2004, *23* : 343-357.
3. AUDREZET MP, DABRICOT A, LE MARECHAL C, FEREC C. Validation of high-resolution DNA melting analysis for mutation scanning of the cystic fibrosis transmembrane conductance regulator (*CFTR*) gene. J Mol Diagn, 2008, *10* : 424-434.
4. BARTLETT JR, FRIEDMAN KJ, LING SC et al. Genetic modifiers of liver disease in cystic fibrosis. JAMA, 2009, *302* : 1076-1083.
5. BEUCHER J, BOELLE PY, BUSSON PF et al. AGER -429T/C is associated with an increased lung disease severity in cystic fibrosis. PLoS ONE, 2012, *7* : e41913.
6. BLACKMAN SM, COMMANDER CW, WATSON C et al. Genetic modifiers of cystic fibrosis-related diabetes. Diabetes, 2013, *62* : 3627-3635.
7. CHATFIELD S, OWEN G, RYLEY HC et al. Neonatal screening for cystic fibrosis in Wales and the West Midlands : clinical assessment after five years of screening. Arch Dis Child, 1991, *66 (Spec No)* : 29-33.
8. CORVOL H, BLACKMAN SM, BOELLE PY et al. Genome-wide association meta-analysis identifies five modifier loci of lung disease severity in cystic fibrosis. Nat Commun, 2015, *6* : 8382.
9. CORVOL H, TAYTARD J, TABARY O et al. Les enjeux de la médecine personnalisée appliquée à la mucoviscidose. Arch Pédiatr, 2015, *22* : 778-786.
10. CORVOL H, THOMPSON KE, TABARY O et al. Translating the genetics of cystic fibrosis to personalized medicine. Transl Res, 2016, *168* : 40-49.
11. EDELMAN A, SAUSSEREAU E. La mucoviscidose et autres canalopathies. Arch Pédiatr, 2012, *19 (Suppl. 1)* : S13-S16.
12. FARRELL PM, KOSOROK MR, ROCK MJ et al. Early diagnosis of cystic fibrosis through neonatal screening prevents severe malnutrition and improves long-term growth. Wisconsin cystic fibrosis neonatal screening study group. Pediatrics, 2001, *107* : 1-13.
13. FEREC C, SCOTET V, BEUCHER J, CORVOL H. Génétique et gènes modificateurs, formes atypiques et rares. Arch Pédiatr, 2012, *19 (Suppl. 1)* : S3-S7.
14. GUILLOT L, BEUCHER J, TABARY O et al. Lung disease modifier genes in cystic fibrosis. Int J Biochem Cell Biol, 2014, *52* : 83-93.
15. HAUTE AUTORITÉ DE SANTÉ. Mucoviscidose : protocole national de diagnostic et de soins pour une maladie rare. Guide-affection de longue durée. Saint-Denis, HAS, 2006.
16. LAI HJ, CHENG Y, FARRELL PM. The survival advantage of patients with cystic fibrosis diagnosed through neonatal screening : evidence from the United States Cystic Fibrosis Foundation registry data. J Pediatr, 2005, *147 (Suppl. 3)* : S57-S63.
17. MCKONE EF, GOSS CH, AITKEN ML. *CFTR* genotype as a predictor of prognosis in cystic fibrosis. Chest, 2006, *130* : 1441-1447.
18. MUNCK A, MAYELL SJ, WINTERS V et al. Cystic fibrosis screen positive, inconclusive diagnosis (CFSPID) : a new designation and management recommendations for infants with an inconclusive diagnosis following newborn screening. J Cyst Fibros, 2015, *14* : 706-713.
19. RIORDAN JR, ROMMENS JM, KEREM B et al. Identification of the cystic fibrosis gene : cloning and characterization of complementary DNA. Science, 1989, *245* : 1066-1073.
20. SERMET-GAUDELUS I, MUNCK A, ROTA M et al. [French guidelines for sweat test practice and interpretation for cystic fibrosis neonatal screening]. Arch Pédiatr, 2010, *17* : 1349-1358.
21. SUN L, ROMMENS JM, CORVOL H et al. Multiple apical plasma membrane constituents are associated with susceptibility to meconium ileus in individuals with cystic fibrosis. Nat Genet, 2012, *44* : 562-569.
22. THAUVIN-ROBINET C, MUNCK A, HUET F et al. The very low penetrance of cystic fibrosis for the R117H mutation : a reappraisal for genetic counselling and newborn screening. J Med Genet, 2009, *46* : 752-758.
23. VAINCRE LA MUCOVISCIDOSE, INED. Registre français de la mucoviscidose. Bilan des données 2014. Paris, 2016.
24. WATERS DL, WILCKEN B, IRWING L et al. Clinical outcomes of newborn screening for cystic fibrosis. Arch Dis Child Fetal Neonatal, 1999, *80* : F1-F7.
25. WILSCHANSKI M, DURIE PR. Patterns of GI disease in adulthood associated with mutations in the *CFTR* gene. Gut, 2007, *56* : 1153-1163.
26. WRIGHT FA, STRUG LJ, DOSHI VK et al. Genome-wide association and linkage identify modifier loci of lung disease severity in cystic fibrosis at 11p13 and 20q13.2. Nat Genet, 2011, *43* : 539-546.
27. ZHANG Z, LINDSTROM MJ, FARRELL PM, LAI HJ. Pubertal height growth and adult height in cystic fibrosis after newborn screening. Pediatrics, 2016, *137* : e20152907.

Dyskinésie ciliaire primitive

DÉMARCHE DIAGNOSTIQUE ET ASPECTS GÉNÉTIQUES D'UNE DYSKINÉSIE CILIAIRE PRIMITIVE

Aline Tamalet, Nicole Beydon, Jean-François Papon, Marie Legendre, Sylvain Blanchon et Estelle Escudier

Les dyskinésies ciliaires primitives (DCP), maladies respiratoires rares, liées à une anomalie constitutionnelle de l'axonème, cytosquelette interne des cils et du flagelle des spermatozoïdes, représentent la première des ciliopathies identifiées. Il existe plusieurs catégories de cils : les cils mobiles assurent à la surface des cellules multiciliées le transport de fluides ou de cellules ; les cils primaires, uniques pour chaque cellule et immobiles (en dehors des cils des cellules embryonnaires nodales qui sont mobiles et déterminent la latéralisation des organes) sont des mécano-/chimiorécepteurs sensibles aux modifications de l'environnement cellulaire [20].

Structure ciliaire

Les cils mobiles sont présents à la surface des épithéliums des voies aériennes supérieures (cavités nasales, sinus et pharynx) et inférieures (de la trachée aux bronchioles terminales), des trompes d'Eustache, des voies génitales (canaux déférents, endomètre et trompes de Fallope) et du canal épendymaire.

Les cellules ciliées des voies aériennes comportent chacune environ 200 cils de 5-7 μm de long. L'axonème des cils mobiles est formé de neuf doublets de microtubules périphériques disposés en anneau autour d'une paire de microtubules centraux entourés d'une gaine (complexe central). Les doublets périphériques sont reliés entre eux par les liens de nexine et au complexe central par les ponts radiaires. Les liens de nexine sont des complexes de régulation des dynéines (*dynein regulatory complex* [DRC]), situés au contact des bras de dynéine externes et internes, près des ponts radiaires (Figure 45-1). Ces différentes structures se répètent sur la hauteur des microtubules selon une périodicité régulière de 96 nm. Les bras de dynéine externes et internes, qui possèdent l'activité ATPasique indispensable au battement ciliaire, sont des complexes multi-protéiques formés d'une vingtaine de dynéines axonémales (chaînes lourdes, intermédiaires et légères). Le corpuscule basal est un dérivé centriolaire qui ancre la base du cil au cytosquelette cytoplasmique. L'orientation des corpuscules basaux détermine la direction du battement et donc du flux de mucus. Le transport intraflagellaire (IFT), participe à formation du cil au cours de la ciliogenèse en assurant le transport des constituants ciliaires [20].

Mouvement ciliaire

Épuration mucociliaire

L'épuration mucociliaire joue un rôle central dans les mécanismes de défense de l'appareil respiratoire en éliminant les particules aéroportées inhalées. Le battement ciliaire propulse le mucus des voies aériennes supérieures et inférieures vers le carrefour aérodigestif (vitesse moyenne ≈ 0,5 mm/s) où il est expectoré ou dégluti. La qualité de l'épuration mucociliaire dépend des caractéristiques rhéologiques (visco-élasticité, filance) et des propriétés tensio-actives du mucus ainsi que de l'efficacité du mouvement ciliaire.

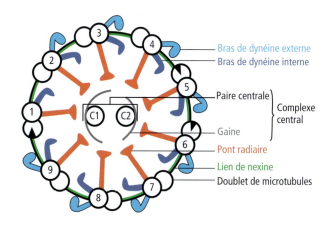

Figure 45-1 Schéma d'une coupe transversale d'axonème d'un cil mobile. (Modifié d'après Pigino G, Ishikawa T. Axonemal radial spokes : 3D structure, function and assembly. Bioarchitecture, 2012, 2 : 50-58.)

Fréquence de battement ciliaire

Le battement du cil se décompose en une phase active brève pendant laquelle le cil tendu entre en contact avec la phase gel et propulse le mucus, suivie d'une phase de récupération où le cil recourbé revient à sa position initiale sans mobiliser le mucus. Les cils des cellules ciliées avoisinantes battent de manière coordonnée, assurant ainsi une propulsion efficace du mucus. Cela se traduit par des ondes métachrones, activées de proche en proche par contiguïté. La fréquence de battement ciliaire (FBC) est physiologiquement de 10 à 15 Hz. Elle est sensible à de nombreux facteurs (variations de température, de pH, de concentration calcique) et peut être stimulée expérimentalement par des agonistes cholinergiques ou adrénergiques.

Anomalies de l'ultrastructure ciliaire

Les anomalies décrites dans les DCP montrent que les bras de dynéine sont le plus souvent concernés (selon les études, absence isolée des bras de dynéine externes : 33 à 41 %, des bras de dynéine internes associée à une désorganisation axonémale : 9 à 13 %, ou des deux bras de dynéine : 24 à 39 %) ; les anomalies du complexe central, plus rares, concernent 7 à 19 % des patients [9, 19]. Les anomalies des bras de dynéine sont en général mises en évidence sur une majorité, voire la totalité, des cils alors que celles du complexe central concernent moins de la moitié des cils. Enfin, chez 15 à 20 % des patients atteints de DCP, aucune anomalie ultra-structurale n'est identifiable [10].

Ces anomalies ciliaires d'origine congénitale sont à différencier des anomalies ciliaires acquises (pourcentage élevé d'anomalies variables d'un cil à l'autre concernant le plus souvent le nombre de microtubules).

Génétique

La transmission des DCP se fait classiquement selon un mode autosomique récessif. L'hétérogénéité génétique a d'emblée été évoquée sur la diversité des anomalies ultrastructurales. À ce jour, plus d'une trentaine de gènes ont été impliqués dans les DCP (Tableau 45-I) [20]. Ces gènes codent des protéines de structure du cil, de son assemblage ou régulant le mouvement ciliaire. Deux autres gènes, *MCIDAS* et *CCNO*, sont responsables d'un défaut de ciliogenèse dont la présentation clinique est similaire aux DCP [4]. L'anomalie ultrastructurale identifiée permet de sélectionner le groupe de gènes qui doivent être analysés. Actuellement, des mutations bi-alléliques non ambiguës permettent de confirmer le diagnostic de DCP chez un peu plus de la moitié des patients et de leur proposer un conseil génétique.

Présentation clinique

Les DCP sont responsables d'infections respiratoires chroniques et récidivantes des voies aériennes supérieures et inférieures débutant précocement dans la vie avec un âge diagnostique moyen de 5,3 ans [11]. Certains éléments, particulièrement évocateurs, doivent conduire à une confirmation plus précoce du diagnostic. Il existe une anomalie de latéralisation complète (situs inversus) dans 50 % des cas, réalisant alors un syndrome de Kartagener. En effet, les cils primaires des cellules embryonnaires nodales sont mobiles et comportent des bras de dynéine qui, lorsqu'ils sont anormaux, vont entraîner une anomalie du flux nodal et donc une latéralisation aléatoire des viscères. Un défaut partiel de latéralisation (hétérotaxie), comme une dextrocardie simple, un foie médian, une polysplénie, un isomérisme ou un syndrome d'Ivemark, est retrouvé dans 12 % des cas de DCP avec alors une augmentation significative (risque relatif × 200) de cardiopathies associées. Ces anomalies sont à rechercher systématiquement lorsque le diagnostic de DCP est confirmé [23]. Les anomalies du complexe central, absent des cils primaires, ne s'accompagnent jamais de situs inversus [19].

La survenue d'une détresse respiratoire néonatale inexpliquée chez un nouveau-né à terme est très fréquente, avec une incidence variant de 44 à 85 % [4, 6]. Les symptômes respiratoires sont non spécifiques, allant d'une tachypnée transitoire à une oxygéno-dépendance prolongée, parfois associée à des anomalies radiologiques à type d'atélectasie segmentaire.

L'anamnèse familiale recherche une consanguinité parentale retrouvée dans environ 20 % des cas [2, 4] et/ou des antécédents familiaux de DCP dans la fratrie.

Manifestations pulmonaires

L'association d'une toux chronique grasse quotidienne et d'une symptomatologie ORL à début précoce est très évocatrice du diagnostic de DCP. Les symptômes pulmonaires sont présents chez tous les patients [6, 19]. Dans la petite enfance, les principaux symptômes sont une toux chronique, parfois associée à un frein expiratoire, dans un contexte de bronchorrhée chronique avec des phases d'exacerbations et/ou d'infections broncho-pulmonaires aiguës. Les signes auscultatoires sont riches, associant râles bronchiques, sous-crépitants et crépitants plus ou moins localisés, et ponctuellement des sibilants. Ces manifestations sont particulièrement évocatrices lorsque leur début est précoce, voire néonatal, et lorsqu'elles s'associent à des atélectasies et des bronchiectasies habituellement bilatérales, prédominant aux lobes inférieurs, au lobe moyen et à la lingula, retrouvées chez 70 à 100 % des patients dès l'âge de 8 ans [6, 13] et chez presque tous les adultes [22]. Chez l'adulte, certains auteurs retrouvent une corrélation entre le retard au diagnostic et la fonction respiratoire avec une augmentation de la colonisation à *Pseudomonas æruginosa* [7, 22].

Manifestations oto-rhino-sinusiennes

Les manifestations ORL sont souvent au premier plan durant les premières années de la vie, puis quasi constantes au cours de l'évolution. Leur absence rend le diagnostic de DCP très peu

Tableau 45-I Phénotypes ultrastructuraux ciliaires et génotypes des DCP.

Phénotype	Aspect du cil	Gène	Fonction de la protéine	Référence
Absence des bras de dynéine externes		DNAI1	Chaîne intermédiaire	Pennarun et al. 1999
		DNAI2	Chaîne intermédiaire	Loges et al. 2008
		DNAH5	Chaîne lourde	Olbrich et al. 2002
		NME8	Ancrage	Duriez et al. 2007
		DNAL1	Chaîne légère	Mazor et al. 2011
		ARMC4	Ancrage/adressage	Hjeij et al. 2013
		CCDC114	Complexe d'ancrage	Knowles et al. 2013, Onoufriadis et al. 2013
		CCDC151	Complexe d'ancrage	Hjeij et al. 2014
		TTC25	Complexe d'ancrage	Wallmeier et al. 2016
Absence des deux bras de dynéine		DNAAF1	Pré-assemblage	Duquesnoy et al. 2009, Loges et al. 2009
		DNAAF2	Pré-assemblage	Omran et al. 2008
		DNAAF3	Pré-assemblage	Mitchison et al. 2012
		LRRC6	Pré-assemblage	Kott et al. 2012
		DNAAF5	Pré-assemblage	Horani et al. 2012
		DYX1C1	Pré-assemblage	Tarkar et al. 2013
		ZMYND10	Pré-assemblage	Moore et al. 2013, Zariwala et al. 2013
		SPAG1	Pré-assemblage	Knowles et al. 2013
		C21orf59	Transport	Austin-Tse et al. 2013
		CCDC103	Ancrage	Panizzi et al. 2012
		RPGR	Entrée dans le cil	Moore et al. 2006
Absence des bras de dynéine internes avec désorganisation axonémale		CCDC39	Ancrage et organisation des BDI et ponts radiaires	Merveille et al. 2011
		CCDC40	Ancrage et organisation des BDI et ponts radiaires	Becker-Heck et al. 2011
Anomalies du complexe central		RSPH4A	Pont radiaire	Castleman et al. 2009
		RSPH9	Pont radiaire	
		RSPH1	Pont radiaire	Kott et al. 2013
		RSPH4	Pont radiaire	Jeanson et al 2015
		DNAJB13	Pont radiaire	El Khouri et al. 2016
		HYDIN	Gaine centrale	Olbrich et al. 2012

(suite)

Tableau 45-I Phénotypes ultrastructuraux ciliaires et génotypes des DCP. (*suite*)

Phénotype	Aspect du cil	Gène	Fonction de la protéine	Référence
Aspect normal en microscopie électronique		DNAH11	Chaîne lourde des BDE	Bartoloni et al. 2002, Schwabe et al. 2008
		DRC1	Complexe DRC	Wirschell et al. 2013
		CCDC65	Complexe DRC	Horani et al. 2013
Désorganisation axonémale isolée		GAS8	Complexe DRC	Olbrich et al. 2015, Jeanson et al. 2016
Diminution du nombre de cils		CCNO	Ciliogenèse	Wallmeier et al. 2014
		MCIDAS	Ciliogenèse	Boon et al. 2014

probable [19]. L'atteinte otologique est caractérisée par des otites moyennes aiguës à répétition, une otite séromuqueuse avec hypoacousie de transmission [21]. La fréquence des otorrhées sur drain transtympanique est significativement augmentée (jusqu'à 50 % en cas de DCP versus 13 % chez les enfants non DCP). La rhinosinusite chronique réalise, avec l'atteinte bronchique, le classique syndrome sinopulmonaire [19]. Elle se manifeste par une rhinite mucopurulente rebelle chez le nourrisson et par une polypose nasosinusienne chez 15 à 30 % des adultes. La tomodensitométrie des cavités nasosinusiennes montre des opacités pansinusiennes plus ou moins complètes chez tous les patients, souvent associées à une hypoplasie sinusienne (évocatrice de DCP).

Signes extrarespiratoires

En dehors des malformations cardiaques, il existe d'autres malformations plus rarement associées aux DCP, comme l'existence de kystes rénaux, d'une atrésie des voies biliaires, d'une hydrocéphalie, d'anomalie de la gyration cérébrale ou de doigts surnuméraires. En cas de troubles de la vision nocturne, une rétinite pigmentaire doit être recherchée car elle peut être associée aux DCP liées à des mutations du gène *RPGR* [15]. La majorité des hommes atteints de DCP présentent une infertilité par immobilité du flagelle des spermatozoïdes, et les femmes une hypofertilité, avec risque de grossesses extra-utérines ou de fausses couches spontanées dont la fréquence reste à évaluer.

Démarche diagnostique

Score diagnostique

La valeur prédictive des éléments cliniques de présentation a permis d'élaborer le score diagnostique PICADAR (*Primary CiliARy DyskinesiA Rule*). C'est un score simple, comportant sept questions à poser chez les patients ayant une toux grasse quotidienne qui a débuté dans l'enfance :
– un score supérieur ou égal à 10 est associé à une probabilité de 90 % d'avoir une DCP ;
– entre 5 et 10, la probabilité n'est plus que de 11 % [2].

Dans une autre étude, quatre critères sont significativement associés au risque d'avoir une DCP :
– anomalie de latéralisation ;
– détresse respiratoire néonatale ;
– rhinorrhée per annuelle ;
– toux grasse quotidienne, à début très précoce [12].

En cas de symptomatologie évocatrice de DCP et après élimination des diagnostics différentiels, les tests fonctionnels (étude du mouvement ciliaire, mesure du débit nasal de monoxyde d'azote) permettent de sélectionner les patients nécessitant une étude de l'ultrastructure ciliaire (microscopie électronique à transmission), afin de confirmer le diagnostic de DCP et de guider les études génétiques.

Explorations spécifiques

Mesure du monoxyde d'azote

Le monoxyde d'azote (NO) est un gaz normalement produit au niveau rhinosinusien à des valeurs très hautes (plusieurs centaines de part per billion [ppb]) et, dans une moindre mesure, au niveau alvéolaire et bronchique (1 à 2 dizaines de ppb). Différentes techniques sont disponibles selon l'âge de l'enfant (apnée, expiration contre résistance et respiration en volume courant). Les valeurs de NO nasal mesurées en concentration (ppb) ou en débit (nl/min) chez les patients atteints de DCP sont remarquablement plus basses que celles mesurées chez les sujets sains ou atteints de bronchopathies chroniques d'autres causes (hors mucoviscidose) : inférieures à 100 ppb chez l'adulte atteint de DCP et supérieures à 250 ppb chez le sujet sain [16]. Une production normale de NO nasal a été rapportée dans environ 6 % des cas, notamment en cas de DCP à mouvement ciliaire conservé [3, 14]. Avant l'âge de 4-5 ans, la mesure de NO nasal en volume courant a une valeur prédictive négative satisfaisante, permettant d'écarter le diagnostic de DCP en cas de résultat élevé [14]. Des normes de NO nasal, mesuré en volume courant, ont été publiées pour l'enfant de moins de 1 an [1].

Explorations ciliaires

Les prélèvements ciliaires sont réalisés lors d'une endoscopie nasale et/ou bronchique à distance d'un épisode infectieux et de préférence au décours immédiat d'une antibiothérapie orale à large spectre (amoxicilline-acide clavulanique ou cotrimoxazole) d'une durée de 10 à 15 jours.

L'*analyse du battement ciliaire* est réalisée ex vivo à partir de cellules ciliées obtenues par brossage des cellules épithéliales conservées en survie dans un milieu de culture cellulaire et analysées dans les heures qui suivent le prélèvement (FBC ≈ 5-10 Hz à température ambiante et ≈ 10-15 Hz à 37 °C).

Le mouvement ciliaire est fréquemment évalué de manière semi-quantitative en microscopie optique, mais cette analyse subjective et imprécise ne permet souvent pas de confirmer ou d'exclure le diagnostic de DCP, sauf en cas d'immobilité ciliaire complète. Développée depuis le début des années 2000 en couplant une caméra numérique à un microscope optique, la vidéo-microscopie à haute vitesse (VMHV) permet de filmer les cellules ciliées à fort grossissement et à haute vitesse (120 à 350 images/s) afin de visualiser le mouvement ciliaire au ralenti. Elle permet non seulement de mesurer la FBC, mais aussi de comparer la phase active à la phase passive du mouvement, d'évaluer la coordination du mouvement des cils, de calculer un index de dyskinésie ou le pourcentage de bordure ciliée dyskinétique [5]. D'autres paramètres objectifs d'analyse qualitative du mouvement ciliaire ont été développés améliorant encore la sensibilité et la spécificité de la VMHV (par exemple, longueur des cils, amplitude du mouvement, temps de pose entre deux battements, distance parcourue par l'extrémité du cil ou surface balayée par le cil, etc.) [18]. Enfin, la « forme » du mouvement ciliaire de patients atteints de DCP pourrait être caractéristique de chaque type d'anomalie ultrastructurale [5]. Grace à une étude complète et fine du mouvement ciliaire, la VMHV améliore de manière significative le diagnostic de DCP.

L'*ultrastructure ciliaire* est analysée selon les techniques classiques de microscopie électronique à transmission (ME). L'analyse quantitative de l'ultrastructure ciliaire porte sur au moins trente (idéalement plus de cent) coupes transversales d'axonèmes issus de plusieurs cellules ciliées. Les résultats sont exprimés de manière quantitative (% de cils anormaux/nombre de cils étudiés) et qualitative (type de l'anomalie dominante) [19]. Chez les sujets normaux, il existe un fond d'anomalies ciliaires touchant moins de 5 % des cils [5]. Chez les patients atteints de DCP, les anomalies ciliaires sont homogènes, touchant la majorité des cils (sauf pour les anomalies du complexe central qui concernent moins de 50 % des cils). Un grand nombre d'anomalies ciliaires ont été décrites dans les DCP, reflétant l'hétérogénéité des gènes impliqués (*voir* plus haut). Chez environ 20 % des patients atteints de DCP, aucune anomalie ciliaire ou flagellaire n'est détectable [10]. Chez les hommes atteints de DCP avec infertilité, l'anomalie ultrastructurale du flagelle des spermatozoïdes est identique à celle des cils.

Cultures de cellules ciliées

L'étude de la fonction et de l'ultrastructure ciliaire après ciliogenèse en culture permet d'éliminer les facteurs extérieurs d'agression et ainsi de différencier les anomalies acquises secondaires aux agressions des anomalies constitutionnelles primitives des DCP. Cette technique coûteuse, complexe, disponible dans quelques équipes de recherche, est limitée à certains cas sélectionnés de diagnostic particulièrement difficile [8].

Immunofluorescence

L'utilisation d'anticorps spécifiques dirigés contre différents constituants de l'axonème, réalisée dans le cadre de la recherche, n'est actuellement pas utilisée à visée diagnostique [17].

Analyses moléculaires

Le nombre élevé et la taille souvent très grande des gènes impliqués dans les DCP ne permettent pas de réaliser en première intention des analyses moléculaires à visée diagnostique. En effet, le choix des gènes à étudier est guidé par le défaut de l'ultrastructure ciliaire identifiée [20]. En revanche, l'identification du gène impliqué au sein d'une famille permet bien entendu un diagnostic génétique rapide en cas de problèmes respiratoires dans la fratrie. L'évolution relativement favorable sous traitement symptomatique ainsi que la rareté des formes sévères ne justifient pas habituellement la réalisation d'un diagnostic prénatal. La mise en place du séquençage à haut débit (panel ciblé des gènes de DCP par NGS [*next generation sequencing*]) devrait permettre de progresser dans le diagnostic moléculaire des DCP.

Algorithme diagnostique

La valeur prédictive de chaque test diagnostique (NO nasal, VMHV, microscopie électronique), à l'exclusion de la génétique, a été évaluée, selon que le test est réalisé seul ou combiné selon un ordre variable [9]. La VMHV a une excellente sensibilité (100 %) et spécificité (93 %) lorsqu'elle est réalisée dans un centre expert mais présente l'inconvénient de reposer sur une évaluation subjective (Figure 45-2). La microscopie électronique est très spécifique mais ne diagnostique pas les DCP à cils « normaux » (environ 20 % des cas de DCP). Un NO nasal normal n'exclut pas le diagnostic de DCP (spécificité de 91 % et sensibilité de 96 %). Avec l'ensemble de ces éléments et en incluant la place de la génétique (contributive dans plus de deux tiers des cas sélectionnés par les explorations de première intention), nous pro-

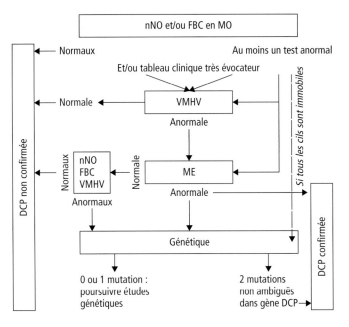

Figure 45-2 Algorithme diagnostique. FBC : fréquence de battement ciliaire ; ME : microscopie électronique ; MO : microscopie optique ; nNO : NO nasal ; VMHV : vidéomicroscopie haute vitesse.

posons un algorithme qui sera à adapter avec l'évolution des technologies (mesure de paramètres objectifs en VMHV [18], utilisation du séquençage à haut débit pour les études génétiques à visée diagnostique).

> **Points clefs**
> - Les dyskinésies ciliaires congénitales sont des maladies respiratoires rares liées à des anomalies des cils mobiles.
> - Le diagnostic reste souvent trop tardif. L'existence d'un syndrome sinopulmonaire à début précoce doit faire évoquer une DCP, même en l'absence de situs inversus.
> - Les analyses moléculaires par séquençage à haut débit représentent une avancée diagnostique significative qui devrait avoir une place centrale dans l'avenir.
> - Il reste cependant nécessaire de réaliser au préalable une mesure du NO nasal et des explorations ciliaires qui participent au diagnostic et orientent le bilan génétique.

BIBLIOGRAPHIE

1. ADAMS PS, TIAN X, ZAHID M et al. Establishing normative nasal nitric oxide values in infants. Respir Med, 2015, *109* : 1126-1130.
2. BEHAN L, DIMITROV BD, KUEHNI CE et al. PICADAR : a diagnostic predictive tool for primary ciliary dyskinesia. Eur Respir J, 2016, *47* : 1103-1112.
3. BEYDON N, CHAMBELLAN A, ALBERTI C et al. Technical and practical issues for tidal breathing measurements of nasal nitric oxide in children. Pediatr Pulmonol, 2015, *50* : 1374-1382.
4. BOON M, SMITS A, CUPPENS H et al. Primary ciliary dyskinesia : critical evaluation of clinical symptoms and diagnosis in patients with normal and abnormal ultrastructure. Orphanet J Rare Dis, 2014, *9* : 11.
5. CHILVERS MA, RUTMAN A, O'CALLAGHAN C. Ciliary beat pattern is associated with specific ultrastructural defects in primary ciliary dyskinesia. J Allergy Clin Immunol, 2003, *112* : 518-524.
6. DAVIS D, FERKOL TW, ROSENFELD M et al. Clinical features of childhood primary ciliary dyskinesia by genotype and ultrastructural phenotype. Am J Respir Crit Care Med, 2015, *191* : 316-324.
7. FRIJA-MASSON J, BASSINET L, HONORÉ I et al. Clinical characteristics, functional respiratory decline and follow-up in adult patients with primary ciliary dyskinesia. Thorax, 2017, *72* : 154-160.
8. HIRST RA, JACKSON CL, COLES JL et al. Culture of primary ciliary dyskinesia epithelial cells at air-liquid interface can alter ciliary phenotype but remains a robust and informative diagnostic aid. PLoS One, 2014, *9* : e89675.
9. JACKSON CL, BEHAN L, COLLINS SA et al. Accuracy of diagnostic testing in primary ciliary dyskinesia. Eur Respir J, 2016, *47* : 837-848.
10. KNOWLES MR, LEIG MW, CARSON JL et al. Mutations of *DNAH11* in primary ciliary dyskinesia patients with normal ciliary ultrastructure. Thorax, 2012, *67* : 433-441.
11. KUEHNI CE, FRISCHER T, STRIPPOLI MPF et al. Factors influencing age at diagnosis of primary ciliary dyskinesia in European children. Eur Respir J, 2010, *36* : 1248-1258.
12. LEIGH MW, FERKOL TW, DAVIS SD et al. Clinical features and associated likelihood of primary ciliary dyskinesia in children and adolescents. Ann Am Thorac Soc, 2016, 13 : 1305-1313.
13. MAGNIN ML, CROS P, BEYDON N et al. Longitudinal lung function and structural changes in children with primary ciliary dyskinesia. Pediatr Pulmonol, 2012, *47* : 816-825.
14. MARTHIN JK, NIELSEN KG. Choice of nasal nitric oxide technique as first-line test for primary ciliary dyskinesia. Eur Respir J, 2011, *37* : 559-565.
15. MOORE A, ESCUDIER E, ROGER G et al. RPGR is mutated in patients with a complex X linked phenotype combining primary ciliary dyskinesia and retinitis pigmentosa. J Med Genet, 2006, *43* : 326-333.
16. NARANG I, ERSU R, WILSON NM, BUSH A. Nitric oxide in chronic airway inflammation in children : diagnostic use and pathophysiological significance. Thorax, 2002, *57* : 586-589.
17. OMRAN H, LOGES NT. Immunofluorescence staining of ciliated respiratory epithelial cells. Methods Cell Biol, 2009, *91* : 123-133.
18. PAPON JF, BASSINET L, CARIOU-PATRON G et al. Quantitative analysis of ciliary beating in primary ciliary dyskinesia : a pilot study. Orphanet J Rare Dis, 2012, *7* : 78.
19. PAPON JF, COSTE A, ROUDOT-THORAVAL F et al. A 20-year experience of electron microscopy in the diagnosis of primary ciliary dyskinesia, Eur Respir J, 2010, *35* : 1057-1063.
20. PRAVEEN K, DAVIS EE, KATSANIS N. Unique among ciliopathies : primary ciliary dyskinesia, a motile cilia disorder. F1000prime Rep, 2015, *7* : 36.
21. PRULIÈRE-ESCABASSE V, COSTE A, CHAUVIN P et al. Otologic features in children with primary ciliary dyskinesia, Arch Otolaryngol Head Neck Surg, 2010, *136* : 1121-1126.
22. SHAH A, SHOEMARK A, MACNEILL SJ et al. A longitudinal study characterising a large adult primary ciliary dyskinesia population. Eur Respir J, 2016, *48* : 441-450.
23. SHAPIRO AJ, DAVIS SD, FERKOL T et al. Laterality defects other than situs inversus totalis in primary ciliary dyskinesia : insights into situs ambiguus and heterotaxy. Chest, 2014, *146* : 1176-1186.

PRISE EN CHARGE THÉRAPEUTIQUE ET ÉVOLUTION DE LA DYSKINÉSIE CILIAIRE PRIMITIVE

Sylvain Blanchon, Nicole Beydon,
Jean-François Papon, Marie Legendre,
Aline Tamalet et Estelle Escudier

Évolution

La majorité des patients sont symptomatiques dès la naissance, puis présentent une aggravation respiratoire lente qui fait le pronostic de la maladie [7]. L'espérance de vie est considérée comme peu modifiée, une cohorte anglaise historique (1980-2014) montrant un âge moyen de décès de 65 ans [18]. Toutefois, une proportion non négligeable de patients présente une pathologie particulièrement sévère. Ainsi, dans une cohorte danoise récente, 36 % des enfants de moins de 6 ans ont déjà un VEMS diminué [13], quand 38 % des adultes d'une cohorte américaine (1994-2000) ont une atteinte considérée comme sévère (VEMS < 40 % de la valeur théorique, oxygéno-dépendance, mise sur liste de greffe) [14]. L'évaluation de la sévérité reste néanmoins particulièrement complexe dans la DCP, notamment parce qu'aucun consensus n'existe, même si certains paramètres sont classiquement utilisés comme la fréquence des exacerbations, l'oxygéno-dépendance, la diminution du VEMS ou l'extension des bronchiectasies. La publication récente de questionnaires de qualité de vie spécifiques à la DCP permettra d'intégrer ce paramètre à l'évaluation de la sévérité.

Sur le plan microbiologique, *Streptococcus pneumoniæ*, *Hæmophilus influenzæ* et *Staphylococcus aureus* sont fréquemment identifiés dès les premières années de vie. Par analogie avec la mucoviscidose, certains micro-organismes plus rares ayant un tropisme particulier pour les bronchiectasies pourraient constituer un facteur de gravité comme *Pseudomonas æruginosa* retrouvé chez 37 à 50 % des patients atteints de DCP ou certaines mycobactéries comme *Mycobacterium abscessus* retrouvés chez 3 à 15 % des patients [6, 14, 18]. Cependant, *Pseudomonas æruginosa* semble moins difficile à éradiquer chez les patients atteints de DCP.

Plusieurs études longitudinales ont suivi l'évolution de la fonction respiratoire spécifiquement au cours des DCP [10, 11, 12, 13, 18]. Ces études rapportent des profils d'évolution très divers, avec principalement une relative stabilité ou une dégradation fonctionnelle lente et progressive qui semble cependant débuter assez précocement. Le VEMS a longtemps été le principal paramètre rapporté, avec un déclin annuel moyen de 0 à 0,8 %. Le VEMS est lié à la fois au volume mobilisable et au calibre bronchique, c'est-à-dire à l'obstruction bronchique, cette dernière ne semblant finalement pas être au premier plan dans la physiopathologie de l'atteinte respiratoire de la DCP. De fait, l'évolution vers un syndrome obstructif sévère est tardive, puisqu'à peine un tiers des enfants présente un VEMS inférieure à 80 % de la valeur théorique [11], et seulement 15 % des adultes un VEMS inférieur à 50 % [6]. En revanche, il a été montré ces dernières années que les patients atteints de DCP avaient une atteinte pulmonaire périphérique précoce pouvant évoluer vers une perte de volume pulmonaire mobilisable et une distension thoracique. Ainsi, deux études rapportent une diminution de la capacité vitale forcée (CVF), sans modification du rapport de Tiffeneau (VEMS/CVF) [6, 15], quand d'autres rapportent une augmentation progressive de la capacité résiduelle fonctionnelle (CRF), du volume résiduel (VR) et, dans une moindre mesure, de la capacité pulmonaire totale (CPT) [15, 18]. Par ailleurs, il existe une altération précoce de l'indice de clairance pulmonaire (*lung clearance index* [LCI]), témoignant d'inhomogénéités de ventilation par atteinte très distale des voies de conduction [2]. Cela est corroboré par la mise en évidence d'anomalies des échanges gazeux, avec hypoxémie et normocapnie, d'apparition précoce et d'aggravation progressive avec l'âge (–0,17 Z-score, soit –0,49 % de la valeur théorique, par an), en rapport avec l'inégalité des rapports ventilation-perfusion [12].

L'imagerie thoracique est essentielle pour évaluer la progression de la maladie. Cependant, l'European Respiratory Society a souligné l'absence de consensus concernant le suivi radiologique des DCP en insistant sur la faible pertinence de tomodensitométries systématiques [1]. En dehors des anomalies de latéralisation, les anomalies radiologiques sont peu spécifiques : épaississement péribronchique, hyperinflation pulmonaire et piégeage expiratoire, bronchiectasies, impactions mucoïdes et, plus rarement, condensations alvéolaires et atélectasies [6, 9, 12, 14, 17, 18]. Les lésions pulmonaires apparaissent dès les premières années de vie et sont d'aggravation lente. L'anomalie radiologique la plus fréquente est l'épaississement péribronchique, présent chez 71 à 98 % des enfants et chez 100 % des adultes. Les bronchiectasies prédominent habituellement aux lobes inférieurs et au lobe moyen. Elles sont mises en évidence chez environ un tiers des patients d'âge préscolaire, la moitié des patients à l'âge de 8 ans et constamment chez les patients adultes.

Plusieurs études transversales et longitudinales réalisées chez des patients atteints de DCP sont en faveur d'une corrélation entre certains index de fonction respiratoire (VEMS, CVF, CRF, VR, PaO_2) et le degré d'atteinte radiologique [2, 6, 9, 12, 15, 17, 18]. Une seule étude rapporte, chez 20 patients, une stabilité fonctionnelle malgré l'aggravation radiologique progressive [10].

Suivi

Le suivi des patients nécessite une étroite collaboration entre le médecin traitant et un centre spécialisé pluridisciplinaire, qui, à l'instar des centres de ressources et de compétences de la mucoviscidose (CRCM), inclut pneumologue, ORL, équipe d'EFR, kinésithérapeute, psychologue et assistante sociale. En France, un réseau de centres de compétences régionaux a été développé depuis près de 10 ans, collaborant avec le centre de référence national pédiatrique (www.respirare.fr) et adulte (www.maladies-pulmonaires-rares.fr). La fréquence du suivi clinique est adaptée à chaque patient, habituellement tous les 3 à 6 mois en pneumologie et tous les 6 à 12 mois en ORL [1, 19]. Systématiquement, le médecin s'enquiert des épisodes infectieux intercurrents et de la croissance, surveille l'examen clinique et l'oxymétrie et s'assure de la compliance aux différents traitements.

Les examens paracliniques sont réalisés à une fréquence différente et adaptée à leur cinétique de changement et à la rapidité de l'évolution clinique chez les patients. L'examen cytobactériologique des crachats (ECBC) doit être réalisé tous les 3 à 6 mois et lors des exacerbations aiguës, ou à défaut un prélèvement de gorge sur écouvillon pour le patient non sécrétant. L'ECBC doit inclure les mêmes milieux de cultures et analyses appliqués à ceux des patients atteints de mucoviscidose, avec notamment les recherches de *Pseudomonas æruginosa* systématiquement et de mycobactéries annuellement [1, 19]. L'aspiration bronchique, le lavage broncho-alvéolaire lors d'une fibroscopie bronchique ou le prélèvement rhinosinusien dirigé permettent d'améliorer si besoin les investigations microbiologiques.

À ce jour, aucune recommandation précise n'est disponible concernant le suivi fonctionnel des patients atteints de DCP, mais la plupart des centres spécialisés proposent une spirométrie tous les 3 à 6 mois à partir de 5-6 ans [11, 14]. La place d'examens tels que la mesure des volumes pulmonaires, l'indice de clairance pulmonaire ou l'analyse des échanges gazeux reste à définir.

L'intérêt d'un suivi pulmonaire radiologique régulier n'a pas été étudié et ses modalités ne font l'objet d'aucun consensus. En effet, la radiographie simple est peu performante pour détecter les lésions pulmonaires (5 % de sensibilité pour les bronchiectasies), alors que les risques carcinogènes des tomodensitométries sont à prendre en compte, notamment chez des enfants atteints de DCP dont l'espérance de vie est a priori longue. La plupart des auteurs s'accordent sur une première tomodensitométrie systématique vers 5-6 ans, suivie d'une radiographie thoracique simple annuelle et une tomodensitométrie tous les 5 à 8 ans [1, 12, 19]. De plus, dans la plupart des centres spécialisés, une imagerie (radiographie ou éventuellement tomodensitométrie) est classiquement réalisée en cas de dégradation clinique ou fonctionnelle anormalement rapide. Enfin, la place de l'IRM reste à définir dans le cadre des DCP.

Sur le plan ORL, seule une audiométrie est proposée annuellement aux patients atteints de DCP, bien qu'il n'y ait aucun consensus, et aucun suivi radiologique particulier n'est habituellement réalisé.

Traitement

Les recommandations concernant le traitement de la DCP sont de faible niveau de preuve et principalement extrapolées à partir de la prise en charge de la mucoviscidose et des bronchiectasies hors mucoviscidose, fondées essentiellement sur le drainage bronchique, l'antibiothérapie et les traitements locaux ORL [1, 16, 19]. Grâce à l'amélioration des outils diagnostiques de la DCP, des essais thérapeutiques ciblés sur cette pathologie commencent à se mettre en place. Actuellement, tous les patients bénéficient d'une prise en charge quasi identique, bien qu'il paraisse évident aux praticiens que la prise en charge de chaque patient doit être adaptée à chaque visite, notamment en fonction de la sévérité de sa pathologie, mais aucun critère ou seuil de sévérité n'a encore été clairement défini [16]. L'identification de critères de sévérité dans la DCP, notamment s'ils sont objectifs et précoces, sera une étape essentielle pour améliorer la prise en charge des patients.

Prise en charge pulmonaire

La prise en charge pulmonaire associe la kinésithérapie respiratoire, l'antibiothérapie, la vaccination, l'éviction du tabagisme et une activité physique régulière.

La kinésithérapie respiratoire est au centre de la prise en charge pulmonaire des patients atteints de DCP [1, 16, 19]. Les séances doivent être prolongées (30 minutes), d'une fréquence adaptée à la situation clinique, mais classiquement 2 à 7 fois par semaine, voire biquotidienne lors des exacerbations. Plusieurs techniques d'accélération du flux expiratoire sont applicables, éventuellement aidées d'appareils spécifiques (pression positive intermittente, vibration de la paroi thoracique, aspirateur de mucosité, etc.), mais aucune méthode n'a montré sa supériorité. Les équipes anglo-saxonnes privilégient les manœuvres d'expectoration active aidées par une pression positive intermittente. Une activité physique et sportive régulière est recommandée, participant au drainage bronchique, améliorant l'efficacité de la kinésithérapie respiratoire lorsqu'elle est faite au décours et permettant de conserver une adaptation à l'effort indispensable au développement global et respiratoire de l'enfant.

Une antibiothérapie ponctuelle est proposée lors des exacerbations cliniques ou d'une dégradation rapide des EFR, prolongée classiquement 2 à 3 semaines. Certaines équipes proposent également une antibiothérapie alternée continue, notamment chez le jeune enfant en période épidémique virale. L'absence de réponse à un traitement oral bien conduit doit faire suspecter une infection à mycobactérie atypique ou une aspergillose bronchopulmonaire allergique et peut conduire à des recherches microbiologiques per endoscopiques et à une antibiothérapie intraveineuse. Le choix des molécules est guidé par les derniers examens microbiologiques et antibiogrammes, privilégiant celles à large spectre, comme l'amoxicilline-acide clavulanique, les céphalosporines et le sulfamide-triméthoprime. Une primo-infection à *Pseudomonas æruginosa* doit conduire à une antibiothérapie par nébulisation biquotidienne de tobramycine durant 1 à 3 mois, éventuellement associée à une antibiothérapie orale par ciprofloxacine, par analogie avec la mucoviscidose. Lors d'une colonisation chronique à *Pseudomonas æruginosa*, une antibiothérapie nébulisée au long cours a montré son efficacité chez les patients adultes atteints de bronchiectasies hors mucoviscidose, mais n'a pas été étudiée dans la DCP [3], alternant mensuellement des nébulisations biquotidiennes de colistine et d'aminosides.

La vaccination antipneumococcique conjuguée 13 valent (Prevenar 13®) doit être impérativement à jour, mais l'intérêt de la vaccination polysaccharidique (Pneumo 23®) n'a pas été évalué dans le cadre des DCP. La vaccination antigrippale doit être proposée annuellement dès l'âge de 6 mois. Enfin, une immuno-prophylaxie dirigée contre le virus respiratoire syncytial (palivizumab, Synagis®) d'octobre à février de la première année de vie peut être discutée en fonction de la sévérité de l'atteinte respiratoire.

L'éviction du tabagisme actif et passif contribue à réduire le risque d'inflammation non spécifique des voies respiratoires, limite l'aggravation des lésions ciliaires et l'hypersécrétion muqueuse.

Prise en charge ORL

Les traitements otologiques ont pour but d'améliorer l'audition et de prévenir les séquelles post-otitiques. Ils incluent l'antibiothérapie générale et/ou locale, l'appareillage auditif et la paracentèse parfois associée à une adénoïdectomie [4]. La pose d'aérateurs transtympanique est classiquement déconseillée chez les patients atteints de DCP présentant une otite chronique en raison du risque d'otorrhée prolongée [1], et ce malgré son efficacité sur la perte d'audition [20].

La prise en charge des rhinosinusites chroniques des DCP n'est pas consensuelle, bien qu'elle soit un enjeu majeur du fait de son retentissement important sur la qualité de vie. Elle associe principalement des irrigations nasales quotidiennes au sérum iso- ou hypertonique (via un dispositif comme Rhino Horn®, Respimer®, Nasofree®, etc.) et un traitement anti-inflammatoire local. Selon les situations cliniques et la réponse à ces traitements, des nébulisations de mucorégulateurs ou une antibiothérapie nasale inhalée, voire systémique peuvent être proposées [4]. Les chirurgies sinusiennes, telles que l'ethmoïdectomie et la méatotomie moyenne, sont considérées au cas par cas dans le but d'améliorer le drainage sinusien et la diffusion des traitements locaux.

Autres thérapeutiques

Aucun traitement inhalé à visée pulmonaire n'a prouvé son efficacité dans le cadre des DCP, que ce soit les bronchodilatateurs adrénergiques (β_2-stimulants) ou anticholinergiques, les solutions salines, les mucolytiques ou encore les corticostéroïdes. Leur utilisation n'est donc pas recommandée, sauf à l'échelle individuelle si un effet bénéfique clinique et/ou fonctionnel a pu être mis en évidence pour un patient donné. Le salbutamol et les solutions hyper-osmolaires ont montré des effets contrastés dans les différentes études disponibles dans les bronchiectasies hors mucoviscidose. Les solutions salées hypertoniques (5 ml de sérum salé à 3 à 7 %, 2 fois par jour) n'ont pas été étudiées dans le cadre des DCP, mais ont montré leur efficacité dans la mucoviscidose et les bronchiectasies hors mucoviscidose à court et moyen termes (1 à 3 mois), mais pas à long terme [8]. Quelques cas de patients atteints de DCP améliorés par l'administration d'ADNase (dornase alfa, Pulmozyme®) ont été publiés, mais une large étude a montré son absence d'efficacité dans les bronchiectasies hors mucoviscidose. Les nébulisations de N-acétylcystéine semblent inefficaces dans le cadre de la DCP, d'après une unique et ancienne étude. Enfin, les corticostéroïdes inhalés n'ont pas été étudiés.

Le traitement par macrolides à dose anti-inflammatoire au long cours est souvent proposé, notamment en cas de bronchiectasies, malgré l'absence de consensus. Son efficacité, précédemment rapportée dans des cas de DCP et plus largement étudiée dans les bronchiectasies hors mucoviscidose [5], est en cours d'évaluation par une étude européenne multicentrique incluant exclusivement des patients ayant une DCP confirmée.

Les corticostéroïdes, les anti-inflammatoire non stéroïdiens et les mucolytiques oraux n'ont jamais été étudiés dans les DCP et n'ont donc pas leur place à ce jour. Les antitussifs sont, quant à eux, contre-indiqués.

La chirurgie thoracique, devenue de plus en plus rare dans le cadre des DCP [12], se limite aux résections d'atélectasies hypersécrétantes et invalidantes. Enfin, le recours à une transplantation pulmonaire est exceptionnellement indiqué.

Points clefs

- Les patients atteints de DCP présentent des profils évolutifs relativement hétérogènes, bien que généralement d'aggravation lente.
- L'évolution est principalement évaluée par les explorations fonctionnelles respiratoires et l'imagerie thoracique.
- Le suivi des patients doit être assuré par un centre spécialisé pluridisciplinaire, habituellement tous les 3 à 6 mois en pneumologie et tous les 6 à 12 mois en ORL.
- Les recommandations concernant le traitement de la DCP sont de faible niveau de preuve et principalement extrapolées à partir de la prise en charge de la mucoviscidose et des bronchiectasies hors mucoviscidose, fondées essentiellement sur le drainage bronchique, l'antibiothérapie, les traitements locaux ORL, la vaccination antipneumococcique et antivirale, l'éviction du tabagisme et une activité physique régulière.

BIBLIOGRAPHIE

1. Barbato A, Frischer T, Kuehni CE et al. Primary ciliary dyskinesia : a consensus statement on diagnostic and treatment approaches in children. Eur Respir J, 2009, *34* : 1264-1276.
2. Boon M, Vermeulen FL, Gysemans W et al. Lung structure-function correlation in patients with primary ciliary dyskinesia. Thorax, 2015, *70* : 339-345.
3. Brodt AM, Stovold E, Zhang L. Inhaled antibiotics for stable non-cystic fibrosis bronchiectasis : a systematic review. Eur Respir J, 2014, *44* : 382-393.
4. Campbell R. Managing upper respiratory tract complications of primary ciliary dyskinesia in children. Curr Opin Allergy Clin Immunol. 2012, 12 : 32-8.
5. Fan LC, Lu HW, Wei P et al. Effects of long-term use of macrolides in patients with non-cystic fibrosis bronchiectasis : a meta-analysis of randomized controlled trials. BMC Infect Dis, 2015, *15* : 160.
6. Frija-Masson J, Bassinet L, Honoré I et al. Clinical characteristics, functional respiratory decline and follow-up in adult patients with primary ciliary dyskinesia. Thorax, 2016, *72* : 154-160.
7. Goutaki M, Meier AB, Halbeisen FS et al. Clinical manifestations in primary ciliary dyskinesia : systematic review and meta-analysis. Eur Respir J, 2016, *48* : 1081-1095.
8. Hart A, Sugumar K, Milan SJ et al. Inhaled hyperosmolar agents for bronchiectasis. Cochrane Database Syst Rev, 2014, *5* : CD002996.
9. Kennedy MP, Noone PG, Leigh MW et al. High-resolution CT of patients with primary ciliary dyskinesia. AJR Am J Roentgenol, 2007, *188* : 1232-1238.
10. Maglione M, Bush A, Montella S et al. Progression of lung disease in primary ciliary dyskinesia : is spirometry less accurate than CT ? Pediatr Pulmonol, 2012, *47* : 498-504.
11. Maglione M, Bush A, Nielsen KG et al. Multicenter analysis of body mass index, lung function, and sputum microbiology in primary ciliary dyskinesia. Pediatr Pulmonol, 2014, *49* : 1243-1250.
12. Magnin ML, Cros P, Beydon N et al. Longitudinal lung function and structural changes in children with primary ciliary dyskinesia. Pediatr Pulmonol, 2012, *47* : 816-825.
13. Marthin JK, Petersen N, Skovgaard LT, Nielsen KG. Lung function in patients with primary ciliary dyskinesia : a cross-sectional and 3-decade longitudinal study. Am J Respir Crit Care Med, 2010, *181* : 1262-1268.
14. Noone PG, Leigh MW, Sannuti A et al. Primary ciliary dyskinesia : diagnostic and phenotypic features. Am J Respir Crit Care Med, 2004, *169* : 459-467.
15. Pifferi M, Bush A, Pioggia G et al. Evaluation of pulmonary disease using static lung volumes in primary ciliary dyskinesia. Thorax, 2012, *67* : 993-999.
16. Polineni D, Davis SD, Dell SD. Treatment recommendations in primary ciliary dyskinesia. Paediatr Respir Rev, 2016, *18* : 39-45.
17. Santamaria F, Montella S, Tiddens HA et al. Structural and functional lung disease in primary ciliary dyskinesia. Chest, 2008, *134* : 351-357.
18. Shah A, Shoemark A, MacNeill SJ et al. A longitudinal study characterising a large adult primary ciliary dyskinesia population. Eur Respir J, 2016, *48* : 441-450.
19. Shapiro AJ, Zariwala MA, Ferkol T et al. Genetic Disorders of Mucociliary Clearance Consortium. Diagnosis, monitoring, and treatment of primary ciliary dyskinesia : PCD foundation consensus recommendations based on state of the art review. Pediatr Pulmonol, 2016, *51* : 115-132.
20. Wolter NE, Dell SD, James AL, Campisi P. Middle ear ventilation in children with primary ciliary dyskinesia. Int J Pediatr Otorhinolaryngol, 2012, *76* : 1565-1568.

Pathologies infiltratives diffuses

DÉMARCHE DIAGNOSTIQUE DES PNEUMOPATHIES INFILTRATIVES DIFFUSES

47

Jacques de Blic, Rola Abou Taam et Laureline Berteloot

Les pneumopathies infiltratives diffuses (PID) de l'enfant sont un groupe hétérogène de maladies pulmonaires chroniques rares, mais responsables d'une morbidité et d'une mortalité élevées, en particulier lorsqu'elles sont associées à une hypertension artérielle pulmonaire (HTAP) [13]. Ces pathologies peuvent affecter non seulement l'interstitium, mais aussi d'autres structures pulmonaires : les voies aériennes distales, l'espace alvéolaire, les vaisseaux sanguins et lymphatiques, l'espace pleural. L'atteinte des alvéoles et des tissus péri-alvéolaires conduit à une perturbation des échanges gazeux. Dans la littérature anglo-saxonne, les PID de l'enfant sont désignées par le terme *chIld syndrome*, pour *children interstitial lung disease syndrome*.

Les différences entre les PID sont liées à la variabilité du type d'atteinte inflammatoire pulmonaire, à l'âge d'apparition, aux signes cliniques, à leur rapidité d'installation et d'évolution.

Les progrès récents de l'imagerie thoracique, de l'analyse histologique et de la biologie moléculaire, l'élaboration d'une classification pédiatrique ont largement contribué au regain d'intérêt des PID de l'enfant. Une démarche diagnostique rigoureuse permettra d'aboutir à un diagnostic précis qui orientera vers la meilleure prise en charge.

Épidémiologie

L'incidence des PID de l'enfant est estimée entre 0,13 pour 100 000 enfants de moins de 17 ans par an en Allemagne [17] et 16,2 cas pour 100 000 enfants de moins de 15 par an au Danemark [21]. Cinq études hospitalières indiquent recevoir entre 1,3 et 5,2 nouveaux cas de PID de l'enfant par an [20]. Des études récentes suggèrent que les PID de l'enfant sont souvent sous-diagnostiquées [1, 29], illustrant la nécessité de collaborations multicentriques visant à améliorer le diagnostic et la prise en charge [34]. Ces collaborations se mettent en place, notamment aux États-Unis avec le Children's Interstitial Lung Disease Research Network et en Europe avec le Children's Interstitial Lung Disease-European Union. La base de données française RespiRare collige également les observations de PID pédiatrique : elles sont caractérisées par une hétérogénéité des causes et les formes familiales représentent 15 % des observations [28].

Démarche diagnostique

La démarche diagnostique comporte trois étapes : reconnaître une PID, en évaluer le retentissement et en identifier la cause.

Diagnostic positif

Le diagnostic de PID suspecté sur la clinique et/ou les radiographies de thorax initiales est confirmé par la tomodensitométrie (TDM) thoracique et conforté par les EFR.

Circonstances de découverte

Les symptômes au diagnostic ne sont pas spécifiques. Classiquement, on peut distinguer des circonstances de découverte différentes en fonction de l'âge.

• À la *période néonatale*, une PID est évoquée en cas d'apparition rapide et progressive d'une détresse respiratoire chez le nouveau-né à terme, éventuellement associée à une HTAP, et persistant de façon inhabituelle malgré la mise en route des traitements usuels : surfactant exogène, oxygénothérapie, support ventilatoire. Le tableau 47-I regroupe les pathologies à rechercher en cas de DRNN sévère avec PID.

• Chez le *nourrisson*, l'installation est plus progressive associant :
– des symptômes respiratoires : toux sèche non productive, tachypnée, difficulté à la prise des biberons avec essoufflement, signes de lutte, cyanose et parfois *wheezing* ;
– une cassure de la courbe de croissance staturopondérale ;
– la persistance des signes cliniques ou la difficulté, voire l'impossibilité de sevrage en oxygène lors d'un épisode infectieux ;

Tableau 47-I Principales pathologies à évoquer en cas de DRNN sévère avec PID.

Dysplasie acinaire
Dysplasie alvéolocapillaire avec anomalie d'alignement des veines pulmonaires (mutations du gène *FOXF1*)
Glycogénose pulmonaire interstitielle
Mutation homozygote du gène *SFTPB*
Mutation du gène *ABCA3*
Mutations du gène *NKX2.1*
Lymphangiectasies pulmonaires
Syndromes d'hémorragie pulmonaire

– plus rarement, le diagnostic est évoqué devant une HTAP, une fièvre ou une hémoptysie.

• Chez le *grand enfant*, la PID s'exprime par des symptômes respiratoires non spécifiques similaires à ceux du nourrisson, auxquels s'ajoute une dyspnée d'effort. L'installation de ces symptômes peut être insidieuse, sur plusieurs semaines ou mois. Le diagnostic peut être posé lors d'une infection respiratoire ou au stade d'insuffisance respiratoire chronique, avec hippocratisme digital, cyanose, signes de lutte et insuffisance pondérale. Le diagnostic peut aussi être évoqué par la découverte à l'auscultation, en dehors de tout épisode infectieux, de râles crépitants fins, secs, inspiratoires, diffus. Enfin, la PID peut être diagnostiquée de façon fortuite ou dans le bilan d'extension d'une pathologie générale telle qu'une connectivite ou une vascularite.

L'histoire familiale peut renforcer la suspicion diagnostique lorsqu'il existe un antécédent familial de PID ou de fibrose, une oxygénothérapie prolongée ou un décès de cause respiratoire en période néonatale.

Même si elles peuvent survenir à tous les âges pédiatriques, dans la majorité des cas, les PID sont diagnostiquées dans les premières années de vie, période où le poumon est en développement et est plus sensible aux agressions virales [9].

Le diagnostic est parfois difficile, pouvant conduire à un retard de prise en charge. Il a été suggéré que le diagnostic doit être évoqué s'il existe au moins trois des quatre critères suivants :
– symptômes respiratoires : toux, dyspnée ;
– signes cliniques : polypnée, signes de lutte, hippocratisme digital ;
– hypoxie ;
– anomalies diffuses à l'imagerie thoracique [8, 24].

Évaluation de la sévérité

CLINIQUE • La sévérité est évaluée en recherchant les conséquences de l'altération des échanges gazeux : hypoxie à l'effort, au sommeil, au repos ; cyanose, polypnée, signes de lutte, hippocratisme digital, signes d'HTAP. Une classification en cinq stades a été proposée [6] (Tableau 47-II).

La fréquence de l'HTAP est très variable, estimée entre 25 et 64 % [5]. Elle augmente significativement la mortalité [15].

Des comorbidités extrarespiratoires peuvent aussi témoigner de la sévérité de la PID. La plus fréquente est l'altération de la croissance pondérale, puis staturale, liée à l'augmentation des dépenses énergétiques, les difficultés alimentaires liées à la dyspnée et/ou à une dysoralité. Enfin, un reflux gastro-œsophagien (RGO) est très souvent retrouvé.

EXPLORATIONS FONCTIONNELLES RESPIRATOIRES (EFR) • Elles objectivent les conséquences fonctionnelles de la pathologie et l'efficacité thérapeutique. Les EFR permettent d'apprécier l'intensité du syndrome restrictif et les anomalies de la diffusion du CO.

Il existe une diminution de la capacité pulmonaire totale (CPT), de la capacité vitale forcée (CVF) et du VEMS. Bien que la capacité pulmonaire totale (CPT) soit réduite, la capacité résiduelle fonctionnelle (CRF) et le volume résiduel (VR) sont souvent normaux, responsables d'une augmentation du rapport VR/CPT. Environ 50 % des PID ont une obstruction bronchique avec diminution du rapport VEMS/CVF. La mesure de la compliance pulmonaire est plus rarement réalisée chez l'enfant car il s'agit d'un examen invasif. Les gaz du sang sont initialement normaux ; la technique du capillaire artérialisé est particulièrement adaptée à l'enfant. Les altérations des échanges peuvent être sensibilisées par une épreuve d'effort cardiorespiratoire sur tapis roulant ou sur cyclo-ergomètre ou par un test de marche de 6 minutes. Dans les formes plus sévères apparaissent une hypoxie de repos et une alcalose respiratoire.

ÉCHOGRAPHIE CARDIAQUE • Elle doit être effectuée de façon précoce pour évaluer la sévérité et répétée tous les ans lorsqu'elle est normale [6]. En cas d'anomalie, l'échocardiographie peut être complétée par un cathétérisme cardiaque pour la mesure des pressions pulmonaires. Le suivi doit alors se faire en collaboration avec les cardio-pédiatres. L'échocardiographie est aussi utile pour le diagnostic différentiel (éliminer un obstacle au cœur gauche).

pH-MÉTRIE ET/OU MANOMÉTRIE ŒSOPHAGIENNE • Elles sont réalisées pour confirmer un RGO en cas de doute avant de poursuivre un traitement anti-acide, pour confirmer la guérison d'un RGO afin d'arrêter le traitement, pour documenter si nécessaire l'efficacité du traitement anti-acide ou, au contraire, le majorer, voire discuter un traitement de chirurgie antireflux.

Imagerie thoracique

La radiographie standard met en évidence une atteinte pulmonaire diffuse, elle est cependant peu spécifique et ne permet pas, la plupart du temps, d'affirmer le caractère interstitiel de l'atteinte. Elle peut en outre apparaître normale ou montrer uniquement une distension

La TDM est l'examen de choix dans l'exploration des PID de l'enfant. Bien que de récents progrès aient permis de diminuer son caractère irradiant, elle ne doit cependant être répétée que si elle implique un changement de la prise en charge thérapeutique. Les recommandations sont variables sur sa réalisation [6]. Elle est réalisée en respiration libre jusqu'à l'âge de 6 ans, puis en inspiration bloquée dès que l'enfant en est capable ; l'injection de produit de contraste n'est pas systématique, mais il est intéressant de l'effectuer au moins une fois afin de rechercher d'éventuels signes associés tels que des adénopathies ou des signes d'HTAP associée [34].

Tableau 47-II Stades de sévérité des PID (adapté d'après [9]).

Score	Symptômes	Hypoxie < 90 % sommeil ou effort	Hypoxie < 90 % au repos	HTAP
1	Non	Non	Non	Non
2	Oui	Non	Non	Non
3	Oui	Oui	Non	Non
4	Oui	Oui	Oui	Non
5	Oui	Oui	Oui	Oui

La TDM possède un rôle central puisqu'elle participe à éliminer les autres causes d'atteinte pulmonaire diffuse, affirme l'atteinte interstitielle, la caractérise et permet d'orienter la démarche diagnostique. L'atteinte interstitielle associe, à des degrés divers, des opacités en verre dépoli, des opacités nodulaires ou micronodulaires, des épaississements des septa interlobulaires et des lignes intralobulaires (réticulations), des lésions kystiques, pouvant prendre des aspects en rayons de miel, etc. L'analyse systématique des compartiments du parenchyme pulmonaire tels que décrits dans le tableau 13-III permet de caractériser l'atteinte interstitielle en fonction du motif dominant, de sa distribution et de son extension et ainsi d'orienter les explorations successives telles que le lavage broncho-alvéolaire, les explorations génétiques ou la biopsie pulmonaire, voire de donner une orientation diagnostique. Cependant, les tableaux sont rarement spécifiques, il existe fréquemment un chevauchement des motifs histologiques et radiologiques chez un même enfant ainsi qu'une évolution au cours du temps. Les nouveau-nés et nourrissons présentent plus fréquemment un verre dépoli diffus, tandis que l'enfant plus grand et l'adolescent peuvent montrer des signes d'atteinte interstitielle évoluant jusqu'à la fibrose. Enfin, une même mutation génétique peut être associée à des aspects scanographiques et à des degrés de gravité très variables même au sein d'une même famille.

Les signes de fibrose à rechercher sont des bronchectasies et bronchiolectasies par traction, une distorsion du parenchyme et des scissures, des aspects en rayon de miel, plus ou moins étendus et une diminution des volumes pulmonaires. La constitution de masses solides de fibrose est rare chez l'enfant.

Diagnostic différentiel

Un certain nombre d'affections doivent être écartées avant d'affirmer une PID. Les investigations initiales permettent d'exclure une mucoviscidose, une infection respiratoire aiguë bactérienne ou virale, des inhalations répétées de liquide gastrique ou de salive, une cardiopathie congénitale, une HTAP sans PID, un déficit immunitaire. En cas de doute diagnostique, des examens complémentaires seront réalisés : test de la sueur, examen cytobactériologique des crachats et/ou LBA, bilan immunitaire complet, consultation ORL avec nasofibroscopie, pH-métrie, radiocinéma de déglutition, échographie cardiaque, voire cathétérisme cardiaque.

Diagnostic étiologique

Rapporter une PID à une étiologie repose sur la confrontation de l'anamnèse, de l'examen clinique, d'un certain nombre d'examens complémentaires non invasifs et des données du LBA. En fonction de ces données et des résultats des études génétiques, une biopsie pulmonaire sera indiquée ou non.

Interrogatoire

Doivent être recherchés :
– une origine ethnique particulière : fréquence des pneumopathies huileuses par instillation nasale dans certaines tribus du Yémen, fréquence de la protéinose alvéolaire à l'île de la Réunion ;
– la notion d'inhalations huileuses répétées (nasales par coutume tribale ou orales comme traitement de constipation) ;
– une consanguinité et/ou l'existence de membres de la fratrie atteints de la même pathologie ;
– un séjour en milieu tropical (parasitose) ;
– la présence d'oiseaux ou tout autre environnement particulier au domicile ;
– la prise de médicaments, la notion d'irradiation ;
– des hémoptysies ;
– des antécédents de virose sévère (grippe, adénovirus, mycoplasme).

Examen clinique

Il recherche essentiellement des signes extrarespiratoires : lésions cutanées, anomalies articulaires, trouble neurologique, hépato-splénomégalie, adénopathies périphériques, hypertension artérielle, etc.

Examens non invasifs à visée étiologique

Le tableau 47-III résume les principaux examens non invasifs utiles au diagnostic étiologique. Toutes ces explorations ne doivent pas systématiquement être réalisées au stade initial, mais uniquement en fonction des données initiales et des premières orientations diagnostiques.

Certains examens recherchent une localisation extra-pulmonaire : examen ophtalmologique avec lampe à fente à la recherche d'une uvéite, bilan rénal à la recherche d'une hématurie, d'une protéinurie, bilan hépatique complet (la ponction-biopsie hépatique est discutée en fonction des résultats), biopsie de peau sur des lésions cutanées, capillaroscopie, dosage des CPK, électromyogramme, biopsie de muscle si besoin, radiographie de squelette complet en cas de suspicion d'histiocytose langerhansienne.

D'autres examens sont à visée diagnostique : bilans phospho-calciques sanguin et urinaire (calcémie, phosphorémie, phosphatases alcalines, calciurie des 24 heures), enzyme de conversion de l'angiotensine dans l'hypothèse d'une sarcoïdose, précipitines aviaires ou autres selon l'environnement dans l'hypothèse d'une

Tableau 47-III Examens complémentaires indispensables au bilan initial des PID chez l'enfant.

Radiographie de thorax
TDM du thorax
EFR, GDS
Ionogramme sanguin
NFS, VS, CRP
IgE totales
Bilan hépatique, thyroïdien, rénal, calcique, bandelette urinaire
Enzyme de conversion de l'angiotensine (ECA)
Bilan d'auto-immunité orienté par la clinique et l'imagerie
LBA : cytologie, colorations Perls, PAS
Prélèvement ADN pour étude génétique
± Biopsie pulmonaire/autre organe atteint

pneumopathie d'hypersensibilité, recherches génétiques en cas de suspicion de pathologie du surfactant ou de pathologie dysimmunitaire monogénique, bilan métabolique et dosages enzymatiques en cas de suspicion de maladie métabolique ou de maladie de surcharge, bilan d'auto-immunité en cas de suspicion de maladie systémique, bilan immunitaire complet incluant la sérologie pour le VIH.

Les EFR ont peu de place dans le diagnostic étiologique. Cependant, une augmentation de la DL_{CO} chez un enfant ayant une PID doit faire rechercher une hémorragie intra-alvéolaire. En effet, la diffusion du CO est augmentée à l'occasion des poussées en raison de la captation du CO par les hématies intra-alvéolaires.

Lavage broncho-alvéolaire

Le LBA est un examen quasi incontournable pour le diagnostic étiologique d'une PID. L'interprétation cytologique est détaillée au chapitre 15. Schématiquement le LBA permet le diagnostic d'histiocytose langerhansienne, d'hémorragie intra-alvéolaire, de protéinose alvéolaire, de maladie de surcharge telle que la maladie de Niemann-Pick. Il apporte des arguments solides pour une sarcoïdose ou une pneumopathie d'hypersensibilité lorsqu'il met en évidence une lymphocytose avec respectivement augmentation ou diminution du rapport CD4/CD8. Enfin, une alvéolite éosinophilique doit faire rechercher un syndrome hyperéosinophilique, une parasitose ou une atteinte pulmonaire médicamenteuse.

Place de la génétique

La biologie moléculaire a pris une place primordiale dans l'évaluation car de nombreuses PID ont désormais une cause génétique identifiée (Tableau 47-IV). On recommande actuellement de réaliser les analyses génétiques avant une biopsie pulmonaire dans la majorité des situations [6, 24]. Dans les situations de PID qui n'ont pas fait la preuve de leur étiologie à l'issue de la démarche diagnostique initiale, la génétique permet souvent d'éviter le recours à une biopsie pulmonaire.

Tableau 47-IV Principales anomalies génétiques identifiées dans les PID de l'enfant.

Gène	Protéine	Mode de transmission	Phénotype
Pathologies du surfactant			
SFTPB	SP-B	Autosomique récessif	DRNN avec PID. Décès avant 3 mois
SFTPC	SP-C	Autosomique dominant	DRNN avec PID PID de l'enfant ou de l'adulte
ABCA3	ABCA3	Autosomique récessif	DRNN avec PID PID de l'enfant ou de l'adulte
NKX2-1/TTF1	TTF1	Autosomique dominant	DRNN avec PID Syndrome cerveau-poumon-thyroïde (association inconstante)
SFTPA1	SP-A1	Dominant	PID : un seul cas pédiatrique décrit
SFTPA2	SP-A2	Dominant	Non décrit chez l'enfant
MARS	Méthionyl-ARNt synthétase	Autosomique récessif	PAP souvent sévère Hépatomégalie avec cholestase
CSF2RA	GMCSF-R	Autosomique récessif	PAP
CSF2RB	GMCSF-R	Autosomique récessif	PAP
PID génétiques associées à des anomalies du système immunitaire			
TMEM173	STING stimulator of interferon genes protein	Autosomique récessif	Vasculopathie inflammatoire avec télangiectasies Manifestations de dysimmunité
COPA	Coatomère, sous-unité α	Autosomique dominant	Vascularite ± hémorragie alvéolaire, manifestations d'auto-immunité
STAT3	Signal transducer and activator of transcription 3	Autosomique dominant	PID lymphocytaire Manifestations de dysimmunité Hyper-IgE et infections récurrentes
LRBA	Lipopolysaccharide-responsive and beige-like anchor protein (impliquée dans le transport de CTLA4)	Autosomique récessif	PID médiée par l'immunité
CTLA4	Cytotoxic T-lymphocyte protein 4 (inhibiteur des T rég)	Autosomique dominant	PID médiée par l'immunité
GATA-2	GATA-2 Facteur de transcription	Autosomique récessif	PID, PAP Susceptibilité aux infections mycobactériennes Prédisposition aux myélodysplasies et leucémies

(suite)

Tableau 47-IV Principales anomalies génétiques identifiées dans les PID de l'enfant. (*suite*)

Gène	Protéine	Mode de transmission	Phénotype
Maladies métaboliques, maladies de surcharge			
NPC1 et NPC2	Niemann-Pick C1 et C2	Autosomique récessif	Maladie de Niemann-Pick de type C : PAP, hépatosplénomégalie, atteinte neurologique progressive
SMPD1	Sphingomyéline phosphodiestérase	Autosomique récessif	Maladie de Niemann-Pick de type B : PID, hépatosplénomégalie
GBA	Glucosylcéramidase	Autosomique récessif	Maladie de Gaucher : PID ± Shunts artérioveineux ± HTAP
SLC7A7	Y+L amino acid transporter 1	Autosomique récessif	Intolérance aux protéines dibasiques, hépatosplénomégalie Hyperammoniémie Retard staturopondéral
SLC34A2	Co-transporteur sodium-phosphate IIb	Autosomique récessif	Microlithiase alvéolaire
Autres			
FOXF1	Forehead box F1	Autosomique dominant	Dysplasie alvéolocapillaire avec défaut d'alignement des veines pulmonaires, HTAP
FLNA	Filamine A	Dominant lié à l'X	Maladie pulmonaire kystique létale et hétérotopie périventriculaire nodulaire
HPS1	Hermansky-Pudlak protein 1	Autosomique dominant	Syndrome d'Hermansky-Pudlak : dépigmentation et PID de type UIP

DRNN : détresse respiratoire néonatale ; PID : pneumopathie infiltrative diffuse ; PAP : protéinose alvéolaire pulmonaire ; HTAP : hypertension artérielle pulmonaire.

Place de la biopsie pulmonaire

En l'absence de diagnostic étiologique obtenu soit par les tests non invasifs incluant les études génétiques, soit par le LBA, l'analyse du tissu pulmonaire représente la meilleure façon d'aboutir au diagnostic final. Trois techniques sont possibles, par biopsie transbronchique (BTB), par thoracotomie ou par vidéothoracoscopie.

L'intérêt des BTB est leur réalisation per endoscopique. Leurs limites sont, d'une part, la nécessité d'utiliser un fibroscope dont le canal interne permet le passage de pinces à biopsie et, d'autre part, la petite taille des prélèvements qui peuvent ne pas être contributifs, surtout en cas de lésions hétérogènes.

Lorsque les BTB ne sont pas possibles ou qu'elles n'ont pas permis le diagnostic, les biopsies sont réalisées soit par thoracotomie, soit de préférence par vidéothoracoscopie.

Quelle que soit la technique utilisée, il est indispensable que les prélèvements soient adressés en microbiologie et en anatomopathologie. Des immunomarquages sont réalisables selon l'orientation diagnostique. L'étude en microscopie électronique peut être utile [6, 24]. Les études fonctionnelles permettent d'affiner encore le diagnostic et facilitent l'interprétation des explorations génétiques, en particulier lorsque celles-ci mettent en évidence des variants dont la pathogénicité n'est pas prouvée.

Étiologie et classification

Les causes sont moins nombreuses chez l'enfant que chez l'adulte, en particulier du fait de l'absence de pathologie professionnelle, de la rareté des PID associées aux maladies de système et des PID médicamenteuses ou environnementales. En revanche, certaines causes sont plus fréquentes chez l'enfant, comme les maladies métaboliques ou les pathologies du surfactant.

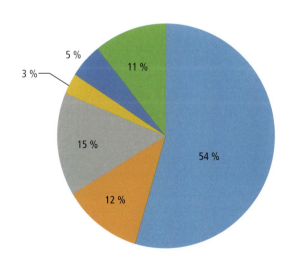

Figure 47-1 Étiologie des PID des enfants de 0 à 2 ans en fonction de la biopsie pulmonaire (N = 187) [17].

Tableau 47-V Classification des pneumopathies infiltratives diffuses de l'enfant [36].

Affections plus fréquentes chez le nourrisson	Affections non spécifiques aux nourrissons

Anomalies du développement
  Dysplasie acinaire
  Dysplasie alvéolaire congénitale
  Dysplasie alvéolocapillaire avec défaut d'alignement des veines pulmonaires (mutations de *FOXF1*)
	Affections chez un hôte immunocompétent
	  Infections ou séquelles d'infections virales ou bactériennes
	  Pathologies liées à des agents de l'environnement : inhalation de toxique, pneumopathie d'hypersensibilité
	  Pathologie d'aspiration
	  Poumon éosinophilique

Anomalies de croissance pulmonaire
  Hypoplasie pulmonaire
  Maladie pulmonaire chronique néonatale
  – de l'enfant prématuré : dysplasie bronchopulmonaire
  – de l'enfant né à terme
  Anomalie associée à des anomalies chromosomiques (trisomie 21, autres)
  Pathologies pulmonaires associées à des cardiopathies congénitales sans contexte de maladie chromosomique
	Affections associées à une maladie systémique
	  Pathologies dysimmunitaires : connectivites, vascularites
	  Formes monogéniques de maladies systémiques :
	  – mutations du gène *COPA*
	  – mutations du gène *LRBA*
	  – mutations du gène *STAT3*
	  – mutations du gène *TMEM173*
	  Maladies de surcharge et maladies métaboliques
	  Sarcoïdose
	  Histiocytose langerhansienne
	  Infiltration tumorale, syndromes lymphoprolifératifs

Conditions spécifiques d'étiologie inconnue
  Hyperplasie des cellules neuro-endocrines
  Glycogénose pulmonaire interstitielle
	Pathologie chez un enfant immunodéprimé
	  Infections opportunistes (fongiques, parasitaires)
	  Séquelles d'irradiation ou de chimiothérapie
	  Complications de greffes d'organes ou de moelle, syndromes de rejet
	  Dommage alvéolaire diffus d'étiologie inconnue

Pathologies du surfactant
  Mutations du gène *SFTPB*
  Mutations du gène *SFTPC*
  Mutations du gène *ABCA3*
  Mutations du gène *NKX2*
  Protéinoses alvéolaires pulmonaires :
  – mutations des gènes *CSF2Rα* et *CSF2Rβ*, codant les récepteurs α et β du GMCSF
  – mutations du gène *MARS*
  – mutations du gène *GATA-2*
  Autres PID avec éléments histologiques évoquant une pathologie du surfactant, mais sans diagnostic génétique connu : PAP, DIP, NSIP, etc.
	Pathologie mimant une PID
	  Vasculopathie d'hypertension artérielle
	  Vaculopathie congestive, maladie veino-occlusive
	  Pathologies lymphatiques
	  Dysfonction cardiaque congestive

	Affections non classées

Plusieurs classifications ont été proposées mais il n'existe pas de classification figée. La plus utilisée est celle de Deutsch et al. [13], régulièrement mise à jour [24]. Le champ des PID « idiopathiques » classiques qui fait référence aux fibroses pulmonaires idiopathiques de l'adulte [29] s'est réduit chez l'enfant du fait de l'identification des pathologies associées à des mutations de protéines impliquées dans l'homéostasie du surfactant. Les recherches génétiques pour chaque patient sont orientées par la présentation clinique.

Bon nombre de ces causes sont détaillées dans d'autres chapitres de ce livre et ne seront rappelées que pour mémoire. Sera utilisée ici la classification proposée par le groupe de travail ATS/ERS actualisée, avec les dernières données de la littérature [24] des PID de l'enfant (Tableau 47-V). Les répartitions fondées sur les résultats des biopsies pulmonaires diffèrent en fonction de l'âge [13, 15] (Figures 47-1 et 47-2).

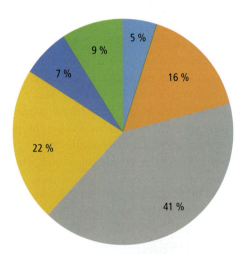

Figure 47-2 Étiologie des PID des enfants de 2 à 18 ans en fonction de la biopsie pulmonaire (N = 191) [19].

Classification histologique

La dernière classification histologique des pneumopathies interstitielles a paru en 2013 [32]. Elle comporte trois grandes catégories.

Pneumopathies interstitielles les plus fréquentes

• *Fibrose pulmonaire idiopathique* (ancienne pneumopathie interstitielle commune [UIP]) : le plus fréquemment observée au cours des PID idiopathiques chez l'adulte. Les lésions sont hétérogènes avec alternance de zones normales, inflammatoires, fibrosées, détruites. Les lésions prédominent en périphérie des lobules et en sous-pleural. Les images en rayon de miel sont fréquentes. Cet aspect est exceptionnel chez l'enfant (Figure 47-3).

• *Pneumopathie interstitielle non spécifique* (PINS ou NSIP) : sa caractéristique est le caractère homogène à la fois dans le temps et dans l'espace. L'infiltrat lymphoplasmocytaire est prépondérant. Les anomalies prédominent dans les territoires inférieurs et périphériques, de distribution fréquemment symétrique. L'aspect en verre dépoli est fréquent, tandis que les images en rayon de miel sont rares. Cet aspect peut être observé chez le grand enfant et l'adolescent. (Figures 47-4 et 47-5).

• *Pneumopathie interstitielle desquamative* (DIP) : les aspects de DIP sont souvent observés au cours des pathologies du surfactant. La caractéristique est l'accumulation de nombreux macrophages dans les espaces aériens distaux. Les septa interalvéolaires sont épaissis par un infiltrat inflammatoire. Il existe une hyperplasie des pneumocytes de type II. L'atteinte est diffuse et les lésions ont une uniformité temporelle. L'infiltrat est à l'origine de l'aspect en verre dépoli (Figures 47-6).

• *Pneumopathie interstitielle avec bronchiolite respiratoire* (RBILD) : son aspect histologique est parfois proche des DIP ; elle est généralement associée au tabagisme actif de l'adulte.

• *Pneumopathie organisée cryptogénique* (COP) : antérieurement dénommée bronchiolite oblitérante avec organisation pneumonique (BOOP). La radiographie standard peut montrer des opacités pulmonaires uni- ou bilatérales. Le scanner montre une distribution périphérique ou péribronchique avec une prédilection pour les lobes inférieurs, des opacités en verre dépoli, des zones de consolidation arrondies de quelques centimètres, mais pouvant atteindre un lobe entier avec parfois des signes du halo ou du halo inversé (respectivement verre dépoli entourant la zone de consolidation ou l'inverse). Parfois, un bronchogramme central évolue vers une bronchectasie. L'évolution est typiquement migratrice (changement de localisation

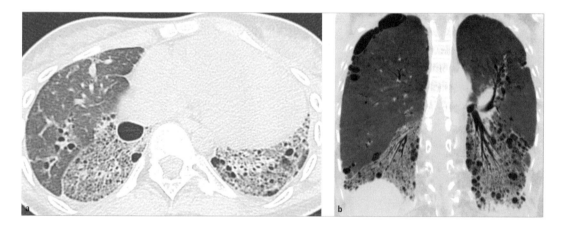

Figure 47-3 Fibrose pulmonaire, tableau d'UIP. Diminution de volume des lobes inférieurs qui présentent un aspect en rayon de miel, constitué par de multiples lésions kystiques et qui s'associe à des bronchectasies par traction.

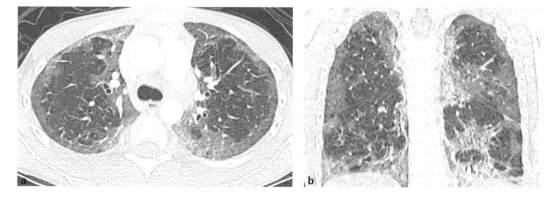

Figure 47-4 Tableau de PINS cellulaire : opacités en verre dépoli associées à un syndrome réticulaire par épaississement des lignes intralobulaires, les lésions prédominent dans les régions sous-pleurales et aux bases.

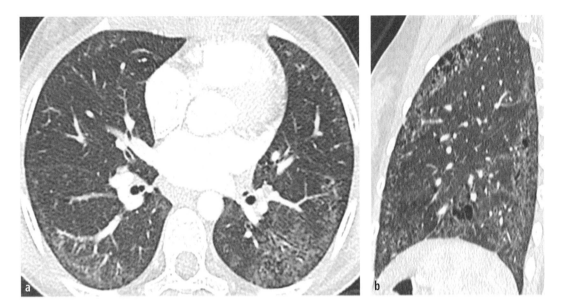

Figure 47-5 Tableau de PINS fibrosante. Les opacités en verre dépoli sont moins marquées et l'on visualise en outre quelques lésions kystiques débutantes, un aspect en rayon de miel et quelques bronchiolectasies par traction qui signent l'évolution vers la fibrose.

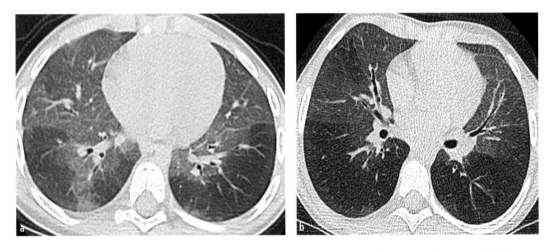

Figure 47-6 PID idiopathique. **a)** Nourrisson de 6 mois avec un tableau histologique de pneumopathie interstitielle desquamative. La TDM montre des opacités en verre dépoli prédominant dans le lobe moyen et la lingula et les régions centrales du poumon, qui auraient également pu faire évoquer une NEHI. **b)** L'évolution après traitement par bolus de corticoïdes, à 8 ans, montre une atténuation des opacités en verre dépoli et l'apparition d'une petite bronchectasie par traction dans le lobe moyen.

ou de taille), leur résolution pouvant laisser un syndrome réticulaire et des bronchectasies par traction, localisées (Figure 47-7).

• *Pneumopathie interstitielle aiguë* : la phase aiguë associe des lésions de dommage alvéolaire diffus et une inflammation interstitielle aiguë. À la phase d'organisation coexistent des lésions de fibrose diffuse active et une prolifération fibroblastique. L'évolution vers un tableau de syndrome de détresse respiratoire suraigu (SDRA) est souvent mortelle.

Pneumopathies interstitielles rares

• *Pneumopathie interstitielle lymphoïde* (LIP) : les formes idiopathiques sont rares et s'observent préférentiellement au cours des infections par le VIH ainsi qu'en cas de connectivites, d'affections auto-immunes, de déficits immunitaires.

• *Fibro-élastose pleuroparenchymateuse idiopathique* : il s'agit d'une entité de description récente qui se traduit par une fibrose de la plèvre et du parenchyme sous-pleural, prédominant au niveau des lobes supérieurs. La TDM objective des zones de consolidation sous-pleurales ainsi que des dilatations par traction, des distorsions scissurales et une perte de volume des lobes supérieurs. L'étiologie n'est pas connue. L'évolution est généralement sévère avec une aggravation des lésions, quel que soit le traitement

Pneumopathies interstitielles inclassables

Par manque ou par discordance entre les données cliniques radiologiques ou histologiques, diverses causes peuvent rendre la PI inclassable.

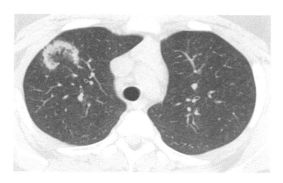

Figure 47-7 Pneumopathie organisée idiopathique. Opacités pulmonaires arrondies, périphériques, constituées par un verre dépoli central et une consolidation périphérique (signe du halo inversé).

Anomalies de croissance et anomalies du développement pulmonaire

Les anomalies du développement pulmonaire sont des affections rares qui comprennent les anomalies de croissance pulmonaire et les troubles diffus du développement pulmonaire.

Anomalies de croissance pulmonaire

En cas d'anomalies de croissance pulmonaire, il existe un défaut d'alvéolisation pré- et/ou post-natal avec une simplification de l'architecture lobulaire et une augmentation de la taille des alvéoles. Les lésions siègent majoritairement dans les zones sous-pleurales. Ces situations sont le plus souvent secondaires et l'hypoplasie pulmonaire est la conséquence d'un oligo-amnios ou d'un anamnios, d'une anomalie de la cage thoracique, d'une hernie diaphragmatique, d'une pathologie neuromusculaire limitant les mouvements respiratoires in utero, d'une pathologie cardiaque, d'un défaut de fermeture de la paroi abdominale. Par ailleurs, l'hypoplasie peut s'intégrer dans un contexte d'aberrations chromosomiques dont la plus fréquente est la trisomie 21. Radiologiquement, il existe un aspect en mosaïque avec une distorsion de l'architecture pulmonaire et, en cas de trisomie 21, la présence de microkystes sous-pleuraux, le long des scissures et des axes bronchovasculaires.

Les défauts d'alvéolisation sont également observés au cours de la dysplasie bronchopulmonaire (*voir* Chapitre 42) et en cas de maladie pulmonaire chronique du nouveau-né à terme ayant eu une agression pulmonaire néonatale sévère.

Anomalies diffuses du développement pulmonaire

Les anomalies diffuses du développement pulmonaire comprennent les dysplasies acineuses, les dysplasies alvéolaires et les dysplasies alvéolocapillaires avec ou sans défaut d'alignement des veines pulmonaires [2].

Le développement des structures vasculaires pulmonaires se fait en même temps que celui des voies aériennes et des alvéoles. Les vaisseaux pré-acinaires se développent dans le même temps que les voies aériennes (durant les 16 premières semaines), tandis que les vaisseaux intra-acinaires apparaissent dans le même temps que la croissance alvéolaire. Les dysplasies acineuses, alvéolaires et alvéolo-capillaires ont en commun un arrêt du développement pulmonaire à un moment de la vie intra-utérine, mais surviendraient à des stades du développement pulmonaire différents. En cas de dysplasie acineuse, l'arrêt surviendrait aux stades pseudo-glandulaire ou caniculaire précoce (17e-24e semaine), tandis qu'en cas de dysplasie alvéolaire, l'arrêt de la maturation se ferait au stade caniculaire tardif ou sacculaire précoce (25e-36e semaine).

Dans le poumon normal, l'artère pulmonaire chemine avec la bronche au sein des gaines bronchovasculaires, tandis que la veine se trouve dans les septa pulmonaires en périphérie. En cas de défaut d'alignement des veines pulmonaires, les veines sont dans la gaine bronchovasculaire avec les artères et les bronchioles. Elles sont par ailleurs ectasiques. Il est également observé des lésions d'HTAP avec une hypertrophie et une muscularisation des artères pré-acinaires et acinaires.

Le tableau clinique est celui d'une DRNN sévère avec une HTAP chez un nouveau-né à terme, sans facteurs de risque néonatal. Le début se fait après une « lune de miel » de quelques heures à quelques jours, plus rarement quelques semaines. La radiographie est normale ou révèle des opacités pulmonaires non spécifiques d'apparition progressive. Des cas de pneumothorax sont décrits, mais les mécanismes sont peu clairs entre l'atteinte en elle-même et l'impact de la ventilation mécanique. Enfin, il peut être observé un aspect de verre dépoli diffus, une densité pulmonaire en mosaïque (Figure 47-8). On recherchera des signes d'HTAP et des anomalies associées : hypoplasie cardiaque gauche, malformation des voies urinaires, atrésies ou malrotation intestinales.

L'HTAP est liée à l'hypoplasie du lit capillaire alvéolaire et à l'hypoxie par augmentation du gradient de diffusion alvéolaire avec vasoconstriction réflexe. L'hypoxie est liée au shunt droite-gauche secondaire à l'HTAP et aux anomalies des échanges gazeux entre artérioles et veinules du fait de l'existence de shunts intrapulmonaires en cas de défaut d'alignement des veines pulmonaires. Le diagnostic est histologique.

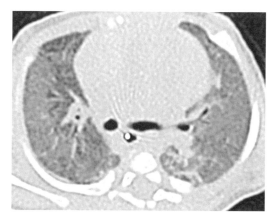

Figure 47-8 Dysplasie alvéolocapillaire chez un nourrisson de 1 mois. Aspect de verre dépoli diffus bilatéral.

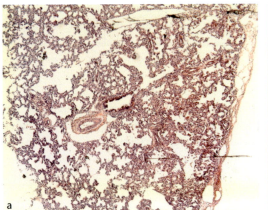
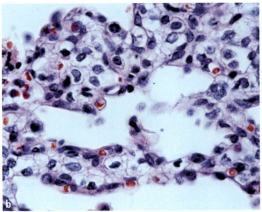

Figure 47-9 Biopsie pulmonaire chez un enfant ayant une dysplasie alvéolaire. Diminution de la densité alvéolaire et épaississement des septa alvéolaires avec absence de fusion des capillaires.

Le caractère génétique de ces dysplasies a été suggéré par la fréquence des malformations associées : gastro-intestinales (sténose duodénale, malrotation, atrésie œsophagienne, pancréas annulaire, asplénie), génito-urinaires (obstruction urétropelvienne, cryptorchidie, valves de l'urètre postérieur), cardiovasculaires (coarctation de l'aorte, hypoplasie du cœur gauche), hernie diaphragmatique, phocomélie. Des mutations létales dans le gène *FOXF1* ont été récemment identifiées [31].

La sévérité de la détresse respiratoire et de l'HTAP, l'absence de facteurs de risque, l'association fréquente à des malformations et l'évolution gravissime doivent faire évoquer le diagnostic et faire rechercher dans un premier temps une mutation de *FOXF1* qui, si elle est présente, confirme le diagnostic et peut épargner la réalisation d'une biopsie pulmonaire chirurgicale (Figure 47-9). En l'absence de mutation retrouvée, la biopsie reste nécessaire, son résultat permettra d'éviter d'autres explorations et d'autres thérapeutiques à la fois coûteuses, invasives et inutiles. En effet, dans les formes diffuses, l'évolution est constamment mortelle en dépit de tous les traitements proposés. De très rares cas de transplantation pulmonaire ont été rapportés [27].

Glycogénose pulmonaire interstitielle

La glycogénose pulmonaire interstitielle (GPI) a été décrite par Canakis et al. [7]. Elle se révèle par une détresse respiratoire dès la première semaine de vie avec hypoxie, tachypnée et signes de lutte. Radiologiquement, il existe une hyperinflation, puis une évolution progressive d'un syndrome interstitiel puis alvéolo-interstitiel. La TDM révèle une distorsion de l'architecture pulmonaire avec des opacités linéaires et en verre dépoli et des zones distendues ou hyperclaires. Depuis, cette entité a été plus fréquemment décrite, uniquement chez des nourrissons de moins d'un an en association à la prématurité, à des cardiopathies congénitales et à la trisomie 21 [12]. Histologiquement, la GPI est caractérisée par l'accumulation interstitielle de cellules mésenchymateuses contenant du matériel prenant la coloration pour le *periodic acid-Schiff* (PAS) et dont la microscopie électronique montre qu'il s'agit du glycogène. L'évolution est généralement favorable. Les auteurs évoquent la possibilité d'un trouble de la maturation pulmonaire. L'effet bénéfique de la corticothérapie [12] passerait alors plus par une accélération des processus de maturation que par un effet anti-inflammatoire.

Hyperplasie neuro-endocrine du nourrisson

Elle a été décrite pour la première fois par Deterding et al. en 2005 [11] chez 15 nourrissons nés à terme. L'âge moyen de début est de 3,5 mois (extrêmes : 0-11 mois). Les signes cliniques, souvent intenses, sont non spécifiques. La radiographie montre principalement un tableau d'hyperinflation qui peut être pris pour une atteinte obstructive des voies aériennes. Le tableau TDM typique est celui de plages géographiques de verre dépoli dans le lobe moyen, la lingula et les segments médiaux des lobes supérieurs et inférieurs, pouvant s'associer à un piégeage, responsables d'une densité pulmonaire en mosaïque. Bien que cet aspect puisse se retrouver dans d'autres PID du nourrisson, il est considéré comme caractéristique lorsqu'il est associé à un tableau clinique typique, pouvant ainsi éviter le recours à la biopsie pulmonaire [4].

Dans la série initiale, l'intensité des manifestations cliniques était discordante avec la pauvreté des lésions histologiques. En effet, l'infiltrat interstitiel était peu marqué, les septa interalvéolaires peu épaissis, les macrophages intra-alvéolaires peu nombreux. En revanche existaient, au niveau des bronchioles, proches de l'épithélium ainsi qu'au niveau du parenchyme pulmonaire, des amas de cellules contenant de la bombésine et traduisant leur origine neuro-endocrine, d'où le terme d'hyperplasie neuro-endocrine. La coloration à la chromogranine A est également positive. L'évolution décrite est celle d'une résolution progressive, non ou peu corticosensible. Si dix enfants sur douze étaient sevrés de l'oxygène à l'âge de 5 ans, la plupart d'entre eux conservaient des symptômes respiratoires intermittents avec dyspnée d'effort, polypnée intermittente et râles crépitants.

Pathologies du surfactant

Elles représentent environ 10 % des causes des PID chez l'enfant [10, 15]. On peut schématiquement distinguer la protéinose alvéolaire pulmonaire (PAP) et les PID associées aux anomalies génétiques des protéines impliquées dans l'homéostasie du surfactant.

Composition, fonctions et métabolisme du surfactant

Le surfactant est un matériel lipido-protéique indispensable à la fonction respiratoire. Son rôle essentiel est de prévenir le collapsus alvéolaire en abaissant la tension de surface à l'interface air-liquide au niveau de l'alvéole pulmonaire. Il est constitué essentiellement de phospholipides (85 à 90 %, majoritairement phosphatidylcholine et phosphatidylglycérol) et de 10 à 15 % de protéines parmi lesquelles 2 à 3 % de protéines spécifiques du surfactant SPA, SPB, SPC et SPD. SPB et SPC sont hydrophobes tandis que SPA et SPD sont hydrophiles.

Le surfactant est synthétisé dans le pneumocyte de type II. SPB et SPC sont synthétisées sous la forme de propeptides, proSPB et proSPC qui, après des processus de maturation complexes de glycosylation et de protéolyse, donnent les protéines matures SPB (8 kDa) et SPC (3,7 kDa). Les protéines matures SPB et SPC sont stockées avec les phospholipides dans les corps lamellaires des pneumocytes de type II où elles assurent la stabilité mécanique. Après sécrétion dans la lumière alvéolaire, le surfactant est organisé en myéline tubulaire à partir de laquelle est constitué le film de surfactant qui tapisse la lumière alvéolaire. Le surfactant subit un recyclage permanent par les pneumocytes de type II et par les macrophages alvéolaires, une quantité infime étant éliminée par les voies aériennes. SPB et SPC assurent par ailleurs la fluidité et le recyclage du surfactant et SPB a aussi un rôle dans la formation de la myéline tubulaire. D'autres protéines sont impliquées dans l'homéostasie du surfactant, ABCA3 (*ATP-binding cassette protein 3*) et TTF-1 (*thyroid transcription factor 1*) sous la dépendance du gène *NKX2-1*. ABCA3 est impliquée dans le transport des lipides vers les corps lamellaires et le stockage du surfactant, tandis que *NKX2-1* est impliqué dans la synthèse des protéines du surfactant et ABCA3. Enfin, le GM-CSF (*granulocyte-macrophage colony-stimulating factor*) joue un rôle essentiel dans le recyclage du surfactant (Figure 47-10).

SPA et SPD contribuent à l'immunité innée locale et ont un rôle immunomodulateur. SPA a également une fonction dans la formation de la myéline tubulaire en coordination avec SPB. SPD aurait un rôle dans le recyclage du surfactant [37].

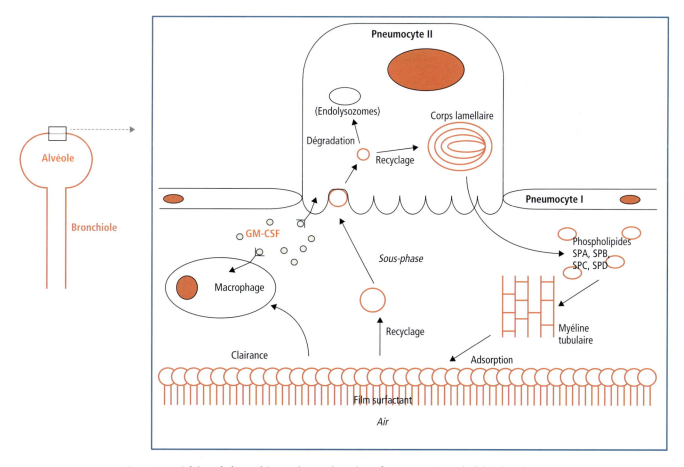

Figure 47-10 Schéma de la synthèse et du recyclage du surfactant au niveau de l'alvéole pulmonaire.

Protéinose alvéolaire pulmonaire

La protéinose alvéolaire pulmonaire (PAP) est caractérisée par l'accumulation dans les espaces aériens d'un matériel lipoprotéinacé PAS+ intra- et extramacrophagique.

MODE DE RÉVÉLATION • Les manifestations cliniques ne sont pas spécifiques. Bien souvent, le début se fait avant l'âge d'un an avec l'apparition progressive d'une dyspnée aux biberons, d'une polypnée, d'une toux, d'une cyanose, d'une cassure de la courbe de poids. Ailleurs, les manifestations apparaissent plus tardivement et le diagnostic n'est porté qu'au stade d'insuffisance respiratoire. Exceptionnellement, la PAP est de découverte radiologique fortuite.

RADIOGRAPHIE DE THORAX, TDM • Les radiographies de thorax au moment du diagnostic montrent le plus souvent une atteinte pulmonaire diffuse avec des opacités de comblement alvéolaire. Ces anomalies sont mieux décrites en TDM. Le motif prédominant est celui du *crazy paving* qui associe un syndrome alvéolaire et interstitiel constitué par une superposition d'opacités en verre dépoli lobulaires, de forme polyédrique, confluentes, d'épaississements des septa interlobulaires et des lignes intralobulaires responsables d'un syndrome réticulaire (Figure 47-11). Son extension est très variable mais souvent symétrique entre les deux poumons. Chez le nourrisson avant l'âge de la marche, il a tendance à prédominer dans les zones déclives (postérieures et inférieures), parfois associé à des consolidations postérieures et à une distension dans les territoires antérieurs (Figure 47-12) [1]. Il n'y a pas de signe de fibrose au stade initial de la maladie [3].

ÉPREUVES FONCTIONNELLES RESPIRATOIRES • Il existe un syndrome restrictif avec une diminution des volumes et une anomalie de la diffusion du CO. Les EFR sont utiles pour le suivi non invasif. Chez l'enfant suffisamment grand, il est possible d'apprécier le retentissement par un test de marche ou au cours d'une épreuve d'effort cardiorespiratoire.

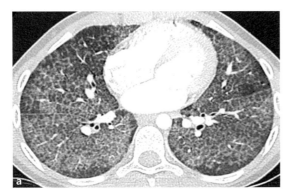 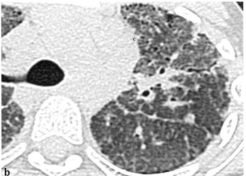

Figure 47-11 Patiente de 6 ans atteinte de PAP avec mutation du gène *MARS*. **a)** Le tableau initial montre un aspect typique de *crazy paving* de disposition symétrique avec superposition d'opacités en verre dépoli confluentes et un épaississement des lignes septales et des lignes intralobulaires. **b)** L'évolution à l'âge de 10 ans montre des signes de fibrose (lésions microkystiques et bronchiolectasies par traction).

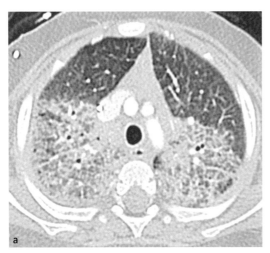 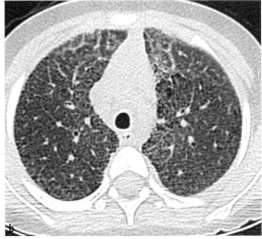

Figure 47-12 Patiente atteinte de PAP primitive avec mutation du gène *MARS*. **a)** Au diagnostic, à l'âge de 2 ans, aspect de *crazy paving* bilatéral et symétrique prédominant en position de déclive, associé à une distension des territoires antérieurs. **b)** L'évolution à 7 ans montre des signes de fibrose avec diminution de l'extension et de la densité du verre dépoli et apparition d'images microkystiques.

LAVAGE BRONCHO-ALVÉOLAIRE • C'est l'examen clef du diagnostic qui met en évidence des anomalies caractéristiques :
– le liquide de recueil a un aspect laiteux (Figure 47-13) ;
– l'étalement sur lame a un aspect « sale » lié à la présence de débris cellulaires et de matériel lipoprotéinacé extracellulaire PAS+ ;
– les macrophages sont volumineux et spumeux, contenant des vacuoles PAS+ (Figure 47-14).

L'analyse cytologique du liquide de LBA ne montre pas de profil particulier au cours de la PAP, bien qu'il existe souvent une hypercellularité. Enfin, le liquide est généralement stérile. La microscopie électronique met en évidence des structures pseudo-myéliniques faites de feuillets lipidiques concentriques en bulbes d'oignon et centrés par des corps denses ainsi que des structures grillagées correspondant à la myéline tubulaire.

Le dosage des lipides dans le LBA montre le plus souvent un profil du surfactant pulmonaire.

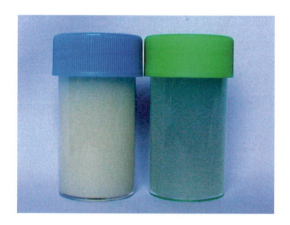

Figure 47-13 Lavage broncho-alvéolaire. Aspect laiteux caractéristique du LBA au cours d'une PAP (à gauche) et aspect d'un LBA normal (à droite).

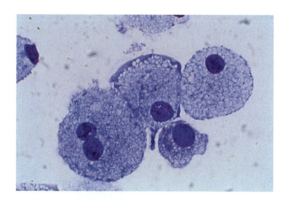

Figure 47-14 Macrophages alvéolaires spumeux et volumineux contenant des vacuoles (prenant la coloration par le PAS) au cours d'une PAP.

BIOPSIE PULMONAIRE • Les caractéristiques du LBA permettent le diagnostic de PAP et rendent généralement inutile le recours aux biopsies pulmonaires. Elles montreraient le comblement alvéolaire par le matériel lipoprotéinacé, prenant la coloration par le PAS. Les septa alvéolaires ne sont pas épaissis et la fibrose interstitielle est exceptionnelle au moment du diagnostic. Cet aspect est bien différent de celui observé au cours des pathologies du surfactant associées aux mutations des gènes codant les protéines SPB, SPC et ABCA3. Dans ces pathologies, l'accumulation de matériel lipoprotéinacé n'est pas l'élément prédominant mais s'associe à d'autres lésions histologiques, essentiellement un épaississement des septa interalvéolaires, un infiltrat inflammatoire et une métaplasie des pneumocytes de type II.

ÉTIOLOGIE • **PAP primitive** Chez l'adulte la PAP primitive est habituellement associée à la présence d'auto-anticorps anti-GM-CSF, mais une seule observation pédiatrique a été rapportée. Chez l'enfant, les PAP primitives sont majoritairement génétiques et deux formes ont été à ce jour identifiées, l'une impliquant les récepteurs du GM-CSF, l'autre le gène *MARS*. Il est tout à fait probable qu'à l'avenir d'autres gènes seront identifiés.

Anomalies du récepteur du GM-CSF. Chez l'enfant, des PAP ont été observées en cas de mutations dans les gènes codant la chaîne α (*CSF2RA*, localisé au niveau de la région pseudo-autosomique du chromosome X) ou pour la chaîne β (*CSF2RB*, localisé au niveau du chromosome 22) du récepteur du GM-CSF. Dans le travail de Hildebrandt et al. [19] qui regroupe vingt observations de mutations de *CSF2RA*, le début des manifestations, l'intensité et l'évolutivité des symptômes sont très variables d'un enfant à l'autre. Le diagnostic est génétique, identifiant des mutations ponctuelles ou des délétions complètes emportant le gène *CSF2RA*. Sur le plan biologique, les taux de GM-CSF dans le sang et le LBA sont élevés, sans présence d'anticorps anti-GM-CSF. Les études fonctionnelles en cytométrie de flux en présence de GM-CSF sur les leucocytes sanguins montrent une absence de phosphorylation de STAT5 et une absence d'augmentation de CD11b à la surface des cellules. Ces tests fonctionnels pourraient orienter vers le diagnostic avant l'analyse génétique.

Le traitement repose sur les LBA thérapeutiques (Figure 47-15) dont la répétition doit être adaptée au cas par cas. L'origine médullaire des macrophages alvéolaires a justifié la réalisation dans quelques cas de greffe de moelle osseuse avec, à ce jour, un seul cas de survie à 2 ans (Figures 47-16). Des espoirs thérapeutiques viendront peut-être de la transplantation de macrophages alvéolaires matures.

Mutations du gène *MARS*. Avec une prévalence de 1 pour 10 000 naissances dans le cirque de Cilaos, la PAP est anormalement fréquente dans l'île de la Réunion. L'analyse de 34 observations sur une période de 42 ans a permis de préciser les caractéristiques cliniques, biologiques, radiologiques et évolutives de cette forme particulière de PAP [14]. Les points clefs sont les suivants :
– les signes respiratoires sont précoces, le plus souvent avant 3 mois ;
– une cassure pondérale est retrouvée dans 90 % des cas ;
– il existe une hépatopathie dans 90 % des cas, avec une élévation des transaminases ;

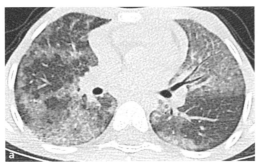
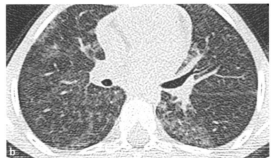

Figure 47-15 Protéinose alvéolaire liée à une mutation de la chaîne α du récepteur du GM-CSF. TDM réalisée à 2 mois d'intervalle après traitement par lavages broncho-alvéolaires itératifs montrant une amélioration (**b**) avec nette diminution des opacités alvéolaires.

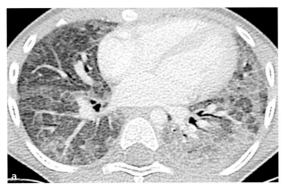
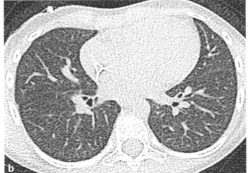

Figure 47-16 Protéinose alvéolaire liée à une mutation de la chaîne α du récepteur du GM-CSF. **a**) TDM réalisée avant la greffe de moelle osseuse, montrant un aspect de *crazy paving* avec opacités en verre dépoli diffuses et des consolidations postérieures. **b**) La TDM réalisée un mois après la greffe montre une régression complète du tableau de protéinose.

– une inflammation systémique est quasi constante avec une élévation de la CRP, une anémie inflammatoire et une thrombocytose, une hypergammaglobulinémie ;
– les images TDM initiales retrouvent un aspect en verre dépoli, des images de comblement alvéolaire et un *crazy paving*. Elles prédominent dans les zones déclives avec un double gradient antéropostérieur et supéro-inférieur (*voir* Figures 47-11a et 47-12a) ;
– les LBA thérapeutiques apportent une amélioration à court et moyen termes, avec sevrage de l'oxygène et reprise pondérale, mais ne modifient pas la survie globale ;
– une évolution vers la fibrose pulmonaire est survenue dans 67 % des cas. Au cours du suivi, la TDM thoracique a montré une diminution progressive de la densité et de l'extension des images en verre dépoli parallèlement à l'augmentation du syndrome réticulaire et à l'apparition d'images microkystiques sous-pleurales et le long des septa et des axes bronchovasculaire, pouvant constituer progressivement un aspect en rayon de miel. Il s'associe des bronchectasies et bronchiolectasies par traction (*voir* Figures 47-11b et 47-12b). Les mécanismes d'apparition de la fibrose ne sont pas connus ;
– le pronostic est sévère avec 59 % de décès, soit précoces avant 2 ans, soit tardifs dans le cadre d'une insuffisance respiratoire terminale sur fibrose ;

– quatre enfants ont reçu une transplantation pulmonaire, trois sont décédés en péri-opératoire, le quatrième après 2 ans de survie et une probable récidive de la maladie sur le greffon.

L'existence de formes familiales et les études généalogiques ont renforcé l'hypothèse d'une anomalie génétique avec un effet fondateur et un profil de transmission autosomique récessif. Le séquençage de l'exome a permis d'identifier deux mutations faux sens dans le gène *MARS* qui code l'ARNt synthétase de la méthionine [18].

PAP secondaires ou associées Chez l'enfant, la PAP a été décrite en association à un certain nombre de situations pathologiques :
– intolérance aux protéines dibasiques : c'est une affection autosomique récessive due à une mutation du gène *SLC7A7*. Les manifestations pulmonaires associées à l'intolérance aux protéines dibasiques sont à type d'hémorragie pulmonaire, de fibrose et de protéinose alvéolaire. Sur une série de dix enfants avec atteinte respiratoire, une PAP était retrouvée chez tous et une fibrose pulmonaire chez cinq enfants sur dix, sans parallélisme avec l'importance de la PAP. L'altération importante de la phagocytose des macrophages alvéolaires au cours de l'intolérance aux protéines dibasiques pourrait expliquer la PAP. Le pronostic est grave avec 60 % de décès dans un tableau d'IRA [33] (*voir aussi* Chapitre 62) ;

– maladie de Niemann-Pick de type B, exceptionnellement maladie de Niemann-Pick de type C2 ;
– déficits immunitaires cellulaires congénitaux : des mutations de *GATA2* sont associées à des infections opportunistes à mycobactéries atypiques, à des désordres hématologiques variés (leucémies myéloïdes chroniques en particulier) et à des PAP. Des lésions de PAP ont également été décrites en cas de déficit en adénosine désaminase ;
– déficit immunitaire acquis (infection par le VIH) ;
– agammaglobulinémie ;
– infections à *Pneumocystis jiroveci*, *Nocardia*, *Histoplasma* ;
– dermatomyosite ;
– intoxication médicamenteuse : amiodarone, sirolimus, ruxolitinib.

Ces PAP secondaires ou associées justifient, au stade diagnostique, la réalisation d'un bilan étiologique comprenant un dosage de l'ammoniémie, une chromatographie des acides aminés sur sang et urine ainsi qu'un bilan immunitaire.

LAVAGE BRONCHO-ALVÉOLAIRE THÉRAPEUTIQUE • Son but est d'éliminer le matériel qui comble les espaces aériens distaux et de restaurer la perméabilité de la barrière alvéolo-capillaire pour une hématose correcte, un seul poumon est traité lors de chaque séance. Plusieurs techniques sont utilisables :
– sonde à double lumière (sonde de Carlens) si la taille et le poids de l'enfant le permettent ;
– LBA effectué au travers d'un cathéter à ballonnet introduit dans la sonde trachéale [38] ;
– LBA réalisé par le canal opérateur du fibroscope avec deux montages possibles, soit intubation avec la sonde trachéale du plus grand diamètre possible, le fibroscope étant introduit à l'intérieur de la sonde, soit intubation avec une sonde trachéale du plus petit diamètre possible, le fibroscope étant descendu latéralement à la sonde.

Lorsque le LBA est réalisé via le fibroscope, l'enfant est placé en décubitus latéral du côté où le LBA thérapeutique sera réalisé. On utilise du sérum physiologique maintenu à 37 °C. Tous les lobes sont successivement traités avec un volume total de liquide de 150 à 200 ml/kg, par fractions de 20 à 50 ml. L'efficacité immédiate du LBA se traduit par un éclaircissement progressif du recueil. Selon la sévérité de la PAP, ces LBA sont réalisés initialement de façon rapprochée jusqu'à stabilisation de la maladie, puis à la demande. Il s'agit d'un geste thérapeutique lourd, nécessitant une collaboration étroite entre les équipes endoscopique, anesthésique et de réanimation.

D'autres techniques plus exceptionnelles ont été proposées : lavage thérapeutique sous circulation extracorporelle, ventilation liquide partielle avec du perfluorocarbone.

PID associées aux anomalies génétiques des protéines impliquées dans l'homéostasie du surfactant (*voir* Tableau 47-V)

Les principaux gènes impliqués à ce jour codent :
– des protéines spécifiques du surfactant : *SFTPB* qui code SPB, *SFTPC* qui code SPC ;
– *ABCA3*, transporteur membranaire exprimé dans les pneumocytes de type II ;
– *NKX2-1* qui code TTF1, protéine exprimée dans la thyroïde, le cerveau et au niveau pulmonaire dans les pneumocytes de type II et les cellules épithéliales bronchiolaires.

MUTATION DU GÈNE *SFTPB* • Le gène *SFTPB* est situé sur le chromosome 2 et comporte onze exons. Le déficit en SPB est transmis sur le mode autosomique récessif. L'incidence du déficit en SPB a été estimée à 1 pour 1,5 million de naissances.

Plus de trente mutations de *SFTPB* ont été décrites. La plus fréquente est la mutation 121ins2 [37] qui serait responsable de 14 % des DRNN sévères des enfants à terme. Les mutations se traduisent par l'absence de SPB ou une SPB déficiente, un retentissement sur le métabolisme de SPC et une diminution du phosphatidylglycérol.

La présentation clinique classique est une DRNN, précoce et sévère chez un nouveau-né à terme, non améliorée par l'administration de surfactant, les corticoïdes systémiques ou une ventilation agressive. La TDM montre des comblements alvéolaires, un aspect en verre dépoli ou des infiltrats réticulaires. L'évolution se fait inéluctablement vers le décès avant le 3e mois. Quelques cas ont bénéficié d'une transplantation pulmonaire [16].

Les lésions histologiques habituellement retrouvées sont des épaississements des septa et une hyperplasie des pneumocytes de type II évoquant une DIP, et des dépôts intra-alvéolaires de matériel éosinophilique PAS+, pouvant faire évoquer une protéinose alvéolaire. De rares cas de déficit partiel en SPB compatibles avec des survies prolongées ont été décrits.

MUTATION DU GÈNE *SFTPC* • Les mutations du gène *SFTPC* sont, chez l'enfant, une des causes les plus fréquentes de pathologies interstitielles chroniques d'origine génétique connues.

Le gène *SFTPC* est situé sur le chromosome 8. Il contient six exons, la protéine mature étant codée par l'exon 2. Les mutations pathologiques entraînent une accumulation cytotoxique d'une pro-SPC anormale au niveau du réticulum endoplasmique des pneumocytes de type II, induisant une réaction de stress avec une inflammation chronique et l'activation de la cascade inflammatoire et la libération de cytokines pro-inflammatoires. Celles-ci favorisent le recrutement de cellules lymphocytaires T et de fibroblastes, aboutissant à une pathologie pulmonaire chronique. D'autre part, la pro-SPC mature participe à l'immunité innée et inhibe normalement l'activation des monocytes CD14 par les lipopolysaccharides microbiens. En l'absence de SPC normale, cette inactivation est levée (Figure 47-17). Ainsi, les infections virales durant les premiers mois de vie pourraient avoir une influence délétère sur l'histoire naturelle de la maladie [30].

Plus de trente-cinq mutations de *SFTPC* sont actuellement identifiées. Dans 50 % des cas environ, la mutation est survenue de novo avec une maladie sporadique, et dans 50 % des cas elle est transmise sur le mode autosomique dominant. Plusieurs études familiales ont été publiées. La mutation la plus fréquente est la mutation I73T qui se traduit par la substitution de la

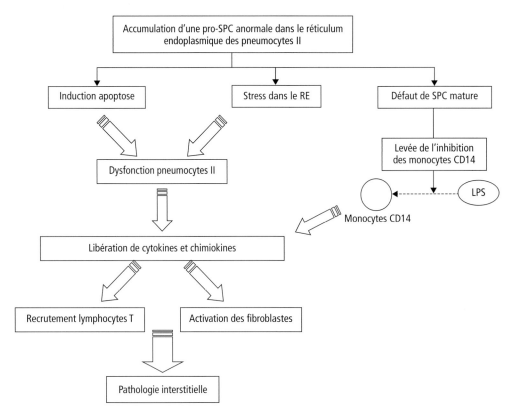

Figure 47-17 Hypothèses physiopathologiques des conséquences pulmonaires au cours des mutations de *SFTPC*. LPS : Lipopolysaccharide ; RE : réticulum endoplasmique.

thréonine par l'isoleucine sur le codon 73 du précurseur de la protéine C (pro-SPC). Cette mutation est localisée dans le domaine BRICHOS, région hautement conservée à l'extrémité C-terminale de la protéine pro-SPC.

Le début des symptômes est rarement néonatal, le plus souvent dans la petite enfance, parfois plus tard dans l'enfance, voire à l'âge adulte avec une insuffisance respiratoire chronique progressive. Le diagnostic peut enfin être réalisé chez des sujets asymptomatiques dans le cadre d'enquêtes génétiques autour d'un cas familial. Il n'existe pas de relation phénotype-génotype [22] et, au sein d'une même famille avec la même mutation, le tableau clinique et évolutif peut être variable,

Chez le nouveau-né et le nourrisson, la radiographie n'est pas spécifique, elle met en évidence une atteinte pulmonaire diffuse, plus souvent d'allure alvéolaire. Elle peut également apparaître normale ou montrer uniquement une distension.

La TDM thoracique retrouve fréquemment des opacités en verre dépoli diffuses et confluentes, bilatérales, qui peuvent réaliser un aspect de densité en mosaïque par association à des zones de poumons sains et/ou à des zones de distension et/ou de consolidation. Elles peuvent prédominer dans le lobe moyen et la lingula et/ou dans les zones centrales du poumon. Des aspects de *crazy paving* sont également possibles. Chez le grand enfant et l'adolescent, on retrouve plus fréquemment un aspect de PINS cellulaire ou fibrosante, sans prédilection de zone, qui peut être associé à des zones de distension et/ou à des lésions kystiques de disposition aléatoire ou d'emphysème centro- ou panlobulaire, augmentant en nombre au cours du suivi. Un pectus excavatum peut également être présent et s'accentuer dans le temps (Figure 47-18). La découverte, chez un adolescent ou un adulte jeune, d'un tableau de PINS associé à des lésions kystiques ou d'emphysème doit faire évoquer le diagnostic (Figures 47-19, 47-20, 47-21 et 47-22).

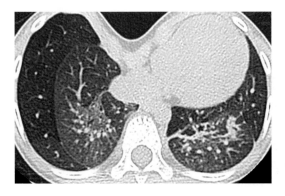

Figure 47-18 Garçon de 4 ans avec mutation I73T du gène *SFTPC* de découverte néonatale. Le pectus excavatum est retrouvé avec une plus grande prévalence en cas de mutation des protéines du surfactant.

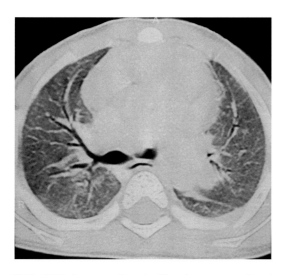

Figure 47-19 TDM chez un enfant de 12 mois avec mutation du gène *SFTPC*. Aspect en verre dépoli diffus.

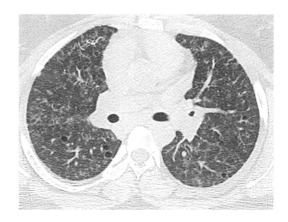

Figure 47-20 Patiente de 6 ans avec mutation du gène *SFTPC*. Atteinte réticulaire et opacités nodulaires en verre dépoli, diffuses et bilatérales. Présence d'images aériques à l'emporte-pièce, centrées par une artériole centrolobulaire correspondant à de l'emphysème centrolobulaire.

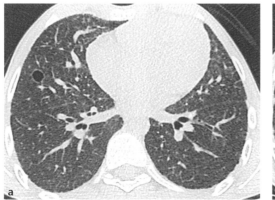 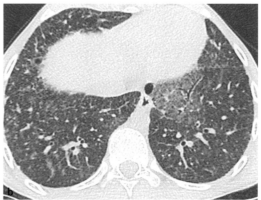

Figure 47-21 Tableau de pneumopathie interstitielle non spécifique fibrosante liée à une mutation I73T. Opacités en verre dépoli, lignes intralobulaires prédominant en sous-pleural, présence de lésions kystiques bien limitées, éparses, à l'emporte-pièce (**a**) et quelques bronchiolectasies par traction (**b**).

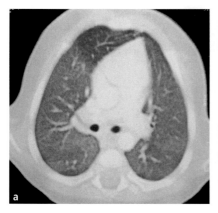 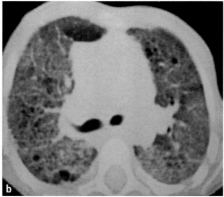 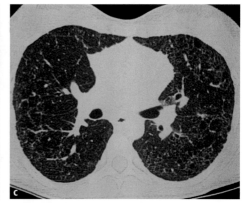

Figure 47-22 Évolution des aspects TDM chez une enfant ayant une mutation I73T du gène *SFTPC*. **a**) À l'âge de 6 mois, prédominance d'aspect en verre dépoli diffus. **b**) À l'âge de 18 mois, association d'aspect en verre dépoli et de quelques lésions kystiques intraparenchymateuses. **c**) À l'âge de 15 ans, disparition du verre dépoli, nombreuses lésions kystiques à l'emporte-pièce.

Les EFR, lorsqu'elles sont possibles, retrouvent un syndrome restrictif avec diminution de la capacité de transfert du CO. Le LBA montre le plus souvent une hypercellularité à polynucléaires neutrophiles.

Les anomalies histologiques habituellement retrouvées évoquent une DIP avec un matériel lipoprotéinacé PAS+ modérément abondant (Figure 47-23).

L'évolution des anomalies associées aux mutations du gène *SFPTC* est généralement favorable. Le traitement actuel repose sur la corticothérapie par voie générale et le support nutritionnel. Des décès dans un tableau d'insuffisance respiratoire sévère ont cependant été rapportés. L'amélioration est généralement assez lente sur plusieurs semaines ou plusieurs mois. Quelques cas exceptionnels ont bénéficié d'une transplantation pulmonaire.

Litao et al. [25] ont colligé 91 observations publiées de PID associées à une mutation de *SFTPC*. Les principaux résultats sont les suivants :

– les manifestations ont débuté avant 2 ans dans 84 % des cas ;
– 6 % étaient asymptomatiques, mais avaient une histoire familiale ou une radiographie de thorax anormal ;
– Chez les autres, 71 % avaient une dyspnée et des signes de lutte et 52 % une cassure pondérale ;
– 52% avaient un aspect en verre dépoli, 41 % des images kystiques ou en rayon de miel, 35 % des épaississements des septa et 7 % une distension ;
– la mutation I73T était retrouvée dans 40 des cas ;
– l'évolution était connue chez 68 enfants : 24 (35 %) étaient sous air, 19 (28 %) encore sous oxygène, 10 (15 %) étaient décédés, 9 (13 %) avaient évolué vers une IRC (7 d'entre eux avaient bénéficié d'une transplantation et 3 étaient en attente), enfin 5 (7 %) étaient vivants mais sans autres renseignements.

MUTATION DU GÈNE *ABCA3* • Le gène *ABCA3* est situé sur le chromosome 16. Il comporte 33 exons.

ABCA3 est une protéine de 180-200 kDa, qui appartient à la superfamille des *ATP-binding cassette transporters*, protéines qui transportent les macromolécules à travers les membranes cellulaires. La protéine ABCA3 est un transporteur lipidique exprimé dans les pneumocytes de type II au niveau de la membrane des corps lamellaires. ABCA3 joue un rôle clef dans la formation des

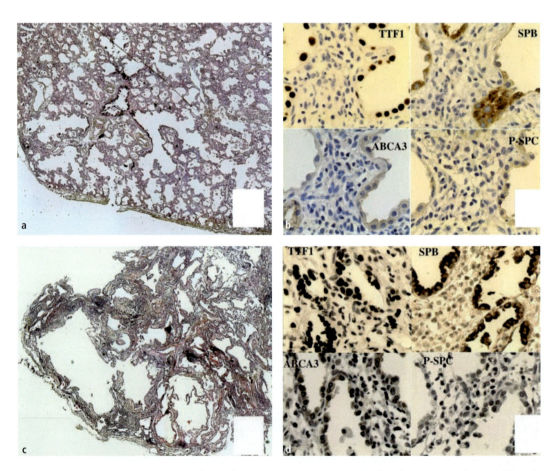

Figure 47-23 Biopsies pulmonaires chez deux enfants ayant une mutation I73T du gène *SFTPC*, réalisées à l'âge de 4 mois pour l'un (**a** et **b**) et à l'âge de 33 mois pour l'autre (**c** et **d**). Elles montrent pour les deux enfants (**a** et **c**) une accumulation de macrophages alvéolaires dans les alvéoles, une hyperplasie des pneumocytes II et, pour le deuxième, la présence de bulles intraparenchymateuses associée à une fibrose (**c**). L'immunomarquage montre chez les deux enfants une augmentation de SPB et de TTF1 dans les pneumocytes II, et une diminution de pro-SPC et ABCA3 (**b** et **d**).

corps lamellaires, le transport des phospholipides dans les corps lamellaires et la transformation des précurseurs SPB et SPC en protéines matures. Le déficit en ABCA3 s'exprime sur un mode autosomique récessif. Plus de 150 mutations exoniques ont été identifiées. Il a également été rapporté la possibilité de mutation juxta-intronique associée à une mutation exonique rendant le diagnostic moléculaire plus difficile.

Les pathologies associées aux mutations du gène codant *ABCA3* sont de deux types, soit un tableau de DRNN chez des nouveau-nés à terme évoluant rapidement vers le décès, soit un tableau plus progressif de PID. L'analyse rétrospective récente de deux cohortes confirme cette distinction à la fois sur le plan clinique et sur le plan moléculaire. La première cohorte concerne l'analyse de 185 enfants ayant un déficit en ABCA3 [35]. Dans ce travail, tous les 47 nouveau-nés qui étaient homozygotes ou hétérozygotes composites pour des mutations nulles (mutation non-sens ou décalage de lecture) avaient eu une DRNN sévère et étaient décédés ou avaient bénéficié d'une transplantation pulmonaire avant l'âge de 1 an. Chez les 138 enfants qui avaient au moins une mutation non nulle (génotype nul/autre ou autre/autre), le pronostic était moins prédictible. À un an, seulement 16 % de ceux qui avaient eu une DRNN étaient encore vivants contre 72 % de ceux dont les manifestations avaient débuté en post-natal. Trente-sept mutations différentes ont été identifiées, la plus fréquente étant la mutation E292V qui est une mutation non nulle. Chez 15 enfants, il existait un phénotype compatible avec une pathologie du surfactant, mais une seule mutation identifiée, posant le problème de la pathogénicité d'une mutation délétère présente à l'état hétérozygote. La seconde cohorte regroupe 40 enfants [23]. Les mêmes phénotypes évolutifs et les mêmes relations phénotypes-génotypes ont été retrouvés.

L'aspect radiologique n'est pas spécifique, on retrouve les mêmes aspects que chez les patients mutés pour *SFPTC*, variables d'un patient à l'autre et en fonction de l'âge et évoluant progressivement vers la fibrose (Figures 47-24 et 47-25).

Le LBA peut retrouver un aspect laiteux de protéinose alvéolaire, mais l'aspect s'éclaircit rapidement en cas d'essai de LBA thérapeutique.

L'histologie du parenchyme pulmonaire est variable avec des tableaux souvent associés de DIP, de PAP, de PINS [23]. La microscopie électronique révèle des anomalies des corps lamellaires caractéristiques [26]. Les études fonctionnelles montrent que les protéines ABCA3 mutées ont une réduction de l'activité ATPasique qui altérerait le transport des phospholipides dans les corps lamellaires [36]. D'autres études suggèrent que les protéines mutées, à l'instar d'une pro-SCP anormale, peuvent augmenter l'apoptose des pneumocytes de type II et favoriser les réactions de stress.

Des mutations de *SFPTC* pourraient être responsables d'une pathologie respiratoire plus sévère lorsqu'elles seraient associées à des mutations hétérozygotes d'*ABCA3*.

MUTATION DU GÈNE *NKX2.1* • Le gène *NK2* homebox (ou *NKX2.1*) code TTF1 qui est une protéine impliquée dans le développement pulmonaire, la réponse immune innée et l'homéostasie du surfactant. C'est un facteur de transcription pour SPB, SPC et ABCA3. La transmission est autosomique dominant. Plusieurs mutations du gène *NKX2.1* ont été décrites chez des patients présentant une association variable d'atteintes à type de DRNN ou pathologie respiratoire chronique. Classiquement, l'atteinte pulmonaire est intégrée dans une triade cerveau-thyroïde-poumon caractérisée par une hypothyroïdie, une hypotonie musculaire, un retard développemental, une chorée athétose. Les manifestations semblent cependant pouvoir être hétérogènes et/ou dissociées avec des présentations exclusivement pulmonaires à type de fibrose, de protéinose, d'hyperplasie neuro-endocrine. Les aspects radiologiques et histologiques ne sont pas spécifiques.

DÉFICIT EN SPA • Des mutations du gène *SFTPA1* ont été décrites récemment en association à des fibroses pulmonaires idiopathiques.

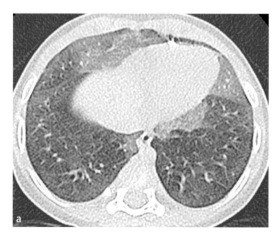 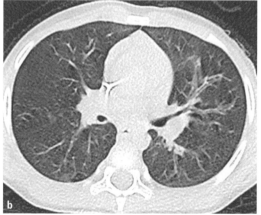

Figure 47-24 Garçon avec mutation du gène *ABCA3* découverte dans un contexte de détresse respiratoire néonatale. **a)** La TDM à 6 mois de vie montre une densité pulmonaire en mosaïque associant des opacités en verre dépoli à prédominance centrale et une distension pulmonaire. **b)** La TDM de contrôle à 2 ans montre une amélioration après bolus de corticoïdes.

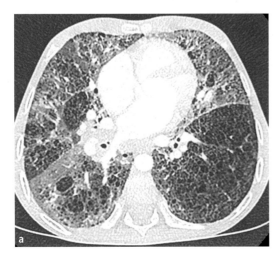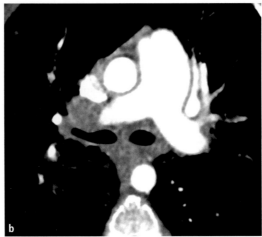

Figure 47-25 Garçon de 7 ans atteint d'une forme sévère de PID liée à une mutation du gène *ABCA3*. Atteinte diffuse associant une distension pulmonaire, un syndrome réticulaire et des images kystiques diffuses, confluant en rayon de miel. Des opacités en verre dépoli sont également présentes, associées à une distorsion des scissures (**a**). La fenêtre médiastinale avec injection montre des adénopathies médiastinales et des signes d'hypertension pulmonaire avec dilatation du tronc de l'artère pulmonaire (**b**).

Points clefs

- Les pathologies interstitielles diffuses (PID) de l'enfant sont des maladies respiratoires rares, hétérogènes, responsables d'une morbidité et d'une mortalité élevées.
- Le champ des PID de l'enfant s'est significativement modifié ces dernières années, grâce à une description affinée, une classification pédiatrique redéfinie et des avancées dans le diagnostic génétique.
- Une PID doit être évoquée chez un enfant devant des symptômes respiratoires chroniques, a fortiori s'il existe une atteinte extra-pulmonaire et une stagnation pondérale.
- Le diagnostic est confirmé par les données du scanner thoracique haute résolution qui montre des anomalies parenchymateuses diffuses et les explorations fonctionnelles respiratoires qui révèlent des altérations des échanges gazeux.
- Le diagnostic étiologique repose sur l'analyse du lavage broncho-alvéolaire, une batterie d'examens complémentaires ciblés et, de plus en plus, des analyses génétiques.
- De nouvelles causes génétiques de formes spécifiques de PID ont été récemment identifiées : notamment des protéinoses alvéolaires dues à des mutations de *MARS*, *CSF2RA* et *CSFR2B*, des hémorragies alvéolaires dues à des mutations de *COPA*, des pneumopathies interstitielles lymphocytaires dues à des mutations de *LRBA* et *STAT3*.

BIBLIOGRAPHIE[1]

1. Akimoto T, Cho K, Hayasaka I et al. Hereditary interstitial lung diseases manifesting in early childhood in Japan. Pediatr Res, 2014, *76* : 453-458.
2. Alameh J, Bachiri A, Devisme L et al. Alveolar capillary dysplasia : a cause of persistent pulmonary hypertension of the newborn. Eur J Pediatr, 2002, *161* : 262-266.
3. Berteloot L, Taam RA, Emond-Gonsard S et al. Primary pulmonary alveolar proteinosis : computed tomography features at diagnosis. Pediatr Radiol, 2014, *44* : 795-802.
4. Brody AS, Guillerman RP, Hay TC et al. Neuroendocrine cell hyperplasia of infancy : diagnosis with high-resolution CT. AJR Am J Roentgenol, 2010, *194* : 238-244.
5. Bromley S, Vizcaya D. Pulmonary hypertension in childhood interstitial lung disease : a systematic review of the literature. Pediatr Pulmonol, 2017, *52* : 689-698.
6. Bush A, Cunningham S, de Blic J et al. European protocols for the diagnosis and initial treatment of interstitial lung disease in children. Thorax, 2015, *70* : 1078-1084.
7. Canakis AM, Cutz E, Manson D, O'Brodovich H. Pulmonary interstitial glycogenosis : a new variant of neonatal interstitial lung disease. Am J Respir Crit Care Med, 2002, *165* : 1557-1565.
8. Deterding R. Evaluating infants and children with interstitial lung disease. Semin Respir Crit Care Med, 2007, *28* : 333-341.
9. Deterding RR. Infants and young children with children's interstitial lung disease. Pediatr Allergy Immunol Pulmonol, 2010, *23* : 25-31.
10. Deterding RR. Children's interstitial and diffuse lung disease. Progress and future horizons. Ann Am Thorac Soc, 2015, *12* : 1451-1457.
11. Deterding RR, Pye C, Fan LL, Langston C. Persistent tachypnea of infancy is associated with neuroendocrine cell hyperplasia. Pediatr Pulmonol, 2005, *40* : 157-165.
12. Deutsch GH, Young LR. Histologic resolution of pulmonary interstitial glycogenosis. Pediatr Dev Pathol, 2009, *12* : 475-480.
13. Deutsch GH, Young LR, Deterding RR et al. Diffuse lung disease in young children : application of a novel classification scheme. Am J Respir Crit Care Med, 2007, *176* : 1120-1128.
14. Enaud L, Hadchouel A, Coulomb A et al. Pulmonary alveolar proteinosis in children on La Reunion Island : a new inherited disorder ? Orphanet J Rare Dis, 2014, *9* : 85.
15. Fan LL, Dishop MK, Galambos C et al. Diffuse lung disease in biopsied children 2 to 18 years of age. Application of the chILD classification scheme. Ann Am Thorac Soc, 2015, *12* : 1498-1505.
16. Goldfarb SB, Benden C, Edwards LB et al. The registry of the International Society for Heart and Lung Transplantation : eighteenth official pediatric lung and heart-lung transplantation report, 2015, focus theme : early graft failure. J Heart Lung Transplant, 2015, *34* : 1255-1263.

---

(1) *Voir aussi* bibliographie complémentaire sur le site compagnon.

17. Griese M, Haug M, Brasch F et al. Incidence and classification of pediatric diffuse parenchymal lung diseases in Germany. Orphanet J Rare Dis, 2009, *4* : 26.
18. Hadchouel A, Wieland T, Griese M et al. Biallelic mutations of methionyl-tRNA synthetase cause a specific type of pulmonary alveolar proteinosis prevalent on Reunion Island. Am J Hum Genet, 2015, *96* : 826-831.
19. Hildebrandt J, Yalcin E, Bresser HG et al. Characterization of *CSF2RA* mutation related juvenile pulmonary alveolar proteinosis. Orphanet J Rare Dis, 2014, *9* : 171.
20. Hime NJ, Zurynski Y, Fitzgerald D et al. Childhood interstitial lung disease : a systematic review. Pediatr Pulmonol, 2015, *50* : 1383-1392.
21. Kornum JB, Christensen S, Grijota M et al. The incidence of interstitial lung disease 1995-2005 : a Danish nationwide population-based study. BMC Pulm Med, 2008, *8* : 24.
22. Kroner C, Reu S, Teusch V et al. Genotype alone does not predict the clinical course of *SFTPC* deficiency in paediatric patients. Eur Respir J, 2015, *46* : 197-206.
23. Kroner C, Wittmann T, Reu S et al. Lung diseases caused by *ABCA3* mutations. Thorax, 2017, *72* : 213-220.
24. Kurland G, Deterding RR, Hagood JS et al. An official American Thoracic Society clinical practice guideline : classification, evaluation, and management of childhood interstitial lung disease in infancy. Am J Respir Crit Care Med, 2013, *188* : 376-394.
25. Litao MK, Hayes D Jr, Chiwane S et al. A novel surfactant protein C gene mutation associated with progressive respiratory failure in infancy. Pediatr Pulmonol, 2017, *52* : 57-68.
26. Mechri M, Epaud R, Emond S et al. Surfactant protein C gene (*SFTPC*) mutation-associated lung disease : high-resolution computed tomography (HRCT) findings and its relation to histological analysis. Pediatr Pulmonolh 2010, *45* : 1021-1029.
27. Michalsky MP, Arca MJ, Groenman F et al. Alveolar capillary dysplasia : a logical approach to a fatal disease. J Pediatr Surg, 2005, *40* : 1100-1105.
28. Nathan N, Taam RA, Epaud R et al. A national internet-linked based database for pediatric interstitial lung diseases : the French network. Orphanet J Rare Dis, 2012, *7* : 40.
29. Soares JJ, Deutsch GH, Moore PE et al. Childhood interstitial lung diseases : an 18-year retrospective analysis. Pediatrics, 2013, *132* : 684-691.
30. Spagnolo P, Bush A. Interstitial lung disease in children younger than 2 years. Pediatrics, 2016, *137* : e20152725.
31. Stankiewicz P, Sen P, Bhatt SS et al. Genomic and genic deletions of the *FOX* gene cluster on 16q24.1 and inactivating mutations of *FOXF1* cause alveolar capillary dysplasia and other malformations. Am J Hum Genet, 2009, *84* : 780-791.
32. Travis WD, Costabel U, Hansell DM et al. An official American Thoracic Society/European Respiratory Society statement : update of the international multidisciplinary classification of the idiopathic interstitial pneumonias. Am J Respir Crit Care Med, 2013, *188* : 733-748.
33. Valimahamed-Mitha S, Berteloot L, Ducoin H et al. Lung involvement in children with lysinuric protein intolerance. J Inherit Metab Dis, 2015, *38* : 257-263.
34. Vece TJ, Young LR. Update on diffuse lung disease in children. Chest, 2016, *149* : 836-845.
35. Wambach JA, Casey AM, Fishman MP et al. Genotype-phenotype correlations for infants and children with *ABCA3* deficiency. Am J Respir Crit Care Med, 2014, *189* : 1538-1543.
36. Wambach JA, Yang P, Wegner DJ et al. Functional characterization of *ABCA3* mutations from infants with respiratory distress syndrome. Am J Respir Cell Mol Biol, 2016, *55* : 716-721.
37. Whitsett JA, Wert SE, Weaver TE. Diseases of pulmonary surfactant homeostasis. Annu Rev Pathol, 2015, *10* : 371-393.
38. Wilson CA, Wilmshurst SL, Black AE. Anesthetic techniques to facilitate lung lavage for pulmonary alveolar proteinosis in children-new airway techniques and a review of the literature. Paediatr Anaesth, 2015, *25* : 546-553.

48 PRISE EN CHARGE ET DEVENIR DES PATHOLOGIES INFILTRATIVES DIFFUSES

Ralph Epaud et Nadia Nathan

La prise en charge des pneumopathies infiltratives diffuses (PID) est difficile pour plusieurs raisons. La première est due à l'extrême hétérogénéité des causes responsables de cette pathologie. Une PID post-infectieuse nécessitera une prise en charge différente d'une sarcoïdose ou d'une anomalie du métabolisme du surfactant. De plus, l'histoire naturelle des PID est très variable d'un enfant à l'autre, y compris pour une même pathologie ou dans la même famille [18]. Certains enfants vont rester paucisymptomatiques alors que d'autres vont développer rapidement une pathologie fibrosante extrêmement sévère et irréversible [8]. La deuxième cause expliquant la difficulté d'établir des stratégies thérapeutiques uniformes est relative à l'absence d'essais cliniques randomisés due, d'une part, à la rareté de cette pathologie, mais également à la sévérité qui conduit souvent à une utilisation rapide de nouvelles thérapeutiques jugées potentiellement efficaces. Pour répondre à l'absence de données d'essais contrôlés randomisés, une étude Delphi européenne a été effectuée auprès des cliniciens s'occupant de PID [4]. Le but de ce travail était de parvenir à un consensus sur les protocoles de traitement afin d'harmoniser les approches thérapeutiques. La particularité des PID de l'enfant tient à ce qu'elles surviennent dans un poumon en plein développement alvéolaire [17]. Leur prise en charge précoce a donc pour but de limiter au maximum dans les premières années le retentissement de la maladie sur la croissance pulmonaire. Dans ce chapitre, nous aborderons donc les traitements visant à limiter l'inflammation et les processus fibrosants et les traitements symptomatiques susceptibles de protéger le poumon des agressions environnementales et/ou de favoriser la réparation pulmonaire (Tableau 48-I).

Traitement anti-inflammatoire

Corticothérapie

Le traitement des PID est encore actuellement centré sur l'utilisation d'anti-inflammatoires, principalement les glucocorticoïdes (GC). Si les effets principaux des corticoïdes sont dus à leurs propriétés anti-inflammatoires en diminuant la sécrétion de cytokines et de chimiokines pro-inflammatoire ou en diminuant la réponse inflammatoire médiée par les récepteurs Toll-*like*, d'autres propriétés sont potentiellement intéressantes.

Tableau 48-I Principales drogues utilisées dans la prise en charge des PID de l'enfant.

Traitement	Modalités d'administration
Méthylprednisolone	Administration intraveineuse ; bolus de 300 à 500 mg/m^2 ou 10 mg/kg toutes les 3 à 4 semaines
Prednisolone	Administration orale ; 1 à 2 mg/kg entre les bolus avec diminution progressive
Hydroxychloroquine	Administration orale ; 6,5 à 10 mg/kg/j
Azithromycine	Administration orale ; 10 mg/kg 3 jours par semaine (maximum 250 mg/prise)

Les récepteurs des GC sont très exprimés dans le poumon en développement, et l'administration de GC exogènes permet une accélération de la transition du stade pseudo-glandulaire au stade alvéolaire au cours du développement pulmonaire et une augmentation de la synthèse et de la sécrétion du surfactant en augmentant notamment l'expression d'ARNm de SP-B (*SFTPB*) et de SP-C (*SFTPC*) [2, 12]. Dans des cellules alvéolaires de type II, des traitements par des GC exogènes induisent l'expression de nombreux marqueurs de différenciation terminale de l'épithélium respiratoire, dont TTF-1 (*NKX2-1*) (facteur de transcription impliqué directement dans la régulation de l'expression de SP-C et dans l'expression de nombreux gènes associés à l'épithélium alvéolaire mature) [12, 20]. Cependant, ce traitement peu sélectif se fait au prix d'effets secondaires significatifs sur le développement staturopondéral en général et sur la croissance pulmonaire en particulier. Dans ce contexte, et bien que les mécanismes expliquant son efficacité ne soient pas encore élucidés, ce sont les bolus de CS qui sont utilisés en première intention avec le meilleur rapport bénéfice/risque. Ces bolus de méthylprednisolone sont administrés à la dose de 300 à 500 mg/m^2/j ou 10 mg/kg/j (maximum 500 mg). Le tableau 48-II détaille les modalités pratiques. Ces bolus sont administrés toutes les 3 à 4 semaines initialement. Une légère

Tableau 48-II Modalités pratiques des bolus de méthylprednisolone.

Posologie
300 à 500 mg/m² ou 10 mg/kg (maximum 500 mg) de méthylprednisolone (dilution dans 50 ml de sérum physiologique)
Schéma
Perfusion intraveineuse 3 jours de suite sur 4 à 6 heures tous les 3 à 4 semaines initialement
Contre-indication absolue
Présence d'une infection bactérienne ou virale
Contre-indication relative
Insuffisance rénale, diabète, HTA
Modalités pratiques

Bilan avant le bolus
  Ionogramme sanguin incluant urée, créatinine, glycémie
  Bandelette urinaire
  NFS, CRP
  En cas de rhinite ou pendant l'épidémie, PCR ou immunofluorescence pour recherches virales
À J1, J2 et J3
  Le matin de chaque bolus : kaliémie, glycémie, bandelette urinaire
  Surveillance
  – scope (risque de trouble du rythme)
  – tension artérielle : toutes les 20 minutes pendant la 1re heure, puis toutes les 30 minutes en l'absence de troubles tensionnels
Incidents possibles
  Hypokaliémie : supplémenter et contrôler le lendemain ; si la kaliémie est normalisée, débuter le bolus
  Glycosurie persistante (avant le 2e ou le 3e bolus) : allonger la durée de perfusion à 6 ou 8 heures
  Hyperglycémie
  – avec glycosurie ≤ 1 croix : annuler le bolus, contrôler le ionogramme le lendemain. Bolus le lendemain si glycosurie ≤ 1 croix
  – sans glycosurie ou avec glycosurie trace ou une croix : faire le bolus. Contrôler le lendemain et administrer le bolus si normalisation
  HTA (3 mesures) : arrêter le bolus, Loxen® et contrôler la tension 30 minutes ensuite

dégradation respiratoire est parfois constatée au deuxième ou troisième jour, puis une amélioration des symptômes qui perdure environ 15 jours, suivie par une dégradation lente les troisième et quatrième semaines. Une corticothérapie orale est parfois ajoutée initialement à la dose de 2 mg/kg/j (maximum 60 mg) avec une décroissance lente adaptée à l'évolution de l'état respiratoire. La dose minimale efficace doit être visée, et un arrêt complet de la corticothérapie orale peut être envisagé si l'état respiratoire est normalisé ou stabilisé, sous couvert d'une prévention de l'insuffisance surrénale. Les mesures associées aux bolus et/ou à une corticothérapie au long cours sont :

– un traitement prophylactique par triméptoprime-sulfaméthoxazole 20-30 mg/kg/j 3 jours par semaine ;
– une supplémentation calcique ;
– une surveillance de l'ostéodensitométrie ;
– une surveillance de l'examen ophtalmologique.

Hydroxychloroquine

L'hydroxychloroquine (HCQ) est utilisée depuis 1984 pour ses propriétés anti-inflammatoires seule ou en association aux corticoïdes. La dose recommandée est de 10 mg/kg (6,5 mg/kg dans certains centres pour les enfants de moins de 6 ans afin de réduire la toxicité) [4]. Certaines équipes européennes rapportent une efficacité assez rapide (habituellement dans les 4 semaines) observée dans 15 des 16 cas où l'HCQ est donné seule, et dans 37 des 53 cas où elle est donnée avec des corticoïdes [3]. Les effets secondaires rapportés sont essentiellement gastro-intestinaux (nausées, vomissements, diarrhées, anorexie, douleur abdominale, augmentation des transaminases), disparaissant généralement dès la réduction de la dose ou à l'arrêt du traitement. Des rétinites pigmentaires (visions anormales des couleurs) dose-dépendantes et réversibles sont rarement observées, mais justifient une surveillance annuelle de la vision des couleurs ou un électrorétinogramme chez le nourrisson.

Azithromycine

L'azithromycine est un antibiotique de la famille des macrolides. Depuis que ses effets anti-inflammatoires et immunomodulateurs bénéfiques ont été rapportés dans les panbronchiolites, puis d'autres maladies pulmonaires chroniques telles que la mucoviscidose, l'asthme et les bronchopneumopathies chroniques obstructives, l'efficacité de l'azithromycine a été documentée chez des enfants présentant une PID [13, 19]. Malgré l'absence d'étude contrôlée sur son efficacité, son utilisation s'est largement développée dans les PID, en seconde ligne de traitement après ou en plus de la corticothérapie ou, pour certains, en monothérapie dans des formes modérées ou peu évolutives de PID [4]. L'azithromycine est utilisée à la dose de 10 à 20 mg/kg/j (maximum 250 mg) 3 jours par semaine seulement en raison de sa demi-vie longue (68 heures). Ses effets secondaires principaux sont d'ordre digestifs, avec des douleurs ou une accélération du transit, mais sa tolérance est généralement bonne. Son utilisation au long cours nécessite un contrôle préalable de l'électrocardiogramme (mesure du QT) et contre-indique une association à un traitement susceptible d'allonger le QT.

Immunosuppresseurs

Il y a encore moins d'éléments de preuve et aucune recommandation pour l'utilisation d'autres immunosuppresseurs tels que l'azathioprine, le méthotrexate, le mycophénolate mofétil et le cyclophosphamide. Ils peuvent être cependant proposés s'il existe des signes de maladies systémiques après avis des rhumatologues pédiatriques [4].

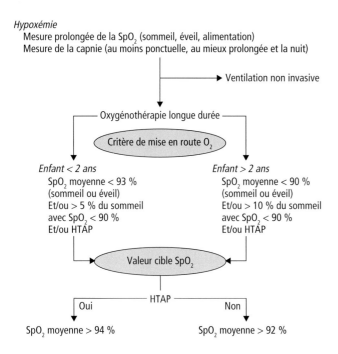

Figure 48-1 Prise en charge de l'hypoxémie [1].

Traitements symptomatiques

Oxygénothérapie

La mise en place d'une oxygénothérapie est résumée dans la figure 48-1 d'après les recommandations du GRAPP 2012 [1]. Les PID se traduisent souvent par une hypoxie chronique d'effort, voire de repos, nocturne et/ou diurne. Dans les stades évolués, une hypercapnie peut apparaître. Dans tous les cas, un contrôle régulier de la saturation et de la gazométrie (gaz du sang, voire enregistrement nocturne des échanges gazeux) est nécessaire pour optimiser la prise en charge d'éventuelles anomalies de l'hématose. En cas d'hypoxie chronique, un avis médical spécialisé est nécessaire, et un dépistage des complications (hypertension artérielle pulmonaire, hypertrophie du ventricule droit, voire insuffisance cardiaque droite, polyglobulie, altération de la croissance). Les indications d'une oxygénothérapie au long cours ne sont pas spécifiques aux PID. Si une hypercapnie apparaît, une ventilation non invasive au long cours peut devenir nécessaire. Celle-ci sera discutée au cas par cas par les médecins spécialisés dans la ventilation de l'enfant. Enfin, en dernier recours, et dans des cas exceptionnels, une ventilation invasive au long cours sur trachéotomie, voire une transplantation pulmonaire peuvent être discutées de façon collégiale en fonction du projet thérapeutique pour l'enfant, du potentiel évolutif de la maladie et des comorbidités.

Support nutritionnel

Les PID, comme toutes les pathologies pulmonaires chroniques, entraînent une augmentation de la dépense énergétique. Des apports nutritionnels optimaux sont donc cruciaux pour permettre la croissance staturopondérale et optimiser les phénomènes de cicatrisation/renouvellement du parenchyme pulmonaire lésé. Les apports caloriques nécessaires sont donc supérieurs à la normale pour l'âge (120 % environ). Cependant, les enfants présentant une PID ont souvent des difficultés alimentaires multifactorielles liées à l'insuffisance respiratoire, à la dyspnée, à un éventuel RGO, et parfois à des troubles de l'oralité. La prise en charge nutritionnelle doit donc être assurée par une équipe spécialisée et inclure :

– un apport calorique suffisant et équilibré, un apport calcique, vitaminique (vitamine D), potassique en cas de corticothérapie ;
– des modalités de prise alimentaire optimisées : alimentation orale, entérale par sonde nasogastrique si la nutrition entérale est envisagée pour une courte durée, entérale par gastrostomie sinon.

La nutrition parentérale au long cours ne sera envisagée que de façon exceptionnelle, si la PID s'associe à une pathologie digestive chronique sévère rendant impossible un autre mode d'alimentation.

Un RGO est fréquemment associé aux PID et constitue un facteur aggravant de la pathologie du fait du risque de micro-inhalations acides [15, 16]. Un dépistage systématique et un traitement précoce maximal du RGO sont donc nécessaires. Le traitement du RGO associe des mesures diététiques (épaississement si alimentation lactée), et des mesures médicamenteuses si nécessaire (inhibiteurs de la pompe à protons). Dans de rares cas de RGO persistant, un traitement chirurgical peut être discuté.

Autres traitements

Hypertension artérielle pulmonaire

En cas d'hypertension artérielle pulmonaire, le traitement doit être discuté avec des équipes cardiopédiatriques spécialisées [5]. L'oxygénothérapie est le traitement de première intention mais des traitements médicamenteux (bosentan [Tracleer®], sildénafil [Revatio®]) peuvent être proposés après une évaluation de l'HTAP par cathétérisme cardiaque.

Vaccination

La vaccination est importante chez ces enfants. Elle doit suivre les recommandations classiques avec une adaptation pour les vaccins vivants atténués en fonction de l'immunodépression due aux traitements. La vaccination antigrippale sera proposée aux enfants atteints de PID, ou à leurs parents si l'enfant a moins de 6 mois. Bien que son utilité ne soit pas démontrée [10], l'immunothérapie anti-VRS peut être discutée en cas d'insuffisance respiratoire sévère dans un contexte épidémique.

Lavages broncho-alvéolaires

Les lavages broncho-alvéolaires thérapeutiques sont indiqués en cas de protéinose alvéolaire avec insuffisance respiratoire [6] (*voir* Chapitre 47).

Nouvelles approches thérapeutiques

De nouvelles approches thérapeutiques de deuxième ou troisième ligne ont été proposées chez l'adulte incluant des molécules immunomodulatrices (interféron γ, anti-TNF-α), antifibrosantes (pirfénidone [Esbriet®], anti-endothéline [bosentan], imatinib [Glivec®], nintédanib [Ofev®]), anti-oxydantes (N-acétylcystéine) mais n'ont pas pour le moment d'indications validées chez l'enfant [4, 14].

Prise en charge psychosociale

La prise en charge des patients présentant une PID est souvent lourde et chronique. Comme toutes les maladies chroniques pédiatriques, elle entraîne un bouleversement du mode de vie et une adaptation aux contraintes de la maladie et de son traitement. En règle générale, la collectivité est contre-indiquée pour les nourrissons présentant une PID. Dans le cas particulier des PID d'exposition, il faudra soustraire définitivement l'enfant à l'exposition déclenchante. Les patients doivent pouvoir bénéficier d'une éducation thérapeutique réalisée par une équipe soignante expérimentée. Une prise en charge psychologique de l'enfant et de sa famille doit également être systématiquement proposée. Une évaluation des besoins spécifiques de la famille doit être réalisée avec l'aide d'une assistante sociale.

La prise en charge sociale pourra comprendre par exemple :
– une demande d'exonération du ticket modérateur prenant en charge les soins paramédicaux ;
– une demande de prise en charge auprès de la MDPH ;
– une demande d'assistante de vie scolaire le cas échéant ;
– une demande d'allocation de présence parentale.

Plusieurs associations de patients existent et peuvent être présentées aux parents. Leur liste est disponible sur le site www.respirare.fr

Quand traiter ?

Le traitement symptomatique (oxygénothérapie, support nutritionnel, etc.) doit débuter le plus rapidement possible. Le traitement anti-inflammatoire est institué préférentiellement après les investigations étiologiques. Le traitement est adapté à l'évolution des symptômes cliniques, de l'oxygéno-dépendance, de l'imagerie et de la fonction respiratoire lorsqu'elle peut être évaluée. Les exacerbations conduisent, après diagnostic et traitement des facteurs déclenchants, à une majoration si possible temporaire du traitement anti-inflammatoire (corticothérapie orale, ajout d'un traitement de deuxième ligne) [7].

Devenir des PID

Il existe très peu d'étude concernant l'évolution respiratoire des PID de l'enfant. Le pronostic du déficit en SP-B et de certaines formes néonatales sévères de déficit en ABCA3 est, dans la grande majorité des cas, rapidement défavorable. Malgré la ventilation assistée, le recours aux surfactants exogènes et/ou la circulation extracorporelle, les enfants décèdent le plus souvent dans les premières semaines de vie. Les LBA itératifs sont peu efficaces dans cette forme, et la transplantation pulmonaire difficilement réalisable à cet âge.

Dans les formes moins sévères de PID, l'évolution est plus variable avec parfois une stabilisation de la maladie dans la petite enfance mais également, dans certains cas, l'évolution vers une insuffisance respiratoire chronique sévère dont le seul traitement est la transplantation pulmonaire. La découverte d'anomalie héréditaire du métabolisme du surfactant chez des patients adultes qui, pour la plupart d'entre eux, n'ont reçu aucun traitement dans l'enfance suggère la possibilité d'une évolution potentiellement favorable chez certains patients [9, 11]. La prise en charge précoce des enfants pendant la période de développement alvéolaire devrait améliorer le pronostic, mais cela n'est pas actuellement démontré.

> **Points clefs**
> - La prise en charge médicamenteuse des PID de l'enfant est actuellement fondée sur des recommandations européennes (DELPHI), mais sans étude randomisée.
> - Les traitements des PID sont centrés sur l'utilisation anti-inflammatoire des corticoïdes, le plus souvent par bolus IV.
> - Les autres traitements (hydroxychloroquine, azithromycine, immunosuppresseurs) peuvent avoir des effets bénéfiques, mais sans qu'il y ait eu d'études contrôlées. Les nouvelles molécules n'ont pas été validées chez l'enfant.
> - La prise en compte de l'hypoxie chronique (oxygénothérapie au long cours) et le support nutritionnel sont fondamentaux.
> - Le traitement doit être adapté à l'évolution des symptômes et des besoins en oxygène.

BIBLIOGRAPHIE

1. AUBERTIN G, MARGUET C, DELACOURT C et al. Recommandations pour l'oxygénothérapie chez l'enfant en situations aiguës et chroniques : évaluation du besoin, critères de mise en route, modalités de prescription et de surveillance. Arch Pédiatr, 2012, 19 : 528-536.
2. BIRD AD, MCDOUGALL AR, SEOW B et al. Glucocorticoid regulation of lung development : lessons learned from conditional GR knockout mice. Mol Endocrinol, 2015, 29 : 158-171.
3. BRAUN S, FERNER M, KRONFELD K, GRIESE M. Hydroxychloroquine in children with interstitial (diffuse parenchymal) lung diseases. Pediatr Pulmonol, 2015, 50 : 410-419.
4. BUSH A, CUNNINGHAM S, DE BLIC J et al. European protocols for the diagnosis and initial treatment of interstitial lung disease in children. Thorax, 2015, 70 : 1078-1084.
5. CAMINATI A, CASSANDRO R, HARARI S. Pulmonary hypertension in chronic interstitial lung diseases. Eur Respir Rev, 2013, 22 : 292-301.
6. CAMPO I, LUISETTI M, GRIESE M et al. Whole lung lavage therapy for pulmonary alveolar proteinosis : a global survey of current practices and procedures. Orphanet J Rare Dis, 2016, 11 : 115.
7. CLÉMENT A, DE BLIC J, EPAUD R et al. Management of children with interstitial lung diseases : the difficult issue of acute exacerbations. Eur Respir J, 2016, 48 : 1559-1563.

8. Clément A, Nathan N, Epaud R et al. Interstitial lung diseases in children. Orphanet J Rare Dis, 2010, 5 : 22.
9. Cottin V, Reix P, Khouatra C et al. Combined pulmonary fibrosis and emphysema syndrome associated with familial *SFTPC* mutation. Thorax, 2011, 66 : 918-919.
10. Drummond D, Thumerelle C, Reix P et al. Effectiveness of palivizumab in children with childhood interstitial lung disease : the French experience. Pediatr Pulmonol, 2016, 51 : 688-695.
11. Epaud R, Delestrain C, Louha M et al. Combined pulmonary fibrosis and emphysema syndrome associated with *ABCA3* mutations. Eur Respir J, 2014, 43 : 638-641.
12. Fehrholz M, Bersani I, Kramer BW et al. Synergistic effect of caffeine and glucocorticoids on expression of surfactant protein B (SP-B) mRNA. PLoS ONE, 2012, 7 : e51575.
13. Hayes D Jr, Lloyd EA, Fitch JA, Bush A. ABCA3 transporter deficiency. Am J Respir Crit Care Med, 2012, 186 : 807.
14. Laug R, Fehrholz M, Schutze N et al. IFN-gamma and TNF-alpha synergize to inhibit CTGF expression in human lung endothelial cells. PLoS ONE, 2012, 7 : e45430.
15. Lee JS. The role of gastroesophageal reflux and microaspiration in idiopathic pulmonary fibrosis. Clin Pulm Med, 2014, 21 : 81-85.
16. Meyer R, Foong RX, Thapar N et al. Systematic review of the impact of feed protein type and degree of hydrolysis on gastric emptying in children. BMC Gastroenterol, 2015, 15 : 137.
17. Nathan N, Thouvenin G, Fauroux B et al. Interstitial lung disease : physiopathology in the context of lung growth. Paediatr Respir Rev, 2011, 12 : 216-222.
18. Thouvenin G, Abou Taam R, Flamein F et al. Characteristics of disorders associated with genetic mutations of surfactant protein C. Arch Dis Child, 2010, 95 : 449-454.
19. Thouvenin G, Nathan N, Epaud R, Clément A. Diffuse parenchymal lung disease caused by surfactant deficiency : dramatic improvement by azithromycin. BMJ Case Rep, 2013, *2013*.
20. Whitsett JA, Matsuzaki Y. Transcriptional regulation of perinatal lung maturation. Pediatr Clin North Am, 2006, 53 : 873-887.

Poumon tumoral

TUMEURS BÉNIGNES, TUMEURS EMBRYONNAIRES ET TUMEURS PSEUDO-INFLAMMATOIRES

Ralph Epaud, Fouad Madhi et Michèle Larroquet

Les tumeurs pulmonaires primitives (TPP) sont des tumeurs pulmonaires ou endobronchiques rares chez l'enfant puisqu'elles ne représentent que 0,2 % de toutes les tumeurs [17]. L'incidence exacte des TPP est inconnue, les tumeurs primitives bénignes (TPB) représentant environ 30 % des TPP chez l'enfant. Leur mortalité est relativement faible (8,7 %) comparativement à celle des tumeurs primitives malignes qui peut aller jusqu'à 30 % [8]. La majorité de la littérature médicale concernant les TPB de l'enfant est constituée de cas cliniques ou de retour d'expériences monocentriques avec un nombre réduit de patients. De plus, ces publications regroupent le plus souvent les tumeurs endobronchiques et/ou endotrachéales avec les tumeurs intraparenchymateuses. En 1983, Hartman et al. dans une revue de la littérature rapportent 230 tumeurs primitives (dont deux tiers de tumeurs malignes) [9]. Cohen et al. rapportent leur expérience institutionnelle sur 31 ans avec seulement 8 cas de tumeurs primaires (4 bénins et 4 malins) sur 465 prélèvements [4]. En 1993, Hancock et al. ont identifié au total 383 tumeurs primitives dont 24 % de tumeurs bénignes et 76 % de tumeurs malignes [8]. Plus récemment, une équipe américaine a rapporté 25 ans d'une expérience monocentrique entre 1982 et 2007 avec 204 tumeurs pulmonaires chez l'enfant incluant 20 TPB [7].

Circonstances de découverte

Les modes de révélation multiples et la non-spécificité des signes cliniques expliquent un délai souvent long entre les premiers signes cliniques et le diagnostic de la tumeur (Tableau 49-I). D'une manière générale, la possibilité d'un processus tumoral doit être évoquée devant tout symptôme pulmonaire traînant chez l'enfant. Selon la localisation de la tumeur, on peut observer : des signes d'irritation ou de compression trachéale, se traduisant par une toux persistante associée à un bruit respiratoire aux deux temps inspiratoire et expiratoire ; des signes d'irritation bronchique tels qu'une toux sèche irritative, un *wheezing* ou des épisodes de dyspnée parfois paroxystiques, persistants ou se majorant sous traitement inhalé, et ce d'autant qu'il n'existe pas d'antécédents asthmatiques personnels ou familiaux. Des douleurs thoraciques

Tableau 49-I Symptômes présents au diagnostic [8].

Symptômes	Tumeurs bénignes (n = 86)
Fièvre	14 (16)
Toux	12 (14)
Pneumonie	9 (10)
Douleurs thoraciques	7 (8)
Infection VAS	6 (7)
Détresse respiratoire	6 (7)
Hémoptysie	5 (6)
Dysphagie	5 (6)
Wheezing	2 (2)
Cyanose	2 (2)
Perte de poids	0 (0)
Aucun	24 (28)

persistantes ou récidivantes, majorées à la toux, témoins d'une irritation pleurale peuvent être observées. Un encombrement bronchique ou des foyers de pneumonie persistants ou récidivants dans un même territoire sont évocateurs. Une hémoptysie traduisant plus souvent une hypervascularisation qu'une lésion vasculaire est fréquente. Une dysphagie et/ou des blocages alimentaires peuvent être observés par compression œsophagienne, parfois responsables d'une anorexie et d'un amaigrissement. Enfin, la tumeur peut être asymptomatique et découverte lors d'un dépistage radiologique systématique, d'une endoscopie bronchique ou lors de la surveillance échographique anténatale.

Démarche diagnostique

Imagerie

Sur le cliché standard, il peut être noté des troubles ventilatoires et des images bronchoparenchymateuses par obstruction et/ou compression bronchique, qui témoignent d'une tumeur proximale. Ce sont des signes de rétraction atélectasique en général lobaire ou segmentaire, plus rarement pulmonaire, des images d'hyperclartés associées à un piégeage aérique, des images de bronchectasies pouvant évoluer vers une destruction pulmonaire, enfin des foyers de comblement alvéolaire chronique. Quand elle est distale, la tumeur apparaît comme une opacité en plein parenchyme. Enfin, la radiographie thoracique standard peut être normale. La tomodensitométrie (TDM) est plus sensible et permettra de mieux caractériser le type, la topographie, l'extension ganglionnaire éventuelle de la tumeur ainsi que son retentissement (troubles de ventilation). L'IRM, si elle est moins sensible que la TDM, permet cependant la détection des nodules juxtavasculaires, la distinction des nodules au sein d'un processus atélectasique et la caractérisation des composantes hématiques.

Fibroscopie bronchique

La fibroscopie bronchique est indispensable au diagnostic de toute tumeur endobronchique par l'étude précise de son niveau d'obstruction sur l'arbre bronchique, son aspect morphologique, son type d'implantation sessile ou pédiculé, son extension et surtout la réalisation de biopsies en vue d'un diagnostic histologique. Une biopsie sera pratiquée de préférence sous bronchoscope rigide afin de permettre une hémostase dans les meilleures conditions.

Étiologie

Les différentes causes sont résumées dans le tableau 49-II.

Tumeurs inflammatoires myofibroblastiques (Figure 49-1)

Les tumeurs inflammatoires myofibroblastiques (TIM) ou pseudo-tumeurs inflammatoires représentent 20 % des tumeurs pulmonaires (57 % des bénignes). Elles ont été décrites pour la première fois au niveau du poumon en 1939 et touchent préférentiellement les enfants et les adultes jeunes avec un sex-ratio sensiblement égal à 1. Elles sont constituées par une prolifération de cellules à différenciation myofibroblastique associées à un infiltrat de cellules inflammatoires et de tissu conjonctif fibreux [12]. Elles prennent la forme de nodules intraparenchymateux (80 % des cas) ou intrabronchiques (20 % des cas). Il existe de nombreuses incertitudes sur la pathogénie des TIM. Bien que plusieurs hypothèses aient été évoquées telles qu'une origine auto-immune, une origine virale (antécédents d'infection pulmonaire à virus d'Epstein-Barr ou virus HHV-8), mycosique ou bactérienne (*Coxiella burnetti*,

Tableau 49-II Étiologie des tumeurs primitives bénignes (n = 92) [8] et (n = 20) [7].

	Nombre (%)	
	Hancock, 1993 [8]	Dishop, 2008 [7]
Tumeur inflammatoire myofibroblastique	48 (52)	2 (10)
Hamartome	22 (24)	1 (5)
Tumeur neurogène	9 (10)	
Léiomyome	6 (6,5)	
Adénome glandulaire muqueux	3 (3,5)	
Myoblastome	3 (3,5)	4 (20)
Tératome bénin	1 (1)	
Papillome squameux		8 (40)
Hémangiome		1 (5)
Lymphangiome		1 (5)
Xanthogranulomatose juvénile		1 (5)
Lipoblastome		1 (5)
Tumeur mésenchymateuse congénitale immature		1 (5)

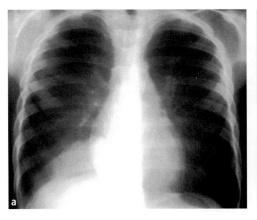 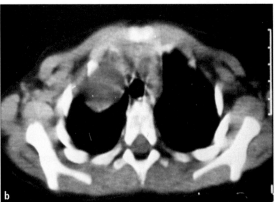

Figure 49-1 Tumeur inflammatoire myofibroblastique chez deux enfants. **a)** Radiographie du thorax : opacité postérieure du lobe inférieur droit. **b)** Tomodensitométrie : masse tissulaire du lobe supérieur droit.

Mycoplasma pneumoniæ, *Rhodococcus equi*, mycobactérioses), aucun agent infectieux n'a pu être mis en évidence dans les lésions [6]. Une origine tumorale a également été évoquée devant la mise en évidence d'anomalies chromosomiques clonales et, plus récemment, d'anomalies impliquant fréquemment la région chromosomique 2p23, qui contient le gène *ALK* dont l'activité oncogénique a été démontrée dans les lymphomes anaplasiques à grandes cellules [3]. La découverte de la TIM peut se faire à l'occasion de pneumonies récidivantes, d'hémoptysie, mais elle est le plus souvent fortuite, dans 40 à 75 % des cas [15]. La radiographie thoracique montre une opacité solitaire, bien circonscrite, de 1 à 10 cm de diamètre, siégeant au niveau de la région périphérique du poumon, surtout des lobes inférieurs [11]. Des calcifications sont retrouvées dans moins de 40 % des cas [11]. Plus rarement, on peut retrouver des nodules pulmonaires multiples, voire une extension de la tumeur vers le médiastin [11]. Le diagnostic positif de TIM est anatomopathologique, nécessitant souvent le recours à une biopsie chirurgicale, mais il n'est pas toujours aisé du fait de la composition cellulaire variée de ces tumeurs. Macroscopiquement, la TIM apparaît souvent comme une masse hémisphérique bien circonscrite mais non encapsulée, ferme et homogène, avec souvent des remaniements hémorragiques donnant un aspect framboisé et des zones de métaplasie osseuse. Sur le plan microscopique, cette lésion tumorale se compose de nombreux éléments inflammatoires lymphoplasmocytaires, d'une prolifération fibroblastique et myofibroblastique, de vaisseaux. Ces éléments se trouvent au sein d'un stroma qui peut être fibreux, calcifié ou, au contraire, myxoïde. Un marquage des cellules de nature myofibroblastique avec les anticorps anti-vimentine et anti-actine de muscle lisse peut être un élément supplémentaire pour le diagnostic. Des colorations immuno-histochimiques peuvent également retrouver des plasmocytes sécrétant des immunoglobulines, argument supplémentaire en faveur d'un processus inflammatoire [6]. Il existe certaines formes agressives, récidivantes qui se distinguent histologiquement par la présence dans une TIM d'au moins trois de ces atypies : envahissement vasculaire, foyers de nécrose, atypies nucléaires, nombreuses mitoses, importance de la cellularité inflammatoire, présence de nombreuses cellules géantes atypiques, faisant classer la tumeur dans un cadre intermédiaire entre histiocytofibrome bénin (véritable pseudo-tumeur inflammatoire) et histiocytofibrome malin [1]. Ces formes intermédiaires doivent, en conséquence, être régulièrement surveillées en raison de la possibilité d'une évolution maligne secondaire. Bien qu'une ablation au laser ait été décrite, le traitement consiste en une exérèse chirurgicale aussi complète que possible [1]. D'autres traitements, tels que la corticothérapie, l'antibiothérapie ou la chimiothérapie, ont été essayés avec plus ou moins de succès, notamment sur des formes multiples, récidivantes ou non opérables. La récidive est rare après ablation chirurgicale, avec un intervalle libre compris entre 6 mois et 11 ans. Elle s'observe essentiellement avec les formes infiltrantes, surtout si l'exérèse est incomplète.

Hamartome

L'hamartome est la deuxième plus fréquente tumeur primaire bénigne rapportée chez l'enfant avec 24 % dans la revue de Hancock et al. [8]. La lésion a été volontiers considérée comme congénitale, ce d'autant plus qu'elle est parfois découverte chez des nouveau-nés. L'étiologie exacte de l'hamartome pulmonaire est inconnue, bien que plusieurs théories aient été proposées, incluant une origine malformative congénitale à partir d'un bourgeon bronchique surnuméraire, une hyperplasie d'un tissu normal, une métaplasie cartilagineuse bénigne ou une réponse inflammatoire disproportionnée. La lésion naît du tissu conjonctif de la sous-muqueuse bronchique et est composée de nids cartilagineux entourés de tissu conjonctif et de tissu graisseux (Figure 49-2). La graisse est un élément essentiel, retrouvé dans 54 % des lésions et associé parfois à du tissu myxomateux, du muscle lisse, de l'os, des vaisseaux sanguins, voire d'autres éléments mésenchymateux. L'architecture de ce tissu est totalement désorganisée. La transformation maligne est extrêmement rare, voire inexistante. Contrairement aux tumeurs carcinoïdes, plus de 90 % des hamartomes sont de topographie périphérique. En conséquence, ils sont le plus sou-

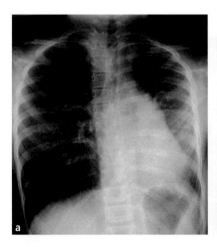
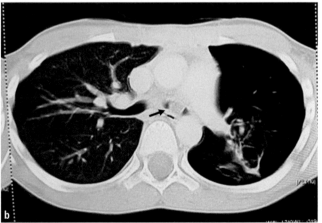

Figure 49-2 Hamartome. **a)** Radiographie de thorax : atélectasie du lobe inférieur gauche. **b)** Tomodensitométrie : tuméfaction obstruant la bronche lobaire supérieure gauche (flèche) et distension du lobe supérieur gauche.

vent découverts à l'occasion d'un examen radiologique systématique bien qu'ils puissent être parfois responsables de détresse respiratoire ou de complications infectieuses. Sur les radiographies, la tumeur apparaît arrondie, bien circonscrite, parfois légèrement lobulée, et des dépôts calcaires sont présents dans deux tiers des cas. À l'examen macroscopique, l'hamartome apparaît comme une tumeur sphérique ou ovoïde de 0,5 à 2 cm de diamètre. Elle est bien circonscrite, parfois un peu lobulé, de coloration blanchâtre ou jaunâtre et comporte parfois des cavités kystiques. L'hamartome pulmonaire a une croissance lente et, bien que la plupart d'entre eux ne dépassent pas 4 cm, ils peuvent parfois atteindre une taille de 10 cm.

Le chondrome est une tumeur bénigne composée de tissu cartilagineux hyalin ou myxohyalin. La lésion est classiquement périphérique de siège intraparenchymateux, elle est alors asymptomatique, de découverte fortuite ou à l'occasion d'une manifestation de l'un des autres éléments de la triade de Carney. Cette entité se définit par l'association plus ou moins complète (2 ou 3 tumeurs), concomitante ou successive, de chondrome(s) pulmonaire(s), d'une tumeur stromale gastrique et d'un paragangliome extrasurrénalien de siège classiquement médiastinal. Ce syndrome est rare puisque seuls 79 cas ont été rapportés. Cette triade associant chondrome pulmonaire, léiomyoblastome gastrique et paragangliome extrasurrénalien est le plus souvent retrouvée chez la femme jeune mais peut parfois être incomplète [10]. Le paragangliome peut survenir plusieurs années après le développement de l'hamartome, ce qui justifie une surveillance prolongée à l'âge adulte.

Tumeurs neurogéniques

Les tumeurs neurogéniques intrathoraciques sont rares mais représentent environ 10 % des tumeurs bénignes de l'enfant [8]. Bien qu'elles soient décrites au niveau du parenchyme, elles prennent le plus souvent leur origine dans le médiastin postérieur et les nerfs intercostaux [14]. Les neurofibromes sont le plus souvent multiples dans le cadre de la maladie de Recklinghausen. Dans 15 % des cas, il s'agit alors d'une atteinte de l'ensemble du système respiratoire et du thorax, comportant une atteinte intercostale médiastinale postérieure et pulmonaire. Ces masses le plus souvent asymptomatiques peuvent être révélées par de la toux, des hémoptysies, voire un syndrome de Pierre Marie. L'aspect radiologique des formes intraparenchymateuses est celui d'une masse périphérique de 4 à 10 cm de diamètre. Le schwannome, dénommé également neurinome ou neurolipome, est une tumeur bénigne dont la localisation endobronchique est exceptionnelle chez l'enfant. Elle est plus fréquente chez l'adulte jeune entre 20 et 30 ans avec une fréquence de 4 % parmi l'ensemble des tumeurs trachéobronchiques [18]. C'est une tumeur fusiforme solide, unique et bien encapsulée, qui naît des cellules de Schwann et dont on décrit deux types :
– le schwannome type A d'Antoni qui est riche en cellules disposées en faisceaux ;
– le schwannome type B qui est pauvre en cellules disposées de façon hasardeuse (Figure 49-2a).

Il reste longtemps asymptomatique et ne devient patent qu'avec l'apparition de troubles secondaires à l'obstruction bronchique à type de pneumopathies récidivantes en amont de l'obstruction, d'hémoptysie, de toux sèche ou de *wheezing*. La TDM haute résolution permet de préciser l'étendue extrabronchique de la tumeur, élément essentiel pour l'attitude thérapeutique (Figure 49-2b). L'exérèse chirurgicale qui constitue le traitement de choix chez l'enfant est d'autant plus justifiée que la lésion est suspecte ou de diagnostic douteux. Le pronostic est habituellement bon après exérèse complète de la tumeur, et les récidives sont exceptionnelles [2].

Tératome

Le tératome est une tumeur généralement bénigne à croissance lente [16]. C'est une tumeur extrêmement rare (fréquence de 1 % dans la série de Hancock et al. [8]). Dans le poumon, on note une localisation préférentielle dans le lobe supérieur droit. La symptomatologie dépend de la localisation et de la taille de la tumeur mais également de sa composante histologique. Les symptômes les plus souvent rapportés sont une toux, des douleurs thora-

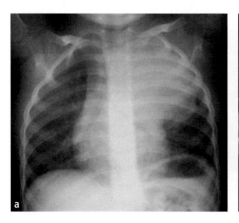
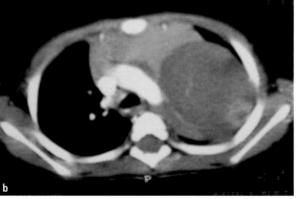

Figure 49-3 Schwannome. **a)** Radiographie de thorax : opacité du lobe supérieur gauche. **b)** Tomodensitométrie : volumineuse masse tissulaire avec atélectasie du lobe supérieur gauche.

TUMEURS BÉNIGNES, TUMEURS EMBRYONNAIRES ET TUMEURS PSEUDO-INFLAMMATOIRES 323

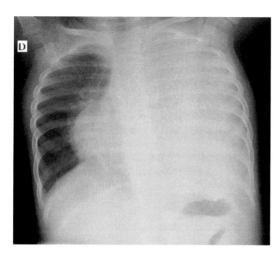

Figure 49-4 Tératome bénin. Opacité complète du poumon gauche refoulant le médiastin.

ciques, une hémoptysie, mais également de la fièvre, des pneumonies récidivantes et des dilatations des bronches. La taille de la tumeur n'a pas de relation avec le degré de malignité. Sur la radiographie du thorax, le tératome peut se présenter comme une tumeur lobulée ou comme une opacité intraparenchymateuse. Sur le TDM, elle se présente comme une opacité plus ou moins hétérogène (Figure 49-4). Lorsque le tératome est bénin, le traitement recommandé est la résection complète de la tumeur qui permet une guérison complète. À l'examen histologique, ces tumeurs présentent une composante endodermique (tissue acinaire pancréatique avec ou sans îlots de Langerhans et épithélium respiratoire) les différenciant des tératomes développés dans les sites extrathoraciques. Les tératomes intrapulmonaires sont originaires de cellules qui peuvent se différencier vers tout type de tissu. La classification utilisée est celle proposée par Gonzales-Crussi en 1982 fondée sur la différenciation de la tumeur et les éléments qui la composent [16].

Papillome

Les papillomes squameux sont des tumeurs exophytiques bénignes de l'épithélium malpighien se développant dans les canaux aériens (Figure 49-5a). Elles sont induites chez l'enfant ou l'adolescent par des virus du groupe papillomavirus. Les lésions souvent multiples siègent au niveau du larynx et la diffusion sous-glottique est rare [19]. L'extension aux bronches survient dans environ 5 % des cas, généralement avant l'âge de 5 ans et est favorisée par des résections endoscopiques itératives ou par la réalisation d'une trachéotomie. L'atteinte pulmonaire entraîne l'apparition d'images nodulaires ou cavitaires multiples, visibles au niveau des deux champs pulmonaires, souvent postérieures et parfois interprétées comme des bronchectasies kystiques. La TDM montre initialement des petites images nodulaires qui vont ensuite s'excaver en grossissant et parfois confluer sans jamais régresser (Figure 49-5b). Le diagnostic est effectué par la fibroscopie qui retrouve un aspect de papilles fibrovasculaires tapissées par l'épithélium de surface, mesurant 0,5 à 1 cm de diamètre et qui peuvent être biopsiées. Rarement, en cas de nodules distaux sans papillome proximal, la fibroscopie est normale et c'est la résection chirurgicale qui fait le diagnostic. Le traitement associe l'utilisation du laser CO_2 et l'injection locale ou systémique d'antiviraux (cidofovir) [5]. Le traitement vaccinal, bien que prometteur, reste à évaluer. La transformation maligne n'est pas rare et est favorisée par le tabagisme.

Autres tumeurs bénignes

Les *léiomyomes* représentent environ 2 % des tumeurs bénignes respiratoires. Ils surviennent dans 1 % des cas chez des malades de moins de 20 ans. Ils atteignent la trachée, préférentiellement dans la portion membraneuse de son tiers inférieur, les bronches centrales ou périphériques et le parenchyme. Les formes parenchymateuses sont asymptomatiques (90 %), de découverte fortuite. Ils prédominent chez la femme et doivent être différenciés des léiomyomes métastasiants bénins. Chez l'homme, il faut les distinguer des métastases pulmonaires de bas grade des léiomyo-

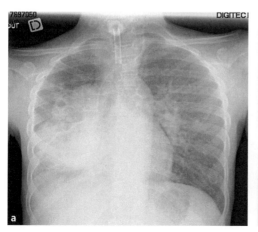 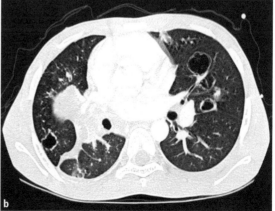

Figure 49-5 Papillomatose diffuse bronchopulmonaire. **a)** Radiographie de thorax : poumon droit blanc avec une petite zone restante aérée au niveau du sinus costodiaphragmatique droit. **b)** Tomodensitométrie : foyers de condensation droits et nodules parenchymateux bilatéraux excavés. Adénomégalies hilaires droites.

sarcomes. L'aspect radiologique dépend de la localisation de la tumeur, la forme parenchymateuse se présentant comme un nodule isolé parfois calcifié et la forme bronchique par une obstruction responsable d'une atélectasie ou d'un piégeage. La distinction avec les fibromes, neurofibromes et neurinomes est délicate et se fait grâce à l'histologie. Le traitement consiste en une résection limitée à la tumeur.

L'*adénome des glandes muqueuses* est le seul qui mérite le terme d'adénome car étant une véritable tumeur bénigne. Trois types sont habituellement décrits [13] :
– un type tubulaire à cellule mucineuse ;
– un type papillaire et kystique ;
– un troisième type correspondant au plus bas grade des tumeurs muco-épidermoïdes.

L'aspect est celui d'une masse endobronchique. Les fibromes bronchiques sont des tumeurs endobronchiques de bas grade mais susceptibles de récidiver après ablation endoscopique. Le fibromyxome ou myxome est constitué de cellules fusiformes avec un abondant stroma myxoïde.

Points clefs
- Les tumeurs bénignes représentent 30 % des tumeurs pulmonaires primitives.
- Elles sont représentées principalement par les tumeurs inflammatoires myofibroblastiques et les hamartomes.
- La présentation clinique est souvent tardive et non spécifique, témoin d'une obstruction bronchique partielle ou complète.
- Le diagnostic repose surtout sur l'endoscopie bronchique et la tomodensitométrie thoracique pour évaluer l'entendue des lésions.
- La chirurgie d'exérèse totale est le traitement de choix.
- Ces tumeurs sont rarement métastatiques et sont associées à un excellent pronostic chez l'enfant, même en cas de lésion invasive locale. Cependant, certaines tumeurs inflammatoires myofibroblastiques sont agressives et récidivantes et doivent être étroitement surveillées.

BIBLIOGRAPHIE

1. AL-QAHTANI AR, DI LORENZO M, YAZBECK S. Endobronchial tumors in children : institutional experience and literature review. J Pediatr Surg, 2003, *38* : 733-736.
2. CAIDI M, LAKRANBI M, MAHASSINI N, BENOSMAN A. Schwannome endobronchique chez l'enfant : à propos d'un cas. Arch Pédiatr, 2008, *15* : 142-144.
3. COFFIN CM, PATEL A, PERKINS S et al. ALK1 and p80 expression and chromosomal rearrangements involving 2p23 in inflammatory myofibroblastic tumor. Mod Pathol, 2001, *14* : 569-576.
4. COHEN MC, KASCHULA RO. Primary pulmonary tumors in childhood : a review of 31 years' experience and the literature. Pediatr Pulmonol, 1992, *14* : 222-232.
5. R. DE BILDERLING G, BODART E, LAWSON G et al. Successful use of intralesional and intravenous cidofovir in association with indole-3-carbinol in an 8-year-old girl with pulmonary papillomatosis. J Med Virol, 2005, *75* : 332-335.
6. R. DEHNER LP. The enigmatic inflammatory pseudotumours : the current state of our understanding, or misunderstanding. J Pathol, 2000, *192* : 277-279.
7. DISHOP MK, KURUVILLA S. Primary and metastatic lung tumors in the pediatric population : a review and 25-year experience at a large children's hospital. Arch Pathol Lab Med, 2008, *132* : 1079-1103.
8. HANCOCK BJ, DI LORENZO M, YOUSSEF S et al. Childhood primary pulmonary neoplasms. J Pediatr Surg, 1993, *28* : 1133-1136.
9. HARTMAN GE, SHOCHAT SJ. Primary pulmonary neoplasms of childhood : a review. Ann Thorac Surg, 1983, *36* : 108-119.
10. LAM KY, LAW SY, CHU KM, MA LT. Gastrointestinal autonomic nerve tumor of the esophagus. A clinicopathologic, immunohistochemical, ultrastructural study of a case and review of the literature. Cancer, 1996, *78* : 1651-1659.
11. NARLA LD, NEWMAN B, SPOTTSWOOD SS et al. Inflammatory pseudotumor. RadioGraphics, 2003, *23* : 719-729.
12. SIRVENT N, COINDRE JM, PEDEUTOUR F. Tumeurs inflammatoires myofibroblastiques. Ann Pathol, 2002, *22* : 453-460.
13. SPENCER H, DAIL DH, ARNEAUD J. Non-invasive bronchial epithelial papillary tumors. Cancer, 1980, *45* : 1486-1497.
14. TAKEDA S, MIYOSHI S, MINAMI M, MATSUDA H. Intrathoracic neurogenic tumors : 50 years' experience in a Japanese institution. Eur J Cardiothorac Surg, 2004, *26* : 807-812.
15. TAKEDA S, ONISHI Y, KAWAMURA T, MAEDA H. Clinical spectrum of pulmonary inflammatory myofibroblastic tumor. Interact Cardiovasc Thorac Surg, 2008, *7* : 629-633.
16. TAPPER D, LACK EE. Teratomas in infancy and childhood. A 54-year experience at the Children's Hospital Medical Center. Ann Surg, 1983, *198* : 398-410.
17. TISCHER W, REDDEMANN H, HERZOG P et al. Experience in surgical treatment of pulmonary and bronchial tumours in childhood. Prog Pediatr Surg, 1987, *21* : 118-135.
18. XU LT, SUN ZF, LI ZJ et al. Clinical and pathologic characteristics in patients with tracheobronchial tumor : report of 50 patients. Ann Thorac Surg, 1987, *43* : 276-278.
19. ZACHARISEN MC, CONLEY SF. Recurrent respiratory papillomatosis in children : masquerader of common respiratory diseases. Pediatrics, 2006, *118* : 1925-1931.

TUMEURS MALIGNES THORACIQUES PRIMITIVES

Marie-Louise Choucair, Paul Fréneaux, Hervé Brisse, Julien Rod, Sabine Sarnacki et Daniel Orbach

La découverte d'une lésion thoracique chez un enfant peut être en rapport avec une large gamme de lésions bénignes ou malignes, mais peut aussi correspondre à des images d'aspect pseudo-tumoral, secondaires à des maladies infectieuses ou malformatives. L'orientation étiologique exacte est fondée sur l'âge de l'enfant, la présentation clinique, un éventuel contexte génétique de prédisposition, la localisation anatomique de la lésion identifiée par l'imagerie et, in fine, les éventuels prélèvements spécifiques orientés par la gamme diagnostique. Le diagnostic topographique précis de la masse est essentiel pour orienter le diagnostic. Le tableau 50-I fournit une gamme diagnostique fondée sur la classification anatomique. La grande majorité des tumeurs malignes intrathoraciques concerne les hémopathies malignes siégeant alors majoritairement dans le médiastin antérieur et moyen (*voir* Chapitre 51). Dans cet article, seront passées en revue les principales pathologies tumorales pédiatriques « solides » primitivement thoraciques. Dans une étude monocentrique de 2005 concernant 205 enfants présentant des tumeurs thoraciques non hématologiques, 38 % étaient situées au niveau de la paroi et 62 % en intrathoraciques. Les histologies les plus fréquentes étaient les neuroblastomes (41 %), les tumeurs de la famille pPNET-Ewing (17 %), les rhabdomyosarcomes (9 %), les tumeurs germinales malignes (8 %), les thymomes (4 %) et les histiocytoses langerhansiennes (4 %) [19]. Les autres tumeurs malignes, primitivement pulmonaires ou pleurales, sont exceptionnelles dans l'enfance [10]. Notons que la majorité des lésions d'origine pulmonaire est habituellement bénigne. Les métastases sont rares et abordées dans un autre chapitre de cet ouvrage.

Neuroblastomes et tumeurs neuroblastiques

Définitions et épidémiologie

Les tumeurs neuroblastiques périphériques comprennent les tumeurs à « stroma pauvre » (« neuroblastome », tumeur maligne le plus souvent peu différenciée) et les tumeurs à « stroma riche » ou « stroma prédominant » (« ganglioneurome », tumeur bénigne bien différenciée et « ganglioneuroblastome », de malignité intermédiaire). Elles se développent à tous les niveaux du système adrénosympathique, touchant les glandes surrénales et les relais sympathiques du ganglion stellaire, des ganglions paravertébraux ou des fibres péri-artérielles. Si les trois quarts de ces tumeurs se développent à l'étage sous-diaphragmatique, une localisation thoracique est observée dans environ 15 % des cas. Dans le thorax, ces tumeurs sont localisées dans le médiastin postérieur. Les tumeurs neuroblastiques représentent environ 30 % et la majorité des tumeurs médiastinales de l'enfant [11]. Chez l'enfant, les neuroblastomes sont plus fréquents (75 % environ [11]) tandis que les tumeurs à « stroma riche » et « stroma prédominant » sont d'autant plus fréquentes que les patients sont plus âgés [6].

Diagnostic

Les signes cliniques dépendent de la localisation de la tumeur et des structures comprimées. La présence de signes respiratoires est finalement rare dans les localisations thoraciques, observée dans moins de 15 % des cas, et est l'apanage des localisations cervicales du fait de la compression du larynx [1]. Un syndrome paranéoplasique neurologique (syndrome opso-myoclonique) associant des mouvements oculaires anormaux et une ataxie peut être révélateur. La présentation clinique urgente et sévère, parfois révélatrice (20 % des cas) et nécessitant une prise en charge urgente est la compression médullaire par extension endocanalaire d'une tumeur paravertébrale (« tumeurs en sablier ») (Figure 50-1). Cette situation peut être responsable d'une para- ou tétraplégie selon le niveau de la compression, d'évolution rapidement progressive. L'urgence thérapeutique qui en découle impose un examen neurologique soigneux devant tout neuroblastome de localisation thoracique. Enfin, près de la moitié des neuroblastomes thoraciques sont découverts fortuitement à l'occasion d'une radiographie de thorax montrant une opacité fusiforme paravertébrale. Cette lésion peut passer inaperçue lorsqu'elle est masquée par l'ombre cardiaque et réclame donc une lecture attentive. Sa topographie médiastinale postérieure peut être confirmée par une radiographie de profil et, bien sûr, par une IRM qui est l'examen à privilégier dans ce cas, en particulier parce qu'elle montre précisément l'extension dans les trous de conjugaison et le canal médullaire.

L'imagerie réalisée préférentiellement par IRM (ou, à défaut, par TDM avec injection) montre typiquement une masse tissulaire

Tableau 50-I Gamme diagnostique des tumeurs thoraciques et des lésions pseudo-tumorales chez l'enfant en fonction de l'origine anatomique supposée.

Localisation	Origine	Pathologies malignes	Pathologies bénignes	Pseudo-tumeurs
Paroi thoracique	Osseuse	Sarcome d'Ewing Ostéosarcome Métastase osseuse	Histiocytose langerhansienne Dysplasie fibreuse Dysplasie osseuse (sclérose tubéreuse, NF1) Kyste anévrysmal osseux Chordome (axe spinal) Ostéosarcome (exostose familiale) Chondromatose Hamartome	Maladie infectieuse : ostéomyélite, tuberculose, actinomycose
	Tissus mous	Sarcome d'Ewing et PNET Rhabdomyosarcome Synovialosarcome Fibrosarcome congénital ou infantile Tumeur maligne des gaines nerveuses périphériques (MPNST)	Lipoblastome Tumeur vasculaire bénigne (hémangiome infantile, hémangio-endothéliome) Malformation veineuse Fibrosarcome desmoïde Hamartome fibreux	Myosite ossifiante Abcès Tuberculose Hématome
Médiastin	Médiastin antérieur	Lymphome – maladie de Hodgkin – lymphome non hogkinien T – lymphome à grandes cellules B – lymphome anaplasique à grandes cellules Tumeur germinale maligne – tumeur du sac vitellin – choriocarcinome – carcinome embryonnaire Divers – carcinome thymique – tumeur rhabdoïde – sarcome granulocytaire	Tumeur germinale bénigne – tératome mature Masse thymique – hyperplasie thymique, thymome – lipothymome – kyste thymique – histiocytose langerhansienne	Malformations – lymphangiome kystique – hernie diaphragmatique (Morgani) Thymus normal (avant 3 ans)
	Médiastin moyen	Adénopathies tumorales – lymphome – métastase		Adénopathies bénignes – infectieuses : tuberculome – sarcoïdose, maladie de Castleman Malformations – kyste bronchogénique – duplication œsophagienne – malformation vasculaire (arc aortique)
	Médiastin postérieur	Tumeur neuroblastique – neuroblastome – ganglioneuroblastome – paragangliome malin Sarcome des tissus mous paravertébraux (sarcome d'Ewing, tumeur rhabdoïde, MPNST…)	Paragangliome Tumeur neuroblastique – ganglioneurome – paragangliome Hémangiome	Malformations – duplication œsophagienne – kyste neuro-entérique – malformation vasculaire (arc aortique) – hernie diaphragmatique (Bochdalek) – méningocèle – rein intrathoracique – thymus normal (extension postérieure) – divers : hématopoïèse extramédullaire

(suite)

Tableau 50-I Gamme diagnostique des tumeurs thoraciques et des lésions pseudo-tumorales chez l'enfant en fonction de l'origine anatomique supposée. (*suite*)

Localisation	Origine	Pathologies malignes	Pathologies bénignes	Pseudo-tumeurs
Poumon		Métastases de sarcome osseux ou des tissus mous, lymphome (de Hodgkin, anaplasique), néphroblastome, carcinome du nasopharyx, tumeur germinale maligne Pleuro-pneumoblastome Tumeurs endobronchiques et bronchopulmonaires (rares) – tumeur carcinoïde bronchique – carcinome muco-épidermoïde – adénome cystique adénoïde (cylindrome) – adénocarcinome – carcinome épidermoïde – carcinome de la ligne médiane (NUT) Sarcome (rare) – sarcome d'Ewing – synovlialosarcome – rhabdomyosarcome – léiomyosarcome	Tumeur myofibroblastique inflammatoire Hamartome chondromateux Léiomyome Papillomatose juvénile laryngotrachéale	Maladies infectieuses – pneumopathies rondes – abcès tuberculeux, staphylococcique – infections fongiques – kyste hydatique Malformations – séquestration pulmonaire – maladie adénomatoïde kystique pulmonaire – kyste bronchogénique – malformation vasculaire (télangiectasie hémorragique héréditaire) – sarcoïdose – atélectasie – impaction mucoïde – mucoviscidose – hématome
Plèvre		Pleuro-pneumoblastome Tumeur desmoplasique à petites cellules rondes Mésothéliome		
Cœur et péricarde		Rhabdomyosarcome Métastase	Rhabdomyosarcome (sclérose tubéreuse) Fibrome, myxome Pseudo-tumeur inflammatoire Tératome Épanchement enkysté	Kyste péricardique

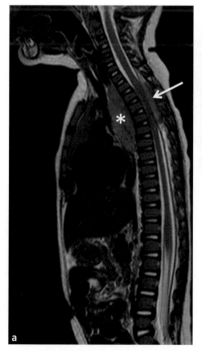
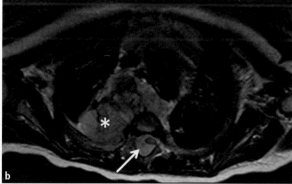

Figure 50-1 Ganglioneuroblastome chez une fillette de 10 mois. Ganglioneuroblastome mélangé, sans amplification MYCN (profil génomique segmentaire), localisé, stade INRG L2, thoracique droit (étoile) avec extension endocanalaire (flèche) comprimant la moelle épinière, à l'origine d'une paraplégie (secondairement régressive sous corticoïdes et chimiothérapie néoadjuvante). IRM, séquences pondérées en T2 sagittale (**a**) et axiale (**b**).

pouvant contenir des calcifications et des zones de nécrose, de signal intermédiaire en T1 et T2, prenant le contraste de façon variable, de localisation médiastinale postérieure, comblant la gouttière paravertébrale et pouvant s'étendre au travers d'un ou de plusieurs foramens dans l'espace épidural du canal rachidien et comprimer éventuellement la moelle épinière en cas d'extension importante. L'imagerie s'attache à rechercher des facteurs de risque chirurgicaux pour guider les décisions thérapeutiques [3].

Le diagnostic de certitude reposera sur un certain nombre d'arguments. L'élévation des catabolites urinaires des catécholamines (dopamine, HVA, VMA et rapport sur créatininurie) est présente dans 90 % des cas mais peut ne pas être présente, notamment en cas de tumeur très mature de type ganglioneurome ou ganglioneuroblastome. La scintigraphie à la MIBG (analogue de la dopamine marquée à l'iode 123) permet également d'affirmer formellement le diagnostic en cas de positivité et d'identifier les éventuelles métastases ostéomédullaires (complétée par un bilan ostéomédullaire par ponctions médullaires et biopsies osseuses). Une biopsie tumorale première à visée diagnostique n'est requise qu'en cas de négativité de la scintigraphie MIBG et de normalité des dosages de catécholamines urinaires. Elle est réalisée par voie per cutanée, à l'aiguille, sous contrôle échographique ou scanographique. Une partie des prélèvements doit impérativement être congelée pour permettre les analyses en biologie moléculaire. Cette biopsie est également requise avant tout traitement médical d'une tumeur localisée présentant des facteurs de risque définis à l'imagerie ou d'une tumeur métastatique [4]. Dans ces cas, la caractérisation génétique de la tumeur, dont le statut MYCN et le profil de l'étude en CGH (hybridation génomique comparative), a une forte valeur pronostique et va conditionner le protocole de traitement et donc la composition de la chimiothérapie néo-adjuvante. Pour tous les autres patients chez qui le diagnostic est confirmé par les examens complémentaires, les analyses histologiques et biologiques sont réalisées sur la pièce d'exérèse tumorale.

Particularités pronostiques des localisations médiastinales

Avec une survie globale à 5 ans de plus de 80 %, les tumeurs neuroblastiques thoraciques sont, de longue date, réputées de meilleur pronostic que leurs équivalents sous-diaphragmatiques, y compris pour les tumeurs à stroma pauvre [7, 9]. La plus grande fréquence des formes d'histologies favorables (ganglioneuromes et ganglioneuroblastomes) et la moindre fréquence des formes métastatiques rendent compte de ce meilleur pronostic. Cependant, une étude récente réalisée sur la très importante cohorte INRG comportant 8 369 patients, dont 1 266 tumeurs thoraciques, a montré que ce meilleur pronostic des formes thoraciques était indépendante d'une différence sur l'âge, le statut MYCN et le stade de la tumeur [17].

Principes du traitement

La stratification pronostique permet de fixer les grandes lignes du traitement [6]. Les tumeurs neuroblastiques médiastinales locali- sées, sans facteur de risque chirurgical et sans amplification de MYCN, sont traitées par exérèse chirurgicale exclusive [3]. Le caractère complet de la résection est contrôlé par scintigraphie MIBG et IRM post-opératoires. L'intérêt d'un abord par thoracoscopie pourrait être à la fois d'optimiser le contrôle visuel de la résection et de diminuer la morbidité post-chirurgicale pour les tumeurs de bon pronostic [12]. La chirurgie mini-invasive ou thoracoscopie est une excellente approche pour ces tumeurs neurogènes thoraciques car elle permet à la fois d'optimiser le contrôle visuel de la tumeur, en particulier dans les parties les plus difficilement accessibles par thoracotomie, c'est-à-dire aux deux extrêmes du médiastin postérieur, et de diminuer la morbidité liée à la thoracotomie (douleur, thoraco-scoliose) [12].

Les facteurs de risque à l'imagerie faisant discuter une chimiothérapie première sont essentiellement l'englobement de l'aorte thoracique ou de l'un des gros troncs artériels, l'englobement de la trachée ou d'une bronche souche, une extension sous-diaphragmatique, une extension intraforaminale et une extension dans le canal médullaire (tumeur en sablier) occupant plus du tiers de sa surface. En cas de facteurs de risque chirurgical, le traitement est d'abord médicamenteux par chimiothérapie. Les tumeurs en sablier avec compression médullaire sont, autant que possible, traitées médicalement par une association de dexaméthasone à fortes doses à visée anti-œdémateuse et une chimiothérapie débutée en urgence. La décision finale entre un traitement médical débuté dans les heures suivant la suspicion ou une intervention de décompression en urgence doit s'effectuer en collaboration entre l'oncologue pédiatre et le neurochirurgien. La décompression chirurgicale par laminotomie n'a pas démontré sa supériorité en termes de récupération neurologique et s'avère pourvoyeuse de plus lourdes séquelles orthopédiques, surtout chez des jeunes enfants.

Enfin, les formes considérées à haut risque (tumeurs métastatiques chez les enfants de plus 18 mois et tumeurs localisées étendues avec amplification de MYCN), rares dans les localisations thoraciques, sont traitées par une chimiothérapie intensive (conventionnelle et à hautes doses), chirurgie la plus complète possible et irradiation locale suivie d'une immunothérapie (anticorps anti-GD2 ± IL-2), associée à un traitement par vitamine A à fortes doses (isotrétinoïne [Roaccutane®]).

Sarcomes pariétaux osseux et des tissus mous

Les sarcomes de la paroi thoracique sont principalement représentés par les tumeurs de la famille pPNET-Ewing, les rhabdomyosarcomes (embryonnaire ou alvéolaire), puis plus rarement les ostéosarcomes et les synovialosarcomes. Le bilan radiologique initial doit comporter une radiographie standard et un scanner thoracique avec injection permettant d'évaluer l'atteinte des structures osseuses et des tissus mous de la paroi, les poumons et la plèvre. L'IRM est préférée pour les lésions pariétales postérieures situées à proximité du rachis, afin d'analyser au mieux une éventuelle extension rachidienne et intracanalaire. Il n'existe pas de signes radiologiques totalement spécifiques de ces différents types de sarcomes, ce qui impose l'obtention de tissu tumoral par biopsie per cutanée pour poser le diagnostic. Une partie des prélèvements doit systématiquement être congelée pour permettre une analyse complémentaire secondaire en biologie moléculaire.

Sarcome d'Ewing

Le sarcome d'Ewing est la deuxième tumeur osseuse par ordre de fréquence de l'enfant et de l'adolescent. Il est observé principalement au niveau des os longs, mais aussi au niveau des os plats ou du pelvis, l'atteinte costale représentant le troisième site par ordre de fréquence (10-15 %) (Figure 50-2). C'est la tumeur maligne la plus fréquente de la paroi thoracique de l'enfant et de l'adolescent. Son point de départ peut également être extraosseux au niveau des tissus mous de la paroi. Les douleurs pariétales ou une tuméfaction sont les symptômes révélateurs les plus fréquemment retrouvés. Le diagnostic est posé par l'analyse histologique et confirmé par l'étude en biologie moléculaire qui permet d'isoler dans les cellules tumorales un transcrit de fusion spécifique du sarcome d'Ewing, fusion le plus souvent entre le gène *EWS* et le gène *FLI1*, issu de la translocation t(11;22) pathognomonique.

Les stratégies thérapeutiques actuelles (protocole EuroEwing 2012) proposent une chimiothérapie néo-adjuvante de six à neuf cures avant la résection chirurgicale ± radiothérapie externe et une chimiothérapie adjuvante en fonction de la réponse histologique de la tumeur et du bilan d'extension initial.

Rhabdomyosarcome

Le rhabdomyosarcome (RMS) est une tumeur maligne mésenchymateuse à différenciation musculaire striée, ubiquitaire, qui peut atteindre la paroi thoracique et, beaucoup plus rarement, le poumon ou le médiastin. Deux grands sous-types histologiques sont différenciés grâce à l'histologie et aux techniques de biologie moléculaire : le RMS embryonnaire et le RMS alvéolaire. Ce dernier se caractérise par la présence, au sein des cellules tumorales, de protéines de fusion spécifiques issues des translocations t(2;13) PAX3/FKHR ou t(1;13) PAX7/FKHR. Le pronostic est lié au type histologique (la forme alvéolaire ayant un pronostic plus péjoratif que la forme embryonnaire), à l'âge (< 10 ans de meilleur pronostic), la taille (< 5 cm) ainsi qu'à sa localisation avec un caractère défavorable des localisations primitivement thoraciques. Le rhabdomyosarcome est traité par une association de chimiothérapie, radiothérapie externe le plus souvent et chirurgie.

Autres sarcomes

D'autres sarcomes sont possibles mais plus rares dans cette localisation : fibrosarcome « infantile » avant l'âge de 2 ans ou synovialosarcome chez l'adolescent et de l'adulte jeune (âge médian 13,7 ans en pédiatrie).

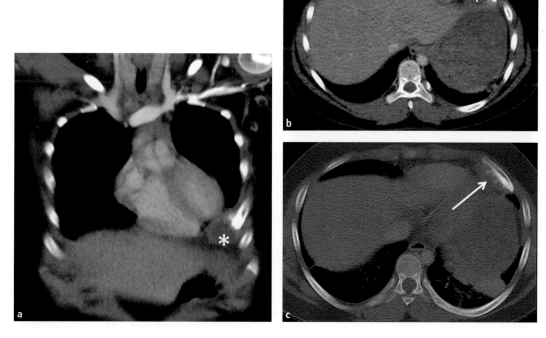

Figure 50-2 Examen tomodensitométrique du thorax d'un garçon de 10 ans présentant un sarcome d'Ewing de l'arc antérieur de la 5ᵉ côte gauche. Condensation focale de la corticale postérieure de la côte avec appositions périostées spiculées (flèche) et masse des tissus mous endothoraciques (étoile).

Tumeurs germinales malignes médiastinales

Les tumeurs germinales malignes (TGM) médiastinales sont probablement liées à une migration aberrante des cellules germinales primitives totipotentes lors de l'embryogenèse. Ce sont des tumeurs complexes sur le plan histologique avec la possibilité de contingents bénins (tératome mature) et/ou malins (tumeur vitelline, carcinome embryonnaire, choriocarcinome ou tératome immature), isolés ou associés entre eux. Les TGM médiastinales sont des tumeurs rares chez l'enfant puisqu'elles ne représentent qu'environ un cas par an en France. Elles sont le plus souvent localisées dans le médiastin antérieur, dans la loge thymique mais elles peuvent être également retrouvées dans le médiastin moyen.

Schématiquement, il peut être décrit trois tranches d'âge différentes :
– la première année de vie, sans prédominance de sexe, correspondant le plus souvent à des tératomes matures ou immatures ;
– la petite enfance (de 1 à 8 ans) avec une prédominance de filles et correspondant le plus souvent à des tumeurs vitellines pures ou prédominantes, avec sécrétion d'α-fœtoprotéine (α-FP) ;
– l'adolescence avec une majorité de garçons. Il s'agit le plus souvent de tumeurs mixtes associant des contingents de tumeur vitelline, de carcinome embryonnaire et/ou de choriocarcinome de pronostic plus défavorable. Il est nécessaire de rechercher de manière systématique l'association à un syndrome de Klinefelter, le risque de développer une TGM médiastinale étant 50 fois plus important dans ce syndrome que dans la population générale. Une consultation d'information génétique suivie de l'analyse d'un caryotype constitutionnel doit donc être systématiquement proposée à cet âge. Notons que les germinomes médiastinaux, fréquents chez l'adulte, sont exceptionnels en pédiatrie.

Le diagnostic de TGM médiastinale doit être évoqué devant toute masse médiastinale de localisation antérieure, même si les lymphomes sont beaucoup plus fréquents dans cette topographie. La visibilité en imagerie de contingents tissulaires matures (graisse, macrocalcifications, voire ossifications) est un argument diagnostique majeur, mais inconstant. Le dosage des marqueurs tumoraux dans le sang (α-FP et/ou hormone gonadochorionique [β-hCG]) doit être systématique devant toute masse médiastinale antérieure. Leur élévation signe la présence d'un contingent malin sécrétant de type sac vitellin (α-FP) ou choriocarcinome (β-hCG). En l'absence d'élévation des marqueurs sériques, le diagnostic sera histologique soit après biopsie (lésion de grande taille infiltrante chez un enfant âgé), soit après exérèse première (lésion de petite taille d'aspect radiologique mature, facilement extirpable chez un jeune enfant). Il semble exister dans la littérature une corrélation entre l'âge, le type histologique, certains facteurs cytogénétiques et le pronostic, la localisation médiastinale étant globalement une localisation de mauvais pronostic.

Le traitement des TGM médiastinales comprend initialement des cures de chimiothérapie à base de cisplatine, puis, en fonction de l'évolution des marqueurs et de la réponse volumétrique, une chirurgie dont le but sera d'obtenir une exérèse complète. Un traitement post-opératoire peut se discuter en fonction des résultats de l'examen histologique.

Autres tumeurs malignes primitivement thoraciques

Les *adénomes bronchiques* représentent le groupe le plus important de tumeurs malignes primitives du poumon (75 %). Dans ce groupe, l'histologie la plus fréquente (80 à 90 %) est représentée par les *tumeurs carcinoïdes pulmonaires* considérées comme des tumeurs de bas grade de malignité [16]. Elles appartiennent aux groupes des tumeurs APUD. Les cellules tumorales dériveraient de la cellule de Kulchitsky, cellule de la couche basale de l'épithélium bronchique. Cette tumeur est principalement découverte à la période de l'adolescence (âge médian 10,5 ans ± 3 [8]). Le mode de révélation est celui d'un tableau d'obstruction bronchique avec hémoptysie ou surinfection pulmonaire. Le scanner thoracique révèle typiquement une petite tumeur hypervascularisée associée le plus souvent à un trouble de ventilation systématisé (atélectasie, emphysème obstructif). La fibroscopie bronchique permet de confirmer le diagnostic en retrouvant une lésion à développement endobronchique endoluminale, végétante, hypervascularisée, « framboisée ». Les biopsies prudentes (risque hémorragique endoluminal) permettent de confirmer ce diagnostic. Les tumeurs sécrétantes (acide 5-hydroxyindole acétique [5-HIAA]) sont rares. Le taux de métastases au diagnostic dans cette maladie est faible et inférieur à 10 % [18]. Le traitement est principalement chirurgical et consiste en une exérèse complète de la lésion avec éventuelle reconstruction de l'arbre trachéobronchique. Le pronostic est excellent avec une survie estimée aux alentours de 95 % si l'exérèse est complète [8].

Les autres lésions bronchiques sont très rares chez l'enfant et correspondent alors à des *carcinomes muco-épidermoïdes* (18 % des lésions primitivement pulmonaires pédiatriques dans le registre nord-américain [8]) ou à des *adénomes adénoïdes kystiques* (cylindromes). Enfin, les *carcinomes bronchiques,* les *adénocarcinomes,* les *carcinomes indifférenciés,* les *carcinomes de la ligne médiane (NUT)* sont exceptionnels et souvent associés à un pronostic très défavorable (30 à 50 % de survie à 5 ans) [16]. La chirurgie aussi complète que possible est le traitement initial de toutes ces tumeurs lorsqu'elles sont localisées.

Le *pleuropneumoblastome* (PPB) est une pathologie maligne rare de la petite enfance pouvant se présenter soit sous forme d'une lésion kystique intrapulmonaire (PPB de type I) non différenciable radiologiquement d'une malformation adénomatoïde kystique pulmonaire et d'évolution favorable après chirurgie complète, soit sous forme d'une tumeur pleuropulmonaire d'aspect tissulaire se comportant comme un sarcome agressif (PPB de type II-III) traitée alors par une association de chirurgie-chimiothérapie (Figure 50-3). Environ 25 % des PPB sont associés à une mutation constitutionnelle du gène *DICER1* qui prédispose à un large spectre de tumeurs malignes et bénignes,

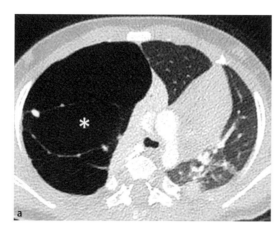
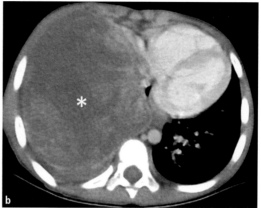

Figure 50-3 Pleuropneumoblastome (PPB) : tomodensitométrie thoracique avec injection. **a)** Enfant de 5 mois atteint d'un PPB de type I se traduisant par une volumineuse lésion kystique cloisonnée (étoile) de l'hémithorax droit. Cette lésion n'est pas différenciable radiologiquement d'une malformation adénoïde kystique pulmonaire de type 1 de Stocker. **b)** Garçon de 3 ans et demi atteint d'un PPB de type III se traduisant par une volumineuse masse solide (étoile) et compressive de l'hémithorax droit. Patient porteur d'une altération délétère du gène *DICER1*.

nécessitant de proposer systématiquement une consultation d'information génétique [13].

Les *tumeurs inflammatoires myofibroblastiques* (TIM) sont des pathologies rares qui se développent principalement chez l'enfant et le jeune adulte. Elles surviennent principalement dans les poumons, puis dans la région abdominopelvienne. Des signes associant fièvre, perte de poids et malaise sont rencontrés chez 15 à 30 % des patients [5], qui peuvent s'associer, sur le plan biologique, à une anémie microcytaire, à une accélération de la VS, à une thrombocytose et/ou à une hyper-β-globulinémie. D'un point de vue histologique, les TIM sont classées dans les tumeurs de malignité intermédiaire par l'Organisation mondiale de la santé (OMS). Les TIM peuvent néanmoins métastaser ou présenter des localisations multifocales dans de rares cas (moins de 5 % des cas). Sur le plan thérapeutique, le traitement de référence demeure la chirurgie d'exérèse la plus complète possible, définie par l'obtention de marges saines, sans être mutilante, et ce quelle que soit la localisation. Néanmoins, la chirurgie première n'est pas toujours possible du fait de la localisation tumorale et/ou de sa taille, voire du degré d'infiltration des organes adjacents. Dans ce cas, les options thérapeutiques restent discutées et le choix peut se porter sur l'utilisation de traitements, dont l'efficacité rapportée par la littérature est inconstante, à type anti-inflammatoires stéroïdiens ou non, ou de chimiothérapie comme l'association méthotrexate et vinblastine. Par ailleurs, la découverte au sein de ces tumeurs de réarrangements chromosomiques impliquant les gènes *ALK* (*anaplasic lymphoma kinase*) ou *ROS*, analysable en imuno-histochimie, FISH ou RT-PCR et présents dans 35 à 60 % des cas, permet de discuter des nouvelles armes thérapeutiques dont l'efficacité semble importante par des thérapies ciblées inhibant ces transcrits [20].

Les *tumeurs malignes d'origine pleurale* (*mésothéliome*), les *tumeurs desmoplastiques à petites cellules rondes* à point de départ thoracique, les *thymomes* [15] ou les *tumeurs rhabdoïdes* [2] *thoraciques* sont exceptionnelles en pédiatrie.

> **Points clefs**
> - Une lésion thoracique chez un enfant peut être en rapport avec une large gamme de lésions bénignes ou malignes, mais peut aussi correspondre à des images d'aspect pseudo-tumoral.
> - L'orientation étiologique exacte est fondée sur l'âge de l'enfant, la présentation clinique, un éventuel contexte génétique de prédisposition, la localisation anatomique de la lésion identifiée par l'imagerie et, in fine, les éventuels prélèvements spécifiques.
> - Le diagnostic topographique précis de la masse est essentiel analysable sur la radiographie standard et la tomodensitométrie thoracique pour orienter le diagnostic.
> - Les tumeurs neuroblastiques périphériques (neuroblastomes, ganglioneuromes) sont fréquentes et localisées dans le médiastin postérieur.
> - Les sarcomes de la paroi thoracique sont principalement représentés par les tumeurs de la famille pPNET-Ewing et les rhabdomyosarcomes.
> - D'autres tumeurs, malignes ou de malignité intermédiaire comme les tumeurs myofibroblastiques inflammatoires, les pleuro-pneumoblastomes, les tumeurs germinales malignes sont plus rares.

BIBLIOGRAPHIE

1. ADAMS GA, SHOCHAT SJ, SMITH EI et al. Thoracic neuroblastoma : a Pediatric Oncology Group study. J Pediatr Surg, 1993, *28* : 372-377, discussion : 377-378.
2. BRENNAN B, DE SALVO GL, ORBACH D et al. Outcome of extracranial malignant rhabdoid tumours in children registered in the European Paediatric Soft Tissue Sarcoma Study Group non-rhabdomyosarcoma soft tissue sarcoma 2005 Study-EpSSG NRSTS 2005. Eur J Cancer, 2016, *60* : 69-82.
3. BRISSE H, EDELINE V, MICHON J et al. [Current strategy for the imaging of neuroblastoma]. J Radiol, 2001, *82* : 447-454.
4. BRISSE HJ, MCCARVILLE MB, GRANATA C et al. Guidelines for imaging and staging of neuroblastic tumors : consensus report from the International Neuroblastoma Risk Group Project. Radiology, 2011, *261* : 243-257.
5. COFFIN CM, DEHNER LP. Pathologic evaluation of pediatric soft tissue tumors. Am J Clin Pathol, 1998, *109* : S38-S52.

6. Cohn SL, Pearson AD, London WB et al. The International Neuroblastoma Risk Group (INRG) classification system : an INRG Task Force report. J Clin Oncol, 2009, 27 : 289-297.
7. De Bernardi B, Gambini C, Haupt R et al. Retrospective study of childhood ganglioneuroma. J Clin Oncol, 2008, 26 : 1710-1716.
8. Fauroux B, Aynie V, Larroquet M et al. Carcinoid and mucoepidermoid bronchial tumours in children. Eur J Pediatr, 2005, 164 : 748-752.
9. Filler RM, Traggis DG, Jaffe N, Vawter GF. Favorable outlook for children with mediastinal neuroblastoma. J Pediatr Surg, 1972, 7 : 136-143.
10. Giuseppucci C, Reusmann A, Giubergia V et al. Primary lung tumors in children : 24 years of experience at a referral center. Pediatr Surg Int, 2016, 32 : 451-457.
11. Grosfeld JL, Skinner MA, Rescorla FJ et al. Mediastinal tumors in children : experience with 196 cases. Ann Surg Oncol, 1994, 1 : 121-127.
12. Lacreuse I, Valla JS, de Lagausie P et al. Thoracoscopic resection of neurogenic tumors in children. J Pediatr Surg, 2007, 42 : 1725-1728.
13. Messinger YH, Stewart DR, Priest JR et al. Pleuropulmonary blastoma : a report on 350 central pathology-confirmed pleuropulmonary blastoma cases by the International Pleuropulmonary Blastoma Registry. Cancer, 2015, 121 : 276-285.
14. Oberlin O, Rey A, Desfachelles AS et al. Impact of high-dose busulfan plus melphalan as consolidation in metastatic Ewing tumors : a study by the Société française des cancers de l'enfant. J Clin Oncol, 2006, 24 : 3997-4002.
15. Rod J, Orbach D, Verite C et al. Surgical management of thymic epithelial tumors in children : lessons from the French Society of Pediatric Oncology and review of the literature. Pediatr Blood Cancer, 2014, 61 : 1910-1915.
16. Rojas Y, Shi YX, Zhang W et al. Primary malignant pulmonary tumors in children : a review of the national cancer data base. J Pediatr Surg, 2015, 50 : 1004-1008.
17. Vo KT, Matthay KK, Neuhaus J et al. Clinical, biologic, and prognostic differences on the basis of primary tumor site in neuroblastoma : a report from the international neuroblastoma risk group project. J Clin Oncol, 2014, 32 : 3169-3176.
18. Wang LT, Wilkins EW Jr, Bode HH. Bronchial carcinoid tumors in pediatric patients. Chest, 1993, 103 : 1426-1428.
19. Yalcin B. Primary chest tumors in children. Pediatr Blood Cancer, 2005, 45 : 473 (abstract).
20. Yamamoto H, Yoshida A, Taguchi K et al. *ALK, ROS1* and *NTRK3* gene rearrangements in inflammatory myofibroblastic tumours. Histopathology, 2016, 69 : 72-83.

HÉMOPATHIES MALIGNES AVEC ATTEINTES THORACIQUES

Hélène Pacquement, Sylvie Fasola, Cécile Cellier,
Nina Jehanno, Irène Kriegel, Sylvie Helfre,
Sabine Irtan, Paul Fréneaux et Daniel Orbach

La conduite à tenir initiale devant un enfant présentant une masse médiastinale nécessite un dialogue multidisciplinaire orchestré par l'hémato-oncologue pédiatre. Il s'agit assez souvent d'une urgence diagnostique et thérapeutique. Le tableau révélateur classique est la découverte d'un élargissement du médiastin sur une radiographie standard demandée soit à l'occasion d'un tableau respiratoire (toux, dyspnée d'effort, orthopnée), soit dans le bilan d'autres symptômes (adénopathies cervicales, altération de l'état général, masse abdominale) ou en raison de symptômes peu typiques (douleurs thoraciques). Plus rarement, la tumeur peut comprimer les voies aériennes supérieures et entraîner une dyspnée par compression haute, secondaire à une atteinte ORL [1].

Prise en charge initiale

Rappel anatomique et physiopathologique

Sur le plan tumoral, on distingue le médiastin antérieur et moyen, siège des hémopathies le plus souvent (leucémie, lymphome de Hodgkin ou non hodgkinien) et le médiastin postérieur, siège des tumeurs neurogènes (neuroblastome, tumeur maligne des gaines nerveuses périphériques) ou de la paroi (rhabdomyosarcome, tumeur d'Ewing/PNET). Ce sont donc les masses médiastinales antérieures et moyennes qui sont le plus rapidement symptomatiques sur le plan respiratoire, en particulier en cas de tumeurs malignes. Ces tumeurs du médiastin antérieur entraînent une compression extrinsèque de l'arbre trachéobronchique pouvant conduire à une trachéo-broncho-malacie dont l'importance relative dépend du volume de la masse tumorale, de sa vitesse de croissance et de la position de l'enfant [5]. Compte tenu de l'effet gravitationnel de la tumeur, le maximum de la compression se fait en position allongée, en particulier à l'expiration, quand les pressions intrapleurales atteignent 0 mmHg. Ces compressions extrinsèques sont responsables de symptômes positionnels avec toux, dyspnée, mise en jeu des muscles accessoires de la respiration avec éventuellement stridor et parfois douleurs thoraciques. Peuvent s'y associer une dysphagie en cas de compression œsophagienne et des infections pulmonaires récidivantes en cas de compression bronchique prolongée. Enfin, les signes respiratoires peuvent être aggravés par la présence d'un épanchement pleural.

Éléments de soins immédiats

Ils doivent tenir compte de plusieurs facteurs :

– en cas de compression de l'arbre trachéobronchique, tout médicament modifiant la vigilance de l'enfant (protoxyde d'azote, benzodiazépine, morphinique, anxiolytique) entraîne un risque majeur de bronchospasme et de majoration de la détresse respiratoire pouvant conduire, à l'extrême, à l'arrêt respiratoire ;

– en cas de détresse respiratoire, le diagnostic doit être fait rapidement pour pouvoir débuter le traitement par chimiothérapie le plus vite possible. Ce traitement comporte fréquemment une corticothérapie à forte dose, souvent rapidement efficace sur les signes respiratoires et les épanchements. Il s'agit d'une urgence thérapeutique et donc diagnostique. Un contact immédiat doit avoir lieu avec les médecins des services d'oncologie-hématologie pédiatrique et de réanimation pour décider conjointement l'ordre et la manière de planifier les examens diagnostiques initiaux ;

– cette corticothérapie administrée avant les prélèvements peut faussement négativer le bilan d'extension initial d'un lymphome. Ainsi les enfants ayant reçu des corticoïdes avant le bilan initial seront-ils souvent traités dans les groupes des tumeurs à haut risque en raison de l'impossibilité de pouvoir effectuer rétrospectivement une stadification correcte de l'extension de la maladie (moelle, plèvre, liquide céphalorachidien) ;

– la grande majorité des pathologies tumorales se révélant par un élargissement du médiastin (leucémie, lymphomes T, lymphomes anaplasiques à grandes cellules ou maladie de Hodgkin ou plus rarement tumeurs germinales) a un bon pronostic global (> 80-90 % de survie). En présence d'un tableau asphyxique rapidement progressif avec ou sans épanchement pleural ou péricardique, dans cette localisation thoracique, les types histologiques le plus souvent retrouvés sont les lymphomes malins non hodgkiniens (LMNH) de type T ou les leucémies. Le typage précis des LMNH peut se faire la plupart du temps sans l'aide de l'histologie, en se contentant d'un diagnostic cytologique par cytoponction à l'aiguille fine (22-23 G) avec immunocytochimie. En cas de suspicion de maladie de Hodgkin après cytoponction (forte éosinophilie, présence de cellules de Sternberg), un examen histologique reste toutefois indispensable (en général, par une biopsie ganglionnaire chirurgicale), de même qu'en cas de suspicion de lymphome anaplasique à grandes cellules (adénopathies périphériques cliniquement d'aspect inflammatoire). En cas de diagnostic difficile, on s'aidera de marqueurs plus spécifiques que sont la présence au niveau des cellules tumorales d'un transcrit de fusion (présent dans les tumeurs d'Ewing, les rhabdomyosarcomes alvéolaires et les lymphomes anaplasiques) et/ou d'une translocation chromosomique spécifique (tumeur de Burkitt, rare dans cette localisation thoracique). En l'absence de risque particulier, il faut néanmoins privilégier les biopsies tumorales qui permettent le plus souvent un diagnostic plus aisé en étudiant l'aspect des cellules (cytologie, immunohistochimie) et l'organisation tissulaire. Seule la positivité des marqueurs sériques (hCG, β-hCG, α-FP), dosés pour suspicion de tumeur germinale maligne (rare) en présence d'une tumeur du médiastin à développement antérieur, permettra de faire un diagnostic sans avoir recours à une biopsie de la masse tumorale.

Imagerie d'urgence

La *radiographie standard du thorax* de face et de profil permet déjà d'apprécier le calibre et la position de la trachée, la topographie et le volume de la masse thoracique, ainsi que l'existence d'un épanchement pleural ou péricardique (Figure 51-1a).

Lorsque l'état respiratoire empêche la réalisation d'un scanner, *l'échographie thoracique*, qui peut être réalisée au lit du patient, fournit d'importants renseignements complémentaires. Devant un hémithorax opaque, elle permet notamment de faire la part entre la masse médiastinale et les épanchements et permet de guider un éventuel geste de prélèvement.

La *tomodensitométrie* (TDM) reste toutefois l'examen de référence (Figure 51-1b). Elle permet une première approche diagnostique en évaluant la topographie et la densité de la masse. Elle évalue mieux que la radiographie standard la compression des voies aériennes, l'existence de troubles de ventilation et les épanchements associés. L'injection iodée permet de rechercher une thrombose ou une compression des axes veineux avant une éventuelle pose d'un cathéter central. Si l'état clinique de l'enfant, évalué avec les pédiatres et les anesthésistes, le permet, il est donc justifié de tenter la réalisation prudente de l'examen TDM.

Conditions de l'anesthésie

La décision de l'anesthésie se fera au cas par cas. Le taux de complications rapporté dans la littérature, dans ces situations, est estimé entre 7 à 20 %, plutôt en baisse ces dernières années [9]. Mais Hack et al. en 2008 rapportaient encore 5 % de complications sérieuses [10]. Le risque anesthésique a probablement diminué par une meilleure sélection des patients nécessitant une anesthésie générale. Il est important de souligner que le risque anesthésique existe principalement au moment du réveil [16]. Les facteurs de risque prédictifs de complications respiratoires sérieuses sont la localisation médiastinale antérieure, un diagnostic probable de lymphome, une symptomatologie clinique comportant un stridor, une orthopnée, une toux en position allongée, un syndrome cave supérieur, l'existence d'une syncope, l'association d'un épanchement pleural et péricardique, une compression de la trachée supérieure à 50 % de la surface en TDM ou supérieure à 70 % avec une compression bronchique ou carinaire et une compression radiologique des gros vaisseaux [3, 15]. Il est nécessaire d'évaluer avant l'induction anesthésique la position spontanée de l'enfant. L'orthopnée est à rechercher soigneusement et la position allongée forcée est à éviter, notamment lors du scanner initial.

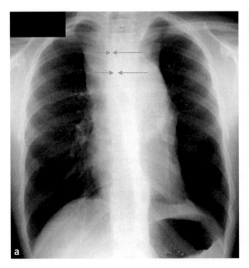
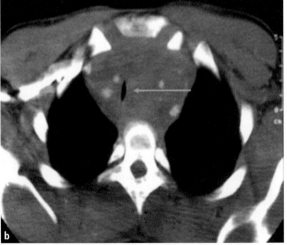

Figure 51-1 Lymphome thoracique de type T révélé par un tableau de détresse respiratoire chez un jeune homme de 15 ans. **a)** Radiographie thoracique retrouvant un élargissement du médiastin supérieur et médian avec déviation de l'arbre trachéobronchique (flèches). **b)** Scanner thoracique confirmant la présence d'une masse dans le médiastin antérieur et moyen avec compression majeure sur la trachée (flèche).

En pratique

Le diagnostic est souvent orienté par l'imagerie initiale et les examens demandés sont alors adaptés à la suspicion diagnostique. En l'absence de franche orientation, les examens non invasifs seront demandés de première intention, en l'absence de signe clinique de gravité :
– dosage sérique des marqueurs (tumeurs germinales malignes) si localisation antérieure, scintigraphie au MIBG (neuroblastome) si tumeur postérieure ;
– puis cytoponction de la masse ou d'adénopathies périphériques (leucémie, LMNH) ;
– enfin, biopsie d'une masse tumorale sus-claviculaire ou d'adénopathies périphériques (maladie de Hodgkin, lymphome anaplasique à grandes cellules, tumeur d'Ewing ou sarcome).

Après le bilan clinique et radiologique initial, on peut donc différencier plusieurs situations :
– *il n'existe pas (ou peu) de risque anesthésique*. Il s'agit là principalement des situations où il n'existe pas de signe radiologique de compression des voies aériennes (maladie de Hodgkin). La plupart du temps, l'enfant est peu symptomatique sur le plan respiratoire. Le diagnostic cytologique et/ou histologique aura lieu idéalement lors d'une courte anesthésie générale au cours de laquelle seront pratiqués les différents prélèvements diagnostiques ;
– *il existe un risque anesthésique certain,* en particulier lorsque la masse thoracique s'accompagne de compression trachéobronchique et/ou d'épanchements pleuraux ou péricardiques compressifs. En général, mais pas toujours, il existe alors des signes de lutte respiratoire avec une oxygéno-dépendance. L'objectif est de minimiser les gestes agressifs en essayant d'obtenir le diagnostic sans recourir aux médicaments anesthésiants et/ou sédatifs. En pratique, si l'enfant a une adénopathie périphérique ponctionnable (cervicale, inguinale ou axillaire), on réalise une cytoponction à l'aiguille fine ; sinon, s'il existe un épanchement pleural ponctionnable (de grande abondance ou plus modeste mais accessible par échographique), une ponction prudente (diagnostique et évacuatrice) de l'épanchement est possible. En l'absence d'adénopathie périphérique ou d'épanchement ponctionnable, on réalisera un myélogramme sous anesthésie locale. Si le diagnostic n'a pu être fait par ces différents prélèvements, une concertation doit avoir lieu entre le pédiatre-oncologue, l'anesthésiste et le chirurgien pour décider de l'attitude à avoir : anesthésie en milieu chirurgical conventionnel, courte corticothérapie de 48 heures avant tout geste agressif ou anesthésie en milieu spécialisé de chirurgie thoracique.

Par ailleurs, en cas de compression des veines médiastinales, il est contre-indiqué de mettre en place une voie d'abord centrale, y compris de type PICC, par voie cave supérieure.

Lymphome de Hodgkin

Le lymphome de Hodgkin (LH) est une affection maligne du système lymphatique observée le plus souvent chez le grand enfant, l'adolescent ou le jeune adulte. Identifié depuis plus d'un siècle puisque la description macroscopique remonte à Thomas Hodgkin en 1832, c'est une des maladies pour laquelle les traitements ont le plus progressé, à la fois en ce qui concerne la survie, actuellement autour de 90 %, et en ce qui concerne la réduction des séquelles à long terme des traitements. Le mécanisme étiopathogénique reste néanmoins toujours inconnu.

Épidémiologie

Il s'agit d'une affection rare, dont l'incidence est estimée à 5,8 par million chez l'enfant et à 29,7 par million chez l'adolescent, ce qui représente environ 90 cas par an en France. Cette affection atteint préférentiellement les adolescents.

Circonstances de découverte

Le LH est le plus souvent découvert devant une adénopathie cervicale isolée entraînant parfois une déformation du cou (80 % des cas). Cette dernière est classiquement ferme, indolore, sans modification de la peau en regard, souvent située en région cervicale haute ou moyenne avant 10 ans, et en région cervicale basse ou sus-claviculaire après 10 ans. D'autres signes sont parfois révélateurs tels qu'une altération de l'état général, une fièvre récurrente, des douleurs osseuses, un prurit, des sueurs ou, plus rarement, des signes respiratoires en rapport avec une compression trachéale ou bronchique.

Étapes du diagnostic

Devant une adénopathie périphérique sans étiologie évidente, notamment infectieuse, la recherche d'une atteinte médiastinale associée par une radiographie de thorax est essentielle. En effet, un élargissement médiastinal associé à une adénopathie cervicale est très évocateur du diagnostic de LH. Sur le plan clinique, il est nécessaire de palper toutes les aires ganglionnaires, de rechercher une hépato-splénomégalie, d'évaluer le développement pubertaire, de rechercher des signes généraux par l'interrogatoire (fièvre inexpliquée > 38 °C pendant au moins 5 jours, sueurs nocturnes abondantes, amaigrissement inexpliqué de plus de 10 % dans les 6 mois précédents) et un syndrome inflammatoire biologique. L'examen de « débrouillage » à effectuer ensuite est une ponction cytologique de l'adénopathie la plus facilement accessible. Néanmoins, la biopsie chirurgicale ou per cutanée échoguidée est toujours nécessaire afin de confirmer le diagnostic. L'analyse histologique permet de poser le diagnostic de LH selon deux critères : la destruction de l'architecture ganglionnaire et la présence de cellules de Sternberg. Ces cellules sont en nombre variable et souvent présentes sur un fond inflammatoire et multicellulaire, riche en éosinophiles, associé à de la fibrose. Les cellules de grande taille qui contiennent un seul noyau sont appelées cellules de Hodgkin. L'évaluation du syndrome tumoral et le bilan d'extension en imagerie comportent une radiographie de thorax standard, un scanner cervico-thoraco-abdomino-pelvien avec injection (ou une IRM), une échographie abdominopelvienne et un examen d'imagerie fonctionnelle par une tomographie par émission de positons couplé à un scanner

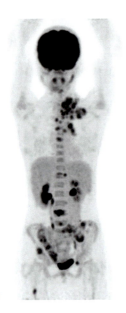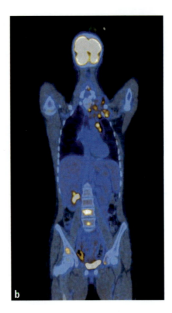

Figure 51-2 Examen TEP-TDM au ^{18}F-FDG chez une jeune fille de 13 ans présentant une maladie de Hodgkin diagnostiquée sur un syndrome de masse cervicale gauche. Le bilan initial par la TEP objective une atteinte ganglionnaire sus- et sous-diaphragmatique, associée à une atteinte osseuse diffuse (rachis, bassin, fémur droit) intensément hypermétabolique : maladie classée en stade IV osseux.

(TEP-TDM) au ^{18}F-FDG (Figure 51-2) [2]. Les performances de la TEP au ^{18}F-FDG sont plus informatives que les biopsies ostéomédullaires (BOM) dans le bilan initial d'extension médullaire de cette maladie ; elles ne sont plus réalisées en routine.

Traitement

Le traitement actuel en France comporte toujours une chimiothérapie. Les protocoles en cours actuellement tiennent compte :
– du groupe de risque initial défini par le stade d'Ann Arbor et l'existence de facteurs de mauvais pronostic ;
– de la réponse tumorale à la chimiothérapie en termes de volume (jugé sur la TDM) et de métabolisme tumoral résiduels (jugé sur la TEP selon les critères de Deauville).

Les principes de traitement sont les suivants : stratification en trois groupes (TG1, TG2, TG3) ; deux cycles de chimiothérapie intensive d'induction avant une évaluation de la réponse par l'examen clinique, la TDM et la TEP-FDG ; puis deux ou quatre cycles de chimiothérapie supplémentaires pour les groupes de risque 2 et 3. L'indication de la radiothérapie est posée en se fondant sur le bilan d'évaluation à deux cures. La radiothérapie est indiquée si la réponse est évaluée comme « inadéquate » après deux cures validées lors de réunion de concertation pluridisciplinaire [14].

Leucémies

Les leucémies représentent la première cause de cancer chez l'enfant, correspondant à environ 30 % des cas de tumeurs malignes. Dans 95 % des cas, il s'agit de leucémies aiguës et on dénombre environ 450 nouveaux cas par an en France métropolitaine chez l'enfant de moins 15 ans, 5 % des cas étant des leucémies chroniques (leucémie myéloïde chronique). Les leucémies aiguës sont liées à la prolifération clonale de cellules hématopoïétiques jeunes, bloquées à une certaine phase de leur maturation au niveau de la moelle osseuse.

Mode de révélation

Le diagnostic de leucémie aiguë sera le plus souvent évoqué devant des anomalies de l'hémogramme : cytopénies variables avec ou sans blastes circulants (présence sur le frottis sanguin dans environ 90 % des cas). Les signes cliniques révélateurs sont le plus souvent liés aux signes d'insuffisance médullaire : asthénie, pâleur (anémie), syndrome hémorragique (thrombopénie), fièvre, infection (neutropénie). Les manifestations pulmonaires sont relativement rares au diagnostic en comparaison aux autres manifestations extramédullaires liées à la prolifération blastique : douleurs osseuses ou abdominales, adénomégalies, hépato-splénomégalie, adénopathies médiastinales, atteinte testiculaire, méningée, infiltration rénale, enfin signe de leucostase pulmonaire ou cérébrale. Le diagnostic de leucémie sera confirmé par le myélogramme retrouvant un envahissement massif par des blastes tumoraux (seuil diagnostique : LAM ≥ 20 %, LAL ≥ 25 %).

Atteintes pulmonaires au cours des leucémies

Elles peuvent être liées à des causes spécifiques de la maladie ou non spécifiques.

Atteintes spécifiques

L'atteinte ganglionnaire médiastinale se voit majoritairement dans les formes hyperleucocytaires et notamment dans les LAL de la lignée T souvent associées à un syndrome tumoral important. Il peut aussi être également observé des épanchements pleuraux. Dans les formes hyperleucocytaires, l'envahissement sanguin blastique engendre des troubles de la microcirculation au niveau des capillaires pulmonaires et des anomalies de perfusion tissulaire regroupés sous le terme de « leucostase ». Elle se traduit par une détresse respiratoire aiguë avec dyspnée, hypoxie et un aspect de pneumopathie alvéolo-interstitielle à la radiographie pulmonaire. Il existe parfois des signes neurologiques associés (leucostase pulmonaire). Dans le cas d'une atteinte médiastinale avec compression, comme dans celui d'une leucostase pulmonaire, le pronostic vital peut être engagé. Il s'agit ainsi d'une urgence diagnostique et thérapeutique. Il faut noter que l'anémie permet de contrebalancer les effets négatifs de l'hyperviscosité des formes hyperleucocytaires ; il est donc recommandé d'être extrêmement prudent lors de la transfusion de culot globulaire qui peut, dans ces circonstances, aggraver la symptomatologie respiratoire par augmentation de l'hyperviscosité sanguine [13].

Atteintes non spécifiques

Les pneumopathies infectieuses sont fréquentes et représentent la première cause de complications pulmonaires chez un enfant atteint de leucémie aiguë (entre 17 et 34 % des cas selon les séries) [7]. Elles peuvent être présentes dès le diagnostic mais sont surtout une source de morbidité et de mortalité tout au long du traitement, favorisées par les périodes de neutropénie profonde (inférieure à 500/mm³) et prolongées (supérieure à 7 jours). D'autres facteurs de risques peuvent être associés (présence d'un cathéter central, corticothérapie prolongée). Afin d'adapter la stratégie anti-infectieuse, hormis les examens bactériologiques et d'imagerie « simples », il faudra le plus souvent réaliser une TDM thoracique avec coupes millimétriques qui permettra éventuellement d'orienter le diagnostic étiologique. La réalisation d'une fibroscopie avec lavage broncho-alvéolaire sera discutée en fonction de l'état d'immunodépression du patient, en sachant que son rendement est le plus souvent décevant. Ces pneumopathies peuvent être d'origine bactérienne, fongique (aspergillaire), virales (CMV ou adénovirus) ou parasitaire (pneumocystose).

De nombreuses chimiothérapies peuvent être responsables de toxicité pulmonaire. Parmi les plus fréquemment utilisées dans le traitement des hémopathies de l'enfant, on retrouve le méthotrexate dont la toxicité est vraisemblablement immuno-allergique, l'aracytine, la bléomycine, le CCNU et le busulfan (lors des conditionnements d'allogreffe). Il n'existe pas de moyen diagnostic spécifique et le diagnostic de pneumopathie toxique médicamenteuse sera évoqué après élimination des autres causes, notamment infectieuses.

Enfin, d'autres complications pulmonaires plus rares peuvent se rencontrer en cours de traitement : hémorragie intra-alvéolaire, œdème pulmonaire ou embolie pulmonaire.

Lymphomes malins non hodgkiniens thoraciques

Ce sont des proliférations malignes de cellules lymphoïdes, provenant des précurseurs lymphoïdes B ou T, de localisation le plus souvent extramédullaire. Contrairement à l'adulte, ces lymphomes sont toujours diffus et de haut grade de malignité. Ce sont des lymphomes agressifs avec une croissance et une dissémination rapides. Ils sont généralement très chimiosensibles. Ils représentent 7 à 10 % des cancers de l'enfant et sont plus fréquents chez les garçons [6, 8]. On distingue quatre types histologiques de lymphomes non hodgkiniens [11] : le lymphome de Burkitt (très rarement à localisation thoracique prédominante), le lymphome lymphoblastique, le lymphome diffus à grandes cellules B et le lymphome anaplasique à grandes cellules. L'atteinte thoracique prédominante concerne 30 % des cas environ. Tous ces lymphomes, quand ils se développent dans le thorax, peuvent se révéler par des signes de compression médiastinale tels que toux, dyspnée, orthopnée, syndrome cave supérieur ; cela concerne principalement les lymphomes lymphoblastiques. Parfois, c'est la perception d'adénopathies cervicales ou sus-claviculaires qui conduit à demander une radiographie de thorax, retrouvant un élargissement médiastinal, un épanchement pleural ou une atteinte parenchymateuse pulmonaire.

Présentation

La présentation clinique est dépendante du type histologique. Les lymphomes lymphoblastiques sont le plus souvent à point de départ thymique et de localisation médiastinale.

Les lymphomes B à grandes cellules du médiastin touchent plutôt des adolescents, sont parfois associés à une atteinte osseuse, du tube digestif, gonadique ou rénale ; leur diagnostic différentiel est parfois difficile avec le lymphome de Hodgkin.

Les lymphomes anaplasiques à grandes cellules, s'ils peuvent concerner le thorax, se présentent cliniquement de façon généralement assez différente. La fièvre est présente dans 60 % des cas ; une asthénie intense est fréquemment associée ; l'examen clinique retrouve des adénopathies périphériques de petite taille mais sensibles, voire douloureuses, et des signes cutanés en regard existent parfois (éruption maculeuse, placards inflammatoires) ; biologiquement, il existe un syndrome inflammatoire marqué. Les examens d'imagerie (radiographie, TDM, TEP au ^{18}F-FDG) mettent en évidence, outre des adénopathies médiastinales, souvent une atteinte pulmonaire sous forme d'atteinte de l'interstitium et/ou de nodules parenchymateux multiples. Sur le plan biologique, une translocation t(2;5) (p23q35) ou ses variants est le plus souvent mise en évidence, soit par l'examen cytogénétique du matériel tumoral prélevé, soit en immunohistochimie par mise en évidence du transcrit de fusion intranucléaire (ALK).

Enfin, le lymphome de Burkitt est le plus souvent révélé par une atteinte abdominale (digestive, péritonéale), parfois associé à une atteinte thoracique (épanchement pleural).

Traitement

Les traitements se font dans le cadre de protocoles nationaux ou internationaux, adaptés au type de lymphome et selon la présence ou non de certains facteurs pronostiques tels que le stade de Saint-Jude, le taux de LDH au diagnostic, l'existence d'une atteinte systémique ou la présence de certaines anomalies cytogénétiques comme la délétion 6q dans le lymphome lymphoblastique [12]. Dans certains lymphomes, la réponse tumorale au traitement initial (appelé « préphase ») est également un facteur pronostique. Ces traitements comportent une poly-chimiothérapie administrée par voie générale et par voie intrathécale (à visée curative ou préventive), associée initialement à un traitement symptomatique pour la prévention ou la correction du syndrome de lyse ; la place de la chirurgie est très réduite (biopsie initiale à visée diagnostique, exérèse d'une masse résiduelle après traitement médical). Les lymphomes lymphoblastiques sont traités selon des protocoles proches de ceux utilisés pour les leucémies, fondés sur une poly-climiothérapie d'une durée de 2 ans, avec des phases successives appelées induction, consolidation, réinduction, puis un traitement d'entretien par voie orale [18]. La guérison est obtenue dans plus de 80 % des cas. Les lymphomes B à grandes cellules sont traités selon les modalités des lymphomes de Burkitt, par une chimiothérapie intensive et courte [17]. La place d'un traitement par anticorps anti-CD20, associé à la chimiothérapie, est maintenant bien reconnu dans les lymphomes B à haut risque. Les lymphomes anaplasiques à grandes cellules sont traités de façon consensuelle en Europe selon un protocole court et intensif, proche de celui des lymphomes de Burkitt [4]. Les rechutes sont relativement fréquentes, mais souvent chimio-sensibles et curables. La place de la radiothérapie est maintenant quasi inexistante dans le traitement de ces lymphomes chez l'enfant.

Points clefs

- Les hémopathies (leucémie, lymphome) sont souvent découvertes par un élargissement du médiastin sur une radiographie standard demandée soit à l'occasion d'un tableau respiratoire (toux, dyspnée d'effort, orthopnée), soit dans le bilan d'autres symptômes (adénopathies cervicales, altération de l'état général, masse abdominale).
- Il s'agit assez souvent d'une urgence diagnostique et thérapeutique en raison du risque d'asphyxie dans les premières heures de la prise en charge.
- En cas de détresse respiratoire, le diagnostic doit être fait rapidement en milieu spécialisé pour pouvoir débuter le traitement par chimiothérapie le plus vite possible.
- La corticothérapie administrée avant les prélèvements peut négativer le bilan d'extension initial d'un lymphome.
- La majorité des pathologies tumorales se révélant par un élargissement du médiastin (leucémie, lymphomes T, lymphomes anaplasiques à grandes cellules ou maladie de Hodgkin) a un bon pronostic.

BIBLIOGRAPHIE

1. ACKER SN, LINTON J, TAN GM et al. A multidisciplinary approach to the management of anterior mediastinal masses in children. J Pediatr Surg, 2015, *50* : 875-878.
2. ADAMS HJ, NIEVELSTEIN RA, KWEE TC. Systematic review and meta-analysis on the prognostic value of complete remission status at FDG-PET in Hodgkin lymphoma after completion of first-line therapy. Ann Hematol, 2016, *95* : 1-9.
3. ANGHELESCU DL, BURGOYNE LL, LIU T et al. Clinical and diagnostic imaging findings predict anesthetic complications in children presenting with malignant mediastinal masses. Paediatr Anaesth, 2007, *17* : 1090-1098.
4. BRUGIÈRES L, DELEY MC, PACQUEMENT H et al. CD30(+) anaplastic large-cell lymphoma in children : analysis of 82 patients enrolled in two consecutive studies of the French Society of Pediatric Oncology. Blood, 1998, *92* : 3591-3598.
5. CHEUNG SL, LERMAN J. Mediastinal masses and anesthesia in children. Anesthesiol Clin North Am, 1998, *16*.
6. CLAVEL J, GOUBIN A, AUCLERC MF et al. Incidence of childhood leukaemia and non-Hodgkin's lymphoma in France : National Registry of Childhood Leukaemia and Lymphoma, 1990-1999. Eur J Cancer Prev, 2004, *13* : 97-103.
7. ERDUR B, YILMAZ S, OREN H et al. Evaluating pulmonary complications in childhood acute leukemias. J Pediatr Hematol Oncol, 2008, *30* : 522-526
8. FELTBOWER RG, MCNALLY RJ, KINSEY SE et al. Epidemiology of leukaemia and lymphoma in children and young adults from the north of England, 1990-2002. Eur J Cancer, 2009, *45* : 420-425.
9. FERRARI LR, BEDFORD RF. General anesthesia prior to treatment of anterior mediastinal masses in pediatric cancer patients. Anesthesiol Clin North Am, 1990, *72* : 991-995.
10. HACK HA, WRIGHT NB, WYNN RF. The anaesthetic management of children with anterior mediastinal masses. Anaesthesia, 2008, *63* : 837-846.
11. HARRIS NL, JAFFE ES, DIEBOLD J et al. The World Health Organization classification of neoplasms of the hematopoietic and lymphoid tissues : report of the Clinical Advisory Committee meeting. Hematol J, 2000, *1* : 53-66.
12. JOURDAIN A, AUPERIN A, MINARD-COLIN V et al. Outcome of and prognostic factors for relapse in children and adolescents with mature B-cell lymphoma and leukemia treated in three consecutive prospective "lymphomes malins B" protocols. A Société française des cancers de l'enfant study. Haematologica, 2015, *100* : 810-817.
13. LOWE EJ, PUI CH, HANCOCK ML et al. Early complications in children with acute lymphoblastic leukemia presenting with hyperleukocytosis. Pediatr Blood Cancer, 2005, *45* : 10-15.
14. MEIGNAN M, BARRINGTON S, ITTI E et al. Report on the 4th international workshop on positron emission tomography in lymphoma held in Menton, France, 3-5 October 2012. Leuk Lymphoma, 2014, *55* : 31-37.
15. NG A, BENNETT J, BROMLEY P et al. Anaesthetic outcome and predictive risk factors in children with mediastinal tumours. Pediatr Blood Cancer, 2007, *48* : 160-164.
16. SLINGER P, KARSLI C. Management of the patient with a large anterior mediastinal mass : recurring myths. Curr Opin Anaesthesiol, 2007, *20* : 1-3.
17. SEIDEMANN K, TIEMANN M, LAUTERBACH I et al. Primary mediastinal large B-cell lymphoma with sclerosis in pediatric and adolescent patients : treatment and results from three therapeutic studies of the Berlin-Frankfurt-Munster group. J Clin Oncol, 2003, *21* : 1782-1789.
18. UYTTEBROECK A, SUCIU S, LAUREYS G et al. Treatment of childhood T-cell lymphoblastic lymphoma according to the strategy for acute lymphoblastic leukaemia, without radiotherapy : long term results of the EORTC CLG 58881 trial. Eur J Cancer, 2008, *44* : 840-846.

MÉTASTASES PULMONAIRES 52

Sarah Cohen-Gogo, Aurore Surun,
Pascale Philippe-Chomette, Cindy Fayard
et Daniel Orbach

En pédiatrie, les lésions thoraciques bénignes sont beaucoup plus fréquentes que les tumeurs malignes, que celles-ci soient développementales (kyste bronchogénique, séquestration pulmonaire, autres malformations congénitales des voies aériennes), inflammatoires ou infectieuses (granulome inflammatoire, abcès, pneumopathie, emboles septiques) ou d'autre origine (infarctus, hémorragies). La démarche diagnostique face à une lésion pulmonaire permettant de distinguer les différentes causes doit intégrer l'âge de découverte, l'évolution, l'existence de signes cliniques associés et la présentation radiologique. En pédiatrie, la majorité des métastases pulmonaires provient de tumeurs solides distinctes de celles rapportées chez l'adulte : néphroblastome, sarcomes osseux (ostéosarcome, sarcome d'Ewing) ou des tissus mous (dont principalement les rhabdomyosarcomes et les synovialosarcomes) et plus rarement, tumeurs germinales malignes ou carcinome indifférencié du nasopharynx. Enfin, des localisations pulmonaires peuvent être rencontrées dans certaines hémopathies malignes comme le lymphome de Hodgkin [9]. La détection des métastases pulmonaires est déterminante lors de la prise en charge des enfants atteints de cancer, car elle va guider la stratégie thérapeutique.

Physiopathologie des métastases pulmonaires

La diffusion métastatique correspond à la migration de cellules cancéreuses issues d'une tumeur primitive depuis un organe (ou tissu) jusqu'à un autre organe (ou tissu) situé à distance, entraînant la reproduction d'une lésion analogue. Les cellules cancéreuses à destination du poumon disséminent par voie sanguine, arrivent dans les cavités cardiaques par la veine cave, supérieure ou inférieure, puis atteignent le poumon via l'artère pulmonaire où elles envahissent le tissu pulmonaire puis se multiplient. Les métastases sont fréquentes au niveau pulmonaire en raison du drainage de la totalité de la circulation sanguine par le cœur droit et du drainage lymphatique pulmonaire. Les nodules pulmonaires sont habituellement secondaires à des emboles tumoraux issus de la tumeur primitive, circulant dans la circulation veineuse systémique et qui se fixent sur la paroi des artérioles pulmonaires, où les cellules cancéreuses prolifèrent, envahissent le parenchyme pulmonaire et forment des nodules. Ces nodules sont fréquemment localisés dans les régions sous-pleurales des bases pulmonaires, reflétant la circulation artérielle pulmonaire. Les métastases issues des artères bronchiques ou des vaisseaux lymphatiques pulmonaires sont beaucoup plus rares.

Circonstances de découverte et symptomatologie

Circonstances de découverte

Il est exceptionnel que les métastases pulmonaires soient le point d'appel clinique initial motivant la consultation médicale. Le tableau 52-I schématise les rares situations nécessitant la recherche d'une tumeur primitive. La recherche étiologique s'appuie d'abord sur la clinique, puis sur la sémiologie radiologique qui peut parfois orienter en tenant compte des éléments cliniques, puis en dernier recours sur l'analyse histologique des métastases après biopsie et/ou exérèse. Dans la très grande majorité des cas, les métastases pulmonaires sont diagnostiquées par l'imagerie dans le cadre du bilan d'extension initial d'une tumeur primitive déjà connue, ou au cours du suivi de la maladie, soit pendant le traitement pour les maladies réfractaires, soit à distance de la fin du traitement lors de récidives métastatiques.

Symptomatologie clinique

Chez l'adulte, 80 à 95 % des patients présentant de multiples métastases pulmonaires sont asymptomatiques. Chez l'enfant, cette donnée n'est pas clairement définie, mais il faut retenir que la grande majorité des enfants est également asymptomatique. Une lésion pulmonaire peut être évoquée chez tout enfant présentant une dyspnée, une toux persistante, une douleur thoracique, une hémoptysie, une anomalie auscultatoire telle que la présence de sibilants ou une diminution du murmure vésiculaire, avec des pneumopathies récidivantes. Ces symptômes respiratoires non spécifiques sont parfois mis en lien avec un asthme ou avec d'autres processus infectieux ou inflammatoires, et peuvent entraîner un retard diagnostique. La dyspnée peut être secondaire à l'obstruction intrinsèque ou extrinsèque des voies aériennes, à un épanchement pleural ou encore à une hémorragie intraparenchymateuse. L'obstruction des voies aériennes peut mimer une symptomatologie d'asthme avec la présence de sibilants à l'auscultation. Rappelons que tout tableau clinique d'asthme non typique ou ne

Tableau 52-I Quel cancer rechercher devant une image pulmonaire suspecte d'être une localisation secondaire ?

Étiologie	Localisations principales de la tumeur primitive	Particularités cliniques	Particularités biologiques	Particularités radiologiques et examens recommandés
Néphroblastome	Rein	Jeune enfant de 6 mois-6 ans Masse abdominale volumineuse donnant un contact lombaire, Douleur abdominale HTA, hématurie Syndrome génétique sous-jacent (Wiedemann-Beckwith, Drash, WAGR, hémi-hypertrophie corporelle)		Échographie, puis TDM abdominale
Ostéosarcome	Métaphyse des os longs : distale en fémoral, proximale en huméral	Adolescent Douleurs osseuses fixes Tuméfaction des parties molles		Métastases calcifiées Pneumothorax associé Radiographies osseuses standard IRM de l'os concerné Scintigraphie osseuse au technétium
Sarcome d'Ewing/PNET	Bassin Vertèbres Diaphyse des os longs	Pré-adolescent/adolescent Douleurs osseuses fixes Tuméfaction des parties molles Éventuelle fracture pathologique associée		Radiographies osseuses standard IRM de l'os concerné Scintigraphie osseuse au technétium ou TEP-TDM au FDG
Rhabdomyosarcome	Abdominopelvienne ORL Membre	Masse abdominale Tuméfaction des parties molles Obstruction d'organe (nez, oreille, cavum…)		Échographie, focalisée TDM ou IRM de la tumeur primitive
Tumeur germinale maligne	Ovarienne Testiculaire	Masse abdominale, testiculaire	Élévation sérique des α-FP (tumeur vitelline) et/ou des hCG/β-hCG (choriocarcinome)	Échographie, puis TDM abdominale, bourses
Lymphome thoracique	Ganglions médiastinaux	Adolescent Adénopathie périphérique Épanchement pleural	Élévation des LDH	TDM thoracique TEP-TDM au FDG

PNET : tumeur neuro-épithéliale primitive ; VAS : voies aériennes supérieures ; α-FP : α-fœtoprotéine ; hCG : hormone chorionique gonadotrophique ; IRM : imagerie par résonance magnétique ; TDM : tomodensitométrie ; LDH : lactate déshydrogénase ; HTA : hypertension artérielle ; FDG : glucose marqué au fluor 18.

s'améliorant pas après une prise en charge symptomatique, telle que l'administration d'aérosols de β_2-mimétiques, doit conduire à la réalisation d'une radiographie thoracique de face et éventuellement de profil à la recherche d'une lésion infectieuse ou tumorale sous-jacente. Enfin, les rares métastases endobronchiques peuvent également générer une hémoptysie. La lymphangite carcinomateuse est exceptionnelle chez l'enfant et peut se présenter comme une dyspnée progressive associée à une toux sèche.

L'extension pleurale métastatique peut engendrer une pleurésie tumorale, souvent hémorragique. Elle s'accompagne fréquemment de douleurs pleurales, d'une toux sèche quinteuse majorée par les changements de position ou la parole, et d'une dyspnée. Un pneumothorax peut survenir chez environ 5 % des patients ayant des métastases pulmonaires et plus particulièrement chez les patients atteints d'ostéosarcome.

Une tumeur métastatique localisée au niveau du lobe supérieur peut rarement être révélée par l'existence d'un syndrome de Claude Bernard-Horner avec ptosis, myosis, énophtalmie, s'intégrant éventuellement dans le cadre d'un syndrome de Pancoast-Tobias. Enfin, un syndrome cave supérieur peut également faire suspecter une lésion médiastinale ou pulmonaire comprimant le système cave supérieur et à l'origine d'œdèmes en pèlerine, d'une circulation veineuse collatérale et d'une turgescence jugulaire.

Certains rares syndromes paranéoplasiques peuvent être révélateurs de métastases pulmonaires comme l'ostéopathie hypertrophique de Pierre Marie-Foix des patients atteints de carcinomes indifférencié du nasopharynx [2] : association d'un tableau clinique de douleurs osseuses avec synovites et arthralgies et d'un tableau radiologique avec appositions périostées, atteinte osseuse avec remodèlement de la trame osseuse.

Parfois, les métastases peuvent d'emblée mettre en jeu le pronostic vital et nécessitent une prise en charge immédiate médicale, réanimatoire et/ou chirurgicale : ponction-évacuation, puis drainage d'un épanchement pleural (une analyse cytologique doit systématiquement être réalisée en ce cas), et/ou chimiothérapie en urgence, dès le diagnostic posé, pour les tumeurs très chimiosensibles comme les néphroblastomes. Cette situation est également fréquente dans le cadre des hémopathies de l'enfant en raison de l'association d'atteintes ganglionnaires médiastinales compressives aux atteintes pleuro-parenchymateuses dyspnéisantes.

Bilan radiologique

Les objectifs de l'imagerie dans le cadre des métastases pulmonaires sont multiples :
– affirmer le diagnostic de métastase(s), ce qui pose des problèmes en cas de lésions peu nombreuses et de petite taille, imposant parfois le recours à une biopsie/exérèse chirurgicale ;
– réaliser le bilan d'extension initial de celles-ci : taille, nombre, localisation des lésions pulmonaires, recherche de lésions associées (ganglionnaires, pleurales, pariétales) ;
– apprécier la maladie résiduelle après chimiothérapie néoadjuvante ;
– guider le geste chirurgical avant l'exérèse de lésions résiduelles : diagnostic topographique, rapports anatomiques à risque, choix des sites en évitant les territoires nécrotiques ;
– assurer le suivi des patients après traitement à la recherche de récidives métastatiques.

Les examens de référence sont la radiographie standard et la tomodensitométrie (TDM). La TDM, par sa meilleure sensibilité, s'est imposée comme l'examen de référence pour le diagnostic des métastases pulmonaires. Elle est systématiquement indiquée dans la majorité des protocoles pédiatriques. Cet examen est non invasif et sa seule limitation est l'exposition au rayonnement qui lui est associée (environ 50 fois celle d'une radiographie de face), mais qui peut être optimisée. Toutefois, si la sensibilité de la TDM est supérieure aux autres examens, sa spécificité est faible, et elle peut détecter des anomalies pseudo-métastatiques telles que des granulomes post-infectieux qu'il est parfois difficile de différencier [6, 8].

Lors du bilan d'extension initial, le scanner est le plus souvent systématique pour la détection des métastases pulmonaires des pathologies pouvant diffuser aux poumons. Un patient est considéré comme ayant une métastase s'il est porteur d'au moins un nodule rond non calcifié à distance des scissures. La détection de petits nodules pulmonaires en TDM pose néanmoins des problèmes. Beaucoup d'images de petite taille, uniques ou multiples, sont difficiles à interpréter car non spécifiques. Dans ce cas, le *staging* pulmonaire initial est difficile car la différenciation entre nodules métastatiques et nodules bénins est complexe, voire impossible (maladie granulomateuse, hamartome, ganglions intrapulmonaires, séquelles de bronchiolite). Actuellement, aucun critère radiologique n'a une spécificité totale. Cependant, cette définition n'est pas optimale et les études ont montré qu'après biopsies, seuls 75 % des petits nodules suspects étaient réellement tumoraux dans certaines tumeurs [3]. Différents critères sont habituellement utilisés pour le diagnostic de métastases : le nombre, la taille, la morphologie (non calcifiés, ronds, à bords nets) et la localisation (lobes inférieurs, espaces sous-pleuraux, lésions branchées sur des vaisseaux) en sont les principaux. Un autre critère diagnostique est obtenu a posteriori – la régression sous chimiothérapie –, mais ce dernier n'est pas non plus totalement spécifique.

Le diagnostic de nodule(s) métastatique(s) affecte le traitement, l'éligibilité des patients dans les essais thérapeutiques et le pronostic. Selon les protocoles et les conséquences sur la stratification thérapeutique, les images pulmonaires non spécifiques sont soit vérifiées par biopsies chirurgicales (par exemple, protocole EuroEwing 99 des sarcomes d'Ewing), soit étiquetées métastatiques sur des critères présomptifs de taille et de nombre.

Le suivi des patients après la fin du traitement est actuellement souvent réalisé par radiographie standard simple. Il existe toutefois un débat dans la littérature sur l'emploi de la TDM pour le dépistage précoce des rechutes pulmonaires, lorsque celles-ci peuvent bénéficier d'un traitement de rattrapage efficace [7]. Néanmoins, pour les ostéosarcomes non métastatiques au diagnostic, les protocoles thérapeutiques français recommandent de réaliser une radiographie standard tous les 2 à 3 mois pendant les 3 premières années suivant la fin du traitement, puis tous les 4 mois pendant 2 ans, puis tous les ans pendant 4 ans. En cas de lésion douteuse, il est recommandé de faire un scanner thoracique pour analyser précisément l'image suspecte.

Cancers pédiatriques pouvant métastaser aux poumons

Sarcomes osseux et des tissus mous

Ostéosarcome

Environ 10 à 20 % des ostéosarcomes sont métastatiques au diagnostic (Figure 52-1). Dans cette pathologie, les métastases sont le plus souvent pulmonaires (90 % des cas), parfois osseuses (10 % des cas). Les métastases pulmonaires d'ostéosarcome sont classiquement excavées et/ou calcifiées et peuvent se compliquer de pneumothorax ou de pleurésie tumorale [4]. Un nodule calcifié sur le scanner dans le bilan d'extension d'un ostéosarcome ne doit jamais être étiqueté « granulome séquellaire ». Dans le protocole SARCOME 09 proposé jusqu'à récemment en France par les centres de la SFCE et représentant encore à ce jour le traitement de référence des enfants atteints d'ostéosarcome, les lésions pulmonaires visibles au diagnostic sur la radiographie standard ou le scanner pulmonaire sont considérées comme des métastases s'il existe au moins un nodule pulmonaire supérieur ou égal à 10 mm de diamètre ou deux nodules ou plus bien limités de 5-9 mm de diamètre ou cinq nodules ou plus bien limités même s'ils sont inférieurs à 5 mm. Dans les autres cas, les nodules suspects seront

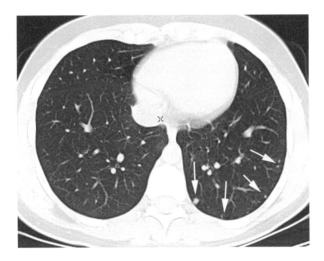

Figure 52-1 Bilan d'extension initial d'un ostéosarcome de l'extrémité supérieure du tibia gauche chez une jeune fille de 11 ans. Présences, sur la tomodensitométrie pulmonaire, de nodules droits arrondis calcifiés, multiples, évocateurs de lésions métastatiques (flèches).

enlevés secondairement s'ils persistent après une chimiothérapie d'induction, afin d'en faire la preuve histologique ou non et d'adapter la chimiothérapie post-opératoire.

Sarcome d'Ewing

Environ 25 % des sarcomes d'Ewing sont métastatiques au diagnostic. Les localisations métastatiques les plus fréquentes sont le poumon (38 %), l'os (31 %), puis la moelle osseuse (11 %), les autres localisations étant plus anecdotiques au diagnostic. Dans le protocole européen EuroEwing 2012 actuellement en cours en France, un nodule de plus de 1 cm, ou plusieurs nodules dont l'un est au moins supérieur à 0,5 cm sont considérés comme des métastases. Dans les autres cas, la confirmation du caractère métastatique nécessite une exérèse au moment du diagnostic pour l'analyse histologique et une stadification adéquate.

Rhabdomyosarcome

Environ 10-15 % des enfants atteints de rhabdomyosarcome présentent des métastases au diagnostic. Les sites métastatiques sont les poumons (47 %), la moelle osseuse (38 %), l'os (34 %) et les ganglions (28 %).

Néphroblastome

Environ 10 à 20 % des enfants avec un néphroblastome présentent des métastases au diagnostic, de localisation pulmonaire pour la très grande majorité d'entre elles (90 % des sites métastatiques). Dans certains protocoles tels que le SIOP-Wilms 01, seules les métastases pulmonaires suffisamment volumineuses pour être visibles sur la radiographie standard seront retenues pour le diagnostic de maladie métastatique [1] (Figure 52-2). Cependant, un scanner thoracique est systématiquement réalisé, et l'impact de nodules pulmonaires visibles uniquement sur le scanner sur la survie globale et sans récidive reste à déterminer dans le cadre d'un futur protocole prospectif.

Le traitement des métastases pulmonaires repose sur la chimiothérapie initiale et la chirurgie thoracique d'éventuelles lésions résiduelles. Seuls les patients avec des métastases pulmonaires vivaces persistantes après chimiothérapie, incomplètement réséquées et/ou avec une histologie défavorable (néphroblastome d'histologie anaplasique, par exemple) recevront une radiothérapie pulmonaire bilatérale complémentaire à la dose de 12 à 15 Gy [10].

Le pronostic dépend du stade de la maladie et du type histologique du néphroblastome. Même métastatiques, du fait de leur grande chimiosensibilité, ces tumeurs gardent un pronostic relativement bon. Les enfants atteints de néphroblastome métastatique ont 73 % de survie sans récidive et 82 % de survie globale à 5 ans [10].

Autres cancers

Tumeurs germinales malignes

Les tumeurs germinales malignes sont un groupe hétérogène de tumeurs correspondant aux tératomes immatures, aux

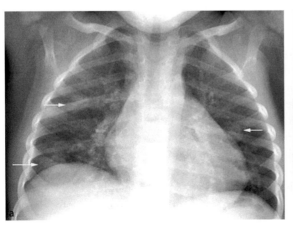
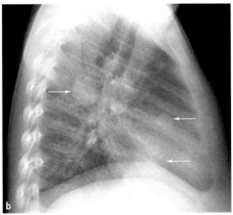

Figure 52-2 Bilan d'extension d'un néphroblastome unilatéral droit chez un enfant de 4 ans. Radiographie de thorax ([a] face et [b] profil), montrant des lésions parenchymateuses pulmonaires bilatérales arrondies et multiples, conduisant au diagnostic de néphroblastome métastatique.

tumeurs vitellines, aux (dys)germinomes, aux carcinomes embryonnaires et aux choriocarcinomes. Elles peuvent être pures et ne comporter qu'un seul contingent mais sont le plus souvent mixtes. Les localisations les plus fréquentes sont l'ovaire et le testicule. Les formes métastatiques représentent environ 30 % des cas. Les métastases sont essentiellement ganglionnaires, pulmonaires ou hépatiques.

Le traitement des TGM repose sur une chimiothérapie à base de platine associée à un traitement local par chirurgie. Habituellement, les métastases pulmonaires disparaissent lors de la chimiothérapie conventionnelle d'induction. La chirurgie et la radiothérapie pulmonaire n'ont pas fait la preuve de leur intérêt dans la prise en charge des métastases pulmonaires. Néanmoins, il semble raisonnable, dans cette pathologie, de proposer une exérèse de toute image résiduelle après une chimiothérapie d'induction. Même si la présence de métastases conditionne le type et la durée de la chimiothérapie, du fait de la grande chimiosensibilité de ces tumeurs aux sels de platine, l'extension initiale n'influence plus de manière significative la survie sans événement (EFS) des patients : tumeur avec extension locale ou régionale : 85-100 % ; tumeur métastatique : 78 % (p = 0,07) [5].

Particularités chirurgicales des lésions pulmonaires secondaires

L'exploration chirurgicale thoracique présente un intérêt dans le cadre de lésions suspectes à l'imagerie et pour lesquelles il faut rapidement avoir un diagnostic de certitude comme, par exemple, une lésion métastatique suspecte dans le cadre d'un rhabdomyosarcome ou d'un sarcome d'Ewing, et ce de façon à établir un stade de façon correcte. Dans ce cas, si la lésion est périphérique et plus que millimétrique, une exploration par thoracoscopie peut être proposée (chirurgie mini-invasive), la lésion sera alors retirée et examinée ; si la lésion est plus centrale, intraparenchymateuse, l'exploration se fera par thoracotomie postérolatérale pour permettre un repérage par la palpation. Pour les autres histologies, les lésions sont souvent opérées secondairement si elles persistent après chimiothérapie néo-adjuvante.

Les lésions pulmonaires unilatérales sont le plus souvent abordées par thoracotomie postéro-latérale avec palpation complète du poumon après exclusion de celui-ci. Les lésions bilatérales sont assez souvent opérées par thoracotomie postéro-latérale en deux temps afin d'améliorer la tolérance respiratoire et de minimiser les douleurs post-opératoires. Autant la thoracoscopie peut être utile dans l'exploration d'une lésion unique douteuse dans le cadre d'une suspicion de maladie métastatique car elle représente une chirurgie mini-invasive chez des patients parfois fragiles, autant celle-ci n'est pas choisie comme méthode de choix dans la chirurgie curatrice de la maladie métastatique multiple car elle ne permet notamment pas la palpation qui permet quelquefois de découvrir des lésions qui n'avaient pas été détectées sur le scanner. Cette chirurgie est réalisée après examen minutieux de la TDM de réévaluation par le chirurgien, en collaboration avec le radiologue, pour repérer les métastases, surtout lorsque celles-ci sont millimétriques et centrales. La majorité des métastases pulmonaires peut bénéficier de métastasectomies (*wedge* ou résection atypique pulmonaire). Plus rarement, des segmentectomies, des lobectomies, notamment dans le cadre des néphroblastomes ou en cas de lésions multiples et diffuses, sont nécessaires pour contrôler des lésions plus extensives ou plus centrales et proches des vaisseaux médiastinaux. Les lésions multiples diffuses sont enlevées par une résection en *wedge* non systématisée, sans majorer le risque de récidive pulmonaire, tout en essayant de préserver le maximum de tissu pulmonaire sain.

Points clefs
- En pédiatrie, les lésions thoraciques bénignes sont beaucoup plus fréquentes que les tumeurs malignes.
- La démarche diagnostique face à une lésion pulmonaire permettant de distinguer les différentes causes doit intégrer l'âge de découverte, l'évolution, l'existence de signes cliniques associés et la présentation radiologique.
- Il est exceptionnel que les métastases pulmonaires soient le point d'appel clinique initial.
- La majorité des métastases pulmonaires provient de tumeurs solides comme le néphroblastome, les sarcomes osseux (ostéosarcome, sarcome d'Ewing) ou des tissus mous (dont principalement les rhabdomyosarcomes et les synovialosarcomes) et, plus rarement, tumeurs germinales malignes ou carcinome indifférencié du nasopharynx.
- Les examens de référence pour l'analyse de ces images sont la radiographie standard et la tomodensitométrie.

BIBLIOGRAPHIE

1. BRISSE HJ, SMETS AM, KASTE SC, Owens CM. Imaging in unilateral Wilms tumour. Pediatr Radiol, 2008, *38* : 18-29.
2. DALY BD. Thoracic metastases from nasopharyngeal carcinoma presenting as hypertrophic pulmonary osteoarthropathy : scintigraphic and CT findings. Clin Radiol, 1995, *50* : 545-547.
3. EHRLICH PF, HAMILTON TE, GRUNDY P et al. The value of surgery in directing therapy for patients with Wilms' tumor with pulmonary disease. A report from the National Wilms' Tumor Study group (National Wilms' Tumor Study 5). J Pediatr Surg, 2006, *41* : 162-167.
4. HARRIS MB, GIESER P, GOORIN AM et al. Treatment of metastatic osteosarcoma at diagnosis : a Pediatric Oncology Group study. J Clin Oncol, 1998, *16* : 3641-3648.
5. MANN JR, RAAFAT F, ROBINSON K et al. The United Kingdom Children's Cancer Study group's second germ cell tumor study : carboplatin, etoposide, and bleomycin are effective treatment for children with malignant extracranial germ cell tumors, with acceptable toxicity. J Clin Oncol, 2000, *18* : 3809-3818.
6. MCCARVILLE MB, LEDERMAN HM, SANTANA VM et al. Distinguishing benign from malignant pulmonary nodules with helical chest CT in children with malignant solid tumors. Radiology, 2006, *239* : 514-520.

7. MEYER JS, NADEL HR, MARINA N et al. Imaging guidelines for children with Ewing sarcoma and osteosarcoma : a report from the Children's Oncology Group Bone Tumor Committee. Pediatr Blood Cancer, 2008, *51* : 163-170.
8. ROBERTSON PL, BOLDT DW, DE CAMPO JF. Paediatric pulmonary nodules : a comparison of computed tomography, thoracotomy findings and histology. Clin Radiol, 1988, *39* : 607-610.
9. TOMA P, GRANATA C, ROSSI A, GARAVENTA A. Multimodality imaging of Hodgkin disease and non-Hodgkin lymphomas in children. RadioGraphics, 2007, *27* : 1335-1354.
10. VERSCHUUR A, VAN TINTEREN H, GRAF N et al. Treatment of pulmonary metastases in children with stage IV nephroblastoma with risk-based use of pulmonary radiotherapy. J Clin Oncol, 2012, *30* : 3533-3539.

COMPLICATIONS DES TRAITEMENTS EN ONCO-HÉMATOLOGIE

Véronique Houdouin

Environ un tiers des enfants atteints de cancers présentent une leucémie, 25 % une tumeur du système nerveux central, 15 % une tumeur embryonnaire et 10 % un lymphome. En trente ans, leur survie a été multipliée par trois dans les pays développés [6]. Actuellement, elle est de 80 à 85 % à 5 ans. Malgré ces avancées, les décès liés à une atteinte respiratoire représentent, après ceux liés au cancer, la première cause de mortalité [1]. L'irradiation, les chimiothérapies, la greffe de moelle et la chirurgie peuvent causer des dommages irréparables au niveau pulmonaire. Il reste difficile d'évaluer précisément l'incidence des complications pulmonaires dans les cancers de l'enfant. Les complications liées aux traitements peuvent survenir précocement ou après une période d'accalmie. L'étude de la cohorte américaine de 12 000 enfants traités pour des cancers entre 1970 et 1986 retrouve un risque trois fois plus élevé que la fratrie de présenter une complication pulmonaire. À plus de cinq ans, la survenue de toux chronique (4 %), de dyspnée d'effort (6,7 %), de pneumopathies à répétition (0,7 %), de fibrose pulmonaire (0,1 %), d'oxygénodépendance (4,2 %), d'atteinte ORL (18,7 %) et de malformation de la cage thoracique (0,4 %) est plus fréquemment rapportée dans cette population que dans la fratrie. Dans cette cohorte, l'incidence cumulée à 25 ans de fibrose pulmonaire est de 5 % [6]. En ce qui concerne l'évolution de la fonction respiratoire à l'âge adulte, un syndrome restrictif et une baisse de la DL_{CO} sont le plus souvent rapportés, avec un retentissement sur la capacité de réaliser un effort. Plus de la moitié des enfants vont présenter une anomalie des EFR à 10 ans d'une allogreffe [6, 7]. Le suivi pulmonaire doit donc être prolongé pour les enfants à risque de toxicité pulmonaire (Tableau 53-I et Encadré) [9].

Complications liées à la radiothérapie

Les complications pulmonaires post-irradiation font suite à l'irradiation pulmonaire, mais également à l'irradiation de la cage thoracique. Chez l'enfant, l'atteinte peut être évolutive, impliquant parfois un suivi prolongé et des mesures préventives.

L'irradiation pulmonaire est essentiellement proposée aux enfants présentant une maladie de Hodgkin, une greffe de moelle (irradiation corporelle totale), des métastases pulmonaires ou, plus exceptionnellement, des tumeurs pulmonaires primitives. La diminution des doses d'irradiation, l'amélioration des techniques balistiques, la diversité des techniques d'irradiation (irradiation conformationnelle tridimensionnelle avec ou sans modulation de l'intensité...) ont permis d'améliorer la tolérance. L'âge auquel est faite la radiothérapie, une atteinte pulmonaire préexistante à la radiothérapie, la dose d'irradiation mais également le volume pulmonaire irradié et la dose fractionnée, la chimiothérapie associée sont des facteurs de risque pour la survenue de complications à court, moyen et long termes. Le risque est majoré si l'irradiation s'associe à la chirurgie thoracique [13].

La pneumonie radique est exceptionnelle chez l'enfant et survient de façon aiguë, pour un seuil volumétrique supérieur à 20 grays. Elle a été rapportée chez moins de 5 % des enfants présentant un sarcome médiastinal et chez moins de 10 % des lymphomes hodgkiniens traités par irradiation corporelle totale. Actuellement, grâce à l'amélioration des techniques d'irradiation, la survenue de pneumonie radique sévère est devenue exceptionnelle. La toux sèche persistante s'associant à un syndrome interstitiel limité est plus fréquemment observée. Dans les formes sévères, une corticothérapie peut être proposée [5].

Dans les cohortes pédiatriques de plus de 50 enfants traités pour des cancers avec irradiation avant 2010, la fonction respiratoire est anormale à plus de 2 ans pour 22 à 50 % des enfants irradiés. Les anomalies retrouvées sont essentiellement un syndrome restrictif ou une anomalie de la DL_{CO} [6]. L'anomalie de la fonction respiratoire ne s'accompagne pas systématiquement de symptômes [12]. L'atteinte de la fonction respiratoire doit être dépistée en recherchant une dyspnée d'effort, en réalisant un test d'effort, en dépistant un déclin de la fonction respiratoire avec le temps.

À long terme, les études de cohorte américaine montrent qu'il existe un risque relatif de 4,3 et une incidence cumulée de 3,5 % à 20 ans de survenue de fibrose pulmonaire chez les enfants ayant reçu une irradiation pulmonaire [10].

Tableau 53-I Quand proposer une surveillance prolongée [9] ?

Traitement	Risque présent	Risque élevé	Risque élevé	Autres facteurs de risque	Toxicité pulmonaire à long terme	Niveau de preuve
Agents alkylants	Carmustine (BCNU)	Dose cumulée ≥ 600 mg/m²	Si combinaison irradiation pulmonaire Si combinaison à ICT	Association à bléomycine Doses cumulées élevées	Fibrose pulmonaire	Consensus, haut niveau de preuve
	Lomustine (CCNU)		Si combinaison irradiation pulmonaire Si combinaison à ICT	Tabac Atopie	Fibrose pulmonaire	Consensus, haut niveau de preuve
	Busulfan	Dose ≥ 500 mg (greffe de moelle)	Si combinaison irradiation pulmonaire Si combinaison à ICT		Fibrose pulmonaire	Consensus, haut niveau de preuve
Bléomycine	Observé chez l'enfant pour des doses entre 60 et 100 U/m²	Dose cumulée ≥ 400 U/m²	Si combinaison irradiation pulmonaire Si combinaison à ICT	Jeune âge Doses cumulées élevées Association au busulfan, carmustine, lomustine	Pneumonie interstitielle	Consensus, haut niveau de preuve
					Fibrose pulmonaire	Consensus, haut niveau de preuve
					Syndrome de détresse respiratoire aiguë	Faible niveau de preuve, pas de consensus
Irradiation pulmonaire, ICT	Si dose ≥ 10 Gy, si jeune âge	Si ≥ 15 Gy, si ICT ≥ 6 Gy par fractionement, si ICT ≥ 12 Gy fractionnée	Si combinaison bléomycine, busulfan, carmustine, lomustine	Si combinaison à des agents radiomimétiques : doxorubicine (Adriamycine®), dactinomycine (Cosmegen®)	Fibrose pulmonaire Pneumonie interstitielle Syndrome restrictif Syndrome obstructif	Consensus, haut niveau de preuve
Chirurgie	Lobectomie Segmentectomie Métastectomie	Irradiation	Si combinaison bléomycine, busulfan, carmustine, lomustine	Atopie, tabagisme	Anomalies de la fonction respiratoire	Consensus, bas niveau de preuve
Greffe de moelle		GVHc, immuno-suppression prolongée	Si combinaison bléomycine, busulfan, carmustine, lomustine	Si irradiation et ICT	Syndrome de bronchiolite oblitérante Bronchite chronique Dilatation des bronches	Consensus, haut niveau de preuve

GVHc : réaction du greffon contre l'hôte chronique ; ICT : irradiation corporelle totale.

Complications pulmonaires des chimiothérapies

La chimiothérapie reste le principal traitement des cancers. Seules certaines chimiothérapies ont une toxicité pulmonaire et sont responsables de pneumopathies médicamenteuses et de fibrose pulmonaire. La bléomycine (lymphome de Hodgkin, tumeurs germinales) et les agents alkylants (tumeurs cérébrales) sont les principaux agents à toxicité pulmonaire.

Bléomycine

Utilisée dans le traitement des maladies de Hodgkin, sa toxicité est essentiellement pulmonaire. L'exposition à la bléomycine est associée à des pneumonies organisées, à un poumon hyperéosinophilique et à une pneumopathie interstitielle pouvant évoluer vers une fibrose pulmonaire. L'atteinte fibrosante peut survenir à distance et se compliquer d'une insuffisance respiratoire chronique. L'utilisation de la bléomycine augmente le risque de survenue d'une fibrose pulmonaire de 1,7 à 5 ans dans la cohorte américaine [10]. Le faible taux de bléomycine hydrolase au niveau pulmonaire explique la faible métabolisation et l'accumulation de la bléomycine dans les capillaires pulmonaires. L'accumulation de radicaux libres est à l'origine des lésions endothéliales, d'un œdème interstitiel, d'une nécrose des pneumocytes de type II et d'une métaplasie de ces pneumocytes. La cascade inflammatoire riche en macrophages, lymphocytes et neutrophiles entraîne une accumulation de fibroblastes et de collagène pour aboutir à une fibrose. Habituellement, l'atteinte apparaît dans les trois premiers mois du traitement, mais elle peut être observée à distance de l'arrêt du traitement. L'atteinte est dose-dépendante. Pour une dose cumulée supérieure à 400 unités/m², 10 % des adultes vont présenter une fibrose. Ces données ne sont pas disponibles chez l'enfant, mais il a été décrit pour des doses plus basses des fibroses dont l'évolution peut être mortelle. La diminution de la DL_{CO} a été rapportée comme un critère d'évolution vers cette fibrose. Ce risque est majoré si une irradiation pulmonaire est associée. La mise sous oxygène lors de l'anesthésie chez les patients ayant reçu de la bléomycine a été rapportée comme facteur déclenchant d'une survenue de fibrose. Le dépistage par une imagerie thoracique et des EFR doit être réalisé pour proposer une corticothérapie précoce et adapter, si cela est possible, la chimiothérapie.

Agents alkylants

Carmustine (BCNU) et lomustine (CCNU)

Ces anticancéreux sont le plus souvent utilisés dans le traitement des gliomes et autres tumeurs du système nerveux central. L'atteinte pulmonaire est dose-dépendante. Les données anciennes retrouvent 20 à 30 % d'atteinte pulmonaire, et pour plus de 50 % des patients traités pour une dose cumulée supérieure à 1 500 mg/m². La fibrose pulmonaire survient à distance, elle a été décrite à plus de 25 ans chez des enfants traités pour tumeur cérébrale à des doses de carmustine de 100 mg/m² tous les deux mois pendant deux ans. Elle n'est pas sensible aux corticoïdes et l'évolution peut être mortelle.

Busulfan

Chez l'enfant, le busulfan est habituellement utilisé dans le conditionnement des greffes de moelle. Le busulfan semble jouer un rôle dans la survenue de la pneumopathie interstitielle idiopathique post-greffe de moelle [15]. Une toxicité plus tardive peut survenir : une toux sèche, une dyspnée et une fièvre sont décrites plusieurs années après le conditionnement. Les données de la littérature rapportent une toxicité pulmonaire pour une dose inférieure à 500 mg en l'absence de facteurs toxiques surajoutés. Là encore, la radiothérapie peut majorer la toxicité pulmonaire du busulfan. L'atteinte radiologique est mixte : alvéolaire et interstitielle. Au niveau histologique, on retrouve une infiltration lymphocytaire, une hyperplasie des pneumocytes de type II et une fibrose interstitielle plus sévère que pour les autres agents alkylants.

Cyclophosphamide

Cet agent alkylant est fréquemment utilisé dans les traitements anticancéreux hématologiques et les tumeurs solides. Un tableau précoce de pneumopathie médicamenteuse, associant toux, fièvre, dyspnée, oxygéno-dépendance peut survenir dans les six premiers mois du traitement. Un infiltrat parenchymateux associé à des anomalies de la fonction respiratoire est décrit. L'arrêt du traitement et une corticothérapie doivent être proposés. La survenue de cette pneumopathie médicamenteuse à plus de 6 mois de son utilisation est de moins bon pronostic car la réponse aux corticoïdes est moins bonne. Exceptionnellement, il peut survenir une atteinte sévère à long terme.

Autres agents anticancéreux : méthotrexate, cytarabine, téniposide (VM626)

Œdème lésionnel

Ces traitements sont associés à la survenue de complications aiguës à type d'œdème lésionnel non cardiogénique. Cet œdème est probablement lié à une production excessive de cytokines, responsable de lésions endothéliales et de fuite capillaire. Le tableau d'œdème par fuite capillaire est précoce et nécessite un traitement symptomatique.

Pneumopathie d'hypersensibilité

Le méthotrexate peut induire une réaction immuno-allergique avec un tableau de pneumopathie d'hypersensibilité. Il peut survenir à la première dose, après plusieurs doses ou à distance de l'arrêt du traitement. Il associe une toux, une dyspnée, une fièvre, des crépitants et un infiltrat interstitiel ou alvéolo-interstitiel. On retrouve une hyperéosinophilie sanguine. La biopsie pulmonaire montre une pneumonie organisée, avec une infiltration interstitielle d'éosinophiles et de lymphocytes. Le lavage broncho-alvéolaire retrouve une alvéolite lymphocytaire. L'évolution est habituellement bonne à l'arrêt du traitement et sous corticothérapie.

Syndrome de lyse intrathoracique

Cette complication est liée à la lyse des cellules blastiques localisées au niveau de l'interstitium péribronchovasculaire, dans les septa alvéolaires ou dans la plèvre par la chimiothérapie. Le tableau correspond à celui d'une détresse respiratoire aiguë plus ou moins sévère. L'atteinte alvéolaire peut être diffuse et l'hémorragie alvéolaire peut être présente. Le traitement est celui du syndrome de lyse.

Complications respiratoires des greffes de moelle

Trois grandes catégories de complications pulmonaires sont susceptibles de survenir : les complications infectieuses qui prédominent jusqu'à la reconstitution immune, les complications propres au conditionnement et aux traitements reçus au préalable de la greffe, les complications liées à l'alloréactivité qui surviennent au cours des allogreffes de moelle. Les complications infectieuses ne sont pas abordées dans ce chapitre.

Complications aiguës

Les complications pulmonaires aiguës surviennent habituellement dans les trois premiers mois de greffe et résultent d'une atteinte épithéliale et endothéliale [11].

Maladie veino-occlusive pulmonaire

L'atteinte pulmonaire est exceptionnelle et apparaît habituellement dans les trois premières semaines de la greffe. L'atteinte endothéliale pulmonaire est responsable d'une hypertension artérielle pulmonaire, d'un infiltrat pulmonaire et d'un épanchement pleural. L'atteinte hépatique, rénale, cardiaque et neurologique peut être associée. L'hypoxie associée à une élévation des transaminases, à une thrombose portale et à une élévation de la créatinine est de mauvais pronostic. Le scanner thoracique retrouve un aspect de verre dépoli en motte. L'anatomopathologie du LBA lorsqu'il est réalisé retrouve des sidérophages.

Syndrome pulmonaire de « prise de greffe »

Ce syndrome survient un à deux jours avant l'apparition des polynucléaires neutrophiles dans le sang. L'élévation des cytokines libérées par les polynucléaires et favorisée par l'utilisation de G-CSF entraîne une fièvre, un infiltrat alvéolaire, une hypoxie et un rash cutané. Le traitement repose sur l'utilisation d'une corticothérapie orale de quelques jours.

Hémorragie alvéolaire diffuse

L'hémorragie alvéolaire diffuse peut survenir en post-greffe immédiat. Les dommages vasculaires, l'inflammation secondaire à l'irradiation, l'allo-immunité et la thrombopénie peuvent entraîner une hémorragie alvéolaire dont le pronostic est souvent mortel. L'intubation et la corticothérapie précoce à forte dose et prolongée sont les traitements habituellement proposés avec les risques que cela représente chez un enfant déjà fortement immunodéprimé. Récemment, un traitement par facteur VII recombinant en intrapulmonaire a été proposé chez l'enfant [14].

Pneumopathie interstitielle idiopathique

Cette atteinte survient habituellement au cours des deux premiers mois de la greffe avec une mortalité élevée et précoce [20]. Le tableau clinique est celui d'une détresse respiratoire aiguë, sans pathogène infectieux identifié avec une oxygéno-dépendance, une toux, une dyspnée, des crépitants et un syndrome alvéolaire diffus. Il s'agit d'une réaction allo-immune couplée à une toxicité du conditionnement dans laquelle le TNF-α joue un rôle déclencheur qui aboutit à des lésions alvéolaires diffuses. La corticothérapie et l'utilisation de l'étanercept améliorent le pronostic qui reste sombre [20]. L'atteinte respiratoire initiale, une récidive de greffe, l'utilisation du busulfan et la survenue d'une infection virale sont des facteurs de risque identifiés [20].

Complications tardives

Syndrome de bronchiolite oblitérante

Le syndrome de bronchiolite oblitérante (SBO) est considéré comme la première complication pulmonaire tardive non infectieuse et survient chez environ 10 % des enfants allogreffés [6]. Le SBO est de mauvais pronostic et la mortalité élevée. C'est une réaction d'allo-immunité du greffon contre l'hôte (GVH). L'épithélium pulmonaire semble être la cible des cellules T cytotoxiques du donneur [4]. L'apoptose des pneumocytes de type I, la prolifération des pneumocytes de type II et des cellules endothéliales entraînent, à la suite d'une cascade inflammatoire, une prolifération de fibroblastes et de collagène, puis une obstruction des petites voies aériennes. La survenue d'une infection respiratoire ou systémique est souvent retrouvée comme facteur déclenchant pour le déclenchement de l'atteinte respiratoire chez un enfant pour lequel la survenue d'une GVH a nécessité une intensification au préalable du traitement immunosuppresseur [18]. La toxicité du conditionnement avant la greffe et la présence d'un reflux gastro-œsophagien sont également rapportés comme facteur de risque. Le SBO est suspecté cliniquement devant une toux, une dyspnée d'aggravation progressive et une intolérance à l'effort. On retrouve des sibilants, des crépitants et parfois des couinements (*squeak* anglo-saxon) à l'auscultation en l'absence de cause infectieuse. Les patients, parfois peu actifs, peuvent être asymptomatiques et le diagnostic est alors suspecté lors d'EFR systématiques. La biopsie pulmonaire retrouve une obstruction partielle ou totale de la lumière des bronchioles terminales par du tissu inflammatoire et fibreux. Il peut exister au sein d'une même biopsie des lésions d'âges différents et une association à d'autres réactions allo-immunes comme la pneumonie organisée, la bronchiolite lymphocytaire ou la pneumopathie interstitielle non spécifique. Ces différentes lésions pourraient représenter une réaction de GVH à des âges différents [17].

Actuellement, le diagnostic repose sur des techniques non invasives que sont l'imagerie thoracique (Figure 53-1) et les

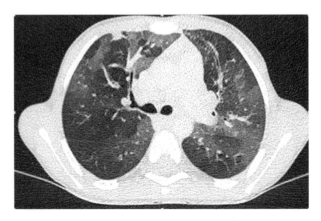

Figure 53-1 Bronchiolite oblitérante post-greffe de moelle. Tomodensitométrie thoracique montrant un aspect en mosaïque et un épaississement des parois bronchiques.

explorations fonctionnelles respiratoires. Le consensus du National Institut of Health (NIH) a défini chez l'adulte des critères diagnostiques [8]. En l'absence d'infection active, une diminution du VEMS inférieure à 75 % de la théorique, une obstruction des voies aériennes avec un VEMS/CVF inférieur à 0,7, une élévation du volume résiduel de plus de 120 % de la théorique et la présence d'un piégeage aérique sur le scanner thoracique en expiration ou la présence de bronchiectasies ou d'épaississement des parois bronchiques et l'association à une autre manifestation clinique de GVH en l'absence de biopsie pulmonaire confirment le diagnostic. Chez l'enfant, il n'existe pas de consensus sur le diagnostic de SBO. La présence d'une toux, d'un essoufflement à l'effort, de sibilants, d'une distension pulmonaire, d'un déclin rapide du VEMS associé à des symptômes cliniques et à une GVH doit alerter le clinicien.

Le traitement repose sur une immunosuppression forte et prolongée pour le traitement de la GVH. La première ligne de traitement du SBO repose sur la corticothérapie. Chez l'enfant, la corticothérapie par bolus en intraveineux reste le plus souvent utilisée mais, chez l'adulte, la corticothérapie semble augmenter la mortalité [2]. La corticothérapie inhalée en association à des bronchodilatateurs de longue durée d'action, avec une technique d'inhalation à adapter à l'âge, à des antileucotriènes et à de l'azithromycine peut être proposée en association au traitement de la GVH [19]. En cas d'échec, le choix des traitements est souvent réalisé au cas par cas en fonction des autres atteintes associées. La transplantation pulmonaire peut être une option thérapeutique lorsque le SBO est responsable d'une insuffisance respiratoire terminale à distance de la greffe.

Fibro-élastose

Décrite récemment, elle se manifeste par une dyspnée, une toux sèche et un syndrome restrictif sévère à distance de la greffe. À la radiographie de thorax, on retrouve un épaississement pleural, une diminution du volume pulmonaire ou des rétractions hilaires. La fibrose sous-pleurale est responsable de l'apparition de pneumothorax menaçant le pronostic vital. Le diagnostic de certitude est réalisé à l'aide d'une biopsie qui met en évidence un dépôt de collagène associé à un épaississement des septa alvéolaires, principalement en sous-pleural. Le décès survient rapidement après le diagnostic. Aucun traitement n'a montré de réelle efficacité et cette complication peut nécessiter une transplantation pulmonaire. La toxicité à long terme de la chimiothérapie est rapportée dans le mécanisme de cette atteinte [3].

Pneumonie organisée

Moins fréquente que le SBO, elle survient plus rarement chez les enfants ayant reçu une allogreffe de cellules souches. Sur le plan clinique, il apparaît une dyspnée progressive associée à de la fièvre et des râles bronchiques à l'auscultation. Les EFR montrent un syndrome restrictif associé ou non à une diminution de la DL_{CO}. Le scanner montre des opacités en verre dépoli et des épaississements septaux interlobulaires à prédominance péri-bronchovasculaire et sous-pleurale. Le traitement repose sur la corticothérapie avec un taux de mortalité de 5 à 15 %.

Thrombus cytolytique pulmonaire

Le thrombus cytolytique pulmonaire est une entité histopathologique qui concerne les enfants et les adolescents. Le tableau clinique associe une toux et une fièvre survenant après 30 jours de greffe et avant la première année. L'incidence de cette complication est probablement sous-estimée, la biopsie systématique des nodules pulmonaires en post-allogreffe de cellules souches révèle, au sein de zones hémorragiques bien circonscrites, des lésions thrombo-emboliques des vaisseaux de petit calibre [16].

Encadré

- *Identification des patients à risque* :
– atteinte pulmonaire préalable ;
– traitements avec toxicité pulmonaire ;
– examen pulmonaire ;
– EFR et DL_{CO} avant traitement possible ;
– radiographie ou tomodensitométrie thoracique ;
– évaluation de l'environnement (tabac...) ;
– évaluation de l'activité physique au préalable.
- *Suivi respiratoire* :
– fréquent et précoce au cours des deux premières années, puis tous les ans pendant 5 ans. Évaluation à 10 ans et plus si nécessaire ;
– évaluation clinique ;
– toux, dyspnée, examen pulmonaire, évaluation des efforts ;
– évaluation des autres atteintes : cœur, rein, muscles, articulations, GVH, etc. ;
– évaluation des événements infectieux depuis la dernière consultation ;
– EFR et DL_{CO} si possible ;
– évaluation de l'effort à moyen terme ;
– avis spécialisé si besoin ;
– discussion avec l'équipe référente si nécessité d'une mise en place thérapeutique.
- *Mesures préventives* :
– vaccination contre la grippe, le pneumocoque et la varicelle ;
– dépistage et prise en charge du tabagisme actif et passif ;
– évaluation de l'activité physique ;
– évaluation de l'environnement ;
– consultation d'anesthésie : traitements reçus à communiquer.

Points clefs

- Le suivi pulmonaire d'un enfant atteint d'un cancer doit être mis en place précocement et repose sur une interaction entre les équipes prenant en charge l'enfant.
- Ce suivi doit être prolongé, surtout si le traitement du cancer associe une chirurgie pulmonaire, une irradiation thoracique, une chimiothérapie pneumotoxique et une greffe de moelle.
- Dès que possible, le suivi repose sur l'étude de la fonction respiratoire couplé à l'examen clinique.
- Le diagnostic d'une complication pulmonaire peut être tardif car difficile à mettre en évidence. La dyspnée d'effort et la toux doivent être des signes d'alarme.
- Les traitements des complications rajoutent des effets secondaires et une lourdeur dans la prise en charge de ces enfants. Ils doivent donc être réfléchis en équipe multidisciplinaire.
- Il est important d'expliquer aux parents et à l'enfant les mesures préventives qui peuvent être proposées : l'activité physique, la prévention du tabac, la vaccination.

BIBLIOGRAPHIE

1. Armstrong GT, Chen Y, Yasui Y et al. Reduction in late mortality among 5-year survivors of childhood cancer. N Engl J Med, 2016, *374* : 833-842.
2. Bergeron A, Godet C, Chevret S et al. Bronchiolitis obliterans syndrome after allogeneic hematopoietic SCT : phenotypes and prognosis. Bone Marrow Transplant, 2013, *48* : 819-824.
3. Camus P, von der Thusen J, Hansell DM, Colby TV. Pleuroparenchymal fibroelastosis : one more walk on the wild side of drugs ? Eur Respir J, 2014, *44* : 289-296.
4. Chien JW, Duncan S, Williams KM, Pavletic SZ. Bronchiolitis obliterans syndrome after allogeneic hematopoietic stem cell transplantation-an increasingly recognized manifestation of chronic graft-versus-host disease. Biol Blood Marrow Transplant, 2010, *16* : S106-S114.
5. Hua C, Hoth KA, Wu S et al. Incidence and correlates of radiation pneumonitis in pediatric patients with partial lung irradiation. Int J Radiat Oncol Biol Phys, 2010, *78* : 143-149.
6. Huang TT, Hudson MM, Stokes DC et al. Pulmonary outcomes in survivors of childhood cancer : a systematic review. Chest, 2011, *140* : 881-901.
7. Inaba H, Yang J, Pan J et al. Pulmonary dysfunction in survivors of childhood hematologic malignancies after allogeneic hematopoietic stem cell transplantation. Cancer, 2010, *116* : 2020-2030.
8. Jagasia MH, Greinix HT, Arora M et al. National Institutes of Health consensus development project on criteria for clinical trials in chronic graft-versus-host disease : I. The 2014 diagnosis and staging working group report. Biol Blood Marrow Transplant, 2015, *21* : 389-401.
9. Liles A, Blatt J, Morris D et al. Monitoring pulmonary complications in long-term childhood cancer survivors : guidelines for the primary care physician. Cleve Clin J Med, 2008, *75* : 531-539.
10. Mertens AC, Yasui Y, Liu Y et al. Pulmonary complications in survivors of childhood and adolescent cancer. A report from the Childhood Cancer Survivor Study. Cancer, 2002, *95* : 2431-2441.
11. Miano M, Faraci M, Dini G, Bordigoni P. Early complications following haematopoietic SCT in children. Bone Marrow Transplant, 2008, *41 (Suppl. 2)* : S39-S42.
12. Motosue MS, Zhu L, Srivastava K et al. Pulmonary function after whole lung irradiation in pediatric patients with solid malignancies. Cancer, 2012, *118* : 1450-1456.
13. Mulder RL, Thonissen NM, van der Pal HJ et al. Pulmonary function impairment measured by pulmonary function tests in long-term survivors of childhood cancer. Thorax, 2011, *66* : 1065-1071.
14. Park JA, Kim BJ. Intrapulmonary recombinant factor VIIa for diffuse alveolar hemorrhage in children. Pediatrics, 2015, *135* : e216-e220.
15. Sakaguchi H, Takahashi Y, Watanabe N et al. Incidence, clinical features, and risk factors of idiopathic pneumonia syndrome following hematopoietic stem cell transplantation in children. Pediatr Blood Cancer, 2012, *58* : 780-784.
16. Smith AR, Gulbahce E, Burke MJ et al. Lower leukemia relapse in pediatric patients with pulmonary cytolytic thrombi following allogeneic transplant. Bone Marrow Transplant, 2011, *46* : 368-371.
17. Uhlving HH, Andersen CB, Christensen IJ et al. Biopsy-verified bronchiolitis obliterans and other noninfectious lung pathologies after allogeneic hematopoietic stem cell transplantation. Biol Blood Marrow Transplant, 2015, *21* : 531-538.
18. Versluys AB, Rossen JWA, van Ewijk B et al. Strong association between respiratory viral infection early after hematopoietic stem cell transplantation and the development of life-threatening acute and chronic alloimmune lung syndromes. Biol Blood Marrow Transplant, 2010, *16* : 782-791.
19. Williams KM, Cheng GS, Pusic I et al. Fluticasone, azithromycin, and montelukast treatment for new-onset bronchiolitis obliterans syndrome after hematopoietic cell transplantation. Biol Blood Marrow Transplant, 2016, *22* : 710-716.
20. Yanik GA, Grupp SA, Pulsipher MA et al. TNF-receptor inhibitor therapy for the treatment of children with idiopathic pneumonia syndrome. A joint Pediatric Blood and Marrow Transplant Consortium and Children's Oncology Group Study (ASCT0521). Biol Blood Marrow Transplant, 2015, *21* : 67-73.

ATTEINTE PULMONAIRE AU COURS DE L'HISTIOCYTOSE LANGERHANSIENNE

Jean Donadieu, Valeria Della Valle, Jessica Kabla et Ralph Epaud

L'histiocytose langerhansienne (HL) est une pathologie définie par l'accumulation de cellules de Langerhans (CL), organisées en granulome, au sein de différents tissus. L'atteinte pulmonaire est une atteinte bronchiolaire et non interstitielle. L'évolution des granulomes histiocytaires se fait soit vers la régression, soit vers la destruction du parenchyme pulmonaire. Dans ce dernier cas, le processus aboutit à la formation de kystes, avec une coque fibreuse, non fonctionnelle pour les échanges gazeux, pouvant s'ouvrir dans la plèvre et entraîner un pneumothorax ou être responsable d'une insuffisance respiratoire.

L'atteinte pulmonaire a été décrite initialement par Julien Marie en 1941 [17] chez un petit enfant de 8 mois. À ce jour, la plupart des informations viennent de séries adultes [21], tandis que seules quatre séries pédiatriques concernent plus de 15 cas [5, 19, 20]. L'atteinte pulmonaire est présente dans environ 12 % des HL chez l'enfant [19]. Elle est présente typiquement en association à une atteinte des organes à risque vital (atteinte hématologique, hépatique, splénique) et, dans ce cas, plutôt chez des nourrissons, ou sans atteinte de ces organes à risque vital et il s'agit typiquement d'un grand enfant ou d'un adolescent lors d'un début du tabagisme. La gravité de cette atteinte tient au risque d'insuffisance respiratoire, mais une telle conséquence est finalement assez exceptionnelle.

Anatomopathologie

La lésion élémentaire de l'HL est le granulome histiocytaire bien individualisé dans l'os et aussi dans le poumon. Ce granulome associe une proportion assez modeste de CL et de nombreuses cellules « réactionnelles ». La localisation anatomique du granulome histiocytaire est bronchiolaire [15] (Figure 54-1). Même si le processus pathologique aboutit à une cicatrice fibreuse résiduelle, il ne s'agit pas d'une fibrose pulmonaire à proprement parlé. Au sein du poumon histiocytaire, coexistent des lésions d'un stade variable, certaines uniquement charnues et granulomateuses, alors que d'autres sont kystiques.

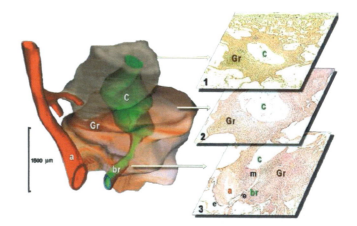

Figure 54-1 Vue tridimensionnelle d'un granulome histiocytaire pulmonaire [6]. À partir de 21 coupes colorées par hématoxyline-éosine, un granulome est reconstruit en 3 dimensions. La bifurcation de l'artère (a) indique les limites proximales et distales du granulome (Gr). La masse du granulome, en brun, apparaît comme une structure allongée de diamètre variable, constituant une gaine autour de la bronchiole (br). La paroi de la bronchiole, en vert, est visible à travers l'épaisseur du granulome. La lumière de la bronchiole correspond au développement d'une cavité kystique (c). La lumière de la bronchiole subit une série de constrictions le long de l'axe de la bronchiole. La partie proximale du granulome (1) est fibrosée et présente les caractéristiques d'un kyste. Dans la partie médiane du granulome (2), la lésion est plus cellulaire et se présente comme une cavité à centre élargi. La partie distale (3) est une lésion floride associant du muscle lisse (m) et de l'épithélium (e), soulignant la nature bronchiolaire du processus. (Remerciements à M. Kambouchner, hôpital Avicenne, Bobigny.)

Physiopathogénie : une maladie inflammatoire clonale

La CL est une cellule d'origine médullaire, dérivée de cellules souches CD34 positives, mais aussi dérivée des monocytes, voire des cellules embryonnaires du sac vitellin. Les caractéristiques immunologiques des cellules de l'histiocytose de Langerhans (CHL) sont différentes des CL pour l'expression des molécules d'adhérence, leur sensibilité aux cytokines, en particulier au GM-CSF, et leur fonction présentatrice d'antigènes. Les CL au sein du granulome histiocytaire ne sont pas majoritaires et de très nombreuses autres cellules sont présentes : éosinophiles, lymphocytes – en particulier CD4 T régulateurs – et cellules endothéliales. Au sein du granulome, les CL prolifèrent peu, particulièrement moins que le stroma.

La conception de l'HL a été bouleversée par l'étude de B. Rollins publiée dans l'été 2010 [1]. Cette étude à partir de 61 tissus a montré la présence dans environ 50 % (n = 34) des cas d'HL d'une mutation somatique de $BRAF^{V600E}$. Le facteur de transcription BRAF appartient à la voie de signalisation RAS qui est une voie de signalisation intracellulaire. La voie RAF-MEK-ERK de transduction du signal est une cascade de kinases qui régule la croissance cellulaire, la prolifération et la différenciation en réponse à des facteurs de croissance, cytokines et hormones. La mutation $BRAF^{V600E}$ va entraîner l'exposition du segment d'activation par le remplacement d'un acide aminé hydrophobe (la valine) par un résidu hydrophile (l'acide glutamique) au niveau d'un *cluster* de résidus hydrophobes, simulant la phosphorylation de la thréonine 599 et de la sérine 602 et déstabilisant la conformation normale inactive du domaine kinase. Cela va générer une activité kinase 500 fois supérieure à la forme sauvage de BRAF et constitutivement activer cette cascade de signalisation.

Le rôle pathogénique des mutations $BRAF^{V600E}$ dans l'HL est confirmée par plusieurs données :
– le phosphorylation de MEK et ERK en aval du signal est toujours activé si la mutation est présente [1] ;
– il est possible de transfecter cette mutation au niveau des précurseurs myéloïdes dans un modèle de souris, et les lésions liées à la prolifération de ces cellules possèdent certaines des caractéristiques des CL [4] ;
– l'inhibition de cette activation par une molécule antagoniste chez le sujet porteur d'une histiocytose langerhansienne entraîne la mort cellulaire et la guérison des manifestations d'histiocytose [14].

La prévalence de mutations $BRAF^{V600E}$ est de 50 % de l'ensemble des HL tout venant, une large étude française de 315 cas [13] montra que la mutation $BRAF^{V600E}$ est associée à une maladie histiocytaire plus précoce dans la vie et surtout plus agressive. La mutation est retrouvée dans 90 % des patients avec atteinte des organes à risque (foie, rate, hématologie) contre 43 % en cas d'atteinte d'un seul organe non vital. En cas d'atteinte pulmonaire, si celle-ci est associée à celle des organes vitaux, la proportion de mutations est de 90 % contre 42 % pour les atteintes pulmonaires seules (p < 0,001). Enfin, la proportion des patients réfractaires est beaucoup plus importante pour les patients mutés (22 versus 3 %).

Au-delà de l'implication de la voie des MAP kinases, plusieurs questions restent posées et en particulier la possibilité de facteur déclenchant. Le rôle déclenchant d'une infection virale a été maintes fois suggéré mais, à ce jour, le rôle de plusieurs infections par l'herpèsvirus (HHV-6, HHV-8, cytomégalovirus et EBV) est clairement éliminé et aucun autre virus n'apparaît impliqué. Le lien entre tabagisme actif et histiocytose pulmonaire apparaît en revanche extrêmement robuste [21], mais, compte tenu de la rareté de la maladie par rapport à la prévalence du tabagisme, cette association suggère au moins la présence d'un terrain spécifique. L'atteinte pulmonaire du nourrisson ne peut s'expliquer par le tabagisme actif ou passif.

Définition et démarche diagnostique

Le diagnostic de certitude de l'atteinte pulmonaire au cours d'une histiocytose langerhansienne repose sur la présence, au sein d'un tissu pulmonaire, de lésions caractéristiques. La réalisation d'une biopsie pulmonaire implique un abord chirurgical « à ciel ouvert », et cette procédure apparaît très agressive à réaliser sauf si un geste chirurgical thoracique est indiqué, par exemple pour un pneumothorax. Ainsi plusieurs travaux se sont attachés à définir des critères indirects pour affirmer cette atteinte. L'examen le plus pertinent est ici la tomodensitométrie (TDM) thoracique en haute résolution, qui permet d'identifier des lésions typiques que sont le nodule et le kyste. Ainsi, si la maladie histiocytaire est affirmée sur un organe extrapulmonaire et s'il existe des lésions « typiques » en TDM, l'atteinte pulmonaire est considérée comme certaine. Cette situation est celle la plus usuellement rencontrée en pédiatrie. Mais, malgré la place centrale de la TDM pour affirmer l'atteinte pulmonaire, à ce jour, les recommandations internationales [12] ne prévoient pas de généraliser cet examen dans le cadre d'un bilan d'extension lors de la découverte d'une histiocytose langerhansienne. Ainsi, le seul examen radiologique recommandé systématiquement est la radiographie de thorax, tandis que la TDM thoracique est indiquée soit devant la présence de signes respiratoires, soit devant la présence d'anomalies à la radiographie pulmonaire.

La contribution diagnostique du lavage broncho-alvéolaire (LBA) apparaît controversée. Le diagnostic repose alors sur l'identification de cellules histiocytaires au sein du liquide recueilli pendant le LBA. Celles-ci ont été reconnues d'abord en microscopie électronique, puis en immunohistochimie [18]. Un seuil supérieur à 5 % de macrophages CD1a est considéré comme évocateur d'une atteinte pulmonaire histiocytaire. Mais la principale difficulté rencontrée pour exploiter les résultats du LBA tient à des pièges techniques lors du marquage par l'anticorps anti-CD1a, pouvant tendre à surévaluer le marquage CD1a et à l'hypercellularité fréquemment observée chez le fumeur. Si le LBA apparaît très utile dans la démarche diagnostique et permet d'exclure des diagnostics alternatifs, à ce jour, le diagnostic d'une atteinte pulmonaire n'apparaît pas pouvoir être porté sur ce seul examen et doit au moins être confronté aux données de la TDM thoracique.

Épidémiologie

L'incidence dans la population de l'HL est connue chez l'enfant de moins de 15 ans et s'établit à 4,6 par millions d'enfants [19]. L'atteinte pulmonaire est présente chez environ

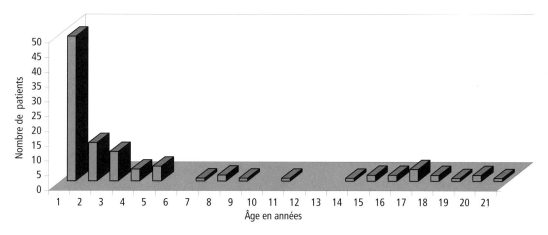

Figure 54-2 Distribution de l'âge au diagnostic de l'atteinte pulmonaire parmi les 168 patients inclus dans le registre des histiocytoses langerhansiennes à un âge inférieur à 18 ans (registre français).

8 % au diagnostic et est diagnostiquée secondairement dans environ 7 % des cas. Ainsi au total, l'incidence de l'atteinte pulmonaire histiocytaire, pour la France entière, est située entre 4 à 8 cas par an chez l'enfant de moins de 15 ans. Chez l'enfant, aucun facteur de risque de l'atteinte pulmonaire n'a été mis en évidence. Le tabagisme passif des parents n'a cependant jamais été étudié. L'analyse de l'incidence par âge montre qu'il existe deux pics de fréquence (Figure 54-2), correspondant schématiquement à deux formes cliniques : un pic vers l'âge de 1 an, avec une maladie pulmonaire associée à une atteinte des organes à risque et une forme chez les grands enfants au-delà de 10 ans et surtout à l'adolescence. La maladie associe alors volontiers une atteinte hypophysaire et survient fréquemment après un tabagisme modéré parfois limité ou l'usage du cannabis. Cette dernière présentation possède de nombreuses similarités avec celles de l'adulte jeune, associées dans environ 95 % des cas au tabac. Le tabagisme, chez des adolescents ayant présenté dans la petite enfance une HL, est un facteur de risque pour déclencher une atteinte pulmonaire [2].

Signes cliniques

La symptomatologie respiratoire est peu décrite à ce jour dans les séries pédiatriques [5]. Chez l'adulte, deux signes d'appel sont notés de façon très fréquente [24] : la toux dans près de la moitié des cas, le plus souvent sèche, mais parfois productive, et la dyspnée, le plus souvent à l'effort. Une dyspnée au repos peut révéler un pneumothorax qui révèle la maladie. Dans de rares cas, un *wheezing* ou une hémoptysie révèle la maladie. En dehors de la présence d'un pneumothorax, il n'y a pas de signes d'examen notable, ni de signe auscultatoire particulier. Une douleur peut être présente en cas d'atteinte osseuse costale associée ou de pneumothorax. Chez l'enfant, la présence d'une hépato-splénomégalie parfois majeure peut indirectement retentir sur la dynamique respiratoire et se compliquer d'une polypnée ou d'une dyspnée.

Radiologie et imagerie thoracique

Les lésions visibles sur la radiographie de thorax dépendent du stade d'évolution de l'atteinte pulmonaire. Les lésions sont en général bilatérales et symétriques, prédominent aux lobes inférieurs chez l'enfant, contrairement à l'adulte. Si les lésions sont récentes, l'image la plus habituelle est celle de micronodule (< 5 mm). Puis des images réticulo-nodulaires peuvent être présentes, au sein desquelles des lésions kystiques peuvent être visibles. Dans des formes plus anciennes, les lésions nodulaires peuvent être absentes et ne restent que des lésions kystiques, voire pseudo-emphysémateuses, en rayon de miel. Des adénopathies médiastinales ou des lésions thymiques peuvent être présentes, faisant alors discuter d'autres pathologies infiltratives du poumon. Les volumes pulmonaires sont en général normaux.

Toutes ces lésions sont sous-évaluées sur la radiographie de thorax simple par rapport à la TDM thoracique qui est l'examen clef pour analyser l'atteinte pulmonaire. Pour être contributif, l'examen doit être réalisé en haute résolution, avec des coupes fines. Les lésions, en général dispersées au sein d'un parenchyme pulmonaire normal, sont distribuées dans la partie centrale et périphérique du parenchyme et épargnent les bases. Deux types d'images sont caractéristiques : les nodules (Figure 54-3) et les kystes (Figure 54-4). Ces lésions sont associées, le nodule s'excavant typiquement pour aboutir à un kyste d'abord à paroi épaisse, puis à paroi fine. Les kystes peuvent être de petite taille et isolés ou confluents et aboutissant à un aspect emphysémateux [6]. Les lésions nodulaires peuvent disparaître, tandis que les lésions kystiques persistent, voire s'étendent. La confluence des kystes explique l'aspect réticulaire.

De façon plus inhabituelle, un aspect en verre dépoli peut être présent, correspondant des aspects histologiques de bronchiolite ou de pneumonie interstitielle desquamative [23]. Lors d'une revue récente de patients pédiatriques, sur cinquante-cinq patients, un aspect de condensations alvéolaires a été noté chez treize enfants, soit environ un quart des atteintes pulmonaires de l'enfant

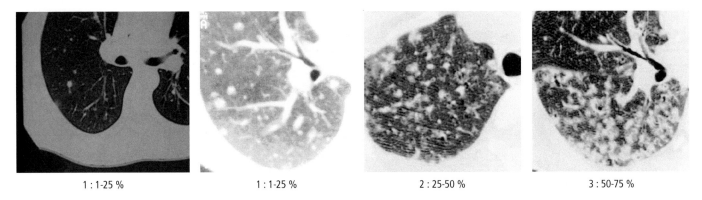

Figure 54-3 Aspects scanographiques des nodules observés dans l'histiocytose langerhansienne. L'importance de la proportion des nodules par champs pulmonaires est représentée de façon semi-quantitative. 1 : < 25 % de la surface ; 2 : entre 25-50 % de la surface ; 3 : entre 50 à 75 % de la surface ; 4 : > 75 % de la surface [17].

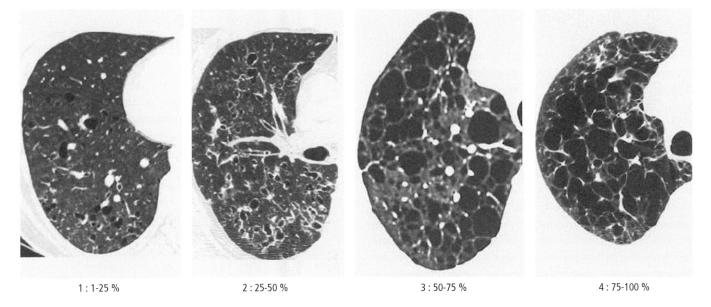

Figure 54-4 Aspects scanographiques des kystes observés dans l'histiocytose langerhansienne. L'importance de la proportion de kystes par champs pulmonaires est représentée de façon semi-quantitative. 1 : < 25 % de la surface ; 2 : entre 25-50 % de la surface ; 3 : entre 50 à 75 % de la surface ; 4 : > 75 % de la surface [17].

(Figure 54-5). Enfin, des signes indirects d'hypertension artérielle pulmonaire, augmentation du diamètre des artères pulmonaires, peuvent être observés.

Au-delà de la seule description des lésions évocatrices de l'atteinte pulmonaire, la TDM apparaît être un outil pour l'évaluation de la sévérité et pour le suivi de ces patients. Dans le but de standardiser l'évaluation des TDM, une grille d'évaluation semi-quantitative des lésions a été récemment proposée. Après division du thorax en six parties (haute/moyenne/basse, à droite et à gauche), une estimation semi-quantitative de l'importance des lésions est faite (0 : absent ; 1 : limitée entre 1 et 25 % ; 2 : modérée entre 26 et 50 % ; 3 : intense entre 50 % et 75 % ; 4 : majeure au-delà de 75 %) [22]. Il est notable que des scores kystiques ou nodulaires faibles, inférieurs à 5, ne sont pas associés à un retentissement sur la fonction respiratoire significative.

Épreuves fonctionnelles respiratoires

La conséquence de l'atteinte histiocytaire sur la fonction pulmonaire est très variable. La plupart des informations disponibles viennent de l'adulte. Les rares données pédiatriques ont été établies le plus souvent lors du suivi des patients et non lors du bilan initial [3].

Schématiquement, les anomalies, si elles sont présentes, peuvent être aussi bien restrictives qu'obstructives. Habituellement, le volume résiduel est normal ou augmenté, tandis que la capacité vitale est diminuée. L'atteinte obstructive est assez commune dans la population de tabagiques, mais il existe une atteinte plus marquée chez certains patients correspondant à une atteinte bronchiolaire, cette atteinte obstructive étant moins présente lors du suivi.

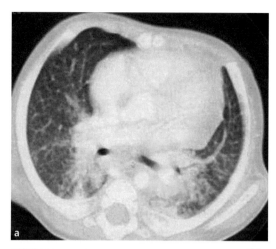
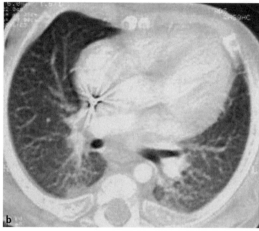

Figure 54-5 Aspects de condensation alvéolaire.

L'anomalie la plus constante est la diminution du transfert du CO, qui est mentionnée dans 70 à 100 % des cas selon les séries. Il existe une corrélation nette entre le score nodulaire et kystique et l'atteinte fonctionnelle respiratoire [22].

Extension extrapulmonaire

L'HL peut atteindre pratiquement tous les organes du corps, l'os et la peau étant de très loin les plus fréquemment atteints avec respectivement 80 et 30 % des cas. L'atteinte pulmonaire n'est jamais une atteinte de contiguïté avec un organe de voisinage. Les atteintes costales ou vertébrales de la cage thoracique n'apparaissent pas particulièrement associées à l'atteinte pulmonaire, même si la coïncidence peut exister. La seule association statistiquement significative est celle à l'atteinte post-hypophysaire [9]. Il s'agit ici d'une association et non d'un facteur de risque, car la chronologie des atteintes peut aussi bien comporter en premier le diabète insipide ou l'atteinte pulmonaire, suggérant qu'il puisse y avoir des bases physiopathologiques communes à ces deux localisations. Des atteintes pulmonaires strictement localisées au poumon ont été rapportées.

Traitement

Traitement par voie générale

Jusqu'à 2007, l'atteinte pulmonaire était considérée comme une atteinte à risque, c'est-à-dire associée à un risque vital [11], au même titre que l'atteinte hépatique, hématologique ou splénique. Mais l'analyse de séries de patients a amené à distinguer deux cas : les patients avec atteintes des organes à risque classiques (foie, rate, hématologie) ou sans atteinte de ces organes [5, 19, 20]. En cas d'atteinte d'organes à risque, l'indication d'un traitement classique n'est pas discutable [12]. Le traitement proposé comporte une association de vinblastine – à la dose de 6 mg/m² par injection, sans dépasser une dose unitaire de 10 mg par injection – et de prednisone – à la dose 40 mg/m²/j. Le schéma usuel comporte une cure initiale avec six injections hebdomadaires et 28 jours de prednisone à la dose 40 mg/m², suivi d'un traitement intermittent pour une durée totale de 1 an, comportant une injection de vinblastine toutes les 3 semaines suivie de 5 jours de prednisone. En cas de mauvaise réponse, il est alors indispensable d'intensifier le traitement par une association par cladribine et cytarabine [8], voire un inhibiteur de BRAF [9]. Dans une telle configuration, les approches thérapeutiques sont actives aussi bien sur la maladie générale que sur l'atteinte pulmonaire.

Dans la deuxième situation, marquée par l'absence d'organes à risque et par la présence uniquement d'une atteinte pulmonaire comme atteinte potentiellement vitale, il est important de souligner la plus grande fréquence des lésions kystiques et la moindre sensibilité des traitements classiques. Dans un tel cas, la décision de traitement dépend du retentissement sur la fonction respiratoire et la menace de pneumothorax. Si le patient est tabagique (en particulier pour les adolescents), l'arrêt du tabac – ou des substances inhalées comme le cannabis – est la première mesure. Mais au-delà, si cela n'est pas suffisant ou pertinent, le choix thérapeutique s'oriente maintenant clairement vers un traitement par monothérapie par cladribine, qui apparaît plus efficace que la vinblastine [10, 16].

Thérapeutique spécifique

Drainage, pleurodèse et avivement pleural

La complication la plus aiguë de l'atteinte pulmonaire de l'histiocytose est le pneumothorax. Son drainage et la remise à la paroi du poumon, survenue sur un poumon usuellement très kystique, apparaissent particulièrement complexes. Le plus souvent, le simple drainage, utile en urgence, n'est que très modérément efficace, en particulier du fait de brèches pleurales. De ce fait, un geste chirurgical apparaît dès lors incontournable. La pleurectomie, qui risque de compromettre la possibilité d'une transplantation pulmonaire, est à éviter. Le geste utile est la pleurodèse, avec avivement pleural.

Transplantation pulmonaire

La transplantation pulmonaire est une approche qui n'a sa place que devant une insuffisance respiratoire terminale. À ce stade, la maladie pulmonaire est pratiquement systématiquement compliquée d'une hypertension artérielle pulmonaire. L'expérience rapportée dans la littérature est modeste et ne concerne guère plus d'une cinquantaine de cas. Le pronostic vital après transplantation médullaire dans une série française de 39 cas s'élève à 54 % à 10 ans, ce qui apparaît un résultat encourageant [7]. Le risque de récidive de la maladie histiocytaire s'élève à 20 % des cas, sans impact sur la survie après transplantation.

Dynamique de la maladie et évolution à long terme. Séquelles

Chez l'enfant, l'évolution de l'HL est marquée par des récidives des atteintes initiales et concerne principalement trois organes : la peau, l'os et la post-hypophyse. La plupart des autres atteintes ont une évolution moins simple à décrire, avec rarement des épisodes bien identifiés comme des récidives, mais plutôt des atteintes progressives – ou simplement des séquelles fixées. C'est le cas de l'atteinte pulmonaire où, après l'atteinte initiale qui peut être de révélation très brutale, par un pneumothorax ou un épisode de détresse respiratoire, l'évolution apparaît figée pour des années et très peu évolutive. L'état fonctionnel pulmonaire peut avoir été très dégradé initialement ou, à l'inverse, n'être pas du tout altéré, en dépit de lésions kystiques résiduelles. L'évolution peut être aggravée par des infections intercurrentes, en particulier virale, tandis qu'hypertension artérielle pulmonaire peut apparaître. Le tabagisme peut aggraver une situation respiratoire [2]. Il semble que ce soit également le cas pour la prise de haschich, sans que cela soit à ce jour démontré. Le risque d'une dégradation de la fonction respiratoire rend nécessaire un suivi pneumologique.

Survie et facteurs pronostiques de la survie (Figure 54-6)

Les données de survie disponibles dans l'HL permettant d'évaluer l'impact de l'atteinte pulmonaire sont peu nombreuses [3, 5, 19, 20].

Dans les données du registre français qui enregistre les cas depuis 1983, trois éléments aident à mesurer l'impact de l'atteinte pulmonaire sur la mortalité. Parmi les 1 791 patients enregistrés de 1983 à la fin 2016, la survie à 5 ans des patients ayant une atteinte pulmonaire est de 82 % alors qu'elle est de 98 % en l'absence de l'atteinte pulmonaire. Mais parmi les trente et un décès constatés chez les patients ayant présenté une atteinte pulmonaire, seuls sept cas étaient en rapport avec l'atteinte pulmonaire, alors que les autres décès étaient liés aux conséquences de l'atteinte hématologique ou multiviscérale. Depuis 1998 et l'utilisation de schéma thérapeutique efficace sur l'atteinte hématologique, comportant l'association de cladribine et de cytarabine [8], une très nette amélioration du pronostic vital est observée pour les patients avec atteinte multiviscérale, tandis que l'atteinte pulmonaire isolée, si elle est massive, responsable de pneumothorax intraitable, reste alors une cause des rares cas de décès observés.

Recommandations pour le bilan pulmonaire et la surveillance des enfants porteurs d'HL

Lors du bilan initial d'une HL prouvée, le dépistage d'une atteinte pulmonaire repose sur deux éléments : la symptomatolo-

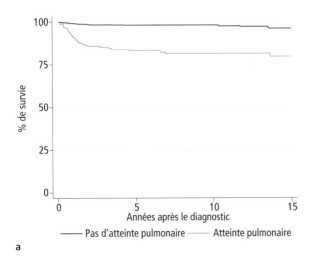
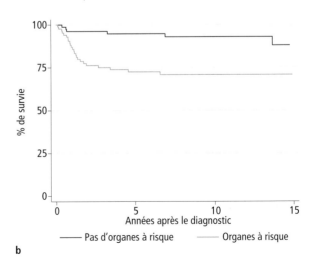

Figure 54-6 Survie des patients français 1983-2016. **a)** Selon la présence ou non d'une atteinte pulmonaire (n = 1 791 patients, dont 168 avec atteinte pulmonaire). **b)** Selon la présence d'une atteinte des organes à risque (n = 168 patients, dont 85 avec atteinte des organes à risque et 83 sans). Dans le groupe des patients avec atteinte des organes à risque, les thérapeutiques récentes ont amélioré le pronostic vital avec une survie de 90 % (données du registre français www.histiocytose.org).

gie clinique et la radiographie de thorax. La TDM thoracique n'apparaît justifiée que devant une suspicion d'atteinte pulmonaire et non pour le dépistage [12]. Il est vraisemblable que cette attitude limite la possibilité de faire des diagnostics d'atteinte pulmonaire et aboutisse finalement à sous-diagnostiquer les formes les plus limitées d'atteintes pulmonaires. Cette attitude, qui est celle de la recommandation internationale [12], part du constat du manque de conséquence sur le plan vital et même fonctionnel de ces lésions minimes. Il tient aussi du souhait de ne pas surtraiter une maladie qui a un cours indolent et autorégressif. De la même façon, il ne semble pas souhaitable d'étendre les indications du LBA.

Mais, à l'inverse, si une pathologie pulmonaire est détectée, soit par une symptomatologie respiratoire, soit par la radiographie de thorax, il est utile d'explorer complètement ces patients. Cette exploration doit être faite en lien avec une équipe pneumologique. La première étape visera à confirmer l'atteinte pulmonaire, éventuellement avec un LBA et l'étude des cellules CD1a. L'évaluation de la sévérité doit être clinique (score de dyspnée, test de marche de 6 minutes), radiologique (score d'extension des lésions en TDM) et fonctionnelle respiratoire (adaptée à l'âge). Une fois, le bilan effectué, la prise en charge thérapeutique doit faire discuter un traitement par voie systémique et, bien sûr, la prise en charge de toute décompensation respiratoire mécanique (pneumothorax) ou infectieuse. Tout au long du suivi, la TDM apparaît comme un examen clef, mais il semble utile de ne pas le répéter à un rythme trop rapide, à la fois parce que les lésions ont une évolution assez lente et pour éviter des irradiations. Sauf décompensation respiratoire, il semble licite de faire un premier bilan à l'échéance usuelle d'évaluation de la maladie (6 semaines après le début d'un traitement), puis uniquement après 1 an. Au-delà de la première année de soins, il peut être préférable de suivre le patient avec des radiographies standard et de réserver la TDM pour des modifications cliniques ou fonctionnelles.

Points clefs

- Une mutation du gène *BRAF*^{N600E} est retrouvée dans plus de 50 % des cas et associée à un début précoce et plus agressif.
- Il existe deux pics d'incidence, vers l'âge d'un an et l'autre, au-delà de 10 ans.
- Le diagnostic de certitude repose sur la présence de lésions bronchiolaires caractéristiques.
- Seule la radiographie de thorax est recommandée de façon systématique, la TDM étant indiquée en cas de signes respiratoires ou d'anomalies radiologiques.
- L'étude des cellules CD1a dans le lavage broncho-alvéolaire confirme l'atteinte pulmonaire.
- Les images caractéristiques associent des microdules qui s'excavent pour aboutir à des kystes.
- Le pneumothorax est la complication respiratoire la plus aiguë de l'histiocytose langerhansienne.
- En cas d'atteinte associée d'un autre organe à risque (foie, rate, hématologie), le traitement par vinblastine et prednisone est indiscutable.
- En cas d'atteinte pulmonaire isolée, le traitement dépend du retentissement sur la fonction pulmonaire et de la menace de pneumothorax.
- Les données du registre français montrent que l'atteinte pulmonaire isolée est rarement responsable des décès.

BIBLIOGRAPHIE

1. BADALIAN-VERY G, VERGILIO JA, DEGAR BA et al. Recurrent *BRAF* mutations in Langerhans cell histiocytosis. Blood, 2010, *116* : 1919-1923.
2. BERNSTRAND C, CEDERLUND K, ASHTROM L, HENTER JI. Smoking preceded pulmonary involvement in adults with Langerhans cell histiocytosis diagnosed in childhood. Acta Paediatr, 2000, *89* : 1389-1392.
3. BERNSTRAND C, CEDERLUND K, SANDSTEDT B et al. Pulmonary abnormalities at long-term follow-up of patients with Langerhans cell histiocytosis. Med Pediatr Oncol, 2001, *36* : 459-468.
4. BERRES ML, LIM KP, PETERS T et al. BRAF-V600E expression in precursor versus differentiated dendritic cells defines clinically distinct LCH risk groups. J Exp Med, 2014, *211* : 669-683.
5. BRAIER J, LATELLA A, BALANCINI B et al. Outcome in children with pulmonary Langerhans cell histiocytosis. Pediatr Blood Cancer, 2004, *43* : 765-769.
6. BRAUNER MW, GRENIER P, TIJANI K et al. Pulmonary Langerhans cell histiocytosis : evolution of lesions on CT scans. Radiology, 1997, *204* : 497-502.
7. DAURIAT G, MAL H, THABUT G et al. Lung transplantation for pulmonary langerhans' cell histiocytosis : a multicenter analysis. Transplantation, 2006, *81* : 746-750.
8. DONADIEU J, BERNARD F, VAN NOESEL M et al. Cladribine and cytarabine in refractory multisystem Langerhans cell histiocytosis : results of an international phase 2 study. Blood, 2015, *126* : 1415-1423.
9. DONADIEU J, ROLON MA, THOMAS C et al. Endocrine involvement in pediatric-onset Langerhans' cell histiocytosis : a population-based study. J Pediatr, 2004, *144* : 344-350.
10. EPAUD R, DUCOU LE PH, FASOLA S et al. Cladribine improves lung cysts and pulmonary function in a child with histiocytosis. Eur Respir J, 2015, *45* : 831-833.
11. GADNER H, MINKOV M, GROIS N et al. Therapy prolongation improves outcome in multisystem Langerhans cell histiocytosis. Blood, 2013, *121* : 5006-5014.
12. HAUPT R, MINKOV M, ASTIGARRAGA I et al. Langerhans cell histiocytosis (LCH) : guidelines for diagnosis, clinical work-up, and treatment for patients till the age of 18 years. Pediatr Blood Cancer, 2013, *60* : 175-184.
13. HERITIER S, EMILE JF, BARKAOUI MA et al. *BRAF* mutation correlates with high-risk Langerhans cell histiocytosis and increased resistance to first-line therapy. J Clin Oncol, 2016, *34* : 3023-3030.
14. HERITIER S, JEHANNE M, LEVERGER G et al. Vemurafenib use in an infant for high-risk Langerhans cell histiocytosis. JAMA Oncol, 2015, *1* : 836-838.
15. KAMBOUCHNER M, BASSET F, MARCHAL J et al. Three-dimensional characterization of pathologic lesions in pulmonary langerhans cell histiocytosis. Am J Respir Crit Care Med, 2002, *166* : 1483-1490.
16. LORILLON G, BERGERON A, DETOURMIGNIES L et al. Cladribine is effective against cystic pulmonary Langerhans cell histiocytosis. Am J Respir Crit Care Med, 2012, *186* : 930-932.
17. MARIE J, NORMAND E, MALLET R, SALET J. La réticulose cutanée et pulmonaire apyrétique du nourrisson. Presse Méd, 1941, *91* : 1146-1149.
18. REFABERT L, RAMBAUD C, MAMOU-MANI T et al. Cd1a-positive cells in bronchoalveolar lavage samples from children with Langerhans cell histiocytosis. J Pediatr, 1996, *129* : 913-915.

19. RIGAUD C, BARKAOUI MA, THOMAS C et al. Langerhans cell histiocytosis : therapeutic strategy and outcome in a 30-year nationwide cohort of 1478 patients under 18 years of age. Br J Haematol, 2016, *174* : 887-898.
20. RONCERAY L, POTSCHGER U, JANKA G et al. Pulmonary involvement in pediatric-onset multisystem Langerhans cell histiocytosis : effect on course and outcome. J Pediatr, 2012, *161* : 129-133.
21. TAZI A, DE MARGERIE C, NACCACHE JM et al. The natural history of adult pulmonary Langerhans cell histiocytosis : a prospective multicentre study. Orphanet J Rare Dis, 2015, *10* : 30.
22. TAZI A, MARC K, DOMINIQUE S et al. Serial computed tomography and lung function testing in pulmonary Langerhans' cell histiocytosis. Eur Respir J, 2012, *40* : 905-912.
23. VASSALLO R, JENSEN EA, COLBY TV et al. The overlap between respiratory bronchiolitis and desquamative interstitial pneumonia in pulmonary Langerhans cell histiocytosis : high-resolution CT, histologic, and functional correlations. Chest, 2003, *124* : 1199-1205.
24. VASSALLO R, RYU JH, SCHROEDER DR et al. Clinical outcomes of pulmonary Langerhans'-cell histiocytosis in adults. N Engl J Med, 2002, *346* : 484-490.

Poumon et autres pathologies

POUMON ET PATHOLOGIE HÉPATIQUE

Muriel Girard, Antoine Legendre et Dominique Debray

Les enfants atteints de pathologie hépatique peuvent développer des manifestations respiratoires. Le plus souvent, ce sont des complications non spécifiques liées à la cirrhose ou à la maladie sous-jacente. En revanche, deux complications pulmonaires spécifiques, rares mais graves, sont importantes à connaître afin d'en faire le diagnostic rapide pour une prise en charge et un traitement spécifique. Ce sont le syndrome hépatopulmonaire (SHP), caractérisé par une hypoxémie liée à un shunt intrapulmonaire droite-gauche, et l'hypertension portopulmonaire (HTPP), caractérisée par une hypertension artérielle pulmonaire. Ces complications sont des atteintes vasculaires pulmonaires survenant dans des contextes similaires, ayant en commun l'existence d'anastomoses portosystémiques, ces anastomoses pouvant être soit congénitales (fistule portocave congénitale) ou acquises en cas d'hypertension portale ou de chirurgie. Elles se rencontrent alors dans le cadre de cirrhoses ou bien d'hypertension portale sans hépatopathie chronique (cavernome porte). Bien que les aspects cliniques et paracliniques de ces deux entités soient différents, les mécanismes physiopathologiques sous-jacents sont proches et ces pathologies ont déjà été décrites de façon concomitante ou successive chez certains malades [6]. Les raisons pour lesquelles certains enfants développent un SHP, et d'autres une HTPP restent mal connues. Ces complications sont sévères mais traitables par la transplantation hépatique (TH) ou par la fermeture d'une fistule portocave congénitale. Elles nécessitent d'être connues des pédiatres et seront particulièrement développées dans ce chapitre.

Syndrome hépatopulmonaire

Définition et épidémiologie chez l'enfant

Le syndrome hépatopulmonaire (SHP) est défini par l'association :
– d'une hypertension portale ;
– d'une augmentation du gradient alvéolo-artériel en oxygène supérieure à 15 mmHg, responsable d'une hypoxémie (PaO$_2$ < 80 mmHg en air ambiant) ;
– d'un effet shunt intrapulmonaire (lié à une dilatation des capillaires pulmonaires et responsable de l'hypoxémie artérielle) ou d'un shunt vrai par la présence de néovaisseaux (souvent communications artérioveineuses pulmonaires) qui ne sont pas en contact avec le gaz alvéolaire [14].

Le SHP est une complication liée à l'existence d'anastomoses portosystémiques, entraînant le passage de sang porte directement dans la circulation systémique. Il peut se développer en cas de cirrhose, d'obstruction au retour veineux sus-hépatique (syndrome de Budd-Chiari) avec hypertension portale [3], d'hypertension portale non cirrhotique d'origine intrahépatique (fibrose hépatique congénitale, sclérose hépatoportale, hyperplasie nodulaire régénérative) ou extrahépatique (cavernome porte) [4], ou de fistule portocave malformative congénitale sans hypertension portale. De même, une dérivation portosystémique créée chirurgicalement dans le cadre du traitement d'une hypertension portale peut majorer le risque de SHP [2]. Toutes ces situations indiquent que la cause du SHP est liée au passage de substances vaso-actives directement de la circulation portale vers la circulation systémique sans passer par le foie. Le SHP peut également se développer chez des patients ayant une cardiopathie traitée par une anastomose cavopulmonaire supérieure (intervention de Glenn). La circulation pulmonaire (ou une partie) n'est alors alimentée que par du sang de la veine cave supérieure, privant ainsi le poumon de sang provenant du foie, entraînant le SHP. La redirection du flux veineux sus-hépatique vers le poumon permet alors la disparition du SHP. Dans cette situation, la survenue du SHP est alors liée à l'absence de facteur vaso-actif provenant du foie.

La fréquence du shunt intrapulmonaire est de 18 % (sans hypoxémie) à 9 % (avec hypoxémie) chez les enfants candidats à une transplantation hépatique [2, 9]. Elle est estimée à moins de 1 % en cas de cavernome porte et de fibrose hépatique congénitale, de 6,5 % en cas de cirrhoses, de 13 % en cas de sclérose hépatoportale et augmente à plus de 20 % en cas d'atrésie des voies biliaires associée à un « syndrome de polysplénie » [2, 9]. Elle est globalement de 12 % en cas de fistule portocave congénitale et est particulièrement fréquente chez les patients avec « syndrome de polysplénie » (sans atrésie des voies biliaires) (43 %) en comparaison à ceux sans « syndrome de polysplénie » (9 %) [3].

Physiopathologie

Les mécanismes en cause dans le SHP impliquent des anomalies du remodelage vasculaire pulmonaire associant une dilatation des capillaires et une augmentation du nombre de capillaires et/ou la formation de néovaisseaux [14]. L'existence d'anastomose portosystémiques entraînant un passage anormal de substances vaso-actives directement de la circulation porte vers la circulation systémique (sans passage par le foie) serait à l'origine d'un déséquilibre de ces médiateurs au niveau pulmonaire, entraînant une vasodilatation capillaire.

Vasodilatation pulmonaire

De nombreux facteurs vasodilatateurs sont incriminés, dont le plus important est le NO (monoxyde d'azote), mais d'autres sont également suspectés comme le CO (monoxyde de carbone), l'endothéline 1 et le TNF-α.

Angiogenèse

Chez l'homme en cas de SHP, il n'est pas noté d'amélioration de l'hypoxémie après traitement par la NO synthétase et, chez certains patients, l'hypoxie ne régresse pas après transplantation hépatique. D'autres facteurs comme des facteurs du remodelage vasculaire pourraient donc être impliqués dans l'hypoxémie. Une prolifération des capillaires pulmonaires a déjà été identifiée dans une série post-mortem de patients atteints de SHP. Une vasculopathie induite par les macrophages pourrait aussi expliquer l'association ou la transition occasionnelle du SHP vers une hypertension artérielle pulmonaire constatée dans quelques observations [6, 15].

Hypoxémie

Elle est la conséquence des échanges gazeux perturbés au niveau de l'alvéole : par effet shunt (dilatation capillaire), mais aussi par shunt vrai (néovascularisation artérioveineuse) [14]. La dilatation des capillaires pulmonaires entraîne l'effet shunt par altération de la ventilation-perfusion (diffusion incomplète dans les vaisseaux dilatés). Les néovaisseaux entraînent des communications artérioveineuses avec shunt droite-gauche via des vaisseaux non perfusés par les alvéoles pulmonaires. Ces deux phénomènes contribuent à la diminution de la saturation en oxygène dans les veines pulmonaires et à l'hypoxémie observée chez les patients.

Diagnostic

Circonstances de découverte

À un stade précoce, le SHP est asymptomatique et nécessite un dépistage systématique. Le premier signe peut être une dyspnée apparaissant au passage de la position allongée à la position debout (platypnée), puis une dyspnée d'effort et de repos. Une hypoxémie peut être observée en position debout (orthodéoxie) ou après un effort modéré, et une cyanose peut s'installer. Les autres signes d'hypoxémie chronique comme un hippocratisme digital ou une polyglobulie doivent aussi faire rechercher un SHP. Chez l'enfant, les premiers signes peuvent être précoces (6 mois), mais l'âge moyen de découverte est de 9 ans [2]. L'apparition est plus précoce chez les enfants atteints d'atrésie des voies biliaires avec syndrome de polysplénie (12 mois) [2].

Diagnostic de l'hypoxémie

La mesure de la saturation per cutanée en O_2 (SpO_2) inférieure à 97 % doit faire réaliser une gazométrie artérielle. Elle confirme l'hypoxémie avec une PaO_2 inférieure à 80 mmHg en air ambiant. Le caractère réfractaire est affirmé au test d'hyperoxie par une PaO_2 inférieure à 150 mmHg sous une concentration en oxygène de 100 % qui doit faire suspecter un shunt droite-gauche, quelle qu'en soit l'origine.

Diagnostic du shunt intrapulmonaire

ÉCHOCARDIOGRAPHIE DE CONTRASTE • À l'état normal, après injection intraveineuse périphérique de sérum salé agité, les microbulles d'air (diamètre de 15 µm), passent dans le ventricule droit, se bloquent dans les capillaires pulmonaires (diamètre de 8 µm), puis apparaissent dans les cavités cardiaques gauches plus de six systoles après leur injection. En cas de SHP, les microbulles traversent massivement les capillaires pulmonaires dilatés et apparaissent précocement dans le ventricule gauche entre trois et six systoles après leur injection. Cet examen n'est pas valable pour dépister un SHP en cas de shunt intracardiaque de type foramen ovale, par exemple.

SCINTIGRAPHIE PULMONAIRE AUX MACRO-AGRÉGATS D'ALBUMINE • Elle permet de démontrer la vasodilatation pulmonaire, mais également de quantifier le shunt intrapulmonaire. À l'état normal, après injection intraveineuse périphérique de macro-agrégats d'albumine marqués par le ^{99m}Tc (diamètre de 20 µm), la scintigraphie ne révèle la présence du traceur que dans les poumons. En cas de SHP, ces macro-agrégats traversent massivement les capillaires pulmonaires dilatés, atteignent la circulation systémique et se fixent ensuite dans d'autres organes (rein et cerveau) où la radioactivité peut être quantifiée (Figure 55-1). Le pourcentage du shunt peut être estimé en calculant le rapport de la radioactivité mesurée au niveau du crâne et des poumons.

AUTRES EXAMENS • La radiographie pulmonaire et les explorations fonctionnelles respiratoires sont normales. Un angioscanner

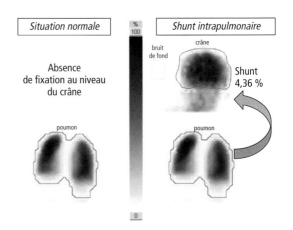

Figure 55-1 Scintigraphie pulmonaire aux macro-agrégats d'albumine marquée au ^{99m}Tc. À l'état normal, la fixation n'est que pulmonaire ; la fixation extrapulmonaire (crâne) précoce traduit le shunt pulmonaire ; le shunt peut être quantifié par le calcul du rapport de radioactivité crâne/poumons (N < 1 %) ou crâne/poumons + crâne (N < 6 %).

thoracique est parfois réalisé pour écarter d'exceptionnels shunts vasculaires macroscopiques chez l'enfant. Le cathétérisme cardiaque peut être utile en cas de persistance d'un foramen ovale pour diagnostiquer un SHP en permettant d'identifier une hypoxémie dans la veine pulmonaire et d'objectiver un retour veineux trop rapide à l'angiographie pulmonaire. Il peut aussi être indiqué en cas d'hypoxémie sévère (< 60 mmHg) pour réaliser la mesure de la PaO_2 sous 100 % d'oxygène, mesurer l'index cardiaque (le plus souvent élevé) et les pressions ventriculaires droites et gauches qui sont des facteurs pronostiques. Il permet aussi de réaliser une angiographie pulmonaire à la recherche de shunt macroscopique.

Pronostic et évolution

À de rares exceptions près, l'évolution du SHP se fait vers l'aggravation parfois rapide de l'hypoxémie [2]. Quelques rares observations de régression spontanée du SHP suivie du développement secondaire d'une hypertension artérielle pulmonaire ont été rapportées [6, 15].

Traitement

Traitement médical

De nombreuses molécules ont été testées (inhibiteurs de la NO synthétase et du NO, activateurs de l'endothéline 1), mais leur efficacité n'a jamais été démontrée en dehors d'observations ponctuelles. Actuellement, aucun de ces traitements ne peut être recommandé et ne doit se substituer au traitement chirurgical. L'oxygénothérapie est indiquée en cas d'hypoxémie sévère (si PaO_2 < 60 mmHg).

Traitement chirurgical

SHP D'ORIGINE INTRAHÉPATIQUE • En cas de maladie chronique du foie, le SHP est une indication de transplantation hépatique (TH), même en l'absence d'insuffisance hépatocellulaire. Une régression du SHP après transplantation est observée chez tous les enfants ayant survécu à la période post-opératoire immédiate dans un délai variable de 1 à 8 mois. La mortalité globale est de 20 % environ. Mais la survie, la morbidité post-greffe et la réversibilité du SHP dépendent surtout de la sévérité de l'hypoxémie au moment de la transplantation [1, 8, 9].

SHP D'ORIGINE EXTRAHÉPATIQUE • Le principe du traitement est de rétablir une circulation portale hépatopète. En cas de cavernome porte, la reperméabilisation du foie se fait par l'anastomose de la veine mésentérique ou splénique à la branche porte gauche (lorsqu'elle est perméable), via un greffon jugulaire ou en gore-tex. On observe alors une régression complète du SHP. Si la veine porte intrahépatique est obstruée, une transplantation hépatique est alors indiquée. En cas de fistule portocave congénitale, une fermeture peut être proposée par radiologie interventionnelle ou ligature chirurgicale. Dans cette situation chez l'enfant, le SHP a régressé, sauf chez un patient ayant de façon associée des malformations artérioveineuses [3].

Hypertension portopulmonaire

Définition et fréquence chez l'enfant

L'hypertension portopulmonaire (HTPP) est définie comme l'existence d'une hypertension artérielle pulmonaire associée à une hypertension portale, quelle qu'en soit la cause. Mais il peut aussi se rencontrer en cas de fistules portocaves congénitales. Le diagnostic est établi par des mesures hémodynamiques obtenues lors d'un cathétérisme cardiaque droit associant :
– une pression artérielle pulmonaire moyenne (PAPm) > 25 mmHg au repos ;
– une pression capillaire pulmonaire d'occlusion < 15 mmHg ;
– des résistances vasculaires pulmonaires > 240 $dyn/s/cm^{-5}$.

L'association de ces trois critères indique une HTAP de type précapillaire, caractéristique de l'HTPP.

L'HTPP est une complication plus rare que le syndrome hépatopulmonaire, mais elle s'observe dans les mêmes circonstances [6, 8]. Chez l'enfant une étude récente portant sur 1 073 patients suivis pour hypertension portale montre la survenue d'une HTPP chez six d'entre eux (0,55 %) [6]. L'HTPP est plus fréquente en cas d'hypertension portale non cirrhotique (4,5 %), surtout fibrose hépatique congénitale et veinopathie portale oblitérante, et moindre en cas de cavernome porte (0,9 %) ou de cirrhose (0,22 %) [6].

Physiopathologie

L'aspect histopathologique de l'HTPP est similaire à celui de l'HTAP d'une autre origine. Il associe, sur les vaisseaux pulmonaires, une fibrose intimale, une hypertrophie de la média, des lésions plexiformes et des thromboses vasculaires [12], conduisant à un épaississement global de la paroi vasculaire et à une augmentation des résistances vasculaires pulmonaires. Ces modifications entraînent une dysfonction endothéliale. Les causes suspectées sont la circulation hyperdynamique observée en cas de cirrhose et une modification de la balance de facteurs vaso-actifs arrivant directement aux poumons via les anastomoses portosystémiques. Le rôle de différentes molécules est suggéré comme l'endothéline 1, l'IL-6, le thromboxane A_2, l'IL-1, l'angiotensine 1, la sérotonine et le glucagon [13]. Mais seule une minorité de patients avec une hypertension portale développe une HTPP, indiquant que d'autres facteurs pourraient être impliqués.

Diagnostic

Circonstances de découverte

Chez l'enfant, l'âge médian au diagnostic d'HTPP est de 10 à 14 ans [9, 10]. L'HTPP reste longtemps asymptomatique, mais est parfois responsable de syncope ou de mort subite. Le symptôme le plus fréquent est initialement une dyspnée d'effort.

Diagnostic de l'HTAP

La radiographie pulmonaire peut être normale ou révéler une cardiomégalie et/ou un bombement de l'arc moyen gauche. L'électrocardiogramme est normal ou montre des signes d'hypertrophie ventriculaire droite. Le diagnostic repose sur les deux examens suivants.

ÉCHOGRAPHIE-DOPPLER CARDIAQUE • Elle permet, lorsqu'il existe une insuffisance tricuspide, d'estimer la pression artérielle pulmonaire systolique (PAPs) par l'analyse de la vitesse d'une régurgitation tricuspide. L'estimation de la PAPs permet de suspecter une élévation de la PAPm. Si la vitesse de l'insuffisance tricuspide est inférieure à 2,5 m/s et que la pression de l'oreillette droite est jugée normale, alors la pression pulmonaire est considérée comme normale sur les seules données de l'échocardiographie. Si la vitesse de l'insuffisance tricuspide est supérieure à 2,5 m/s et que toute autre caractéristique de l'échographie ne permet pas d'exclure une hypertension artérielle pulmonaire, l'indication d'un cathétérisme cardiaque doit être envisagée (Tableau 55-I).

CATHÉTÉRISME CARDIAQUE DROIT • Il permet de confirmer par mesure directe l'augmentation de la PAPm au-delà de 25 mmHg associée à une pression capillaire pulmonaire inférieure à 15 mmHg et à une augmentation des RVP au-delà de 240 dyn/s/cm^{-5}, qui signe une HTAP de type précapillaire. Il permet également de mesurer le débit cardiaque qui détermine en partie le pronostic.

Tableau 55-I Évaluation échographique pour le dépistage d'une HTAP chez l'enfant.

Vitesse tricuspide	PAPs estimée	Conclusion
< 2,5 m/s	< 30 mmHg	Pas d'HTAP évidente
2,5-2,8 m/s	30-35 mmHg	Doute sur une possible HTAP Indication d'un cathétérisme cardiaque pour confirmation
> 2,8 m/s	> 30-35 mmHg	HTAP hautement probable Indication d'un cathétérisme cardiaque pour évaluation

Pronostic et évolution

L'évolution spontanée se fait vers l'aggravation parfois rapide de l'HTAP, responsable d'une insuffisance cardiaque droite et à tout moment de mort subite. L'évolution est indépendante de celle de la maladie du foie. Le pronostic est globalement sombre et les facteurs pronostiques reconnus sont la sévérité de la cirrhose et un index cardiaque bas. Chez l'enfant, dans une étude rétrospective, la mortalité globale était de 50 % [10], la cause du décès était en rapport direct avec l'HTAP. La survie était très améliorée chez les enfants ayant reçu un traitement quel qu'il soit : médicamenteux, fermeture d'une fistule porto-cave ou transplantation hépatique, sans différence significative entre ces trois types de traitements [6].

Traitement

Le meilleur traitement de l'HTAP est le traitement de sa cause. En raison de la gravité de l'HTAP dans ces situations et de la possible aggravation de celle-ci, un traitement médicamenteux peut être indiqué dans l'attente d'un traitement chirurgical ou en postopératoire. En raison du risque de syncope et de mort subite, il est recommandé d'éviter les efforts physiques violents et les séjours en haute altitude du fait de la vasoconstriction hypoxique qui peut majorer l'HTAP [5].

Traitement médical

Les bêtabloquants, souvent prescrits au cours de l'hypertension portale, doivent être interrompus en raison du risque de complications liées à la diminution du débit cardiaque et à la diminution de la tolérance à l'effort [7].

Trois principales classes de médicaments sont utilisées avec efficacité chez les patients adultes avec HTPP. Ces molécules sont des thérapeutiques ciblées sur la dysfonction endothéliale et agissent à la fois sur la vasodilatation et le remodelage vasculaire. En pédiatrie, ces molécules ont été testées chez des enfants ayant une HTAP, mais chez très peu de patients ayant une HTPP.

ANALOGUES DE LA PROSTACYCLINE • Le traitement pharmacologique de référence est l'époprosténol donné par voie intraveineuse [5, 8].

ANTAGONISTES DES RÉCEPTEURS DE L'ENDOTHÉLINE • Deux types de molécules antagonistes des récepteurs de l'endothéline, le bosentan (non sélectif) et l'ambrisentan (sélectif) en administration orale, ont été utilisées avec un effet bénéfique.

INHIBITEURS DE LA PHOSPHODIESTÉRASE DE TYPE 5 • Les principales molécules sont le sildénafil et le tadalafil en administration orale. En monothérapie, ces molécules semblent avoir un effet modeste sur la vascularisation pulmonaire. Mais utilisées en association à des analogues de la prostacycline ou aux agonistes de l'endothéline, une amélioration des paramètres cliniques et hémodynamiques a été observée chez l'adulte. Ces données restent très limitées.

Traitement chirurgical

Quel que soit le traitement chirurgical, la réversibilité de l'HTAP est incertaine et dépend de sa sévérité et de l'importance des lésions pariétales pulmonaires [7, 8]. En cas de mauvaise réponse au traitement médicamenteux ou de sévérité particulière de l'HTAP, une biopsie pulmonaire peut aider à mieux préciser les lésions histologiques afin d'aider à grader la sévérité de l'atteinte et à évaluer le pronostic.

HTPP D'ORIGINE EXTRAHÉPATIQUE • Le traitement repose sur la revascularisation portale du foie via le récessus de Rex en cas de thrombose porte ou sur la fermeture d'une fistule portocave congénitale, mais la réversibilité de l'HTAP dépend de sa sévérité. Dans une petite série pédiatrique, la fermeture des shunts portosystémiques congénitaux a permis une disparition de l'HTPP dans tous les cas (n = 6) [6].

HTPP D'ORIGINE INTRAHÉPATIQUE • En cas de maladie chronique du foie, la transplantation hépatique (TH) est le seul traitement susceptible d'être efficace à un stade précoce. L'indication de transplantation reste controversée dans les formes sévères et n'est envisagée que lorsque la PAPm est comprise entre 35 et 50 mmHg, et qu'il n'existe pas d'abaissement significatif du débit cardiaque. Elle est contre-indiquée lorsque l'HTAP est majeure (PAPm > 50 mmHg et/ou RVP > 240 dyn/s/cm^{-5}), le risque de mortalité péri-opératoire liée une décompensation aiguë d'une insuffisance cardiaque droite étant alors de l'ordre de 50 à 100 % [7]. La transplantation combinée pulmonaire et hépatique ou cardiaque, pulmonaire et hépatique n'est pas indiquée en raison de leurs mauvais résultats actuellement. Dans la seule série pédiatrique rétrospective décrite, quatorze enfants ont reçu une transplantation hépatique à un âge médian de 12 ans, neuf avaient reçu un traitement médicamenteux avant la transplantation [6]. Les quatre enfants qui avaient une PAPm supérieure à 40 mmHg en pré-opératoire sont décédés en période post-opératoire immédiate. Parmi les dix enfants ayant survécu à la transplantation, neuf ont pu interrompre le traitement médicamenteux et un enfant a poursuivi son traitement à 2 ans post-transplantation en raison de la persistance de l'HTAP (PAPm > 50 mmHg), indiquant que la régression de l'HTAP est inconstante.

Points clefs
- Le syndrome hépatopulmonaire et l'hypertension portopulmonaire :
  – sont deux complications rares et graves ;
  – partagent les mêmes contextes physiopathologiques ;
  – sont le plus souvent réversibles après transplantation hépatique ou reperméabilisation du foie ;
  – imposent un dépistage précoce pour un meilleur traitement.
- A contrario, la découverte d'une hypoxémie ou d'une HTAP sans cause évidente doit faire rechercher une pathologie hépatique ou une fistule portocave congénitale.

BIBLIOGRAPHIE[(1)]

1. AL-HUSSAINI A, TAYLOR RM, SAMYN M et al. Long-term outcome and management of hepatopulmonary syndrome in children. Pediatr Transplant, 2010, *14* : 276-282.
2. BARBÉ T, LOSAY J, GRIMON G et al. Pulmonary arteriovenous shunting in children with liver disease. J Pediatr, 1995, *126* : 571-579.
3. BERNARD O, FRANCHI-ABELLA S, BRANCHEREAU S et al. Congenital portosystemic shunts in children : recognition, evaluation, and management. Semin Liver Dis, 2012, *32* : 273-287.
4. BORKAR VV, PODDAR U, KAPOOR A et al. Hepatopulmonary syndrome in children : a comparative study of non-cirrhotic vs. cirrhotic portal hypertension. Liver Int, 2015, *35* : 1665-1672.
5. CONDINO AA, IVY DD, O'CONNOR JA et al. Portopulmonary hypertension in pediatric patients. J Pediatr, 2005, *147* : 20-26.
6. ECOCHARD-DUGELAY E, LAMBERT V, SCHLEICH JM et al. Portopulmonary hypertension in liver disease presenting in childhood. J Pediatr Gastroenterol Nutr, 2015, *61* : 346-354.
7. HERVE P, LE PAVEC J, SZTRYMF B et al. Pulmonary vascular abnormalities in cirrhosis. Best Pract Res Clin Gastroenterol, 2007, *21* : 141-159.
8. IQBAL CW, KROWKA MJ, PHAM TH et al. Liver transplantation for pulmonary vascular complications of pediatric end-stage liver disease. J Pediatr Surg, 2008, *43* : 1813-1820.
9. KIM JS, KIM KM, KO JK et al. Intrapulmonary shunt in the course of pediatric liver transplantation. Transplant Proc, 2008, *40* : 2512-2514.
10. LEE J, MENKIS AH, ROSENBERG HC. Reversal of pulmonary arteriovenous malformation after diversion of anomalous hepatic drainage. Ann Thorac Surg, 1998, *65* : 848-849.
11. LIBERAL R, GRANT CR, BAPTISTA R, MACEDO G. Porto-pulmonary hypertension : a comprehensive review. Clin Res Hepatol Gastroenterol, 2015, *39* : 157-167.
12. PIETRA GG, CAPRON F, STEWART S et al. Pathologic assessment of vasculopathies in pulmonary hypertension. J Am Coll Cardiol, 2004, *43* (*Suppl. S*) : 25S-32S.
13. RAEVENS S, GEERTS A, VAN STEENKISTE C et al. Hepatopulmonary syndrome and portopulmonary hypertension : recent knowledge in pathogenesis and overview of clinical assessment. Liver Int, 2015, *35* : 1646-1660.
14. RODRÍGUEZ-ROISIN R, KROWKA MJ. Hepatopulmonary syndrome : a liver-induced lung vascular disorder. N Engl J Med, 2008, *358* : 2378-2387.
15. UMEDA A, TAGAWA M, KOHSAKA T et al. Hepatopulmonary syndrome can show spontaneous resolution : possible mechanism of portopulmonary hypertension overlap ? Respirology, 2006, *11* : 120-123.

---

(1) *Voir aussi* bibliographie complémentaire sur le site compagnon.

POUMON ET DRÉPANOCYTOSE

Alice Hadchouel-Duvergé

La drépanocytose, maladie génétique parmi les plus fréquentes en France, est due à une mutation récurrente du gène de la β-globine, responsable de la formation d'une hémoglobine anormale, l'hémoglobine S (HbS), qui se polymérise lorsqu'elle est désoxygénée. Ce phénomène déforme le globule rouge (falciformation) et est responsable de complications vaso-occlusives, microvasculaires et hémolytiques. Le poumon est un organe cible avec des complications respiratoires aiguës ou chroniques.

Hypoxie et drépanocytose

Épidémiologie

Dans une étude comparant des patients drépanocytaires à un groupe contrôle, la saturation pulsée en oxygène (SpO_2) était inférieure à 95 % au repos chez 9 % des patients, contre 0 % chez les témoins [5]. L'hypoxémie nocturne concerne jusqu'à 40 % des patients selon les séries [4]. Les enfants drépanocytaires ont plus de désaturations nocturnes, un taux moyen de SpO_2 nocturne plus bas et un nadir de SpO_2 nocturne inférieur par rapport aux enfants non drépanocytaires. Les facteurs prédictifs d'hypoxie nocturne retrouvés dans la littérature sont une anémie sévère, un taux faible d'hémoglobine fœtale et des signes biologiques d'hémolyse [10].

Mécanismes

Plusieurs paramètres sont responsables de l'hypoxie constatée dans la drépanocytose : la moindre affinité de l'HbS pour l'oxygène, la morphologie érythrocytaire, l'hémolyse chronique responsable, d'une part, d'une augmentation de la concentration en dyshémoglobines et, d'autre part, d'une diminution locale de la concentration en monoxyde d'azote (NO) qui, au niveau pulmonaire, entraîne une inadéquation des rapports ventilation/perfusion et une augmentation de l'hypoxie [4].

Diagnostic

La déviation de la courbe de dissociation de l'hémoglobine, ainsi que la prévalence augmentée d'autres hémoglobines anormales chez le patient drépanocytaire ont remis en question la pertinence de la mesure par oxymétrie standard pour évaluer l'hypoxémie. Cependant, la co-oxymétrie (étude combinée du gaz du sang artériel et de la saturation) a permis de valider la fiabilité de l'oxymétrie standard chez le patient drépanocytaire, avec une bonne corrélation entre les mesures standard et la saturation artérielle. Des techniques d'oxymétrie combinée permettant d'évaluer non seulement la saturation mais aussi les dyshémoglobines sont utilisées en recherche, mais non en routine.

Conséquences

L'hypoxémie entraîne la polymérisation de l'HbS et la diminution du transport en oxygène, ce qui aggrave le phénomène. Dans un contexte aigu, le risque de crise vaso-occlusives (CVO) et de syndrome thoracique aigu (STA) est augmenté. L'hypoxie cérébrale est associée à un risque augmenté d'accident vasculaire cérébral (AVC) [4, 5]. Concernant le risque d'hypertension pulmonaire, les résultats sont contradictoires d'une étude à l'autre [5, 10]. Enfin, l'hypoxémie chronique ne semble pas être un marqueur prédictif de STA [10].

Prise en charge

En situation d'hypoxémie aiguë, il existe deux effets controversés de l'oxygénothérapie : un risque théorique au long cours de diminution de la sécrétion d'érythropoïétine et donc de la réticulocytose, ainsi qu'un effet rebond de la douleur au moment de l'arrêt du fait de la reprise de la réticulocytose [4]. Toutefois, l'amélioration de l'oxygénation sanguine a pour effet d'interrompre la polymérisation et le cercle vicieux s'installant en situation d'hypoxémie, bénéfices justifiant l'utilisation systématique qui en est faite en situation aiguë. Il n'y a actuellement pas de recommandation sur les traitements à mettre en place en cas de mise en évidence d'une hypoxie chronique (programme transfusionnel ou d'échanges transfusionnels, hydroxyurée, greffe de cellules souches hématopoïétiques) [10, 20], les principales recommandations concernant les autres complications de la drépanocytose où l'hypoxie chronique peut jouer un rôle. Quelques études ont montré une amélioration de la SpO_2 au long cours après la mise en place d'un traitement par hydroxyurée [4]. En cas d'hypoxémie nocturne, l'oxygénothérapie au long cours reste donc très controversée. L'attitude actuelle consiste à dépister un éventuel SAOS afin de discuter d'une amygdalectomie ou adénoïdectomie [4].

Syndrome thoracique aigu

Le STA est défini par l'association de toute nouvelle image radiologique pulmonaire (condensation alvéolaire mais qui n'est pas une atélectasie) à un ou plusieurs des symptômes suivants : fièvre, signes respiratoires, douleur thoracique [19]. Les facteurs de gravité paracliniques sont l'atteinte multilobaire à la radiographie, un taux de plaquettes inférieur à 200 000/mm³, une baisse du taux d'hémoglobine et un groupe sanguin avec de nombreuses allo-immunisations.

Épidémiologie, morbi-mortalité et facteurs de risque

Le STA est la deuxième complication de la drépanocytose après les CVO. Il est la première cause d'hospitalisation en soins intensifs et également de décès prématuré [19]. La survenue d'un STA avant l'âge de 4 ans est un facteur de risque de récidive comparé aux enfants plus âgés, surtout dans l'année qui suit l'épisode. Le jeune âge, un taux d'hémoglobine fœtale ou totale bas et l'hyperleucocytose sont des facteurs de risque indépendants. L'asthme est également un facteur de risque [1].

Physiopathologie

Plusieurs mécanismes peuvent être à l'origine d'un STA, individuellement ou conjointement. Il s'agit principalement d'une hypoventilation, d'une infection pulmonaire ou d'une occlusion vasculaire (thrombus, embole graisseux ou vasoconstriction), qui aboutissent à une diminution des échanges alvéolaires. Cette hypoxie entraîne un cercle vicieux de falciformation de l'HbS, puis une vaso-occlusion et une altération de la vascularisation pulmonaire. L'hémolyse intravasculaire est à l'origine du relargage d'hémoglobine libre, d'hème et d'arginase 1, qui participent à la dysfonction endothéliale et diminuent la concentration locale de NO, favorisant ainsi l'occlusion vasculaire pulmonaire [9].

Étiologie

Dans la cohorte de 671 patients de Vichinsky et al. [19], les causes de STA étaient retrouvées dans seulement 38 % des cas, et 70 % des cas avec données complètes. L'infection pulmonaire était la cause la plus fréquemment retrouvée chez l'enfant avec majoritairement des bactéries atypiques et des virus, et moins de 10 % de germes encapsulés [9, 19]. L'embolie graisseuse, secondaire à une nécrose osseuse au cours d'une CVO, est l'origine des STA les plus graves. L'hypoventilation par diminution de l'ampliation thoracique est un autre facteur de risque. Enfin, la falciformation locale et la formation de thrombi peuvent être à l'origine d'infarctus pulmonaires. Dans la cohorte de Vichinsky et al., le STA était imputé par défaut à l'infarctus pulmonaire dans 16 % des cas où les données complètes, incluant un LBA, ne permettaient pas de retrouver d'autres causes [19].

Prise en charge

Même si aucune étude randomisée n'a été conduite pour évaluer l'efficacité de la transfusion, de nombreux arguments soutiennent son utilisation et celle-ci peut être d'une grande efficacité lorsqu'elle est effectuée précocement. Son indication n'est pas systématique (notamment en cas d'étiologie infectieuse du STA ou de formes peu sévères) mais doit être régulièrement réévaluée [11, 20]. Si l'hémoglobine de l'enfant est spontanément au-dessus de 9 g/dl, s'il existe une défaillance viscérale associée ou si l'état de l'enfant s'aggrave malgré une transfusion simple, un échange transfusionnel est alors requis. Une antibiothérapie efficace sur les germes communautaires et atypiques doit être initiée et associée, en cas de suspicion de grippe, à un traitement antiviral par oseltamivir [11]. En cas de baisse de la SpO$_2$ de 3 % par rapport à la saturation habituelle de l'enfant, une oxygénothérapie simple est mise en place. En cas d'hypoxémie persistante, d'hypercapnie ou d'acidose, une assistance ventilatoire peut être indiquée [9, 11, 19]. La corticothérapie est déconseillée, voire dangereuse en raison de l'effet rebond avec récurrences des CVO et du STA ainsi que des complications (AVC et infarctus rénaux) décrites. L'effet rebond semble être dose-dépendant et associé à un arrêt précoce et brutal. La démargination des leucocytes induite par les corticoïdes pourrait aussi jouer un rôle en majorant la viscosité sanguine.

Prévention

Les dernières recommandations américaines préconisent l'hydroxyurée à partir de 9 mois chez tous les enfants drépanocytaires, avec un bon niveau de preuve et une recommandation forte entre 9 et 42 mois, modérée au-delà [20]. En France, ce traitement est recommandé après le deuxième STA. En cas d'efficacité insuffisante ou d'échec de ce traitement seul, le programme transfusionnel a montré qu'il réduisait drastiquement l'incidence du STA, l'alternative étant la greffe de cellules souches hématopoïétiques [11, 19, 20].

Asthme et drépanocytose

Prévalence

La prévalence de l'asthme n'est pas augmentée chez les enfants drépanocytaires, avec des prévalences comparables à la population générale en France et aux États-Unis [1].

Complications

Plusieurs études montrent que l'asthme est associé à une augmentation du taux de CVO et de STA chez les enfants drépanocytaires [1]. L'asthme a également été associé au risque de décès dans la drépanocytose, avec un âge médian de survie de 52,5 ans pour les asthmatiques contre 64,3 ans pour les non-asthmatiques dans la cohorte CSSCD [3].

Spécificités de la prise en charge

Les bronchodilatateurs de courte ou de longue durée d'action peuvent être utilisés sans précaution, ni restriction particulière. En revanche, la corticothérapie systémique fait débat, comme évoqué plus haut [15]. Il n'existe pas à l'heure actuelle d'étude prospective évaluant l'efficacité et les conséquences d'une corticothérapie orale de courte durée chez les drépanocytaires en cas d'exacerbation d'asthme. Cependant, en concluant leur revue de la littérature, Ogunlesi et al. recommandent l'utilisation des corticoïdes oraux sur une courte durée (1 à 3 jours) à moins de 2 mg/kg/j (maximum 60 mg), suivie d'une décroissance progressive afin de diminuer l'effet rebond [15]. Il est recommandé de dépister l'asthme chez tous les enfants drépanocytaires. En pratique, des EFR systématiques sont réalisées dans les centres spécialisés. Un traitement de fond doit être mis en place de manière précoce en suivant les recommandations internationales GINA (www.ginasthma.org).

Hypertension pulmonaire et drépanocytose

Physiopathologie

L'HTP dans la drépanocytose peut être précapillaire, post-capillaire, ou également le résultat d'un hyperdébit cardiaque. La vasculopathie serait essentiellement secondaire à l'hémolyse et de nombreuses études ont montré une corrélation entre l'intensité de celle-ci et les pressions pulmonaires [14]. L'atteinte post-capillaire est secondaire à une dysfonction diastolique gauche qui augmente les pressions veineuses pulmonaires. Celle-ci est fréquente dans la drépanocytose, jusqu'à 59 % dans une série de 149 enfants [12]. Elle est due à une hypertrophie ventriculaire gauche dont le mécanisme principal serait une hypertension artérielle systémique relative chez ces patients. L'hyperdébit cardiaque est provoqué par l'anémie chronique et est responsable d'un aspect échographique d'hypertension pulmonaire sans élévation des résistances vasculaires pulmonaires. Ces mécanismes multiples ont fait classer l'HTP de la drépanocytose dans le groupe « mécanismes multifactoriels incertains » de la classification internationale de Nice 2013. Il n'y a pas d'étude histologique chez l'enfant permettant de préciser le mécanisme physiopathologique prédominant. Toutefois, Chaudry a montré que l'élévation du flux de régurgitation tricuspide (*tricuspide regurgitant velocity* [TRV]) chez 50 enfants drépanocytaires s'accompagnait de résistances vasculaires pulmonaires (RVP) normales estimées en Doppler et semblait donc davantage due à un hyperdébit qu'à une atteinte vasculaire [7].

Épidémiologie

La prévalence échographique moyenne de l'HTP est de 21 % chez l'enfant [6]. La sévérité de l'anémie hémolytique, évaluée par le taux d'hémoglobine de base, de LDH, de bilirubine ou de réticulocytes est souvent rapportée comme le facteur de risque principal [9]. Dans une récente méta-analyse, l'âge était le seul paramètre corrélé à l'HTP [6]. Toutefois, parmi les indicateurs d'hémolyse, cette méta-analyse ne considérait que le taux d'hémoglobine, mais pas les autres marqueurs. La majorité des études n'a montré aucune association entre l'HTP et les antécédents de CVO ou STA en analyse multivariée [9].

Diagnostic

L'échocardiographie est utilisée en routine pour porter le diagnostic d'HTP de manière non invasive. Le seuil de TRV supérieur 2,5 m/s est le plus utilisé et celui recommandé par l'American Thoracic Society (ATS). Dans la drépanocytose toutefois, un TRV élevé n'est que très partiellement corrélé à une HTP prouvée par cathétérisme avec une valeur prédictive positive de 25 %, et l'ATS recommande chez l'adulte une confirmation systématique par cathétérisme [13]. Chez l'enfant, il n'y a pas d'étude de corrélation entre l'échographie et le cathétérisme, et le seuil de TRV supérieur à 2,5 m/s est utilisé à défaut de données plus précises.

Conséquences et évolution

Contrairement à l'adulte, aucune étude n'a montré une augmentation de la mortalité chez l'enfant en association à l'HTP. Il a cependant été montré qu'un TRV élevé était associé à un risque plus important de dégradation du test de marche de 6 minutes [14]. Par ailleurs, une normalisation spontanée semble possible puisque, parmi les dix-neuf enfants avec un TRV pathologique suivis longitudinalement, huit d'entre eux ont normalisé leur échographie spontanément [16].

Conduite à tenir et options thérapeutiques

L'échocardiographie est recommandée annuellement par l'HAS à partir de 6 ans. Un traitement est indiqué dès la confirmation de l'HTP par cathétérisme cardiaque droit et doit être associé à un bilan complémentaire permettant de rechercher des diagnostics différentiels. Il n'y a aucune donnée concernant les modalités de ce traitement chez l'enfant. Selon les recommandations de l'ATS, et en cas d'HTP post-capillaire, l'hydroxyurée est indiquée en première intention chez l'adulte, même si aucune preuve n'a été établie quant à son effet spécifique. Pashankar et al. a montré une normalisation du TRV de cinq enfants après traitement par hydroxyurée [16]. Cependant, ce traitement était associé à la prise en charge des autres morbidités respiratoires et il n'y a pas d'autre donnée, notamment sur l'hydroxyurée seule chez l'enfant. Le programme transfusionnel a pour effet de diminuer le taux d'hémoglobine libre, mais son effet sur l'HTP est inconnu. En cas d'HTAP avérée avec des résistances vasculaires pulmonaires élevées, les traitements spécifiques usuels sont soit clairement non recommandés (inhibiteur de PDE5, pourvoyeur de CVO) soit réservés à de très rares indications chez l'adulte (agoniste de la prostacycline, antagonistes des récepteurs de l'endothéline) [13].

Fonctions respiratoires chez l'enfant drépanocytaire

Syndrome obstructif, débits et résistances des voies aériennes

La prévalence du syndrome obstructif varie selon les études et les définitions utilisées, mais semble globalement assez faible. Tassel et al. retrouvent ainsi 5 % de syndrome obstructif [18], réversible chez 22 % des patients [18]. Le VEMS et le rapport

VEMS/CVF sont diminués chez les enfants drépanocytaires par rapport à des groupes contrôles [8]. Les facteurs à l'origine de l'obstruction bronchique sont peu connus. L'étude de Tassel et al. ne retrouve aucune corrélation indépendante entre les principaux marqueurs de sévérité cliniques et biologiques et le rapport VEMS/CVF [18]. Une prévalence plus importante d'hyperréactivité bronchique chez les enfants drépanocytaires a été évoquée dans plusieurs études mais menées sans groupe contrôle. L'étude récente de Chaudry et al. comparant 50 enfants drépanocytaires à 50 contrôles n'a pas retrouvé de proportion plus importante d'hyperréactivité bronchique dans le groupe drépanocytose [8]. De plus, l'existence d'une obstruction bronchique chez les enfants drépanocytaires n'était associée ni à la présence d'une hyperréactivité bronchique, ni à celle d'une inflammation éosinophilique, évaluée par une augmentation de la fraction expirée de monoxyde d'azote [8]. L'existence d'un syndrome obstructif chez les enfants drépanocytaires est associée à un taux plus élevé d'hospitalisation pour STA et CVO par rapport aux patients drépanocytaires avec une fonction pulmonaire normale [2].

Volumes pulmonaires et syndrome restrictif

La prévalence du syndrome restrictif varie également selon les études et les définitions utilisées, et augmente globalement avec l'âge. Tassel et al. retrouvent 13 % d'enfants avec un syndrome restrictif (âge moyen : 12,6 ans), et 34 % d'enfants avec une CV inférieure à 80 % [18]. Les facteurs de risque indépendants chez l'enfant sont l'âge et l'hyperleucocytose [18]. Les épisodes d'anémie profonde (< 6g/dl) semblent uniquement associés à la CPT [18]. La présence d'un syndrome restrictif ne semble pas avoir d'impact sur la morbidité et il n'existe pas de différence significative sur le taux d'hospitalisation pour STA ou CVO dans l'étude de Boyd et al. [2].

Adaptation à l'effort

La distance parcourue au test de marche de 6 minutes est significativement diminuée chez les enfants drépanocytaires comparée à un groupe d'enfants contrôles sains ou hétérozygotes pour la drépanocytose [14]. Les facteurs prédictifs d'une distance parcourue plus faible sont une hématocrite plus basse, un taux d'hémoglobine fœtale bas, un défaut de déformabilité des globules rouges, un taux de LDH plus élevé et la notion de STA dans les antécédents [10]. Dans une étude comparant la saturation au repos et la tolérance à l'effort entre des enfants drépanocytaires et des contrôles, la saturation baisse de 3 points ou plus chez 8 % des drépanocytaires au cours d'un exercice physique, mais chez aucun des contrôles [5]. Les facteurs prédictifs d'une désaturation à l'effort seraient le sexe masculin, le pourcentage de la distance parcourue prédite, la fréquence plus importante de STA dans les antécédents, l'hypoxie nocturne [10], un faible taux d'hémoglobine, une hémolyse plus intense [5] et un TRV élevé [14]. En les comparant à de jeunes adultes ou à des enfants sains, les patients drépanocytaires ont une consommation d'oxygène plus faible à l'effort, liée à une oxygénation sanguine au niveau pulmonaire plus faible, à une capacité à extraire l'oxygène plus lente au niveau tissulaire et à une oxymétrie pulsée plus basse par accélération de la fréquence cardiaque et circulation d'un sang globalement moins oxygéné que chez un sujet sain.

Syndrome d'apnées obstructives du sommeil et hypoxie nocturne

Épidémiologie

Le syndrome d'apnées obstructives du sommeil (SAOS) est plus fréquent et plus sévère chez l'enfant drépanocytaire. Sa fréquence varie de 10 % pour un index d'apnées-hypopnées (IAH) supérieur ou égal à 5 jusqu'à 41 % pour un IAH supérieur ou égal à 1 versus une fréquence de 1 à 5 % (IAH ≥ 5) chez les enfants non drépanocytaires [17]. L'IAH est corrélé positivement à la taille du tissu lymphoïde des voies aériennes supérieures. Les enfants drépanocytaires ont un calibre significativement réduit de leurs voies aériennes supérieures, conséquence d'une hyperplasie amygdalienne, adénoïdienne, des ganglions rétropharyngiens et cervicaux profonds, possiblement compensatoire de l'asplénie fonctionnelle régulièrement décrite dans cette pathologie. Les facteurs prédictifs de SAOS sont principalement une SpO_2 basse à l'éveil (< 96 %), des ronflements, des apnées rapportées [17] et la présence d'énurésie.

Complications

L'hypoxie nocturne est associée à une augmentation de la masse du ventricule gauche et à une dysfonction diastolique [12]. Elle est également prédictive de la survenue de complications neurologiques (AVC, convulsions, accidents ischémiques transitoires) et favorise la survenue d'une vasculopathie cérébrale [10]. Son association au risque de CVO est controversée.

Prise en charge

L'adéno-amygdalectomie est indiquée en cas de SAOS avéré. Elle diminue la récurrence et la sévérité des accidents cérébraux ischémiques de façon significative [4].

Conclusion

Les atteintes pulmonaires au cours de la drépanocytose représentent une part importante de la morbi-mortalité de cette maladie, sous forme de manifestations aiguës ou chroniques. L'enjeu majeur actuel est de prévenir la survenue de ces complications le plus tôt possible au cours de l'évolution, d'une part, par un dépistage, qu'il soit systématique comme par exemple dans l'HTP ou sur point d'appel clinique dans le cas des troubles du sommeil et, d'autre part, par un traitement préventif évitant l'installation ou l'aggravation desdites complications.

> **Points clefs**
>
> • *Syndrome thoracique aigu* :
> – souvent secondaire à une CVO, à une infection ou à une pathologie abdominale ;
> – la radiographie thoracique est indispensable et doit être répétée si les symptômes persistent ;
> – la prise en charge doit être précoce, incluant une antibiothérapie adaptée, et en discutant d'emblée une transfusion ou un échange transfusionnel ;
> – la prévention repose sur l'utilisation systématique de la spirométrie incitative ;
> – l'hydroxyurée est indiquée en cas d'épisodes répétés, le programme transfusionnel ou l'allogreffe de moelle sont des alternatives.
> • *Asthme* :
> – utilisation prudente de la corticothérapie orale lors d'une exacerbation ;
> – dépistage clinique ± EFR ;
> – hypertension pulmonaire ;
> – le dépistage et le suivi sont fondés sur l'échocardiographie ;
> – la prise en charge relève d'un avis d'expert.
> • *Hypoxémie/hypoxie* :
> – en situation aiguë, l'oxymétrie de pouls est fiable pour diagnostiquer les désaturations et indiquer une oxygénothérapie.
> • *Troubles du sommeil* :
> – un SAOS doit systématiquement être recherché et des signes évocateurs conduire à une polysomnographie ;
> – sa prise en charge repose sur l'adéno-amygdalectomie en première intention.

BIBLIOGRAPHIE

1. BERNAUDIN F, STRUNK RC, KAMDEM A et al. Asthma is associated with acute chest syndrome, but not with an increased rate of hospitalization for pain among children in France with sickle cell anemia : a retrospective cohort study. Haematologica, 2008, *93* : 1917-1918.
2. BOYD JH, DEBAUN MR, MORGAN WJ et al. Lower airway obstruction is associated with increased morbidity in children with sickle cell disease. Pediatr Pulmonol, 2009, *44* : 290-296.
3. BOYD JH, MACKLIN EA, STRUNK RC, DEBAUN MR. Asthma is associated with increased mortality in individuals with sickle cell anemia. Haematologica, 2007, *92* : 1115-1118.
4. CABOOT JB, ALLEN JL Hypoxemia in sickle cell disease : significance and management. Paediatr Respir Rev, 2014, *15* : 17-23.
5. CAMPBELL A, MINNITI CP, NOURAIE M et al. Prospective evaluation of haemoglobin oxygen saturation at rest and after exercise in paediatric sickle cell disease patients. Br J Haematol, 2009, *147* : 352-359.
6. CAUGHEY MC, POOLE C, ATAGA KI, HINDERLITER AL. Estimated pulmonary artery systolic pressure and sickle cell disease : a meta-analysis and systematic review. Br J Haematol, 2015, *170* : 416-424.
7. CHAUDRY RA, CIKES M, KARU T et al. Paediatric sickle cell disease : pulmonary hypertension but normal vascular resistance. Arch Dis Child, 2011, *96* : 131-136.
8. CHAUDRY RA, ROSENTHAL M, BUSH A, CROWLEY S. Reduced forced expiratory flow but not increased exhaled nitric oxide or airway responsiveness to methacholine characterises paediatric sickle cell airway disease. Thorax, 2014, *69* : 580-585.
9. GLADWIN MT, VICHINSKY E. Pulmonary complications of sickle cell disease. N Engl J Med, 2008, *359* : 2254-2265.
10. HALPHEN I, ELIE C, BROUSSE V et al. Severe nocturnal and postexercise hypoxia in children and adolescents with sickle cell disease. PLoS ONE. 2014, *9* : e97462.
11. HOWARD J, HART N, ROBERTS-HAREWOOD M et al. Guideline on the management of acute chest syndrome in sickle cell disease. Br J Haematol. 2015, *169* : 492-505.
12. JOHNSON MC, KIRKHAM FJ, REDLINE S et al. Left ventricular hypertrophy and diastolic dysfunction in children with sickle cell disease are related to asleep and waking oxygen desaturation. Blood, 2010, *116* : 16-21.
13. KLINGS ES, MACHADO RF, BARST RJ et al. An official American Thoracic Society clinical practice guideline : diagnosis, risk stratification, and management of pulmonary hypertension of sickle cell disease. Am J Respir Crit Care Med, 2014, *189* : 727-740.
14. MINNITI CP, SABLE C, CAMPBELL A et al. Elevated tricuspid regurgitant jet velocity in children and adolescents with sickle cell disease : association with hemolysis and hemoglobin oxygen desaturation. Haematologica, 2009, *94* : 340-347.
15. OGUNLESI F, HEENEY MM, KOUMBOURLIS AC. Systemic corticosteroids in acute chest syndrome : friend or foe ? Paediatr Respir Rev, 2014, *15* : 24-27.
16. PASHANKAR FD, CARBONELLA J, BAZZY-ASAAD A, FRIEDMAN A. Longitudinal follow up of elevated pulmonary artery pressures in children with sickle cell disease. Br J Haematol, 2009, *144* : 736-741.
17. ROSEN CL, DEBAUN MR, STRUNK RC et al. Obstructive sleep apnea and sickle cell anemia. Pediatrics, 2014, *134* : 273-281.
18. TASSEL C, ARNAUD C, KULPA M et al. Leukocytosis is a risk factor for lung function deterioration in children with sickle cell disease. Respir Med, 2011, *105* : 788-795.
19. VICHINSKY EP, NEUMAYR LD, EARLES AN et al. Causes and outcomes of the acute chest syndrome in sickle cell disease. National Acute Chest Syndrome Study Group. N Engl J Med, 2000, *342* : 1855-1865.
20. YAWN BP, BUCHANAN GR, AFENYI-ANNAN AN et al. Management of sickle cell disease : summary of the 2014 evidence-based report by expert panel members. JAMA, 2014, *312* : 1033-1048.

PATHOLOGIES D'INHALATION CHRONIQUE 57

Michael Fayon, Haude Clouzeau-Girard, Hugues Begueret et Michel Guatterie

Les pathologies d'inhalation pulmonaire chronique (IPC) regroupent un ensemble de syndromes cliniques qui résultent de la pénétration dans les voies aériennes inférieures de substances endogènes ou exogènes du fait de la défaillance des moyens de protection de l'arbre laryngo-trachéo-bronchique. Plusieurs situations cliniques peuvent augmenter le risque d'une inhalation (Tableau 57-I). Ces pathologies d'inhalation sont maintenant mieux comprises, mais elles restent souvent difficiles à identifier. Leur incidence n'est pas connue avec précision. Une approche multidisciplinaire est nécessaire.

Tableau 57-I Pathologies favorisant l'inhalation pulmonaire chronique.

Anatomiques
  Micrognathie
  Macroglossie
  Fente palatine
  Séquence de Pierre-Robin
  Diastème laryngé
  Fistule œsotrachéale
  Anneaux vasculaires

Fonctionnelles
  Achalasie (cricopharyngée, du sphincter œsophagien inférieur [méga-œsophage])
  Reflux gastro-œsophagien
  Maladies de système (sclérodermie, dermatomyosite)
  Tumeurs, masses, corps étrangers

Mécaniques
  Sonde nasogastrique
  Sonde d'intubation trachéale
  Trachéotomie

Neuromusculaires
  Troubles de la conscience (par exemple, anesthésie générale, intoxication médicamenteuse, traumatisme crânien, convulsions, infection du système nerveux central)
  Prématurité (immaturité de la déglutition)
  Infirmité motrice cérébrale
  Dysfonctionnements du tronc cérébral
  Anomalie de la fosse postérieure
  Hypertension intracrânienne
  Paralysie des cordes vocales
  Dysautonomie
  Dystrophie musculaire
  Myasthénie
  Polyradiculonévrite
  Maladie de Werdnig-Hoffman

L'IPC [2, 5, 8, 24] est une cause fréquente de symptômes respiratoires récidivants, pouvant évoluer vers une atteinte respiratoire progressive, des dilatations des bronches dans deux tiers des cas [21], une insuffisance respiratoire chronique irréversible et le décès. Elle se manifeste de façon variable, survenant chez des enfants sains comme chez ceux atteints d'une pathologie médicale sous-jacente, et dont les symptômes sont identiques à ceux de l'IPC elle-même. À titre d'exemple, un ancien prématuré atteint de dysplasie broncho-pulmonaire et de trachéomalacie peut présenter une toux chronique, un *wheezing* persistant, des atélectasies et aussi des fausses routes « silencieuses » (Figure 57-1).

Physiopathologie et évaluation clinique

Les signes cliniques ne sont pas spécifiques. Il faut donc savoir évoquer le diagnostic devant une toux chronique non spécifique, un *wheezing* récurrent, des pneumopathies à répétition, un retard de croissance staturopondérale, des épisodes de suffocation, voire des apnées ou de la toux, une stase salivaire ORL, une incontinence buccale, un reflux pharyngonasal et/ou des signes radiologiques d'atteinte pulmonaire chronique [5]. Des symptômes rythmés par les repas, ou coïncidant avec le décubitus ou le sommeil, sont très évocateurs.

Trois mécanismes sont souvent associés :

• *Inhalation secondaire à un trouble de la déglutition*. La déglutition est un processus complexe qui nécessite la coordination de mouvements volontaires et involontaires. Ce processus est souvent perturbé chez les enfants atteints d'une pathologie neurologique, mais peut concerner les enfants normaux. L'examen physique vérifie d'abord l'intégrité anatomique du carrefour orodigestif, le réflexe nauséeux et les signes neurologiques liés au dysfonctionnement du tronc cérébral (signes cérébelleux, paires crâniennes, hypertension intracrânienne) et l'atteinte pulmonaire basse. Cependant, l'observation de la prise des biberons, ou d'un repas, est d'une importance capitale. Cette évaluation manque de sensibilité pour évaluer le risque d'inhalation. En effet, l'observation clinique a une valeur prédictive négative de 89 % (versus le radiocinéma de déglutition), mais une valeur prédictive positive de 54 % seulement [9].

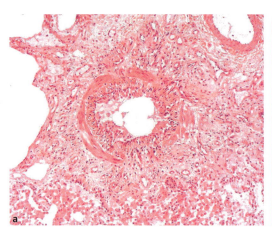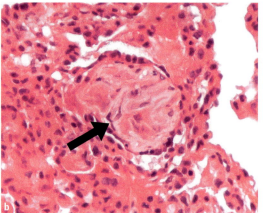

Figure 57-1 Nourrisson présentant des fausses routes silencieuses à répétition (achalasie du sphincter inférieur de l'œsophage). Réaction inflammatoire bronchocentrique (**a**) avec présence d'un corps étranger alimentaire (amidon [**b**, flèche]). (Courtoisie du Dr H. Begueret, CHU, Bordeaux.)

• *Inhalation secondaire à un reflux gastro-œsophagien* (RGO). Il est difficile d'affirmer une relation causale entre l'inhalation du contenu gastrique et les symptômes respiratoires chez un individu donné [14]. L'inhalation massive d'un liquide acide à pH inférieur à 2 entraîne une desquamation de la muqueuse des voies respiratoires, des lésions des cellules alvéolaires et capillaires et une inflammation neutrophilique aiguë. En situation chronique dans un modèle animal, des lésions pulmonaires basses à type de pneumopathie interstitielle granulomateuse étaient induites par l'inhalation de particules alimentaires, mais pas par des solutions non alimentaires acides [10]. Le risque infectieux est augmenté dès lors qu'un RGO est associé à un trouble de la déglutition [19]. Les symptômes respiratoires peuvent être majorés par la stimulation des réflexes œsogastriques pouvant induire un bronchospasme, sans véritable inhalation.

• *Inhalation secondaire à une micro-aspiration salivaire*. En raison de son caractère insidieux, il s'agit de la forme la moins bien connue d'IPC. Le diagnostic est souvent évoqué trop tardivement. La cavité orale contient de grandes quantités de bactéries aérobies et anaérobies ainsi que des champignons potentiellement pathogènes, à l'origine d'infections pulmonaires, d'abcès pulmonaires ou de pleurésies purulentes. En présence de troubles neurologiques, l'IPC résulte principalement d'une mauvaise coordination de la déglutition et/ou de l'absence de sensibilité laryngée, l'excès de production de salive étant plus rare.

Évaluation paraclinique

Il n'existe aucun examen de référence pour confirmer la présence d'une IPC ; le diagnostic repose sur un faisceau d'arguments. Il convient d'éliminer d'autres pathologies pulmonaires courantes, comme l'asthme, les déficits immunitaires, etc.

Imagerie non spécifique

La radiographie et la tomodensitométrie (TDM) thoracique ont peu d'intérêt diagnostique, mais permettent d'évaluer l'intensité et l'évolutivité des lésions pulmonaires, dont la topographie est évocatrice.

Radiographie thoracique

Les images typiques correspondent à une hyperaération, à des infiltrats sous-segmentaires ou segmentaires et à un épaississement péribronchique. Les segments baso- ou supérieurs des lobes inférieurs ainsi que les segments postérieurs des lobes supérieurs sont les plus souvent touchés. Des dilatations des bronches (DDB) sont parfois visibles.

EFR

Chez les jeunes nourrissons atteints d'IPC, des anomalies fonctionnelles sont observées dans deux tiers des cas. Elles persistent à 6 mois d'évolution, malgré une prise en charge adaptée [25].

TDM

Elle permet une meilleure identification de l'atteinte parenchymateuse et des voies aériennes. Les lésions les plus souvent observées sont des DDB, des opacités centrolobulaires (*tree in bud*), un piégeage d'air et un épaississement bronchique [5].

Procédures diagnostiques plus spécifiques

Un algorithme associant radiocinéma de déglutition, pHmétrie et TOGD, fibroscopie bronchique et salivogramme a été proposé [5].

Radiocinématographie de la déglutition [13]

Elle permet d'observer directement les phases orale, pharyngée et œsophagienne de la déglutition, de repérer les fausses routes et d'en identifier les causes, de rechercher les positions de facilitation ou d'évitement des inhalations et d'évaluer l'efficacité des stratégies de traitement. Plus spécifiquement, il est possible de documenter les anomalies de formation du bol alimentaire, d'étudier la chronologie de la déglutition, de repérer une insuffisance vélo-palatine, une vidange précoce de l'aliment avant la déglutition, la persistance de résidus ORL après déglutition, ou une éventuelle difficulté pour le passage de l'aliment dans l'œsophage, liée à une achalasie cricopharyngée.

Cet examen est à demander en première intention [5] et doit être conduit par une personne expérimentée, en utilisant des aliments dont la consistance rappelle l'alimentation habituelle de l'enfant. Il est actuellement considéré comme adéquat pour prendre la majeure partie des décisions thérapeutiques. Cependant, il comporte un taux élevé de faux négatifs [5], car l'inhalation survient de façon épisodique. La reproductibilité inter- et intra-observateur est faible [5].

Endoscopies respiratoires

ÉTUDE DE LA DÉGLUTITION • La nasofibroscopie sans sédation permet d'étudier de façon dynamique la déglutition. Il est possible d'évaluer la phase orale et pharyngée de la déglutition, mais l'évaluation de la contraction pharyngée reste difficile. Les épisodes d'inhalation sont facilement identifiables. La nasofibroscopie est aussi sensible que la radiocinéma de déglutition pour détecter un retard d'initiation de la déglutition, démontrer le passage de produits dans les voies respiratoires basses ou évaluer le résidu post-déglutition au niveau ORL [18]. La présence d'une stase salivaire au niveau du larynx chez un enfant à jeun est un élément évocateur. La nasofibroscopie apporte des renseignements anatomiques complémentaires (paralysie laryngée, laryngomalacie, diastème laryngé).

LAVAGE BRONCHO-ALVÉOLAIRE (LBA) • La présence de lipophages (macrophages chargés de lipides) au LBA suggère que des aliments ont pu pénétrer dans les poumons, soit directement pendant l'alimentation, soit (de façon indirecte) lors d'un épisode de RGO. En réalité, l'utilité clinique de ce marqueur est très controversée. La présence de lipophages est constatée dans plusieurs autres situations pathologiques (mucoviscidose, perfusion intraveineuse de lipides, embolie graisseuse chez l'enfant drépanocytaire). Le LBA ne permet pas de préciser l'origine, endogène ou exogène, des lipides. Cet examen manque par ailleurs de reproductibilité (coefficient de variation inter-observateur > 50 %). Malgré ces limites, la présence de grandes quantités de lipophages constitue un des éléments évocateurs d'une IPC [1, 11].

pHMÉTRIE, MANOMÉTRIE ET IMPÉDANCEMÉTRIE • La pHmétrie, qui reste examen de référence pour identifier et quantifier un RGO acide, n'est indiquée qu'en cas de doute diagnostique ou devant des manifestations extradigestives [12]. Elle n'identifie pas un reflux non acide. L'association d'une pHmétrie à la manométrie et l'impédancemétrie multicanaux permet de mieux détecter ces deux types de reflux, tout en précisant leur caractère antérograde ou rétrograde. Leur place dans l'exploration de l'IPC doit être précisée.

Scintigraphie

SCINTIGRAPHIE GASTRO-ŒSOPHAGIENNE • Un marqueur radio-actif est introduit dans l'alimentation de l'enfant, qui est autorisé à manger à volonté, et des images pulmonaires sont prises de façon séquentielle afin de détecter la présence du traceur radio-actif dans les poumons. Cet examen augmente la possibilité de détecter un syndrome d'inhalation (examen sur plusieurs repas), et son niveau d'irradiation est réduit. Cependant, sa sensibilité semble très faible [4].

SCINTIGRAPHIE SALIVAIRE • Elle est réalisée en plaçant un traceur radioactif dans la bouche et en enregistrant des images séquentielles jusqu'à son élimination buccale. On considère qu'une inhalation est présente si le traceur est retrouvé au niveau trachéal ou bronchique. La sensibilité de ce test n'a pas été évaluée avec précision.

ÉTUDE DES SÉCRÉTIONS TRACHÉALES • La recherche de pepsine gastrique [17] ou de marqueurs exogènes, comme des microsphères en polystyrène, introduits au niveau de la bouche, dans le liquide de LBA ou les sécrétions trachéales est une piste intéressante [3], mais les études chez l'enfant sont peu nombreuses [5]. Aucun de ces marqueurs ne permet de diagnostiquer l'IPC de façon fiable [15].

Prise en charge

En raison de la nature très complexe de l'IPC, une prise en charge multidisciplinaire adaptée à la sévérité des symptômes est nécessaire. Des algorithmes de prise en charge ont été proposés [5]. Dans la mesure du possible, une cause favorisante doit être corrigée ((voir Tableau 57-I). Le tableau 57-II résume l'utilité clinique des différents traitements proposés.

Inhalation secondaire à un trouble de la déglutition

La stratégie thérapeutique comprend : le bon positionnement de l'enfant pendant les repas, en orthostatisme, en veillant à ce qu'il conserve la tête en position neutre, et non en hyperextension ; le fractionnement des biberons ; l'épaississement des liquides ingérés (par exemple, avec du Magic Mix®) et le recours à l'eau gélifiée ; l'adaptation de la consistance des aliments en privilégiant les préparations homogènes et glissantes, lisses ou mixées selon les possibilités masticatoires de l'enfant et en évitant les aliments solides, fragmentés, peu glissants ; l'utilisation d'un matériel adapté (biberon coudé, bouteille à pipette, verre canard…) ; la stimulation de la déglutition ; l'amélioration de clairance pharyngée et l'antibiothérapie [6, 7].

Lorsque l'apport calorique oral s'avère insuffisant, une alimentation par une sonde gastrique peut être proposée dans un premier temps. Si nécessaire, une sonde de gastrostomie ou de jéjunostomie est ensuite proposée. La réalisation simultanée d'une chirurgie antireflux doit toujours être discutée. Cette der-

Tableau 57-II Utilité clinique des interventions thérapeutiques proposées dans l'inhalation pulmonaire chronique [8].

Type d'intervention (bénéfice/risque)	Utilité clinique	Niveau de preuve
Troubles de la déglutition		
Positionnement de l'enfant pendant les repas	Probable	Moyen
Restriction hydrique	Absente	Très faible
Gastrostomie/jéjunostomie	Élevée	Moyen
Inhalation secondaire au reflux gastro-œsophagien		
Mesures hygiénodiététiques (lait AR, épaississement des biberons)	Probable	Moyen
Agents prokinétiques (dompéridone, érythromycine)	Absente	Faible
Anti-acides (antagonistes H$_2$, inhibiteurs de la pompe à protons)	Probable	Moyen
Chirurgie antireflux (fundoplicature)	Élevée	Élevé
Inhalation salivaire		
Anticholinergiques	Faible	Faible
Toxine botulique	Probable	Moyen
Chirurgie des glandes et des canaux salivaires	Faible	Faible
Trachéotomie	Absente	Faible

nière est fortement recommandée si l'enfant présente un RGO sévère ou une atteinte neurologique importante. Des mesures précoces de prévention des troubles de l'oralité sont nécessaires car le retour à une alimentation orale est un véritable défi. Le maintien de repas plaisir pluriquotidiens au sein de la famille est à encourager, afin de ne pas désinvestir la sphère orale, et l'administration de la nutrition après les repas, si elle est bien tolérée, doit être privilégiée. Le recours à une équipe paramédicale spécialisée (orthophoniste, kinésithérapeute, diététicien…) peut s'avérer bénéfique [22]. L'achalasie cricopharyngée, cause spécifique d'IPC, doit être évoquée devant une dysphagie, une hypersalivation, un étouffement, un reflux alimentaire par le nez et une hypersalivation. En radiocinéma de déglutition, on constate la présence d'une « barre » postérieure ; la manométrie retrouve des pressions élevées au niveau du sphincter supérieur de l'œsophage. La myotomie cricopharyngée entraîne une amélioration quasi immédiate.

Inhalation secondaire à un RGO

L'épaississement des biberons diminue la fréquence et l'intensité du reflux non acide, sans modifier les épisodes de reflux acide [26]. L'efficacité des agents prokinétiques n'est pas démontrée mais est probablement limitée [2]. Les inhibiteurs de la pompe à protons sont largement prescrits, mais leur innocuité et leur efficacité ne sont pas établies dans l'IPC. Dans l'ensemble, le traitement médical du RGO n'améliore que partiellement les lésions des voies respiratoires basses. Cela est lié au fait que, chez l'enfant, le reflux non acide est prédominant. Les IPP sont susceptibles de modifier la flore gastrique et pulmonaire, de façon dose-dépendante et indépendamment de la flore ORL [21]. La fundoplicature s'accompagne d'une amélioration des symptômes respiratoires chez 48 à 92 % des patients [5]. Une récidive du RGO survient chez 10 % des patients, mais une reprise chirurgicale est possible. L'efficacité est moins bonne chez les patients atteints de pathologies neurologiques.

Inhalation secondaire à une micro-aspiration salivaire

Le risque infectieux justifie un recours facile à l'antibiothérapie, visant les anaérobies (par exemple, amoxicilline-acide clavulanique ou métronidazole).

Afin de diminuer l'hypersialorrhée, des agents anticholinergiques ont été proposés chez des patients atteints de pathologie neurologique. Le glycopyrrolate per os (0,04 à 0,1 mg/kg/dose) s'est avéré efficace dans les premières semaines, avec néanmoins une perte d'efficacité au bout d'un mois chez environ un tiers des patients. L'efficacité à court terme (10 jours) de la scopolamine appliquée par patchs cutanés a été évaluée chez l'enfant atteint d'infirmité motrice cérébrale [16]. Une réduction significative de la sialorrhée a été constatée chez 53 % des patients, mais des effets secondaires étaient observés chez 71 % : troubles du comportement, constipation, sécheresse de la bouche, mauvaise haleine, rétention urinaire, bouffées de chaleur, congestion nasale, vomissements et diarrhées.

L'injection de toxine botulique A dans les glandes salivaires représente une option séduisante, notamment chez les enfants atteints d'infirmité motrice cérébrale [25]. L'injection de la toxine est possible dans toutes les glandes salivaires, mais le choix du site à injecter varie selon les auteurs [5]. Les complications sont rares et peu sévères. Une association synergique entre la scopolamine et l'injection de toxine botulique a été démontrée [16].

La ligature et/ou l'ablation d'une glande salivaire a été proposée. La production salivaire des glandes salivaires mineures restantes est suffisante pour éviter une xérostomie [5]. Enfin, le traitement le plus radical consiste en la séparation chirurgicale du larynx de la trachée. L'IPC est ainsi complètement éliminée, au prix d'effets secondaires lourds : perte totale de la phonation, survenue de fistules trachéocutanées.

Cas particuliers : pneumonie lipidique d'origine exogène

L'IPC silencieuse de produits huileux, administrés dans le but de traiter une constipation opiniâtre, peut entraîner des lésions broncho-alvéolaires simulant des pneumopathies à répétition, retardant ainsi le diagnostic. L'altération du système mucociliaire et le défaut de clairance alvéolaire diminuent l'élimination des lipides des poumons. Des séances répétées de LBA thérapeutique sont susceptibles d'améliorer l'état clinique et radiologique [23].

> **Points clefs**
> - L'IPC aux liquides peut être silencieuse, et les signes cliniques d'appel aspécifiques.
> - La procédure diagnostique de référence reste la radiocinéma de déglutition.
> - Une prise en charge multidisciplinaire adaptée est primordiale.

BIBLIOGRAPHIE

1. Ahrens P, Noll C, Kitz R et al. Lipid-laden alveolar macrophages (LLAM) : a useful marker of silent aspiration in children. Pediatr Pulmonol, 1999, *28* : 83-88.
2. Albertini M. Syndrome d'inhalation. *In* : A Labbé, G Dutau. Pneumologie de l'enfant, 2ᵉ éd. Paris, Arnette, 2003 : 433-444.
3. Avital A, Shapiro E, Doviner V et al. Polystyrene microspheres as a specific marker for the diagnosis of aspiration in hamsters. Am J Respir Cell Mol Biol, 2002, *27* : 511-514.
4. Baikie G, South MJ, Reddihough DS et al. Agreement of aspiration tests using barium videofluoroscopy, salivagram, and milk scan in children with cerebral palsy. Dev Med Child Neurol, 2005, *47* : 86-93.
5. Boesch RP, Daines C, Willging JP et al. Advances in the diagnosis and management of chronic pulmonary aspiration in children. Eur Respir J, 2006, *28* : 847-861.
6. Castelain S. Prévention des troubles d'oralité des enfants porteurs de hernie diaphragmatique 2012 (http://media.wix.com/ugd/ff5153_18ccdfa08d744263aeffd2a03a47bd76.pdf).
7. Castelain V. Troubles de l'oralité de l'enfant en nutrition entérale. Arch Pédiatr, 2008, *15* (*hors série*) : 18-22.
8. de Benedictis FM, Carnielli VP, de Benedictis D. Aspiration lung disease. Pediatr Clin North Am, 2009, *56* : 173-190.
9. DeMatteo C, Matovich D, Hjartarson A. Comparison of clinical and videofluoroscopic evaluation of children with feeding and swallowing difficulties. Dev Med Child Neurol, 2005, *47* : 149-157.
10. Downing TE, Sporn TA, Bollinger RR et al. Pulmonary histopathology in an experimental model of chronic aspiration is independent of acidity. Exp Biol Med, 2008, *233* : 1202-1212.
11. Furuya ME, Moreno-Cordova V, Ramirez-Figueroa JL et al. Cutoff value of lipid-laden alveolar macrophages for diagnosing aspiration in infants and children. Pediatr Pulmonol, 2007, *42* : 452-457.
12. Gottrand F. [Gastroesophageal reflux in childhood]. Arch Pédiatr, 2006, *13* : 1076-1079.
13. Guatterie M, Lozano V. Vidéo-radioscopie. Réhabilitation de la voix et de la déglutition après chirurgie partielle ou totale du larynx. Paris, Arnette, 1992 : 140-157.
14. Jack CI, Calverley PM, Donnelly RJ et al. Simultaneous tracheal and oesophageal pH measurements in asthmatic patients with gastro-oesophageal reflux. Thorax, 1995, *50* : 201-204.
15. Jaoude PA, Knight PR, Ohtake P, El-Solh AA. Biomarkers in the diagnosis of aspiration syndromes. Expert Rev Molecul Diagn, 2010, *10* : 309-319.
16. Jongerius PH, van den Hoogen FJ, van Limbeek J et al. Effect of botulinum toxin in the treatment of drooling : a controlled clinical trial. Pediatrics, 2004, *114* : 620-627.
17. Krishnan U, Mitchell JD, Messina I et a. Assay of tracheal pepsin as a marker of reflux aspiration. J Pediatr Gastroenterol Nutr, 2002, *35* : 303-308.
18. Leder SB, Karas DE. Fiberoptic endoscopic evaluation of swallowing in the pediatric population. Laryngoscope, 2000, *110* : 1132-1136.
19. Morton RE, Wheatley R, Minford J. Respiratory tract infections due to direct and reflux aspiration in children with severe neurodisability. Dev Med Child Neurol, 1999, *41* : 329-334.
20. Piccione JC, McPhail GL, Fenchel MC et al. Bronchiectasis in chronic pulmonary aspiration : risk factors and clinical implications. Pediatr Pulmonol, 2012, *47* : 447-452.
21. Rosen R, Hu L, Amirault J et al. 16S community profiling identifies proton pump inhibitor related differences in gastric, lung, and oropharyngeal microflora. J Pediatr, 2015, *166* : 917-923.
22. Senez C. [Going from the tube feeding to the oral feeding in infants]. Rev Laryngol Otol Rhinol (Bord), 2008, *129* : 115-119.
23. Sias SM, Daltro PA, Marchiori E et al. Clinic and radiological improvement of lipoid pneumonia with multiple bronchoalveolar lavages. Pediatr Pulmonol, 2009, *44* : 309-315.
24. Tucci M, Clément de Cléty S, Ben Jaballah N et al. Pneumonie d'inhalation. *In* : J Lacroix, M Gauthier, P Hubert et al. Urgence et de soins intensifs pédiatriques, 2ᵉ éd. Montréal, Masson, 2007 : 407-418.
25. Tutor JD, Srinivasan S, Gosa MM et al. Pulmonary function in infants with swallowing dysfunction. PLoS ONE, 2015, *10* : e0123125.
26. Wenzl TG, Schneider S, Scheele F et al. Effects of thickened feeding on gastroesophageal reflux in infants : a placebo-controlled crossover study using intraluminal impedance. Pediatrics, 2003, *111* : e355-e359.

58 POUMON ET PATHOLOGIES CARDIOVASCULAIRES

Damien Bonnet

Les maladies cardiovasculaires de l'enfant s'expriment volontiers par des symptômes respiratoires, qu'il s'agisse de dyspnée, de cyanose ou de bruits en rapport avec des compressions bronchiques. Nous évoquerons ici les pathologies cardiovasculaires pédiatriques pour lesquelles une collaboration étroite entre cardiologues et pneumopédiatres est indispensable à l'établissement du diagnostic et de la stratégie thérapeutique.

Cardiopathies congénitales et poumon

La physiologie des cardiopathies congénitales se résume à trois grands syndromes : les shunts gauche-droite responsables d'un hyperdébit pulmonaire et d'une insuffisance cardiaque, les shunts droite-gauche avec bas débit pulmonaire et cyanose et, enfin, les cardiopathies à sang mélangé dans lesquelles la saturation en oxygène de l'aorte et de l'artère pulmonaire sont identiques et qui associent hyperdébit, insuffisance cardiaque et cyanose.

Shunts gauche-droite

Communications interventriculaires

Les communications interventriculaires (CIV) sont les cardiopathies les plus fréquentes. Les symptômes de shunt gauche-droite apparaissent vers l'âge de 3 semaines à 1 mois. Il s'agit de difficultés alimentaires, de sueurs aux biberons, de tachypnée et de retard de croissance en rapport avec l'hyperdébit pulmonaire. Le diagnostic repose sur la clinique et l'échocardiographie qui précise le siège de la CIV, le volume du shunt et les éventuelles anomalies associées. Outre les signes d'insuffisance cardiaque, ces CIV à gros débit peuvent s'accompagner de troubles de ventilation pulmonaire liés aux compressions bronchiques par les artères pulmonaires ou l'oreillette gauche dilatées [1]. La taille de la CIV détermine le niveau de pression artérielle pulmonaire systolique alors que le volume du shunt est dépendant du rapport entre les résistances vasculaires pulmonaires et systémiques. Le moment optimal de l'indication opératoire est donc fonction du rapport des débits pulmonaires et systémiques, de la pression pulmonaire systolique et de la présence de troubles de ventilation.

Communications interauriculaires

Les communications interauriculaires (CIA) sont certes à l'origine d'un hyperdébit pulmonaire, mais les symptômes respiratoires sont exceptionnels chez le nourrisson et l'enfant. La règle est donc de n'attribuer des symptômes respiratoires à une CIA qu'après avoir éliminé d'autres causes par des explorations exhaustives. Chez des enfants ayant une pathologie respiratoire chronique, l'hyperdébit dû à une CIA peut justifier une fermeture précoce.

Shunts artériels

Les shunts artériels sont liés à la persistance du canal artériel ou à des fenêtres aortopulmonaires (communication entre l'aorte ascendante et l'artère pulmonaire). Lorsqu'ils sont larges, ils sont responsables d'insuffisance cardiaque par hyperdébit et doivent être fermés précocement.

Shunts droite-gauche

Les shunts droite-gauche se traduisent par une cyanose réfractaire à l'oxygène. Les cardiopathies responsables sont nombreuses mais ont en commun, pour la plupart, un obstacle sur la voie pulmonaire associé à une CIV ou à une CIA (tétralogie de Fallot, ventricule unique avec sténose pulmonaire…). L'insuffisance cardiaque est absente sauf dans les fistules artérioveineuses congénitales du poumon (Figure 58-1).

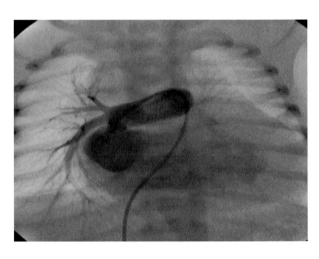

Figure 58-1 Fistule artérioveineuse du poumon droit. Injection dans l'artère pulmonaire droite. Noter l'opacification de la fistule anévrysmale et des cavités cardiaques gauches.

Cardiopathies « à sang mélangé »

Elles associent insuffisance cardiaque par hyperdébit pulmonaire et cyanose. La cardiopathie caractéristique est l'atrésie pulmonaire avec CIV dans laquelle l'artère pulmonaire est alimentée par un canal artériel ou par des collatérales aortopulmonaires naissant de l'aorte. Ces enfants cyanosés ont des symptômes d'insuffisance cardiaque comme les shunts gauche-droite.

Hypertension artérielle pulmonaire des cardiopathies congénitales

Hypertension artérielle pulmonaire des shunts gauche-droite

L'hypertension artérielle pulmonaire (HTAP) doit être distinguée de l'hypertension pulmonaire systolique liée à un shunt gauche-droite ventriculaire ou artériel ou à des sténoses des branches pulmonaires distales. L'HTAP est définie par une pression artérielle pulmonaire moyenne supérieure ou égale à 25 mmHg, mais surtout par une élévation des résistances vasculaires pulmonaires [2]. Si l'hypertension pulmonaire est la règle dans les larges CIV ou canaux artériels persistants, les résistances vasculaires pulmonaires sont normales au début de la vie. L'histoire naturelle des shunts gauche-droite, mais aussi des cardiopathies à sang mélangé avec hypertension pulmonaire est d'aboutir à une augmentation progressive des résistances vasculaires pulmonaires qui deviennent finalement supérieures aux résistances systémiques et à l'inversion du shunt : cette situation ultime définit le syndrome d'Eisenmenger [13]. L'objectif du traitement des cardiopathies congénitales avec hypertension pulmonaire est de prévenir l'artériolite pulmonaire en fermant chirurgicalement ou par cathétérisme interventionnel les shunts ou bien en protégeant les artérioles pulmonaires de l'hypertension et de l'hyperdébit en posant un cerclage pulmonaire. Le délai d'apparition de l'HTAP est différent selon les cardiopathies concernées : quelques semaines pour les shunts artériels, quelques mois pour les CIV et quelques décennies pour les CIA. Des résistances vasculaires pulmonaires très élevées de façon précoce par rapport à l'histoire naturelle de ces cardiopathies doivent faire rechercher une autre cause à l'HTAP ou conduire au diagnostic d'HTAP idiopathique-*like*, encore appelée illégitime.

En cas de diagnostic tardif de la cardiopathie, lorsque les résistances vasculaires pulmonaires sont élevées, il est impératif de caractériser l'HTAP et en particulier de tester sa réversibilité lors d'un cathétérisme cardiaque. Si cet examen n'est pas contributif, une biopsie pulmonaire peut être indiquée pour analyser le degré d'artériolite, le degré d'inflammation et le profil apoptotique des cellules musculaires lisses et endothéliales des artérioles pulmonaires [9].

Enfin, en cas d'HTAP irréversible ou de syndrome d'Eisenmenger, le shunt ne peut être fermé. Outre la prise en charge de la cyanose chronique et de ses complications, un traitement antihypertenseur pulmonaire par le bosentan peut être proposé aux patients en classe 3 de la New York Heart Association [4] ; d'autres antihypertenseurs pulmonaires tels que les inhibiteurs de la phosphodiestérase 5 peuvent être utilisés, bien qu'ils n'aient pas fait l'objet d'études randomisées contrôlées.

Hypertension artérielle pulmonaire post-capillaire

L'HTAP post-capillaire est caractérisée par une élévation de la pression veineuse pulmonaire qui peut être due à un obstacle au drainage veineux pulmonaire (rétrécissement mitral ou cœur triatrial) ou à une élévation de la pression télédiastolique dans le ventricule gauche (cardiomyopathies). Certaines situations cliniques sont plus ambiguës. En effet, la sténose des veines pulmonaires, congénitale ou post-opératoire, associe le plus souvent une élévation de la pression capillaire pulmonaire dans le lobe pulmonaire drainé par la veine sténosée et une élévation dite « réflexe » de la pression dans les autres parties du poumon (Figure 58-2). La physiologie de la maladie veino-occlusive pulmonaire répond elle aussi à des mécanismes proches non encore élucidés [10]. Le pronostic de ces deux dernières affections est sombre et la seule solution thérapeutique est la transplantation cœur-poumons.

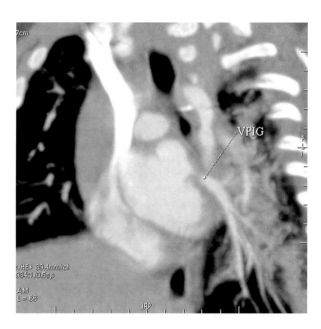

Figure 58-2 TDM injectée. Sténose de la veine pulmonaire inférieure gauche (VPIG).

Autres hypertensions artérielles pulmonaires en pédiatrie

L'HTAP idiopathique est la seconde cause d'HTAP de l'enfant après les cardiopathies congénitales (Tableau 58-I). Elle ne diffère pas de l'HTAP idiopathique de l'adulte en termes d'histologie pulmonaire. Elle est caractérisée, d'une part, par un plus haut niveau d'élévation des résistances vasculaires pulmonaires mais

Tableau 58-I Classification de Venise des hypertensions pulmonaires (2003).

Hypertension artérielle pulmonaire (HTAP)	*Hypertension pulmonaire associée à une pathologie pulmonaire et/ou à une hypoxémie*
Idiopathique (HTAPi) Familiale Associée à : – maladies systémiques, dont sclérodermie – cardiopathies congénitales (shunt gauche-droite n'étant pas la cause de l'HTAP) – hypertension portale – infection par le VIH – autres (dysthyroïdie, glycogénose, maladie de Gaucher, télangiectasie hémorragique héréditaire, hémoglobinopathies, anomalie myéloproliférative, splénectomie) Associée à une participation significative veineuse ou capillaire : – maladie pulmonaire veino-occlusive – hémangiomatose capillaire pulmonaire	Bronchopneumopathie chronique obstructive Pneumopathie interstitielle Syndrome des apnées du sommeil Syndromes d'hypoventilation alvéolaire Vie en haute altitude Pathologies du développement pulmonaire
	Hypertension pulmonaire thrombo-embolique ou thrombotique
	Thrombose proximale des artères pulmonaires Thrombose distale des artères pulmonaires Embolie pulmonaire non thrombotique (tumeur, parasite, corps étrangers)
	Divers
Hypertension pulmonaire associée à une pathologie du cœur gauche	Sarcoïdose, histiocytose langerhansienne, lymphangiomatose, compression des vaisseaux pulmonaires
Pathologie atriale ou ventriculaire Pathologie valvulaire	

aussi par une plus grande fréquence de la réactivité aux tests de vasodilatation pulmonaire et un pronostic à moyen terme moins péjoratif. Le traitement médical repose sur les mêmes recommandations que chez l'adulte pour la prescription des antihypertenseurs pulmonaires et leur algorithme d'utilisation [5].

Les HTAP associées aux maladies systémiques, aux pathologies respiratoires chroniques, aux hémoglobinopathies, aux syndromes portocave ou à la greffe de moelle osseuse sont exceptionnelles [7].

Malformations congénitales des artères pulmonaires

Les anomalies congénitales isolées des artères pulmonaires comprennent les sténoses et hypoplasies des branches (Figure 58-3), l'agénésie unilatérale d'une branche pulmonaire et le syndrome des artères tortueuses. Les sténoses des branches

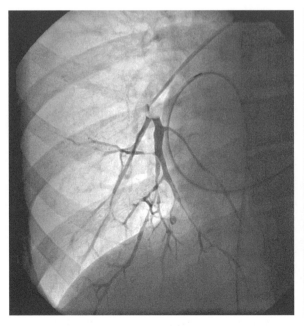 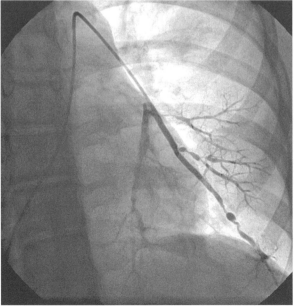

Figure 58-3 Angiographie. Sténoses multiples et distales des branches pulmonaires dans la maladie de Moya-Moya.

pulmonaires s'observent dans le syndrome de Williams-Beuren, le syndrome d'Alagille, la maladie de Moya-Moya, mais peuvent être isolées [12]. Quand elles sont diffuses, elles sont responsables d'hypertension pulmonaire et éventuellement de défaillance cardiaque droite. L'agénésie unilatérale d'une artère pulmonaire est asymptomatique dans la moitié des cas, l'autre moitié se compliquant d'HTAP. Enfin, le syndrome autosomique récessif des artères tortueuses est le plus souvent asymptomatique, les accidents survenant sur l'aorte et les artères systémiques.

Compressions bronchiques d'origine vasculaire

Anomalies des arcs aortiques

Il y a une grande variété d'anomalies des arcs aortiques. Les anneaux vasculaires et les *slings* sont le plus souvent à l'origine d'une détresse respiratoire néonatale ; cependant, ces anomalies des arcs peuvent être vues plus tardivement, voire rester silencieuses et être découvertes de façon fortuite (Figures 58-4 et 58-5). L'intensité des symptômes respiratoires est fonction du caractère complet ou incomplet de l'anneau vasculaire qui enserre la trachée et l'œsophage, mais aussi de l'importance de la malacie bronchique ou trachéale associée ou encore de l'association à une « trachée de poulet ». Le diagnostic du type d'anomalie est fait par la tomodensitométrie (TDM) thoracique et la fibroscopie bronchique [11]. Les indications chirurgicales sont claires en cas de compression symptomatique. L'association de la section de l'arc anormal ou de sa réimplantation avec un geste trachéal ou bronchique est discutée de façon individuelle.

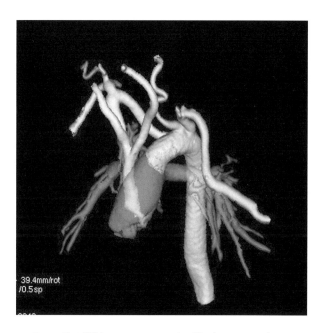

Figure 58-4 TDM avec reconstruction 3D. Aorte encerclante.

Compression trachéale par l'aorte

La trachée peut être comprimée par l'aorte dans deux situations cliniques : après réparation chirurgicale de la crosse pour coarctation le plus souvent ou bien quand l'aorte ascendante est dilatée et allongée (syndrome de Marfan néonatal, atrésie pulmonaire avec CIV) (Figure 58-6). Le traitement de la compression trachéale est chirurgical et consiste à allonger l'aorte et/ou à faire une aortopexie en suspendant l'aorte au sternum.

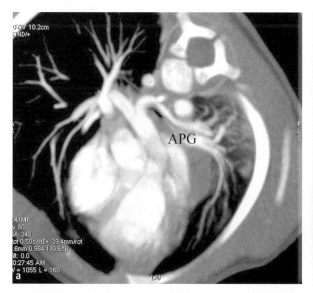
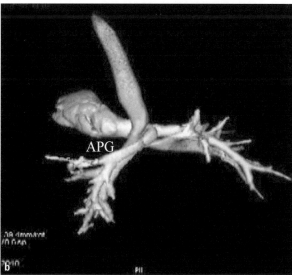

Figure 58-5 TDM avec reconstruction 3D. Artère pulmonaire gauche aberrante naissant de l'artère pulmonaire droite (*sling*). Noter la compression trachéale par l'artère pulmonaire gauche cravatant par en arrière la partie distale de la trachée.

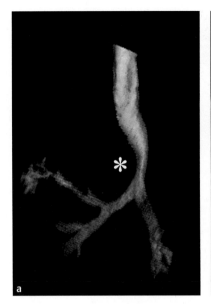
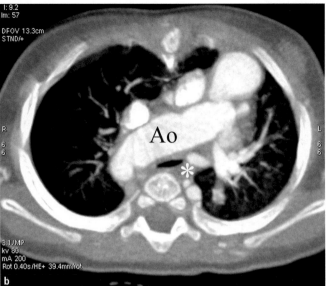

Figure 58-6 TDM avec reconstruction 3D. Compression de la trachée par l'aorte horizontale dilatée et allongée dans une atrésie pulmonaire avec CIV.

Autres mécanismes de compression de l'arbre aérien

Les artères pulmonaires dilatées, voire ectasiques et expansives des shunts gauche-droite massifs ou de l'agénésie des valves pulmonaires avec CIV peuvent comprimer les bronches de façon proximale mais aussi distale. La compression par des collatérales aortopulmonaires dans les malformations avec atrésie pulmonaire est possible.

Complications pulmonaires post-opératoires dans les cardiopathies congénitales

Nous n'évoquerons que les complications particulières à la chirurgie des cardiopathies congénitales excluant les complications infectieuses et mécaniques telles que le pneumothorax. Les principales complications rencontrées peuvent être regroupées sous le terme de pathologie du hile gauche [8]. Elles surviennent en effet principalement dans la chirurgie des cardiopathies intéressant la région hilaire gauche : coarctation de l'aorte, canal artériel, plastie de la branche pulmonaire gauche ou dissection de celle-ci pour la mobiliser comme dans la transposition des gros vaisseaux. Les lésions accidentelles observées intéressent le nerf récurrent, le nerf phrénique et les structures lymphatiques. La paralysie phrénique peut être asymptomatique ou bien empêcher l'extubation. Toute détresse post-opératoire de chirurgie cardiaque doit faire rechercher cette complication en observant le mouvement paradoxal de la coupole diaphragmatique gauche en échographie ou en scopie. La paralysie récurrentielle unilatérale se traduit par des troubles de la déglutition, des fausses routes et des pneumopathies d'inhalation. Le chylothorax est la principale cause d'épanchement pleural après chirurgie cardiaque. Il est toujours nécessaire de confirmer le diagnostic en ponctionnant l'épanchement. Le traitement médical peut être suffisant, associant un régime sans graisses pendant 3 à 4 semaines. En cas d'échec, un drainage pleural éventuellement associé à la somatostatine peut être efficace. En dernier recours, une ligature du canal thoracique est indiquée.

Complications pulmonaires des dérivations cavopulmonaires

Les dérivations cavopulmonaires sont la méthode élective de palliation des cardiopathies congénitales de type univentriculaire. Le risque principal à long terme est la dysfonction du ventricule unique, conduisant au décès en l'absence de transplantation cardiaque. Ce type de montage a cependant d'autres inconvénients. Le premier est la formation de fistules artérioveineuses diffuses du poumon dans les dérivations cavopulmonaires partielles ou subtotales (laissant les veines sushépatiques dans la circulation systémique). Ces fistules conduisent à l'aggravation de la cyanose et leur réversibilité après complétion de la dérivation cavopulmonaire est incertaine [6]. Le rôle d'un facteur circulant produit ou épuré par le foie a été suggéré sans que celui-ci soit identifié. Les fistules entre les veines systémiques et les veines pulmonaires sont plus rares, mais peuvent se développer quand la pression dans le montage cavopulmonaire s'élève de façon chronique. Les embolies pulmonaires à partir de thromboses dans le montage sont fréquentes (Figure 58-7). Elles témoignent d'une stase

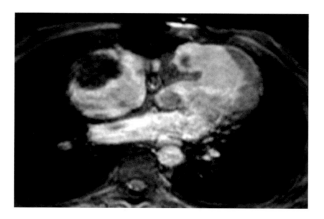

Figure 58-7 TDM injectée. Thrombose dans le chenal atrial d'un montage cavopulmonaire total.

inadéquate dans le secteur veineux et justifient un traitement anticoagulant au long cours. Leur prévention par une anticoagulation orale systématique est controversée. La dernière complication redoutable est la bronchite plastique avec formation de moules bronchiques parfois géants, cause de suffocation (Figure 58-8). Elle témoigne d'une hyperpression dans le système lymphatique pulmonaire et signe la dysfonction du montage ou du ventricule unique. Leur traitement est difficile, il repose sur l'extraction des moules bronchiques et éventuellement sur l'administration d'héparine ou d'activateur du plasminogène en inhalation.

Embolies pulmonaires de l'enfant

Les embolies pulmonaires cruoriques sont rares chez l'enfant. Chez l'adolescent, elles ont les mêmes causes que chez

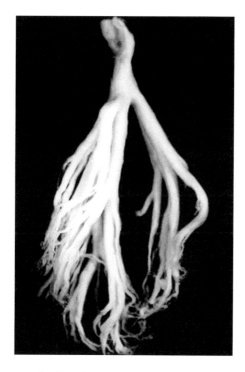

Figure 58-8 Moule bronchique expectoré après dérivation cavopulmonaire totale.

l'adulte et sont favorisées par le décubitus, la chirurgie orthopédique, le sexe féminin et la contraception [14]. Les thrombophilies héréditaires, le syndrome des anticorps antiphospholipides ou certaines maladies systémiques comme le lupus peuvent se révéler par une embolie pulmonaire. Les thromboses sur cathéter central se compliquent principalement d'occlusion des veines systémiques, mais des emboles distaux doivent être recherchés. Enfin, la thrombose in situ est une complication redoutable de l'HTAP et du syndrome

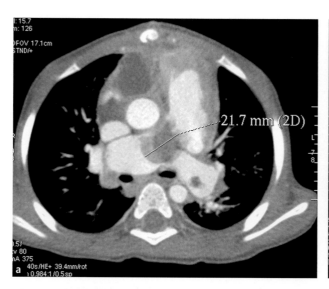
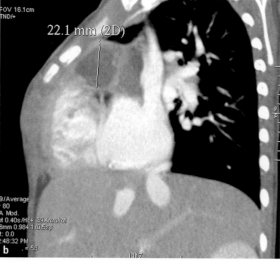

Figure 58-9 Endocardite aspergillaire post-opératoire. TDM injectée. Végétation obstruant en grande partie le tronc de l'artère pulmonaire.

d'Eisenmenger. La survenue d'abcès pulmonaire multiples doit faire rechercher une endocardite du cœur droit ou sur une CIV (Figure 58-9).

Prévention de la bronchiolite à VRS dans les cardiopathies congénitales

Les nourrissons ayant une cardiopathie congénitale sont considérés comme des patients à risque élevé de bronchiolite grave. Il a été montré que l'immunoprophylaxie anti-VRS par le palivizumab réduisait le nombre d'hospitalisation pour bronchiolite grave à VRS chez des nourrissons ayant une cardiopathie congénitale hémodynamiquement significative. Ce groupe comprend les cardiopathies cyanogènes, les shunts gauche-droite nécessitant un traitement médical et les cardiomyopathies traitées médicalement. Cette prévention a fait l'objet de recommandations internationales et françaises [3]. Elle est probablement justifiée car la principale cause de mortalité hospitalière de la bronchiolite est l'association à une pathologie préexistante, en particulier une cardiopathie malformative.

Points clefs
- L'histoire naturelle des shunts gauche-droite et des cardiopathies à sang mélangé avec hypertension pulmonaire est d'aboutir à une augmentation progressive des résistances vasculaires pulmonaires. L'objectif du traitement est de prévenir l'artériolite pulmonaire en fermant chirurgicalement ou par cathétérisme interventionnel les shunts ou bien en protégeant les artérioles pulmonaires par cerclage pulmonaire.
- L'HTAP post-capillaire se caractérise par une élévation de la pression veineuse pulmonaire par obstacle au drainage veineux pulmonaire ou en cas de cardiomyopathies.
- L'agénésie unilatérale d'une artère pulmonaire est asymptomatique dans la moitié des cas.
- Les complications post-opératoires de la chirurgie de la région hilaire gauche intéressent le nerf phrénique, le nerf récurrent et les structures lymphatiques.
- Les fistules artérioveineuses diffuses et la bronchite plastique sont les deux principales complications des dérivations cavopulmonaires.
- Le palivizumab réduit le nombre d'hospitalisations pour bronchiolite grave à VRS chez des nourrissons qui ont une cardiopathie cyanogène, des shunts gauche-droite ou une cardiomyopathie nécessitant un traitement médical.

BIBLIOGRAPHIE

1. BHATT M, ROTH SJ, KUMAR RK et al. Management of infants with large, unrepaired ventricular septal defects and respiratory infection requiring mechanical ventilation. J Thorac Cardiovasc Surg, 2004, 127 : 1466-1473.
2. BARST RJ, MCGOON M, TORBICKI A et al. Diagnosis and differential assessment of pulmonary arterial hypertension. J Am Coll Cardiol, 2004, 43 (Suppl. S) : 40S-47S.
3. FELTES TF, SONDHEIMER HM. Palivizumab and the prevention of respiratory syncytial virus illness in pediatric patients with congenital heart disease. Expert Opin Biol Ther, 2007, 7 : 1471-1480.
4. GALIÈ N, BEGHETTI M, GATZOULIS MA et al. Bosentan therapy in patients with Eisenmenger syndrome : a multicenter, double-blind, randomized, placebo-controlled study. Circulation, 2006, 114 : 48-54.
5. GALIÈ N, SEEGER W, NAEIJE R et al. Comparative analysis of clinical trials and evidence-based treatment algorithm in pulmonary arterial hypertension. J Am Coll Cardiol, 2004, 43 (Suppl. S) : 81S-88S.
6. GOO HW, JHANG WK, KIM YH et al. CT findings of plastic bronchitis in children after a Fontan operation. Pediatr Radiol, 2008, 38 : 989-993.
7. KATO GJ, ONYEKWERE OC, GLADWIN MT. Pulmonary hypertension in sickle cell disease : relevance to children. Pediatr Hematol Oncol, 2007, 24 : 159-170.
8. KRASNA MJ, FORTI G. Nerve injury : injury to the recurrent laryngeal, phrenic, vagus, long thoracic, and sympathetic nerves during thoracic surgery. Thorac Surg Clin, 2006, 16 : 267-275.
9. LÉVY M, MAUREY C, CELERMAJER DS et al. Impaired apoptosis of pulmonary endothelial cells is associated with intimal proliferation and irreversibility of pulmonary hypertension in congenital heart disease. J Am Coll Cardiol, 2007, 49 : 803-810.
10. MONTANI D, ACHOUH L, DORFMÜLLER P et al. Pulmonary veno-occlusive disease : clinical, functional, radiologic, and hemodynamic characteristics and outcome of 24 cases confirmed by histology. Medicine (Baltimore), 2008, 87 : 220-233.
11. NATSIS KI, TSITOURIDIS IA, DIDAGELOS MV et al. Anatomical variations in the branches of the human aortic arch in 633 angiographies : clinical significance and literature review. Surg Radiol Anat, 2009, 31 : 319-323.
12. PHAM PP, MOLLER JH, HILLS C et al. Cardiac catheterization and operative outcomes from a multicenter consortium for children with williams syndrome. Pediatr Cardiol, 2009, 30 : 9-14.
13. RASHID A, IVY D. Severe paediatric pulmonary hypertension : new management strategies. Arch Dis Child, 2005, 90 : 92-98.
14. VICTORIA T, MONG A, ALTES T et al. Evaluation of pulmonary embolism in a pediatric population with high clinical suspicion. Pediatr Radiol, 2009, 39 : 35-41.

HYPERTENSION PULMONAIRE   59

Marilyne Lévy

L'hypertension artérielle pulmonaire (HTAP) est une maladie rare dont le pronostic reste très sombre malgré le développement de traitements vasodilatateurs pulmonaires qui améliorent les symptômes, mais ne traitent pas la maladie dont la cause reste inconnue. Selon la classification révisée au dernier congrès mondial d'hypertension pulmonaire à Nice en 2013, on distingue les hypertensions artérielles pulmonaires liées à une atteinte intrinsèque des artérioles pulmonaires des hypertensions pulmonaires dites associées, qui sont la conséquence vasculaire de pathologies cardiaques, respiratoires chroniques ou hématologiques (*voir* Tableau 58-I).

Physiopathologie

La pression artérielle est le produit du débit et des résistances vasculaires (loi de Poiseuille : $\Delta P = Q \times R$). L'augmentation des pressions pulmonaires peut ainsi être due soit à une augmentation de débit dans un lit artériolaire pulmonaire « sain » à résistances basses (cardiopathie à shunt gauche-droite), soit à une augmentation des résistances vasculaires pulmonaires par lésions du lit artériolaire pulmonaire dont les mécanismes ne sont qu'incomplètement compris.

Rôle de l'endothélium vasculaire

L'endothélium vasculaire joue un rôle déterminant dans la régulation du tonus vasculaire [16]. Il libère des substances vasodilatatrices et antiprolifératives, au premier rang desquelles figurent le monoxyde d'azote (NO), la prostacycline et des substances vasoconstrictrices et profibrosantes dont l'endothéline (Figure 59-1). Dans les situations d'augmentation de débit, physiologiques (effort) ou pathologiques (shunt gauche-droite), l'augmentation des forces de cisaillement (*shear stress*) conduit à un phénomène de protection vasculaire par libération endothéliale de substances vasodilatatrices et donc à la baisse des résistances vasculaires pulmonaires. Dans certaines situations pathologiques, ces mécanismes adaptatifs sont altérés avec défaut de libération de substances vasodilatatrices et excès de libération de substances vasoconstrictrices et profibrosantes, aboutissant à un remodelage vasculaire avec élévation progressive des résistances vasculaires pulmonaires et HTAP [2].

La progression de la maladie vasculaire pulmonaire dépend de l'étiologie, mais aussi de facteurs individuels et génétiques.

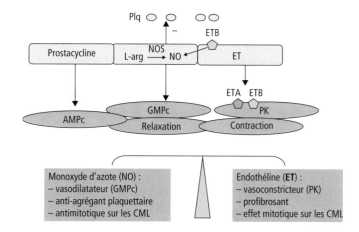

Figure 59-1 Endothélium et tonus vasculaire. CML : cellules musculaires lisses ; ETA et ETB : récepteurs A et B de l'endothéline ; NOS : NO synthétase ; Plq : plaquettes ; PK : pyruvate kinase.

Facteurs génétiques

La voie de signalisation du TGF-β est impliquée dans de nombreuses affections cardiovasculaires dont l'HTAP. Des mutations du gène *BMPR2* (*bone morphogenic proteine receptor 2*) ont été identifiées dans 75 % des HTAP familiales de l'adulte. Chez l'enfant, la fréquence des mutations est différente avec des mutations *BMPR2* mais également *TBX4*, associées à des anomalies rotuliennes, *ALK1*, lié à la maladie de Rendu-Osler, et *EIF2AK4* dans la maladie veino-occlusive [14].

Dysrégulation apoptotique et néo-angiogenèse

La protéine BMP joue un rôle régulateur dans l'apoptose, et la mutation de son récepteur, retrouvée dans les HTAP familiales, induit une perte de la régulation apoptotique avec pour conséquence une prolifération incontrôlée des cellules vasculaires. Cette dysrégulation apoptotique a été décrite dans différentes causes d'HTAP, y compris les HTAP associées aux cardiopathies congénitales. La protéine de résistance à l'apoptose Bcl-2 est surexprimée au niveau des cellules endothéliales ainsi que le VEGF, facteur de croissance endothéliale [15]. La prolifération incontrôlée des cellules endothéliales aboutit progressivement à l'obstruction du vaisseau, et une néo-vascularisation se développe au pourtour des vaisseaux occlus [12].

Rôle de l'inflammation

Le rôle de l'inflammation dans l'HTAP a été initialement étudié dans l'HTAP associée aux maladies de système. L'augmentation de chimiokines et chimiokines circulantes chez les patients atteints d'HTAP idiopathique et l'existence d'infiltrats inflammatoires au contact des artérioles pathologiques dans l'HTAP associée aux cardiopathies congénitales confirment l'implication des processus inflammatoires [9, 15, 18]. Certains cas de régression d'HATP ont par ailleurs été rapportés sous traitement anti-inflammatoire ou immunosuppresseur [11].

Diagnostic

L'hypertension pulmonaire se définit par une pression moyenne mesurée dans l'artère pulmonaire à plus de 25 mmHg. La pression pulmonaire est le produit du débit (Q) et des résistances pulmonaires (R).

Les pressions s'expriment en mmHg et les résistances en unités Wood/m², elles sont normalement voisines de 2 et sont calculées lors du cathétérisme cardiaque. La pression pulmonaire peut être élevée du fait d'une augmentation de débit (cardiopathie avec shunt gauche-droite) ou d'une augmentation des résistances vasculaires pulmonaires.

Évaluation des pressions pulmonaires par échographie-Doppler

Mesure des pressions

INSUFFISANCE TRICUSPIDE • La mesure de la vélocité d'une fuite tricuspide permet d'apprécier, avec une très bonne fiabilité, le gradient de pression entre le ventricule droit et l'oreillette droite. La pression de l'oreillette droite étant de 5 mmHg (10 mmHg si la veine cave inférieure est dilatée), on peut, à partir du gradient de pression, en déduire la pression systolique ventriculaire droite qui est égale à la pression systolique pulmonaire (en l'absence de sténose pulmonaire).

Malheureusement, une insuffisance tricuspide n'est pas toujours mesurable chez l'enfant, surtout en cas d'affection respiratoire.

FUITE VALVULAIRE PULMONAIRE • Lorsque la fuite pulmonaire est suffisamment importante pour donner une belle « enveloppe » Doppler, la mesure du gradient diastolique entre le ventricule droit et l'artère pulmonaire est très fiable. Le flux protodiastolique permet d'évaluer la pression pulmonaire moyenne et le flux télédiastolique la pression pulmonaire diastolique.

ÉVALUATION DES PRESSIONS PULMONAIRES EN CAS DE SHUNT • Lorsqu'il existe un canal artériel, on peut mesurer la vélocité du shunt entre l'aorte et l'artère pulmonaire. En connaissant la tension artérielle, on peut en déduire la pression systolique pulmonaire. Le même calcul peut être réalisé en cas de communication interventriculaire à partir du gradient entre le ventricule gauche (même pression que dans l'aorte en systole) et le ventricule droit (même pression que dans l'artère pulmonaire en systole).

Signes indirects

COURBURE SEPTALE • Normalement, en systole, la pression ventriculaire gauche est bien plus élevée que la pression ventriculaire droite et le VG est arrondi en coupe transverse avec un septum bombant dans le ventricule droit. La courbure septale devient rectiligne en cas d'égalité de pression, voire inversée lorsque la pression droite est supérieure à la pression gauche.

ÉPAISSEUR PARIÉTALE DU VENTRICULE DROIT • Elle est d'autant plus importante que la pression intracavitaire est élevée.

FLUX PULMONAIRE • L'aspect du flux d'éjection pulmonaire change en fonction des pressions. Plus la pression est élevée, plus le temps d'accélération du flux est court. Ce paramètre est peu fiable chez le jeune enfant dont la fréquence cardiaque est parfois très rapide.

L'intégrale du flux d'éjection pulmonaire (ITV en cm) permet une évaluation des résistances pulmonaires selon la formule : RVP = 10 [IT_{max} (m/s) / ITV (cm)] + 0,16, validée chez l'adulte mais pas chez l'enfant.

Mesure des pressions et résistances pulmonaires par cathétérisme

L'exploration hémodynamique est l'examen de référence pour mesurer les pressions pulmonaires, les résistances vasculaires et la pression capillaire. Si la pression capillaire est basse et la pression artérielle pulmonaire élevée, il s'agit d'une HTAP précapillaire ; si la pression capillaire est élevée, il y a alors un retentissement d'amont sur l'artère pulmonaire, et il s'agit d'HTP post-capillaire. La nouvelle classification de l'hypertension pulmonaire ne fait plus apparaître ces termes autrefois largement utilisés.

Le calcul des résistances pulmonaires est déterminant dans l'évaluation pronostique en fonction de leur caractère réversible ou fixé.

Épreuves pharmacodynamiques

Elles permettent de tester la réactivité vasculaire pulmonaire à l'oxygène et au NO (5 à 10 ppm). Ces tests ont une valeur prédictive de réversibilité des résistances vasculaires pulmonaires lorsque l'on observe une baisse de 20 % des pressions avec une PAP moyenne inférieure à 40 mmHg. Seuls 5 à 10 % des enfants sont répondeurs aux épreuves pharmacodynamiques.

Angiographies

L'angiographie capillaire doit être évitée car très dangereuse. Elle montre, en cas d'HTAP fixée, un lit artériolaire pauvre, rigide, avec disparition du flux capillaire, dit « en arbre mort ».

Biopsie pulmonaire

La biopsie n'est réalisée que lorsque les explorations hémodynamiques ont échoué à prédire l'état du lit artériolaire pulmonaire. Si les altérations histologiques de l'intima et de la média sont connues de longue date dans l'HTAP, les interactions moléculaires entre les cellules endothéliales et les cellules musculaires

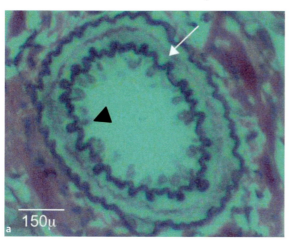 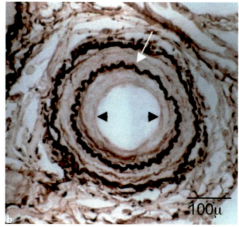

Figure 59-2 Lésions vasculaires pulmonaires au cours de l'HTAP. **a)** Hypertrophie isolée de la média (flèche). **b)** Hypertrophie de la média (flèche) et lésions de fibrose intimale (têtes de flèche).

lisses n'ont été étudiées que récemment, permettant de réelles avancées dans la compréhension des mécanismes physiopathogéniques et dans le développement de nouvelles thérapeutiques ciblées, même s'il persiste encore de grandes inconnues [9, 15]. La biopsie pulmonaire est également indiquée dans l'hypertension artérielle pulmonaire du nouveau-né qui ne répond pas rapidement aux traitements adaptés, faisant craindre une anomalie architecturale sévère du poumon, la dysplasie alvéolocapillaire [6].

Lésions histologiques

Heath et Edwards ont décrit en 1958 les lésions histologiques observées dans les cardiopathies congénitales à débit pulmonaire élevé et ont établi une classification. Cette classification, longtemps utilisée par les pathologistes, ne correspond pas aux constatations cliniques, hémodynamiques et évolutives des patients. Il est par conséquent recommandé de décrire de façon détaillée les lésions et de les confronter aux données cliniques et hémodynamiques du patient. Les lésions vasculaires pulmonaires ont essentiellement été décrites à partir des pièces autopsiques. L'étude des biopsies pulmonaires d'enfants opérés de cardiopathies congénitales a permis d'étudier l'HTAP à différents stades évolutifs et de mieux comprendre les mécanismes physiopathologiques impliqués [15].

VAISSEAUX PULMONAIRES • Ils doivent être analysés de façon séquentielle tout au long de l'axe vasculaire. On décrira, pour chacun d'eux, l'état de l'intima, la taille de la lumière vasculaire, le diamètre externe du vaisseau, l'épaisseur de la média et la densité du tissu conjonctif de l'adventice. Le pourcentage d'épaisseur de la média sera déterminé à chaque étage du lit vasculaire pulmonaire et rapporté à des valeurs théoriques selon la taille des artères et de l'âge du patient. Cette analyse histomorphométrique permet d'établir le degré d'évolutivité des lésions vasculaires pulmonaires, d'établir un pronostic selon le caractère réversible ou irréversible des lésions (Figure 59-2).

Dans l'hypertension pulmonaire du nouveau-né qui ne régresse pas malgré un traitement adapté, une biopsie pulmonaire est indiquée pour éliminer une dysplasie alvéolocapillaire. Cette anomalie extrêmement sévère et mortelle se traduit par une position inhabituelle des veines pulmonaires au contact des artérioles [6]. Il s'y associe une immaturité de l'arbre alvéolaire.

PARENCHYME PULMONAIRE • On recherchera au niveau des bronchioles pré-acinaires et intra-acinaires des lésions épithéliales ou un infiltrat inflammatoire. Le nombre et la lumière des alvéoles, l'épaisseur des parois alvéolaires, la présence d'une hémorragie intra-alvéolaire, de dépôts ferriques doivent être rapportés car ils orientent le diagnostic étiologique. La plèvre sera également étudiée à la recherche d'un infiltrat inflammatoire ou d'une vascularisation anormalement riche que l'on observe souvent chez les patients atteints d'HTAP, d'étiopathogénie inconnue.

Études immunohistochimiques

L'expression des facteurs vasoactifs NOS, ET-1 est augmentée dans l'HTAP. Dans les stades avancés d'HTAP, nous avons décrit

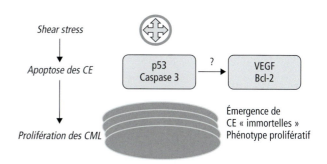

Figure 59-3 Séquence évolutive de l'HTAP au cours des shunts gauche-droite. CML : cellules musculaires lisses ; CE : Cellules endothéliales. VEGF : *vasoendothelial growth factor* ; Bcl-2 : *B-cell lymphoma 2* ; p53 : protéine p53.

une néovascularisation au pourtour des vaisseaux les plus sévèrement remaniés avec, à leur niveau, une surexpression du facteur de croissance endothélial (VEGF) et de Bcl-2, facteur de résistance à l'apoptose, qui n'était jamais retrouvé en cas d'HTAP réversible [15]. Le VEGF, outre son effet purement angiogénique, est impliqué dans la survie des cellules endothéliales par l'induction de Bcl-2 [5]. L'hypothèse d'évolution des lésions vasculaires au cours des shunts gauche-droite est représentée sur la figure 59-3.

Marqueurs circulants

Afin d'éviter le recours à la biopsie qui est à haut risque chez ces patients fragiles, nous avons cherché à identifier des facteurs circulants d'évolutivité chez les patients suivis régulièrement pour une cardiopathie congénitale avec hyperdébit pulmonaire. Nous avons pu montrer que le taux de cellules endothéliales circulantes permettait de distinguer les HTAP réversibles des HTAP fixées. Ce facteur discriminant est capital en pratique clinique car la suppression du shunt conduit à la guérison en cas d'HTAP réversible et à l'aggravation du pronostic en cas d'HTAP fixée [20]. Ce marqueur a également un intérêt pronostique dans le suivi des patients traités [12].

Étiologie

Une classification a été proposée au congrès mondial de l'HTAP, distinguant cinq classes d'hypertension pulmonaire selon l'étiologie (*voir* Tableau 58-I).

Chez l'enfant, les causes d'hypertension pulmonaire les plus fréquentes sont les HTAP associées aux cardiopathies congénitales, l'hypertension persistante du nouveau-né, l'HTAP idiopathique et familiale et les HTP associées aux pathologies pulmonaires chroniques.

HTAP des cardiopathies congénitales

L'HTAP est une complication fréquente des cardiopathies congénitales et sa survenue constitue un élément pronostique majeur. L'HTAP des cardiopathies congénitales régresse si le shunt est supprimé précocement, d'où la nécessité de ne pas méconnaître le diagnostic en réalisant une échocardiographie à tout nourrisson ayant une stagnation pondérale ou une symptomatologie respiratoire, même en l'absence de souffle cardiaque.

HTAP précapillaire

Les shunts gauche-droite sont responsables d'une augmentation du débit pulmonaire mais le profil évolutif et le pronostic varie selon leur taille et leur localisation (auriculaire, ventriculaire ou artérielle). Leur présentation clinique et leur évolution ainsi que l'attitude pratique sont résumées dans le tableau 59-I.

Contrairement aux communications interauriculaires qui ne se compliquent qu'exceptionnellement d'HTAP avant l'âge adulte, les shunts interventriculaires et artériels peuvent induire un remodelage vasculaire pulmonaire sévère et irréversible dès la première année de vie.

Lorsque les résistances pulmonaires sont trop élevées, la chirurgie est contre-indiquée car la suppression du shunt conduit à une aggravation du pronostic avec risque de décès per opératoire par défaillance ventriculaire droite.

Dans les shunts prolongés (méconnus ou en cas de contre-indication opératoire), les lésions vasculaires vont progresser et les pressions pulmonaires augmenter jusqu'à devenir suprasystémiques, entraînant alors une inversion du shunt et l'apparition d'une cyanose chez les patients, définissant le syndrome d'Eisenmenger, devenu exceptionnel dans les pays développés.

Dans certains cas, l'HTAP n'est pas expliquée par la physiologie ou l'histoire naturelle de la cardiopathie (petits shunts ou HTAP précoce au cours d'une CIA). Elle s'apparente aux HTAP idiopathiques sans que des bases moléculaires communes aient été identifiées.

HTAP post-capillaire

Toute élévation de la pression dans les veines pulmonaires va retentir en amont. Les causes sont nombreuses :
– obstacle au retour veineux pulmonaire : sténose congénitale ou iatrogène des veines pulmonaires, retour veineux pulmonaire anormal bloqué ;
– pathologie mitrale, sténosante ou fuyante ;
– dysfonction diastolique ventriculaire gauche.

Contrairement à l'HTAP précapillaire, l'HTAP post-capillaire, même sévère, est toujours réversible après le traitement de la cause, mais le risque de crise hypertensive pulmonaire post-opératoire est réel du fait de la muscularisation des artérioles pulmonaires qui mettront quelques semaines à se normaliser.

HTAP persistante du nouveau-né (HTPPNN)

In utero, les résistances vasculaires pulmonaires sont élevées et baissent dans les premiers jours de vie. L'HTPPN est un retard de

Tableau 59-I Risque évolutif d'HTAP au cours des shunts gauche-droite et attitude pratique.

Siège du shunt	Délai de survenue de l'HTAP	Attitude thérapeutique
CIA	2e ou 3e décade	Fermeture vers l'âge de 6 ans
CIV : PAP > 2/3 PAo	Faible risque d'HTAP	Selon les symptômes
CIV : PAP > 2/3 PAo	1re année de vie	Fermeture avant l'âge de 1 an
Canal artériel avec HTAP	Rapide	Fermeture néonatale
Autres shunts artériels	Très rapide	Fermeture néonatale

baisse des résistances vasculaires pulmonaires à la naissance. C'est une affection fréquente dont l'incidence est estimée à 6‰ [1, 8]. Le diagnostic est évoqué à la naissance devant une défaillance cardiaque et une cyanose réfractaire à l'oxygène. L'échographie cardiaque posera le diagnostic d'HTAP et éliminera une cause cardiaque. Le traitement comporte le NO inhalé, des méthodes ventilatoires adaptées et l'éventuelle association au sildénafil avec une normalisation des pressions pulmonaires en 4-5 jours. En l'absence d'efficacité, une biopsie est indiquée car il peut s'agir d'une atteinte intrinsèque du lit vasculaire pulmonaire, de pronostic effroyable.

HTP associés aux affections respiratoires chroniques

On a longtemps pensé que l'hypertension pulmonaire observée dans les affections respiratoires chroniques était le fait d'une vasoconstriction hypoxique. On sait désormais que l'hypertension pulmonaire est également due à un remodelage vasculaire pulmonaire induit par une dysfonction endothéliale, des processus inflammatoires et une perte de la régulation apoptotique des cellules vasculaires [3, 4, 17].

L'hypertension pulmonaire est probablement sous-estimée chez les enfants atteints d'affections respiratoires chroniques chez lesquels l'échocardiographie est souvent difficile du fait de la distension thoracique. Cependant, des signes indirects d'HTP devront toujours être soigneusement recherchés. Avant d'envisager une exploration hémodynamique devant des pressions pulmonaires élevées à l'échographie cardiaque, il faut dans un premier temps s'assurer de la parfaite saturation de l'enfant par une oxymétrie des 24 heures et optimiser la ventilation pour atteindre l'objectif de plus de 95 % en permanence. Si les pressions pulmonaires restent élevées à l'échocardiographie une fois cet objectif atteint, un cathétérisme cardiaque est alors indiqué.

Autres causes d'HTP

Les causes thrombo-emboliques (groupe 4) sont exceptionnelles chez l'enfant. Les maladies de systèmes, la drépanocytose et les shunts portocaves seront recherchés, mais sont très rares.

Traitement de l'HTP

Les HTP secondaires aux cardiopathies ou aux affections respiratoires chroniques imposent un traitement de la cause qui permet habituellement une normalisation des pressions. Il faut néanmoins garder à l'esprit que toute élévation des pressions pulmonaires s'accompagne inévitablement d'une hypertrophie de la média des artérioles pulmonaires, qui peut aboutir à d'authentiques « crises hypertensives pulmonaires » dans des situations d'agression de l'arbre vasculaire telles qu'une hypoxie ou une infection, même si l'hypertension pulmonaire est réversible.

Dans les HATP du groupe 1, des traitements spécifiques ont été développés ces dernières années [9]. Ils agissent sur les voies physiopathogéniques de l'HTAP, améliorent les symptômes et la survie, mais ne guérissent pas la maladie qui reste évolutive avec une mortalité encore très importante.

Traitements spécifiques

Inhibiteurs calciques

La nifédipine (Adalate®) LP n'est prescrite qu'aux patients répondeurs au test de réactivité au NO lors de l'exploration hémodynamique diagnostique. Ces patients représentent 10 % des patients adultes ayant une HTAP et environ 5 % des enfants atteints d'HTAP.

Monoxyde d'azote ou NO inhalé

Le NO inhalé est un traitement vasodilatateur pulmonaire qui n'est efficace qu'en inhalation continue du fait de sa très brève durée de vie. Ce traitement est très efficace en situation aiguë et a permis d'améliorer considérablement le pronostic de l'hypertension persistante du nouveau-né ainsi que des crises d'HTAP post-opératoires en chirurgie cardiaque.

Prostanoïdes

La prostacycline (époprosténol) est le premier produit à avoir montré une amélioration fonctionnelle chez les patients atteints d'HTAP. Il s'agit d'un traitement très contraignant qui ne peut être administré qu'en perfusion continue avec les inconvénients d'un cathéter central à demeure. D'autres molécules ont été développées afin d'éviter la voie veineuse. L'iloprost inhalé semble être moins efficace que l'époprosténol [10] et est d'administration difficile chez l'enfant du fait de la fréquence des inhalations (toutes les 4-6 heures) et des bronchoconstrictions induites. Le tréprostinil peut être administré en sous-cutané continu avec une efficacité comparable à celle de l'époprosténol et un confort de vie nettement meilleur [13].

Antagonistes des récepteurs de l'endothéline

Le bosentan (Tracleer®) a été le premier traitement per os développé dans l'HTAP. Le bosentan étant un inhibiteur non spécifique des récepteurs ETA et ETB de l'endothéline, il doit être utilisé avec prudence dans l'HTAP persistante du nouveau-né en raison de l'effet potentiellement vasodilatateur des récepteurs ETB en période néonatale.

Des antagonistes spécifiques des récepteurs ETA ont été développés pour pallier ce problème.

Les antagonistes des récepteurs de l'endothéline peuvent être hépatotoxiques et imposent un contrôle mensuel des enzymes hépatiques. Bien que cette complication soit plus rare chez l'enfant que chez l'adulte, la prise de sang mensuelle est indiquée.

Inhibiteurs de la phosphodiestérase de type 5

Le sildénafil (Revatio®) agit en bloquant la dégradation du GMPc, second messager de la voie du NO [19]. Il améliore également l'état fonctionnel des patients, ses effets secondaires sont le plus souvent mineurs (agitation et flush en début de traitement), et ce traitement n'impose aucune surveillance biologique. Des troubles visuels peuvent survenir et nécessitent habituellement l'arrêt de la drogue. Chez l'adolescent, des érections douloureuses peuvent survenir au début du traitement.

Traitement anticoagulant chez l'enfant

Le traitement anticoagulant n'est pas utilisé chez l'enfant contrairement à l'adulte. Si le scanner thoracique, toujours réalisé lors du bilan étiologique de l'HTAP, révèle des thromboses intravasculaires, un traitement par antivitamine K sera prescrit. Après la puberté, les recommandations de l'adulte sont appliquées et le traitement anticoagulant est discuté avec les patients, en l'absence de consensus actuel.

Conduite du traitement

Traitement de la cause dans les HTP secondaires

Les HTAP liées aux cardiopathies congénitales régressent lorsque la cardiopathie est réparée. Dans certaines situations, le shunt trop important ou ayant été laissé trop longtemps a pu induire des lésions vasculaires pulmonaires dont l'importance a pu être sous-estimée en pré-opératoire. Chez ces patients, l'HTAP va persister après l'intervention et justifier d'un traitement spécifique.

Les HTP hypoxiques seront traitées par l'oxygénothérapie en s'efforçant d'obtenir une saturation parfaite supérieure à 95 % pendant plus de 95 % du temps. L'oxygène est un traitement contraignant pour l'enfant et les familles, si bien qu'il est souvent arrêté trop tôt chez les enfants atteints de dysplasie bronchopulmonaire ou autres pathologies respiratoires chroniques. Les artérioles pulmonaires soumises à l'hypoxie vont réagir par une vasoconstriction qui va pérenniser l'hypertension pulmonaire et conduire à une escalade en termes d'explorations parfois agressives (cathétérismes cardiaques répétés) et de traitements dont on ne connaît pas l'impact à long terme. L'oxygène maintenu jusqu'à normalisation de la paroi des artérioles pulmonaires permet habituellement d'éviter ces situations.

Algorithme thérapeutique dans l'HTAP (Figure 59-4)

Une fois le diagnostic d'HTAP posé, il sera confirmé par le cathétérisme cardiaque. Les tests pharmacodynamiques sont déterminants pour la décision thérapeutique.

Si l'HTAP réagit au NO, le traitement indiqué est un inhibiteur calcique (nifédipine LP).

En l'absence de réponse au NO, les traitements per os seront indiqués en première ligne en mono- ou bithérapie si le patient est en classe fonctionnelle 2 ou 3, combinés aux prostanoïdes d'emblée s'il est en classe 4. Le schéma thérapeutique chez l'enfant est comparable à celui de l'adulte, bien que les études pédiatriques soient plus rares [7].

Les traitements combinés sont de plus en plus utilisés d'emblée afin d'agir sur les différentes voies impliquées dans la physiopathologie de l'HTAP. Lorsque ces différents traitements sont inefficaces d'emblée ou le deviennent avec le temps, il n'y a malheureusement pas d'autre alternative que la transplantation pulmonaire ou cardiopulmonaire selon les situations.

Les traitements « spécifiques » de l'HTAP permettent de repousser l'âge de la transplantation et d'augmenter ainsi les chances de trouver un greffon.

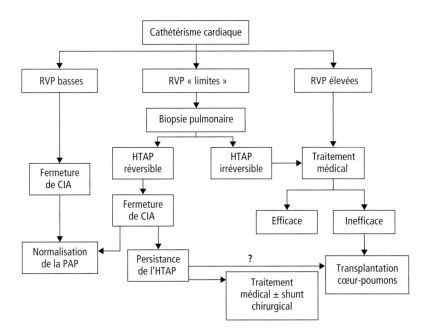

Figure 59-4 Algorithme de prise en charge en cas de CIA avec HTAP.

> **Points clefs**
> - Dans certaines situations pathologiques, les mécanismes adaptatifs sont altérés du fait d'une dysfonction endothéliale aboutissant à terme à un remodelage vasculaire et à l'hypertension artérielle pulmonaire.
> - Certains facteurs génétiques (voie du TGF-β), de même que des modifications des régulations des processus d'apoptose et de l'inflammation, semblent être aussi en jeu.
> - Les HTP secondaires aux cardiopathies ou aux affections respiratoires chroniques imposent un traitement de la cause qui permet habituellement une régression de l'HTP.
> - Le schéma thérapeutique chez l'enfant est comparable à celui de l'adulte, bien que les études pédiatriques soient plus rares. Les traitements combinés sont de plus en plus utilisés.
> - La transplantation pulmonaire est actuellement le seul moyen de « guérir » l'hypertension pulmonaire.

BIBLIOGRAPHIE[(1)]

1. ABMAN SH. Recent advances in the pathogenesis and treatment of persistent pulmonary hypertension of the newborn. Neonatology, 2007, 91 : 283-290.
2. BLACK SM, KUMAR S, WISEMAN D et al. Pediatric pulmonary hypertension : roles of endothelin-1 and nitric oxide. Clin Hemorheol Microcirc, 2007, 37 : 111-120.
3. BURGER CD. Pulmonary hypertension in COPD : a review and consideration of the role of arterial vasodilators. COPD, 2009, 6 : 137-144.
4. GIRGIS RE, MATHAI SC. Pulmonary hypertension associated with chronic respiratory disease. Clin Chest Med, 2007, 28 : 219-232.
5. GROSJEAN J, KIRIAKIDIS S, REILLY K. Vascular endothelial growth factor signalling in endothelial cell survival : a role for NFkappaB. Biochem Biophys Res Commun, 2006, 340 : 984-994.
6. HARAIDA S, LOCHBÜHLER H, HEGER A et al. Congenital alveolar capillary dysplasia : rare cause of persistent pulmonary hypertension. Pediatr Pathol Lab Med, 1997, 17 : 959-975.
7. HAWORTH SG, HISLOP AA. Treatment and survival in children with pulmonary arterial hypertension : the UK pulmonary hypertension service for children 2001-2006. Heart, 2009, 95 : 312-317.

(1) *Voir aussi* bibliographie complémentaire sur le site compagnon.

8. HAWORTH SG. Pulmonary endothelium in the perinatal period. Pharmacol Rep, 2006, 58 (*Suppl.*) : 153-164.
9. HUETSCH JC, SURESH K, BERNIER M, SHIMODA LA. Update on novel targets and potential treatment avenues in pulmonary hypertension. Am J Physiol Lung Cell Mol Physiol, 2016, 311 : L811-L831.
10. IVY DD, DORAN AK, SMITH KJ et al. Short- and long-term effects of inhaled iloprost therapy in children with pulmonary arterial hypertension. J Am Coll Cardiol, 2008, 51 : 161-169.
11. LE HIRESS M, TU L, RICARD N et al. Proinflammatory signature of the dysfunctional endothelium in pulmonary hypertension. role of the macrophage migration inhibitory factor/CD74 complex. Am J Respir Crit Care Med, 2015, 192 : 983-997.
12. MERKUS D, DE BEER VJ, HOUWELING B, DUNCKER DJ. Control of pulmonary vascular tone during exercise in health and pulmonary hypertension Pharmacol Ther, 2008, 119 : 242-263.
13. LÉVY M, BONNET D, MAUGE L et al. Circulating endothelial cells in refractory pulmonary hypertension in children : markers of treatment efficacy and clinical worsening. PLoS ONE, 2013, 8 : e65114.
14. LÉVY M, CELERMAJER DS, BOURGES-PETIT E et al. Add-on therapy with subcutaneous treprostinil for refractory pediatric pulmonary hypertension. J Pediatr, 2011, 158 : 584-588.
15. LÉVY M, EYRIES M, SZEZEPANSKI I et al. Genetic analyses in a cohort of children with pulmonary hypertension. Eur Respir J, 2016, 48 : 1118-1126.
16. LÉVY M, MAUREY C, CELERMAJER DS et al. Impaired apoptosis of pulmonary endothelial cells is associated with intimal proliferation and irreversibility of pulmonary hypertension in congenital heart disease. J Am Coll Cardiol, 2007, 49 : 803-810.
17. PEINADO VI, PIZARRO S, BARBERÀ JA. Pulmonary vascular involvement in COPD. Chest, 2008, 134 : 808-814
18. PERROS F, DORFMÜLLER P, SOUZA R et al. Fractalkine-induced smooth muscle cell proliferation in pulmonary hypertension. Eur Respir J, 2007, 29 : 937-943.
19. RIBAUDO G, PAGANO MA, BOVA S, ZAGOTTO G. New therapeutic applications of phosphodiesterase 5 inhibitors (PDE5-Is). Curr Med Chem, 2016, 23 : 1239-1249.
20. SMADJA DM, GAUSSEM P, MAUGE L et al. Circulating endothelial cells : a new candidate biomarker of irreversible pulmonary hypertension secondary to congenital heart disease. Circulation, 2009, 119 : 374-381.

60 PATHOLOGIES NEUROMUSCULAIRES

Cyril Schweitzer et Iulia Ioan

L'atteinte respiratoire dans les maladies neuromusculaires (MNM) est multifactorielle et d'expression phénotypique variable. Elle constitue une étape importante dans l'histoire naturelle qui contribue très significativement au handicap. La prise en charge et les méthodes de dépistage de l'atteinte sont peu spécifiques au diagnostic, seuls l'âge d'installation et la progressivité de l'insuffisance respiratoire chronique (IRC) sont conditionnés par le diagnostic étiologique (Tableau 60-I). Le rythme de surveillance doit donc s'adapter au phénotype. L'atteinte respiratoire n'est qu'un des éléments de la prise en charge, qui relève en grande partie de centres de recours multidisciplinaires. Le dépistage présymptomatique de l'atteinte est devenu consensuel. Un accès plus facile aux techniques de suppléance de la fonction respiratoire au long cours et à l'assistance à la toux dès le plus jeune âge contribue à améliorer la survie et la qualité de vie des patients.

Tableau 60-I Panorama simplifié de l'atteinte respiratoire dans les maladies neuromusculaires les plus fréquentes chez l'enfant.

Diagnosic	Début des symptômes respiratoires	Rapidité de la progression	À la transition adulte
Amyotrophie spinale infantile			
– type 1	Avant 2 ans	Rapide	Décès/dépendance au respirateur
– type 2	40 % d'atteinte à l'âge pédiatrique	Lente	Altérations fonctionnelles ou dépendance au respirateur
– type 3	Exceptionnel dans l'enfance	Lente	Altérations fonctionnelles mineures possibles
Dystrophinopathies			
– Duchenne	Après la perte de la marche	Insuffisance respiratoire entre 12 et 16 ans	Ventilation nocturne quasi constante $VEMS_{20-25}$ entre 10 et 18 ans
– Becker			Altérations fonctionnelles variables, mais habituellement modérées
Dystrophies musculaires			
– déficit en mérosine	Souvent dès les premiers jours de vie	Lentement progressive	
– Ullrich	À l'adolescence		
Myopathies congénitales			
– *central core*	Peu fréquent	Lente	
– *minicore*	Précoce, avant la perte de la marche		
– *némaline*	Plus ou moins précoce, mais précède la perte de la marche		
– *myotubulaire*			Insuffisance respiratoire dans 85 % des cas
Dystrophie myotonique			
– type 1	Précoce et fréquent	Amélioration, puis aggravation lente	Hypoventilation nocturne, pneumopathies de déglutition
– type 2	Inhabituel		

Origine de l'atteinte. Physiopathologie

La diminution de la force musculaire contribue à différents dysfonctionnements.

HYPOVENTILATION ALVÉOLAIRE • Suite à l'atteinte directe des muscles respiratoires, l'enfant atteint de MNM présente un trouble ventilatoire qui se constitue par augmentation du volume résiduel (VR) aux dépens de la capacité vitale (CV). La capacité pulmonaire totale (CPT) est cependant conservée avant que les déformations thoraciques ne viennent perturber le développement thoracopulmonaire, si bien que le trouble ventilatoire des MNM peut être caractérisé comme un trouble non obstructif de type hypodynamique, plutôt que comme un syndrome restrictif [5]. Parallèlement, la compliance thoracopulmonaire diminue suite aux troubles de la déglutition, à la fibrose des muscles pariétaux et à l'ankylose des articulations costovertébrales. La prévention des déformations et la lutte contre la rigidification des parois thoraciques plaident pour l'introduction précoce d'assistances visant à mobiliser l'appareil respiratoire et donc à préserver le potentiel de croissance.

ANOMALIES DU SOMMEIL • Un syndrome d'apnées obstructives peut précéder l'hypoventilation alvéolaire nocturne. Ce risque est significatif pour une CV inférieure à 60 % [12]. La MNM vient renforcer l'hypotonie physiologique des voies aériennes (VA) supérieures et du diaphragme lors du sommeil paradoxal. Les anomalies du sommeil débutent donc en sommeil paradoxal, puis l'hypoventilation progresse vers une hypoventilation nocturne continue avec des répercussions sur la qualité du sommeil [15].

TROUBLES DE LA DÉGLUTITION ET STATUT NUTRITIONNEL • L'affaiblissement des muscles du pharynx et de la langue conduit à l'apparition de troubles de la déglutition. Les dysfonctionnements pharyngolaryngés potentialisent la perte d'efficacité de la toux. Cela favorise l'inhalation de produits alimentaires et de salive, puis l'inflammation bronchique et les bronchectasies, conduisant à des destructions plus au moins sévères du parenchyme pulmonaire. Dans les formes précoces de MNM, les fausses routes conduisent à des situations d'insuffisances respiratoires aiguës sévères, parfois inaugurales.

Les troubles de la déglutition conduisent à une malnutrition protéino-énergétique, qui n'est pas forcément révélée par une perte de poids, car la diminution de la mobilité diminue parallèlement les besoins énergétiques. La survenue d'une obésité quelques mois après la perte de la marche est très fréquente [6]. L'obésité altère la mécanique ventilatoire et contribue à l'hypoventilation alvéolaire. Elle régresse lors de la progression de l'IRC qui augmente la dépense énergétique. La diminution de l'ampliation thoracique est en effet compensée par une tachypnée pour maintenir l'hématose. Un phénomène cardiaque superposable augmente d'autant plus le métabolisme basal.

DIFFICULTÉS DU DRAINAGE BRONCHIQUE • L'escalator muco-ciliaire n'est pas altéré et les compressions des VA suite aux déformations sont exceptionnelles. Le drainage bronchique est limité par l'efficience de la toux. Afin d'être pleinement efficace, la toux nécessite trois phases : une inspiration profonde au niveau de la CPT, une fermeture glottique concomitante de la contraction des muscles expiratoires, puis une ouverture de la glotte permettant l'expulsion des sécrétions sous l'effet d'un flux d'air à haute vélocité. L'atteinte des muscles inspiratoires survient précocement, bien avant l'hypoventilation alvéolaire. Elle est suivie par l'atteinte des muscles expiratoires et se complète par celle des muscles pharyngolaryngés. L'encombrement bronchopulmonaire peut ainsi survenir précocement dans l'histoire naturelle, dès la dysfonction inspiratoire. Cela contribue à l'existence d'une inflammation bronchique, d'atélectasies et d'anomalies de ventilation-perfusion, qui elles-mêmes favorisent les infections du parenchyme pulmonaire et l'hypoxémie.

DÉFORMATION DE LA CAGE THORACIQUE • La survenue d'une scoliose est fréquente. Elle est très fréquente dans la dystrophie de Duchenne et dans les amyotrophies spinales infantiles de types 1 et 2. La scoliose est à l'origine d'une diminution de la CV [13] et d'une altération de la mécanique ventilatoire. La chirurgie rachidienne permet de stabiliser la déformation, mais l'indication doit être portée lorsque la CV le permet encore.

Manifestations cliniques et explorations complémentaires

Manifestations cliniques

DÉCOMPENSATIONS AIGUËS • Elles peuvent survenir lors de diverses occasions : infections des VA, insuffisance cardiaque aiguë, anesthésie, fausse routes alimentaires… Elles doivent donner lieu à des prises en charge adaptées à l'individu, au mieux par, et au minimum en lien, avec des équipes formées aux MNM. Le suivi doit anticiper ces situations, l'utilisation précoce d'antibiotiques être recommandée. Les signes de lutte respiratoire peuvent être frustes, voire absents suite à l'hypotonie et à la fatigabilité. Il est donc important de rechercher une hypoxie et/ou une hypercapnie. Les décompensations aiguës sont parfois le théâtre de discussions éthiques et d'orientation vers une prise en charge palliative.

PRISE EN COMPTE DE LA QUALITÉ DE VIE • Il existe actuellement de nombreuses solutions, y compris pour les nourrissons, afin de corriger l'IRC. Les techniques peuvent également être utilisées dans un contexte palliatif pour soulager la dyspnée. Il n'existe pas d'attitude uniforme pour une maladie donnée. La conduite à tenir par rapport à la prise en charge de l'amyotrophie spinale de type 1 fait ainsi l'objet de débats [16]. Dans tous les cas, la mise en place d'une assistance respiratoire, surtout sur le long terme, doit faire l'objet d'une réflexion multidisciplinaire, adaptée à l'atteinte extrarespiratoire du patient. Cette réflexion d'équipe doit être partagée et expliquée au patient et à sa famille afin qu'elle puisse correspondre au mieux à leurs valeurs et à leurs critères de qualité de vie.

EXAMEN DU PATIENT • L'examen clinique évalue l'état nutritionnel, la mobilité globale, la déambulation. Il convient de repérer l'apparition de difficultés de parole, de fausses routes et d'évaluer si la toux est efficace. La fréquence des épisodes d'infection ou d'encombrement respiratoire est à relever. Ni l'âge de la perte de la marche, ni l'indice de poids corporel ne permettent de prédire l'évolution de la CV et l'âge de décès [17]. L'inspection permet de rechercher les déformations liées à la scoliose et évaluer la distension abdominale. L'auscultation recherche des signes d'encombrement.

La recherche de troubles du sommeil doit faire l'objet d'un interrogatoire spécifique. Il convient d'évaluer les ronflements, les céphalées matinales, l'hypersudation, les réveils nocturnes, les endormissements diurnes et les troubles de l'attention. Cette évaluation est parfois difficile compte tenu de la faible spécificité de ces troubles, surtout lorsque la MNM présente une composante cognitive intrinsèque.

Examens radiologiques

Aucun examen radiologique ne peut évaluer l'IRC, mais ils peuvent donner des éléments sur les déformations et sur l'atteinte parenchymateuse qui fait suite aux fausses routes et aux infections. La réalisation des examens les plus adaptés pour la scoliose (système EOS) reste difficile car les patients ne peuvent pas tenir debout.

Exploration de la fonction respiratoire

MESURE DES VOLUMES ET CAPACITÉS PULMONAIRES • La CV forcée est plus difficile à réaliser en cas de MNM, et la mesure lente sera plus fiable. La CV est un indicateur simple et riche de valeur prédictive concernant l'évolution fonctionnelle. La CPT est utile pour caractériser le trouble ventilatoire restrictif hypodynamique (VR/CPT). La CV doit être mesurée debout et couchée de manière à caractériser l'atteinte diaphragmatique, qui est significative lorsque la différence atteint 20 % [9]. La mesure doit être réalisée avec et sans corset, des différences importantes pouvant exister. L'utilisation de l'envergure en alternative à la taille est satisfaisante [10].

MESURE DE LA FORCE MUSCULAIRE ET DE L'EFFICACITÉ DE LA TOUX • Trois paramètres non invasifs peuvent être mesurés pour évaluer la force des muscles respiratoires : la pression buccale soutenue pendant une seconde au cours d'un effort maximal inspiratoire (Pi_{max}) ou expiratoire (Pe_{max}) contre une quasi-occlusion d'une part, et la pression nasale au cours du reniflement (SNIP pour *sniff nasal inspiratory pressure*), d'autre part. Une Pi_{max} supérieure à 80 cmH$_2$O et une Pe_{max} supérieure à 100 cmH$_2$O excluent un déficit des muscles respiratoires. Les normes pour le SNIP sont dépendantes de l'âge et du sexe. Chacun de ces paramètres a un intérêt pour décrire le déclin de la fonction respiratoire mais ils restent très corrélés à la valeur de la CV qui est un paramètre de base [12]. La mesure invasive de la pression développée par le diaphragme est possible avec des capteurs de pression gastriques et œsophagiens.

L'efficacité de la toux peut s'évaluer facilement par le débit de pointe à la toux. À partir de 12 ans, un débit de pointe à la toux inférieur à 160 l/min correspond à un déficit pour expectorer et à des difficultés potentielles en cas d'extubation. Un débit inférieur à 270 l/min correspond à une situation de vulnérabilité lors d'une infection respiratoire [12].

EXAMENS DE SOMMEIL • C'est lors du sommeil paradoxal que les premiers signes d'IRC apparaissent. Lors du sommeil paradoxal, la force diaphragmatique reste conservée, mais celle des muscles intercostaux et des muscles respiratoires accessoires diminue. Cela peut se conjuguer à la survenue d'apnées du sommeil. La recherche des troubles respiratoires nocturnes doit être au moins annuelle pour les patients qui ne marchent pas et pour ceux dont la CV est au-dessous de 60 %. Sa périodicité doit être adaptée au phénotype du patient [12].

La forme d'enregistrement la plus simple est la réalisation d'une oxymétrie nocturne. Elle a l'avantage de la simplicité, mais son utilisation sans capnographie conduit à un manque de spécificité concernant l'hypoventilation. Il est admis qu'en l'absence de tout autre examen disponible, l'absence de désaturation nocturne au-dessous de 93 % est suffisante pour exclure une hypoventilation nocturne chez le patient asymptomatique [12]. L'oxymétrie nocturne est souvent associée à la réalisation d'un gaz du sang au réveil, en alternative à une mesure continue de la PCO_2 nocturne.

L'utilisation associée d'une mesure de capnographie (transcutanée ou expirée) est à privilégier, de manière à détecter précocement l'IRC, bien que la place de ces mesures n'ait pas pu être complètement établie [11]. Il existe une hypercapnie nocturne lorsque la PCO_2 est supérieure à 50 mmHg pendant 2 % ou plus du temps total de sommeil [2].

La polygraphie et la polysomnographie sont des examens de référence. Dans le meilleur des cas, elles devraient être réalisées dans les conditions de sommeil habituelles, au domicile.

Cas particulier de la prise en charge chirurgicale

Les prises en charge chirurgicales sont particulièrement à risque. Une évaluation pré-opératoire des risques, accompagnée d'une information du patient et de sa famille, est indispensable. Des mesures d'assistance respiratoire ou d'assistance de la toux pourront alors être mises en place de manière préventive. La limite de 50 % de CV est admise comme à risque et celle d'une CV inférieure à 30 % comme à haut risque [3].

Prise en charge thérapeutique

Vaccination

Une attention particulière concerne la vaccination antigrippale (annuelle) et antipneumococcique (tous les 5 ans). Lors de la mise en place d'un traitement immunosuppresseur, comme une corticothérapie au long cours, il est important de s'assurer de la validité du statut vaccinal. La vaccination de l'entourage est à recommander [8].

Kinésithérapie respiratoire et assistance de la toux

Les techniques de clairance des VA utilisées chez les patients atteints de MNM exigent une expertise particulière. La plupart des méthodes de désencombrement bronchique débutent par une inspiration au sommet de la CV, qui mime la toux naturelle. L'existence d'un contrôle adéquat des muscles pharyngolaryngés pour permettre la compression de l'air intrathoracique est alors nécessaire. Quel que soit le diagnostic étiologique de la MNM, ce sont les capacités à mettre en place une inspiration profonde qui font le plus rapidement défaut aux patients, rendant peu efficientes les techniques de clairance non instrumentales.

La plupart des techniques utilisées sont des techniques de toux assistée/augmentée qui visent à augmenter le volume inspiré, puis à diriger le flux expiratoire. Elles sont indiquées lorsque le débit de pointe à la toux descend sous 270 l/min. Les techniques de désencombrement utilisant les vibrations peuvent être combinées aux techniques d'assistance de la toux, mais ne doivent pas être utilisées seules, sans assurance que la toux est suffisante pour évacuer les sécrétions qui s'accumulent dans les VA proximales.

L'aide à l'inspiration peut être prodiguée de plusieurs façons. La plus simple est de demander au patient une inspiration profonde suivie d'un blocage volontaire. Cela n'est que rarement possible lorsque la faiblesse musculaire est installée. Il est alors conseillé d'utiliser un ballon muni d'une valve unidirectionnelle pour aider le patient à atteindre la cible (*air-stacking*). Les relaxateurs de pression ou la VNI [1] réglée en pression sont utilisés dans ce but.

L'assistance de l'expiration par le kinésithérapeute est manuelle par des compressions thoraciques et abdominales. Les appareils de kinésithérapie respiratoire qui génèrent une aide à l'inspiration et une dépression à l'expiration sont utilisés en cas de faiblesse musculaire importante. Le recours à ces techniques d'insufflation-exsufflation est une alternative aux relaxateurs de pression.

Assistance ventilatoire

L'insuffisance respiratoire du patient atteint de MNM ne se traite pas à l'aide d'une oxygénothérapie isolée. Celle-ci peut d'ailleurs aggraver l'hypoventilation nocturne [1]. La prise en charge nécessite de mobiliser la cage thoracique pour corriger l'hypoventilation.

VENTILATION NON INVASIVE (VNI) • Il s'agit de la technique d'assistance ventilatoire la plus souvent utilisée en cas de MNM chez l'enfant. Elle permet d'assurer une suppléance efficace de l'hypoventilation nocturne, améliorant ainsi l'hématose, y compris diurne, et la qualité de vie des patients [4]. Elle prolonge de manière très significative la durée de vie [4], permet d'améliorer le drainage bronchique et de réduire le risque d'infection et d'hospitalisation [7]. La prévention des déformations thoraciques, la mobilisation thoracopulmonaire et donc l'amélioration sur le long terme de la fonction respiratoire plaident pour l'introduction précoce de la VNI, avant la survenue des premières décompensations respiratoires aiguës, sans que cela ait cependant pu être formellement établi.

Chez l'enfant, la technique prend un intérêt particulier par le fait qu'elle l'affranchit de toute interface durant la période diurne, facilitant l'intégration scolaire, au contraire d'une trachéostomie. Elle a l'inconvénient de provoquer une déformation du massif facial dont les moyens de prévention restent limités. La limite de 16 heures de ventilation par période de 24 heures est habituellement citée. Une interface invasive peut alors être proposée, mais cette solution n'est pas toujours considérée comme génératrice de qualité de vie, et le choix de poursuivre une VNI au-delà de 16 heures n'est pas une exception. Les effets secondaires restent limités comme les ulcérations cutanées et le ballonnement abdominal.

En pratique, il est possible de mettre en place une VNI à tout âge. Quelques limitations existent dans les interfaces commerciales adaptées aux nourrissons, bien que l'offre se soit nettement étoffée. La réalisation de masques sur mesure est ponctuellement utilisée pour les plus petits enfants ou pour remédier aux problèmes de déformation du massif facial.

Suite à la simplicité d'utilisation au quotidien, l'utilisation de respirateurs barométriques et de masques nasaux comportant une fuite calibrée est de plus en plus fréquente. Néanmoins, aucun mode ventilatoire ne semble supérieur à un autre, du moment qu'il est maîtrisé par l'équipe qui l'utilise. Les respirateurs disponibles sur le marché ont une sensibilité inadaptée au déclenchement pédiatrique [14]. L'efficacité de la ventilation sur l'hypoventilation doit être contrôlée et l'observance suivie.

ASSISTANCE VENTILATOIRE INVASIVE • La ventilation sur canule de trachéotomie est aujourd'hui plutôt une alternative, qu'une solution de première intention. Elle est utilisée, par exemple, en cas de troubles majeurs de la déglutition, d'échec d'extubation ou de dépendance complète à la ventilation (> 16 h/j). Chaque indication doit faire l'objet d'une discussion individualisée entre l'équipe médicale, le patient et la famille.

La trachéotomie n'est pas exempte de complications, surtout infectieuses, et nécessite des aspirations régulières. La phonation sur une trachéotomie peut être difficile à acquérir en cas de MNM du fait de la faiblesse des muscles respiratoires.

Conclusion

Rarement au premier plan lors de la découverte d'une MNM, l'IRC apparaît avec la progression de la maladie et nécessite la mise en place de techniques d'assistance. La fonction respiratoire doit être surveillée afin de dépister les premiers signes d'hypoventilation alvéolaire nocturne. Ce dépistage doit conduire à la mise en place de la suppléance la plus préventive possible. Cette prise en charge est à l'origine d'une amélioration de la qualité et de la durée de vie des enfants atteints de MNM.

> **Points clefs**
> - Atteinte quasi systématique mais hétérogène de la fonction respiratoire.
> - Surveillance fonctionnelle régulière et individualisée par des méthodes adaptées à l'enfant.
> - Mise en place préventive d'une assistance de la toux, puis d'une suppléance respiratoire par VNI.
> - Prise en charge et suivi dans des centres experts.

BIBLIOGRAPHIE

1. Aubertin G, Marguet C, Delacourt C et al. Recommandations pour l'oxygénothérapie chez l'enfant en situations aiguës et chroniques : évaluations du besoin, critères de mise en route, modalités de prescriptions et de surveillance. Arch Pédiatr, 2012, *19* : 528-536.
2. Bersanini C, Khirani S, Ramirez A et al. Nocturnal hypoxaemia and hypercapnia in children with neuromuscular disorders. Eur Respir J, 2012, *39* : 1206-1212.
3. Blatter JA, Finder JD. Perioperative respiratory management of pediatric patients with neuromuscular disease. Paediatr Anaesth, 2013, *23* : 770-776.
4. Chatwin M, Tan HL, Bush A et al. Long term non-invasive ventilation in children : impact on survival and transition to adult care. PLoS ONE, 2015, *10* : e0125839.
5. Cotes JE, Chinn DJ, Miller MR. Patterns of abnormal function in lung disease. lung function : physiology, measurement and application in medicine, 6th ed. Hoboken, Wiley, 2009 : 529-538.
6. Davidson ZE, Ryan MM, Kornberg AJ et al. Observations of body mass index in Duchenne muscular dystrophy : a longitudinal study. Eur J Clin Nutr, 2014, *68* : 892-897.
7. Dohna-Schwake C, Podlewski P, Voit T, Mellies U. Non-invasive ventilation reduces respiratory tract infections in children with neuromuscular disorders. Pediatr Pulmonol. 2008, *43* : 67-71.
8. Esposito S, Bruno C, Berardinelli A et al. Vaccination recommendations for patients with neuromuscular disease. Vaccine, 2014, *32* : 5893-900.
9. Fromageot C, Lofaso F, Annane D et al. Supine fall in lung volumes in the assessment of diaphragmatic weakness in neuromuscular disorders. Arch Phys Med Rehabil, 2001, *82* : 123-128.
10. Golshan M, Crapo RO, Amra B et al. Arm span as an independent predictor of pulmonary function parameters : validation and reference values. Respirology, 2007, *12* : 361-366.
11. Hoque R. Sleep-disordered breathing in Duchenne muscular dystrophy : an assessment of the literature. J Clin Sleep Med, 2016, *12* : 905-911.
12. Hull J, Aniapravan R, Chan E et al. British Thoracic Society guideline for respiratory management of children with neuromuscular weakness. Thorax, 2012, *67* (*Suppl. 1*) : i1-i40.
13. Inal-Ince D, Savci S, Arikan H et al. Effects of scoliosis on respiratory muscle strength in patients with neuromuscular disorders. Spine J, 2009, *9* : 981-986.
14. Khirani S, Louis B, Leroux K et al. Improvement of the trigger of a ventilator for non-invasive ventilation in children : bench and clinical study. Clin Respir J, 2016, *10* : 559-566.
15. Nozoe KT, Moreira GA, Tolino JR et al. The sleep characteristics in symptomatic patients with Duchenne muscular dystrophy. Sleep Breath. 2015, *19* : 1051-1056.
16. Oskoui M, Ng P, Liben S, Zielinski D. Physician driven variation in the care of children with spinal muscular atrophy type 1. Pediatr Pulmonol, 2017, *52* : 662-668.
17. Phillips MF, Quinlivan RC, Edwards RH, Calverley PM. Changes in spirometry over time as a prognostic marker in patients with Duchenne muscular dystrophy. Am J Respir Crit Care Med, 2001, *164* : 2191-2194.

DÉFICIT EN α_1-ANTITRYPSINE

Philippe Reix, Alain Lachaux
et Jean-François Mornex

Données générales [13]

L'α_1-antitrypsine (α_1-AT) est une glycoprotéine sérique constituée de 394 acides aminés et de trois chaînes oligosaccharidiques, d'un poids moléculaire de 52 kDa [13]. Elle est principalement sécrétée par les hépatocytes. Sa concentration plasmatique est supérieure ou égale à 1 g/l (de 1,5 à 3,5 g/l) et sa demi-vie est de 4 jours. L'α_1-AT est la principale antiprotéase plasmatique. Elle appartient à la superfamille des serpines (*serine protease inhibitor*). Son rôle est d'inhiber les protéases à sérine, principalement l'élastase leucocytaire, sécrétées par les polynucléaires neutrophiles, mais aussi la chymotrypsine, la cathepsine G et la trypsine. Le déficit en α_1-AT (DAAT) est lié à une variation génétique ponctuelle du gène *SERPINA1* (*serine protease inhibitor A1*), situé sur le bras long du chromosome 14 (14q32.1-32.3) Elle a pour conséquence la synthèse d'une protéine anormalement conformée. Ce processus physiopathologique permet de rapprocher le DAAT à d'autres maladies dites « conformationnelles » telles que la mucoviscidose ou la maladie de Gaucher. La diminution de la quantité d'α_1-antitrypsine et la perte de fonction antiprotéasique de la protéine mutée expliquent en partie l'atteinte respiratoire. En revanche, l'hépatopathie, lorsqu'elle survient, est secondaire à l'accumulation hépatique de la protéine anormale.

Diagnostic biologique : phénotypage et génotypage

Le diagnostic du DAAT repose en premier lieu sur le dosage plasmatique de l'α_1-AT effectué à distance de toute infection ou intervention chirurgicale (source de faux négatifs). Lorsque le taux d'α_1-AT est inférieur à 1 g/l, un phénotypage de la protéine est réalisé [1]. La technique de référence d'iso-électrofocalisation permet de distinguer différentes isoformes en fonction des vitesses de migration dans un gradient pH (M, Z et S). Les phénotypes *null* ne sont pas diagnostiqués par cet examen. Le phénotype M correspond à la protéine normale, avec un taux sérique d'α_1-AT compris entre 1,5 et 3,5 g/l. Les homozygotes SS (PiSS) ont un taux sérique réduit de 50 %, et les sujets ZZ (PiZZ) de 85 %. Ce sont principalement chez les sujets PiZZ que les manifestations cliniques peuvent être observées. L'analyse génétique (séquençage du gène *SERPINA1*) est pertinente pour les allèles *null* ou rares [15].

Fréquence du DAAT

Le DAAT correspond à une situation génétique fréquente, de transmission autosomique co-dominante. Elle a été décrite dans toutes les ethnies. Dans sa forme homozygote, elle est observée chez un individu sur 1 800 à 5 000 naissances. La prévalence de l'allèle Z est variable, avec un gradient nord-sud, évaluée à 1/1 500 en Suède, à 1/3 400 en Grande-Bretagne et à 1/10 000 en France [3]. Le DAAT affecterait environ 10 000 personnes en France [12] et 3,4 millions à travers le monde [3].

Manifestations cliniques du DAAT

Manifestations respiratoires

À l'âge pédiatrique

Chez l'enfant, le DAAT n'est qu'exceptionnellement responsable de la survenue de manifestations cliniques respiratoires. Seuls de très rares cas de pneumothorax néonatals familiaux ont été rapportés chez des nouveau-nés hétérozygotes composites pour des mutations rares du gène *SERPINA1* [7]. L'apparition de symptômes respiratoires chez un patient déficitaire connu doit avant tout faire rechercher une autre cause que le DAAT (asthme, mucoviscidose, pathologie d'inhalation…). Toutefois, des données récentes indiquent que des anomalies fonctionnelles respiratoires infracliniques peuvent être retrouvées dès l'âge pédiatrique chez certains patients déficitaires sévères grâce à des techniques d'évaluation plus fine que la spirométrie. L'analyse de l'inhomogénéité de ventilation des gaz (mesure de l'index de clairance pulmonaire [ICP]) par la technique de rinçage à l'azote en cycles multiples permet indirectement d'évaluer le degré d'obstruction des voies aériennes périphériques. Une étude transversale récente réalisée chez 193 patients déficitaires (75 % de PiZZ et 25 % d'autres génotypes) âgés de 4 à 79 ans, montre que l'ICP est élevé chez 39 % (45 patients) des 117 patients présentant un

VEMS normal [6]. Chez tous ces patients à l'exception de deux d'entre eux, le DEMM$_{25-75}$ est également normal. Ces données indiquent que l'atteinte respiratoire infraclinique est possible dès le stade initial de la maladie. Ce fait semble corroboré par certaines données biologiques récentes qui rapportent une diminution du glutathion total et réduit, témoignant d'un état de stress oxydant chez des enfants âgés de 2 à 18 ans présentant un DAAT (PiZZ) [4]. Chez ces mêmes patients, une réduction significative de la longueur des télomères est retrouvée chez les patients PiZZ par rapport aux sujets contrôles et aux génotypes PiMZ et PiSZ. Cette réduction est corrélée avec certains marqueurs de stress oxydant [5].

À l'âge adulte

Les données collectées grâce aux cohortes de patients DAAT montrent que l'atteinte respiratoire n'est habituellement cliniquement apparente qu'à partir de la troisième ou quatrième décennie. L'apparition des manifestations respiratoires est largement conditionnée par les facteurs environnementaux et plus particulièrement le tabagisme actif. Dans la cohorte suédoise, le diagnostic de DAAT est fait dans les suites immédiates du dépistage néonatal permettant la mise en place précoce de mesures strictes de contrôle de l'environnement (éviction du tabac). Dans ces conditions, à 34 ans, les patients PiZZ n'ayant jamais fumé ont la même fonction respiratoire que les sujets PiMM [14]. Chez les patients déficitaires PiZZ fumeurs, le tableau clinique classique est celui d'un emphysème des bases ou d'une BPCO d'apparition précoce (< 45 ans), de dilatations des bronches. Chez ces patients déficitaires emphysémateux, l'espérance de vie médiane est réduite d'une vingtaine d'années par rapport aux sujets déficitaires non emphysémateux [11]. Chez les non-fumeurs, les phénotypes les plus sévèrement déficitaires sont associés à un déclin plus rapide de la fonction respiratoire. On estime entre 1 et 2 % le pourcentage de patients présentant une BPCO due à un DAAT [2]. Enfin, l'hétérozygotie MZ augmenterait par cinq le risque de survenue de BPCO en l'absence de tabagisme actif et par 10 en cas de tabagisme actif [8].

Manifestations hépatiques

À l'âge pédiatrique

L'atteinte hépatique est le principal mode d'expression pédiatrique du DAAT secondaire à l'accumulation hépatocytaire de la protéine mutée [9]. Elle ne concerne qu'un faible pourcentage des patients présentant un des phénotypes les plus sévères (PiZZ, PiSZ). La survenue d'un ictère cholestatique néonatal concerne environ 15 % des patients PiZZ. Parmi eux, moins de 3 % évoluent vers la cirrhose à l'âge pédiatrique revue dans [9].

À l'âge adulte

Les patients adultes déficitaires PiZZ ont un risque plus important de cirrhose et d'hépatocarcinome.

Autres atteintes

D'exceptionnels tableaux de panniculite et de vascularite à ANCA (spécificité antiprotéinase 3) ont été rapportés chez les patients DAAT.

Prise en charge

Traitement préventif

Chez les sujets déficitaires sévères identifiés dès l'âge pédiatrique, l'éviction du tabac et de l'alcool doit être la règle absolue. En cas d'atteinte hépatique, il faut prévoir une surveillance régulière clinique, biologique radiologique ainsi qu'un dépistage du carcinome hépatocellulaire.

Traitement curatif

Il existe un traitement substitutif à base d'α_1-AT purifiée dérivée du sang humain. Ce traitement à une indication chez l'adulte déficitaire sévère présentant un emphysème pulmonaire. Ce traitement n'a aucun intérêt dans la prise en charge de l'atteinte hépatique qui ne requiert qu'un traitement symptomatique et la transplantation hépatique au stade de cirrhose décompensée. D'autres approches thérapeutiques visant à restaurer l'homéostasie de l'α_1-AT pourrait s'avérer intéressante [10].

Points clefs
- À l'âge pédiatrique, le déficit sévère en α_1-antitrypsine (phénotype PiZZ) ne s'exprime pas par une atteinte respiratoire.
- Des anomalies fonctionnelles infracliniques peuvent toutefois être identifiées chez des enfants et des adultes déficitaires sévères dont le VEMS est normal.
- Chez les patients déficitaires sévères, l'atteinte respiratoire est cliniquement apparente au cours de la 3e ou 4e décennie et favorisée par le tabagisme actif.

BIBLIOGRAPHIE

1. AMERICAN THORACIC SOCIETY, EUROPEAN RESPIRATORY SOCIETY. American Thoracic Society/European Respiratory Society statement : standards for the diagnosis and management of individuals with alpha-1 antitrypsin deficiency. Am J Respir Crit Care Med, 2003, 168 : 818-900.
2. BARNES PJ. Advances in chronic obstructive pulmonary disease. Trans Med Soc Lond, 2002, 119 : 41-51.
3. DE SERRES FJ. Worldwide racial and ethnic distribution of alpha1-antitrypsin deficiency : summary of an analysis of published genetic epidemiologic surveys. Chest, 2002, 122 : 1818-1829.
4. ESCRIBANO A, AMOR M, PASTOR S et al. Decreased glutathione and low catalase activity contribute to oxidative stress in children with alpha-1 antitrypsin deficiency. Thorax, 2015, 70 : 82-83.
5. ESCRIBANO A, PASTOR S, REULA A et al. Accelerated telomere attrition in children and teenagers with alpha1-antitrypsin deficiency. Eur Respir J, 2016, 48 : 350-358.

6. Fuchs SI, Schwerk N, Pittschieler K et al. Lung clearance index for monitoring early lung disease in alpha-1-antitrypsin deficiency. Respir Med, 2016, *116* : 93-99.
7. Greene DN, Procter M, Krautscheid P et al. Alpha1-antitrypsin deficiency in fraternal twins born with familial spontaneous pneumothorax. Chest, 2012, *141* : 239-241.
8. Molloy K, Hersh CP, Morris VB et al. Clarification of the risk of chronic obstructive pulmonary disease in alpha1-antitrypsin deficiency PiMZ heterozygotes. Am J Respir Crit Care Med, 2014, 1849 : 419-27.
9. Lachaux A, Dumortier J. Atteinte hépatique du déficit héréditaire en alpha-1 antitrypsine . Rev Mal Respir, 2014, *31* : 357-364.
10. Mornex JF. [Alpha-1 antitrypsin deficiency 50 years later]. Bull Acad Natl Med, 2014, *198* : 757-766.
11. Seersholm N, Kok-Jensen A, Dirksen A. Survival of patients with severe alpha1-antitrypsin deficiency with special reference to non-index cases. Thorax, 1994, *49* : 695-698.
12. Sesboue R, Martin JP. Alpha-1-antitrypsin (PI) polymorphism in France, with special regard to the PI*Z allele. Hum Hered, 1991, *41* : 340-346.
13. Stoller JK, Aboussouan LS. Alpha1-antitrypsin deficiency. Lancet, 2005, *365* : 2225-2236.
14. Tanash HA, Nystedt-Düzakin M, Montero LC et al. The Swedish alpha1-antitrypsin screening study : health status and lung and liver function at age 34. Ann Am Thorac Soc, 2015, *12* : 807-812.
15. Zorzetto M, Russi E, Senn O et al, *SERPINA1* gene variants in individuals from the general population with reduced alpha1-antitrypsin concentrations. Clin Chem, 2008, *54* : 1331-1338.

MANIFESTATIONS RESPIRATOIRES DES MALADIES HÉRÉDITAIRES DU MÉTABOLISME

Anaïs Brassier et Pascale de Lonlay

Les maladies héréditaires du métabolisme (MHM) sont, dans l'ensemble, rarement responsables de manifestations respiratoires, à l'exception des signes respiratoires non spécifiques et sans relation avec une lésion pulmonaire sous-jacente tels qu'une polypnée d'acidose métabolique ou d'une atteinte diencéphalique (syndrome de Leigh). Néanmoins, ces maladies doivent être reconnues précocement car certaines d'entre elles peuvent donner accès à des traitements spécifiques.

Classification des maladies héréditaires du métabolisme

Schématiquement, les MHM peuvent être divisées en trois grands groupes :
– les maladies d'intoxication (amino-acidopathies, déficits du cycle de l'urée, aciduries organiques, intolérance aux sucres) : liées à un déficit enzymatique, elles résultent de l'accumulation de molécules qui sont toxiques, comme par exemple l'ammoniaque ;
– les maladies énergétiques : elles résultent d'un déficit énergétique cellulaire (déficit de la chaîne respiratoire mitochondriale ou de l'utilisation des substrats énergétiques : oxydation des acides gras, glycogénolyse et néoglucogenèse) ;
– les maladies des molécules complexes : maladies d'organelles (lysosomales, peroxysomales, déficits de la glycosylation des protéines), entraînant des anomalies du fonctionnement cellulaire ou l'accumulation chronique de substrats non métabolisés (maladies de surcharge).

Maladies métaboliques à expression pulmonaire

Intolérance aux protéines dibasiques

L'intolérance aux protéines dibasiques (IPD) est une anomalie du transporteur des acides aminés dibasiques (arginine, ornithine, lysine) situé dans la membrane basale des cellules. Ce déficit se traduit par un retard staturopondéral, des vomissements, une hépatosplénomégalie, une ostéoporose et une pancytopénie. Les symptômes de l'IPD sont en partie la conséquence d'une hyperammoniémie liée à la diminution de l'apport en arginine, lysine et ornithine, qui constituent des intermédiaires essentiels du cycle de l'urée. L'arginine étant le précurseur de l'oxyde nitrique (NO), la synthèse intracellulaire de ce dernier est perturbée.

Il existe une grande hétérogénéité clinique. Les complications évolutives extrapulmonaires comportent des anomalies immunologiques, une hémophagocytose médullaire, des complications rénales fréquentes à l'âge adulte (tubulopathie chronique, glomérulonéphrite, insuffisance rénale) [10], des pancréatites et des symptômes lupiques [8].

Les complications pulmonaires de l'IPD sont une atteinte interstitielle chronique, évoluant vers la fibrose pulmonaire et l'insuffisance respiratoire chronique, et une protéinose alvéolaire. Des granulomes à cholestérol ont été également rapportés. Chez la plupart des patients asymptomatiques, des anomalies modérées aux épreuves fonctionnelles respiratoires (EFR) ou à l'imagerie ont été retrouvées, impliquant une surveillance rapprochée [16].

La physiopathologie de ces lésions pulmonaires est mal élucidée, et le rôle des macrophages et de la production du NO a été incriminé [11].

Le diagnostic biochimique de l'IPD repose sur la diminution de la concentration plasmatique des trois acides aminés dibasiques : arginine, ornithine, lysine (chromatographie des acides aminés plasmatiques), avec une augmentation dans les urines de ces mêmes acides aminés. L'IPD est une maladie autosomique récessive (gène *SLC7A7*), sans évidence d'une corrélation génotype-phénotype.

Le traitement de l'IPD consiste en un régime limité en protéines, un traitement épurateur de l'ammoniaque et une supplémentation en citrulline, qui utilise un autre système de transport que celui des protéines dibasiques. Des lavages broncho-alvéolaires (LBA) ont été proposés pour la protéinose alvéolaire [3]. Dans notre expérience, ils n'ont pas toujours permis d'éviter l'insuffisance respiratoire. Une corticothérapie par voie systémique n'a pas fait preuve d'efficacité clinique durable. Un enfant atteint d'IPD a bénéficié d'une transplantation cœur-poumon pour une protéinose alvéolaire sévère avec une récidive sur le greffon pulmonaire, aboutissant au décès en 18 mois après la greffe [13].

Maladies lysosomales

Les maladies lysosomales entraînent une accumulation de substrats incomplètement catabolisés au sein des organelles et une atteinte progressive de la fonction des cellules affectées. La cellule et, par conséquent, l'ensemble de l'organe « se ballonnise », ce qui est responsable d'une organomégalie typique.

Mucopolysaccharidoses

Les mucopolysaccharidoses (MPS) sont des anomalies de la dégradation des glycosaminoglycanes (GAG) (longues chaînes de sucres aminés sulfatés ou acétylés attachés à un squelette protéique). Il en existe sept types différents – MPS I (Hurler), II (Hunter), IV (San Filippo), VI (Maroteaux-Lamy), VII (Sly) et IX (Natowicz) –, qui correspondent à des déficits enzymatiques différents. Les enfants porteurs d'une MPS sont habituellement normaux à la naissance mais développent progressivement des déformations osseuses, comprenant des traits du visage épaissis typiques, des dysplasies osseuses et des raideurs ainsi qu'une hépatosplénomégalie. Selon le type de MPS, il peut y avoir un retard psychomoteur progressif avec une perte des acquisitions, une opacité cornéenne et une surdité. Les hernies et les infections récidivantes des voies aériennes supérieures ou pulmonaires sont fréquentes. Toutes les MPS à l'exception du type II (lié à l'X) sont de transmission autosomique récessive. Le diagnostic biochimique repose sur l'analyse des glycosaminoglycanes (GAG, autrefois appelés mucopolysaccharides) dans les urines et le diagnostic est confirmé par des études enzymatiques et moléculaires.

Dans les mucopolysaccharidoses, et plus particulièrement dans les formes sévères de types I, II et VI, il existe une obstruction des voies aériennes supérieures multifactorielle et des manifestations respiratoires progressives, avec une hypertrophie des végétations adénoïdes (obstruction à l'endoscopie nasopharyngée, augmentation de l'index apnées-hypopnées à la polysomnographie). En l'absence de traitement chirurgical ou de ventilation non invasive nocturne à pression positive (PEEP), l'hypoxémie chronique peut être responsable d'une hypertension artérielle pulmonaire. Les anomalies squelettiques osseuses peuvent être responsables d'un syndrome restrictif (en particulier dans la MPS IV) alors que l'infiltration des bronches distales par les mucopolysaccharides peut être responsable de manifestations obstructives qualifiées de « pseudo-asthme ».

Au plan thérapeutique, la transplantation de moelle osseuse apporte un bénéfice réel au plan cognitif chez les patients ayant une MPS de type I, à condition de la réaliser précocement avant l'âge de 2 ans et dans la plupart des manifestations viscérales, y compris ORL et pulmonaires [1, 19]. Une enzymothérapie substitutive est disponible pour les MPS de type I (laronidase [Aldurazyme®]), II (idursulfase [Elaprase®]), VI (galsulfase [Naglazyme®]) et IV (élosulfase alfa [Vimizim®]) et en cours d'essai dans la MPS de type VII. Il existe un bénéfice clair au plan ORL, sur les apnées obstructives nocturnes et la capacité vitale forcée aux épreuves fonctionnelles respiratoires [14].

Maladie de Gaucher

La maladie de Gaucher est la maladie lysosomale la plus fréquente, due à un déficit en glucocérébrosidase ou exceptionnellement en son activateur (saposine C). Elle est caractérisée par des dépôts de glucosylcéramide (ou glucocérébroside) dans les cellules du système réticulo-endothélial du foie, de la rate et de la moelle osseuse. Trois principaux phénotypes sont identifiés :
– le type 1, dit « hématologique », non neurologique, concerne 95 % des cas, associant organomégalie (rate, foie), atteinte osseuse (douleurs, infarctus osseux, ostéonécrose) et cytopénies (thrombopénie, anémie, plus rarement neutropénie). Certains marqueurs sont augmentés : chitotriosidase, l'enzyme de conversion de l'angiotensine, la ferritine et actuellement le CCL-18 (plus spécifique). Il existe un risque plus important de développer une maladie de Parkinson précoce et des cancers ;
– le type 2, très rare, aigu neurologique, est caractérisé par une atteinte précoce du tronc cérébral avant un an, associée à une organomégalie et un décès rapide ;
– le type 3, subaigu neurologique, est caractérisé par une encéphalopathie progressive variable s'associant aux manifestations du type 1, touchant l'enfant ou l'adulte.

Les manifestations pulmonaires peuvent survenir dans les trois formes, mais sont rares chez l'enfant, liées à une infiltration alvéolaire et/ou interstitielle et à la création de shunt artérioveineux liés à l'hépatopathie (syndrome hépatopulmonaire). Certains patients ont développé une hypertension artérielle pulmonaire. Les EFR peuvent être perturbées sans symptomatologie clinique [5].

La maladie de Gaucher est une maladie génétique autosomique récessive (gène *GBA*). Le diagnostic est enzymatique (dosage de la glucocérébrosidase dans les leucocytes circulants) et moléculaire.

Deux traitements spécifiques sont disponibles : un traitement enzymatique substitutif intraveineux, traitement de référence (imiglucérase [Cerezyme®] et vélaglucérase [VPRIV®]), et un traitement par réduction de substrat (miglustat [Zavesca®]) ou, plus récemment, un inhibiteur de la glucosylcéramide synthétase (éliglustat [Cerdelga®]), qui peuvent être une alternative à l'enzymothérapie. L'enzymothérapie substitutive est bénéfique pour les complications pulmonaires [5], mais il peut y avoir des séquelles inaccessibles à ces thérapies [2].

Maladie de Niemann-Pick

De transmission autosomique récessive, la maladie de Niemann-Pick (NP) de type A/B est due au déficit en sphingomyélinase acide, qui hydrolyse la sphingomyéline en céramide. Il est responsable de la surcharge des cellules en sphingomyéline. On distingue deux types de maladie de NP, le type A (NPA) et le type B (NPB). Les NPA se caractérisent par un début dans la première année avec des troubles digestifs, une hépatosplénomégalie majeure et une atteinte neurologique sévère conduisant au décès [15].

L'âge de début des NPB est variable, du jeune enfant à l'âge adulte, avec une hépatosplénomégalie et des signes pulmonaires [9]. Le diagnostic est confirmé par le dosage de la sphingomyélinase acide. Le pronostic de la maladie est lié à l'atteinte pulmonaire qui évolue indépendamment de l'atteinte viscérale. Elle peut débuter à tout âge, sans signe clinique le plus souvent. L'imagerie met en évidence une pneumopathie interstitielle évoluant vers une fibrose pulmonaire. Les EFR au cours du suivi permettent d'évaluer le retentissement avec un syndrome restrictif et une baisse de la DL_{CO}. Actuellement, un essai clinique de phase I/II d'enzymothérapie substitutive intraveineuse avec une enzyme recombinante est en cours chez les enfants et un essai de phase II/III a débuté chez les adultes avec des résultats prometteurs en termes de tolérance et d'efficacité [18].

La maladie de NP de type C (NPC) est distincte des types A et B. Il s'agit d'une lipidose lysosomale complexe avec hépatosplénomégalie et atteinte neurologique progressive. L'âge de début varie de la vie fœtale (anasarque) à l'âge adulte. La période néonatale est marquée par une hépatosplénomégalie (40 %) associée à un ictère cholestatique prolongé qui, généralement, régresse spontanément mais évolue parfois vers une défaillance hépatique fatale. L'hépatosplénomégalie peut rester isolée pendant une période variable, précédant la symptomatologie neurologique. Dans la forme infantile précoce (20 % des cas), l'atteinte neurologique débute avant l'âge de 2 ans. Dans les autres formes, les signes neurologiques typiques sont une ataxie cérébelleuse avec dysarthrie, une ophtalmoplégie supranucléaire de la verticalité (quasi constante et spécifique), une comitialité et une démence progressive entre 3 et 15 ans (formes infantiles tardives et juvéniles, 60-70 % des cas) ou plus tardive (forme adulte, 10 % des cas).

L'atteinte pulmonaire est présente dans les trois types de maladies de NP, au diagnostic ou au cours de l'évolution de la maladie, et plus fréquente dans la maladie de NPB et NPC (sous-type NPC2). La majorité des patients présentent des signes radiologiques de maladie interstitielle pulmonaire (images en « verre dépoli », épaississement des septa interlobulaires, nodules pulmonaires, aspect de *crazy paving* distribué en carte de géographie) [9]. Les EFR montrent essentiellement une diminution de la DL_{CO}. Néanmoins, il n'existe pas de bonne corrélation entre les images radiologiques et les EFR, notamment dans la maladie de NPB [9].

L'analyse du liquide de LBA montre une lipoprotéinose par accumulation de cellules « spumeuses » caractéristiques (cellules de Niemann-Pick) [12]. Les lésions histologiques comportent une pneumonie lipoïdique endogène et une atteinte interstitielle et alvéolaire par des cellules de surcharge (« cellules spumeuses »).

Une amélioration de la symptomatologie respiratoire a été rapportée après des LBA thérapeutiques [12]. L'aggravation de la symptomatologie respiratoire peut conduire au décès, surtout dans la forme NPC2.

La maladie de NPC est autosomique récessive, avec deux gènes *NPC1* (95 % des cas) et *NPC2*. Les protéines NPC1 et NPC2 semblent travailler de façon concertée au niveau du système endo-lysosomal pour faciliter le transport intracellulaire du cholestérol et d'autres molécules. La lésion cellulaire caractéristique est une accumulation lysosomale de cholestérol non estérifié mise en évidence par le « test à la filipine » dans des fibroblastes en culture, mais aussi plus récemment par le dosage de nouveaux biomarqueurs que sont les oxystérols et les dérivés lysosphingolipides.

Il n'existe pour l'instant qu'un seul traitement validé : un inhibiteur de substrat non spécifique qui inhibe la synthèse des glycolipides (miglustat [Zavesca®]), dont les résultats sont décevants dans la forme infantile précoce mais qui permet la stabilisation des symptômes dans les autres formes de la maladie [6]. Le pronostic est d'autant plus sévère que l'atteinte neurologique est précoce.

Maladie de Fabry

La maladie de Fabry concerne le métabolisme des glycosphingolipides, de transmission récessive liée au chromosome X, liée au déficit en l'α-galactosidase A (gène *GLA*). Les hommes sont plus sévèrement atteints, avec des signes cliniques débutant dans l'enfance par des douleurs des extrémités et des signes dermatologiques (angiokératomes). Puis se développe une maladie de surcharge multiviscérale avec des symptômes cardiaques (hypertrophie ventriculaire gauche), neurologiques (accidents vasculaires cérébraux), ORL (hypo-acousie) et rénaux (protéinurie, insuffisance rénale). Les femmes hétérozygotes sont souvent symptomatiques mais de façon plus modérée.

Les manifestations pulmonaires se résument souvent à un syndrome bronchique obstructif lié à une surcharge des cellules épithéliales bronchiques par des dépôts de céramide trihexoside, formant des « corps à inclusions lamellaires », parfois identifiable à l'examen de l'expectoration [7]. Ces manifestations sont exceptionnelles chez l'enfant. L'EFR confirme l'obstruction bronchique et la sensibilité aux $β_2$-mimétiques. La radiographie thoracique est en général normale.

Deux enzymothérapies substitutives (agalsidase bêta [Fabrazyme®] ou agalsidase alpha [Replagal®]) sont disponibles, avec quelques effets bénéfiques sur la symptomatologie obstructive des patients [4]. D'autres traitements sont en cours de développement en particulier des molécules chaperonnes (migalastat).

Microlithiase alvéolaire

La microlithiase alvéolaire pulmonaire (MAP) est une affection rare caractérisée par la formation et le dépôt de microlithe phosphocalcique au niveau pulmonaire. Elle débute habituellement chez le jeune adulte, mais des formes pédiatriques sont décrites. Un caractère familial est retrouvé dans 50 % des cas. La MAP est longtemps asymptomatique et découverte lors d'un examen radiologique systématique plus d'une fois sur deux. La radiographie de thorax montre un aspect de miliaire de tonalité calcique effaçant les bords du cœur et prédominant aux parties moyennes et basses. La tomodensitométrie confirme le caractère calcifié et les localisations au niveau du parenchyme, des septa interlobulaires, des scissures et sous-pleurales. Les EFR montrent habituellement un syndrome restrictif et une diminution de la diffusion du CO. Le diagnostic repose sur la discordance radio-clinique. Les biopsies transbronchiques ou à ciel ouvert montrent l'existence de calcosphérites au sein des alvéoles, exceptionnellement dans l'interstitium. Ces microlithes peuvent être retrouvés dans le LBA. La MAP est une maladie autosomique récessive et des mutations du gène *SLC34A2* ont été identifiées. Ce gène code un co-transporteur sodium-phosphate type IIb, impliqué dans l'homéostasie du phosphate au sein de nombreux organes. L'évolution est lente, le décès survenant plus de 15 ans après le diagnostic dans un tableau d'insuffisance respiratoire chronique. Des traitements par bisphosphonate (étidronate disodique) ont été proposés, mais sans succès, et seule la transplantation pulmonaire est susceptible d'améliorer la survie.

> **Points clefs**
> - Les principales maladies héréditaires du métabolisme associées à une atteinte respiratoire sont l'intolérance aux protéines dibasiques, les mucopolysaccharidoses, la maladie de Gaucher, la maladie de Niemann-Pick et la microlithiase alvéolaire :
>   – protéinose alvéolaire et fibrose pulmonaire au cours de l'intolérance aux protéines dibasiques ;
>   – obstruction progressive des voies aériennes au cours des mucopolysaccharidoses ;
>   – infiltration alvéolo-interstitielle, syndrome hépatopulmonaire au cours de la maladie de Gaucher ;
>   – protéinose alvéolaire au cours de la maladie de Niemann-Pick B et C2 ;
>   – pneumopathie interstitielle avec calcifications diffuses dans la microlithiase alvéolaire.
> - Des traitements spécifiques, enzymothérapies, inhibiteurs de substrat, molécules chaperonnes, sont disponibles ou en cours de développement.

BIBLIOGRAPHIE

1. Aldenhoven M, Jones SA, Bonney D et al. Hematopoietic cell transplantation for mucopolysaccharidosis patients is safe and effective : results after implementation of international guidelines. Biol Blood Marrow Transplant, 2015, *21* : 1106-1109.
2. Belmatoug N, Di Rocco M, Fraga C et al. Management and monitoring recommendations for the use of eliglustat in adults with type 1 Gaucher disease in Europe. Eur J Intern Med, 2017, *37* : 25-32.
3. Ceruti M, Rodi G, Stella GM et al. Successful whole lung lavage in pulmonary alveolar proteinosis secondary to lysinuric protein intolerance : a case report. Orphanet J Rare Dis, 2007, *2* : 14.
4. Germain DP, Hughes DA, Nicholls K et al. Treatment of Fabry's disease with the pharmacologic chaperone migalastat. N Engl J Med, 2016, *375* : 545-555.
5. Goitein O, Elstein D, Abrahamov A et al. Lung involvement and enzyme replacement therapy in Gaucher's disease. QJM, 2001, *94* : 407-415.
6. Heron B, Valayannopoulos V, Baruteau J et al. Miglustat therapy in the French cohort of paediatric patients with Niemann-Pick disease type C. Orphanet J Rare Dis, 2012, *7* : 36.
7. Kelly MM, Leigh R, McKenzie R et al. Induced sputum examination : diagnosis of pulmonary involvement in Fabry's disease. Thorax, 2000, *55* : 720-721.
8. Kurko J, Vaha-Makila M, Tringham M et al. Dysfunction in macrophage Toll-like receptor signaling caused by an inborn error of cationic amino acid transport. Mol Immunol, 2015, *67* : 416-425.
9. Mendelson DS, Wasserstein MP, Desnick RJ et al. Type B Niemann-Pick disease : findings at chest radiography, thin-section CT, and pulmonary function testing. Radiology, 2006, *238* : 339-345.
10. Nicolas C, Bednarek N, Vuiblet V et al. Renal involvement in a French paediatric cohort of patients with lysinuric protein intolerance. JIMD Rep, 2016, *29* : 11-17.
11. Palacin M, Bertran J, Chillaron J et al. Lysinuric protein intolerance : mechanisms of pathophysiology. Mol Genet Metab, 2004, *81* (Suppl. 1) : S27-S37.
12. Palmeri S, Tarugi P, Sicurelli F et al. Lung involvement in Niemann-Pick disease type C1 : improvement with bronchoalveolar lavage. Neurol Sci, 2005, *26* : 171-173.
13. Santamaria F, Brancaccio G, Parenti G et al. Recurrent fatal pulmonary alveolar proteinosis after heart-lung transplantation in a child with lysinuric protein intolerance. J Pediatr, 2004, *145* : 268-272.
14. Scarpa M, Almassy Z, Beck M et al. Mucopolysaccharidosis type II : European recommendations for the diagnosis and multidisciplinary management of a rare disease. Orphanet J Rare Dis, 2011, *6* : 72.
15. Schuchman EH, Wasserstein MP. Types A and B Niemann-Pick disease. Pediatr Endocrinol Rev, 2016, *13* (Suppl. 1) : 674-681.
16. Valimahamed-Mitha S, Berteloot L, Ducoin H et al. Lung involvement in children with lysinuric protein intolerance. J Inherit Metab Dis, 2015, *38* : 257-263.
17. Wang RY, Abe JT, Cohen AH, Wilcox WR. Enzyme replacement therapy stabilizes obstructive pulmonary Fabry disease associated with respiratory globotriaosylceramide storage. J Inherit Metab Dis, 2008, *31* (Suppl. 2) : S369-S374.
18. Wasserstein MP, Jones SA, Soran H et al. Successful within-patient dose escalation of olipudase alfa in acid sphingomyelinase deficiency. Mol Genet Metab, 2015, *116* : 88-97.
19. Wraith JE. Limitations of enzyme replacement therapy : current and future. J Inherit Metab Dis, 2006, *29* : 442-447.

63 POUMON ET SOMMEIL

Jessica Taytard et Guillaume Aubertin

Poumon et sommeil sont étroitement liés. Le syndrome d'apnées obstructives du sommeil (SAOS) est le plus souvent secondaire à un obstacle sur les voies aériennes supérieures (VAS), à l'origine de difficultés respiratoires ; mais grâce à la réalisation généralisée d'examens du sommeil dans de nombreuses pathologies, nos connaissances s'améliorent et toute pathologie respiratoire, quelle qu'en soit son origine, peut s'accompagner de troubles du sommeil (apnées, fragmentation du sommeil) ou d'hypoventilation alvéolaire.

Syndrome d'apnées obstructives du sommeil

Depuis les premières descriptions historiques de patients présentant un syndrome de Pickwick, les troubles respiratoires obstructifs du sommeil (TROS) sont bien mieux connus, tant par la multitude des signes cliniques qu'ils peuvent revêtir que par leur diagnostic, leurs complications et leur prise en charge. Selon la gravité de l'obstruction des VAS, les TROS on distingue :
- le *ronflement primaire* ;
- le *syndrome de haute résistance des VAS*, conduisant à une augmentation des efforts respiratoires et à une fragmentation du sommeil ;
- le *syndrome d'hypoventilation alvéolaire obstructive*, défini par une hypercapnie avec un taux de CO_2 supérieur à 50 mmHg pendant plus de 25 % du temps total de sommeil ;
- le *SAOS*, caractérisé par la présence d'épisodes anormalement fréquents d'obstruction complète ou partielle des VAS, responsables d'interruptions (apnées) ou de réductions significatives (hypopnées) de la ventilation, perturbant le déroulement normal du sommeil, et associée à des symptômes cliniques [10].

Ces quatre entités représentent un continuum de gravité.

Épidémiologie

La prévalence du ronflement chez l'enfant varie selon la définition et l'âge des sujets étudiés. La prévalence du ronflement habituel (> 3 nuits par semaine) est estimée entre 6 et 15 %. La prévalence du SAOS varie également selon les méthodes diagnostiques utilisées (questionnaire et/ou examen du sommeil), elle est globalement estimée entre 1 et 4 % chez l'enfant. Il n'y a pas de sex-ratio en faveur des garçons, contrairement aux adultes, en tout cas avant la puberté, mais on retrouve un risque relatif deux fois plus élevé chez les enfants afro-américains de présenter des troubles obstructifs du sommeil par rapport aux enfants caucasiens. Il existe un pic de fréquence du SAOS entre 3 et 6 ans, expliqué par l'hypertrophie des tissus lymphoïdes (amygdales et/ou végétations adénoïdes), conséquence des infections virales fréquentes et répétées à cet âge. De nombreux facteurs de risque ou prédisposants ont été décrits : l'obésité (le SAOS est alors la conséquence de l'hypertrophie des structures lymphoïdes et de l'infiltration pharyngée par du tissu adipeux), les infections fréquentes des VAS, les antécédents de prématurité, l'asthme. L'observation de cas familiaux suggère la possibilité de facteurs génétiques ou de prédisposition anatomique (morphologie craniofaciale et maxillofaciale). Dans ce dernier cas, le risque de SAOS est 2 à 4 fois plus fréquent s'il existe des antécédents familiaux [15].

Il existe par ailleurs de nombreuses pathologies congénitales ou acquises qui sont associées au SAOS de l'enfant, toutes ayant pour conséquence une diminution du calibre des voies aériennes :
- pathologies malformatives craniofaciales : trisomie 21, achondroplasie, atrésie choanale, syndrome de Pierre Robin, syndrome de Pfeiffer, syndrome de Tracher-Collins, etc. ;
- pathologies responsables d'une hypotonie musculaire : maladie neuromusculaire ;
- maladies respiratoires chroniques ou transitoires (laryngomalacie) ;
- affections hématologiques telles que la drépanocytose ;
- maladies métaboliques : hypothyroïdie, syndrome de Prader-Willi, mucopolysaccharidoses.

Physiopathologie

La physiopathologie du SAOS est directement liée à l'obstruction des VAS [7]. Le SAOS est secondaire au déséquilibre entre :
- la force de fermeture des VAS représentée par la pression négative exercée par les muscles inspiratoires (le diaphragme essentiellement). Ce collapsus sera aggravé par l'étroitesse des VAS et majoré en sommeil paradoxal à cause de l'atonie musculaire (le collapsus sera encore majoré s'il existe une hypotonie pathologique) ;
- et la force d'ouverture du pharynx exercée par les muscles dilatateurs du pharynx, empêchant le collapsus pharyngé et maintenant les VAS ouvertes au cours de l'inspiration.

Trois notions physiopathologiques sont importantes :
- l'obstruction respiratoire survient essentiellement au cours du sommeil paradoxal lorsque le tonus musculaire est aboli ;
- l'obstruction partielle des VAS est plus fréquente que l'obstruction complète du fait d'une collapsibilité moindre des VAS chez l'enfant ;

– les capacités d'éveils sont moindres que chez l'adulte, les phénomènes obstructifs sont donc moins suivis de micro-éveils ; l'enfant a le plus souvent une structure du sommeil conservée, moins fragmentée.

Symptomatologie clinique et signes physiques

Outre les données anthropométriques (poids, taille, indice de masse corporelle, comorbidité), le dépistage du SAOS repose sur des éléments d'interrogatoire (enfant, parents, fratrie) et des éléments cliniques d'orientation [3, 9]. Les symptômes rapportés et les signes cliniques recherchés sont nocturnes et diurnes, directement en rapport avec l'obstruction des VAS ou avec la mauvaise qualité de sommeil [2].

L'examen clinique doit être complet et détaillé sur les plans ORL, facial et odontologique (Tableau 63-I). Une hypertrophie des amygdales et une obstruction nasale doivent être systématiquement recherchées. Pour évaluer l'hypertrophie des amygdales, on peut s'aider du score de Friedman qui évalue le volume amygdalien lors de l'ouverture de la bouche, la langue étant en position neutre (Figure 63-1), et du score de Mallampati (Figure 63-2) modifié qui permet une estimation de la perméabilité oropharyngée. La nasofibroscopie est indispensable pour évaluer objectivement le volume des végétations adénoïdes. On vérifie s'il existe une macroglossie et la présence d'indentations (leur présence sur le pourtour de la langue prouve l'étroitesse de la mandibule par rapport au volume lingual).

Tous les enfants présentant un SAOS ont une respiration buccale. On y associe plusieurs modifications maxillofaciales : faciès long ou adénoïdien, palais ogival, malposition linguale, rétrognathie mandibulaire, modification de l'articulé dentaire [20]. Ces modifications existent dans les trois plans de l'espace et sont fonctionnellement reliées entre elles. Une méta-analyse conduite sur onze articles indique que l'examen attentif de la face et de l'articulé dentaire apporte une aide au dépistage du SAOS [6]. Enfin, la morphologie faciale (Figure 63-3) est évaluée par la symétrie, l'équilibre au niveau des trois étages (massif facial supérieur, moyen et inférieur), l'harmonie générale et la forme du profil (Figure 63-4).

Diagnostic

De nombreux questionnaires peuvent aider à porter un diagnostic probable de SAOS et peuvent parfois indiquer le degré de sévérité du SAOS. Mais, si certains questionnaires ont une bonne valeur diagnostique, peu ont fait l'objet de validation [14]. Une conduite à tenir, suite à la réunion d'experts de la SFRMS de 2015, a été proposée pour évaluer la nécessité de faire un examen du sommeil chez l'enfant de 3 à 8 ans et suspect de SAOS, sans comorbidité associée (Figure 63-5) [3].

Tableau 63-I Critères majeurs et mineurs du diagnostic de syndrome d'apnées obstructives du sommeil chez l'enfant d'après les données anamnestiques et des examens oto-rhino-laryngologique et maxillo-facial [3].

	Symptômes nocturnes	*Symptômes diurnes*	*Signes ORL et dentofaciaux*
Critères majeurs	Ronflements – fréquents (> 3 nuits/sem) – sonores (porte fermée) – durée (≥ 3 mois) Irrégularités respiratoires ou apnées Reprise inspiratoire bruyante Inquiétude des parents – ont fait un film – ont secoué leur enfant	Troubles du comportement – agitation – irritabilité Troubles de l'attention Troubles de la croissance staturopondérale	Examen ORL avec nasofibroscopie : – hypertrophie des végétations – hypertrophie des amygdales Face longue, adénoïdienne Harmonie des trois tiers du visage
Critères mineurs	Antécédent parental, tabagisme Plainte d'un encadrant adulte Respiration bruyante, difficile, buccale Sommeil agité Endormissement facile Réveils nocturnes brefs répétés Parasomnies Hypersudation Position anormale de sommeil Énurésie secondaire	Plainte d'un encadrant adulte Cernes Troubles des apprentissages Diminution des performances scolaires Troubles posturaux Réveils difficiles Céphalées matinales Somnolence diurne Respiration buccale Rhinite chronique, obstruction nasale	Rétromaxillie, rétromandibulie Déviation de la cloison nasale Respiration buccale Palais étroit Malposition dentaire Macroglossie Position de langue anormale Frein de langue court

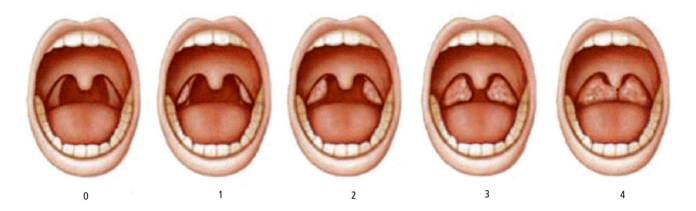

Figure 63-1 Grades de Friedman pour la détermination du volume amygdalien. Grade 0 : la luette et les piliers de la loge amygdalienne sont visibles ; grade 1 : les amygdales sont cachées dans la loge ; grade 2 : les amygdales dépassent la loge ; grade 3 : les amygdales dépassent largement la loge sans passer le milieu ; grade 4 : les amygdales sont jointives au niveau de la luette.

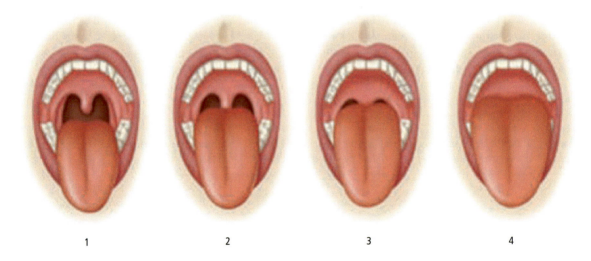

Figure 63-2 Score de Mallampati modifié. Classe 1 : la luette et les loges amygdaliennes sont visibles ; classe 2 : la luette est partiellement visible ; classe 3 : le palais membraneux est visible ; classe 4 : seul le palais osseux est visible.

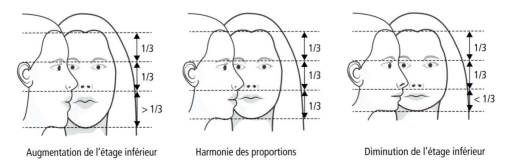

Augmentation de l'étage inférieur   Harmonie des proportions   Diminution de l'étage inférieur

Figure 63-3 Évaluation des trois étages du massif facial, de face et de profil.

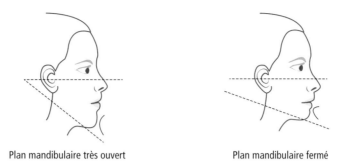

Figure 63-4 Évaluation du profil, présence d'une rétrognathie mandibulaire ou d'une hyperdivergence faciale.

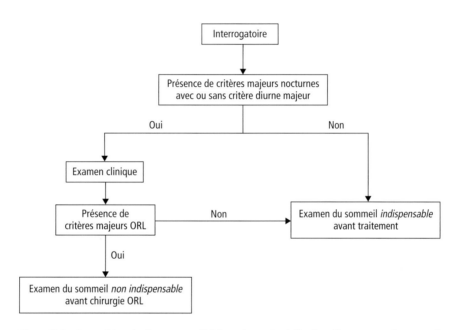

Figure 63-5 Proposition de diagramme décisionnel pour la réalisation d'un examen du sommeil chez l'enfant de 3 à 8 ans suspect de syndrome d'apnées obstructives du sommeil sans comorbidité associée [3].

Le diagnostic de certitude repose sur un examen du sommeil (*voir* Chapitre 16).

Traitement

Il n'existe pas de consensus international déterminant un index d'apnées-hypopnées (IAH) obstructives à partir duquel une thérapie doit être initiée. Le traitement de choix du SAOS reste l'amygdalectomie et l'adénoïdectomie, même si l'hypertrophie est modérée. On assiste toutefois à une diminution globale des actes chirurgicaux peut-être, notamment, suite à l'élaboration de consensus ou recommandations de sociétés savantes [11] et à la recherche de la diminution des complications post-opératoires. Récemment, la *CHAT-study* a montré que la seule surveillance des enfants présentant un SAOS non sévère pouvait être une option thérapeutique. Cette notion implique donc un meilleur accès aux examens du sommeil et surtout de pouvoir répéter ces examens au cours de la surveillance [12]. Depuis quelques années en France, le traitement chirurgical repose sur une amygdalectomie partielle. Tout en diminuant le risque de complications post-opératoires, notamment hémorragiques, elle aurait une bonne efficacité à court et moyen termes sur les symptômes cliniques de SAOS. C'est donc une option thérapeutique en attendant la croissance spontanée du massif facial et la diminution de volume des tissus lymphoïdes.

Lorsque la chirurgie s'avère insuffisante (environ 27 % des cas selon Bhattacharjee et al. [4]), la prise en charge multidisciplinaire prend tout son sens, en associant médecin traitant, chirurgien ORL et maxillofacial, orthopédiste dentofacial, kinésithérapeute spécialisé en rééducation orofaciale et spécialiste de la ventilation de l'enfant. La lutte contre l'obésité est indispensable car efficace sur l'IAH. En cas de SAOS résiduel modéré, on pourra proposer un traitement médical d'au moins 3 mois associant corticothérapie nasale et antileucotriènes.

En cas de SAOS sévère ou très symptomatique, l'utilisation d'une pression positive continue (PPC) est le traitement de choix. Elle crée une attelle pneumatique au niveau des voies aériennes supérieures, augmente ainsi le calibre des voies aériennes et diminue les résistances respiratoires. Elle permet une résolution rapide de la symptomatologie et une amélioration nette de la qualité de vie. Des consultations spécialisées auprès d'un orthodontiste et d'un kinésithérapeute spécialisé en rééducation orofaciale doivent être systématiquement proposées, surtout si le SAOS est résiduel après chirurgie. Le spécialiste en rééducation orofaciale s'intéressera aux mouvements oropharyngés et à leurs anomalies. L'orthodontiste fera un bilan complet morphologique et dentaire. La prise en charge orofaciale associant rééducation et orthodontie peut jouer un rôle dans le traitement du SAOS par l'utilisation d'activateur de croissance ou d'une orthèse d'avancée mandibulaire, par la réalisation d'une disjonction intermaxillaire rapide ainsi que par les traitements de rééducation oro-faciale [8].

Hypoventilation alvéolaire centrale

La commande ventilatoire, processus complexe, fait intervenir des mécanismes variés. Elle dépend en premier lieu d'une commande « automatique » située au niveau bulbaire et pontique. Cette commande est impliquée dans la rythmogenèse de la respiration et a des afférences neuromodulatrices (chimiorécepteurs), suprapontiques (volitionnelles ou émotionnelles) et sensorielles (tissus pulmonaire et musculaire, température). Elle dépend également d'une commande « volontaire » sous contrôle corticosous-cortical. Ainsi l'aire motrice supplémentaire et le cortex moteur primaire bénéficient-ils d'une voie de conduction directe avec les motoneurones phréniques dans la moelle. Le principal exemple d'hypoventilation alvéolaire centrale est le syndrome d'Ondine (ou hypoventilation alvéolaire centrale congénitale), de transmission autosomique dominante (90 % des patients ont une mutation hétérozygote du gène *PHOX-2B*), caractérisé par l'absence congénitale du contrôle automatique de la ventilation. Son incidence est estimée à environ 1 pour 200 000 naissances [16]. Une dysfonction du système nerveux autonome est associée. Chez ces patients, le maintien de la ventilation à l'éveil est essentiellement dû à un contrôle cortical, le contrôle automatique bulbaire étant défaillant [17]. La mise en place d'une ventilation non invasive (VNI) nocturne est nécessaire afin d'assurer la ventilation durant le sommeil (au cours duquel le contrôle cortical n'est plus effectif) [19]. À la différence du syndrome d'Ondine, bien caractérisé, le terme de syndrome d'hypoventilation centrale congénitale regroupe un ensemble de maladies rares encore mal défini [16].

Sommeil et maladies neuromusculaires

Les maladies neuromusculaires entraînent fréquemment des troubles du sommeil, secondaires au déclin progressif des capacités motrices et à une atteinte des muscles respiratoires. Chez l'enfant, les pathologies les plus fréquentes sont la dystrophie musculaire de Duchenne et l'amyotrophie spinale antérieure. Elles sont à l'origine d'un syndrome restrictif et donc d'une insuffisance respiratoire chronique, qui se majorent en décubitus et pendant le sommeil entraînant une hypoventilation alvéolaire. La réalisation régulière d'enregistrements gazométriques nocturnes ($PtcCO_2$ et $PtcO_2$) et/ou de polysomnographies est indispensable au suivi des patients (Figure 63-6). L'hypoventilation alvéolaire se manifeste en premier lieu la nuit et se caractérise par une hypercapnie associée à une hypoxie (phénomènes généralement cycliques, majorés en sommeil paradoxal). Les désaturations peuvent aussi être le reflet d'un SAOS, du syndrome restrictif ou d'une atélectasie. La prévalence du SAOS semble être la même que dans la population générale. Cependant, il faut être vigilant en cas d'obésité associée, d'hypotonie pharyngée importante ou de macroglossie. L'hypotonie des muscles des VAS, par exemple, touche environ 20 % des patients atteints de dystrophie musculaire congénitale [1]. Les indications d'une VNI sont évaluées en fonction de l'évolution clinique, de l'existence d'une dénutrition ou encore d'une scoliose importante, en particulier chez les patients pour lesquels une intervention chirurgicale est envisagée.

Sommeil et insuffisance respiratoire chronique d'origine pulmonaire

Mucoviscidose et bronchopathie chronique obstructive (BPCO)

L'augmentation de la charge ventilatoire chez les patients présentant une pathologie pulmonaire chronique obstructive peut entraîner des troubles ventilatoires au cours du sommeil. Ainsi, chez les patients atteints de BPCO, met-on fréquemment en évidence un SAOS et/ou d'autres troubles du sommeil ainsi qu'une hypoxémie nocturne. L'hypoxémie est particulièrement marquée en sommeil paradoxal. La recherche d'une hypoventilation alvéolaire est indispensable afin de guider la prise en charge et la mise en place d'une assistance ventilatoire adaptée (oxygénothérapie et/ou VNI). Il faut toutefois être vigilant quant à l'utilisation de l'oxygénothérapie qui peut aggraver de manière importante une hypoventilation préexistante. Certains auteurs ont également rapporté une association entre syndrome des jambes sans repos et BPCO en lien avec l'hypoventilation alvéolaire nocturne. Il est primordial de dépister et de prendre en charge ces troubles du sommeil, dans la mesure où ils peuvent être responsables non seulement des compli-

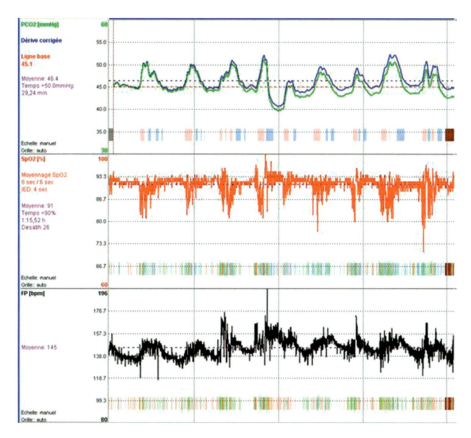

Figure 63-6 Tracé d'enregistrement gazométrique nocturne.

cations induites par l'hypoxie chronique et l'hypercapnie (hypertension artérielle pulmonaire par exemple), mais aussi d'une mauvaise qualité de sommeil et d'une qualité de vie altérée [5].

Pathologies infiltratives diffuses

Peu d'études se sont intéressées au sommeil des patients présentant une pathologie infiltrative diffuse (PID), probablement à cause de la diversité des pathologies incluses dans la définition des PPD, rendant la population hétérogène et difficile à étudier. Une revue récente de Troy et al. recense les troubles du sommeil connus et susceptibles d'induire des comorbidités. Il a été montré que le sommeil paradoxal est diminué chez ces patients. Il peut exister également une fragmentation du sommeil plus importante et donc une moins bonne efficacité du sommeil. La toux nocturne, l'hypoxie, le SAOS (dont l'incidence peut être majorée entre 59 et 90 % chez ces patients) et le reflux gastro-œsophagien sont les facteurs les plus fréquemment retrouvés. L'ensemble de ces perturbations peut avoir un retentissement important sur la qualité de vie [18]. Cependant, peu de corrélations ont été trouvées entre le degré d'atteinte respiratoire et l'importance du SAOS, la seule corrélation retrouvée porte sur la capacité pulmonaire totale et l'IAH au cours du sommeil paradoxal [13]. Plusieurs hypothèses ont été faites pour expliquer la prévalence élevée du SAOS chez ces patients, la plus connue, mais qui n'a jamais été réellement démontrée, étant celle d'une collapsibilité plus importante des VAS due à une traction caudale diminuée sur ces structures, secondaire au syndrome restrictif. Une deuxième hypothèse est celle d'une instabilité accrue du système ventilatoire. Selon cette hypothèse, une hypersensibilité des chimiorécepteurs (secondaire à l'hypoxie) entraînerait une hyperventilation lors d'une augmentation mineure de la capnie durant le sommeil, provoquant une hypocapnie responsable d'apnées répétées. Le rôle d'une inflammation systémique a également été évoqué par certains.

> **Points clefs**
> - La prévalence du SAOS chez l'enfant est estimée à environ 1 à 4 %, avec un pic entre 3 et 6 ans.
> - La polysomnographie reste l'examen diagnostique de référence mais, dans certains cas, la présence de critères cliniques dits majeurs permettrait d'éviter cet examen.
> - La chirurgie ORL reste la première étape de la prise en charge, mais une équipe multidisciplinaire doit s'associer pour une prise en charge globale du SAOS persistant.
> - Le syndrome d'Ondine (encore appelé hypoventilation alvéolaire centrale congénitale) est une maladie autosomique dominante secondaire à une mutation hétérozygote du gène *PHOX-2B*.
> - Chez les patients présentant une pathologie pulmonaire du type BPCO ou pathologie infiltrative diffuse, il faut rechercher une hypoxémie nocturne, mais également un SAOS ou une fragmentation du sommeil.

BIBLIOGRAPHIE

1. Aboussouan LS. Sleep-disordered breathing in neuromuscular disease. Am J Respir Crit Care Med, 2015, *191* : 979-989.
2. Au CT, Li AM. Obstructive sleep breathing disorders. Pediatr Clin North Am, 2009, *56* : 243-259.
3. Aubertin G, Schröder C, Sevin F et al. Diagnostic clinique du syndrome d'apnées obstructives du sommeil de l'enfant. Arch Pédiatr, 2017, *24* (*Suppl. 1*) : S7-S15.
4. Bhattacharjee R, Kheirandish-Gozal L, Spruyt K et al. Adenotonsillectomy outcomes in treatment of obstructive sleep apnea in children : a multicenter retrospective study. Am J Respir Crit Care Med, 2010, *182* : 676-683.
5. Budhiraja R, Siddiqi TA, Quan SF. Sleep disorders in chronic obstructive pulmonary disease : etiology, impact, and management. J Clin Sleep Med, 2015, *11* : 259-270.
6. De Luca Canto G, Singh V, Major MP et al. Diagnostic capability of questionnaires and clinical examinations to assess sleep-disordered breathing in children : a systematic review and meta-analysis. J Am Dent Assoc, 2014, *145* : 165-178.
7. Dempsey JA, Veasey SC, Morgan BJ, O'Donnell C. Pathophysiology of sleep apnea. Physiol Rev, 2010, *90* : 47-112.
8. Guilleminault C, Huang YS, Monteyrol PJ et al. Critical role of myofascial reeducation in pediatric sleep-disordered breathing. Sleep Med, 2013, *14* : 518-525.
9. Haute Autorité de Santé. Rapport d'évaluation technologique. Place et conditions de réalisation de la polysomnographie et de la polygraphie respiratoire dans les troubles du sommeil. Saint-Denis, HAS, mai 2012.
10. Kaditis AG, Alonso Alvarez ML, Boudewyns A et al. Obstructive sleep disordered breathing in 2- to 18-year-old children : diagnosis and management. Eur Respir J, 2016, *47* : 69-94.
11. Lescanne E, Chiron B, Constant I et al. Pediatric tonsillectomy : clinical practice guidelines. Eur Ann Otorhinolaryngol Head Neck Dis, 2012, *129* : 264-271.
12. Marcus CL, Moore RH, Rosen CL et al. A randomized trial of adenotonsillectomy for childhood sleep apnea. N Engl J Med, 2013, *368* : 2366-2376.
13. Mermigkis C, Stagaki E, Tryfon S et al. How common is sleep-disordered breathing in patients with idiopathic pulmonary fibrosis ? Sleep Breath, 2010, *14* : 387-390.
14. Nguyen XL, Levy P, Beydon N et al. Performance characteristics of the French version of the severity hierarchy score for paediatric sleep apnoea screening in clinical settings. Sleep Med, 2017, *30* : 24-28.
15. Redline S, Tishler PV, Schluchter M et al. Risk factors for sleep-disordered breathing in children. Associations with obesity, race and respiratory problems. Am J Respir Crit Care Med, 1999, *159* : 1527-1532.
16. Trang H, Brunet JF, Rohrer H et al. European central hypoventilation syndrome consortium. Proceedings of the fourth international conference on central hypoventilation. Orphanet J Rare Dis, 2014, *9* : 194.
17. Tremoureux L, Raux M, Hudson AL et al. Does the supplementary motor area keep patients with Ondine's curse syndrome breathing while awake ? PLoS ONE, 2014, *24* : 9.
18. Troy LK, Corte TJ. Sleep disordered breathing in interstitial lung disease : a review. World J Clin Cases, 2014, *2* : 828-834.
19. Verkaeren E, Brion A, Hurbault A et al. Health-related quality of life in young adults with congenital central hypoventilation syndrome due to *PHOX2B* mutations : a cross-sectional study. Respir Res, 2015, *16* : 80.
20. Villa MP, Paolino MC, Castaldo R et al. Sleep clinical record : an aid to rapid and accurate diagnosis of paediatric sleep disordered breathing. Eur Respir J, 2013, *41* : 1355-1361.

Poumon aigu et poumon toxique

DÉTRESSES RESPIRATOIRES DU NOUVEAU-NÉ

Pierre-Henri Jarreau, Héloïse Torchin et Élodie Zana-Taïeb

Trois symptômes principaux caractérisent les détresses respiratoires néonatales (DRNN) : la cyanose, la tachypnée et les signes de rétraction, cotés par le score de Silverman. D'autres signes peuvent orienter le diagnostic : souffle et/ou insuffisance cardiaque orientant vers une cardiopathie congénitale, diagnostic différentiel très important en urgence ; signes en faveur d'une infection ; pathologies malformatives (qui ne seront pas traitées dans ce chapitre). Les DRNN apparues dès ou peu après la naissance [13] sont dominées par la maladie des membranes hyalines (MMH) et le retard de résorption du liquide pulmonaire. Chez les enfants en soins intensifs, elles peuvent être révélatrices d'une complication de la prise en charge (pneumothorax), d'un dysfonctionnement des prothèses (hydrothorax par mauvais positionnement d'un cathéter central) ou d'une infection secondaire. Enfin, une polypnée isolée sans autre signe de détresse respiratoire peut témoigner d'une acidose métabolique, révélatrice d'une pathologie métabolique.

Si l'exploration d'une DRNN repose classiquement sur la clinique, les gaz du sang, qui permettent d'en apprécier la gravité, et la radiographie du thorax, qui permet d'orienter le diagnostic, il faut désormais faire une place à l'échographie pulmonaire [2, 11], qui pourrait permettre d'affiner le diagnostic et les indications thérapeutiques.

Ce chapitre a pour objectif de décrire les principales causes des DRNN, sans détailler leur prise en charge spécifique qui est traitée dans des ouvrages spécialisés [9].

Maladie des membranes hyalines

Épidémiologie et physiopathologie

L'incidence de la MMH est inversement proportionnelle à l'âge gestationnel. En l'absence de maturation pulmonaire fœtale par les corticoïdes, son incidence est de l'ordre de 60 % chez le nouveau-né d'âge gestationnel inférieur 30 semaines d'aménorrhée (SA). Certaines circonstances favorisent sa survenue : anoxie périnatale, mère diabétique. D'autres ont un effet protecteur : sexe féminin, peau noire. La chorio-amniotite et le retard de croissance intra-utérin ont un rôle discuté.

La MMH est la conséquence d'une insuffisance quantitative et qualitative en surfactant. Le surfactant abaisse la tension superficielle de l'interface eau-air, empêche le collapsus des alvéoles et des bronchioles respiratoires à l'expiration, permet de créer une capacité résiduelle fonctionnelle (CRF) et augmente la compliance pulmonaire. Son insuffisance crée des zones non aérées mais perfusées à l'origine d'un shunt droite-gauche intra-pulmonaire et d'une hypoxémie.

Sur le plan anatomopathologique, la lésion de base est le collapsus alvéolaire avec des poumons peu aérés et denses macroscopiquement. Histologiquement, on observe des zones d'atélectasie, un œdème interstitiel, une congestion vasculaire, une nécrose épithéliale et surtout des dépôts hyalins éosinophiles (membranes hyalines) au niveau des canaux alvéolaires, constitués d'une matrice de fibrine dérivée du sang incluant des débris cellulaires.

Diagnostic

La MMH réalise un tableau typique de DRNN, avec quelques signes évocateurs : la précocité de la détresse, sans intervalle libre, le geignement expiratoire audible à distance, témoignant d'un important freinage glottique. Le cliché de thorax associe :
– des opacités diffuses, bilatérales et symétriques sous forme de micrograniés, avec au maximum une hépatisation rendant indiscernables les bords du cœur ;
– un bronchogramme aérien qui, pour avoir une bonne valeur diagnostique, doit porter sur les bronches périphériques ;
– une diminution du volume pulmonaire.

Ces signes peuvent être atténués sur les clichés précoces et en fonction de la prise en charge (application d'une pression positive continue). L'échographie pulmonaire peut être utile [2]. Les gaz du sang objectivent initialement une hypoxémie pure, puis une hypercapnie lorsque l'enfant s'épuise en ventilation spontanée.

Évolution et traitement

L'évolution naturelle de la MMH est une aggravation progressive pendant 24 à 48 heures, puis une stabilisation jusqu'aux environs de la 72e heure, et une phase d'amélioration rapide, parfois brutale (« virage »), entre le 3e et le 6e jour. Le traitement par surfactant exogène a le plus souvent un effet spectaculaire, avec une amélioration très précoce, en quelques minutes, des échanges gazeux.

Les principales complications sont respiratoires (hémorragie pulmonaire, épanchements gazeux intrathoraciques, surinfections bronchopulmonaires, évolution vers une dysplasie bronchopulmonaire), neurologiques (hémorragies intraventriculaires en particulier), et ophtalmologiques (rétinopathie du prématuré, conséquence d'une oxygénothérapie mal contrôlée et de l'immaturité).

Prévention

L'administration d'une corticothérapie anténatale lorsqu'il y a une menace d'accouchement prématuré diminue de presque 50 % le risque de MMH. Ce traitement est habituellement indiqué jusqu'à 33 SA révolues, mais des données récentes pourraient retarder ce seuil d'utilisation [6, 16].

Traitement par surfactant exogène

L'introduction des surfactants exogènes, instillés par voie endotrachéale, a radicalement changé l'évolution de la MMH dont ils constituent le traitement étiologique. Les surfactants naturels (extraits de poumons animaux), contenant les protéines B et C du surfactant (SP-B, SP-C) sont les plus utilisés et les plus efficaces. Des surfactants artificiels incluant des protéines spécifiques recombinantes ou des fractions de protéines ou des peptides de synthèse mimant les propriétés fonctionnelles de la SP-B et de la SP-C, comme le KL4 ou le CHF 5633, seront probablement appelés à être largement utilisés, mais soit sont en cours d'évaluation, soit n'ont pas pour l'instant d'autorisation de mise sur le marché en Europe.

Il est bien démontré que l'administration précoce de surfactant est supérieure à une administration retardée indiquée par l'évolution clinique. Chez le prématuré humain, l'administration avant 2 heures de vie apporte plus de bénéfices qu'après ce délai [1]. Les données les plus récentes sur l'utilisation d'une CPAP nasale précoce remettent en revanche clairement en cause l'administration prophylactique d'un surfactant exogène en salle de naissance. Une méta-analyse récente montre que l'utilisation prophylactique n'apporte pas de bénéfice lorsqu'il y a application précoce d'une PPC dans la prise en charge de la MMH [15].

Les recommandations européennes actuelles sont donc en cas de MMH [18] :
– l'application très précoce d'une CPAP par voie nasale ;
– une administration curative précoce du surfactant exogène, c'est-à-dire soit en salle de naissance chez les plus immatures dont la mère n'a pas reçu de corticoïdes et qui présentent une détresse respiratoire, soit lorsque l'enfant a besoin d'une FiO_2 supérieure à 30 % avant 26 SA ou supérieure à 40 % après 26 SA.

Retard de résorption du liquide pulmonaire

Épidémiologie et physiopathologie

Le retard de résorption du liquide pulmonaire (ou détresse respiratoire transitoire ou tachypnée transitoire ou poumon « humide ») est fréquent, avec une incidence estimée entre 4 et 6 pour 1 000 naissances à terme. Certaines conditions en favorisent la survenue : avant tout la naissance par césarienne avant le début du travail, l'asphyxie périnatale, la prématurité, la macrosomie, le diabète maternel [17] et une histoire familiale d'asthme [12].

Le poumon fœtal sécrète le liquide pulmonaire qui va contribuer pour 20 à 50 % à la formation et au *turnover* du liquide amniotique à l'approche du terme. La sécrétion continue de ce liquide génère une pression positive essentielle pour le développement et la croissance pulmonaires. Son volume est régulé essentiellement par le larynx qui agit comme une valve unidirectionnelle, n'autorisant que la sortie du liquide du poumon, et participant à la création d'un gradient de pression. L'absence de liquide amniotique, qui participe au gradient de pression, provoque une hypoplasie pulmonaire.

À l'approche du terme, ou lors de l'entrée en travail, l'arrêt de sécrétion et l'évacuation de ce liquide sont des éléments essentiels pour l'adaptation respiratoire. Le transport de sodium à travers l'épithélium alvéolaire vers l'interstitium et les vaisseaux par des canaux ENaC, au niveau baso-latéral, va permettre l'inversion des flux liquidiens. L'activation de ces canaux est sous la dépendance des catécholamines circulantes. À la naissance, le liquide pulmonaire est remplacé par de l'air, avec constitution rapide de la CRF. L'expansion aérique est accompagnée d'une augmentation importante du débit sanguin pulmonaire, favorisant aussi la résorption du liquide par la circulation sanguine et lymphatique. Une proportion probablement très faible du liquide est évacuée par la bouche du fait de la compression thoracique provoquée par l'accouchement : c'est en réalité le travail, par la sécrétion induite de catécholamines, qui joue un rôle essentiel [14].

Diagnostic

Il repose sur la clinique et la radiologie et est fréquemment un diagnostic d'exclusion. La DRNN apparaît très rapidement après la naissance. L'auscultation retrouve parfois des râles humides diffus. Radiologiquement, il existe une bonne expansion pulmonaire, voire une hyperaération, une vascularisation périhilaire marquée, des images de stase interstitielle réalisant de fines bandes transversales convergentes vers le hile (lignes de Kerley) et parfois des opacités alvéolaires plus ou moins régulières. L'épaississement de la grande scissure peut être observé et est un bon argument diagnostique. L'échographie thoracique peut être utile pour le différencier d'une MMH [2].

Évolution et traitement

L'évolution clinique est le plus souvent rapidement favorable en quelques heures, la radiographie pouvant se normaliser plus tardivement. Il peut être nécessaire de recourir à un support respiratoire : oxygénothérapie simple, CPAP nasale [5], exceptionnellement ventilation mécanique par voie endotrachéale. Les complications sont celles de toute DRNN avec, en particulier, un risque d'hypertension artérielle pulmonaire persistante du nouveau-né (HTPPNN).

Inhalation méconiale

Épidémiologie et physiopathologie

C'est une pathologie du nouveau-né à terme ou post-mature. L'émission de méconium in utero est due à une augmentation du péristaltisme intestinal avec baisse du tonus du sphincter anal et est généralement rapportée comme une réponse à une hypoxie fœtale. La présence d'un liquide amniotique méconial (LAM) représente 8 % des naissances en France, est rare avant 37 SA et plus fréquente après 41 SA. Une DRNN chez un enfant né dans un LAM n'est pas synonyme d'inhalation méconiale (SIM) : seuls 5 à 12 % des enfants vont présenter un SIM. L'inhalation de LAM peut survenir in utero, lors de mouvements respiratoires ou de *gasps*, ou lors des premières inspirations suivant la naissance. L'obstruction plus ou moins complète de certaines voies aériennes est à l'origine de troubles de ventilation (atélectasies ou emphysème localisé). En outre, le liquide méconial atteint également les alvéoles, où il peut inactiver le surfactant, et son caractère pro-inflammatoire est susceptible de provoquer une fuite capillaire. L'association d'une asphyxie périnatale et d'une DRNN peut être à l'origine d'une HTPPNN.

Diagnostic

La détresse respiratoire est le plus souvent immédiate et d'aggravation rapide. Elle se traduit par une hypoxémie avec hypercapnie et acidose respiratoire. Le cliché de thorax est caractérisé par des opacités en mottes diffuses dans les deux champs pulmonaires, associées à des zones d'emphysème et parfois d'atélectasies. Un pneumothorax ou un pneumomédiastin peuvent aggraver le tableau.

Évolution et traitement

Plusieurs méthodes classiques se sont avérées sans efficacité : amnio-infusion (au moins dans les pays développés), aspiration nasopharyngée « à la vulve » dès l'apparition de la tête, ou intubation systématique avec aspiration endotrachéale, qui n'est plus recommandée par l'ILCOR, même chez les enfants « non vigoureux » [19]. Au total, la seule mesure préventive réellement efficace repose sur la surveillance étroite de la grossesse, en particulier lorsqu'elle est prolongée au-delà de 41 SA.

En cas de SIM, la prise en charge repose sur l'oxygénothérapie, la kinésithérapie respiratoire (non évaluée) et la ventilation mécanique si nécessaire. La ventilation à haute fréquence pourrait y trouver une bonne indication. Le monoxyde d'azote (NO) est indiqué en cas d'HTPPNN. L'administration de surfactant exogène en bolus apporte un bénéfice modeste en termes de sévérité, réduisant le recours aux circulations extracorporelles (CEC) [4], de même que le lavage au surfactant qui est bénéfique sur l'index composite décès ou recours à une CEC, mais sans effet sur chacun de ces critères pris isolément [7]. La CEC a moins d'indications devant l'efficacité des trois techniques plus ou moins combinées mais reste parfois nécessaire. L'évolution va dépendre de la gravité de la pathologie respiratoire initiale, de la survenue de complications comme un pneumothorax, d'une éventuelle HTPPNN, mais également de l'importance de l'anoxie périnatale associée et de son éventuel retentissement neurologique. Sur le plan fonctionnel, les enfants ayant des antécédents d'inhalation méconiale semblent garder à distance un syndrome obstructif et une hyperactivité bronchique [3], mais peu d'études ont été réalisées.

Hypertension artérielle pulmonaire persistante du nouveau-né

L'HTPPNN se caractérise par le maintien après la naissance de résistances pulmonaires élevées et d'un shunt droite-gauche extra-pulmonaire. Elle peut être due à une mauvaise adaptation cardio-respiratoire à la naissance, au décours d'une anoxie périnatale sans maladie pulmonaire associée (HTPPNN « pure ») ou compliquer et aggraver une autre pathologie pulmonaire : inhalation méconiale, sepsis sévère.

Le tableau clinique le plus caractéristique est celui d'un nouveau-né présentant une hypoxémie sévère et une DRNN, sans cardiopathie. Lorsque le canal artériel est toujours ouvert, il existe une différence entre les saturations pré- et post-ductale. L'échographie cardiaque permet de confirmer le diagnostic et d'éliminer une cardiopathie cyanogène.

La prise en charge d'une HTPPNN reste difficile. Elle doit associer une prise en charge respiratoire et une prise en charge hémodynamique. L'utilisation du NO inhalé a radicalement modifié le devenir de cette pathologie. D'autres traitements peuvent être proposés (*voir* Chapitre 59) [8].

Enfin, plus tardivement, une hypertension artérielle pulmonaire peut être secondaire à une dysplasie bronchopulmonaire.

Infections pulmonaires

Toute infection néonatale, avec ou sans pneumopathie, peut se manifester par une DRNN.

Les pneumopathies néonatales peuvent survenir au cours des infections maternofœtales ou au cours d'infections secondaires, parfois susceptibles de provoquer des lésions alvéolaires sévères. Ces infections sont susceptibles de précipiter l'évolution vers une DBP ou d'aggraver celle-ci.

Les germes rencontrés sont ceux habituellement en cause dans les infections maternofœtales, en particulier le streptocoque B ou *Escherichia coli*, ou dans les infections nosocomiales du nouveau-né, en particulier les staphylocoques. Citons à part les germes « atypiques », qui demandent des recherches spécifiques, et notamment *Ureaplasma urealyticum* qui est associé à l'évolution vers une DBP.

Autres causes de détresse respiratoire néonatale

Épanchements gazeux

Ils témoignent de la rupture de l'épithélium alvéolaire entraînant une effusion d'air dans le tissu interstitiel, provoquant la formation de bulles qui peuvent se rompre dans la plèvre (pneumothorax ; chez le nouveau-né la transillumination en lumière froide peut permettre d'évoquer le diagnostic en montrant un halo de diffusion à l'ensemble de l'hémithorax), le médiastin (pneumomédiastin) et plus rarement le péricarde, le péritoine ou le tissu sous-cutané.

Chez le prématuré, la rupture se produit au niveau des petites voies aériennes, en amont des saccules, et l'air forme préférentiellement un emphysème interstitiel « bloqué » qui peut être diffus ou localisé. La radiographie montre des clartés bulleuses bien limitées. La ventilation en haute fréquence y trouve certainement une bonne indication. L'emphysème interstitiel favorise l'évolution vers une DBP.

Pneumothorax et pneumomédiastin spontanés à la naissance représentent environ 1 à 2 % des naissances vivantes, mais sont rarement symptomatiques (5 cas pour 10 000 naissances) [10].

Œdème pulmonaire

Il est lié à une altération des échanges liquidiens à travers la membrane alvéolocapillaire. Il résulte de deux mécanismes qui peuvent être intriqués : augmentation de la pression capillaire (incompétence myocardique, surcharge liquidienne) et lésions de la membrane alvéolocapillaire (infection sévère, barotraumatisme par exemple).

Hémorragie pulmonaire

Son spectre clinique s'étend de la pathologie bénigne et brève à l'hémorragie massive conduisant au décès. Elle complique le plus souvent une DRNN et est favorisée en particulier par l'extrême prématurité, l'absence de corticothérapie anténatale, la persistance du canal artériel, le retard de croissance intra-utérin. Elle est marquée par une aggravation plus ou moins brutale et importante de l'enfant. Le liquide d'aspiration trachéale est sanglant. Le traitement repose sur une ventilation à fortes pressions avec une bonne efficacité de l'oscillation à haute fréquence.

Expression néonatale des pathologies des protéines du surfactant

Ces pathologies sont traitées dans un autre chapitre. Elles doivent être évoquées en période néonatale :
– devant une DRNN inexpliquée et particulièrement sévère chez un nouveau-né à terme ou proche du terme, ressemblant cliniquement et radiologiquement à une MMH, mais peu ou transitoirement sensible au traitement par surfactant exogène. On suspecte alors une mutation des gènes de *SP-B* et d'*ABCA3*, plus rarement une mutation du gène de la protéine NKX2.1 (ou TTF-1 ou TITF-1), vers laquelle oriente une hypotonie, ou de *SP-C* ;
– devant l'apparition d'une DRNN s'aggravant progressivement dans les premiers jours, marquée par une polypnée, un tirage et une oxygéno-dépendance, sans autre cause retrouvée, en particulier infectieuse, faisant suspecter une mutation du gène de la SP-C ;
– chez un ancien prématuré, la persistance d'une détresse respiratoire ou d'une oxygéno-dépendance pouvant faire évoquer une DBP, mais ne cadrant pas avec l'histoire antérieure d'un malade qui ne présente pas de facteur de risque majeur de DBP.

> **Points clefs**
> - La recherche d'une DRNN et son évolution sont un élément important de l'anamnèse lors de la prise en charge d'une pathologie respiratoire de l'enfant.
> - Les recommandations européennes actuelles sont l'application très précoce d'une CPAP par voie nasale et une administration curative précoce du surfactant exogène.
> - L'échographie thoracique peut être utile pour le diagnostic différentiel entre MMH et retard de résorption.
> - Pneumothorax et pneumomédiastin spontanés à la naissance sont rarement symptomatiques.
> - Chez un nouveau-né à terme, une DRNN sévère qui s'aggrave malgré les traitements doit faire évoquer une pathologie des protéines du surfactant.

BIBLIOGRAPHIE

1. BAHADUE FL, SOLL R. Early versus delayed selective surfactant treatment for neonatal respiratory distress syndrome. Cochrane Database Syst Rev, 2012, 11 : CD001456.
2. BRAT R, YOUSEF N, KLIFA R et al. Lung ultrasonography score to evaluate oxygenation and surfactant need in neonates treated with continuous positive airway pressure. JAMA Pediatr, 2015, *169* : e151797.
3. DJEMAL N, BEN AMMAR H, MASMOUDI K et al. Fonction respiratoire des enfants ayant des antécédents d'inhalation méconiale. Arch Pédiatr, 2008, 15 : 105-110.
4. EL SHAHED AI, DARGAVILLE PA, OHLSSON A, SOLL R. Surfactant for meconium aspiration syndrome in term and late preterm infants. Cochrane Database Syst Rev, 2014 : CD002054.
5. GIZZI C, KLIFA R, PATTUMELLI MG et al. Continuous positive airway pressure and the burden of care for transient tachypnea of the neonate : retrospective cohort study. Am J Perinatol, 2015, *32* : 939-943.
6. GYAMFI-BANNERMAN C, THOM EA. Antenatal betamethasone for women at risk for late preterm delivery. N Engl J Med, 2016, *375* : 486-487.
7. HAHN S, CHOI HJ, SOLL R, DARGAVILLE PA. Lung lavage for meconium aspiration syndrome in newborn infants. Cochrane Database Syst Rev, 2013 : CD003486.
8. HILGENDORFF A, APITZ C, BONNET D, HANSMANN G. Pulmonary hypertension associated with acute or chronic lung diseases in the preterm and term neonate and infant. The European Paediatric Pulmonary Vascular Disease Network, endorsed by ISHLT and DGPK. Heart, 2016, *102* (Suppl. 2) : ii49-ii56.
9. JARREAU PH, BAUD O, CASPER C et al. Réanimation et soins intensifs en néonatologie. Issy-les-Moulineaux, Elsevier-Masson, 2016, 743 pages.

10. KORONES BS. Complications. *In* : JP Goldsmith, EH Karotkin. Assisted ventilation of the neonate, 5th ed. Philadelphia, Elsevier-Saunders, 2011 : 389-425.
11. LIU J, CHEN XX, LI XW et al. Lung ultrasonography to diagnose transient tachypnea of the newborn. Chest, 2016, *149* : 1269-1275.
12. MENDOLA P, MANNISTO TI, LEISHEAR K et al. Neonatal health of infants born to mothers with asthma. J Allergy Clin Immunol, 2014, *133* : 85-90e1-4.
13. PRAMANIK AK, RANGASWAMY N, GATES T. Neonatal respiratory distress : a practical approach to its diagnosis and management. Pediatr Clin North Am, 2015, *62* : 453-469.
14. PREFUMO F, FERRAZZI E, DI TOMMASO M et al. Neonatal morbidity after cesarean section before labor at 34(+0) to 38(+6) weeks : a cohort study. J Matern Fetal Neonatal Med, 2016, *29* : 1334-1338.
15. ROJAS-REYES MX, MORLEY CJ, SOLL R. Prophylactic versus selective use of surfactant in preventing morbidity and mortality in preterm infants. Cochrane Database Syst Rev, 2012, *3* : CD000510.
16. SACCONE G, BERGHELLA V. Antenatal corticosteroids for maturity of term or near term fetuses : systematic review and meta-analysis of randomized controlled trials. Br Med J, 2016, *355* : i5044.
17. SACKS DA, BLACK MH, LI X et al. Adverse pregnancy outcomes using the International Association of the Diabetes and Pregnancy Study Groups criteria : clycemic thresholds and associated risks. Obstet Gynecol, 2015, *126* : 67-73.
18. SWEET DG, CARNIELLI V, GREISEN G et al. European consensus guidelines on the management of respiratory distress syndrome : 2016 update. Neonatology, 2016, *111* : 107-125.
19. WYLLIE J, PERLMAN JM, KATTWINKEL J et al. Part 7 : Neonatal resuscitation : 2015 international consensus on cardiopulmonary resuscitation and emergency cardiovascular care science with treatment recommendations. Resuscitation, 2015, *95* : e169-e201.

PNEUMOTHORAX ET PNEUMOMÉDIASTIN

François Brémont

Le pneumothorax est défini par la présence anormale d'air dans l'espace pleural. Il est qualifié de « fermé » ou d'« ouvert » selon que la brèche concerne la plèvre viscérale ou pariétale. On distingue les pneumothorax spontanés primaires, des pneumothorax secondaires à une pathologie respiratoire (mucoviscidose, asthme...), à un traumatisme (plaie pénétrante, contusion pulmonaire, traumatisme à glotte fermée...) ou à une origine iatrogène (biopsie, ventilation, ponction pleurale, cathétérisme vasculaire, pose d'une voie centrale...).

Pneumothorax spontané primaire

Le pneumothorax spontané primaire survient en l'absence de pathologie pulmonaire sous-jacente connue. Il s'agit d'une situation rare en pédiatrie, observée à la naissance ou, plus typiquement, chez l'adolescent et l'adulte jeune.

Nouveau-nés

L'incidence des pneumothorax spontanés en période néonatale, est estimée à 1 % [7]. Il est plus fréquent chez les garçons, les nouveau-nés à terme ou post-terme, en cas de naissance par césarienne. Sa physiopathologie est mal connue. De principe doivent être éliminées une infection, une hypoplasie ou une malformation pulmonaire.

Le pneumothorax est asymptomatique dans 90 % des cas. Il est évoqué devant une déviation des bruits du cœur et une asymétrie à l'auscultation. Le diagnostic est posé par la radiographie thoracique. La résorption est en général spontanée, plus ou moins aidée par une oxygénothérapie.

Adolescents

Physiopathologie

L'incidence du pneumothorax spontané primaire de l'adolescent et de l'adulte jeune est de l'ordre de 18 à 24/100 000 chez l'homme et de 6 à 9,8/100 000 chez la femme [17]. La physiopathologie reste mal connue impliquant : d'une part, des *lésions emphysémateuses* prédominant aux sommets, comprenant des bulles (plus de 1 cm), des blebs (moins de 1 cm) ou un simple épaississement pleural ; et d'autre part, des lésions plus diffuses de la plèvre viscérale avec la présence de cellules inflammatoires, une élastofibrose et des pores suggérant une *porosité pleurale* confirmée par autofluorescence (pouvant expliquer un taux de récidive de pneumothorax plus élevé en cas de bullectomie sans pleurodèse associée). Ces anomalies sont probablement reliées à d'autres facteurs comme la taille (patient fréquemment longiligne), une inflammation des voies aériennes distales, des anomalies du tissu conjonctif ou une prédisposition héréditaire (10 % des patients présentant un pneumothorax spontané primaire ont des antécédents familiaux dc pncumothorax). Le tabac est le principal facteur de risque chez l'adulte.

Aspect clinique

Typiquement, un adolescent en pleine santé présente, au repos, une douleur latéro- ou postero-thoracique brutale, parfois sévère assimilée à « un coup de poignard », associée à une dyspnée d'intensité variable. Une toux sèche est parfois présente. Ces symptômes peuvent disparaître rapidement.

À l'examen, une mobilité différente des deux hémi-thorax est possible, le murmure vésiculaire est diminué ou aboli à l'auscultation, les vibrations vocales en regard sont également abolies et la percussion révèle un « tympanisme ». Des signes de gravité sont rarement présents, devant alors faire craindre un pneumothorax sous tension ou un rare pneumothorax bilatéral : cyanose, détresse respiratoire, tachycardie.

Radiographie

La radiographie thoracique, de face debout en inspiration, confirme le diagnostic en visualisant la ligne pleurale viscérale. Ce décollement doit être recherché à l'apex et en axillaire ; en cas de doute, un cliché en expiration peut majorer les anomalies. Dans les formes complètes, le poumon est rétracté sur le hile.

On parle de pneumothorax important quand il est supérieur à 20 %, ce qui correspond chez l'adulte à un décollement de plus de 3 cm à l'apex et de plus de 2 cm en axillaire latéralement, mais il n'y a pas de définition consensuelle et, en pédiatrie, certains auteurs classent en partiel, complet (décollement de toute la ligne axillaire) ou complet avec refoulement médiastinal [13].

Évacuation de l'air

La prise en charge doit tenir compte, d'une part, de la tolérance, de l'évolutivité, de la taille du pneumothorax et, d'autre part, de l'efficacité des gestes concernant la prévention des récidives, leurs caractères invasifs (douleur, répétitions des gestes, durée d'hospitalisation) et leur coûts.

En l'absence de recommandations pédiatriques, l'attitude thérapeutique est souvent et peut-être à tort empruntée à celle des adultes, ne prenant pas en compte le taux de récidive plus élevée chez l'enfant (46 à 67 %) que chez l'adulte (17 à 34 %) sur les séries récentes [11, 14, 15, 17] et le caractère invasif des gestes [16].

FORME ASYMPTOMATIQUE ET DE PETIT VOLUME • Une surveillance simple est envisageable. La résorption du pneumothorax se fait spontanément au débit de 1,25 % du volume par jour. Elle peut être multipliée par 4, sous oxygénothérapie à débit élevé, mais l'intérêt réel est discuté.

FORME SYMPTOMATIQUE OU DE GRAND VOLUME • L'évacuation de l'air doit être réalisée :
– l'exsufflation simple à l'aiguille (cathéter de 16 gauges) est recommandée en première intention. L'air est aspiré jusqu'à l'obtention d'une résistance ; en l'absence de celle-ci, il faut craindre une fuite importante et envisager un drainage. Le taux de succès est de 30 à 50 % [15]. Elle permet un retour rapide au domicile ;
– la pose d'un drain est envisagée en cas d'échec de la ponction ou, pour certains, d'emblée en cas de déplacement médiastinal ou de pneumothorax évolutif. Les drains de petit calibre (type queue de cochon) sont recommandés et aussi efficaces que les gros drains [17]. Le drain est laissé en place jusqu'à disparition du bullage (obtenu en 48-72 heures) ; puis après un délai 24 heures, on réalise une épreuve de clampage de 24 heures. Si le poumon reste à la paroi, le drain est enlevé. Une ablation trop précoce s'accompagne d'une rechute dans 25 % des cas. Avant de parler d'échec, il convient de maintenir un drainage efficace pour une durée de 5 à 7 jours. Le taux de succès est de 60 à 80 % ;
– le point de ponction à l'aiguille ou de la pose d'un drain se fait sur la ligne axillaire moyenne dans le 4e ou le 5e espace intercostal (à la hauteur du mamelon), ou en antérieur sur la ligne médio-claviculaire dans le 3e espace intercostal (à plus de 2 cm en dehors du sternum, pour éviter l'artère mammaire interne). Il importe de piquer au bord supérieur de la côte sous-jacente pour éviter l'artère intercostale.

Diagnostic étiologique

L'élimination d'un pneumothorax secondaire est en général assez facile sur l'anamnèse, l'examen clinique et la radiographie thoracique. L'examen TDM, effectué idéalement sur un poumon ré-expandu, est plus sensible que la radiographie thoracique pour objectiver les lésions parenchymateuses localisées des sommets (souvent bilatérales dans 50 à 80 % des cas), surtout si un acte chirurgical est envisagé (Figure 65-1).

Prévention des récidives

La création d'une symphyse pleurale (abrasion pleurale chez l'enfant) associée à une résection des bulles, par vidéo-thoracoscopie chirurgicale, permet d'abaisser le taux de récidive à 12-14 % [6, 11]. Dans 5 % des cas, elle doit être convertie en chirurgie à thorax ouvert en raison d'adhérences ou de complications hémorragiques [6]. Elle est indiquée en cas de récidive homo- ou

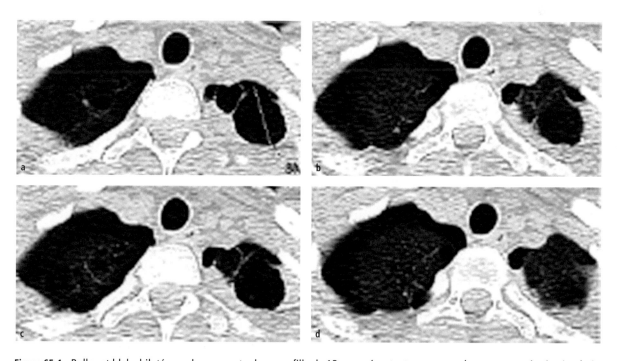

Figure 65-1 Bulles et blebs bilatéraux des sommets chez une fille de 13 ans présentant un pneumothorax spontané primaire droit.

controlatérale, de pneumothorax bilatéral ou de la persistance d'une fuite pleurale au-delà de 5-7 jours de drainage bien conduit.

Le lien entre la présence de bulles et blebs en TDM et le risque de récidive est controversé ; certains auteurs observent un risque corrélé à la gravité des lésions dystrophiques, avec un taux de récidive de 68 % en présence de lésions versus 6 % en l'absence [4]. Un quart des patients présentant des lésions sur leur poumon controlatéral présenteront une récidive controlatérale. Ainsi certaines équipes, en raison du relativement faible succès des traitements non chirurgicaux, vont jusqu'à la chirurgie d'emblée ou très précocement en cas de grosses bulles visibles [13]. La réalisation de cohortes pédiatriques prospectives bien menée permettrait d'identifier des groupes à risque qui pourraient relever d'un traitement chirurgical définitif dès le premier épisode.

Le vol en avion est contre-indiqué dans les 2-3 semaines après la guérison du pneumothorax. La plongée sous-marine est contre-indiquée en cas de lésions bulleuses.

Pneumothorax secondaire

Le diagnostic est en général aisé. À l'opposé des pneumothorax primaires, un drainage est souvent justifié d'emblée. L'indication dépend de l'importance du pneumothorax et du contexte étiologique.

Bronchopneumopathies obstructives

Elles représentent les causes les plus fréquentes. Lorsque la pression alvéolaire est supérieure à celle de l'interstitium, une rupture alvéolaire est possible. Un pneumomédiastin est fréquemment associé.

Asthme

La survenue d'un pneumothorax ou d'un pneumomédiastin en cas de crise d'asthme est rare : 1 à 2 % des patients admis en soins intensifs, et plus fréquemment de 6 à 8 % chez ceux ventilés.

Mucoviscidose

Durant leur vie, 3,4 % des patients atteints de mucoviscidose font un pneumothorax [9]. L'incidence annuelle est de 0,6 % (Registre français de la mucoviscidose 2014). La fréquence augmente avec l'âge (concernant les patients de plus de 15 ans) et l'évolution de la maladie (capacité vitale moyenne de 50 % au moment de leur survenue). Il est le plus souvent symptomatique (84 % des cas), révélé par une dyspnée (65 % des cas) ou une douleur thoracique (50 % des cas).

Le taux de récidive est élevé : 50 % homolatéral et 46 % controlatéral. Il traduit un tournant dans l'évolution de la maladie : la mortalité est de 6,4 à 14,3 %, et seulement un patient sur deux sera en vie 2 ans après sa survenue [10].

Les pneumothorax de faible abondance et asymptomatiques sont simplement observés. Les pneumothorax de grande abondance ou symptomatiques nécessitent un drainage. En cas d'échec (jusqu'à 72 % des cas) ou de récidive de grande abondance, une symphyse pleurale est envisagée. La pleurodèse chirurgicale (vidéo-thoracoscopie avec talcage) est préférée et ne contre-indique pas une transplantation pulmonaire ultérieure. Certains l'envisagent dès le premier épisode pour une reprise rapide de l'activité [12]. Si l'état du patient ne permet pas une vidéo-thoracoscopie chirurgicale, un talcage pleural par le drain thoracique peut être proposé. En cas d'échec des différentes mesures, la transplantation pulmonaire reste parfois la seule solution.

L'analgésie est particulièrement importante chez ces patients, les nébulisations doivent être poursuivies et l'antibiothérapie intensifiée. La ventilation non invasive n'est pas contre-indiquée. Il convient d'éviter les manœuvres expiratoires forcées (exercice physique, spirométrie…) dans les deux semaines suivant la résolution du pneumothorax [9].

Corps étranger

Il s'agit d'une situation rare, mais qu'il faut systématiquement évoquer, particulièrement chez le jeune enfant.

Causes infectieuses

En cas d'affection tussigène (coqueluche, bronchiolites virales…), la survenue d'un pneumothorax est possible mais exceptionnelle. Le pneumothorax est en général bien supporté et de faible abondance ; un pneumomédiastin est fréquemment associé. Les pneumonies bactériennes nécrosantes (pneumocoque, staphylocoque) peuvent se compliquer de pneumatocèles qui se rompent dans la plèvre ou de pyopneumothorax. Le pneumothorax est rarement compressif, mais la survenue d'une fistule bronchopleurale peut nécessiter un drainage prolongé. Il vaut mieux dans ces cas s'abstenir d'une mise en aspiration et laisser simplement le drain au bocal.

Maladies du parenchyme

Maladies génétiques du tissu conjonctif

Elles sont classiquement évoquées. L'homocystinurie, les syndromes d'Ehlers-Danlos et de Loeys-Dietz sont cités. Le syndrome de Marfan semble une situation plus fréquente : ces patients ont un risque de pneumothorax 50 fois plus élevé que la population générale. La survenue d'un pneumothorax ne touche cependant que 11 % des patients à un âge moyen de 22 ans. Il est en revanche volontiers récidivant et bilatéral pour la moitié des cas. L'imagerie met souvent en évidence des anomalies semblables aux pneumothorax spontanés. La symphyse pleurale (chirurgicale ou chimique) par vidéo-thoracoscopie est recommandée en cas de pneumothorax bilatéral, d'échec du drainage ou de récidive. Il faut tenir compte, chez ces patients, de l'éventualité d'une future chirurgie cardiovasculaire thoracique. D'exceptionnels cas de pneumothorax ont été rapportés chez des patients ayant un déficit en α_1-antitrypsine.

Maladies kystiques pulmonaires

Leur découverte par la survenue d'un pneumothorax est le plus souvent anecdotique. Il peut s'agir de lésions associées à une pneumopathie interstitielle (pneumocystose, pneumopathie d'hypersensibilité, pneumopathie interstitielle lymphoïde), de lésions kystiques localisées (malformations adénomatoïdes kystiques, pneumatocèle, traumatisme thoracique à thorax fermé, inhalation d'hydrocarbure ou de cannabis, d'exceptionnels sarcomes ou pneumoblastome, syndrome de Birt-Hogg-Dubé) ou diffuses (histiocytose langerhansienne, métastases).

Pneumomédiastin

Le pneumomédiastin (PNM), ou emphysème médiastinal, est défini comme la présence anormale d'air dans le médiastin. Cet air peut provenir d'une rupture alvéolaire (diffusant à travers les gaines bronchovasculaires jusqu'au médiastin), d'une brèche trachéobronchique ou de l'œsophage, voire des cavités abdominales ; de rares cas d'infections médiastinales s'accompagnent d'une production locale de gaz.

Comme pour le pneumothorax, il peut être spontané ou secondaire. Dans 70-90 % des cas, un facteur déclenchant est identifié (Tableau 65-I). Chez l'enfant, la première cause est l'asthme, avec une incidence de 0,2 à 16 % chez les patients admis en soins intensifs. Les accès violents de toux ou de vomissements représentent la deuxième cause.

Sa survenue s'accompagne dans 50 à 90 % des cas d'une douleur rétrosternale irradiant vers le cou ou le dos, augmentée à l'inspiration profonde ou aux changements de position. Plus rarement sont présents une dyspnée (39 % des cas), une dysphagie ou une douleur lors de la déglutition (odynophagie) (4 % de cas), ou bien une dysphonie [1, 5, 8]. À l'examen, un emphysème sous-cutané est souvent présent à la partie haute du thorax (32 % des cas) et du cou (14 % des cas), voire au niveau de la face, avec cette sensation de crépitation neigeuse caractéristique à la palpation. Un signe d'Hamman (« craquements » précordiaux synchrones des battements cardiaques, surtout entendu en décubitus latéral gauche) est présent dans 50 % des cas, correspondant au bruit de

Tableau 65-I Principales causes de pneumomédiastin spontané.

Obstruction des voies aériennes
Asthme
Corps étrangers bronchiques
Malformations
Anomalies du parenchyme pulmonaire
Infections (virales, *Pneumocystis jirovecii*, *Mycoplasma pneumoniæ*)
Lésions kystiques
Manœuvres respiratoires forcées
Accès violent de toux
Vomissements (surtout chez l'anorexique ou en post-chimiothérapie)
Corps étranger œsophagien
Manœuvres de Heimlich
Extraction dentaire, adénoïdectomie
Défécation
Convulsion
Naissance
Instruments de musique à vent
Exploration fonctionnelle respiratoire
Inhalation de marijuana, cocaïne
Activité sportive, barotraumatisme
Plongeon, traumatisme thoracique à glotte fermé
Plongée sous-marine
Caisson
Vol en avion

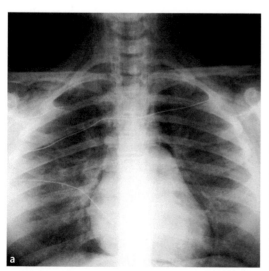
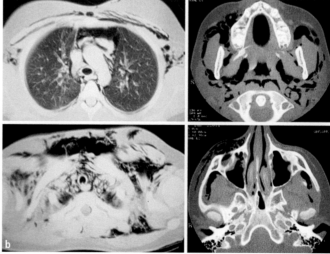

Figure 65-2 Asthme avec pneumomédiastin et emphysème sous-cutané, cervical et de la face ; continuité diaphragmatique sur la radiographie.

l'air compressé entre le cœur et le sternum à chaque systole. La survenue d'une hyperthermie et d'une polynucléose à la numération-formule sanguine est parfois présente. La symptomatologie peut néanmoins être minime ou mal identifiée ; il est probable que les pneumomédiastins spontanés sont sous-diagnostiqués. Un pneumomédiastin doit être évoqué devant une douleur thoracique d'apparence inexpliquée.

Le diagnostic est confirmé par la radiographie du thorax comprenant la région cervicale. Les aspects sont très polymorphes, allant du petit décollement thymique, signe fondamental, à de multiples images claires en rayures ou en bandes, ou à la dissection de l'ensemble des structures du médiastin. L'interposition d'air entre le péricarde et le diaphragme permet de voir la continuité de la partie centrale du diaphragme avec les deux coupoles (Figure 65-2). Un pneumothorax peut être associé (7 % des cas), et plus rarement un pneumopéricarde ou un pneumopéritoine.

L'examen tomodensitométrique n'est réalisé qu'en cas de diagnostic douteux, lorsque la cause n'est pas évidente ou pour rechercher des lésions associées comme dans le cas d'un barotraumatisme.

Le principal diagnostic différentiel du pneumomédiastin spontané est l'exceptionnel pneumomédiastin secondaire à une perforation spontanée de l'œsophage (syndrome de Boerhaave), survenant sur des accès de toux violente, lors d'une anesthésie ou en cas de corps étranger œsophagien. Le diagnostic est posé sur l'anamnèse et grâce à la TDM, au TOGD en double contraste et à l'endoscopie [2].

Contrairement au pneumomédiastin secondaire, le pneumomédiastin spontané est une affection bénigne [8]. Sa résolution est spontanée en 3 à 15 jours selon l'importance, après que le facteur déclenchant a disparu. Une oxygénothérapie nasale pourrait accélérer la résorption.

Points clefs
- Le pneumothorax chez l'enfant est rarement asymptomatique.
- En cas de pneumothorax spontané primaire, le taux de récidive est élevé (46 à 67 %).
- Le lien entre la présence de bulles et blebs sur la TDM et le risque de récidive reste controversé.
- La pleurodèse est indiquée en cas de récidive homo- ou controlatérale, de pneumothorax bilatéral ou de la persistance d'une fuite pleurale au-delà de 5-7 jours de drainage bien conduit.
- En cas de pneumothorax secondaire, le drainage est souvent justifié d'emblée.

BIBLIOGRAPHIE

1. ABBAS P, AKINKUOTU A, PETERSON M, MAIOTTI M. Spontaneous pneumomediastinum in the pediatric patient. Am J Surg, 2015, *210* : 1031-1036.
2. ANTONIS J, POEZE M, VAN HEURN E. Boerhaave's syndrome in children : a case report and review of the literature. J Ped Surg, 2006, *41* : 1620-1623.
3. CARDILLO G. ERS task force statement : diagnosis and treatment of primary spontaneous pneumothorax. Eur Respir J, 2015, *46* : 321-335.
4. CASALI C, SSTEFANI A, LIGABUE G et al. Role of blebs and bullae detected by high-resolution computed tomography and recurrent spontaneous pneumothorax. Ann Thorac Surg, 2013, *95* : 249-256.
5. CHALUMEAU M, LE CLAINCHE L, SAYEG N et al. Spontaneous pneumomediastinum in children. Pediatr Pulmonol, 2001, *31* : 67-75.
6. CIIRIACO P, MURIANA P, BANDIERA A et al. Video-assisted thoracoscopic treatment of primary spontaneous pneumothorax in older children and adolescents. Pediatr Pulmonol, 2016, *51* : 713-716.
7. EDWARDS M, KOTECHA SJ, KOTECHA S. Respiratory distress of the term newborn infant. Paediatr Respir Rev, 2013, *14* : 29-37.
8. FITZWATER J, SILVA N, KNIGHT C et al. Mangement of spontaneous pneumomediastinum in children. J Ped Surg, 2015, *50* : 983-986.
9. FLUME P, MOGAYZEL P, ROBINSON K et al. Cystic fibrosis pulmonary guidelines. Pulmonary complications : hemoptysis and pneumothorax. Am J Respir Crit Care Med, 2010, *182* : 298-306.
10. FLUME P. Pneumothorax in cystic fibrosis. Curr Opin Pulm Med, 2011, *17* : 220-225.
11. LOPEZ M, FALLON S, LEE T et al. Management pf the pediatric spontaneous pneumothorax : is primary surgery the treatment of choice ? Am J Surg, 2014, *208* : 571-576.
12. LORD W, JONES A, WEBB K, BARRY P. Pneumothorax in cystic fibrosis : beyond the guidelines. Paediatr Respir Rev, 2016, *20* (Suppl.) : 30-33.
13. NATHAN N, GUILBERT J, LARROQUET M et al. Efficay of blebs detection for preventive surgery in children's idiopathic spontaneous pneumothorax. World J Surg, 2010, *34* : 185-189.
14. QURESHI F, SANDULACHE V, RICHARDSON W et al. Primary vs delayed surgery for spontaneous pneumothorax in children which is better ? J Ped Surg, 2005, *40* : 166-169.
15. ROBINSON P, BLACKBURN C, BABL F et al . Management of paediatric spontaneous pneumothorax : a multicenter retrospective case series. Arch Dis Child, 2015, *100* : 918-923.
16. SOCCORSO G, ANABARASAN R, SINGH M et al. Management of large primary spontaneous pneumothorax in children : radiological guidance, surgical intervention and proposed guideline. Pediatr Surg Int, 2015, *31* : 1139-1144.
17. TSCHOPP JM, BINTCLIFFE O, ASTOUL P et al. ERS task force statement : diagnosis and treatment of primary spontaneous pneumothorax. Eur Respir J, 2015, *46* : 321-335.

POUMON ET TOXIQUES   66

Stéphane Debelleix, Thierry Mansir, Frédéric Baud,
Hugues Begueret et Michael Fayon

Sera abordée dans ce chapitre la toxicité pulmonaire des fumées d'incendies, des médicaments et des hydrocarbures.

Fumées d'incendie

L'inhalation des fumées d'incendie est à l'origine de la majorité des décès dus aux feux d'habitation [2, 3]. L'enfant est particulièrement exposé : absence de fuite, se cachant sous un lit, rareté de la défenestration, faible diamètre trachéobronchique (risque accru d'obstruction des voies aériennes [VA]) et polypnée accentuant les effets des gaz toxiques.

Physiopathologie

Les fumées associent une phase gazeuse (> 150 principes actifs) et particulaire, les suies et de la vapeur d'eau. Son inhalation est à l'origine d'une agression thermique, chimique et anoxique. Les lésions thermiques respiratoires directes sont rares et affectent les VA supérieures (VAS). Les lésions respiratoires chimiques (acroléine, phosgène) sont proximales et distales. L'atteinte anoxique est le fait d'une déprivation en oxygène et de l'action toxique directe des gaz asphyxiants (monoxyde de carbone [CO] et cyanure [CN]). Il existe une toxicité liée à la dispersion des particules de suies dans les poumons.

Évaluation initiale

À l'interrogatoire, le paramètre le plus utile est l'exposition dans un environnement clos et enfumé. Le signe fondamental, sensible mais non spécifique, de l'inhalation de fumées est la présence de suies dans les VAS et dans l'expectoration. L'absence de suies a une bonne valeur prédictive négative.

Syndrome de déprivation en oxygène et d'intoxication

SIGNES NEUROLOGIQUES • Les symptômes vont des troubles d'allure neuropsychiatrique au coma d'emblée. Il est impossible de distinguer cliniquement les signes de l'intoxication au cyanure de ceux induits par d'autres gaz asphyxiants. En l'absence de troubles neurologiques, il est inutile d'évoquer une intoxication au cyanure. Il n'est pas possible de définir l'importance de la déprivation en oxygène, mais la perte de connaissance initiale est toujours le signe d'une toxicité systémique.

SIGNES CARDIOCIRCULATOIRES ET RESPIRATOIRES • Les manifestations cardiovasculaires sévères (collapsus, arrêt cardiocirculatoire) sont la conséquence systémique de l'intoxication aux gaz asphyxiants. Le collapsus complique exceptionnellement les intoxications impliquant uniquement le CO.

En général, l'insuffisance respiratoire est d'apparition retardée, de quelques heures par rapport à la fin de l'exposition. Une polypnée très précoce évoque une acidose lactique induite par le cyanure. La tachypnée est fréquente, signe précoce d'hypoxie secondaire à une obstruction des VA. La bradypnée et, a fortiori, l'arrêt respiratoire signent de façon certaine l'existence d'une intoxication cyanhydrique. Une dysphonie précoce ou un stridor reflètent une réaction inflammatoire des VAS. Les sibilances peuvent être transitoires, inaugurant une symptomatologie d'hyperréactivité bronchique aspécifique.

La SpO_2 ne permet pas de distinguer la carboxyhémoglobine de l'oxyhémoglobine et peut sous-évaluer la gravité de l'hypoxie tissulaire. De même, une insuffisance respiratoire sévère ne s'accompagne pas obligatoirement de cyanose (la carboxyhémoglobine donne une coloration rouge vif au sang).

Lésions associées

Les brûlures représentent toujours un facteur aggravant. Les lésions viscérales induites par l'effet de souffle lors d'une explosion de gaz et une rupture tympanique doivent être recherchées de principe.

Examens complémentaires

Biologique

La lactacidémie est directement corrélée à la [CN] sanguine de chez les victimes d'incendie présentant des brûlures inférieures à 15 % de la surface corporelle totale. Une lactacidémie à l'admission supérieure ou égale à 10 mmol/l est un témoin sensible et spécifique de l'intoxication cyanhydrique (CN sanguin ≥ 40 mmol/l sur les lieux du sinistre). L'intoxication par le CO est aussi une cause d'hyperlactacidémie, mais rarement aussi sévère. L'interprétation de la lactacidémie doit tenir compte d'autres facteurs : brûlures étendues, hypoxie, hypotension, traumatisme associé, présence d'autres toxiques (éthanol), utilisation de médicaments.

Déterminations toxicologiques

Il n'y a pas de parallélisme entre le taux de CO sanguin et la gravité de l'intoxication. Une [CN] sanguine supérieure ou égale à 40 µmol/l est considérée comme toxique, avec un risque létal pour une [CN] supérieure ou égale à 100 µmol/l.

Radiographie du thorax

Lorsqu'elle est anormale, les images visualisées ne permettent pas d'orienter le diagnostic vers un œdème pulmonaire cardiogénique ou lésionnel, une complication infectieuse, ni de fournir un pronostic. Les anomalies les plus fréquemment observées sont des condensations alvéolo-interstitielles focales ou disséminées.

Fibroscopie bronchique

Une fibroscopie, notamment en présence de suies dans les cavités nasales ou oropharyngées, est proposée à des fins diagnostiques, pronostiques et thérapeutiques. Elle permet de décrire différents stades lésionnels : hyperhémie, œdème, hémorragie, ulcérations muqueuses superficielles ou profondes. Par ailleurs, elle facilite l'intubation en présence de lésions des VAS et permet d'assurer une toilette bronchique en éliminant précocement des débris muqueux riches en suie, difficiles à mobiliser par la suite.

Épreuves fonctionnelles respiratoires

Lorsqu'elles sont réalisables, des EFR normales permettent d'exclure le diagnostic d'inhalation de fumées. Elles sont indispensables pour la surveillance à distance (hyperréactivité bronchique).

Prise en charge thérapeutique

Thérapeutique ventilatoire

La base de la thérapeutique est l'oxygénothérapie, après s'être assurée de la perméabilité des VA. Le recours à l'intubation dans la phase préhospitalière doit être large, notamment en cas de brûlure de la face. La constatation d'un stridor est un facteur de risque d'une obstruction rapidement progressive.

Traitement pharmacologique

Les β$_2$-agonistes inhalés peuvent être proposés en cas de bronchospasme, avec recours à la voie veineuse en cas d'inefficacité. Les corticoïdes systémiques n'ont pas prouvé leur efficacité, leur indication se discute en cas bronchospasme réfractaire. De même, la prescription prophylactique d'antibiotiques est à proscrire.

Traitement de l'intoxication oxycarbonée

Toute victime d'incendie, dès son admission, doit recevoir de l'oxygène isobare. Ceux qui n'ont jamais présenté de manifestations neurologiques, mêmes mineures, et qui ont une hémodynamique stable n'ont qu'un risque minime de développer des séquelles neurologiques et peuvent être traités par de l'oxygène pur en condition normobare.

Lorsqu'au contraire existent des troubles de conscience, l'oxygénothérapie hyperbare doit immédiatement être appliquée. Il n'y a pas de consensus quant au taux minimal de HbCO qui imposerait une oxygénothérapie hyperbare.

Deux écueils doivent être évités : une méconnaissance des signes cliniques, parfois mineurs, conduisant à l'abstention de la thérapeutique hyperbare, et, en cas d'indisponibilité d'un caisson hyperbare localement, une aggravation de la situation clinique provoquée par le transfert d'un patient instable.

Traitement de l'intoxication cyanhydrique

Une oxygénothérapie normobare doit être débutée dès que possible. L'hydroxocobalamine possède une tolérance remarquable qui permet son utilisation en première intention sur les lieux mêmes du sinistre, devant un tableau clinique initial évocateur :
– arrêt cardiorespiratoire initial ou en défaillance circulatoire ;
– coma avec *gasp*-arrêt respiratoire ;
– perte de connaissance initiale, dyspnée importante ;
– absence de brûlure, mais lactacidémie supérieure ou égale à 10 mmol/l à l'admission.

La dose initiale est de 70 mg/kg d'hydroxocobalamine (Cyanokit®) par voie IV chez l'enfant présentant des troubles respiratoires, neurologiques et hémodynamiques de gravité intermédiaire. Chez les enfants retrouvés comateux ou en collapsus cardiovasculaire, une dose supplémentaire de 70 mg/kg est perfusée en 2 à 4 heures.

Pronostic

Les complications précoces comportent essentiellement les lésions de barotraumatisme liées à la ventilation mécanique et des infections respiratoires nosocomiales. Plus tardivement, des séquelles à type d'hyperréactivité bronchique non spécifique, de bronchiolite oblitérante, de dilatation des bronches ont été rapportées. Lorsque des brûlures cutanées étendues y sont associées, la mortalité hospitalière apparaît très importante, de 30 à plus de 50 %. Chez les victimes non brûlées, la mortalité est inférieure à 10 % et peut être attribuée soit à une détresse respiratoire multifactorielle, soit à une souffrance neurologique irréversible.

Agents pharmacologiques ou toxiques

En l'absence d'études prospectives, l'incidence de la toxicité médicamenteuse pulmonaire chez l'enfant reste difficile à apprécier. L'enfant ne semble pas plus sensible aux médicaments, il semble au contraire plus résistant à certains agents comme la bléomycine [8]. Les agents les plus néfastes sont ceux utilisés pour la chimiothérapie anticancéreuse [8]. Les manifestations respiratoires possibles sont très variables, mais chez l'enfant, les trois présentations cliniques les plus courantes sont les pneumopathies interstitielles, les pneumopathies d'hypersensibilité et l'œdème pulmonaire non cardiogénique [5]. Le type d'atteinte pulmonaire ou pleurale selon le médicament en cause [7, 11] est disponible sur le site internet « pneumotox OnLine » (http://www.pneumotox.com/).

Clinique

Elle est marquée par des signes non spécifiques : fièvre, altération de l'état général, dyspnée, toux non productive. Les maladies impliquant le parenchyme pulmonaire se manifestent habituellement par une hypoxémie sévère et une forte fièvre, et des opacités radiologiques diffuses. La pneumopathie par hypersensibilité apparaît généralement quelques heures après l'exposition, alors que les manifestations cliniques peuvent survenir plusieurs mois après la cessation des médicaments, notamment en ce qui concerne la chimiothérapie. Le diagnostic clinique repose sur un faisceau d'arguments et sur l'évolution pendant et après l'arrêt du traitement, tout en éliminant d'autres diagnostics. Certains auteurs ont proposé des algorithmes diagnostiques [6, 10].

Examens complémentaires

Imagerie

Des images alvéolaires diffuses et/ou interstitielles, parfois associées à un épaississement pleural, sont les plus évocatrices. Une pathologie segmentaire ou lobaire, surtout si elle est unilatérale, doit d'abord inciter à éliminer un autre diagnostic. Les lésions sont souvent non spécifiques. La tomodensitométrie (TDM) thoracique peut révéler des anomalies parenchymateuses, malgré la normalité de la radiographie thoracique, et permettra d'explorer plus en détail le siège et la nature des lésions. Son apport pronostique est faible [4].

EFR

Il n'y a aucun profil type pouvant faire évoquer une pneumopathie médicamenteuse : les anomalies dépendent du type de lésion anatomique en cause. Ainsi un syndrome restrictif avec des débits conservés, une diminution des volumes, une baisse de la capacité de diffusion des gaz, une compliance pulmonaire diminuée sont compatibles avec une fibrose pulmonaire. Il est conseillé d'évaluer la fonction pulmonaire de base avant toute mise en route d'un traitement à risque pulmonaire.

Lavage broncho-alvéolaire (LBA) et biopsie pulmonaire

Un LBA, voire une biopsie pulmonaire [9, 13] sont parfois nécessaires dans certains cas particulièrement graves pour lesquels il devient important de différencier une pneumopathie médicamenteuse ou toxique d'une infection respiratoire.

Le LBA permet de mettre en évidence une alvéolite dont le type cellulaire peut permettre d'orienter le diagnostic :
– lymphocytes (par exemple, pneumopathies aiguës d'hypersensibilité au méthotrexate) ;
– polynucléaires éosinophiles (par exemple, β-lactamines) ;
– polynucléaires neutrophiles (par exemple, œdème pulmonaire non cardiogénique ou fibrose aiguë à l'amiodarone) [6, 9].

Les caractéristiques anatomopathologiques ne sont pas spécifiques et ne sont plus considérées comme indispensables au diagnostic. On note la présence d'un épaississement interstitiel accompagné d'une infiltration inflammatoire chronique interstitielle ou alvéolaire, une prolifération fibroblastique, une fibrose et une hyperplasie des pneumocytes de type II dont les noyaux sont hyperchromatiques [12]. D'autres diagnostics pourront être éliminés par la biopsie (infection, hémorragie pulmonaire, irradiation, réaction de greffe contre l'hôte, etc.).

Prise en charge

La base du traitement repose sur la suppression de l'agent pharmacologique ou toxique en cause, et des mesures symptomatiques. La place des corticoïdes reste mal définie. Une prise en charge prolongée et multidisciplinaire est souvent nécessaire.

Évolution

Bien que certaines lésions pulmonaires induites par les médicaments soient réversibles, des troubles persistants, voire des décès peuvent survenir.

Exemple d'un cas particulier

La *sulfasalazine*, associant la sulfapyridine et l'acide 5-aminosalicylique, est utilisée pour le traitement de la rectocolite hémorragique. L'atteinte pulmonaire reste rare. Le lien de causalité entre la pathologie pulmonaire et la prise de ce médicament est difficile à établir, car la rectocolite hémorragique peut s'associer à une multitude de pathologies pulmonaires : bronchite, bronchiolite oblitérante avec pneumonie organisée (BOOP), DDB et pneumonique interstitielle. Les signes cliniques s'installent en général 1 à 6 mois après la mise en route du traitement. On observe alors un début brutal de fièvre, accompagnée d'une dyspnée et de douleurs thoraciques. Des crépitants fins inspiratoires sont habituellement présents. Une éosinophilie sanguine est constatée. L'EFR révèle une hypoxémie avec obstruction et parfois un syndrome restrictif. La cytologie du LBA est non spécifique. L'histologie pulmonaire (Figure 66-1) montre une pneumopathie interstitielle avec fibrose, une alvéolite fibrosante et une bronchiolite oblitérante. L'interruption du traitement s'accompagne d'une guérison clinique et radiologique en plusieurs semaines ou mois. La corticothérapie pourrait accélérer la guérison.

Hydrocarbures

Les hydrocarbures sont des liquides volatils issus du raffinage du pétrole, qu'on retrouve dans une multitude de produits domestiques ménagers et de bricolage, et des cosmétiques.

Les hydrocarbures sont relativement peu absorbés par voie digestive. L'inhalation de vapeurs conduit à un passage systémique rapide et important, avec une forte concentration au niveau du système nerveux central. L'inhalation volontaire d'hydrocarbures par *sniffing* entraîne des signes cliniques au bout de quelques minutes.

Les manifestations cliniques d'une ingestion d'hydrocarbures sont digestives, neurologiques (ébrio-narcotiques, hallucinations visuelles et auditives) et respiratoires (fausses routes, bronchopneumopathie, réaction inflammatoire exsudative). Après un épisode de suffocation initiale apparaissent une dyspnée, des douleurs basi-thoraciques et une hyperthermie marquée.

Les examens complémentaires comportent une endoscopie digestive, une radiographie pulmonaire (opacités alvéolaires

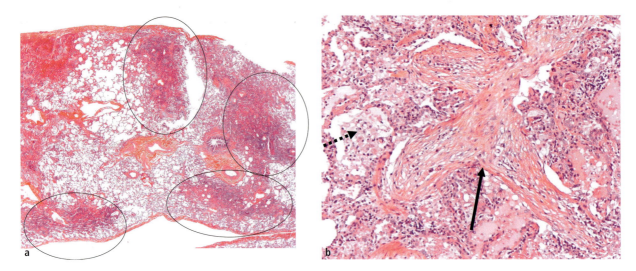

Figure 66-1 Biopsie pulmonaire réalisée chez une adolescente âgée de 14 ans, traitée par sulfadiazine, en raison d'une rectocolite hémorragique. **a)** Atteinte en foyers séparés par des intervalles de parenchyme sain. **b)** Bourgeons fibroconjonctifs œdémateux endo-alvéolaires et bronchiolaires (flèche pleine) et alvéolite (flèche pointillée)

floconneuses aux bases, réaction pleurale, pneumatocèles [14]), une gazométrie (hypoxie) et des examens biologiques (syndrome inflammatoire, acidose métabolique, cytolyse hépatique). En cas de *sniffing*, des troubles de l'excitabilité myocardiques sont à rechercher par un ECG.

La prise en charge comprend une surveillance en milieu hospitalier pendant 24-48 heures en cas d'inhalation importante, des topiques gastriques (contre-indication d'évacuation digestive par lavage gastrique ou vomissements provoqués), l'oxygénation et le soutien respiratoire. Les corticoïdes systémiques et l'antibiothérapie prophylactique ne sont pas justifiés [1].

Passé la phase aiguë, l'évolution clinique et radiologique des lésions pulmonaires (bulleuses) est en général favorable [14].

> **Points clefs**
> - L'inhalation de fumées d'incendie est à l'origine d'agressions pulmonaires thermiques, chimiques et/ou anoxiques (déprivation en O_2, CO et cyanure). Une fibroscopie bronchique précoce doit être proposée en présence de suie au niveau ORL.
> - L'expression clinique de toxicité médicamenteuse la plus courante est la pneumopathie interstitielle et/ou d'hypersensibilité et l'œdème pulmonaire non cardiogénique.
> - En présence d'une réponse systémique fébrile à l'inhalation d'hydrocarbures, l'antibiothérapie prophylactique n'est pas systématique.

BIBLIOGRAPHIE

1. Balme KH, Zar H, Swift DK, Mann MD. The efficacy of prophylactic antibiotics in the management of children with kerosene-associated pneumonitis : a double-blind randomised controlled trial. Clin Toxicol (Phila), 2015, *53* : 789-796.
2. Baud F. Intoxications par les fumées d'incendie. Encycl Méd Chir (Paris), Toxicologie-Pathologie professionnelle, 2008, 16-539-G-10.
3. Benaissa L, Mansir T, Baud F. Intoxication par les fumées d'incendie. *In* : R Bedry, B Llanas, M Fayon. Guide pratique de toxicologie pédiatrique, 2ᵉ éd. Paris, Arnette, 2007 : 182-188.
4. Cleverley JR, Screaton NJ, Hiorns MP et al. Drug-induced lung disease : high-resolution CT and histological findings. Clin Radiol, 2002, *57* : 292-299.
5. Fauroux B, Clément A, Tournier G. [Pulmonary toxicity of drugs and thoracic irradiation in children]. Rev Mal Respir, 1996, *13* : 235-242.
6. Fauroux B, Meyer-Milsztain A, Boccon-Gibod L et al. Cytotoxic drug-induced pulmonary disease in infants and children. Pediatr Pulmonol, 1994, *18* : 347-355.
7. Foucher P, Biour M, Blayac JP et al. Drugs that may injure the respiratory system. Eur Respir J, 1997, *10* : 265-279.
8. Henry MN, Noah TL. Lung injury caused by pharmacologic agents. *In* : V Chernick, Boat T. Kendig's disorders of the respiratory tract in children, 6ᵗʰ ed. Philadelphia, WB Saunders, 1998 : 1123-1139.
9. Kornecki A, Shemie SD. Open lung biopsy in children with respiratory failure. Crit Care Med, 2001, *29* : 1247-1250.
10. Leventhal JM, Hutchinson TA, Kramer MS, Feinstein AR. An algorithm for the operational assessment of adverse drug reactions. III. Results of tests among clinicians. JAMA, 1979, *242* : 1991-1994.
11. Mayaud C, De Groote E, Parrot A. Les pneumopathies médicamenteuses aiguës (en dehors de l'onco-hématologie). *In* : SRLF. Actualités en réanimation et urgences. Paris, Arnette, 1993 : 413-430.
12. Smith GJ. The histopathology of pulmonary reactions to drugs. Clin Chest Med, 1990, *11* : 95-117.
13. Stefanutti D, Morais L, Fournet JC et al. Value of open lung biopsy in immunocompromised children. J Pediatr, 2000, *137* : 165-171.
14. Thalhammer GH, Eber E, Zach MS. Pneumonitis and pneumatoceles following accidental hydrocarbon aspiration in children. Wien Klin Wochenschr, 2005, *117* : 150-153.

CORPS ÉTRANGERS TRACHÉOBRONCHIQUES

Caroline Thumerelle

L'inhalation d'un corps étranger (CE) chez l'enfant est un accident domestique potentiellement grave et constitue un motif fréquent de consultation aux urgences dans le monde entier. La prise en charge précoce est un élément clef dans la prévention de séquelles.

Données épidémiologiques

Les données épidémiologiques de 1980 en France estimaient l'incidence à 4 pour 10 000 par an [7]. Les enfants de 9 mois à 3 ans sont les principaux concernés, représentant plus de 75 % des cas [15]. À cet âge, ils mettent facilement les objets en bouche, n'ont pas de dentition postérieure permettant de broyer certains aliments. Ils se déplacent avec des objets dans la bouche, favorisant donc des inspirations profondes et diminuant leur concentration sur la mastication. Les garçons sont plus à risque que les filles [15]. Les CE sont classés en organiques ou inorganiques. Dans les pays occidentaux, les CE des jeunes enfants sont surtout alimentaires, notamment végétaux (cacahuètes, fruits à coque…) [7, 15]. Les cacahuètes représentent plus de 50 % des CE [7, 15]. Les objets de forme cylindrique ou sphérique s'enclavent plus aisément et obstruent les voies aériennes des jeunes enfants. Chez l'enfant plus grand, le risque concerne surtout des objets de type missile de sarbacane, clou, épingle ou capuchon de stylo, tenus entre les lèvres au cours des activités. Le rire est à tout âge un facteur de risque d'inhalation accidentelle.

La plupart des CE se logent dans la trachée et les bronches principales. La prépondérance droite concerne les grands enfants et les adultes. La localisation est autant gauche que droite chez les jeunes enfants (< 3 ans) [3], chez qui l'angle de raccordement carénaire des deux bronches principales est identique à 45° alors que l'angle est de 25° à droite chez l'adulte.

Mortalité et morbidité

La mortalité par inhalation de CE était estimée à 100 cas par an aux États-Unis, le plus souvent avant l'arrivée dans un service d'urgence [11], et était la quatrième cause de mortalité chez l'enfant d'âge préscolaire [15]. Elle concerne surtout les CE laryngés obstructifs : tapissant la surface laryngée (ballon de baudruche, peau de saucisson) ou volumineux. Les campagnes d'information et l'éducation au secourisme (gestes d'urgence, manœuvre d'Heimlich) permettent de diminuer le risque de décès. La morbidité neurologique liée à une anoxie cérébrale est rare (2,2 % aux États-Unis [11]). L'incidence de la morbidité respiratoire est difficile à évaluer. Le temps de séjour prolongé du CE est le principal facteur de risque de séquelles respiratoires. Dans une étude récente, les complications étaient 2 fois plus fréquentes pour les extractions plus de 2 jours après inhalation (19 versus 9 %) [16]. À court terme, il s'agit de pneumopathies, de granulomes et d'érosions muqueuses. À long terme, dans une étude longitudinale [10] sur 174 enfants suivis après CE bronchiques, 110 (63 %) étaient revus en moyenne 3 ans après l'accident. Aucune complication tardive n'était relevée pour les extractions en moins de 24 heures. Pour les CE organiques extraits au-delà de 3 jours, 25 % des patients avaient une toux et/ou un *wheezing* persistants transitoires. Au-delà de 30 jours, 25 % des CE organiques se compliquaient de bronchectasies [10].

Particularités selon le type de corps étranger

La réponse inflammatoire bronchique dépend du type de CE : les aliments lipidiques déclenchent une réaction intense induite par les acides gras. Celle-ci est rapide avec formation de granulomes en quelques heures [3, 18]. Ainsi, chez le lapin, l'insertion bronchique d'une cacahuète s'accompagne le 3e jour d'un recrutement massif de polynucléaires avec un œdème de la muqueuse. Au 10e et 30e jour, l'inflammation se majore avec une alvéolite macrophagique. Au 30e jour, une fibrose et une destruction cartilagineuse bronchiques sont observées [18]. Des granulomes étaient présents aux trois temps d'analyse, témoignant de leur constitution rapide. À l'inverse, la réaction inflammatoire liée aux CE inorganiques, a fortiori distaux, est très lente, et ils peuvent rester longtemps asymptomatiques [3]. Dans tous les cas, les surinfections bactériennes sont un facteur d'aggravation, favorisant les bronchectasies.

Les CE spongieux ou certains aliments (haricots, graines ou maïs) ont la propriété d'augmenter de volume par absorption aqueuse, ce qui, associé à un œdème réactionnel, majore progressivement l'obstruction des voies aériennes de partielle à totale, aggravant la dyspnée [3, 15]. Certaines plantes avec inflorescence ont la capacité de migrer dans les bronches distales [3]. Ainsi, plusieurs cas de migrations transpulmonaires ont été rapportés pour l'orge des rats ou *Hordeum murinum* [4, 8]. Il s'agit d'une graminée, ubiquitaire en France, qui se caractérise par la rugosité de ses soies, empêchant l'épi de glisser et favorisant sa progression vers la

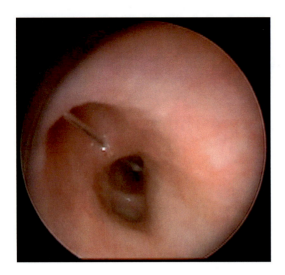

Figure 67-1 Aiguille transperçant un éperon.

plèvre, puis une extériorisation à la peau. Enfin, les CE perçants peuvent blesser la muqueuse avec un risque d'hémoptysie et de brèche bronchopleurale (Figure 67-1).

Clinique

Les présentations cliniques vont du syndrome asphyxique avec risque de décès aux révélations tardives sur symptômes persistants. La situation clinique la plus évocatrice chez le jeune enfant est la survenue devant l'entourage d'un syndrome de pénétration. Typiquement l'enfant met en bouche le CE et présente une suffocation brutale liée au passage glottique. La suffocation peut s'accompagner d'une érythrose puis cyanose, puis d'une toux quinteuse incoercible, souvent émétisante, liée au passage du CE dans la bronche. Dans plus de trois quarts des cas, ce tableau est le motif de recours aux soins [2, 7]. Pour les CE trachéaux, la toux est rauque, la dyspnée aux deux temps, l'auscultation peut révéler un cornage si le CE bouge avec la respiration. Pour les CE bronchiques, l'évolution est soit d'un seul tenant avec signes d'irritation bronchique persistants (toux, *wheezing*), soit avec un intervalle libre et l'apparition des mêmes signes dans les heures suivantes parfois associés de la fièvre. À l'examen clinique, une asymétrie auscultatoire (sibilants ou silence auscultatoire) est le meilleur signe prédictif d'un CE bronchique [7]. Mais l'examen clinique peut être normal.

Cependant, le syndrome de pénétration peut avoir lieu sans témoin ou être silencieux dans 12 à 25 % des cas [7]. La clinique sera une toux et un encombrement persistants, des pneumopathies récidivantes dans le même territoire et/ou un asthme ne répondant pas au traitement. Ces situations doivent faire évoquer un CE méconnu.

Diagnostic différentiel en situation aiguë

Le principal diagnostic différentiel est l'anaphylaxie pour les cacahuètes et les fruits à coque. La présentation brutale avec détresse respiratoire sur angiœdème laryngé peut évoquer une inhalation, surtout en l'absence d'urticaire. Bien souvent, l'apparition des lésions cutanées et l'œdème des lèvres permettent de distinguer les deux situations. Chez un enfant asthmatique, une exacerbation sévère avec moules bronchiques peut mimer un CE. L'évolution favorable sous traitement anti-asthmatique ou une fibroscopie permettent d'affirmer l'un ou l'autre des diagnostics.

Explorations

Examens radiologiques

La radiographie de thorax est habituellement le premier examen proposé avec une visualisation directe des CE radio-opaques (Figure 67-2a), soit moins de 10 % des cas. Des signes indi-

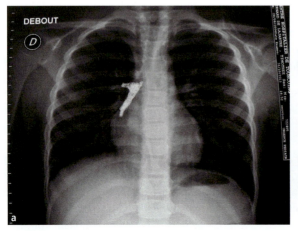
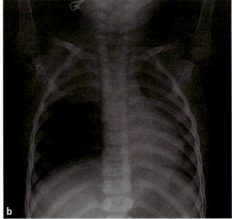

Figure 67-2 Diagnostics radiologiques évidents de CE endobronchique. **a)** CE radio-opaque (chaîne en or) dans la bronche principale droite chez un garçon de 6 ans. **b)** Trappage expiratoire basal droit pour une cacahuète dans le tronc intermédiaire chez une fille de 2 ans.

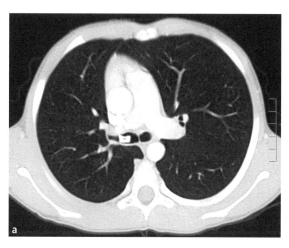
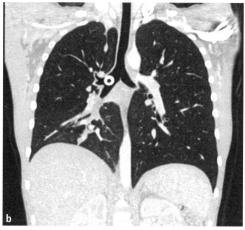

Figure 67-3 TDM thoracique, coupes axiale (**a**) et coronale (**b**), objectivant dans la bronche principale droite la présence d'un boulon de jouet mécano radio-transparent en imagerie conventionnelle chez un garçon de 8 ans, présentant des sifflements isolés persistant depuis plusieurs semaines et résistant au traitement inhalé.

rects sont recherchés : atélectasie, trappage (surtout visible en expiration [Figure 67-2b]), déviation médiastinale, condensation. La radiographie de thorax est normale dans 80 % des CE laryngotrachéaux et dans 30 à 50 % des CE bronchiques [6]. La réalisation trop précoce et les difficultés à obtenir un cliché en expiration diminuent la sensibilité de la radiographie.

La tomodensitométrie (TDM) thoracique est aussi sensible que la fibroscopie souple dans la détection des CE (sensibilité de 90 à 100 %), y compris radio-transparents (Figure 67-3) [6, 17]. Une endoscopie virtuelle peut être réalisée pour orienter l'extraction. Dans les révélations tardives, la détection du CE peut être difficile du fait des granulomes, d'atélectasies, mais une obstruction bronchique est diagnostiquée. La TDM peut repérer des CE distaux pouvant échapper à la fibroscopie (Figure 67-4). Cependant, la TDM est irradiante, avec une grande disparité dans les doses d'irradiation utilisées en France [13]. Des recommandations techniques ont été proposées pour limiter l'irradiation et augmenter sa sensibilité (coupes fines indispensables) [11, 17]. Si la TDM n'a pas sa place dans les situations de très forte présomption, sa place par rapport à la fibroscopie reste à déterminer dans les situations douteuses [2]. Il semble évident que certaines situations dans des centres éloignés d'un accès à la fibroscopie pourraient bénéficier de cette approche diagnostique, a fortiori si le transport médicalisé est à risque (conditions météorologiques défavorables).

Endoscopie bronchique

La bronchoscopie rigide sous anesthésie générale permet à la fois le diagnostic et l'extraction du CE. La bronchoscopie est l'examen de première intention dans les diagnostics de CE évident compliqué de détresse respiratoire. Mais sa réalisation en première intention, dont les situations douteuses, conduit à 40-60 % de bronchoscopies blanches [11, 17], et donc à des anesthésies générales inutiles et à une augmentation des coûts [11].

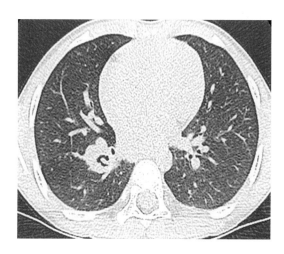

Figure 67-4 TDM de CE distal avec granulome (coquillage de collier).

La fibroscopie bronchique souple a une excellente sensibilité diagnostique et peut être réalisée sous sédation [2, 12, 14]. Elle permet de localiser précisément le CE et d'évaluer les complications locales. Elle distinguera le CE de certains diagnostics différentiels : tumeur, moule bronchique, granulome d'autre cause (tuberculose). Le risque de migration sous-glottique du CE justifie un certain nombre de précautions : réalisation par un opérateur aguerri dans une unité proche d'une réanimation, voire au bloc opératoire. Elle n'est pas accessible dans tous les centres. Il s'agit à ce jour de l'examen préférentiel en France dans les situations douteuses.

Extraction du CE

En situation d'asphyxie aiguë, le patient doit être stabilisé par des manœuvres de réanimation d'urgence : Heimlich si conscient, extraction de CE laryngé à la pince de Magill, intubation, voire trachéotomie, CE repoussé en bronchique si sous-glottique. L'extraction des CE chez l'enfant doit toujours être réalisée sous anesthésie générale. Depuis plus de 30 ans, la bronchoscopie rigide est la technique de référence (Figures 67-5 et 67-6). Très rarement, une prise en charge chirurgicale est nécessaire : bronchotomie ou lobectomie. Si des extractions sous fibroscopie souple sont rapportées, cette technique concerne des opérateurs très entraînés et n'est pas recommandée chez l'enfant, à l'exception de certains CE distaux [6]. Au cours ou décours immédiat de l'extraction, des complications sont possibles : saignement, œdème, bronchospasme, laryngospasme, brèche pleurale, hypoxémie ou désaturation, voire arrêt cardiorespiratoire. Le risque de décès est estimé à 0,5 %, en lien avec l'instabilité du patient lors de l'anesthésie générale ou des difficultés d'extraction (CE multiples, friables). L'extraction est idéalement à réaliser dans les 24 heures après l'inhalation, surtout pour un CE agressif (lipidique, perçant).

En revanche, pour les CE de diagnostic tardif, l'extraction sera facilitée par une prise en charge préalable des complications : antibiothérapie (le plus souvent, amoxicilline et acide clavulanique) et corticothérapie générale de quelques jours encadrant le geste. Ce traitement réduit les granulomes pouvant gêner l'extraction et limite les conséquences de l'infection pulmonaire. Après extraction, une fibroscopie souple de contrôle peut être proposée en cas de doute sur une extraction complète ou de suivi de granulomes obstructifs.

La figure 67-7 résume la prise en charge sur un algorithme.

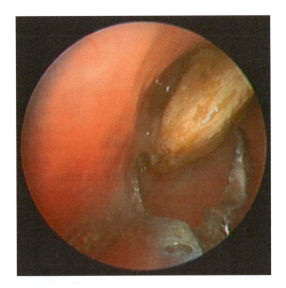

Figure 67-5 Extraction à la pince d'une amande.

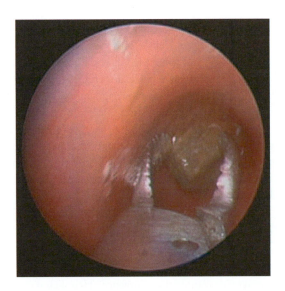

Figure 67-6 Extraction à la pince d'un caillou.

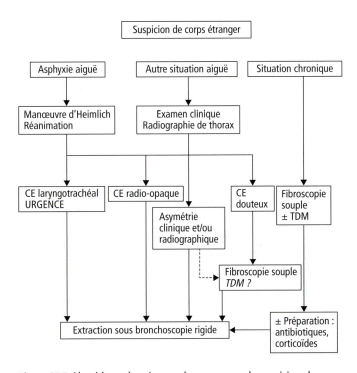

Figure 67-7 Algorithme de prise en charge en cas de suspicion de corps étranger.

Cas particulier de l'inhalation massive de sable

La plage est un lieu de villégiature privilégié pour les familles. Les dangers de la noyade font l'objet d'informations et de prévention, contrairement au risque d'inhalation de sable. Des accidents sont pourtant rapportés dans la littérature [1, 5, 9]. Ils surviennent majoritairement au cours d'activité dans le sable (enfant enterré dans le sable jusqu'au cou), plus rarement au cours d'une noyade. L'inhalation de multiples particules (sable, vase, végétaux aquatiques) concerne 60 % des noyades, mais les inhalations massives sont rares [5]. Après inhalation, le sable adhère à la muqueuse, obstruant les voies aériennes et déclenche une inflammation rapide, avec risque de laryngo- et bronchospasme. Le tableau clinique varie selon la quantité inhalée et le degré d'obstruction des voies aériennes. Le risque de décès par anoxie concerne les obstructions totales ou quasi totales. Dans les obstructions partielles, les symptômes sont une dyspnée, voire une détresse respiratoire, un stridor et/ou un *wheezing*, une toux, des râles bronchiques. Du sable est retrouvé dans la bouche et le nasopharynx. La prise en charge initiale consiste dans la restitution des constantes vitales. Du sable est retrouvé dans les aspirations trachéales si intubation.

La radiographie de thorax ne montre pas de lésions spécifiques : distension thoracique, opacités périhilaires, nodules et épaississement des parois bronchiques [1, 5, 9]. La TDM montre des « plages » de verre dépoli disséminées et un épaississement des parois bronchiques périhilaire [1, 9]. La fibroscopie souple est proposée aux patients symptomatiques avec inhalation massive. Elle permet de confirmer l'inhalation de sable, soit macroscopiquement, soit par le LBA [1, 5, 9]. Le LBA a également un intérêt thérapeutique de désobstruction et de toilette bronchique, parfois compliquées par des formations de conglomérats. Dans de rares cas, une instillation bronchique de surfactant a été proposée pour limiter le syndrome de détresse respiratoire aiguë. Les patients ayant survécu n'avaient pas de séquelles respiratoires à long terme [1, 5, 9].

Points clefs
- Les inhalations de CE concernent majoritairement les jeunes enfants de 9 mois à 3 ans.
- L'extraction des CE trachéobronchiques se fait par bronchoscopie rigide sous anesthésie générale.
- Les CE organiques lipidiques sont les plus fréquents. Ils se compliquent plus rapidement et sont les plus impliqués dans le risque de bronchectasies.
- Tout tableau de bronchopneumopathie chronique, de pneumopathies récidivantes dans le même territoire, d'asthme résistant au traitement chez l'enfant doit faire évoquer la possibilité d'un CE endobronchique et amener à une TDM thoracique et/ou à une fibroscopie bronchique.

BIBLIOGRAPHIE

1. BAQAIS KA, MAHONEY M, TOBLER K et al. Pediatric sand aspiration managed using bronchoscopy and extracorporeal membrane oxygenation. Can Respir J, 2015, *22* : 261-262.
2. CUTRONE C, PEDRUZZI B, TAVA G et al. The complimentary role of diagnostic and therapeutic endoscopy in foreign body aspiration in children. Int J Pediatr Otorhinolaryngol, 2011, *75* : 1481-1485.
3. DIKENSOY O, USALAN C, FILIZ A. Foreign body aspiration : clinical utility of flexible bronchoscopy. Postgrad Med J, 2002, *78* : 399-403.
4. DOUIRA-KHOMSI W, MERGHNI A, LOUATI H et al. Épis de graminée intrabronchiques migrateurs, un corps étranger hors du commun. Arch Pédiatr, 2009, *16* : 1280-1283.
5. DUNAGAN DP, COX JE, CHANG MC, HAPONIK EF. Sand aspiration with near-drowning. Radiographic and bronchoscopic findings. Am J Respir Crit Care Med, 1997, *156* : 292-295.
6. HEDGE SV, HUI PKT, LEE EY. Tracheobronchial foreign bodies in children : imaging assessment. Sem ultrasound CT MRI, 2014, *36* : 8-20.
7. HITTER A, HULLO E, DURAND C, RIGHINI CA. Diagnostic value of various investigations in children with suspected foreign body aspiration : review. Eur Ann Otorhinolaryngol Head Neck Dis, 2011, *128* : 248-252.
8. KANBUR S, EVMAN S, DOGRUYOL T, YALCINKAYA I. A bronchopleurocutaneous fistula caused by unexpected foreign body aspiration : false barley (*Hordeum murinum*). Ann Thorac Surg, 2015, *100* : e125-e127.
9. KAPUR N, SLATER A, MCENIERY J et al. Therapeutic bronchoscopy in a child with sand aspiration and respiratory failure from near drowning : case report and literature review. Pediatr Pulmonol, 2009, *44* : 1043-1047.
10. KARAKOÇ F, KARADAĞ B, AKBENLIOĞLU C et al. Foreign body aspiration : what is the outcome ? Pediatr Pulmonol, 2002, *34* : 30-36.
11. KIM IA, SHAPIRO N, BHATTACHARYYA N. The national cost burden of bronchial foreign body aspiration in children. Laryngoscope, 2015, *125* : 1221-1224.
12. MARTINOT A, CLOSSET M, MARQUETTE CH et al. Indications for flexible versus rigid bronchoscopy in children with suspected foreign-body aspiration. Am J Respir Crit Care Med, 1997, *116755* : 1676-1679.
13. MORDACQ C, DESCHILDRE A, PETYT L et al. Tomodensitométrie thoracique chez l'enfant : un examen utile mais irradiant. Arch Pédiatr, 2014, *21* : 279-286.
14. RIGHINI CA, MOREL N, KARKAS A et al. What is the diagnostic value of flexible bronchoscopy in the initial investigation of children with suspected foreign body aspiration ? Int J Pediatr Otorhinolaryngol, 2007, *71* : 1383-1390
15. SALIH AM, ALFAKI M, ALAM-ELHUDA DM. Airway foreign bodies : a critical review for a common pediatric emergency. World L Emerg Med, 2016, *7* : 5-12.
16. SHLIZERMAN L, MAZZAWI S, RAKOVER Y, ASHKENAZI D. Foreign body aspiration in children : the effects of delayed diagnosis. Am J Otolaryngol, 2010, *31* : 320-324.
17. TUCKETT P, CERVIN A. Reducing the number of rigid bronchoscopies performed in suspected foreign body aspiration cases via the use of chest computed tomography : is it safe ? A literature review. J Laryngol Otol, 2015, *129 (Suppl. 1)* : S1-S7.
18. YILDIZELI B, ZONÜZI F, YÜKSEL M et al. Effects of intrabronchial foreign body retention. Pediatr Pulmonol, 2002, *33* : 362-367.

68 TRAUMATISMES THORACIQUES ET CONTUSIONS PULMONAIRES

Stéphanie Bui, Michael Fayon, Frédéric Lavrand, Laurent Rebouissoux et Jean-François Chateil

Les traumatismes thoraciques sont peu fréquents chez l'enfant, mais représentent la deuxième cause de mortalité d'origine thoracique après la prématurité pour les sujets jeunes. Ils sont rarement isolés (4-6 % des traumatismes), le plus souvent associés à un polytraumatisme [22]. La mortalité des traumatismes thoraciques est de 1 à 5 % lorsque les lésions thoraciques sont isolées, mais elle augmente jusqu'à 33 % s'il existe des lésions concomitantes et jusqu'à 70 % lors d'un traumatisme neurologique associé [24], d'autant plus que l'enfant est jeune [15]. La plupart des victimes sont des garçons (sex-ratio 2:1).

Mécanismes lésionnels

Les traumatismes contendants prédominent (90 %) sur les pénétrants. Les premiers sont liés soit à un choc direct de la cage thoracique, soit à une accélération/décélération avec un écrasement contre la paroi thoracique des organes internes [21]. Chez le nouveau-né, la cause est le plus souvent iatrogène (accouchement difficile). Ensuite, la cause principale est l'accident de la voie publique (Figure 68-1) : les enfants les plus jeunes (< 10 ans) sont soit renversés par un véhicule (36 %), soit passagers lors d'un accident de voiture (32 %), puis après 10 ans victimes d'un accident de deux roues. Les autres causes sont, avant 4 ans, la maltraitance [7], puis les agressions (11 %) et la chute d'une grande hauteur (10 %) [18, 21]. Cette liste permet de souligner l'importance de l'éducation parentale dans la prévention. En cas de plaie pénétrante (balle…), la mortalité est directement liée au traumatisme thoracique ; en revanche, en cas de plaie contendante, la mortalité est liée le plus souvent aux autres lésions associées [3, 15]. Parmi les autres mécanismes, il faut citer les barotraumatismes, les inhalations de toxiques et les noyades.

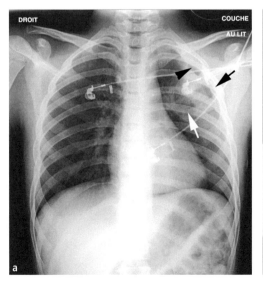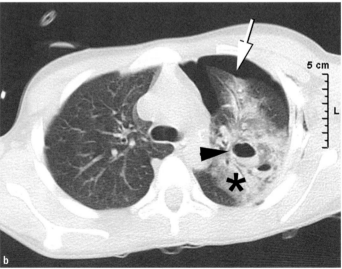

Figure 68-1 Garçon de 11 ans, victime d'un accident de la voie publique. **a)** Radiographie thoracique : fracture de l'arc moyen de la 4e cote gauche (flèche noire), pneumothorax gauche (tête de flèche), contusion pulmonaire du lobe supérieur gauche (flèche blanche). **b)** Même patient, examen tomodensitométrique en fenêtre parenchymateuse : confirmation du pneumothorax gauche (flèche blanche), de la contusion pulmonaire du lobe supérieur gauche (étoile) et présence de pneumatocèles (tête de flèche).

Physiopathologie et particularités pédiatriques

Chez l'enfant, l'ossification progressive de la cage thoracique explique la rareté des fractures costales (en dehors des traumatismes infligés chez le nourrisson) et des volets thoraciques. Cependant, en raison de cette grande souplesse thoracique, l'énergie cinétique est facilement transmise aux poumons [26], provoquant des lésions parfois sévères, pour des traumatismes thoraciques apparemment mineurs. De plus, l'enfant a une capacité résiduelle fonctionnelle pulmonaire basse qui facilite l'hypoxémie [21]. Enfin, la grande mobilité du médiastin augmente le risque de pneumothorax sous tension [22] et favorise l'hypotension par mauvais retour veineux cardiaque [24].

Une douzaine de lésions thoraciques sont dites létales, entraînant dans la majorité des cas le décès de l'enfant [26, 30] :
– les six *lésions mortelles évidentes* sont l'obstruction des voies aériennes, le pneumothorax compressif, l'hémorragie thoracique massive, la plaie thoracique ouverte, la tamponnade cardiaque et le volet thoracique ; elles imposent une prise en charge immédiate ;
– les six *lésions cachées* : la rupture de l'aorte, la rupture trachéobronchique, la contusion myocardique, la plaie diaphragmatique, la rupture de l'œsophage et la contusion pulmonaire sont à rechercher systématiquement (Tableau 68-I).

La contusion pulmonaire est la plus fréquente des blessures thoraciques chez l'enfant (50 %). Elle est la conséquence de l'écrasement (± lacération) du parenchyme pulmonaire, avec une inflammation locale, un œdème et des hémorragies alvéolaires. Ces lésions alvéolocapillaires diminuent la surface d'échanges gazeux et créent un shunt intrapulmonaire. Enfin, la réduction de la compliance pulmonaire augmente le travail respiratoire.

Contrairement à ce qui est communément admis, la sévérité globale initiale, les lésions associées (*voir* Tableau 68-I) et l'évolution à court terme (infection pulmonaire, SDRA et décès) sont identiques chez l'enfant et chez l'adulte [2].

Signes cliniques (*voir* Tableau 68-I)

Les signes, non spécifiques, les plus courants d'une contusion pulmonaire sont une dyspnée, un tirage, une cyanose, une douleur, une hémoptysie, un emphysème sous-cutané, des rhonchi, des râles crépitants, une hypoventilation et une hypotension artérielle.

La sévérité du tableau clinique, allant de l'absence de symptômes à la détresse respiratoire grave, est fonction de l'importance de la contusion et des lésions associées. Une contusion pulmonaire étendue peut conduire à un syndrome de détresse respiratoire aiguë (SDRA), rarement observé dans le traumatisme thoracique de l'enfant, mais comportant une mortalité élevée [26].

La présence d'une pneumopathie d'inhalation et/ou d'une embolie graisseuse (en présence de fractures osseuses importantes) doit également être évoquée.

Examens complémentaires

Imagerie

Les explorations initiales sont la radiographie thoracique, l'échographie et la tomodensitométrie (TDM) [10, 16]. L'examen initial de référence reste le cliché thoracique, souvent en décubitus dès que le traumatisme est significatif. L'échographie précise la nature liquidienne et la topographie d'un épanchement, facilite son drainage. La TDM est incontournable devant tout polytraumatisme, parfois même avant la réalisation d'un cliché thoracique : elle doit inclure le crâne, le cou, le thorax, l'abdomen et le pelvis. L'injection de produit de contraste iodé est ici essentielle. À l'opposé, en cas de traumatisme thoracique isolé sans anomalie tensionnelle ou ventilatoire aiguë, le recours à la TDM thoracique, voire corps entier systématique, exposant aux rayons X, doit être pondéré par son apport diagnostique faible si la radiographie thoracique initiale est normale [8, 13, 28].

Secondairement, le suivi fait appel à la radiographie, et, si nécessaire, à la TDM pour préciser certaines images, en cas de discordance radioclinique. L'IRM, qui a peu de place à la phase aiguë en dehors d'un traumatisme associé du rachis avec lésion médullaire, ce qui est rare [1], peut être intéressante pour l'étude du médiastin, des vaisseaux, du diaphragme [5].

L'analyse des images répond toujours au même schéma :
– prothèses : sonde trachéale et digestive, drains thoraciques, cathéter veineux profond ;
– paroi thoracique : gril costal, rachis, emphysème sous-cutané, situation des coupoles diaphragmatiques ;
– espace pleural : pneumothorax, hémithorax opaque à préciser en échographie ;
– médiastin : pneumomédiastin, emphysème sous-cutané cervical, élargissement du médiastin supérieur en rapport avec un éventuel hémomédiastin : déplacement vers la droite de la trachée, de la sonde digestive, abaissement de la bronche souche gauche, flou du bouton aortique, opacité apicale gauche. L'analyse des vaisseaux en TDM après injection est capitale dans ce contexte ;
– poumons : opacités mal limitées des contusions pulmonaires, opacités bien limitées, arrondies, périphériques des hématomes pulmonaires, hyperclartés arrondies, « kystiques » des pneumatocèles : rupture alvéolaire avec persistance de la plèvre viscérale intacte.

Examens non radiologiques

L'obtention d'un tracé ECG est systématique dès que le traumatisme thoracique est significatif.

Le diagnostic de contusion pulmonaire est principalement clinique, associé à la gazométrie (hypoxie plus ou moins marquée, hypocapnie si hyperventilation ou, au contraire, hypercapnie si dégradation de l'état respiratoire). Il faut également penser à doser les CPK.

La fibroscopie bronchique est réalisée en cas de suspicion de rupture de l'arbre respiratoire, évoquée devant le mécanisme lésionnel ou l'apparition secondaire d'un pneumomédiastin, d'un emphysème sous-cutané [9, 20].

Tableau 68-I Répartition et manifestations cliniques des lésions intrathoraciques [22, 26].

Type de lésion	Incidence (%)	Signes cliniques	Traitement spécifique
Contusions pulmonaires	53	Douleur thoracique, dyspnée, cyanose, hémoptysie, matité, crépitants, rhonchi	Oxygène Antalgiques Pas d'antibiothérapie Restriction hydrique
Fractures costales	36-52	Douleur thoracique localisée, inspiratoire, dyspnée, encombrement, hypoventilation	Antalgiques Anesthésie locorégionale
Pneumothorax	38	Dyspnée, emphysème sous-cutané	Exsufflation
Pneumothorax sous tension	22	Dyspnée, hypotension	Deux drains
Pneumomédiastin		Douleur thoracique, dyspnée	Isolé, pas de traitement [17, 19]
Hémothorax	14	Douleur thoracique, dyspnée, matité, hypoventilation, détresse circulatoire	Drainage pour éviter l'empyème
Contusion cardiaque	5	Troubles du rythme, hypotension	
Rupture trachéobronchique	4	Stridor (trachée), dyspnée, douleur thoracique rétrosternale, emphysème sous-cutané	Conservateur précoce [25, 29] : sonde d'intubation trachéale/fibroscopie ± sutures Rarement : lobectomie, pneumectomie [4]
Rupture diaphragmatique	2	Douleur thoracique (souvent à gauche)	Thoracoscopie
Lésion de l'aorte (anévrysme, rupture)	1-2	Douleur thoracique, collapsus, différence de pouls entre les membres, souffle systolique antéro-postérieur au sommet gauche	Chirurgie
Volet costal	1	Douleur thoracique localisée +++, dépression de la zone en inspiration, dyspnée, anémie	Antalgiques Rare chirurgie
Fracture vertébrale	(Rare)	Douleurs rachidiennes, déficit neurologique, « blocage respiratoire »	Antalgiques ± péridurale ou anesthésie locorégionale Rare chirurgie (compression : IRM) [12]
Fracture du sternum	(Rare)	Douleur thoracique localisée, mécanisme spécial (sport [6])	Antalgiques, anesthésie locorégionale
Plaies perforantes vasculaires cardiaques	ND	Blessé « blanc » (hémothorax massif suffocant)	Intubation Remplissage petit volume 20 ml/kg Antibiothérapie à large spectre (risque d'empyème) Chirurgie en urgence (cœur)
Plaie du péricarde	ND	Blessé « bleu » (triade de Beck : hypotension, turgescence jugulaire et choc de pointe)	Ponctionner le péricarde, au niveau de la xiphoïde
Pseudo-kystes Pneumatocèles pulmonaires	ND	Douleur thoracique, dyspnée, toux, hémoptysie de faible abondance, fièvre, hyperleucocytose	Chirurgie si volumineux [26]
Sepsis	ND	Choc vasculaire	Antibiothérapie
Rupture du canal thoracique	ND	Épanchement pleural chyleux récidivant	Drainage, diète ± alimentation parentérale avec triglycérides à chaînes moyennes et, si échec, ligature du canal thoracique
Emboles graisseux	ND	Intervalle libre, dyspnée, signes neurologiques et cutanés (pétéchies…)	
Rupture œsophagienne	ND	Barotraumatisme à glotte fermée (ventilation de nouveau-né, accident de plongée) Syndrome de Boerhaave	Chirurgical [23]
Brûlures pulmonaires par inhalation de caustiques	Mortalité : 20 %	Œdème, bronchospasme retardé	Corticoïdes Antibiothérapie à large spectre

ND : non déterminé.

Une thoracoscopie peut aussi être discutée pour explorer les autres lésions intrathoraciques, voire effectuer leur traitement.

Prise en charge thérapeutique

Prise en charge primaire

Le but principal de la prise en charge est d'assurer le maintien des grandes fonctions vitales et l'analgésie. L'enfant peut être paucisymptomatique initialement, puis s'aggraver secondairement, par épuisement.

L'objectif est d'éviter une intubation avec ventilation artificielle, qui risque, par le biais des complications mécaniques et infectieuses, d'aggraver le pronostic. L'oxygénation (SpO_2 > 95 %) au masque à haute concentration doit être privilégiée en première intention.

Si l'enfant doit être intubé, la ventilation doit être la moins agressive possible (hypercapnie permissive) en limitant la pression expiratoire positive pour éviter l'aggravation secondaire des lésions parenchymateuses. L'existence d'un épanchement pleural gazeux mal toléré conduit à l'exsufflation, voire au drainage.

Après stabilisation respiratoire, le second objectif est une restauration de l'état hémodynamique (remplissage vasculaire, transfusions).

Une évaluation et un traitement précoces de la douleur sont indispensables : antalgiques usuels en première intention, morphiniques en évitant une dépression respiratoire, blocs anesthésiques (blocs intercostaux) ou pose de cathéters dans les espaces pleuraux ou périduraux (péridurale thoracique).

La kinésithérapie n'a pas sa place à la phase initiale de la prise en charge en raison de la douleur qu'elle génère.

Enfin, il ne faut pas négliger l'aspect psychologique de la prise en charge.

Dans les contusions pulmonaires, l'antibiothérapie n'est pas indiquée en l'absence d'élément infectieux objectif [4]. La restriction hydrique mais avec un soutien nutritionnel, et le proclive peuvent améliorer la ventilation/perfusion du poumon [21]. En cas de contusion pulmonaire isolée, la ventilation mécanique n'est pas utile si moins de 18 % du parenchyme est atteint ; entre 18 et 28 %, 1 patient sur 2 est ventilé et, au-delà de 28 %, tous les patients le sont [27].

Les traitements spécifiques selon les lésions sont résumés dans le tableau 68-I. Une surveillance en unité de soins intensifs est nécessaire durant 48 à 72 heures pour les patients non intubés, en raison de l'apparition retardée de certaines complications. En cas d'intubation, la ventilation doit être la plus courte possible. Le recours à la ventilation haute fréquence et au NO est exceptionnel [14].

Évolution à long terme

L'évolution clinique est habituellement favorable en moins de 10 jours lorsque le traumatisme thoracique est isolé. En cas de contusion-lacération pulmonaire, la normalisation à long terme des EFR et de la radiologie thoracique est en principe la règle [11].

> **Points clefs**
> - Chez l'enfant, il existe souvent une discordance entre la rareté des fractures costales et la sévérité des lésions viscérales intrathoraciques.
> - À côté des lésions évidentes à risque vital, il faut rechercher systématiquement des lésions cachées.
> - Les explorations initiales sont la radiographie thoracique, l'échographie et la tomodensitométrie.

BIBLIOGRAPHIE

1. Akinpelu BJ, Zuckerman SL, Gannon SR et al. Pediatric isolated thoracic and/or lumbar transverse and spinous process fractures. J Neurosurg Pediatr, 2016, *17* : 639-644.
2. Allen GS, Cox CS Jr, Moore FA et al. Pulmonary contusion : are children different ? J Am Coll Surg, 1997, *185* : 229-233.
3. Balci AE, Kazez A, Eren S et al. Blunt thoracic trauma in children : review of 137 cases. Eur J Cardiothorac Surg, 2004, *26* : 387-392.
4. Bliss D, Silen M. Pediatric thoracic trauma. Crit Care Med, 2002, *30 (Suppl. 11)* : S409-S415.
5. Chang PT, Yang E, Swenson DW, Lee EY. Pediatric emergency magnetic resonance imaging : current indications, techniques, and clinical applications. MRI Clin North Am, 2016, *24* : 449-480.
6. Culp B, Hurbanek JG, Novak J et al. Acute traumatic sternum fracture in a female college hockey player. Orthopedics, 2010, *33* : 683.
7. Darling SE, Done SL, Friedman SD, Feldman KW. Frequency of intrathoracic injuries in children younger than 3 years with rib fractures. Pediatr Radiol, 2014, *44* : 1230-1236.
8. Golden J, Isani M, Bowling J et al. Limiting chest computed tomography in the evaluation of pediatric thoracic trauma. J Trauma Acute Care Surg, 2016, *81* : 271-277.
9. Grant WJ, Meyers RL, Jaffe RL, Johnson DG. Tracheobronchial injuries after blunt chest trauma in children : hidden pathology. J Pediatr Surg, 1998, *33* : 1707-1711.
10. Hammer MR, Dillman JR, Chong ST, Strouse PJ. Imaging of pediatric thoracic trauma. Semin Roentgenol, 2012, *47* : 135-146.
11. Haxhija EQ, Nores H, Schober P, Höllwarth ME. Lung contusion-lacerations after blunt thoracic trauma in children. Pediatr Surg Int, 2004, *20* : 412-414.
12. Junewick JJ, Borders HL, Davis AT. Pediatric thoracic spine injuries : a single-institution experience. AJR Am J Roentgenol, 2014, *203* : 649-655.
13. Markel TA, Kumar R, Koontz NA et al. The utility of computed tomography as a screening tool for the evaluation of pediatric blunt chest trauma. J Trauma, 2009, *67* : 23-28.
14. Marraro GA. Innovative practices of ventilatory support with pediatric patients. Pediatr Crit Care Med, 2003, 4 : 8-20.
15. Moore HB, Moore EE, Bensard DD. Pediatric emergency department thoracotomy : 40-year review. J Pediatr Surg, 2016, *51* : 315-318.
16. Moore MA, Wallace EC, Westra SJ. Chest trauma in children : current imagingguidelines and techniques. Radiol Clin North Am, 2011, *49* : 949-968.

17. Neal MD, Sippey M, Gaines BA, Hackam DJ. Presence of pneumomediastinum after blunt trauma in children: what does it really mean? J Pediatr Surg, 2009, 44: 1322-1327.
18. Pouzac M, Blanchard N, Canarelli JP. Traumatismes thoraciques chez l'enfant. Arch Pédiatr, 2000, 7 (Suppl. 1): 67S-72S.
19. Pryor SD, Lee LK. Clinical outcomes and diagnostic imaging of pediatric patients with pneumomediastinum secondary to blunt trauma to the chest. J Trauma, 2011, 71: 904-908.
20. Renton J, Kincaid S, Ehrlich PF. Should helical CT scanning of the thoracic cavity replace the conventional chest X-ray as a primary assessment tool in pediatric trauma? An efficacy and cost analysis. J Pediatr Surg, 2003, 38: 793-797.
21. Ruddy RM. Trauma and the paediatric lung. Paediatr Respir Rev, 2005, 6: 61-67.
22. Saint-Vil D, Brandt ML. Traumatisme thoracique. In: J Lacroix, M Gauthier, P Hubert et al. Urgences et soins intensifs pédiatriques, 2nd ed. Montréal, Édition du CHU Sainte-Justine, 2007: 887-900.
23. Sartorelli KH, McBride WJ, Vane DW. Perforation of the intrathoracic esophagus from blunt trauma in a child: case report and review of the literature. J Pediatr Surg, 1999, 34: 495-497.
24. Sartorelli KH, Vane DW. The diagnosis and management of children with blunt injury of the chest. Semin Pediatr Surg, 2004, 13: 98-105.
25. Sidell DR, Wood RE, Hart CK. Conservative management of pediatric tracheal rupture. Pediatr Pulmonol, 2017, 52: E1-E3.
26. Tovar JA. The lung and pediatric trauma. Semin Pediatr Surg, 2008, 17: 53-59.
27. Wagner RB, Jamieson PM. Pulmonary contusion. Evaluation and classification by computed tomography. Surg Clin North Am, 1989, 69: 31-40.
28. Walther AE, Falcone RA, Pritts TA et al. Pediatric and adult trauma centers differ in evaluation, treatment, and outcomes for severely injured adolescents. J Pediatr Surg, 2016, 51: 1346-1350.
29. Wood JW, Thornton B, Brown CS et al. Traumatic tracheal injury in children: a case series supporting conservative management. Int J Pediatr Otorhinolaryngol, 2015, 79: 716-720.
30. Yamamoto L, Schroeder C, Morley D, Beliveau C. Thoracic trauma: the deadly dozen. Crit Care Nurs Q, 2005, 28: 22-24

SYNDROME DE DÉTRESSE RESPIRATOIRE AIGUË

69

Stéphane Dauger, Michael Levy, Géraldine Poncelet et Olivier Brissaud

Le syndrome de détresse respiratoire aiguë [niveau 1] (SDRA) est une insuffisance respiratoire aiguë hypoxémiante, rapidement progressive, faisant suite à un mécanisme d'agression pulmonaire directe ou indirecte, par comblement alvéolaire lié à une altération de la barrière alvéolocapillaire. Décrit pour la première fois en 1967 par Ashbaugh, sa définition clinico-radiologique a été révisée à plusieurs reprises durant les trente dernières années [7] (Figure 69-1). Toutefois, la faible incidence du SDRA chez l'enfant explique les rares études pédiatriques de haut niveau de preuve, obligeant les pédiatres réanimateurs à extrapoler leurs protocoles thérapeutiques à partir des résultats obtenus chez l'adulte. En 2015, les experts de la Pediatric Acute Lung Injury Consensus Conference (PALICC) ont publié les premières recommandations internationales spécifiquement pédiatriques concernant le SDRA [13]. Seront discutés ici la définition, l'épidémiologie, le traitement et le pronostic du SDRA de l'enfant en nous appuyant sur ces recommandations.

Définitions récentes du SDRA de l'adulte et de l'enfant

En 2012, les experts adultes ont proposé une révision de la définition du SDRA (définition de Berlin) tenant compte des évolutions diagnostiques et thérapeutiques récentes [2] et validée selon des critères robustes (mortalité en réanimation, intrahospitalière et à 90 jours, nombre de jours de réanimation sans ventilation) au sein de larges bases de données issues de quatre études multicentriques (3 670 patients) et de trois études physiologiques monocentriques (269 patients). Afin de privilégier le caractère « opérationnel » de cette définition [2], des critères comme les mesures de la compliance thoracopulmonaire ou de la ventilation minute corrigée, initialement proposés pour qualifier les formes sévères de SDRA, n'ont finalement pas été retenus. Selon la définition de Berlin, les patients sont classés en trois groupes de sévérité selon le rapport PaO_2/FiO_2 mesuré à un niveau de pression de fin d'expiration (PEEP) d'au moins 5 cmH$_2$O.

En 2013, De Luca a confirmé la validité pédiatrique de la définition de Berlin dans une étude rétrospective incluant 221 enfants âgés de 30 jours à 18 ans, admis dans sept unités de réanimation pédiatrique (URP) en Europe de 2011 à 2013, en précisant l'intérêt chez l'enfant des trois groupes de sévérité [6]. Ces résultats ont été confortés par l'étude rétrospective de Barreira incluant 562 patients hospitalisés en 2013 dans huit URP brésiliennes [3]. Les nourrissons et enfants de moins de 15 ans classés dans le groupe « sévère » ($PaO_2/FiO_2 \leq 100$ mmHg) avaient une mortalité nettement plus forte que les groupes « léger » et « modéré » (41 versus 0 et 14 % respectivement). Enfin, d'après une étude rétrospective monocentrique américaine réalisée chez 1 833 enfants ventilés en URP de 2009 à 2013, cette catégorisation de sévérité semblait être encore plus précise en utilisant la saturation transcutanée en oxygène (SpO_2) pour calculer le ratio SpO_2/FiO_2 et l'index de saturation en oxygène (ISO) [11].

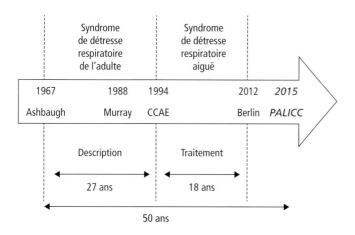

Figure 69-1 Évolution schématique de la définition du syndrome de détresse respiratoire aigu (initialement syndrome de détresse respiratoire de l'adulte) depuis sa première description par Ashbaugh et al. en 1967. Proposition par Murray et al. en 1988 d'un score diagnostique à quatre items (radiographie thoracique de face, hypoxémie mesurée selon le rapport PaO_2/FiO_2, niveau de PEEP, compliance thoracopulmonaire), côtés chacun de 0 à 4 (soit cinq valeurs possibles, min = 0 et max = 16), en divisant la somme des pondérations par le nombre d'items utilisés. Score = 0 : pas de SDRA ; score = 0,1 à 2,5 : SDRA modéré ; score > 2,5 : SDRA sévère. CCAE : conférence de consensus américano-européenne. PALICC : Paediatric Acute Lung Injury Consensus Conference 1967. (*Voir aussi* la bibliographie complémentaire sur le site compagnon.)

Tableau 69-I Critères diagnostiques du SDRA du nourrisson et de l'enfant d'après la conférence de consensus internationale pédiatrique [13]. L'association des cinq critères diagnostiques est nécessaire pour définir un SDRA.

Âge
Survenue à tout âge pédiatrique en dehors des maladies pulmonaires périnatales (par exemple, syndrome de détresse respiratoire du prématuré, sepsis néonatal, inhalation méconiale, anoxo-ischémie, hernie diaphragmatique, dysplasie alvéolocapillaire)
Moment de survenue
Dans les sept jours suivant un mécanisme d'agression reconnu
Origine de l'œdème
Insuffisance respiratoire non complètement expliquée par une insuffisance cardiaque ou une surcharge volumique
Imagerie thoracique
Nouvel infiltrat compatible avec une atteinte parenchymateuse pulmonaire aiguë

Oxygénation	
Ventilation non invasive	*Ventilation invasive*
BiPAP ou CPAP ≥ 5 cmH$_2$O à travers le masque facial	Léger : 4 ≤ IO < 8 ; 5 ≤ ISO < 7,5
PaO$_2$/FiO$_2$ < 300 mmHg	Modéré : 8 ≤ IO < 16 ; 7,5 ≤ ISO < 12,3
SpO$_2$/FiO$_2$ < 264	Sévère : IO ≥ 16 ; ISO ≥ 12,3

BiPAP : *biphasic positive airway pressure* ; CPAP : *continuous positive airway pressure* ; PaO$_2$/FiO$_2$: pression artérielle partielle en oxygène/fraction inhalée d'oxygène ; SpO$_2$: saturation transcutanée en oxygène ; IO : pression moyenne des voies aériennes (cmH$_2$O) × FiO$_2$/PaO$_2$ (mmHg) × 100 ; ISO : pression moyenne des voies aériennes (cmH$_2$O) × FiO$_2$/SpO$_2$ × 100.
Exemple : un enfant atteint de SDRA et ventilé en ventilation mécanique conventionnelle avec une pression moyenne à 18 cmH$_2$O et une FiO$_2$ à 100 % ayant une SpO$_2$ transcutanée à 90 % et une PaO$_2$ à 73 mmHg présente une IO à 24 (18 × 100/73) et une ISO à 20 (18 × 100/90).

Tableau 69-II Critères définissant un risque important de survenue d'un SDRA chez le nourrisson et l'enfant d'après la conférence de consensus internationale pédiatrique [13].

Âge		
Survenue à tout âge pédiatrique en dehors des maladies pulmonaires périnatales (par exemple, syndrome de détresse respiratoire du prématuré, sepsis néonatal, inhalation méconiale, anoxo-ischémie, hernie diaphragmatique, dysplasie alvéolocapillaire)		
Moment de survenue		
Dans les sept jours suivant un mécanisme d'agression reconnu		
Origine de l'œdème		
Insuffisance respiratoire non complètement expliquée par une insuffisance cardiaque ou une surcharge volumique		
Imagerie thoracique		
Nouvel infiltrat compatible avec une atteinte parenchymateuse pulmonaire aiguë		

Oxygénation		
Ventilation non invasive		*Ventilation invasive*
Masque nasal CPAP ou BiPAP	Canules nasales Masque à haute concentration Oxygène à haut débit	Supplémentation en O$_2$ pour maintenir une SpO$_2$ ≥ 88 %, mais IO < 4 ou ISO < 5
FiO$_2$ ≥ 40 % pour une SpO$_2$ = 88 à 97 %	SpO$_2$ = 88 à 97 % avec un débit minimal de : – < 1 an : 2 l/min – 1-5 ans : 4 l/min – 5-10 ans : 6 l/min – > 10 ans : 8 l/min	

BiPAP : *biphasic positive airway pressure* ; CPAP : *continuous positive airway pressure* ; PaO$_2$/FiO$_2$: pression artérielle partielle en oxygène/fraction inhalée d'oxygène ; SpO$_2$: saturation transcutanée en oxygène ; IO : pression moyenne des voies aériennes (cmH$_2$O) × FiO$_2$/PaO$_2$ (mmHg) × 100 ; ISO : pression moyenne des voies aériennes (cmH$_2$O) × FiO$_2$/SpO$_2$ × 100.

Tableau 69-III Principales causes du SDRA en pédiatrie.

Agression pulmonaire directe
Bronchopneumopathies virales (grippe), bactériennes ou parasitaires
Traumatisme thoracique et contusion pulmonaire
Syndrome thoracique aigu du drépanocytaire
Inhalation du contenu gastrique
Noyade
Inhalation de fumées
Agression pulmonaire indirecte
Sepsis sévère
Réponse inflammatoire systémique (pancréatite aiguë)
Immunodépression
Circulation extracorporelle
Transfusions massives (*transfusion related acute lung injury* [TRALI]
Malaises graves répétés

En 2015, vingt-sept experts pédiatres internationaux ont proposé pour la première fois une définition pédiatrique du SDRA [13] (Tableau 69-I) qui, à l'instar de la définition de Berlin, a privilégié des critères pratiques, notamment la lecture de la radiographie thoracique [1], et inclus les enfants atteints de maladies pulmonaires ou cardiaques chroniques présentant une dégradation marquée de leur oxygénation. Ces recommandations pédiatriques ont également proposé des critères clinico-radiologiques permettant d'identifier les patients « à risque » de développer un SDRA (Tableau 69-II) et qui pourraient potentiellement bénéficier d'un traitement précoce.

Cette définition pédiatrique du SDRA est facilement applicable au lit du malade, et permet l'identification précoce des patients à risque de développer ce syndrome.

Épidémiologie

Le SDRA est rare chez le nourrisson et l'enfant. Malgré la possibilité d'un manque de sensibilité des définitions précédentes, l'incidence du SDRA en pédiatrie est de l'ordre de 3,5 pour 100 000 patients âgés de 0 à 18 ans par an. Les principales causes reconnues dans la littérature et validées encore récemment [3, 6] sont présentées dans le tableau 69-III, distinguant les causes par atteinte directe de l'épithélium alvéolaire (bronchopneumopathie infectieuse) et celles par agression pulmonaire indirecte, via l'endothélium alvéolocapillaire (sepsis sévère notamment). L'étude observationnelle prospective multicentrique internationale PARDIE débutée en 2016 devrait permettre de mieux connaître les particularités du SDRA de l'enfant défini selon les critères PALICC.

Physiopathologie

Une des hypothèses physiopathologiques du SDRA est l'existence d'un déséquilibre entre la balance pro- et anti-inflammatoire dans la semaine suivant l'agression pulmonaire directe ou indirecte (phase initiale). L'ensemble des structures cellulaires (macrophages, pneumocytes de type I/II, fibroblastes, polynucléaires neutrophiles, plaquettes) de la paroi alvéolocapillaire participe à la libération de médiateurs pro-inflammatoires [14] tandis que les mécanismes de régulation de l'homéostasie de la lumière alvéolaire sont dépassés (altération du métabolisme du surfactant, destruction de canaux ioniques et d'aquaporines). Lors d'une phase secondaire (résolution), survenant généralement après la première semaine, une exagération des mécanismes réparateurs essentiellement portés par les fibroblastes pourrait conduire à la fibrose pulmonaire [14]. Elle serait suivie par une troisième phase (récupération), beaucoup mieux décrite à ce jour chez l'adulte que chez l'enfant.

La tomodensitométrie thoracique a mis en évidence le caractère très hétérogène de l'atteinte parenchymateuse, avec persistance de rares zones pulmonaires restant bien aérées en fin d'expiration (Figures 69-2 et 69-3), correspondant à un poids

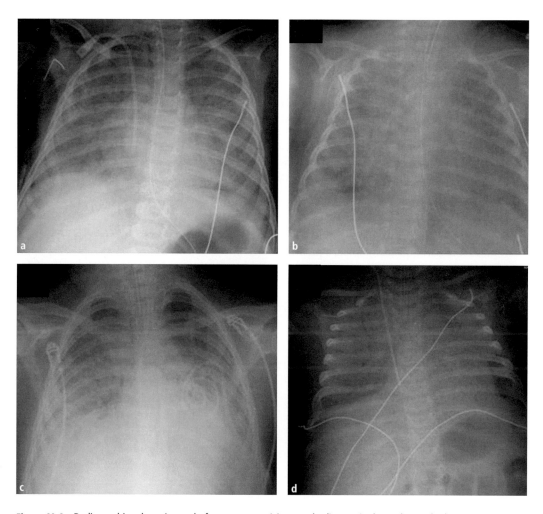

Figure 69-2 Radiographies thoraciques de face ayant servi à poser le diagnostic de syndrome de détresse respiratoire aiguë chez quatre patients hospitalisés en URP. **a)** Pneumocystose hypoxémiante chez un enfant âgé d'un an et trois mois, pris en charge pour une leucémie aiguë lymphoblastique (LAL) avec translocation (4;11). Évolution favorable sous ventilation non invasive. **b)** Coqueluche maligne chez un patient âgé de quatre mois, après une naissance à 26 semaines d'aménorrhée, n'ayant pas répondu au traitement conventionnel maximal incluant plusieurs exsanguino-transfusions et ayant été branché en oxygénation extracorporelle veino-veineuse. **c)** Réaction du greffon contre l'hôte avec multiples co-infections virales pulmonaires chez un enfant de 12 ans porteur d'une LAL B chromosome Philadelphie, en rechute, ayant reçu une greffe cordonale et porteur d'une GVH multifocale. **d)** Dégradation respiratoire fulminante chez un patient trisomique 21, insuffisant respiratoire chronique, âgé de onze mois en contexte fébrile sans documentation microbiologique. Défaillance multiviscérale et non-réponse aux traitements ventilatoires conventionnels, motivant la mise en route d'une oxygénation extracoporelle veino-veineuse en urgence.

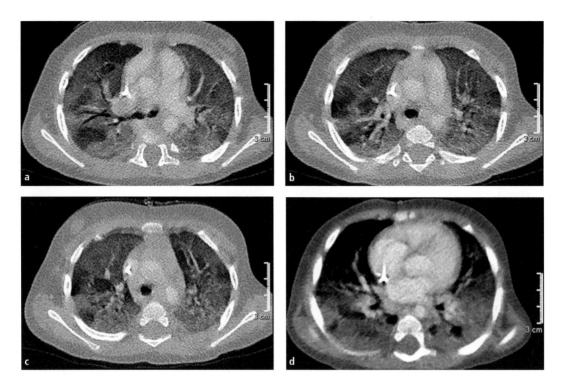

Figure 69-3 Tomodensitométrie thoracique chez le patient présentant une pneumocystose de la figure 69-2a. Clichés (**a-c**) en fenêtre parenchymateuse et cliché (**d**) en fenêtre médiastinale. Hétérogénéités des lésions parenchymateuses et zones condensées bilatérales dites recrutables en postérieur.

total proche de celui du poumon d'un enfant de 5 ans [8]. Ce concept du *baby lung*, plus fonctionnel qu'anatomique, a permis d'envisager de limiter le volume courant insufflé en maintenant une PEEP suffisante afin de minimiser les lésions induites par la ventilation en pression positive dans ces zones respectées, bien aérées avec une compliance plus élevée. Il existe un gradient progressif du comblement alvéolaire suivant la position du patient, allant en général du sommet aux bases et des parties antérieures aux postérieures chez un patient allongé sur le dos, définissant des zones « recrutables » et « non recrutables ». Cette hétérogénéité de l'atteinte alvéolaire est à l'origine d'une hétérogénéité des rapports ventilation/perfusion liée à la fois à la vasoconstriction artérielle pulmonaire hypoxique et à de réelles thromboses capillaires pulmonaires responsables d'une augmentation de l'espace mort, facteur de mauvais pronostic démontré à la fois chez l'adulte et chez l'enfant [4].

Traitement

La prise en charge thérapeutique du SDRA repose sur le traitement étiologique (pneumopathie, sepsis), mais est essentiellement symptomatique par la mise en place, l'adaptation et la surveillance d'une assistance ventilatoire. Son objectif principal est de suppléer la ventilation spontanée sans induire de lésions secondaires (volo- et barotraumatiques) dans l'attente d'une « cicatrisation » alvéolocapillaire.

Prise en charge ventilatoire

Les définitions de Berlin [2] et du PALICC [13] ont intégré la ventilation non invasive (VNI) dans les techniques d'assistance ventilatoire (*voir* Tableau 69-I). Celle-ci doit obligatoirement être instaurée par une équipe entraînée, apte à réaliser une surveillance médicale et surtout paramédicale continue. Le risque est l'aggravation progressive passée inaperçue conduisant à l'épuisement, à la survenue d'autres dysfonctions d'organes, voire au décès. Il est recommandé de réaliser la VNI via un masque nasobuccal ou facial, avec humidification active, essentiellement sous le mode ventilation spontanée avec pression positive de fin d'expiration (VS PEEP) + aide inspiratoire, avec une mise en place précoce chez les patients à risque de développer un SDRA et chez les patients immunodéprimés, afin d'éviter le recours à la ventilation mécanique invasive (VM). La pression positive continue (CPAP) doit être réservée à de rares cas d'asynchronie ou de ventilation sur masque nasal.

Dans les formes modérées à sévères, le recours à la VM est la règle, mais aucun mode ventilatoire n'est recommandé dans le SDRA de l'enfant. Le patient doit être intubé avec une sonde à ballonnet afin d'optimiser l'assistance ventilatoire et le monitoring dans ce contexte de compliance thoracopulmonaire effondrée. Les recommandations sont d'utiliser :

– un volume courant compris entre 5 et 8 ml/kg de poids théorique (3 à 6 ml/kg chez les patients les plus sévères) ;

– une pression de plateau télé-inspiratoire (PPTI) inférieure à 28 cmH$_2$O (29 à 32 cmH$_2$O chez les patients avec une compliance thoracopulmonaire très réduite) ;
– une PEEP de 5 à 15 cmH$_2$O (en surveillant précisément les PPTI pour les valeurs élevées) ;
– dans de rares cas, des manœuvres de recrutement par modification de la PEEP.

Ces valeurs sont extrapolées des études adultes car il existe très peu de données pédiatriques précises. Néanmoins, chez l'adulte, ces pressions mesurées ne sembleraient pas bien corrélées à la pression transpulmonaire effective chez l'enfant atteint de SDRA [4].

Les objectifs recommandés de SpO$_2$ sont de 92 à 97 % pour une PEEP inférieure à 10 cmH$_2$O et de 88 à 92 % pour une PEEP supérieure à 10 cmH$_2$O, sous couvert d'un monitoring régulier de la délivrance d'oxygène. Les objectifs recommandés de pH sont compris entre 7,15 et 7,30, en dehors des contre-indications habituelles de l'hypoventilation alvéolaire contrôlée. Malgré l'absence de preuve de son efficacité dans deux grandes études prospectives randomisées chez l'adulte publiées durant les cinq dernières années, la ventilation par oscillation à haute fréquence doit être considérée comme une alternative réservée aux formes sévères, quand la PPTI dépasse 28 cmH$_2$O, en surveillant précisément l'oxygénation, la décarboxylation et le retentissement hémodynamique. L'étude prospective randomisée contrôlée multicentrique internationale PROSpect vise à tester chez les enfants présentant un SDRA sévère selon les critères du PALICC l'intérêt de l'OHF associé au décubitus ventral contre la VM.

Traitements adjuvants

Le monoxyde d'azote inhalé (NOi), puissant vasodilatateur artériel pulmonaire, et donc distribué dans les zones bien ventilées, n'est recommandé dans le SDRA de l'enfant que dans les cas d'hypertension artérielle pulmonaire majeure, de dysfonction ventriculaire droite ou d'attente d'une oxygénation par assistance extracorporelle. Le décubitus ventral, sans efficacité chez l'enfant dans les formes modérées de SDRA [5], n'est pas recommandé par les experts du PALICC, mais ne doit pas être ignoré dans les formes sévères, par extrapolation des études adultes qui ont montré une réduction de la mortalité par son application stricte au moins 17 heures par jour 4 jours d'affilée à la phase initiale [10].

En attendant les résultats de nouvelles études [16], la corticothérapie systémique n'est pas recommandée comme traitement adjuvant de routine dans le SDRA de l'enfant. Une étude ancillaire prospective de cohorte monocentrique a récemment démontré, chez les enfants ayant reçu une corticothérapie systémique de plus de 24 heures dans le cadre d'un SDRA [19], un allongement de la durée de ventilation chez les survivants et une diminution du nombre de journées en URP sans ventilation. La kinésithérapie systématique et l'utilisation de surfactant ne doivent pas faire partie des traitements habituels. L'assistance respiratoire extracorporelle peut être envisagée, par une équipe référente entraînée, chez les patients réfractaires à une stratégie de ventilation protectrice optimale, dont l'étiologie du SDRA est réversible et chez qui la transplantation pulmonaire est envisageable.

Nursing et monitoring

La sédation-analgésie doit être réévaluée de manière pluriquotidienne, essentiellement pour adapter le patient à la ventilation, avec si besoin recours à la curarisation, à la condition d'un monitoring rigoureux et d'un nursing adapté. Malgré l'absence de recommandation des experts du PALICC, nous pensons nécessaire de discuter systématiquement la curarisation durant les deux premiers jours des enfants atteints de SDRA sévère par extrapolation des résultats adultes qui ont démontré une amélioration significative de la survie [12]. La nutrition, au mieux entérale, devrait être réalisée selon un protocole de service avec des apports hydriques optimaux évitant une balance hydrique positive. Le seuil transfusionnel est fixé pour une hémoglobine à 7 g/dl pour les patients stables présentant une bonne délivrance d'oxygène.

En plus du monitoring habituel en URP, le monitoring de la ventilation doit être précis, au mieux à la pièce en T chez les patients de petits poids, en tenant compte du poids attendu pour l'âge, du sexe et de la taille (ou de la taille de l'ulna) : volume courant expiré, pression maximale, PPTI, courbes débit/temps, pression/temps et pression/volume, gaz du sang artériel, CO$_2$ expiré ou PCO$_2$ transcutanée. Nous conseillons de réguler en continu la pression du ballonnet de la sonde d'intubation [17]. En phase de déventilation, la possibilité de sevrage doit être évaluée tous les jours, au mieux à l'aide d'un protocole de service incluant une épreuve de ventilation spontanée ou un test de sevrage. Le monitoring hémodynamique (cathéter artériel dans les formes sévères et échocardiographie quotidienne afin de surveiller la survenue d'une dysfonction ventriculaire gauche ou droite) est recommandé.

L'hospitalisation prolongée d'un patient fragile présentant souvent plusieurs comorbidités, voire plusieurs dysfonctions d'organes va nécessiter une prise en charge globale optimale permanente (installation, soins infirmiers, prévention des infections liées aux soins, nutrition, gestion des entrées-sorties, sédation-analgésie, stimulation et entretien neuromusculaire, réhabilitation précoce).

Pronostic

La mortalité moyenne du SDRA de l'enfant reste nettement inférieure à celle de l'adulte, bien que celle-ci ait nettement diminué durant les deux dernières décennies. Elle est de l'ordre de 35 % [15], et extrêmement variable selon les comorbidités et les dysfonctions d'organes associées. La sévérité du tableau peut être évaluée par l'atteinte de l'oxygénation dans les 24 premières heures après le début du SDRA, comme démontré récemment dans une étude prospective monocentrique nord-américaine réalisée chez 283 enfants ayant présenté un SDRA entre 2011 à

2014. La plus mauvaise valeur de PaO_2/FiO_2 durant les 24 premières heures ou à H24 ainsi que l'association à trois défaillances d'organes constituaient les facteurs pronostiques de mortalité et de durée de ventilation chez les survivants [18] les plus pertinents. La mortalité des patients immunodéprimés est nettement plus élevée et proche de 50 % dans certaines études récentes [20], typiquement après greffe de moelle hématopoïétique [9].

Le suivi du patient à la sortie de l'URP comprend des évaluations respiratoires (questionnaire, saturation en oxygène, explorations fonctionnelles respiratoires), neurocognitives et psychologiques systématiques durant l'année suivant le SDRA, plus ou moins associées à un suivi spécialisé selon les résultats.

Les résultats de l'étude multicentrique française des séquelles ventilatoires à un an d'un SDRA menée par l'équipe du CHRU de Lille dans six URP françaises sont ainsi très attendus.

Conclusion

Le SDRA pédiatrique nécessitait une définition simple, fiable et reproductible. La communauté internationale de réanimation pédiatrique vient de proposer une définition du SDRA de l'enfant, adossée à la nouvelle définition adulte de Berlin et validée de façon rigoureuse, à la fois dans des pays à hauts revenus et dans un pays émergent. Les recommandations du PALICC devraient permettre aux pédiatres s'occupant de nourrissons et d'enfants atteints ou à risque de SDRA de mettre à jour leurs protocoles de soins. Ces recommandations, qui seront remises à jour régulièrement par le groupe d'experts selon les nouveaux résultats publiés, doivent permettre la réalisation de grandes études multicentriques pédiatriques visant à mieux comprendre et donc à mieux traiter ce syndrome dont la mortalité demeure élevée pour une partie croissante de la population pédiatrique (immunodéprimés, malformations congénitales, défaillances d'organes associées).

Points clefs
- Le SDRA est une insuffisance respiratoire aiguë hypoxémiante, rapidement progressive, faisant suite à un mécanisme d'agression pulmonaire directe ou indirecte, par comblement alvéolaire lié à une altération de la barrière alvéolocapillaire.
- Le SDRA est rare en pédiatrie. Beaucoup de recommandations sont extrapolées de la médecine adulte. En 2015, les experts du PALICC ont publié les premières recommandations internationales spécifiquement pédiatriques concernant le SDRA.
- Le SDRA pédiatrique est désormais défini par la survenue, en dehors de la période néonatale immédiate, d'une insuffisance respiratoire aiguë hypoxémiante (légère, modérée ou sévère) d'origine pulmonaire avec atteinte radiologique, faisant suite à un facteur d'agression reconnu.
- Les principales causes sont regroupées en atteinte directe de l'épithélium alvéolaire (bronchopneumopathie infectieuse) ou indirecte via l'endothélium alvéolocapillaire (sepsis sévère).
- Le traitement du SDRA associe le traitement étiologique à un traitement symptomatique par assistance ventilatoire très rigoureusement monitorée afin de limiter au maximum la survenue de lésions alvéolocapillaires secondaires.
- La mortalité du SDRA pédiatrique de l'ordre de 35 % est extrêmement variable selon les comorbidités et les dysfonctions d'organes associées.

BIBLIOGRAPHIE[(1)]

1. ANGOULVANT F, LLOR J, ALBERTI C et al. Inter-observer variability in chest radiograph reading for diagnosing acute lung injury in children. Pediatr Pulmonol, 2008, 43 : 987-991.
2. ARDS DEFINITION TASK FORCE, RANIERI VM, RUBENFELD GD, THOMPSON BT et al. Acute respiratory distress syndrome : the Berlin definition. JAMA, 2012, 307 : 2526-2533.
3. BARREIRA ER, MUNOZ GOC, CAVALHEIRO PO et al. Epidemiology and outcomes of acute respiratory distress syndrome in children according to the Berlin definition : a multicenter prospective study. Crit Care Med, 2015, 43 : 947-953.
4. CHIUMELLO D, CHIDINI G, CALDERINI E et al. Respiratory mechanics and lung stress/strain in children with acute respiratory distress syndrome. Ann Intensive Care, 2016, 6 : 11.
5. CURLEY MAQ, HIBBERD PL, FINEMAN LD et al. Effect of prone positioning on clinical outcomes in children with acute lung injury : a randomized controlled trial. JAMA, 2005, 294 : 229-237.
6. DE LUCA D, PIASTRA M, CHIDINI G et al. The use of the Berlin definition for acute respiratory distress syndrome during infancy and early childhood : multicenter evaluation and expert consensus. Intensive Care Med, 2013, 39 : 2083-2091.
7. FIORETTO JR, CARVALHO WB. Temporal evolution of acute respiratory distress syndrome definitions. J Pediatr (Rio J), 2013, 89 : 523-530.
8. GATTINONI L, MARINI JJ, PESENTI A et al. The "baby lung" became an adult. Intensive Care Med, 2016, 42 : 663-673.
9. VAN GESTEL JPJ, BIERINGS MB, DAUGER S et al. Outcome of invasive mechanical ventilation after pediatric allogeneic hematopoietic SCT : results from a prospective, multicenter registry. Bone Marrow Transplant, 2014, 49 : 1287-1292.
10. GUÉRIN C, REIGNIER J, RICHARD JC et al. Prone positioning in severe acute respiratory distress syndrome. N Engl J Med, 2013, 368 : 2159-2168.
11. KHEMANI RG, RUBIN S, BELANI S et al. Pulse oximetry vs. PaO_2 metrics in mechanically ventilated children : Berlin definition of ARDS and mortality risk. Intensive Care Med, 2015, 41 : 94-102.
12. PAPAZIAN L, FOREL JM, GACOUIN A, PENOT-RAGON C et al. Neuromuscular blockers in early acute respiratory distress syndrome. N Engl J Med, 2010, 363 : 1107-1116.
13. PEDIATRIC ACUTE LUNG INJURY CONSENSUS CONFERENCE GROUP. Pediatric acute respiratory distress syndrome : consensus recommendations from the pediatric acute lung injury consensus conference. Pediatr Crit Care Med, 2015, 16 : 428-439.
14. SAPRU A, FLORI H, QUASNEY MW, DAHMER MK. Pediatric Acute Lung Injury Consensus Conference Group. Pathobiology of acute respiratory distress syndrome. Pediatr Crit Care Med, 2015, 16 : S6-S22.
15. SCHOUTEN LRA, VELTKAMP F, BOS AP et al. Incidence and mortality of acute respiratory distress syndrome in children : a systematic review and meta-analysis. Crit Care Med, 2016, 44 : 819-829.
16. SCHWINGSHACKL A, KIMURA D, ROVNAGHI CR et al. Regulation of inflammatory biomarkers by intravenous methylprednisolone in pediatric ARDS patients : results from a double-blind, placebo-controlled randomized pilot trial. Cytokine, 2016, 77 : 63-71.

---

(1) *Voir aussi* bibliographie complémentaire sur le site compagnon.

17. Vottier G, Matrot B, Jones P, Dauger S. A cross-over study of continuous tracheal cuff pressure monitoring in critically-ill children. Intensive Care Med, 2016, *42* : 132-133.
18. Yehya N, Servaes S, Thomas NJ. Characterizing degree of lung injury in pediatric acute respiratory distress syndrome. Crit Care Med, 2015, *43* : 937-946.
19. Yehya N, Servaes S, Thomas NJ et al. Corticosteroid exposure in pediatric acute respiratory distress syndrome. Intensive Care Med, 2015, *41* : 1658-1666.
20. Yehya N, Thomas NJ. Relevant outcomes in pediatric acute respiratory distress syndrome studies. Front Pediatr, 2016, *4* : 51.

//# EMBOLIE PULMONAIRE

Olivier Sanchez et Guy Meyer

L'embolie pulmonaire (EP) est une pathologie peu fréquente chez l'enfant, mais probablement sous-diagnostiquée car les symptômes sont souvent masqués par une maladie sous-jacente. Il s'agit pourtant d'une maladie potentiellement sévère avec un taux de mortalité voisin de 15 % à 2 ans [23].

Physiopathologie. Mécanismes favorisant les thromboses

La stase veineuse (immobilisation, œdèmes, compression), les lésions endothéliales (mécaniques : chirurgie, traumatisme, cathéter ; biochimiques : inflammation, vascularites, chimiothérapie) et certaines anomalies de l'hémostase congénitales (déficits en antithrombine, protéines S ou C, mutation des facteurs V et II) ou acquises (cancer, syndrome néphrotique, syndrome des antiphospholipides, contraception) prédisposent à la thrombose.

Épidémiologie

En France, l'incidence annuelle de la maladie thromboembolique veineuse (MTEV) a baissé entre 1998 et 2013 de 38 % [6]. Dans cette étude, il existait une baisse de l'incidence des thromboses veineuses profondes (TVP) isolées et une augmentation des EP isolées, vraisemblablement due à l'utilisation de plus en plus large de l'angioscanner thoracique depuis le début des années 2000 [6]. Deux registres prospectifs pédiatriques canadien et néerlandais et une analyse d'une base de données hospitalière américaine rapportent des incidences annuelles de la MTEV variant de 0,7 à 4,9 pour 100 000 enfants [2, 18, 23]. Il existe une égale répartition entre les sexes. Enfin, les nouveau-nés et les adolescents (au-delà de 11 ans) constituent les deux pics de fréquence de survenue de la maladie [2, 18, 23].

Circonstances étiologiques

Alors que chez l'adulte, environ 30 % des épisodes sont considérés comme non provoqués, une ou plusieurs causes sont retrouvées chez plus de 90 % des enfants [2, 23]. Le plus souvent, il s'agit de la présence d'un cathéter veineux central (94 % des cas de MTEV chez le nouveau-né et 37 % chez l'enfant), d'un sepsis, d'un cancer et d'une cardiopathie congénitale [2, 5, 23]. L'association de plusieurs facteurs de risque est fréquente chez l'enfant [2]. Il semble que le site d'insertion du cathéter du côté droit ou dans la veine jugulaire interne soit associé à moindre risque de thrombose que les cathéters insérés dans la veine fémorale ou du côté gauche [12].

La prévalence des thrombophilies constitutionnelles (déficit en antithrombine, protéine S, protéine C, mutation du facteur V Leiden, facteur II G20210A, augmentation du facteur VIII, hyperhomocystéinémie) chez les enfants avec une MTEV varie de 13 à 78 % [2, 4, 16, 23]. Cette grande variation s'explique par la diversité des caractéristiques cliniques, mais surtout par l'absence de recherche systématique chez tous les patients inclus dans ces études. La présence d'anticorps antiphospholipides est la principale cause de thrombophilie acquise retrouvée chez 0 à 24 % des enfants ayant présenté un épisode de MTEV [16].

L'utilité d'une recherche systématique de thrombophilie biologique après un épisode de MTEV pour la conduite du traitement n'est pas démontrée chez l'adulte et encore moins chez l'enfant. Une telle recherche n'est probablement pas utile lorsqu'une cause a été identifiée (cathéter, cancer…) et doit faire l'objet d'une consultation spécialisée dans les formes non provoquées par un facteur de risque majeur. Enfin, le dépistage des enfants asymptomatiques de famille présentant des antécédents de MTEV et une thrombophilie biologique constitutionnelle n'est pas justifié car il n'y a pas d'impact thérapeutique immédiat pour l'enfant en dehors du cas particulier d'une adolescente ayant des antécédents familiaux de MTEV liée à une thrombophilie constitutionnelle chez qui la prescription d'une pilule contraceptive œstroprogestative sera contre-indiquée. Dans tous les cas, l'avis d'un centre spécialisé en thrombose est sans doute nécessaire afin d'éviter la prescription inutile d'un bilan de thrombophilie, mais surtout afin de donner un avis éclairé sur la situation clinique.

Diagnostic

Chez l'adulte suspect d'EP non grave, la prise en charge diagnostique débute par l'évaluation de la probabilité clinique d'EP à l'aide d'un score ou de manière empirique. Les D-dimères sont dosés chez les patients ayant une probabilité clinique non forte et permettent d'éliminer, chez ces patients, le diagnostic d'EP lorsque le test est négatif. Enfin, les examens d'imagerie ne sont réalisés que si le taux de D-dimères est anormal ou d'emblée si la probabilité clinique est forte [9]. Les enfants étaient exclus des études qui ont évalué et validé cet algorithme. Il n'existe donc aucune donnée permettant d'évaluer l'efficacité et la sécurité de ce type de prise en charge chez l'enfant.

Évaluation clinique

L'évaluation clinique est difficile car aucun signe n'est spécifique et que le jeune enfant ne décrit pas toujours avec précision ses symptômes. Chez le nouveau-né, le diagnostic est très rarement cliniquement évoqué [23]. Chez le jeune enfant ou l'adolescent, une douleur thoracique majorée à l'inspiration profonde (30 à 80 %) associée à une dyspnée d'apparition souvent brutale (58 %), à des expectorations hémoptoïques (30 %) avec ou sans fièvre est un tableau classique [4, 23]. Plus rarement, une douleur abdominale traduisant une irritation diaphragmatique par une pleurésie ou une douleur hépatique peut être un signe révélateur. Le diagnostic différentiel est la pneumopathie infectieuse. La présence de signes de thrombose veineuse profonde (aux membres inférieurs ou au site d'insertion d'un cathéter veineux central) est fréquente (30 %) [4]. Plus rarement, un état de choc accompagné de signes droits peut révéler l'EP [4]. Une dyspnée isolée avec ou sans hypoxémie contrastant avec une auscultation pulmonaire et une radiographie thoracique normales doit faire évoquer de principe le diagnostic, a fortiori chez un enfant présentant un facteur de risque (cathéter, cancer…). La combinaison des symptômes, des signes cliniques et des facteurs de risque permet d'évaluer la probabilité clinique d'EP.

Chez l'adulte, plusieurs scores ont été décrits et validés [9]. Leur utilisation en pédiatrie n'a pas été validée et ne semble pas pertinente car plusieurs items servant au calcul du score ne sont pas applicables chez l'enfant (valeur de la fréquence cardiaque, âge). Toutefois, il a été démontré chez l'adulte que ces scores ne sont pas plus discriminants que la simple évaluation empirique.

Dosage des D-dimères

Le dosage des D-dimères est un test peu spécifique. Ils sont en effet élevés dans de nombreuses situations : traumatisme, infection, cancer… Un test positif n'a donc aucune valeur et ne renforce aucunement la suspicion de MTEV. C'est en revanche un test très sensible qui possède un rapport de vraisemblance négatif très faible, ce qui signifie qu'un test négatif permet d'éliminer l'EP si la probabilité clinique n'est pas forte [9]. En revanche, ce test n'est pas validé chez l'enfant et plusieurs études ont rapporté des faux négatifs chez 13 à 40 % des enfants ayant une EP objectivement confirmée [4, 5, 21]. De plus, chez les enfants suspects de MTEV, il est possible que le dosage des D-dimères soit moins utile que chez les adultes car la plupart des cas surviennent chez des enfants présentant une maladie sous-jacente pouvant être à l'origine d'une élévation des D-dimères. En l'absence d'étude spécifique, il n'est donc pas recommandé de doser les D-dimères chez les enfants suspects d'EP.

Échographie veineuse

Le diagnostic de thrombose veineuse repose sur l'absence de compressibilité d'un segment veineux par la sonde d'échographie. Le test est très spécifique pour les veines proximales (poplitées, fémorales, iliaques, humérales et sous-clavières). Une échographie veineuse positive permet donc d'affirmer le diagnostic de MTEV [9]. En revanche, la spécificité diminue très franchement pour l'exploration des veines distales (sous-poplitées) ou en cas d'antécédent de thrombose veineuse [9]. Enfin, la sensibilité de l'échographie veineuse est insuffisante pour éliminer le diagnostic de thrombose en cas de résultat négatif. Ici encore, les performances de ce test n'ont pas été évaluées en pédiatrie.

Scintigraphie pulmonaire ventilation/perfusion planaire

Il s'agit d'un examen simple, non invasif, rapide et que l'on peut répéter, y compris chez le jeune enfant [2, 4]. Son interprétation est fondée sur des critères validés qui classent la scintigraphie en trois catégories : normale, haute probabilité et non diagnostique. Les performances diagnostiques de cet examen sont bonnes, mais 50 à 60 % des scintigraphies sont non diagnostiques et ce taux augmente en cas d'antécédents cardiorespiratoires [9].

Angioscanner thoracique

Cet examen a pris une place centrale dans la démarche diagnostique de l'EP chez l'adulte [9]. L'EP est caractérisée par la présence de lacunes dans une ou plusieurs artères pulmonaires en fenêtre médiastinale. L'analyse du parenchyme pulmonaire permet de rechercher des diagnostics différentiels. Ces nombreux avantages ne doivent pas en faire ignorer les limites. Il s'agit d'un examen irradiant nécessitant l'injection d'iode. D'autre part, l'interprétation peut être limitée par une opacification vasculaire insuffisante ou des artefacts respiratoires à l'origine d'examens non diagnostiques chez environ 5 % des adultes [9]. Les performances diagnostiques sont excellentes chez l'adulte. Ainsi un angioscanner thoracique normal permet d'exclure le diagnostic sans autre test d'imagerie chez les patients ayant une probabilité clinique non forte [9]. Un angioscanner montrant une EP segmentaire ou plus proximale confirme le diagnostic, quelle que soit la probabilité clinique [9]. À l'étage sous-segmentaire et a fortiori lorsqu'une seule artère sous-segmentaire est atteinte, les données sont plus fragiles et peuvent être à l'origine d'un surdiagnostic, notamment chez les patients ayant une faible probabilité clinique. Il est sans doute prudent de faire relire le scanner (la concordance interobservateur est médiocre pour les EP distales), de rechercher une thrombose veineuse profonde proximale et d'évaluer le risque hémorragique avant de débuter un traitement anticoagulant [9]. Peu de données sont disponibles chez les enfants. Kritsaneepaiboon et al. ont réalisé une étude rétrospective (2004-2007) ayant inclus 84 enfants (4 mois à 18 ans) suspects cliniquement d'EP [10]. Le diagnostic a été confirmé par un angioscanner chez treize d'entre eux (15 %). Toutefois, parmi les douze patients ayant eu un angioscanner négatif et qui ont eu une échographie veineuse de façon concomitante, quatre enfants (33 %) avaient une thrombose veineuse profonde proximale, ce qui représente un taux de faux négatif de l'angioscanner important [10]. Néanmoins, les auteurs ne rapportaient pas d'événements thrombo-emboliques veineux parmi les patients ayant eu un angioscanner négatif sans échographie veineuse concomitante [10]. Lee et al. ont réalisé une étude rétrospective monocentrique (2004-2011) incluant 227 enfants ayant subi un angioscanner thoracique pour une suspicion d'EP [11]. Le diagnostic a été confirmé chez 36 patients (16 %) avec un excellente concordance interobservateur [11]. Ces données incitent à utiliser l'angioscanner comme test d'imagerie diagnostique chez les enfants suspects d'EP en prenant en compte le risque d'irradiation dans cette population [19].

Échocardiographie

L'utilisation de cet examen ne se conçoit que chez un enfant intransportable en raison d'une défaillance hémodynamique et/ou respiratoire. Dans ce cas, la mise en évidence de signes de cœur pulmonaire aigu (dilatation des cavités droites, hypertension pulmonaire, voire visualisation d'un thrombus dans les cavités cardiaques) chez un enfant sans antécédent cardiorespiratoire notable et présentant une forte probabilité clinique permet d'affirmer le diagnostic d'EP. L'échocardiographie permet également d'éliminer d'autres diagnostics (défaillance cardiaque gauche, tamponnade, dissection aortique). En revanche, une échocardiographie normale ne permet en aucun cas d'écarter le diagnostic d'EP [9].

Angio-IRM thoracique

Cet examen offre l'avantage d'être non irradiant et d'utiliser un produit de contraste très peu néphrotoxique. Les premiers résultats sont très encourageants, mais nécessitent d'être confirmés dans des études plus larges [9]. Malgré des avantages évidents en pédiatrie, cet examen reste encore peu disponible, les protocoles d'acquisition sont longs (20 à 30 minutes) et nécessitent une excellente coopération du patient (apnée), ce qui peut poser des problèmes notamment chez le jeune enfant.

Traitement

L'évaluation des anticoagulants dans la MTEV chez l'enfant n'a pas fait l'objet de larges essais contrôlés. Il en résulte que les recommandations sur la conduite du traitement anticoagulant en pédiatrie sont largement extrapolées de celles issues de la population adulte et de l'expérience clinique d'équipes spécialisées, ce qui explique le faible niveau de preuve des recommandations nord-américaines [14].

Traitement anticoagulant

Héparine non fractionnée

L'héparine non fractionnée (HNF) exerce son activité anticoagulante en catalysant l'activité inhibitrice de l'antithrombine vis-à-vis des facteurs IIa et Xa. Sa demi-vie est d'environ 60 minutes et sa clairance n'est pas modifiée en cas d'insuffisance rénale. Chez le nouveau-né, la clairance est augmentée en raison d'un volume de distribution plus grand comparativement à l'enfant, ce qui nécessite une posologie plus importante (Tableau 70-I) [14]. Chez l'enfant, il est préférable de monitorer l'activité anticoagulante sur l'héparinémie et non sur le TCA car il existe d'importantes variations entre le TCA et l'héparinémie en fonction de l'âge [14]. L'incidence des hémorragies majeures est estimée à 1,5 % chez l'enfant [3], ce qui est comparable à ce qui est observé chez l'adulte. Le sulfate de protamine représente l'antidote de référence. La dose dépend de la dose d'HNF reçue dans les deux heures précédentes [14]. Le taux d'enfants qui reçoivent de l'HNF et qui développent une thrombopénie immunologique (anticorps anti-PF-4 dosés par méthode ELISA) varie de 0 à 2,3 % [14]. Cette complication redoutable, qui peut s'accompagner d'une extension de la thrombose, doit être suspectée lorsque le chiffre de plaquettes chute au-dessous de 100 000/mm^3 ou de plus de 50 % par rapport à la valeur initiale entre 5 et 20 jours après le début du traitement sauf si le patient avait déjà reçu de l'héparine (survenue plus précoce). Le traitement repose sur l'arrêt immédiat de l'héparinothérapie et la prescription d'un anticoagulant de substitution (danaparoïde [Orgaran®]) [14]. Une surveillance bihebdomadaire des plaquettes est indispensable. Enfin, des cas d'ostéoporose ont rarement été rapportés chez des enfants traités au long cours par HNF [14].

Tableau 70-I Modalités du traitement anticoagulant de la maladie thromboembolique veineuse en pédiatrie [14].

Molécule	Doses recommandées	Surveillance
Héparine non fractionnée	Bolus : 75 à 100 UI/kg, IV sur 10 min Entretien : 28 UI/kg/h (< 1 an), 20 UI/kg/h (> 1 an), IVSE	Héparinémie[(1)] : 0,35 à 0,7 UI/ml Plaquettes
Héparine de bas poids moléculaire		
– énoxaparine (Lovenox®)	< 2 mois : 1,5 mg/kg/12 h ≥ 2 mois : 1,0 mg/kg/12 h	Héparinémie[(2)] : 0,5 à 1,0 UI/ml Plaquettes
– tinzaparine (Innohep®)	0-2 mois : 275 UI/kg/24 h 2-12 mois : 250 UI/kg/24 h 1-5 ans : 240 UI/kg/24 h 5-10 ans : 200 UI/kg/24 h > 10 ans : 175 UI/kg/24 h	
– réviparine (Clivarine®)	< 5 kg : 150 UI/kg/12 h > 5 kg : 100 UI/kg/12 h	
– daltéparine (Fragmine®)	129 ± 43 UI/kg/24 h	
Antivitamine K		
– warfarine (Coumadine®)	0,2 mg/kg, dose secondairement adaptée pour un INR entre 2 et 3	INR

(1) 4 heures après le début du traitement et 4 heures après chaque changement de dose.
(2) 4 à 6 heures après l'injection sous-cutanée.
IV : intraveineux, IVSE : intraveineux à la seringue électrique.

Héparine de bas poids moléculaire

La biodisponibilité des héparines de bas poids moléculaires (HBPM) est bien meilleure que celle de l'HNF, leur demi-vie est plus longue (4 à 6 heures) et leur effet anticoagulant plus prévisible. Elles sont éliminées par voie rénale. Chez l'adulte, leur efficacité et leur sécurité d'emploi sont comparables à celles des HNF [9].

Les HBPM sont devenues le traitement anticoagulant de référence chez l'enfant [14]. Toutefois, contrairement à ce qui est observé chez l'adulte, l'effet anticoagulant pour une dose donnée peut être un peu moins prédictible chez l'enfant. C'est la raison pour laquelle le monitoring de l'activité anticoagulante est nécessaire dans cette population [14]. Un seul essai multicentrique randomisé contrôlé a comparé chez 78 enfants une HBPM (la réviparine) à l'HNF relayée par des AVK dans le traitement de la phlébite associée ou non à l'EP [13]. À 3 mois, le risque de récidive thrombo-embolique symptomatique était de 5,6 % (2/36 patients) dans le groupe réviparine et de 10 % (4/40 patients) dans le groupe HNF/AVK [13]. Le risque de complications hémorragiques était également équivalent dans les deux groupes [13]. Les résultats de cet essai doivent être interprétés avec précaution du fait du petit nombre d'enfants inclus. Sur la base de séries ouvertes, les HBPM semblent efficaces et sûres pour le traitement curatif de la MTEV chez l'enfant et sont donc recommandées en première intention [14]. En France, les flacons d'énoxaparine dosés à 30 000 UI anti-Xa/3 ml sont contre-indiqués chez l'enfant de moins de 3 ans en raison de la présence d'alcool benzylique comme excipient, les autres dosages sont utilisables. Malgré l'absence d'autorisation de mise sur le marché spécifique à la population pédiatrique, l'énoxaparine, la tinzaparine et la daltéparine sont utilisables. Les doses préconisées en pédiatrie sont résumées dans le tableau 70-I.

Il est recommandé de contrôler l'activité anticoagulante sur un dosage de l'héparinémie mesurée 4 à 6 heures après l'injection sous-cutanée et qui doit être comprise entre 0,5 et 1 UI/ml [14]. Des complications hémorragiques majeures sont rapportées chez environ 5 % des nouveau-nés recevant de l'énoxaparine et 3 % des enfants recevant une HBPM [15]. Les HBPM peuvent être antagonisées par l'administration de sulfate de protamine à des doses souvent un peu supérieures que celles utilisées pour l'HNF [14]. Malgré l'absence de données, il semble que les risques d'ostéoporose et de thrombopénie héparino-induites chez les enfants soient moindres sous HBPM comparativement à l'HNF [14].

Antivitamines K

Les antivitamines K (AVK) inhibent la synthèse hépatique des facteurs vitamino-K-dépendants. Chez le nouveau-né, leur utilisation pose de nombreux problèmes : les enfants nourris au sein sont plus sensibles aux AVK alors que ceux nourris par les laits maternisés industriels, enrichis en vitamine K, sont plus résistants ; les AVK ne sont disponibles qu'en comprimés dont le dosage n'est pas adapté au nourrisson ; ce traitement nécessite un monitoring plus régulier de l'activité anticoagulante en raison de l'augmentation physiologique de la synthèse hépatique des facteurs vitamino-K-dépendants au cours des premiers mois de vie ; enfin, il existe très peu de données sur l'utilisation des AVK chez les nourrissons de moins de 3 mois [14]. La warfarine (Coumadine®) est l'AVK la plus utilisée chez l'enfant. Il semble donc logique de préférer cette molécule par rapport aux autres AVK disponibles (fluindione [Préviscan®], acénocoumarol [Sintrom®]). Il est recommandé d'introduire le plus tôt possible les AVK en relais du traitement par l'héparine, les deux molécules sont poursuivies pour une durée minimale de 5 jours, l'héparine est interrompue lorsque deux INR sont entre 2 et 3 à 24 heures d'intervalle [14]. La dose initiale recommandée est de 0,2 mg/kg chez l'enfant, elle est ensuite adaptée en fonction des INR réalisés aux 2e, 3e, 5e jours pour qu'il soit situé entre 2 et 3 (voir Tableau 70-I) [14].

Des nomogrammes sont disponibles pour aider à l'ajustement des doses de warfarine en fonction de l'INR [14]. Une large étude de cohorte ayant inclus 319 enfants sous warfarine rapportait une dose comprise de 0,33 mg/kg et de 0,09 mg/kg chez l'adolescent pour obtenir un INR dans la zone thérapeutique (2-3) [20]. L'utilisation de dispositifs d'autosurveillance de l'INR par microponction de l'extrémité digitale présente d'évidents avantages, permettant de limiter la réalisation de prélèvements veineux [8]. Ces dispositifs ne sont malheureusement pas facilement disponibles en France.

Les hémorragies sont les complications les plus fréquentes et les plus graves des AVK. En pédiatrie, ce risque est estimé entre 0,05 et 0,5 pour 100 patients-années [14]. En cas de surdosage en AVK (INR > 8) sans saignement, l'administration intraveineuse de 30 µg/kg de vitamine K peut ramener l'INR dans la zone thérapeutique [14]. En cas de complication hémorragique, l'administration de plasma frais congelé ou de concentré en facteurs vitamino-K-dépendants (Kaskadil®) est indispensable [14].

Fondaparinux

Le fondaparinux (Arixtra®) n'est pas recommandé chez l'enfant de moins de 17 ans.

Anticoagulants oraux directs

Les anticoagulants oraux directs se distinguent des précédentes molécules par l'inhibition sélective et transitoire d'un seul facteur activé de la coagulation (facteur Xa pour le rivaroxaban, l'apixaban et l'édoxaban ; facteur IIa pour le dabigatran). Ces molécules ont en commun un pic d'action anticoagulante rapide (environ 2 heures), une demi-vie assez courte (environ 12 heures), une élimination rénale (30 % pour les anti-Xa, 80 % pour le dabigatran), un métabolisme hépatique et des interactions médicamenteuses moindres [17]. Enfin, elles s'administrent par voie orale à dose unique sans nécessité de monitoring de l'activité anticoagulante [17]. Chez l'adulte avec une MTEV, ces molécules sont au moins aussi efficaces et sûres qu'un traitement par HBPM relayé par de la warfarine [22]. Malgré d'indéniables avantages, des essais randomisés sont indispensables afin d'évaluer l'efficacité et la tolérance de ces molécules dans la population pédiatrique. Des essais ont débuté avec le dabigatran, l'apixaban et le rivaroxaban [7].

Indications et durée du traitement anticoagulant

Les recommandations de l'American College of Chest Physicians sont résumées dans le tableau 70-II [14].

Lorsque la thrombose survient chez un enfant atteint d'un cancer, il est recommandé, comme chez l'adulte, de laisser le patient sous HBPM à dose curative sans effectuer de relais par les AVK (réduction des récidives thrombo-emboliques). Il faut veiller, dans ce contexte de chimiothérapie aplasiante potentielle, à maintenir un taux de plaquettes supérieur à 50 000/mm³. Contrairement à ce qui est recommandé chez l'adulte, il est suggéré de poursuivre l'anticoagulation curative pendant une durée minimale de 3 mois ou jusqu'à la rémission complète du cancer [14].

En cas d'anticorps antiphospholipides ou de déficit en antithrombine, il est recommandé de poursuivre le traitement pendant au moins 1 an [14]. Un avis spécialisé est dans tous les cas nécessaire.

Tableau 70-II Indications et durée du traitement anticoagulant curatif chez l'enfant [14].

Nouveau-né : MTEV liée ou non à la présence d'un cathéter veineux central
HNF ou HBPM pour une durée de 6 semaines à 3 mois
Retrait si possible du cathéter après 3 à 5 jours de traitement anticoagulant curatif
Anticoagulant prophylactique après le 3ᵉ mois si le cathéter est laissé en place
Enfant et adolescent
HNF ou HBPM
Relais par AVK le plus tôt possible. Arrêt de l'héparine après au moins 5 jours et deux INR entre 2 et 3 à 24 heures d'intervalle
Si difficulté pour obtenir des INR entre 2 et 3 : poursuivre les HBPM
Durée
Premier épisode d'embolie pulmonaire provoqué par un facteur de risque transitoire (chirurgie, plâtre, etc.) : 3 mois
Premier épisode non provoqué : au moins 6 mois
Premier épisode associé à un cathéter, symptomatique ou non : 3 mois et retrait si possible du cathéter après 3 à 5 jours d'anticoagulants curatifs, sinon anticoagulation prophylactique après le 3ᵉ mois
Premier épisode associé à un syndrome des antiphospholipides : au moins 1 an
Embolie pulmonaire et cancer : HBPM au moins 3 mois ou jusqu'à rémission
Récidive de thrombose non provoquée : traitement curatif à vie

Autres traitements

Traitement fibrinolytique

L'évaluation de ce traitement chez l'enfant est limitée à quelques séries de cas ayant inclus un faible nombre de patients dont très peu avaient une EP [1]. L'activateur tissulaire du plasminogène (rtPA) est l'agent le plus utilisé. Le taux de complications hémorragiques majeures varie de 4 à 17 %, dont 1,6 % d'hémorragie mortelle [1]. Les doses utilisées de rtPA varient de 0,01 à 0,6 mg/kg/h [1]. L'indication d'un tel traitement doit se discuter individuellement en cas d'EP compliquée d'état de choc [14].

Embolectomie

Quelques cas d'embolectomie chirurgicale réalisée chez des enfants souffrant d'EP compliquée d'état de choc ont été rapportés dans la littérature [14]. Une fois encore, la décision opératoire est toujours prise au cas par cas dans des centres spécialisés.

Filtre cave

Chez l'adulte, deux indications de l'interruption cave sont indiscutables : contre-indications absolues aux anticoagulants et récidives symptomatiques d'EP sous traitement anticoagulant bien conduit. Ces indications semblent raisonnablement pouvoir être étendues à la population pédiatrique [14]. Toutefois, la pose d'un filtre ne peut s'envisager que chez des enfants de poids supérieur à 10 kg en raison de la taille de la veine cave inférieure [14]. Enfin, l'utilisation de filtre temporaire est préférable afin de pouvoir les retirer, notamment en cas de contre-indication temporaire aux anticoagulants [14].

> **Points clefs**
> - L'embolie pulmonaire est une pathologie peu fréquente chez l'enfant. Elle survient avec deux pics de fréquence (naissance et après 11 ans) avec une répartition égale dans les deux sexes.
> - Chez l'enfant, l'embolie pulmonaire est le plus souvent provoquée par un facteur de risque (cathéter, cancer…).
> - Le diagnostic repose l'évaluation empirique de la probabilité clinique d'EP (les scores ne sont pas validés) et la réalisation d'un examen d'imagerie (échographie veineuse, angioscanner thoracique ou scintigraphie). Les D-dimères semblent moins utiles chez l'enfant.
> - Les HBPM sont les anticoagulants de première intention à dose adaptée sur le dosage de l'héparinémie. Les AVK ne sont pas recommandées avant 3 mois. Les anticoagulants oraux directs ne sont pas recommandés chez l'enfant.
> - La durée du traitement est fonction du contexte de survenue.

BIBLIOGRAPHIE

1. ALBISETTI M. Thrombolytic therapy in children. Thromb Res, 2006, *118* : 95-105.
2. ANDREW M, DAVID M, ADAMS M et al. Venous thromboembolic complications (VTE) in children : first analyses of the Canadian registry of VTE. Blood, 1994, *83* : 1251-1257.
3. ANDREW M, MARZINOTTO V, MASSICOTTE P et al. Heparin therapy in pediatric patients : a prospective cohort study. Pediatr Res, 1994, *35* : 78-83.

4. Biss TT, Brandao LR, Kahr WH et al. Clinical features and outcome of pulmonary embolism in children. Br J Haematol, 2008, *142* : 808-818.
5. Biss TT, Brandao LR, Kahr WH et al. Clinical probability score and D-dimer estimation lack utility in the diagnosis of childhood pulmonary embolism. J Thromb Haemost, 2009, *7* : 1633-1638.
6. Delluc A, Tromeur C, Le Ven F et al. Current incidence of venous thromboembolism and comparison with 1998 : a community-based study in Western France. Thromb Haemost, 2016, *116* : 967-974.
7. Goldenberg NA, Takemoto CM, Yee DL et al. Improving evidence on anticoagulant therapies for venous thromboembolism in children : key challenges and opportunities. Blood, 2017, *126* : 2541-2547.
8. Greenway A, Ignjatovic V, Summerhayes R et al. Point-of-care monitoring of oral anticoagulation therapy in children : comparison of the CoaguChek XS system with venous INR and venous INR using an international reference thromboplastin preparation (rTF/95). Thromb Haemost, 2009, *102* : 159-165.
9. Konstantinides SV, Torbicki A, Agnelli G et al. 2014 ESC guidelines on the diagnosis and management of acute pulmonary embolism. Eur Heart J, 2014, *35* : 3033-3069, 3069a-3069k.
10. Kritsaneepaiboon S, Lee EY, Zurakowski D et al. MDCT pulmonary angiography evaluation of pulmonary embolism in children. AJR Am J Roentgenol, 2009, *192* : 1246-1252.
11. Lee EY, Tse SKS, Zurakowski D et al. Children suspected of having pulmonary embolism : multidetector ct pulmonary appropriate use. Radiology, 2012, *262* : 242-251.
12. Male C, Julian JA, Massicotte P, Mitchell L. Significant association with location of central venous line placement and risk of venous thrombosis in children. Thromb Haemost, 2005, *94* : 516-521.
13. Massicotte P, Julian JA, Gent M et al. An open-label randomized controlled trial of low molecular weight heparin compared to heparin and coumadin for the treatment of venous thromboembolic events in children : the REVIVE trial. Thromb Res, 2003, *109* : 85-92.
14. Monagle P, Chan AK, Goldenberg NA et al. Antithrombotic therapy in neonates and children : antithrombotic therapy and prevention of thrombosis, 9th ed. : American College of Chest Physicians evidence-based clinical practice guidelines. Chest, 2012, *141* : e737S-e801S.
15. Nowak-Göttl U, Bidlingmaier C, Krümpel A et al. Pharmacokinetics, efficacy, and safety of LMWHs in venous thrombosis and stroke in neonates, infants and children. Br J Pharmacol, 2008, *153* : 1120-1127.
16. Revel-Vilk S, Kenet G. Thrombophilia in children with venous thromboembolic disease. Thromb Res, 2006, *118* : 59-65.
17. Schulman S. Advantages and limitations of the new anticoagulants. J Intern Med, 2014, *275* : 1-11.
18. Stein PD, Kayali F, Olson RE. Incidence of venous thromboembolism in infants and children : data from the National Hospital Discharge Survey. J Pediatr, 2004, *145* : 563-565.
19. Strauss KJ, Goske MJ, Kaste SC et al. Image gently : ten steps you can take to optimize image quality and lower CT dose for pediatric patients. AJR Am J Roentgenol, 2010, *194* : 868-873.
20. Streif W, Andrew M, Marzinotto V et al. Analysis of warfarin therapy in pediatric patients : a prospective cohort study of 319 patients. Blood, 1999, *94* : 3007-3014.
21. Strouse JJ, Tamma P, Kickler TS, Takemoto CM. D-dimer for the diagnosis of venous thromboembolism in children. Am J Hematol, 2009, *84* : 62-63.
22. van Es N, Coppens M, Schulman S et al. Direct oral anticoagulants compared with vitamin K antagonists for acute venous thromboembolism : evidence from phase 3 trials. Blood, 2014, *124* : 1968-1975.
23. van Ommen CH, Heijboer H, Buller HR et al. Venous thromboembolism in childhood : a prospective two-year registry in The Netherlands. J Pediatr, 2001, *139* : 676-681.

Prises en charge spécifiques

RÉHABILITATION RESPIRATOIRE ET RÉENTRAÎNEMENT À L'EFFORT

Chantal Karila

L'activité physique ou sportive fait partie intégrante de la croissance et du développement de l'enfant, elle participe à l'acquisition de l'estime de soi ; une bonne tolérance à l'effort rime avec qualité de vie. La capacité d'exercice du patient atteint d'une maladie respiratoire chronique est principalement limitée par une dyspnée d'effort, elle-même responsable d'une sédentarité accrue ; la qualité de vie de ces enfants est diminuée.

Chez ce même malade, les implications thérapeutiques de l'exercice sont nombreuses. Tous les enfants malades ne sont cependant pas capables d'avoir une activité sportive spontanée, et on devrait alors pouvoir leur proposer une réhabilitation respiratoire. La réhabilitation respiratoire se définit comme « un ensemble de soins personnalisés, dispensés au patient atteint d'une maladie chronique, par une équipe interdisciplinaire ». Un tel programme, alliant une éducation thérapeutique et un réentraînement à l'effort, a pour objectifs : la prise en charge des conséquences extrapulmonaires de la maladie respiratoire, l'apprentissage par le patient à optimiser la gestion de sa maladie et l'acquisition de compétences lui permettant une vie saine en termes de pratique physique, de nutrition et de bien-être psychologique et émotionnel [9, 16]. Un tel programme veut induire des changements de comportement sur le long terme. L'autonomie et la qualité de vie du patient sont les objectifs finals.

Populations cibles

Différents malades peuvent bénéficier d'une réhabilitation respiratoire ; l'asthme et la mucoviscidose sont les deux pathologies respiratoires de l'enfant pour lesquelles les objectifs et les bénéfices du réentraînement à l'effort ont largement été décrits. Cependant, la réhabilitation respiratoire est le dernier recours, quand tout a été fait, dès le plus jeune âge de l'enfant et dès le diagnostic de la maladie chronique, pour promouvoir l'activité physique quotidienne, la pratique sportive scolaire et extrascolaire de clubs. Aussi, au-delà du malade à un stade avancé de sa pathologie (par exemple, l'oxygénodépendance), tout patient atteint de maladie chronique ne réussissant pas à avoir une activité physique régulière est concerné par la réhabilitation respiratoire, tremplin à la reprise de l'exercice.

De même, la réhabilitation respiratoire, dans une version simplifiée, peut concerner tout enfant présentant une dyspnée d'effort, même non identifiée comme symptôme d'une pathologie chronique, si cette dyspnée ne lui permet pas de pratiquer une activité sportive ou entraîne des dispenses de sports.

Asthme

Depuis les années 2000, les enfants asthmatiques européens ou nord-américains sont aussi actifs que leurs pairs [11], et la surprotection de l'entourage tend à diminuer. Cependant, plus l'asthme est sévère et mal contrôlé, plus la pratique physique est réduite. Les asthmatiques se plaignent d'une dyspnée d'effort, de la survenue de crises d'asthme d'effort et d'une moindre performance physique. Ils s'autolimitent dans leurs activités physiques, notamment dans les efforts vigoureux. Ces symptômes s'expliquent en grande partie par l'augmentation du débit ventilatoire d'exercice pour toute intensité d'effort ; les conséquences en sont une sensation de dyspnée que l'asthmatique ressent comme disproportionnée par rapport à l'effort fourni, un mauvais rendement ventilatoire, un détournement d'une partie de l'oxygène capté pour les muscles squelettiques au profit des muscles respiratoires et une augmentation de la possibilité de développer un asthme d'effort, l'hyperventilation étant le mécanisme princeps de cette hyperréactivité d'effort.

Or la pratique régulière d'une activité physique et sportive a des bénéfices. Sur le plan physiologique, l'entraînement physique améliore l'aptitude aérobie ; la consommation maximale en oxygène (VO_2max) augmente et la tolérance des efforts sous-maximaux prolongés est meilleure [1]. Des adaptations ventilatoires spécifiques se mettent progressivement en place. Tout d'abord, on constate une majoration de la bronchodilatation physiologique induite par l'exercice, prévention par anticipation de la bronchoconstriction de la crise d'asthme survenant à l'arrêt de l'effort. L'entraînement physique permet également de diminuer l'hyperventilation d'exercice et ses corollaires, la dyspnée d'effort et la fréquence et/ou l'intensité des crises d'asthme d'effort. La maîtrise du souffle par l'apprentissage d'une ventilation d'effort abdominodiaphragmatique réduit l'anxiété de la crise d'asthme et améliore l'acceptation de la maladie [6].

Anciennement, le réentraînement à l'effort, agissant prioritairement sur les conséquences extrarespiratoires de la maladie, n'améliorait pas la fonction respiratoire de repos, à l'exception d'une diminution de la distension alvéolaire [1]. Des études récentes avec des programmes plus longs, plurihebdomadaires et proposant des activités physiques variées (aérobie, résistance, muscles respiratoires…), montrent une amélioration de la fonction respiratoire et notamment du VEMS [8] ; ces résultats sont à confirmer.

Sur le plan psychologique, l'asthmatique améliore sa capacité à faire face à son asthme, avec une diminution du recours aux soins et une meilleure adhésion au traitement de fond qui, en contrôlant l'inflammation bronchique, participe également à la diminution de la fréquence des crises d'asthme d'effort. L'absentéisme scolaire est réduit, la qualité de vie de l'asthmatique est améliorée [18].

Au-delà même d'une meilleure observance thérapeutique, il est possible que le seul entraînement physique réduise l'inflammation bronchique asthmatique [10]. Un haut niveau d'activité physique diminuerait même l'incidence et la prévalence de l'asthme [3].

Les bénéfices sont tels, qu'il nous appartient à nous médecins de « prescrire » une activité physique à nos patients. L'obtention d'une activité physique normale est un des critères du bon contrôle de l'asthme.

Au-delà de la période de réhabilitation, l'objectif est le maintien à long terme d'une activité sportive. Peu d'études sont disponibles, mais il semble que les asthmatiques réentraînés continuent à avoir une pratique physique régulière, résultat des modifications des comportements et de la meilleure compréhension de la maladie par le patient. Dans notre expérience, les asthmatiques s'inscrivent dans un club sportif l'année qui suit leur réhabilitation et la quasi-totalité d'entre eux maintient ce choix les années suivantes [6].

Mucoviscidose

Dans la mucoviscidose, l'efficacité thérapeutique de l'exercice et du réentraînement à l'effort est largement démontrée. Les bénéfices [5, 13] observés sont nombreux, avec une amélioration de la tolérance à l'effort (VO_2max), de la fonction pulmonaire (diminution de la dyspnée, désencombrement bronchique, amélioration des échanges gazeux), de la fonction musculaire (prise de masse maigre, amélioration de la force des muscles), du capital osseux et du profil glycémique. La survie à long terme est étroitement liée à une pratique physique régulière, avec une corrélation significative entre la VO_2max ou la masse maigre et le pronostic de survie. La pratique d'une activité physique régulière améliore la qualité de vie du patient. La méta-analyse récente [12] conclut que les bénéfices du réentraînement à l'effort sur l'aptitude aérobie et la fonction pulmonaire, même s'ils sont issus de peu d'études randomisées contrôlées, sont évidents, et les risques très limités, et les auteurs incitent à encourager le réentraînement à l'effort.

Récemment, il a été montré qu'une pratique physique régulière ralentit le déclin de la fonction respiratoire [7, 15] ; une large étude internationale en cours (ACTIVATE-CF) cherche à confirmer ce résultat. De même, l'exercice modéré améliorerait la viscosité du mucus, en agissant directement sur le déséquilibre ionique transmembranaire lié au dysfonctionnement de la protéine CFTR [19].

Chez les patients en attente de transplantation, le devenir post-greffe à 1 an est d'autant meilleur que la capacité d'effort prégreffe est élevée. En post-greffe, le réentraînement à l'effort améliore la limitation musculaire périphérique souvent observée alors que le patient n'a plus que peu ou pas de limitation respiratoire à l'exercice [20].

La réhabilitation respiratoire doit réussir à induire des modifications de comportement durables. Le pronostic de la maladie, son aggravation avec l'adolescence, l'instabilité clinique des patients et la charge en soins élevée rendent plus difficiles l'initiation du réentraînement et l'intégration d'une activité physique régulière à long terme dans le quotidien. Cependant, plus encore que pour l'asthmatique, obtenir une amélioration de l'aptitude physique (VO_2max) et de la composition corporelle (gains de masses maigre et osseuse) est un objectif de traitement, tout aussi important que le contrôle infectieux ou nutritionnel.

Pathologie respiratoire chronique de l'enfant

Tout enfant se plaignant d'une dyspnée d'effort et souhaitant une aide pour la reprise d'une activité physique devrait être adressé à une équipe de réhabilitation respiratoire. Le concept de maladie secondaire ou d'amplification des gênes à l'effort par la sédentarité s'applique à toute pathologie chronique. Et quand on sait que les bénéfices sont bien supérieurs à la seule amélioration de la capacité physique, la réhabilitation est certainement une prise en charge à développer.

Mise en place en pratique d'une réhabilitation respiratoire [2]

La réhabilitation respiratoire est un traitement encadré et évalué, il doit permettre à l'enfant malade de pratiquer une activité sportive en toute sécurité.

Sélection des patients

La réhabilitation s'adresse à tout patient âgé de 8 ans ou plus, quel que soit le stade de sévérité de sa maladie. Les comorbidités ne sont pas des contre-indications. Il s'adresse à l'enfant qui, avec l'aide de simples conseils, n'est pas capable de reprendre spontanément une activité sportive. Il s'adresse à un patient, conscient de son handicap, motivé et qui a compris les finalités du programme ; les objectifs de la réhabilitation doivent être fixés avec le patient, il doit pouvoir les exprimer « avec ses mots », ils doivent être faisables et constituent le projet personnel du patient. L'organisation de la réhabilitation (lieu, transport…) doit être facile, intégrée dans le quotidien de l'enfant.

Cadre

Le lieu de la réhabilitation est variable. Elle peut être pratiquée en centres, au sein d'un hôpital ou dans des structures de soins spécifiques (par exemple, les stages d'été des séjours climatiques). À l'hôpital, le patient peut être hospitalisé ou en ambulatoire. En ville, le réentraînement peut s'effectuer chez un kinésithérapeute libéral, affilié ou non à un réseau de santé. L'enfant peut choisir d'effectuer le réentraînement à son domicile s'il dispose d'un ergomètre ou de moyens locaux (camarades, associations…). Il est certain que l'ambulatoire est une passerelle vers le club sportif. Il faut être inventif pour accrocher l'enfant. Aussi notre choix a-t-il été celui d'une réhabilitation en ambulatoire (une séance par semaine) qui, en mimant la participation à un club de sport, favorise l'inscription ultérieure en club [5]. Le coût de la réhabilitation peut également être un critère de choix.

Équipe multidisciplinaire

Notre équipe est composée d'un médecin qui prescrit le réentraînement et coordonne la réhabilitation respiratoire, d'un professeur de sports formé aux activités physiques adaptées, qui anime les séances de réentraînement, d'une infirmière et d'un psychologue qui assurent l'évaluation initiale et l'éducation thérapeutique des enfants. Cette liste n'est pas exhaustive, et d'autres professionnels peuvent être adjoints à l'équipe (diététicien, kinésithérapeute…).

Évaluation initiale

L'évaluation initiale précédant l'entrée du patient dans un programme de réhabilitation comprend un certain nombre d'examens, elle sera reproduite à l'identique en fin de programme pour juger de l'atteinte ou non des objectifs fixés. Cette évaluation peut différer d'une pathologie à l'autre. Elle comprend :
– une quantification de l'activité physique. Le questionnaire est un outil simple d'utilisation et facilement répétable ;
– une évaluation de l'aptitude physique aérobie, et d'éventuelles contre-indications, par une épreuve d'effort cardiopulmonaire (EFX) ou un test de terrain. Au minimum, des mesures d'ECG et de SpO_2 d'effort sont obligatoires. Chez l'asthmatique, le test de course navette permet une mise en situation de crise d'asthme d'effort ; le vécu et la gestion de cette crise par l'enfant constituent une première action éducative. Les tests de terrain s'adressent aussi au patient sous oxygénothérapie pour lequel une EFX, n'est pas techniquement réalisable. Le test de terrain est également facilement répétable et peut permettre le suivi du réentraînement à l'effort ;
– une mesure de la fonction respiratoire de base ainsi que des évaluations spécifiques à chaque pathologie (bilans infirmier, kinésithérapique…) ;
– une évaluation psychologique, notamment de l'anxiété du patient, et des éventuelles stratégies d'adaptation qu'il a pu mettre en place ;
– une évaluation de la qualité de vie (questionnaires spécifiques de la pathologie).

Dès l'évaluation initiale, l'après-réhabilitation doit être envisagée. D'emblée il faut parler de club de sport avec l'enfant et sa famille. Dans notre expérience, l'inscription obligatoire dans un club de sport après la fin du programme de réentraînement fait partie du contrat initial négocié avec l'enfant.

En plus du projet personnel du patient, les objectifs de tout programme de réentraînement sont :
– l'amélioration de l'aptitude aérobie, plus que la performance, c'est la pratique d'activités quotidiennes qui doit être améliorée (par exemple, chez les asthmatiques, la participation aux courses de longue durée) ;
– l'amélioration de la qualité de vie ;
– l'amélioration de la masse maigre dans la mucoviscidose.

En dehors d'une structure de réhabilitation à l'effort, ce diagnostic éducatif peut être le résultat d'une discussion approfondie entre l'enfant et son médecin traitant.

Contenu

Les protocoles sont nombreux et non standardisés, quelques critères paraissent nécessaires à la réussite d'un programme de réentraînement à l'effort chez l'enfant.

Le réentraînement doit être ludique. L'inclusion dans les programmes d'activités diverses (jeux de ballons, course d'endurance, escaliers…) prépare l'enfant à découvrir différents sports et facilite l'après-réentraînement [7].

Il faut favoriser le groupe de pairs ; l'enfant n'aura ainsi pas peur de montrer qu'il est malade et pourra partager ses difficultés et expériences. Dans la mucoviscidose, le risque bactérien réduit la possibilité de faire des groupes de patients mucoviscidosiques, mais un patient peut être inclus dans des groupes d'asthmatiques ou d'autres pathologies respiratoires. Dans la mucoviscidose, on peut également essayer d'organiser une activité sportive avec un proche de l'enfant.

La participation au programme doit être contractualisée, au minimum par oral et l'après réentraînement envisagé [5].

Le programme physique est décrit en termes de programme FITT : F (fréquence) I (intensité), T (temps/durée) et T (type) [4].

• *T (durée)* : minimum 6 semaines, 3-4 semaines sont nécessaires pour observer des améliorations physiologiques, et 6-8 semaines pour des améliorations globales en termes de santé et de qualité de vie.

• *T (type) et I (intensité)* : on distingue des réentraînement globaux aérobie ou anaérobie (résistance) ou des réentraînements spécifiques, comme celui des muscles respiratoires.

Le réentraînement aérobie constitue le socle de tout programme, il agit sur les voies métaboliques oxydatives, améliore la ventilation d'effort et la VO_2. Les exercices proposés ciblent essentiellement les membres inférieurs (vélo, marche d'un bon pas, course, montée et descente des escaliers…). L'intensité d'exercice doit être individualisée, différentes intensités sont proposées : 60-70 % de la VO_2max, 60 % de la vitesse maximale aérobie mesurée sur un test navette, ou à l'intensité du 1er seuil ventilatoire, en respectant le seuil de dyspnée. Parfois, des bénéfices sont obtenus avec des intensités plus faibles (obésité ou stades avancés de la maladie). L'intensité d'exercice choisie correspond à une fréquence cardiaque (cardio-fréquencemètre). Des programmes aérobies en intervalle *training* sont une alternative possible, peu usitée chez l'enfant [17].

On peut ajouter un réentraînement en résistance, par exemple chez des adolescents atteints de mucoviscidose souhaitant améliorer leur image corporelle, ou chez le malade sévère, alité ou en attente de transplantation pulmonaire, car entraînant une moins grande sollicitation cardiorespiratoire. L'électrostimulation, un entraînement des muscles respiratoires et l'utilisation de la Wii, de sports et jeux, « mimant » les apprentissages des cours d'EPS ou de clubs sportifs, sont possibles. Il est recommandé d'associer différentes activités pour améliorer l'efficacité et l'adhésion au programme et la pérennisation des acquis.

- *F (fréquence)* : minimum 20 à 30 minutes, 3 fois par semaine, avec au moins une séance supervisée par semaine.

Si nécessaire, un apport en oxygène doit être fourni afin de maintenir une SpO_2 supérieure ou égale à 92 %.

Le réentraînement est toujours associé à une éducation thérapeutique multidisciplinaire.

Législation

Le cadre juridique de la réhabilitation respiratoire est encore imprécis, notamment chez l'enfant. Sur le plan de la responsabilité, on peut se référer aux recommandations de la conférence d'experts de la Société de pneumologie de langue française dans la BPCO [14]. Ainsi, « en cas de procès pour accident, le médecin devra apporter la preuve que les conditions optimales de sécurité étaient réunies (art. 40 du Code de déontologie et art. L.1110-5, loi Kouchner, recommandations de la CNAM du 11 juillet 1994) ». Le bilan d'évaluation comporte donc des tests indispensables permettant de démontrer la faisabilité et l'innocuité du réentraînement. Sont obligatoires un ECG d'effort avec mesure de la SpO_2 et, pour les patients sévères, un test de marche. En cas de désaturation en oxygène, il est nécessaire de refaire le test sous oxygène pour définir le débit d'oxygénothérapie à apporter pendant le réentraînement. Ces tests sont d'autant plus nécessaires que le réentraînement est effectué en dehors d'une structure hospitalière. L'HAS a émis des recommandations en avril 2007 (réentraînement à l'exercice sur machine d'un patient atteint d'une pathologie respiratoire chronique, et notamment de l'enfant asthmatique) et en juin 2014 (réhabilitation respiratoire pour les patients ayant une BPCO), précisant que si les modalités de bonnes pratiques (contre-indications, conditions d'exécution) étaient respectées, cet acte ne présentait pas de complications particulières.

> **Points clefs**
> - La réhabilitation respiratoire est une prise en charge individualisée, globale et interdisciplinaire, alliant une éducation thérapeutique et un réentraînement à l'effort.
> - Les affections ciblées sont la maladie chronique respiratoire et la dyspnée d'effort.
> - Le programme de réentraînement associe différents types d'exercice et privilégie le caractère ludique.
> - L'objectif à long terme est l'intégration d'une activité physique régulière dans le quotidien de l'enfant.

BIBLIOGRAPHIE

1. Carson KV, Chandratilleke MG, Picot J et al. Physical training for asthma. Cochrane Database Syst Rev, 2013, *30* : CD001116.
2. Dwyer TJ, Elkins MR, Bye PT. The role of exercise in maintaining health in cystic fibrosis. Curr Opin Pulm Med, 2011, *17* : 455-460.
3. Eijkemans M, Mommers M, Draaisma JMT et al. Physical activity and asthma : a systematic review and meta-analysis. PLoS ONE, 2012, *7* : e50775.
4. Garber CE, Blissmer B, Deschenes MR et al. American College of Sports Medicine position stand : quantity and quality of exercise for developing and maintaining cardiorespiratory, musculoskeletal, and neuromotor fitness in apparently healthy adults : guidance for prescribing exercise. Med Sci Sports Exerc, 2011, *43* : 1334-1359.
5. Karila C, Fuchs-Climent D, LeBorgne P et al. Conseils pratiques pour l'asthme de l'enfant déclenché par l'exercice physique. Expérience du centre de réentraînement à l'effort de l'hôpital Necker-Enfants malades. Arch Pédiatr, 2005, *12* : 105-109.
6. Karila C, Ravilly S, Gauthier R et al. Physical activity and exercise training for patients with cystic fibrosis. Rev Mal Respir, 2010, *27* : 301-313.
7. Kreimler S, Kieser S, Junge S et al. Effect of supervised training on FEV1 in CF : a randomized controlled trial. J Cyst Fibrosis, 2013, *12* : 714-720.
8. Latorre-Román PA, Navarro-Martínez AV, García-Pinillos F. The effectiveness of an indoor intermittent training program for improving lung function, physical capacity, body composition and quality of life in children with asthma, J Asthma, 2014, *51* : 544-551.
9. Osadnik CR, Rodrigues FM, Camillo CA et al. Principles of rehabilitation and reactivation. Respiration, 2015, *89* : 2-11.
10. Pakhale S, Luks V, Burkett A, Turner L. Effect of physical training on airway inflammation in bronchial asthma : a systematic review. BMC Pulm Med, 2013, *13* : 38.
11. Protudjer JL, McGavock JM, Ramsey CD et al. "Asthma isn't an excuse, it's just a condition" : youths' perceptions of physical activity and screen time. J Asthma, 2012, *49* : 496-501.
12. Radkte T, Nolan SJ, Hebestreit H, Kriemler S. Physical exercise training for cystic fibrosis. Cochrane Database Syst Rev, 2015, *28* : CD002768.
13. Rand S, Prasad SA. Exercise as part of a cystic fibrosis therapeutic routine. Expert Rev Respir Med, 2012, *6* : 341-351.
14. Recommandations de la Société de pneumologie de langue française sur la réhabilitation du malade atteint de BPCO. Conférence d'experts. Rev Mal Respir, 2005, *22* : 696-704.
15. Schneiderman-Walker J, Pollock SL, Corey M et al. A randomized controlled trial of a 3-year home exercise program in cystic fibrosis. J Pediatr, 2000, *136* : 304-310.
16. Spruit MA, Singh SJ, Garvey C et al. An official American Thoracic Society/European Respiratory Society statement : key concepts and advances in pulmonary rehabilitation. Am J Respir Crit Care Med, 2013, *188* : e13-e64.
17. Vogiatzis I, Nanas S, Roussos C. Interval training as an alternative modality to continuous exercise in patients with COPD. Eur Respir J, 2002, *20* : 12-19.
18. Weisgberger M, Webber K, Meurer J et al. Moderate and vigorous exercise programs in children with asthma : safety, parental satisfaction, and asthma outcomes. Pediatr Pulmonol, 2008, *43* : 1175-1182.
19. Wheatley CM, Wilkins BW, Snyder EM. Exercise is medicine in cystic fibrosis. Exerc Sport Sci Rev, 2011, *39* : 155-160.
20. Wickerson L, Rozenberg D, Janaudis-Ferreira T et al. Physical rehabilitation for lung transplant candidates and recipients : an evidence-informed clinical approach. World J Transplant, 2016, *6* : 517-531.

ORIENTATION SCOLAIRE ET PROFESSIONNELLE

Carole Donnay, Béatrice Langellier-Bellevue,
Joëlle Mezza et Lynda Bensefa-Colas

L'orientation scolaire et professionnelle est un élément central des politiques éducatives, de formation et de l'emploi des pays industriels et développés. C'est pourquoi sa question en France est en perpétuelle évolution et instruite par l'Éducation nationale afin de s'adapter aux besoins des jeunes et de l'emploi. Cette orientation, qui a pour enjeu l'insertion professionnelle, concerne les jeunes et leur famille. Au sein de l'équipe éducative, le conseiller d'orientation-psychologue joue un rôle important. Il assure et coordonne l'organisation de l'information des élèves sur la connaissance de soi, des métiers et des formations, en lien avec les équipes éducatives, cependant il n'a pas l'expertise médicale suffisante pour conseiller des jeunes sur leur orientation en fonction de leur état de santé. Le médecin de l'Éducation nationale s'occupe de l'insertion scolaire des enfants en situation de handicap, il ne peut pas identifier et s'occuper de tous les élèves pour lequel l'état de santé peut compromettre la réussite d'une orientation professionnelle. C'est pourquoi, le médecin traitant ou spécialiste doit aborder avec le jeune patient et sa famille le sujet de l'orientation professionnelle, lorsqu'il existe une pathologie chronique ou une situation handicapante, afin de repérer les souhaits d'orientation qui pourraient compromettre l'insertion professionnelle ou déstabiliser l'état de santé au travail. L'orientation de ces jeunes vers des centres de pathologies professionnelles pour avis et conseil peut être nécessaire dans ces cas.

Orientation scolaire et professionnelle : rôle et mission de l'Éducation nationale

L'école a pour but de former les jeunes aux savoirs généraux et secondairement aux savoirs techniques ou professionnels. Tous pourtant n'auront pas de diplôme. Bien que le nombre d'élèves sortant sans diplôme du système éducatif n'ait pas cessé de diminuer, il reste aujourd'hui 9 % des élèves qui arrêtent leurs études avant d'avoir atteint la fin du second cycle du secondaire selon les données de 2013, 10,9 % des jeunes sortent du système scolaire au niveau CAP-BEP, 80,1 % sortent au niveau du baccalauréat (général, technologique ou professionnel) [9].

Pour Guichard et Huteau [4], l'orientation scolaire se résume à un choix de formation conditionné par les résultats scolaires, par les procédures de répartition des élèves dans le système scolaire et par des attentes personnelles (et familiale) relatives à une future insertion sociale et professionnelle. Ainsi se pose la question du passage de l'élève à celui de travailleur. Comment s'opère la transition entre enseignement scolaire ou professionnel, dont le but est de permettre l'acquisition de bases souvent théoriques d'un métier, et pratique professionnelle ? Les jeunes sont peu préparés à ce changement de par un enseignement essentiellement fondé sur l'apprentissage des savoirs abstraits et sur l'intelligence déductive. Les élèves ont une connaissance limitée des savoir-faire métiers et des débouchés professionnels. Seuls les élèves ayant choisi un apprentissage avec un compagnonnage apprennent au contact d'un professionnel la réalité du métier. Les stages en entreprise organisés pour les élèves en lycée professionnel permettent une découverte du métier, mais sont de trop courte durée pour appréhender les savoir-faire métiers. Des approches éducatives en orientation ont été appréhendées pour faire face à cette transition, et de nouvelles mesures ont ainsi été mises en place par l'Éducation nationale pour accompagner l'élève vers le métier comme l'enseignement de découverte professionnelle en 3e, la systématisation d'un entretien personnalisé d'orientation en 3e et en 1re, l'heure de vie de classe coordonnée par le professeur principal en classe de seconde.

Orientation : un enjeu de l'insertion professionnelle

L'emploi évolue et demande de développer tant des compétences sociales (communication, travail en équipe...) que des compétences techniques (informatique, technologie...). Les exigences professionnelles deviennent de plus en plus importantes. Il existe aujourd'hui un lien fort entre le niveau de formation et le niveau du premier emploi, l'insertion professionnelle étant facilitée par le niveau d'études. En 2014, on constate que 53 % des jeunes qui ont le brevet ou aucun diplôme sont au chômage, contre 24 % pour les diplômés d'un CAP, d'un BEP ou d'un baccalauréat et 11,5 % pour les diplômés du supérieur ayant terminé leur formation depuis 1 à 4 ans. Quel que soit le niveau de formation, le taux de chômage chez les jeunes est en progression en France. En 2002, 33 % des jeunes non diplômés étaient au chômage, 15 % des diplômés d'un CAP, d'un BEP ou d'un baccalauréat et 10 % des diplômés de l'enseignement supérieur l'étaient également [9]. Bien que l'on constate que l'insertion professionnelle des jeunes sortis de l'école se soit dégradée, le diplôme reste une protection contre le chômage et contre des conditions d'emploi difficiles.

Rôle et apport du médecin dans le choix de l'orientation

Lorsqu'on aborde la question de l'orientation professionnelle avec un jeune, il est rare qu'un projet professionnel soit déterminé. Le jeune est dans le cheminement pour définir les buts à atteindre, examiner ce qu'il pourrait éventuellement faire plus tard en termes de métier. Cette recherche de but s'effectue souvent dans un contexte générateur de tension et d'anxiété. Par exemple pour les élèves qui s'orientent en filière professionnelle, il n'est plus possible de différer le moment de l'orientation et ils sont sommés d'avoir un projet réaliste. Souvent ils doivent renoncer à des projets que leurs performances scolaires leur interdisent. L'examen au cours de la classe de 3e, réalisé par le médecin scolaire, est destiné à discuter de l'orientation. Cet examen est souvent trop tardif dans le processus d'orientation car il survient en général peu de temps avant le choix définitif de l'orientation. Le pédiatre, le médecin généraliste, le médecin spécialiste ont un lien privilégié plus régulier avec leur patient et leur entourage familial, ils peuvent être sollicités lors d'une consultation à propos d'un conseil pour l'orientation. La question de l'orientation professionnelle doit toujours être abordée par le médecin lorsque l'enfant a une maladie chronique afin de s'assurer que la voie professionnelle choisie ne risque pas d'aggraver la maladie et de compromettre ainsi l'insertion professionnelle. Cette question doit être évoquée tôt dans la vie de l'élève, surtout en cas de niveau scolaire faible ou d'orientation vers la filière professionnelle. Le conseil d'orientation du médecin doit porter sur le métier, envisagé sous l'angle des risques professionnels encourus, et non pas sur la formation scolaire qui est le moyen pour arriver au métier. Il est toujours donné au cas par cas et adapté au pronostic évolutif de la maladie. Il n'y a pas de consensus médical sur le sujet et les études parues dans la littérature sont rares. Cette approche de l'orientation scolaire et professionnelle chez l'enfant atteint de pathologie chronique ou en situation de handicap doit être confrontée entre l'enfant et sa famille, les médecins (médecin scolaire, médecin de soins), les représentants du système scolaire (professeur principal, conseiller d'orientation-psychologue). Le but est de rechercher le meilleur compromis entre le désir de l'enfant, le niveau scolaire et les expositions professionnelles présumées du métier désiré afin de préserver l'état de santé futur au travail. Afin d'avancer dans la discussion, une découverte de la réalité des métiers par le jeune et une mise en situation peuvent aider. Il est parfois nécessaire qu'un jeune réalise des stages ou essaye une année de formation professionnelle en rapport avec un métier qui lui avait été déconseillé pour faire l'expérience de l'incompatibilité entre le métier et la santé, plutôt qu'il vive le refus médical de son choix d'orientation comme une situation de blocage qui entraînerait une situation de rupture et de désinsertion professionnelle. Seuls les postes de sécurité (métier des armées, conducteur de transport collectif ou de poids lourd…) et le travail sur machines dangereuses posent réellement des questions d'aptitude.

Les centres de consultation de pathologie professionnelle peuvent aussi être consultés, apportant ainsi leur compétence médicale appliquée à la connaissance des risques professionnels et du milieu de travail. En milieu hospitalier, l'hôpital Necker-Enfants malades de Paris expérimente des actions spécifiques dédiées à l'orientation professionnelle dans le cadre d'un projet transition adolescents-jeunes adultes qui s'adresse aux 4 000 patients de l'établissement âgés de 13 à 25 ans, atteints d'une pathologie rare ou chronique entraînant bien souvent des handicaps. Dans le cadre de ce projet sont élaborées des actions afin d'améliorer les pratiques d'orientation (par la création d'outils innovants d'information et de prévention), de repérer les jeunes en difficulté pour éviter les ruptures de parcours, de coordonner les actions et les expertises des différents intervenants par la création de réunions de concertation pluridisciplinaire, d'améliorer la cohérence d'action et de discours entre les acteurs impliqués dans la prise en charge médicale, scolaire, médicosociale et du monde du travail.

Exemples de conseil d'orientation

Certaines professions sont à connaître par les médecins car elles ont des exigences d'aptitude médicale particulière à l'embauche ou pendant le service. Il s'agit principalement des métiers des armées : gendarmes, militaires. Les critères d'aptitude médicale à servir sont définis dans une instruction des armées [7]. L'examen médical du médecin des armées permet de déterminer le profil médical de la personne qui est composé de sept rubriques dites SIGYCOP (S : ceinture scapulaire et membres supérieurs ; I : ceinture pelvienne et membres inférieurs ; G : état général ; Y : yeux et vision ; C : sens chromatique ; O : oreilles et audition ; P : psychisme) et pour lequel sont attribués des coefficients. L'éventail de ces coefficients couvre les différents degrés allant de la normalité, qui traduit l'aptitude sans restriction, jusqu'à l'affection grave ou l'impotence fonctionnelle majeure qui commande l'inaptitude totale. À chaque métier des armées correspond un profil médical, et le bilan médical permet d'émettre un avis sur l'aptitude à servir. Pour le métier de sapeur-pompier ou de policier, il y a également des critères médicaux d'aptitude à l'embauche qui peuvent se rapprocher de ceux du SIGYCOP. Dans la fonction publique, la titularisation est soumise à un examen clinique réalisé par la médecine statutaire qui recherche les contre-indications médicales pour avoir le titre de fonctionnaire selon le métier.

Certaines pathologies chroniques peuvent contre-indiquer ou être incompatibles avec l'exercice de certains métiers dont les risques professionnels pourraient aggraver le pronostic ou la stabilité de la maladie. Pour la pratique d'un pneumo-pédiatre, un conseil d'orientation professionnelle est utile pour un enfant atteint de pathologie respiratoire chronique (insuffisance respiratoire chronique ou hyperréactivité bronchique). Les expositions professionnelles à des produits irritants ou sensibilisants sous forme de poussières, particules, gaz, vapeurs, fumées sont à éviter, surtout lorsque les doses sont importantes et que les moyens de prévention techniques sont limités. Les métiers imposant la réalisation d'efforts physiques importants ou le travail dans des conditions climatiques extrêmes (froid ou chaud) ne sont pas conseillés et doivent être évalués en termes de risque pour la santé au cas par cas. De même, dans certains métiers le port de masque de protection respiratoire peut être mal toléré chez les insuffisants respiratoires.

En ce qui concerne l'asthme, plusieurs études de cohorte chez les apprentis ont été réalisées, recherchant l'incidence de sensibilisation, de symptômes de rhinite et de symptômes d'asthme en lien avec une exposition professionnelle [3]. La plupart des secteurs professionnels concernés sont le travail avec les animaux de laboratoire (rats, souris), la boulangerie et la pâtisserie, la dentisterie, les coiffeurs, les charpentiers, les peintres-carrossiers. Les allergènes les plus fréquents sont principalement les substances de haut poids moléculaires (latex, protéines de rat, protéines de souris et autres animaux de laboratoire, farines de céréales, poussières de bois). Parmi les substances de bas poids moléculaire, on retrouve les sels de persulfates, la fumée de soudage, les isocyanates. Plusieurs publications peuvent guider le praticien : recommandations de l'American Thoracic Society sur la gestion de l'asthme au travail [5], de l'European Academy of Allergy and Clinical Immunology [10] relatives à la prévention des allergies respiratoires professionnelles chez les adolescents. Pairon et Brochard ont proposé un algorithme d'aide à la décision d'orientation professionnelle chez l'adolescent asthmatique : il est fondé sur l'analyse de l'étiologie et de la sévérité de la pathologie, de l'existence d'un terrain atopique et de la nature des expositions supposées (bas poids versus haut poids moléculaire) [11].

Plusieurs publications ont, en effet, souligné le rôle de l'atopie en tant que facteur de risque de sensibilisation immédiate ou retardée et d'apparition d'allergie professionnelle, notamment à des substances professionnelles de haut poids moléculaire, telles que les céréales, le latex, les enzymes et les animaux de laboratoire [1, 2, 6, 8]. Parmi une population de 357 apprentis boulangers, Walusiak a identifié l'atopie comme un facteur de risque de sensibilisation aux allergènes de farine après un an d'apprentissage, avec un odds ratio évalué à 4,4. Toutefois, la valeur prédictive positive de l'atopie sur cette sensibilisation était faible, évaluée à 33,3 % [12]. L'atopie ne semble pas favoriser la sensibilisation aux agents de faible poids moléculaire (sels de persulfates, la fumée de soudage, isocyanates, anhydride d'acide…). Pour les jeunes atopiques, le risque d'une néosensibilisation à des allergènes professionnels est réel, mais il n'est pas systématique et va dépendre du niveau d'exposition aux allergènes professionnels. On ne peut pas formellement interdire une orientation vers un métier exposant à des allergènes professionnels, mais la déconseiller et informer le jeune sur les risques possibles d'allergie professionnelle.

Orientation chez les élèves handicapés

La loi du 11 février 2005 pour l'égalité des droits et des chances, la participation et la citoyenneté des personnes handicapées réaffirme la volonté de privilégier la scolarisation en milieu ordinaire des élèves en situation de handicap, sans toutefois en faire un droit absolu. Elle prévoit deux dispositions spécifiques en matière de scolarisation. La première concerne le rôle de la Commission des droits et de l'autonomie des personnes handicapées (CDAPH, ex-CDES). Chaque enfant, adolescent ou adulte handicapé ainsi que sa famille, se voit proposer, par la CDAPH, un parcours de formation qui fait l'objet d'un projet personnalisé de scolarisation (PPS), préparé par des équipes de terrain (professeurs, conseillers d'orientation-psychologue, parents d'élèves) et validé par les équipes pluridisciplinaires prévues par la loi. La CDAPH se prononce sur l'orientation de l'enfant ou du jeune handicapé et sur les mesures propres à assurer son insertion scolaire. L'enfant ou le jeune sera orienté ou maintenu dans une classe ordinaire, dans une classe spécialisée d'un établissement ordinaire (ULIS école et ULIS collège), ou dans un établissement médico-éducatif. Le PPS peut comprendre des mesures relatives à l'organisation de la scolarité elle-même, aux aménagements à y apporter (adaptation des objectifs ordinaires de l'école, adaptation des emplois du temps, attribution d'un auxiliaire de vie scolaire, attribution de matériel par exemple d'un ordinateur, etc.) ou à l'intervention auprès de l'enfant et auprès de l'école, voire dans l'école, de services ou de professionnels spécialisés (SESSAD). La seconde disposition est la création dans chaque département des équipes de suivi de la scolarisation (ESS). Ces équipes assurent le suivi des décisions de la CDAPH. Ces équipes comprennent l'ensemble des personnes qui concourent à la mise en œuvre du projet personnalisé de scolarisation et notamment un enseignant référent. L'orientation et l'insertion des enfants ou jeunes en situation de handicap doivent privilégier le milieu scolaire ou professionnel ordinaire. Toutefois, pour les jeunes qui se trouvent en milieu protégé (IME, IMPRO), cette approche de l'orientation et de l'insertion est plus difficile et des efforts restent à faire. Les débouchés qui leur sont proposés sont ceux du milieu protégé (établissements spécialisés d'aide par le travail [ESAT]). L'avis du médecin traitant ou spécialiste dans ce parcours d'orientation est demandé, notamment lors de la rédaction du certificat médical pour la maison départementale du handicap destiné au médecin siégeant à la CDAPH. À l'âge adulte, une demande de reconnaissance de la qualité de travailleur handicapé (RQTH) doit être demandée, c'est aujourd'hui un atout important pour la formation professionnelle et l'insertion des jeunes en situation de handicap dans le milieu ordinaire. Des centres de formation, des organismes de placement, des agences d'intérim sont spécialisés pour les personnes en situation de handicap afin de favoriser l'insertion professionnelle et le maintien dans l'emploi. Aujourd'hui, toutes les grandes entreprises privées et la fonction publique ont des objectifs de recrutement de personnes bénéficiaires de la loi du 11 février 2005 et des objectifs de maintien dans l'emploi, c'est une opportunité à promouvoir auprès des jeunes.

> **Points clefs**
> - L'orientation scolaire et professionnelle est décidée par le jeune guidé par les moyens mis en œuvre par l'Éducation nationale.
> - En cas de maladie chronique ou de situation de handicap, le pédiatre, le médecin généraliste, le médecin hospitalier ont un rôle à jouer en évoquant la question de l'orientation professionnelle bien en amont de l'heure du choix.
> - Certaines pathologies s'ajoutent au niveau scolaire pour limiter le champ des possibilités d'orientation professionnelle.
> - Avant que l'enfant ne soit fixé sur une orientation précise, il est nécessaire d'aborder ce sujet avec lui dès le début de la 6e.
> - L'enfant doit rester au centre des discussions, il doit être informé des risques et prendre au final sa décision d'orientation en connaissance de cause.

BIBLIOGRAPHIE

1. BOTHAM PA, DAVIES GE, TEASDALE EL. Allergy to laboratory animals : a prospective study of its incidence and of the influence of atopy on its development. Br J Ind Med, 1987, *44* : 627-632.
2. CULLINAN P, HARRIS JM, NEWMAN TAYLOR AJ et al. An outbreak of asthma in a modern detergent factory. Lancet, 2000, *356* : 1899-1900.
3. GAUTRIN D, GHEZZO H, INFANTE-RIVARD C et al. Incidence and determinants of IgE-mediated sensitization in apprentices. A prospective study. Am J Respir Crit Care Med, 2000, *162* : 1222-1228.
4. GUICHARD J, HUTEAU M. L'orientation scolaire et professionnelle. Paris, Dunod, 2005, 122 pages.
5. Guidelines for assessing and managing asthma risk at work, school, and recreation. Am J Respir Crit Care Med, 2004, *169* : 873-881.
6. HOUBA R, HEEDERIK D, DOEKES G. Wheat sensitization and work-related symptoms in the baking industry are preventable. An epidemiologic study. Am J Respir Crit Care Med, 1998, *158* : 1499-1503.
7. Instruction n° 2100/DEF/DCSSA/AST/AME relative à la détermination de l'aptitude médicale à servir. Bulletin Officiel des Armées.
8. KOGEVINAS M, ZOCK JP, JARVIS D et al. Exposure to substances in the workplace and new-onset asthma : an international prospective population-based study (ECRHS-II). Lancet, 2007, *370* : 336-341.
9. L'état de l'école 2015. Coûts, activités, résultats. Paris, ministère de l'Éducation nationale, 2015.
10. MOSCATO G, PALA G, BOILLAT MA et al. EAACI position paper : prevention of work-related respiratory allergies among pre-apprentices or apprentices and young workers. Allergy, 2011, *66* : 1164-1173.
11. PAIRON JC, BROCHARD P. Fiches asthme professionnel : comment aider un asthmatique dans son orientation professionnelle. Info Respiration, 2010 : *9*.
12. WALUSIAK J, PALCZYNSKI C, HANKE W et al. The risk factors of occupational hypersensitivity in apprentice bakers - the predictive value of atopy markers. Int Arch Occup Environ Health, 2002, *75 (Suppl.)* : S117-S121.

PATHOLOGIE RESPIRATOIRE CHRONIQUE ET ÉDUCATION : LIENS AVEC L'ÉCOLE

Nicole Beydon

Éducation thérapeutique du patient

Pour l'OMS, « l'éducation thérapeutique a pour but d'aider les patients à acquérir ou maintenir les compétences dont ils ont besoin pour gérer au mieux leur vie avec une maladie chronique. Elle fait partie intégrante et de façon permanente de la prise en charge du patient. Elle comprend les activités organisées, y compris un soutien psychosocial, conçues pour rendre les patients conscients et informés de leur maladie, des soins, de l'organisation et des procédures hospitalières, des comportements liés à la santé et à la maladie. L'objectif est d'aider les patients (ainsi que leur famille) à comprendre leur maladie et leur traitement, à collaborer ensemble et assumer leurs responsabilités dans leur propre prise en charge dans le but de les aider à maintenir et améliorer leur qualité de vie » [10]. L'éducation thérapeutique du patient (ETP) est donc un processus continu, intégré dans les soins et centré sur le patient.

L'ETP est une discipline qui s'est énormément développée depuis 20 ans en Europe. En France, nous avons successivement vu apparaître pour l'ETP qui nous concerne : des recommandations de bonne pratique par l'Agence nationale d'accréditation et d'évaluation en santé, en 2002 [1] et par la Haute Autorité de santé, en 2007 [8], un rapport ministériel sur l'évolution et la place à donner à l'ETP dans notre système de soins et dans le parcours du patient en 2008 [9], divers financements institutionnels ou non pour le développement et le maintien de structure d'ETP. Sur le plan juridique, les programmes d'ETP doivent désormais être autorisés par le directeur général de l'agence régionale de santé (ARS), conformément à l'article 84 de la loi du 21 juillet 2009 (loi HPST) et aux textes réglementaires qui ont précisé les modalités d'application ; par ailleurs, ils doivent répondre aux critères du cahier des charges national de l'arrêté du 14 janvier 2015 [2].

En pratique de pneumologie pédiatrique, les deux pathologies ayant permis l'élaboration par les équipes investies d'une ETP structurée et dans laquelle l'école est largement partie prenante sont la mucoviscidose et l'asthme. Cependant, quelle que soit la pathologie, les principes généraux de l'ETP doivent être respectés dans toute démarche éducative [6].

Objectifs éducatifs

Il s'agit de faire acquérir aux patients et à son entourage des compétences dans les domaines suivants : le domaine cognitif (le savoir), le domaine gestuel (le savoir-faire) et le domaine psycho-affectif (le savoir être). Au décours de l'ETP, le patient doit avoir appris un certain nombre de concepts par rapport à sa pathologie, avoir la connaissance pratique des gestes à effectuer pour prévenir les complications et se traiter, et savoir, en situation, appliquer les consignes apprises.

Démarche éducative

L'ETP est un processus par étape : le diagnostic éducatif, le contrat éducatif, l'éducation dispensée lors des séances, l'évaluation des acquis du patient.
- Le *diagnostic éducatif* comprend cinq dimensions :
  – la dimension biomédicale (qu'est-ce qu'il a ?) ;
  – la dimension socioprofessionnelle (qu'est-ce qu'il fait ?) ;
  – la dimension cognitive (qu'est-ce qu'il sait ?) ;
  – la dimension psychoaffective (qu'est-ce qu'il est ?) ;
  – le projet du patient (quel est son projet de vie ?).

Le diagnostic éducatif est le préambule indispensable à une ETP centrée sur le patient, car il ne s'agit, en aucun cas, de plaquer pour tous les patients des séances préétablies de transmission de savoir. Cette approche, spontanément appliquée par la plupart des soignants, permet au patient de gérer au mieux sa maladie. Par exemple, un enfant asthmatique ne voudra pas prendre son bronchodilatateur avant le sport pour son action bronchodilatatrice, mais pour pourvoir finir et gagner le match de football ; ou une mère dans le déni de la maladie de son enfant ne pourra pas donner efficacement les traitements dont elle a appris l'intérêt et le maniement tant que l'acceptation de la maladie ne sera pas une étape acquise. Pour aboutir à ce diagnostic éducatif, il est nécessaire d'avoir avec le patient (et sa famille) une relation qui se distingue de la relation soignant-malade habituelle. Il s'agit de comprendre qui est ce malade et quelles sont ses difficultés actuelles, afin d'établir ensemble le ou les objectifs du programme éducatif dans lequel on l'invite à entrer. À l'inverse de la relation soignant-malade habituelle dont le soignant a l'initiative totale, il s'agit là de laisser s'exprimer le patient (et sa famille), de reformuler et résumer ce qui est dit, de renforcer le sentiment de capacité personnelle du patient et de l'engager dans un programme d'acquisition des compétences manquantes.

• Le *contrat* est la négociation entre le patient et le professionnel de santé pour définir les compétences à acquérir dans les différents domaines, en tenant compte des besoins et des désirs du patient tout au long de son éducation.

• L'ETP dispensée lors des *séances* doit permettre au patient et/ou à sa famille d'acquérir des connaissances dans les différents domaines cognitif, gestuel et psychoaffectif, de façon à réaliser le contrat d'éducation.

• L'*évaluation des acquis* du patient permet à l'éducateur de faire un retour vers le patient/son entourage et vers le médecin traitant, sur la réalisation ou non des objectifs pédagogiques, des succès et des éventuelles difficultés rencontrées.

Enfin, lorsque les objectifs pédagogiques, cliniques ou thérapeutiques de l'éducation thérapeutique initiale n'ont pas été atteints, qu'une complication apparaît ou évolue, qu'un événement de vie survient ou qu'une nouvelle phase du développement est atteinte, une action éducative de reprise est nécessaire.

Particularités pédiatriques

Le sujet de l'action éducative varie en cours de croissance, l'éducation thérapeutique vise plus les parents et les gardiens du nourrisson malade. Entre 3 et 6 ans, la coopération de l'enfant débute et est encouragée. Lors des années scolaires, l'apprentissage par l'enfant d'un bon nombre de concepts sur la maladie et les traitements sont abordables, de même que l'apprentissage évolutif des aspects techniques adaptés à son âge. À l'adolescence, l'autonomie totale est visée sans intention d'exclure les parents qui doivent rester une ressource et un support. De fait, entre la naissance et l'adolescence, l'entourage va nécessiter un travail d'éducation qui va en décroissant, mais qui justifie la création d'un programme spécifique d'éducation parentale/entourage, en plus de l'ETP dispensée à l'enfant.

Les techniques utilisées doivent être d'autant plus ludiques que l'enfant est jeune : jeux de tous types, chansons, marionnettes, journées d'activités, livres illustrés, programmes informatiques éducatifs, etc. Les séances de groupe et les séances individuelles présentent chacune des avantages et des inconvénients. Les séances collectives sont, en général, plus appréciées que les séances individuelles par les enfants et les adolescents que par les adultes. Il faut cependant rester souple et savoir proposer des séances individuelles dans des circonstances particulières (trouble des apprentissages, période de grande souffrance psychologique…) ou dans certaines pathologies comme la mucoviscidose dont l'ETP est essentiellement menée en individuelle. Si des groupes d'enfants atteints de mucoviscidose sont constitués, ils sont de taille réduite, nécessitent une sélection des patients pour ne pas prendre de risque infectieux et imposent des précautions d'hygiène strictes.

Acteurs de l'éducation thérapeutique

Il peut s'agir de soignants (médecins, infirmières-puéricultrices, psychologues, diététiciens, kinésithérapeutes…) et de non-soignants (éducateurs médico-sportifs, enseignants, assistants sociales, professionnels ou volontaires d'associations…). L'aspect multiprofessionnel et multidisciplinaire permet une vision plus globale du patient lors des réunions de synthèse.

Les acteurs de l'ETP se sont formés selon leur besoin, par des formations plus ou moins longues, soit dans le cadre de l'enseignement universitaire (master, doctorat), soit dans le cadre de formations dispensées par des organismes spécialisés dans la formation à l'ETP et dont il existe des modules spécifiques pour la mucoviscidose, pour l'asthme, et des modules spécifiques pour développer des compétences vis-à-vis des adolescents ou des techniques ludiques réservées à l'enfant.

Mucoviscidose

Un groupe de travail constitué de membres de l'association de patients Vaincre la Mucoviscidose et de soignants de la Société française de la mucoviscidose a établi en 2003 un référentiel des compétences à acquérir pour la mucoviscidose par les parents puis par les enfants et par les adultes atteints [4, 5]. Ce groupe, appelé GETHEM pour groupe éducation thérapeutique et mucoviscidose, continue à créer et à diffuser les tableaux de compétences et des outils pédagogiques adaptés à l'âge des patients. Les particularités de l'ETP des patients atteints de mucoviscidose sont une ETP dispensée essentiellement au niveau des centres de ressources et de compétences pour la mucoviscidose (CRCM), le caractère pluriviscéral de la pathologie obligeant à des intervenants de domaines de compétences variées (pneumologie, gastro-entérologie, diabétologie…) et un diagnostic maintenant quasiment toujours néonatal, avant même tout symptôme.

Objectifs pédagogiques

Pour les parents d'un nouveau-né dépisté atteint, les objectifs sont tournés vers l'hygiène, la nutrition, les symptômes digestifs et respiratoires, la prévention de la déshydratation et, enfin, la gestion de la maladie et des soins dans la vie familiale. Plus tard, de façon non exhaustive et en fonction de l'évolution de la maladie, les parents devront acquérir des compétences nouvelles : savoir reconnaître les signes d'exacerbation respiratoire, tenir compte des horaires des séances de kinésithérapie respiratoire pour le choix des horaires d'aérosols, savoir adapter les doses d'extraits pancréatiques selon la richesse en graisses des repas.

Pour les enfants, l'ETP peut être débutée dès l'âge de 3-4 ans. Elle concerne les mêmes thèmes d'hygiène, de nutrition, de prise de traitements (kinésithérapie comprise). À l'approche de l'adolescence, le développement de l'autonomie est recherché en concertation avec l'entourage.

Les reprises éducatives se font à chaque fois qu'une compétence n'est pas acquise, qu'une étape du développement est franchie, qu'une évolution de la maladie rend nécessaire l'acquisition de nouvelles compétences indispensables (apparition d'un diabète, mise en place d'une nutrition entérale à débit continu, d'une chambre implantable…), qu'un événement de vie survient (vacances, déménagement, orientation professionnelle…).

Asthme

L'ETP asthmatique est bien implantée en France avec plus d'une centaine de lieux d'ETP, souvent nommés « école de l'asthme » ou « école du souffle ». La plupart des structures d'ETP sont autorisées par l'ARS et leur liste est disponible sur le site de l'association Asthme et Allergie [3]. Cette association crée et met à disposition des écoles de l'asthme des documents pédagogiques. La majorité des lieux d'ETP sont hospitaliers (> 80 %) et 80 % des écoles de l'asthme sont ouvertes aux enfants et/ou adolescents, parfois exclusivement. Cependant, le personnel intervenant en pédiatrie doit avoir une formation spécifique. Les particularités de l'ETP des patients asthmatiques et de leur famille sont le caractère fluctuant, voire la rémission possible de la maladie qui va pousser le patient à arrêter régulièrement le traitement de fond « pour voir », l'antériorité, parfois due à l'atteinte d'un autre membre de la famille et les expériences nombreuses avec d'autres professionnels de santé conduisant au sentiment de « déjà tout savoir », l'existence de crises, véritables paroxysmes de la maladie chronique, dont le caractère angoissant peut être marqué et qui sont bien souvent assimilées à la seule manifestation de la maladie, enfin le lien fréquent avec l'allergie.

Objectifs pédagogiques

En fonction de l'âge du patient au moment de l'ETP, les parents, puis le patient devront acquérir de façon adaptée à chaque patient : des compétences cognitives sur l'anatomie et la physiologie de l'appareil respiratoire, le mécanisme de la crise, les facteurs déclenchants, les signes cliniques (prodromes, crise modérée ou sévère), le mode d'action des traitements, des compétences gestuelles sur la prise correcte du traitement par voie inhalée, des compétences sur la maîtrise de la respiration (y compris sur la mesure correcte et reproductible du débit expiratoire de pointe), des compétences psychoaffectives comme faire intervenir l'entourage (éviter l'isolement), adapter la vie quotidienne à la maladie, gérer une crise d'asthme dans différentes circonstances [7].

ETP et milieu scolaire

Faisant suite à la loi d'orientation du 10 juillet 1989 posant le principe de l'accès à l'éducation pour tous en France, des circulaires dont la dernière circulaire, interministérielle, n° 2003-135 du 8 septembre 2003, précisent l'accueil des enfants porteurs de maladie chronique en collectivités grâce au projet d'accueil individualisé (PAI). Il s'agit d'un document établi à la demande des parents, par le chef d'établissement en concertation avec le médecin scolaire. Le document est rédigé en termes simples à partir des éléments précis fournis par le médecin traitant au médecin scolaire dans le but de permettre une scolarisation de l'enfant dans les meilleures conditions. Il est précisé le champ d'action de ce protocole : prise de médicaments, protocole d'urgence, aménagements spécifiques, accueil en restauration scolaire et adaptation du régime. L'application de cette législation a permis l'engagement des équipes pédagogiques auprès des enfants atteints de pathologies chroniques dans un cadre souple, permettant l'adaptation des interventions aux besoins de l'élève. Les besoins en matière d'asthme et de mucoviscidose sont assez distincts.

Mucoviscidose et milieu scolaire

Des modèles de PAI sont disponibles sur le site de l'association Vaincre la Mucoviscidose [4]. Il est fréquent que l'infirmière coordinatrice du CRCM soit amenée à se déplacer à l'école pour former le personnel pédagogique à la mise en place du PAI. Il est souhaité dès la maternelle de veiller à l'hygiène, à la réalisation des traitements, au respect des particularités de transit de l'enfant et à son état général et respiratoire. En pratique, des aménagements simples sont demandés : hygiène des toilettes, lavages fréquents des mains, éviction des aquariums et des eaux stagnantes en général (plantes en pot par exemple) ; une éviction scolaire hivernale lors des pics d'épidémie de viroses peut être proposée en maternelle. La kinésithérapie respiratoire peut être plus facile à organiser à l'école qu'au domicile et, dans ce cas, un local spécifique doit être mis à disposition. Les situations pouvant entraîner une déshydratation sont explicitées pour qu'une hydratation et du sel soient administrés. La prise des traitements se fait selon la prescription médicale (extraits pancréatiques, bronchodilatateur d'action rapide, traitement antireflux gastro-œsophagien). Enfin, les classes transplantées sont possibles pour la plupart des enfants sous réserve d'une bonne préparation des prises de traitements (aérosols) et de l'organisation de la kinésithérapie respiratoire.

Pour les malades plus sévères, les hospitalisations et/ou les consultations sont nombreuses, désorganisant la vie scolaire. Il existe des possibilités d'obtenir une assistance pédagogique, et des aménagements pour les examens. Ces démarches sortent un peu du cadre de l'ETP stricto sensu, mais sont, de fait, souvent coordonnées par l'équipe d'ETP.

Asthme et milieu scolaire

Compte tenu de la fréquence de la maladie asthmatique chez l'enfant, l'asthme représente le nombre le plus important de PAI établi chaque année (Figure 73-1). Deux volets sont considérés dans le PAI : la gestion des crises et les aménagements de la vie scolaire.

La partie sécuritaire du PAI comporte la description du traitement mis à disposition de l'école ainsi que son indication, sa posologie et l'attitude à adopter initialement, puis en cas de persistance des symptômes. L'ETP permet à l'enfant d'apprendre à manier correctement le traitement dont il dispose à l'école, à savoir où est placé son traitement d'urgence dans l'établissement, à signaler ses gênes respiratoires à un adulte. Les enfants plus grands sont autorisés à avoir sur eux leur traitement bronchodilatateur d'urgence dont les modalités d'utilisation doivent être revues régulièrement. Il est à noter que les enfants ne sont pas autorisés à avoir des médicaments à l'école en dehors d'une prescription médicale, ni à les utiliser en dehors d'un PAI.

Les aménagements à prévoir concernent le sport, les animaux dans les classes, les déplacements hors de l'école et les classes

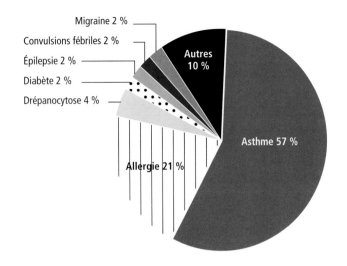

Figure 73-1 Projets d'accueil individualisé dans les écoles publiques parisiennes du premier degré, année 2014-2015.

transplantées. L'enfant est éduqué en fonction des données fournies dans le PAI. Il doit savoir gérer les séances sportives (échauffement, prise d'un bronchodilatateur avant tous/certains sports), prévenir les expositions allergéniques à l'école, lors des sorties, connaître ses traitements d'urgence, de fond, et interpréter sa valeur de débit expiratoire de pointe lors d'une classe transplantée.

Conclusion

L'ETP a pris sa place en France et les enfants atteints de pathologies respiratoires chroniques bénéficient de son effet bénéfique. Grâce à la collaboration possible avec le milieu scolaire, la continuité de soins est assurée, et la scolarisation est normale pour la plupart des enfants.

Remerciements au Dr Harriet Corvol (CRCM, hôpital Trousseau) pour ses suggestions et au Dr Isabelle Walus (DASES, service de santé scolaire, Paris) pour sa relecture et les statistiques de PAI.

> **Points clefs**
> - Les programmes d'ETP sont soumis à autorisation de l'ARS et doivent répondre aux critères du cahier des charges national.
> - L'ETP est un processus par étapes : diagnostic éducatif, contrat éducatif, éducation dispensée lors des séances et évaluation des acquis du patient
> - Les techniques utilisées doivent être d'autant plus ludiques que l'enfant est jeune avec un objectif d'autonomie progressive adaptée à la maturité
> - Le projet d'accueil individualisé (PAI) pour les enfants porteurs de maladie chronique permet, grâce à la collaboration avec le milieu scolaire, d'assurer la continuité des soins et une scolarisation normale pour la plupart des enfants

BIBLIOGRAPHIE

1. ANAES. Recommandations sur l'éducation thérapeutique de l'enfant asthmatique. juin 2002 (www.has-sante.fr ou www.anaes.fr).
2. AGENCES RÉGIONALES DE SANTÉ (http://www.ars.sante.fr/).
3. ASSOCIATION ASTHME ET ALLERGIE (www.asthme-allergies.org).
4. ASSOCIATION VAINCRE LA MUCOVISCIDOSE (www.vaincrelamuco.org).
5. DAVID V, IGUENANE J, RAVILLY S ET LE GROUPE DE TRAVAIL « ÉDUCATION THÉRAPEUTIQUE » DE VAINCRE LA MUCOVISCIDOSE ET DE LA SOCIÉTÉ FRANÇAISE DE LA MUCOVISCIDOSE. L'éducation thérapeutique dans la mucoviscidose : quelles compétences pour le patient ? Rev Mal Respir, 2007, *24* : 57-62.
6. D'IVERNOIS JF, GAGNAYRE R. Apprendre à éduquer le patient, approche pédagogique, 2e éd. Paris, Maloine, 2004, 155 pages.
7. GAGNAYRE R, MAGAR Y, D'IVERNOIS J. Éduquer le patient asthmatique. Paris, Vigot, 1998.
8. HAUTE AUTORITÉ DE SANTÉ, INPES. Guide méthodologique sur la structuration d'un programme d'éducation thérapeutique du patient dans le champ des maladies chroniques. Saint-Denis, HAS, juin 2007 (www.has-sante.fr).
9. MINISTÈRE DE LA SANTÉ. Rapport du 2 septembre 2008 pour une politique nationale d'éducation thérapeutique du patient. Paris, ministère de la Santé (www.sante.gouv.fr).
10. WORLD HEALTH ORGANIZATION. Therapeutic patient education. Continuing education programmes for healthcare providers in the field of prevention of chronic diseases. Copenhagen, WHO Regional Office for Europe, 1998.

KINÉSITHÉRAPIE RESPIRATOIRE

Jean-Christophe Dubus

La kinésithérapie respiratoire est régulièrement proposée dans la prise en charge des pathologies respiratoires de l'enfant. Longtemps exercée sans grand niveau de preuves d'efficacité, elle commence à se plier aux contraintes de la recherche clinique et à préciser ses indications, en particulier dans le cadre de la désobstruction des voies aériennes.

Méthodes de kinésithérapie respiratoire

La difficulté qu'a le médecin pour appréhender la kinésithérapie respiratoire réside dans le fait qu'il existe non pas une, mais bien des kinésithérapies respiratoires. Celles-ci ont pour objectifs possibles de désencombrer les voies aériennes ou d'améliorer la mécanique ventilatoire [2, 6, 14].

Techniques non instrumentales

Désencombrement des voies aériennes supérieures

Il précède le désencombrement des voies aériennes inférieures et vise à améliorer la respiration nasale. Ce désencombrement peut être actif, par mouchage ou reniflement, ou passif par aspiration nasopharyngée, aspiration dans la bouche et arrière-gorge, ou instillation de sérum physiologique.

Désencombrement des voies aériennes inférieures

Les techniques utilisées sont quasiment toutes fondées sur l'accompagnement du flux expiratoire. La technique du *clapping* (percussions/vibrations), certainement la plus connue des familles de patients car il s'agit de la méthode « historique » de kinésithérapie respiratoire, a été abandonnée en raison de son inefficacité et potentielle dangerosité depuis au moins 20 ans. Les techniques actuelles sont fondées sur des manœuvres expiratoires passives ou actives. Les techniques passives reposent soit sur l'augmentation ou accélération du flux expiratoire, couplée ou non à une toux provoquée, soit sur l'expiration lente et prolongée à glotte ouverte en décubitus latéral qui semble la technique actuellement la plus en vogue. Les techniques actives sont le drainage autogène qui vise à atteindre un débit expiratoire le plus élevé possible au niveau de divers étages bronchiques ou l'*active cycle of breathing technique* qui inclut la répétition cyclique de trois phases, à savoir une respiration contrôlée, des expressions thoraciques maximales et des expirations forcées.

Il est également possible de recourir parfois au drainage postural utilisant les effets de la pesanteur lors de volume important de sécrétions, d'encombrement au niveau des bronches de gros calibre ou de viscosité basse des sécrétions. La respiration glossopharyngée qui consiste en une accumulation de petits volumes d'air au niveau pulmonaire par l'action coordonnée de la langue et de la glotte est surtout utilisée chez les patients tétraplégiques ou neuromusculaires.

Les techniques à dominante inspiratoire utilisent des inspirations profondes rapides (reniflement, par exemple) ou lentes (exercices à débit inspiratoire contrôlés avec la spirométrie incitative, par exemple).

Techniques instrumentales

Elles sont généralement utilisées comme adjuvant aux techniques manuelles.

Les techniques de pression expiratoire positive continue (PEP mask®, Threshold®, Pari PEP®...) ou oscillante (Flutter®, Acapella®, RC-Cornet®) sont surtout utilisées dans la mucoviscidose et la bronchite chronique. Leur but est globalement de s'opposer à l'expiration du patient et d'augmenter la quantité d'air en amont des sécrétions pour mieux les décoller et les expectorer. Notons que le Flutter® dépend de la gravité et nécessite de relever la tête, alors que les autres systèmes peuvent être utilisés dans toutes les positions.

Les appareils à percussions sont à percussions intra- (IPV type Percussionaire®) ou extrathoraciques (Vest®). L'intérêt théorique du Percussionnaire® est de combiner une ventilation (délivrance de petits volumes d'air à une fréquence élevée entre 6 et 12 Hz) et un drainage des sécrétions bronchiques avec une nébulisation. Son intérêt est démontré dans les pathologies restrictives ou les atélectasies, mais pas dans les pathologies obstructives. Vest® combine IPV et PEP discontinue et serait équivalent à l'effet de la spirométrie incitative.

Ailleurs, le masseur-kinésithérapeute pourra intervenir dans l'apprentissage et la réalisation des aides instrumentales à la toux (in-exsufflateur type Cough-Assist®) ou des aérosols thérapeutiques, la relaxation, le réentraînement à l'effort, etc.

Principales indications de la kinésithérapie respiratoire

Dilatations de bronches

Qu'il s'agisse de mucoviscidose ou de dilatations de bronches hors mucoviscidose, la kinésithérapie respiratoire occupe une place centrale dans le traitement de fond des patients atteints de ces maladies. Son but est d'améliorer la clairance mucociliaire, d'augmenter la production de crachats et d'améliorer la fonction respiratoire [6].

Le niveau de preuve est surtout bien démontré dans la mucoviscidose où les techniques actives sont comparables aux autres techniques de kinésithérapie respiratoire en termes de préférence du patient, de qualité de vie, de tolérance à l'exercice, de fonction respiratoire, de poids de l'expectorat, de saturation en oxygène et de nombre d'exacerbations respiratoires [9]. Le débat reste cependant entier quant à la date de mise en place de ce traitement : au diagnostic ou plus tard ?

Bronchiolite aiguë du nourrisson

Le taux de prescription de kinésithérapie respiratoire dans cette indication est éminemment variable d'un pays à l'autre (95 % en France, 76 % en Belgique, 13 % au Canada, 4 % aux États-Unis), sans que cela modifie le taux d'hospitalisation, la durée moyenne de séjour ou le taux de mortalité des enfants atteints de bronchiolite aiguë [13]. Les différentes études cliniques réalisées sur le sujet se déroulent essentiellement en milieu hospitalier. Elles étudient des techniques différentes, sur un nombre souvent faible d'enfants, et ont des critères de jugement variables rendant difficile l'interprétation des résultats. La plus large étude prospective, randomisée, en simple aveugle, est française et a enrôlé 496 nourrissons atteints d'un premier épisode de bronchiolite [3]. Elle a comparé une séance de kinésithérapie avec accélération du flux expiratoire et toux provoquée versus un câlin sans montrer de différence sur l'évolution de la maladie. Les études menées en réanimation ne semblent pas non plus en faveur de la kinésithérapie respiratoire. Ainsi les méta-analyses Cochrane et les dernières conférences de consensus sur la prise en charge de la bronchiolite ne recommandent-elles pas la kinésithérapie respiratoire chez l'enfant hospitalisé pour bronchiolite aiguë, en dehors de terrains particuliers (amyotrophie spinale, dyskinésie trachéobronchique…) [10, 12]. Quant à la prise en charge en libéral, elle est tout aussi controversée devant des études négatives.

Le débat sur bronchiolite et kinésithérapie n'est cependant pas clos. Une publication récente, utilisant le drainage autogène, a montré que celui-ci accélérait de 24 heures la guérison clinique [15]. D'autres pensent qu'il faut abandonner les techniques fondées sur l'expiration et, au contraire, travailler sur l'inspiration de ces nourrissons. Des études dans les populations avec toux inefficace ou atélectasie sont également attendues.

Pneumonie communautaire aiguë

Peu d'études ont été réalisées dans le cadre de la pneumonie communautaire aiguë de l'enfant. La méta-analyse Cochrane recensait en 2013 seulement trois essais contrôlés randomisés, incluant un total de 255 patients [1]. Les critères de jugement sont variables et ne permettent pas de conclure à une quelconque efficacité de la kinésithérapie respiratoire dans cette indication. À noter, aucune étude n'a été menée dans le cadre de bronchite ou trachéite aiguës.

Asthme

Il n'y a pas de niveau de preuve d'efficacité dans cette indication, que ce soit en situation aiguë ou non [7].

Atélectasie

Bien que largement prescrite dans cette indication, il n'y a aucun niveau de preuve évident d'efficacité de la kinésithérapie respiratoire [6].

Pathologies neuromusculaires

Les aides manuelles et instrumentales au désencombrement et à la toux sont primordiales dans ce type de situation [14]. L'efficacité de l'aide manuelle est conditionnée par la qualité de l'inspiration du patient et l'efficacité de sa toux. Les relaxateurs de pression et les inexsufflateurs ont toute leur place. Chez l'adolescent, les percussions intrathoraciques au long cours préviendraient les exacerbations plus efficacement que la spirométrie incitative.

Effets latéraux de la kinésithérapie respiratoire

L'accélération de flux avec toux provoquée peut être responsable de dégradation respiratoire, de bradycardie, de vomissements durant la séance avec des odds-ratios respectifs de 5, 3,6 et 10,2 [3]. Des fractures de côtes ont été décrites. Elles se situent habituellement sur la partie latérale des 4es à 7es côtes [5]. L'expiration lente prolongée ou la pression positive expiratoire peuvent également favoriser les épisodes de reflux gastro-œsophagien, comme en témoigne une étude récente où 21 % des enfants avaient un reflux prouvé à la pHmétrie lors d'une séance de 10 minutes en position assise [11].

Enfin, la désobstruction ORL qui précède souvent la séance elle-même peut être délétère avec la survenue d'épistaxis, de vomissements ou d'accentuation du tirage musculaire lors d'aspiration nasopharyngée plutôt que de reniflement [4].

> **Points clefs**
> - Les techniques de kinésithérapie respiratoire sont variées et mal évaluées.
> - La mucoviscidose et les pathologies neuromusculaires sont les deux grandes indications de kinésithérapie respiratoire.
> - Les autres indications méritent d'être précisées au regard d'études cliniques bien menées.

BIBLIOGRAPHIE

1. Chaves GS, Fregonezi GA, Dias FA et al. Chest physiotherapy for pneumonia in children. Cochrane Database Syst Rev, 2013, *9* : CD010277.
2. Contal O, Dethise G, Gaudin C, Portuesi V. Kinésithérapie du désencombrement des voies aériennes. *In* : G Reychler, J Roeseler, P Delguste. Kinésithérapie respiratoire. Issy-les-Moulineaux, Elsevier-Masson, 2008 : 137-152.
3. Gajdos V, Katsahian S, Beydon N et al. Effectiveness of chest physiotherapy in infants hospitalized with acute bronchiolitis: a multicenter, randomized, controlled trial. PLoS Med, 2010, *7* : e1000345.
4. Gomes GR, Calvete FP, Rosito GF, Donadio MV. Rhinopharyngeal retrograde clearance induces less respiratory effort end fewer adverse effects in comparison with nasopharyngeal aspiration in infants with acute viral bronchiolitis. Respir Care, 2016, *12* : 1613-1619.
5. Gorincour G, Dubus JC, Petit P et al. Rib periostal reaction: did you think about chest physical therapy ? Arch Dis Child, 2004, *89* : 1078-1079.
6. McKoy NA, Wilson LM, Saldanha IJ et al. Active cycle of breathing technique for cystic fibrosis. Cochrane Database Syst Rev, 2016, *7* : CD007862.
7. Reychler G, Opdekamp C. Kinésithérapie et mucoviscidose. *In* : G Reychler, J Roeseler, P Delguste. Kinésithérapie respiratoire. Issy-les-Moulineaux, Elsevier-Masson, 2008 : 181-192.
8. Macedo TM, Freitas DA, Chaves GS et al. Breathing exercise for children with asthma. Cochrane Database Syst Rev, 2016, *4* : CD011017.
9. Makic MB, Rauen C, Jones K, Fisk AC. Continuing to challenge practice to be evidence based. Crit Care Nurse, 2015, *35* : 39-50.
10. NICE (National Institute for Health and Care Excellence). Bronchiolitis : diagnosis and management of bronchiolitis in children. Clinical guideline NG9, June 2009, 301 pages (https://www.nice.org.uk/guidance/ng9/evidence.pdf).
11. Reychler G, Jacques L, Arnold D et al. Influence de la kinésithérapie respiratoire sur le reflux gastro-œsophagien chez l'enfant. Rev Mal Respir, 2015, *32* : 493-499.
12. Roqué I Figuls M, Giné-Garriga M, Granados Rugeles C et al. Chest physiotherapy for acute bronchiolitis in paediatric patients between 0 and 24 months old. Cochrane Database Syst Rev, 2016, *2* : CD004873.
13. Sterling B, Bosdure E, Stremler-Le Bel N et al. Bronchiolite aiguë et kinésithérapie respiratoire : la fin d'un règne. Arch Pédiatr, 2015, *22* : 98-103.
14. Toussaint M, Soudon P. Kinésithérapie respiratoire et pathologies neuromusculaires. *In* : G Reychler, J Roeseler, P Delguste. Kinésithérapie respiratoire. Issy-les-Moulineaux, Elsevier-Masson, 2008 : 205-215.
15. Van Ginderdeuren F, Vandenplas Y, Deneyer M et al. Effectiveness of airway clearance techniques in children hospitalized with acute bronchiolitis. Pediatr Pulmonol, 2017, *52* : 225-231.

75 AÉROSOLTHÉRAPIE

Jean-Christophe Dubus et Ania Carsin

L'aérosolthérapie consiste à délivrer un médicament sous la forme d'un brouillard de fines particules aux voies aériennes [8]. Une quantité suffisante de médicament doit se déposer au site à traiter pour obtenir une action optimale. Les prérequis nécessaires sont l'identification du site à cibler (ORL, bronches, alvéoles...), la disponibilité d'un médicament ayant la taille particulaire requise pour le site à traiter, la qualité du dispositif d'inhalation et une technique d'inhalation irréprochable du patient. Le non-respect de ces points peut limiter la balance efficacité-effets latéraux favorable de la voie inhalée.

Aérosols et dépôt dans les voies aériennes

La réponse à un traitement inhalé dépend de son dépôt au site à traiter [15]. L'impaction par inertie est le principal mécanisme responsable de ce dépôt. Il affecte surtout les particules de grande taille et survient principalement lors de modification brutale de la direction du flux aérien, prédominant au niveau de l'oropharynx et des conduits aériens proximaux. L'impaction augmente lors d'obstruction bronchique ou de débits inspiratoires élevés. La sédimentation par gravitation concerne les particules de 0,5 à 5 μm et les petites voies aériennes (bronches du 6e au 17e ordre jusqu'aux alvéoles). Une apnée ou une respiration calme et à basse fréquence favorisent ce mode de dépôt. Les autres mécanismes – diffusion par mouvement brownien (pour les particules de diamètre inférieur à 0,5 μm), interception (liée aux forces électrostatiques), diffusophorèse et thermophorèse (diffusion par gradient de concentration gazeuse ou de forte chaleur) – jouent un rôle plus accessoire.

Les caractéristiques de l'aérosol sont primordiales pour le site de dépôt dans les voies aériennes [8]. Classiquement, les particules de plus de 5 μm s'impactent en grande partie au niveau ORL. Pour obtenir un dépôt pulmonaire satisfaisant, un aérosol doit avoir un diamètre aérodynamique massique médian (MMAD) de l'ordre de 3 μm, c'est-à-dire avoir une masse divisée en deux parties égales de part et d'autre de 3 μm. Chez un nourrisson ou un jeune enfant, le MMAD doit être inférieur à 2,4 μm [16]. Pour cibler des zones respiratoires plus périphériques, le MMAD doit être aux alentours de 1 μm.

De nombreux facteurs liés au patient (âge, sexe, morphologie de la sphère ORL, degré d'obstruction bronchique, pleurs, etc.) influencent le dépôt pulmonaire. Ils tiennent une place prépondérante chez l'enfant chez qui le dépôt ORL est plus élevé et le dépôt pulmonaire plus faible que chez l'adulte. La technique d'utilisation du dispositif d'inhalation va également grandement conditionner le dépôt pulmonaire du médicament.

Les dispositifs d'inhalation et leur technique de délivrance

On distingue, d'une part, les dispositifs d'inhalation prêts à l'emploi, qui regroupent les aérosols-doseurs (AD) pressurisés et leurs dérivés (AD autodéclenché, chambres d'inhalation), les inhalateurs de poudre sèche, le brumisat et, d'autre part, les nébuliseurs. En France, les dispositifs d'inhalation prêts à l'emploi ne sont pas génériques, empêchant ainsi toute substitution par le pharmacien lors de prescription [1].

Dispositifs prêts à l'emploi

Aérosols-doseurs pressurisés et autodéclenchés

Les AD pressurisés contiennent un médicament, en suspension ou en solution, propulsé par un gaz vecteur (hydrofluoroalkane-134a [HFA] qui a remplacé les gaz chlorofluorocarbonés), des excipients et des tensioactifs. Seuls les AD les plus récents sont équipés de compteurs de doses. La prise correcte d'un AD doit associer plusieurs étapes : agiter l'AD, le décapuchonner, expirer, mettre l'embout en bouche, commencer une inspiration lente et profonde, déclencher l'AD en milieu d'inspiration, continuer d'inspirer, faire une apnée la plus longue possible. Les AD contenant des particules extrafines (MMAD de l'ordre de 1 μm) dépendent moins du type d'inspiration qu'un AD conventionnel. La prise d'un AD étant réellement difficile, une prescription sans chambre d'inhalation associée ne devrait pas s'envisager [8, 11, 12].

Le système Autohaler® permet une délivrance automatique du médicament lors de l'inspiration lente. Une apnée en fin d'inspiration la plus longue possible est là aussi requise. On dispose de Airomir® (salbutamol HFA-134a de MMAD classique) et QVAR® (dipropionate de béclométasone HFA en solution avec un MMAD de 1,1 μm). Grâce à ce MMAD, le dépôt pulmonaire de QVAR® est particulièrement élevé chez l'enfant : 37 % entre 4 et 8 ans, 47 % entre 8 et 12 ans, 54 % entre 12 et 14 ans [2].

Chambres d'inhalation

Ce sont des dispositifs médicaux qui facilitent la prise des AD en supprimant la coordination main-bouche. Les chambres d'inhalation diminuent l'impaction oropharyngée et augmentent la quantité de particules inhalables. Malgré tout, le dépôt pulmonaire reste faible chez le jeune enfant : 2 % chez le nourrisson calme, 0,35 % chez le nourrisson qui pleure, 6 % chez le jeune enfant lors d'utilisation d'AD conventionnels. L'utilisation de chambres non statiques permet d'obtenir des dépôts plus importants (28 % entre 4 et 8 ans, 41 % entre 8 et 12 ans) [16]. Actuellement, les chambres sont toutes de petit volume (entre 135 et 350 ml), avec masque facial et un système à deux ou trois valves souples inspiratoires et expiratoires [7]. Certaines sont en plastique (Able Spacer®, L'Espace®, Flo+® ou VHC Arrow®, Tips-Haler®), d'autres sont en matériau antistatique (Able Spacer 2®, AeroChamber Plus®, Opti-Chamber Diamond®, Itinhaler®, Vortex®). Globalement, le choix de la chambre est conditionné par celui de l'AD, avec respect absolu du couple médicament-chambre d'inhalation étudié par le laboratoire pharmaceutique commercialisant le médicament.

La technique d'inhalation recommandée est la suivante : application hermétique du masque sur la face de l'enfant (embout buccal vers 4-6 ans) ; respiration à vide dans la chambre ; délivrance d'une bouffée après agitation de l'AD ; inhalation en quelques cycles respiratoires calmes (nombre dépendant du volume de la chambre d'inhalation et du volume courant de l'enfant). Cependant, une inhalation en une seule inspiration suivie d'une apnée augmente sensiblement chez l'enfant à partir de 5 ans le dépôt pulmonaire avec les AD « ultrafins » [11, 12].

L'entretien d'une chambre d'inhalation comprend un nettoyage au moins mensuel avec un détergent domestique (pas de rinçage, séchage en air ambiant pour limiter les forces électrostatiques). Un remboursement forfaitaire de 18,14 € pour les moins de 6 ans et 8,84 € pour les plus de 6 ans est prévu tous les 6 mois.

Inhalateurs de poudre sèche

Sans gaz propulseur, équipés de compteur de doses, les inhalateurs de poudre sèche se divisent en inhalateurs monodose (Spinhaler®, inhalateurs de Foradil® et Miflasone®) ou multidose (Diskus® : 60 doses ; Clickhaler®, Easyhaler®, Novolizer®, Turbuhaler® : 200 doses). Les derniers dispositifs (Ellipta®, Nexthaler®, Spiromax®) proposent un armement simple couplé à l'ouverture du dispositif. L'inhalation se fait par une inspiration rapide et profonde, variable selon la résistance intrinsèque du dispositif. Cela permet la séparation du médicament et de son vecteur (lactose par exemple). Ce type d'inspiration explique l'importante impaction oropharyngée obtenue avec les poudres sèches [8]. Le dépôt pulmonaire est amélioré lorsqu'une apnée suit l'inspiration. Il atteint 30 % chez des enfants de 8 à 14 ans inhalant via un Turbuhaler®. Notons que les nouveaux antibiotiques en poudre sèche ayant des forces de cohésion plus faibles avec leur vecteur requièrent une inhalation lente et profonde comme un AD (système Podhaler® pour la tobramycine et Turbospin® pour la colistine) [5].

Brumisat

Respimat® est le seul représentant de cette famille [8]. Il génère, grâce à la mise en tension d'un ressort qui propulse le médicament lors d'une inhalation lente et profonde, un nuage de très fines particules.

Nébuliseurs

Seuls quelques médicaments ont l'AMM pour la voie nébulisée. La plupart sont disponibles en officine et peuvent être prescrits par tout médecin (budésonide, dipropionate de béclométasone) ou soumis à prescription restreinte aux pédiatres et pneumologues (salbutamol, terbutaline, bromure d'ipratropium) ou encore à prescription initiale hospitalière (RhDNase, tobramycine, colistine, lysate d'aztréonam).

Trois types d'appareillage sont disponibles : pneumatiques, ultrasoniques et à tamis (ou membrane). Pour tous ces systèmes, le dépôt pulmonaire obtenu est équivalent à celui obtenu avec une chambre d'inhalation. En l'absence de masque facial ou embout buccal, il chute à moins de 1 %.

Les nébuliseurs pneumatiques, génèrent un aérosol grâce à de l'air comprimé qui passe dans un tube capillaire placé au sein de la solution médicamenteuse. Cette solution, par effet Venturi, est atomisée par impaction sur un déflecteur. Une entrée additionnelle d'air et l'ajout de valves limitant la déperdition médicamenteuse à l'expiration décrivent les nébuliseurs à Venturi actif ou double Venturi très utilisés au domicile. L'utilisation de dispositifs « intelligents », en attente d'un prix de remboursement, avec délivrance synchrone sur l'inspiration (Akita®, AeroEclipse®) améliore le dépôt pulmonaire [5].

Les nébuliseurs ultrasoniques fonctionnent avec un quartz piézo-électrique animé de mouvements alternatifs entraînant une cavitation de la solution et une production de particules de taille inversement proportionnelle à la fréquence acoustique. La nébulisation ultrasonique n'est adaptée qu'aux solutions aqueuses et n'est presque plus utilisée.

Les nébuliseurs à tamis sont petits, silencieux et rapides (temps de nébulisation de 3 à 6 minutes). Leur principe est fondé sur le passage d'une solution au travers d'un tamis perforé de multiples petits trous identiques. Il existe deux types de tamis : statique (MicroAir®, I-Neb® réservés à l'hypertension artérielle pulmonaire) et vibrant (eFlow rapid®, Altera® spécifique de l'aztréonam, Atomisor Pocket®, Aeroneb® Pro et Go réservés à la mucoviscidose et à la ventilation assistée). Le volume à nébuliser est faible et le volume résiduel est quasi nul.

La prescription d'un nébuliseur nécessite une formation du patient avec apprentissage de la préparation du médicament, de la technique d'inhalation et des méthodes de désinfection de l'appareillage.

Choix du bon dispositif d'inhalation pour le bon patient

Ce choix est conditionné par l'âge du patient, la molécule que l'on veut utiliser, l'indication retenue et, idéalement, la connaissance que le médecin a du dispositif [8, 10, 11, 12].

Dans le cadre des pathologies respiratoires, le premier mode thérapeutique à envisager chez l'enfant de moins de 8 ans est l'administration d'un AD avec une chambre d'inhalation. Au-delà de cet âge, l'ensemble des dispositifs peut être prescrit, sous réserve d'une éducation du patient à une inhalation correcte et d'un contrôle régulier de sa technique d'inhalation. La respiration buccale doit toujours être favorisée pour augmenter la quantité de médicament susceptible de se déposer dans le poumon.

Par ailleurs, toutes les molécules ne sont pas disponibles dans tous les dispositifs d'inhalation et cela peut limiter le choix du prescripteur. Quoi qu'il en soit, la prescription des dispositifs d'inhalation lors de nécessité de plusieurs molécules doit être homogène pour éviter les sources d'erreurs techniques liées à des modes inhalatoires différents. Le choix « du » dispositif est le plus souvent dicté par celui du traitement de fond. Enfin, un contrôle systématique de la technique d'inhalation doit être réalisé à chaque consultation [15].

Aérosolthérapie en situations respiratoires particulières

Mucoviscidose

En raison des sécrétions épaisses le plus souvent en quantité importante, de l'inflammation des voies aériennes et d'un certain degré de bronchoconstriction, le dépôt pulmonaire est le plus souvent faible, hétérogène et variable, prédominant plutôt au niveau des voies aériennes centrales et des zones correctement ventilées, c'est-à-dire non malades [5]. Les nébuliseurs sont les plus utilisés car ils permettent d'apporter une plus grande quantité de médicaments au site à traiter que les autres dispositifs. De nombreux médicaments ne sont disponibles que sous forme liquide (RhDNase, sérum salé hypertonique, ciclosporine, thérapie génique…).

Ventilation assistée ou trachéotomie

La ventilation sur tube endotrachéal impose des contraintes supplémentaires pour un traitement inhalé : étroitesse des sondes d'intubation imposant un aérosol de petit MMAD, utilisation de sondes sans ballonnet majorant les fuites médicamenteuses, humidification augmentant considérablement le MMAD, mode ventilatoire du respirateur modifiant les sites de dépôt pulmonaire, maladie sous-jacente diminuant le dépôt parfois d'un facteur 10 [3]. Deux dispositifs sont disponibles : chambres d'inhalation à placer sur le circuit inspiratoire du respirateur (Aerochamber MV-15®, Optivent®…) ou nébuliseurs (pneumatiques, nécessitant souvent une adaptation des paramètres ventilatoires en raison du débit ajouté au circuit ou, mieux, à tamis). Au total, le dépôt pulmonaire varie de 1 à 14 %. Les données concernant le dépôt pulmonaire obtenu chez l'enfant trachéotomisé sont quasiment inexistantes. Idéalement, le traitement sera délivré par un nébuliseur avec une interface de type masque « banane » épousant la forme du cou.

Ventilation non invasive (VNI)

Les respirateurs de domicile ne sont pas conçus pour l'administration d'aérosols lors d'une séance de VNI. Cependant, une telle pratique permettrait chez l'enfant atteint de mucoviscidose de diminuer l'impaction dans les voies aériennes supérieures et d'améliorer le dépôt pulmonaire de 30 % [6]. La délivrance de surfactant nébulisé chez des prématurés traités par CPAP est une voie d'avenir [9]. Les lunettes à haut débit induisent des variations importantes de délivrance médicamenteuse [4].

Percussionair®

La ventilation à percussions intrapulmonaires (Percussionair®) est utilisée comme technique de kinésithérapie et est fréquemment couplée à une nébulisation. Cette utilisation n'est toutefois pas recommandée en raison de la mauvaise qualité de nébulisation obtenue [14].

Nébulisation ORL

Elle a peu d'indication mais nécessite l'emploi de matériel adapté : nébuliseur monosonique pour la trompe d'Eustache ou sonique pour le traitement de certaines rhinosinusites chroniques. Là encore, l'emploi de médicaments validés pour la voie inhalée est impératif [13].

Points clefs
- La voie inhalée est une voie d'administration particulière des traitements.
- Le médicament inhalé est constitué du principe actif, du dispositif d'inhalation et de son interface.
- Les dispositifs prêts à l'emploi ne sont pas génériques.
- Le dépôt pulmonaire dépend de l'âge de l'enfant, de son VEMS et du dispositif d'inhalation.
- Le contrôle régulier d'une technique d'inhalation adéquate est toujours nécessaire.

BIBLIOGRAPHIE

1. Carsin A, Dubus JC. Dispensation of spacer devices/nebulizers to the patient : there is still some way to go… J Aerosol Med Pulm Drug Deliv, 2016, 6 : 534-535.
2. Devadason SG, Huang T, Walker S et al. Distribution of technetium-99m-labelled QVAR delivered using an Autohaler device in children. Eur Respir J, 2003, 21 : 1007-1011.
3. Dhand R. Aerosols delivery during mechanical ventilation : from basic techniques to new devices. J Aerosol Med, 2008, 1 : 45-60.
4. DiBlasi RM. Clinical controversies in aerosol therapy for infants and children. Respir Care, 2015, 60 : 894-916.
5. Dubus JC, Bassinet L, Chedevergne F et al. Traitements inhalés dans la mucoviscidose : quoi de neuf en 2013 ? Rev Mal Respir, 2014, 31 : 336-346.
6. Fauroux B, Itti E, Pigeot J et al. Optimization of aerosol deposition by pressure support in children with cystic fibrosis : an experimental and clinical study. Am J Respir Crit Care Med, 2000, 162 : 2265-2271.
7. Gachelin E, Vecellio L, Dubus JC, pour le GAT et la SP2A. Évaluation critique des chambres d'inhalation disponibles en France. Rev Mal Respir, 2015, 32 : 672-681.
8. Laube BL, Janssens HM, de Jongh FH et al. What the pulmonary specialist should know about the new inhalation therapies. Eur Respir J, 2011, 37 : 1308-1331.

9. More K, Sakhuja P, Shah PS. Minimally invasive surfactant administration in preterm infants : a meta-narrative review. JAMA Pediatr, 2014, *168* : 901-908.
10. Orfanos S, Carsin A, Baravalle M, Dubus JC. Évaluation des connaissances en aérosolthérapie du personnel hospitalier. Rev Mal Respir, 2017, *34* : 561-570.
11. Pedersen S, Dubus JC, Crompton GK, ADMIT Working Group. The ADMIT series-issues in inhalation therapy. 5) Inhaler selection in children with asthma. Prim Care Respir J, 2010, *19* : 209-216.
12. Price D, Bosnic-Anticevich S, Briggs A et al. Inhaler competence in asthma : common errors, barriers to use and recommended solutions. Respir Med, 2013, *107* : 37-46.
13. Prulière-Escabasse V, Michel J, Percodani J et al. Consensus document for prescription of nebulization in rhinology. Eur Ann Otothinolaryngol Head Neck Dis, 2014, *131* : 371-374.
14. Reychler G, Wallemacq P, Rodenstein DO et al. Comparison of lung deposition of amikacin by intrapulmonary percussive ventilation and jet nebulization by urinary monitoring. J Aerosol Med, 2006, *19* : 199-207.
15. Sanchis J, Corrigan C, Levy ML, Viejo JL, ADMIT group. Inhaler devices : from theory to practice. Respir Med, 2013, *107* : 495-502.
16. Schüepp KG, Straub D, Möller A, Wildhaber JH. Deposition of aerosols in infants and children. J Aerosol Med, 2004, *17* : 153-156.

OXYGÉNOTHÉRAPIE DE LONGUE DURÉE

Isabelle Pin, Églantine Hullo,
Nicole Beydon et Guillaume Aubertin

L'oxygénothérapie de longue durée (OLD) représente un traitement appliqué en ambulatoire sur une période prolongée, visant à corriger une hypoxémie chronique et à éviter les conséquences néfastes sur le cœur, la croissance et le développement.

Chez l'enfant, la majorité des indications concerne les bronchopathies chroniques. Certaines pathologies, comme la dysplasie bronchopulmonaire (DBP), vont avoir tendance à s'améliorer, permettant un sevrage de l'OLD, alors que d'autres, comme la mucoviscidose, ont tendance à s'aggraver.

Ce chapitre vise à préciser pour quels enfants, quand et comment appliquer cette thérapeutique. Contrairement à l'adulte, les indications ne font pas l'objet de consensus reconnus. Cependant, elles s'appuient largement sur les recommandations du Groupe de réflexion sur les avancées en pneumologie pédiatrique (GRAPP), qui a établi selon les règles de la Haute Autorité de la santé et publié des recommandations sur cette question en 2012 [4].

Bases physiopathologiques
Mesures des échanges gazeux

La mesure de référence des pressions partielles artérielles en oxygène (PaO_2) et en dioxyde de carbone ($PaCO_2$) est la gazométrie artérielle. Cependant, la douleur et la difficulté de la ponction artérielle rendent cette technique difficilement applicable chez l'enfant. La technique du prélèvement capillaire artérialisé pour la mesure de la PaO_2 et de la $PaCO_2$ peut être utilisée chez l'enfant avec un inconfort minime, avec préférentiellement un prélèvement à l'oreille pour la PaO_2 [33]. La mesure en veineux ($PvCO_2$) est bien corrélée à la $PaCO_2$ mais la surestime. En pratique, une $PvCO_2$ dans les limites de la normale (< 46 mmHg) permet d'exclure une hypercapnie.

La saturation per cutanée en O_2 (SpO_2) peut être utilisée pour estimer la PaO_2, sauf s'il existe une anémie, une intoxication au monoxyde d'azote, une méthémoglobinémie, une hémoglobine anormale, une polyglobulie. Pour une mesure fiable de la SpO_2, il est recommandé :
– d'utiliser un oxymètre de pouls dont l'algorithme supprime les artefacts liés aux mouvements, notamment pour les enregistrements continus ;
– de mesurer la SpO_2 au doigt (ou à l'orteil) plutôt qu'à l'oreille ;
– de vérifier le bon fonctionnement du capteur, en utilisant, au mieux, un capteur à usage unique par enfant ;
– de privilégier les capteurs souples à enroulement ;
– de vérifier l'absence de sources d'erreur de mesure (défaut de positionnement du capteur, bas débit, hypothermie, mouvements, vernis à ongle [noir, vert ou bleu], pigmentation cutanée [surtout en cas d'hypoxémie < 85 %]) ;
– de vérifier la qualité du signal de pouls ;
– de retenir la valeur stable évaluée sur une période d'au moins 5 minutes.

La mesure des pressions transcutanées en O_2 ($PtcO_2$) et CO_2 ($PtcCO_2$), bien que non validée, permet le suivi prolongé, notamment nocturne, des échanges gazeux.

Valeurs normales

La PaO_2 augmente progressivement à partir de la naissance pour atteindre les valeurs de l'adulte vers l'âge de 11 ans [10]. Des valeurs « normales » de la SpO_2 ont été établies chez l'enfant. Les valeurs en ventilation calme sont très stables entre 97 et 100 % chez le nourrisson [12] et l'enfant, avec moins de 1 % du temps de sommeil passé au-dessous de 95 % chez les enfants de 3-8 ans [17], entre 93 et 100 % chez les nouveau-nés à terme [19]. Il existe des épisodes de désaturation parfois prolongés chez les prématurés et les nouveaux nés à terme, qui diminuent avec l'âge et deviennent rares au-delà de l'âge de 6 semaines [19].

L'hypoxémie peut être liée à différents mécanismes : anomalies des rapports ventilation-perfusion, troubles de la diffusion alvéolo-capillaire, hypoventilation alvéolaire, shunts anatomiques. Seuls les deux premiers mécanismes relèvent de l'OLD.

Conséquences de l'hypoxémie chronique et bénéfices attendus de l'oxygénothérapie
Sur le plan neurologique

L'hypoxémie franche (SpO_2 < 85 %) peut avoir des effets délétères sur le développement neurocognitif, le comportement et la croissance de l'enfant. Les effets d'une hypoxémie moindre ne sont pas clairement établis [5].

Dans la dysplasie bronchopulmonaire

Il n'y a pas de données spécifiques qui permettent de démontrer un bénéfice de l'OLD sur la survie. En revanche, de très nombreux travaux confirment que l'OLD entraîne une amélioration du gain de poids, des résistances vasculaires pulmonaires et des voies aériennes, de la ventilation et du sommeil et diminue le risque de malaises graves et de mort subite.

La croissance pondérale est meilleure chez des nourrissons observants de l'OLD et lorsque la SpO_2 est maintenue au-dessus de 91 % [11, 18].

Il existe probablement au cours de la DBP une augmentation de la réactivité vasculaire pulmonaire à l'hypoxémie. Une augmentation sous O_2 de la SpO_2 de 82 à 93 % réduit la pression artérielle pulmonaire (PAP) de 50 % [1].

L'hypoxie pourrait aussi augmenter le travail respiratoire en induisant une augmentation de la résistance des voies aériennes. L'O_2 pur permet de réduire la résistance des voies aériennes et le travail respiratoire [28].

Concernant le sommeil, les désaturations pendant le sommeil sont associées à une plus grande fréquence d'apnées centrales, à une instabilité de la ventilation et à une fragmentation du sommeil avec une diminution du sommeil paradoxal [15]. La correction de la SpO_2 entraîne un allongement du temps de sommeil et du pourcentage de sommeil paradoxal ainsi qu'une diminution des apnées, de la respiration périodique et des bradycardies, sans effets adverses sur la ventilation alvéolaire [20, 22].

Il existe une augmentation du risque de malaises graves et de mort subite inexpliquée chez les anciens prématurés [32]. Ce risque semble en partie lié à des épisodes significatifs de désaturation et de respiration périodique chez un quart d'entre eux ; la mise sous oxygène peut permettre de faire disparaître les malaises et de réduire la sévérité des épisodes [20].

Dans la mucoviscidose

Peu de travaux donnent des arguments formels pour l'efficacité de l'OLD dans la mucoviscidose. Un seul essai randomisé ancien a été effectué sur une petite cohorte de 28 patients, recrutés sur l'existence d'une PaO_2 inférieure à 65 mmHg à l'éveil en état stable [34]. Les patients ont été randomisés air versus O_2 pour une durée moyenne de 26 mois, avec une utilisation moyenne quotidienne de 7 heures. Cet essai n'a pas montré d'effet sur la survie, le nombre de surinfections ou l'état nutritionnel. En revanche, les patients sous O_2 avaient moins d'absentéisme scolaire ou au travail.

Il existe des arguments indirects pour un bénéfice de l'oxygénothérapie dans des essais de courte durée : corrélation négative entre qualité et durée du sommeil et SpO_2 nocturne minimale [16], amélioration de la qualité du sommeil sous oxygène sans modification de la ventilation et sans majoration de la capnie [25], corrélation négative entre PAP et SpO_2 nocturne et à l'exercice [10] et diminution des résistances vasculaires pulmonaires sous O_2 [6].

Chez les malades qui désaturent à l'effort, l'O_2 pendant l'effort diminue la désaturation, améliore la consommation maximale d'oxygène (VO_2max) et la puissance maximale, diminue le débit ventilatoire et la fréquence cardiaque de fin d'effort [15].

Principales indications

Dysplasie bronchopulmonaire et autres pathologies pulmonaires chez l'enfant de moins de 2 ans

La dysplasie bronchopulmonaire (DBP) est l'indication la plus fréquente d'OLD chez l'enfant de moins de 2 ans. Elle est définie comme la persistance d'une oxygéno-dépendance au 28e jour de vie. La maladie chronique du prématuré est définie comme la persistance d'une oxygéno-dépendance à 36 semaines d'âge post-conceptionnel. Ces deux points de temps ainsi que le terme sont pris en compte dans la nouvelle définition de la DBP proposée par Jobe et Bancalari [14]. Il faut remarquer que ces définitions sont fondées sur le critère de dépendance de l'oxygène qui n'est pas consensuel [7].

D'autres atteintes pulmonaires néonatales, comme les hypoplasies pulmonaires sévères, les hernies diaphragmatiques congénitales ou les inhalations méconiales peuvent évoluer vers une maladie respiratoire chronique et nécessiter une OLD.

Évaluation

Les désaturations survenant pendant le sommeil sont mal corrélées à la SpO_2 d'éveil, évaluée sur un enregistrement d'une heure [18]. Il survient aussi des désaturations pendant et surtout après l'alimentation au biberon [25]. Il est donc nécessaire d'effectuer des enregistrements prolongés en air ambiant incluant des périodes de sommeil et de tétée.

Pour évaluer le niveau d'oxygéno-dépendance, il est possible d'utiliser le test de Walsh, avec un test de réduction rapide de l'oxygénothérapie [31]. Celui-ci n'est proposé qu'aux patients sevrés de tout support ventilatoire mécanique et ayant une FiO_2 inférieure à 30 %. Le test comporte une réduction de 2 en 2 % de la FiO_2. L'enfant est déclaré non dysplasique s'il maintient une saturation supérieure à 88 % en air ambiant pendant 60 minutes.

Par ailleurs il est important de prendre en compte dans l'indication d'OLD l'existence d'une HTAP, quel que soit son niveau, et aussi des difficultés de prise de poids.

Une évaluation de la capnie (diurne et, si normale, nocturne ou le cas échéant au réveil) est nécessaire avant la mise en route d'une OLD.

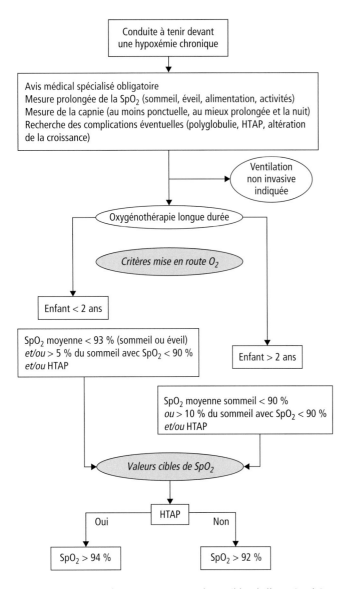

Figure 76-1 Critères de mise en route et valeurs cibles de l'oxygénothérapie en cas d'hypoxémie chronique. SpO$_2$: saturation per cutanée en oxygène ; HTAP : hypertension artérielle pulmonaire [4].

Indication de l'OLD chez les enfants porteurs de DBP et par extension chez les enfants de moins de 2 ans

Les indications ne sont pas complètement consensuelles. Cependant, les experts du GRAPP proposent d'appliquer les critères suivants [4] (Figure 76-1) :
– SpO$_2$ moyenne < 93 % ;
– et/ou temps de sommeil passé avec une SpO$_2$ inférieure à 90 % supérieur à 5 % ;
– et/ou existence d'une HTAP.

Cibles pour la correction de l'hypoxémie dans la maladie chronique du prématuré

Les risques secondaires à une suroxygénation sont bien connus à la période aiguë néonatale : atteinte rétinienne, aggravation du stress oxydant, troubles de la croissance alvéolaire et du développement neurologique. À l'opposé, une oxygénothérapie ciblant une SpO$_2$ basse (entre 85 et 89 %) en période néonatale est associée à une augmentation du risque de mortalité ou de handicap [27]. À la phase chronique, une certaine prudence dans l'oxygénation est encore nécessaire. En effet, des études récentes tendent à montrer qu'une correction optimale (SpO$_2$ > 95 %) a probablement des effets délétères par rapport à une cible moyenne (SpO$_2$ entre 92 et 95 %). L'étude rétrospective de Tin et al. montre que les enfants dans la cible haute (SpO$_2$ entre 88-98 %) avaient plus de rétinopathie, étaient plus longtemps ventilés et plus souvent sous OLD à 36 semaines postconceptionnelles [29]. Dans l'étude STOP-ROP, les prématurés présentant une lésion précoce de rétinopathie ont été randomisés dans deux groupes pour une cible de SpO$_2$ standard (89-94 %) versus SpO$_2$ élevée (96-99 %) [26]. À 3 mois d'âge corrigé, il n'y avait pas eu de différence significative sur l'évolution de la rétinopathie ; en revanche, dans le groupe SpO$_2$ élevée, plus d'enfants étaient toujours sous O$_2$ ou encore hospitalisés et avaient présenté plus d'exacerbations respiratoires ou de pneumonies. L'étude BOOST1 a inclus des prématurés oxygéno-dépendants à 32 SA [3]. L'effet de deux cibles de saturation, 91 à 94 % et 95 à 98 %, a été étudié en double aveugle. À 1 an d'âge corrigé, il n'existait pas de différence pour le développement neurologique, l'état ophtalmologique et la croissance. En revanche, il y avait plus d'enfants encore sous O$_2$ et une durée d'oxygénothérapie plus longue dans le groupe SpO$_2$ haute. Ces études tendent à montrer qu'une cible haute de saturation en O$_2$ supérieure à 95 % à cette période de la vie n'a pas de justification.

Au total, les recommandations actuelles sont de cibler une correction sous oxygène de SpO$_2$ dite moyenne supérieure à 92 % [4].

Mucoviscidose

Avec les progrès thérapeutiques, l'hypoxémie complique l'évolution respiratoire de la mucoviscidose de plus en plus tardivement. De ce fait, peu de patients ont une indication d'OLD à l'âge pédiatrique.

Évaluation

Il convient de détecter précocement l'hypoxémie pendant le sommeil. La prédiction des événements respiratoires pendant le sommeil à partir des données à l'éveil est difficile et ne semble pas corrélée à la qualité du sommeil [9]. La corrélation entre le VEMS (volume expiré maximal par seconde) et la saturation en oxygène nocturne est mauvaise, mais elle est meilleure avec la SpO$_2$ d'éveil. Les seuils proposés de SpO$_2$ d'éveil permettant de prédire des désaturations nocturnes significatives ont été établis à 93, voire 94 % [25, 30]. Par ailleurs, il existe une bonne corrélation entre SpO$_2$ en air ambiant et SpO$_2$ minimale au cours d'un exercice maximal.

Indications de l'OLD dans la mucoviscidose et par extension chez les enfants de plus de 2 ans

Les recommandations des experts du GRAPP proposent les indications suivantes [4] (voir Figure 76-1) :
– SpO$_2$ moyenne pendant le sommeil inférieure à 90 % ;

– ou temps de sommeil passé avec une SpO_2 inférieure à 90 % supérieur à 10 % ;
– et/ou existence d'une HTAP.

Pour les enfants inscrits dans un programme de réhabilitation à l'effort, l'oxygénothérapie est indiquée si la SpO_2 est inférieure à 92 % avant ou pendant l'effort, afin d'assurer une SpO_2 supérieure à 91 % pendant l'effort.

La survenue d'une hypercapnie à l'éveil ou d'épisodes significatifs d'hypoventilation alvéolaire nocturne (différentes définitions non consensuelles ont été proposées [2] : $TcPCO_2$ moyenne supérieure à 45 mmHg ou supérieure à 2 %, voire supérieure à 25 % du temps passé à une $TcPCO_2$ supérieure à 50 mmHg ou variation de plus de 10 mmHg par rapport à la PCO_2 d'éveil) doit faire discuter la mise en route d'une ventilation non invasive (VNI).

Autres indications de l'OLD

Les autres indications sont :
– les pneumopathies infiltratives diffuses avec hypoxémie profonde par trouble de la diffusion alvéolocapillaire ;
– les autres bronchopathies chroniques obstructives, notamment certaines bronchiolites oblitérantes post-infectieuses sévères ;
– les cardiopathies congénitales avec shunt massif ne justifient pas d'OLD. Mais certaines cardiopathies congénitales non cyanogènes avec shunt gauche-droite et élévation des pressions artérielles pulmonaires qui entraînent une HTAP pourraient justifier une OLD. Les bénéfices éventuels de l'OLD sont contradictoires [22] ;
– l'HTAP par remaniement vasculaire secondaire à une pathologie pulmonaire aggrave le pronostic. L'oxygène peut faire diminuer la PAP. L'HTAP primitive est exceptionnelle chez l'enfant et rarement associée à une hypoxémie de repos. Parfois une hypoxémie survient pendant le sommeil, pouvant justifier une OLD.

Non-indications de l'OLD

Les maladies neuromusculaires et les syndromes restrictifs purs peuvent entraîner une hypoxémie par hypoventilation alvéolaire. L'O_2 peut aggraver les épisodes d'hypoventilation, car il supprime le stimulus hypoxique, qui assure la reprise de la ventilation. Ces malades relèvent de la VNI.

Les enfants porteurs de syndromes d'hypoventilation alvéolaire centrale relèvent aussi de la VNI ou de la trachéotomie.

Les syndromes d'apnées obstructives du sommeil relèvent d'un traitement par pression positive continue. Plus largement, les pathologies obstructives des VAS relèvent d'un traitement par pression positive continue ou d'une trachéotomie.

Mise en place pratique et surveillance

L'indication et le suivi de cette thérapeutique doivent être assurés par des pédiatres spécialistes disposant d'un réseau de soins adapté à cette thérapeutique. La mise en place d'une OLD à domicile s'envisage chez des enfants stables, capables de supporter quelques minutes sans oxygène. On aura vérifié que les parents disposent d'un domicile compatible avec cet équipement. L'installation se fait par l'intermédiaire de prestataires de services, dont on doit s'assurer qu'ils disposent d'équipes de techniciens et de d'infirmières ayant une expérience dans la prise en charge d'enfants et qu'ils pourront assurer une surveillance efficace à domicile ainsi qu'une garde technique continue.

Il est indispensable d'effectuer un programme d'éducation thérapeutique des parents. Ce programme vise à s'assurer que les précautions vis-à-vis des sources de flamme et du risque d'enflammage du gaz ont bien été comprises. Il faut proscrire tout tabagisme à domicile. Les critères d'aggravation et les personnes à contacter si besoin doivent être précisés.

En cas de voyage en avion (pressurisation correspondant à une altitude de 2 400 mètres environ) ou de séjour en altitude, il convient de tenir compte de l'hypoxie alvéolaire, qui entraîne une baisse de la SpO_2. On estime qu'à 2 400 mètres, la SpO_2 perd environ 4-5 % (environ 30 mmHg de baisse de PaO_2) avec de grandes variations individuelles, en partie fonction de la SpO_2 de base. Cela nécessite une adaptation du débit d'oxygène chez les enfants sous O_2 et possiblement une oxygénothérapie chez les enfants dont la SpO_2 de base en air ambiant en plaine est inférieure à 92 % ou le VEMS inférieur à 50 %.

Le choix du matériel doit tenir compte du débit d'oxygène nécessaire et des contraintes liées à la déambulation. Différents paramètres techniques doivent être choisis :

• *Choix de l'interface* : on utilise des lunettes nasales adaptées à la taille de l'enfant.

• *Choix du débit* : il est fondé sur des enregistrements de SpO_2 sous oxygène. L'objectif est d'obtenir une SpO_2 comprise entre 92 et 95 % chez les enfants de moins de 2 ans. Il n'y a pas de cible précise définie pour les enfants plus grands, mais on propose une SpO_2 supérieure à 94 %. Il peut être nécessaire de pouvoir assurer de petits débits, à partir de 0,1 l/min dans la DBP, mais aussi parfois de hauts débits dans certaines fibroses pulmonaires. L'humidification peut être nécessaire en cas de débits supérieurs à 1 l/min.

• *Choix de la source d'oxygène* :
– si le débit d'O_2 est inférieur à 0,25 l/min, la source peut être soit un concentrateur fixe, soit de l'oxygène gazeux en bouteille de 1 et 3 m^3. Les cylindres d'oxygène gazeux assurent la déambulation ;
– si le débit d'O_2 est supérieur à 0,25 l/min et inférieur à 4 l/min, la source doit être un concentrateur ou un dispositif à oxygène liquide. En cas de déambulation supérieure à 1 h/j, les sources portatives d'oxygène liquide sont recommandées. Des concentrateurs d'oxygène portatifs sont disponibles depuis peu de temps ;
– si le débit d'O_2 est supérieur à 4 l/min, seule une source d'oxygène liquide est utilisable.

Un enregistrement de SpO_2 nocturne est recommandé au plus tard un mois après la sortie d'hospitalisation avec, en fonction de la pathologie, une évaluation de la capnie. La fréquence des enregistrements doit être ensuite adaptée à l'âge de l'enfant, à la pathologie et à la situation clinique. Chez un enfant stable, la surveillance doit être au minimum semestrielle. Toute modification du débit d'O_2 doit être évaluée par un nouvel enregistrement.

Par ailleurs, des données d'observance, en nombre moyen d'heures par jour d'utilisation, doivent être fournies par le prestataire.

La surveillance hospitalière se fait au minimum tous les 2 à 3 mois avec données cliniques, mesures ponctuelles de SpO$_2$ sans et avec O$_2$, surveillance de l'échographie cardiaque pour évaluation de l'HTAP si besoin.

L'arrêt de l'oxygénothérapie est évalué par un enregistrement de la SpO$_2$ en air ambiant et par l'évolution clinique. Un second enregistrement un mois plus tard est recommandé avant désappareillage.

Points clefs
- La détection d'une hypoxémie pendant le sommeil doit être précoce.
- Chez l'enfant de moins de 2 ans, l'OLD est indiquée si la SpO$_2$ moyenne est inférieure à 93 %, et/ou si le temps de sommeil passé avec une SpO$_2$ inférieure à 90 % est supérieur à 5 %, et/ou s'il existe une HTAP.
- La cible est une SpO$_2$ moyenne supérieure à 92 % et, en cas d'HTAP, supérieure à 94 %.
- Pour la mucoviscidose, l'OLD est indiquée si la SpO$_2$ moyenne est inférieure à 90 %, ou si le temps de sommeil passé avec une SpO$_2$ inférieure à 90 % est supérieur à 10 %, et/ou s'il existe une HTAP.
- Les maladies neuromusculaires et les syndromes restrictifs purs, les enfants porteurs de syndromes d'hypoventilation alvéolaire centrale ne relèvent pas de l'OLD seule mais de la VNI.
- Le choix du matériel doit tenir compte du débit d'oxygène et des contraintes liées à la déambulation.
- La mise en place d'une OLD à domicile doit s'accompagner d'un programme d'éducation thérapeutique des parents.

BIBLIOGRAPHIE

1. ABMAN SH, WOLFE RR, ACCURSO FJ et al. Pulmonary vascular response to oxygen in infants with severe bronchopulmonary dysplasia. Pediatrics, 1985, 75 : 80-84.
2. AMADDEO A, FAUROUX B. Oxygen and carbon dioxide monitoring during sleep. Paediatr Respir Rev, 2016, 20 : 42-44.
3. ASKIE LM, HENDERSON-SMART DJ, IRWIG L, SIMPSON JM. Oxygen-saturation targets and outcomes in extremely preterm infants. N Engl J Med, 2003, 349 : 959-967.
4. AUBERTIN G, MARGUET C, DELACOURT C et al. Recommandations pour l'oxygénothérapie chez l'enfant en situations aiguës et chroniques : évaluation du besoin, critères de mise en route, modalités de prescription et de surveillance. Arch Pédiatr, 2012, 19 : 528-536.
5. BASS JL, CORWIN M, GOZAL D et al. The effect of chronic or intermittent hypoxia on cognition in childhood : a review of the evidence. Pediatrics, 2004, 114 : 805-816.
6. DAVIDSON A, BOSSUYT A, DAB I. Acute effects of oxygen, nifedipine, and diltiazem in patients with cystic fibrosis and mild pulmonary hypertension. PediatrPulmonol, 1989, 6 : 53-59.
7. ELLSBURY DL, ACARREGUI MJ, MCGUINNESS GA, KLEIN JM. Variability in the use of supplemental oxygen for bronchopulmonary dysplasia. J Pediatr, 2002, 140 : 247-249.
8. FAUROUX B, PEPIN JL, BOELLE PY et al. Sleep quality and nocturnal hypoxaemia and hypercapnia in children and young adults with cystic fibrosis. Arch Dis Child, 2012, 97 : 960-966.
9. FRASER KL, TULLIS DE, SASSON Z et al. Pulmonary hypertension and cardiac function in adult cystic fibrosis : role of hypoxemia. Chest, 1999, 115 : 1321-1328.
10. GAULTIER C, BOULE M, ALLAIRE Y et al. Determination of capillary oxygen tension in infants and children : assessment of methodology and normal values during growth. Bull Eur Physiopathol Respir, 1979, 14 : 287-297.
11. GROOTHUIS JR, ROSENBERG AA. Home oxygen promotes weight gain in infants with bronchopulmonary dysplasia. Am J Dis Child, 1987, 141 : 992-995.
12. HOREMUZOVA E, KATZ-SALAMON M, MILERAD J. Breathing patterns, oxygen and carbon dioxide levels in sleeping healthy infants during the first nine months after birth. Acta Paediatr, 2000, 89 : 1284-1289.
13. HOREMUZOVA E, KATZ-SALAMON M, MILERAD J. Increased inspiratory effort in infants with a history of apparent life-threatening event. Acta Paediatr, 2002, 91 : 280-286.
14. JOBE AH, BANCALARI E. Bronchopulmonary dysplasia. Am J Respir Crit Care Med, 2001, 163 : 1723-1729.
15. MARCUS CL, BADER D, STABILE MW et al. Supplemental oxygen and exercise performance in patients with cystic fibrosis with severe pulmonary disease. Chest, 1992, 101 : 52-57.
16. MILROSS MA, PIPER AJ, NORMAN M et al. Subjective sleep quality in cystic fibrosis. Sleep Med, 2002, 3 : 205-212.
17. MONTGOMERY-DOWNS HE, O'BRIEN LM, GULLIVER TE, GOZAL D. Polysomnographic characteristics in normal preschool and early school-aged children. Pediatrics, 2006, 117 : 741-753.
18. MOYER-MILEUR LJ, NIELSON DW, PFEFFER KD et al. Eliminating sleep-associated hypoxemia improves growth in infants with bronchopulmonary dysplasia. Pediatrics, 1996, 98 : 779-783.
19. POETS CF, STEBBENS VA, ALEXANDER JR et al. Arterial oxygen saturation in preterm infants at discharge from the hospital and six weeks later. J Pediatr, 1992, 120 : 447-454.
20. SAMUELS MP, POETS CF, SOUTHALL DP. Abnormal hypoxemia after life-threatening events in infants born before term. J Pediatr, 1994, 125 : 441-446.
21. SANDOVAL J, AGUIRRE JS, PULIDO T et al. Nocturnal oxygen therapy in patients with the Eisenmenger syndrome. Am J Respir Crit Care Med, 2001, 164 : 1682-1687.
22. SIMAKAJORNBOON N, BECKERMAN RC, MACK C et al. Effect of supplemental oxygen on sleep architecture and cardiorespiratory events in preterm infants. Pediatrics, 2002, 110 : 884-888.
23. SINGER L, MARTIN RJ, HAWKINS SW et al. Oxygen desaturation complicates feeding in infants with bronchopulmonary dysplasia after discharge. Pediatrics, 1992, 90 : 380-384.
24. SMITH DL, FREEMAN W, CAYTON RM, STABLEFORTH DE. Nocturnal hypoxaemia in cystic fibrosis : relationship to pulmonary function tests. Respir Med, 1994, 88 : 537-539.
25. SPIER S, RIVLIN J, HUGHES D, LEVISON H. The effect of oxygen on sleep, blood gases, and ventilation in cystic fibrosis. Am Rev Respir Dis, 1984, 129 : 712-718.
26. Supplemental therapeutic oxygen for prethreshold retinopathy of prematurity (STOP-ROP), a randomized, controlled trial. I : primary outcomes. Pediatrics, 2000, 105 : 295-310.
27. TARNOW-MORDI W, STENSON B, KIRBY A et al. Outcomes of two trials of oxygen-saturation targets in preterm infants. N Engl J Med, 2016, 374 : 749-760.
28. TAY-UYBOCO JS, KWIATKOWSKI K, CATES DB et al. Hypoxic airway constriction in infants of very low birth weight recovering from moderate to severe bronchopulmonary dysplasia. J Pediatr, 1989, 115 : 456-459.
29. TIN W, MILLIGAN DW, PENNEFATHER P, HEY E. Pulse oximetry, severe retinopathy, and outcome at one year in babies of

less than 28 weeks gestation. Arch Dis Child Fetal Neonatal, 2001, *84* : F106-F110.
30. VERSTEEGH FG, BOGAARD JM, RAATGEVER JW et al. Relationship between airway obstruction, desaturation during exercise and nocturnal hypoxaemia in cystic fibrosis patients. Eur Respir J, 1990, *3* : 68-73.
31. WALSH MC, WILSON-COSTELLO D, ZADELL A et al. Safety, reliability, and validity of a physiologic definition of bronchopulmonary dysplasia. J Perinatol, 2003, *23* : 451-456.
32. WERTHAMMER J, BROWN ER, NEFF RK, TAEUSCH HW Jr. Sudden infant death syndrome in infants with bronchopulmonary dysplasia. Pediatrics, 1982, *69* : 301-304.
33. ZAVORSKY GS, CAO J, MAYO NE et al. Arterial versus capillary blood gases : a meta-analysis. Respir Physiol Neurobiol, 2007, *155* : 268-279.
34. ZINMAN R, COREY M, COATES AL et al. Nocturnal home oxygen in the treatment of hypoxemic cystic fibrosis patients. J Pediatr, 1989, *114* : 368-377.

77 VENTILATION NON INVASIVE AU LONG COURS CHEZ L'ENFANT

Alessandro Amaddeo et Brigitte Fauroux

La ventilation non invasive (VNI) consiste en la délivrance d'une assistance ventilatoire par une interface non invasive qui respecte les voies aériennes du patient, par opposition à l'intubation endotrachéale et à la trachéotomie.

Elle comprend deux techniques différentes :
– la pression positive continue (PPC) qui consiste à maintenir une pression constante dans les voies aériennes tout au long du cycle respiratoire, l'enfant respirant spontanément « au-dessus » de cette pression positive continue ;
– la ventilation non invasive (VNI) stricto sensu où le ventilateur délivre une pression plus élevée pendant l'inspiration, avec la possibilité d'une fréquence et/ou d'un volume insufflé minimal ou de sécurité.

La PPC est indiquée dans les pathologies obstructives isolées des voies aériennes. La VNI est réservée aux patients qui ont une hypoventilation alvéolaire avec hypercapnie, comme les pathologies neuromusculaires ou pulmonaires. L'utilisation de la PPC/VNI augmente de manière importante dans tous les pays industrialisés. Cette augmentation contraste avec l'absence de critères validés pour son instauration et le peu de bénéfices prouvés à la fois sur le plan physiologique et en termes de morbidité d'organes et de qualité de vie [1].

Pathologies pédiatriques pouvant bénéficier d'une PPC ou d'une VNI

La ventilation spontanée résulte d'un équilibre entre les mécanismes neurologiques contrôlant la commande respiratoire, la force des muscles respiratoires et la charge imposée au système respiratoire (ou charge respiratoire), déterminée par le poumon, la cage thoracique et les voies aériennes. Chez le sujet sain, la commande respiratoire est normale, les muscles respiratoires performants et l'effort pour générer une inspiration (la charge respiratoire) est faible (Figure 77-1a). Un défaut de la commande respiratoire induit une diminution de la ventilation alvéolaire qui se traduit par une hypercapnie et une hypoxémie (Figure 77-1b). En cas de diminution de la force des muscles respiratoires (comme dans les maladies neuromusculaires) ou lorsque la charge respiratoire est augmentée (comme dans certaines maladies respiratoires comme la mucoviscidose ou la bronchiolite oblitérante), la commande respiratoire va « stimuler » davantage les muscles respiratoires pour maintenir la ventilation alvéolaire. Mais lorsque les mécanismes de compensation sont dépassés, une hypoventilation alvéolaire apparaît [1]. Ainsi trois situations physiopathologiques peuvent-elles conduire à une hypoventilation alvéolaire et justifier une PPC ou une VNI (voir Figure 77-1) :
– une augmentation de la charge respiratoire liée à une pathologie pulmonaire, une anomalie des voies aériennes supérieures ou une déformation thoracique ;
– une diminution de la force des muscles respiratoires due à une maladie neuromusculaire ou à une atteinte de la moelle épinière ;
– une altération de la commande centrale dont la première cause est le syndrome d'Ondine ou hypoventilation alvéolaire centrale.

Le choix entre une PPC et une VNI dépend du mécanisme physiopathologique responsable de la pathologie. Une PPC peut suffire lorsqu'il n'existe qu'une obstruction isolée des voies aériennes, avec le maintien de l'intégrité de la commande respiratoire, des muscles respiratoires et du poumon. La PPC est donc indiquée dans les pathologies obstructives isolées des voies aériennes comme les malformations craniofaciales (craniofaciosténoses, achondroplasie, syndrome de Pierre Robin, syndrome de Treacher-Collins, trisomie 21) et les malformations ou lésions des voies aériennes (paralysies laryngées, laryngo-trachéomalacie, sténoses laryngées ou trachéales) (Tableau 77-I) [5, 7]. Une VNI est en revanche nécessaire dans toutes les autres situations : trouble de la commande respiratoire où elle aura comme rôle de remplacer la commande de la respiration, maladies neuromusculaires où elle doit remplacer les muscles respiratoires et maladies pulmonaires comme la mucoviscidose où son rôle est de décharger les muscles respiratoires (voir Tableau 77-I).

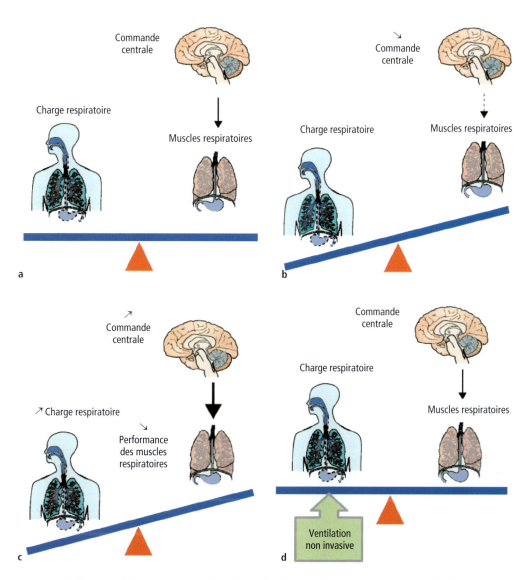

Figure 77-1 Mécanisme de la commande respiratoire en situation normale et pathologique. **a)** Chez le sujet sain, la commande respiratoire est normale, les muscles respiratoires performants et l'effort pour générer une inspiration (la charge respiratoire) est faible. **b)** Un défaut de la commande respiratoire induit une diminution de la ventilation alvéolaire qui se traduit par une hypercapnie et une hypoxémie. **c)** En cas de diminution de la force des muscles respiratoires (comme dans les maladies neuromusculaires) ou lorsque la charge respiratoire est augmentée (comme dans certaines maladies respiratoires telles que la mucoviscidose ou la bronchiolite oblitérante), la commande respiratoire va « stimuler » davantage les muscles respiratoires pour maintenir la ventilation alvéolaire. Mais lorsque les mécanismes de compensation sont dépassés, une hypoventilation alvéolaire apparaît. **d)** La pression positive continue (PPC) ou la ventilation non invasive (VNI) peut rétablir la balance de la respiration en maintenant ouvertes les voies aériennes pour la PPC, ou en remplaçant ou déchargeant les muscles respiratoires ou en remplaçant la commande de la respiration pour la VNI.

Tableau 77-I Pathologies pouvant être responsables d'un déséquilibre de la balance de la respiration justifiant un traitement par pression positive continue (PPC) ou ventilation non invasive (VNI) [1].

Augmentation de la charge respiratoire

Anomalies anatomiques des voies aériennes supérieures
 – syndrome de Treacher-Collins
 – craniofasciosténoses
 – syndrome de Pierre Robin
 – pycnodysostose
 – achondroplasie
 – trachéo- ou laryngomalacie
 – sténose laryngotrachéale congénitale ou acquise
 – paralysie des cordes vocales
 – autre malformation des voies aériennes
 – maladie de surcharge
 – tumeurs ou masses cervicales
 – trisomie 21
 – syndrome de Beckwith-Wiedemann
Obstruction des voies aériennes inférieures
 – mucoviscidose
 – dysplasie bronchopulmonaire
 – bronchiolite oblitérante

Diminution de la performance des muscles respiratoires

Amyotrophie spinale
Lésion médullaire
Lésion phrénique
Myasthénie
Myopathies/dystrophies musculaires

Dysfonction de la commande ventilatoire

Syndrome d'Ondine (hypoventilation alvéolaire congénitale centrale)
Lésion de la commande respiratoire par une tumeur ou une infection (encéphalite)
Dysfonction de la commande respiratoire (malformation de Chiari)

Équipement et réglages de la PPC et de la VNI

L'équipement pour la PPC/VNI comprend l'interface, le circuit et le ventilateur.

Les interfaces disponibles pour l'enfant sont (Tableau 77-II) [10] :
– le masque nasal qui recouvre uniquement le nez ;
– le masque nasobuccal qui recouvre le nez et la bouche ;
– le masque facial qui couvre tout le visage y compris les yeux ;
– les embouts ou canules narinaires ;
– la pièce buccale réservée à la ventilation diurne des patients neuromusculaires [6].

Le choix de l'interface est fonction de :
– l'âge de l'enfant et son poids ;
– sa morphologie faciale et crânienne (pour l'adaptation du harnais) ;
– sa respiration, buccale ou nasale ;
– le confort et la tolérance de l'interface ;

Tableau 77-II Avantages, désavantages et effets secondaires des interfaces chez l'enfant [1].

Interface	Avantages	Désavantages	Effets secondaires
Masque nasal	Faible volume Large choix	Non utilisable en cas de fuites buccales	Lésions cutanées (pression) Déformation faciale
Masque nasobuccal	Peut être utilisé en cas de fuites buccales	Grand volume Risque d'inhalation en cas de reflux gastro-œsophagien Risque d'aérophagie Difficultés de communication	Lésions cutanées (pression) Déformation faciale
Masque facial (*full face*)	Peut être utilisé en cas de fuites buccales	Grand volume Risque d'inhalation en cas de reflux gastro-œsophagien Risque d'aérophagie Difficultés de communication	Lésions cutanées (pression) Déformation faciale
Canules nasales	Faible volume, légères, faible risque de lésions cutanées (pression)	Non utilisables en cas de fuites buccales	Irritation narinaire
Pièce buccale	Faible volume, légère, faible risque de lésions cutanées (pression) Peut être utilisée de manière intermittente	Non utilisable pendant le sommeil et chez le petit enfant	Aucun

– la possibilité ou nécessité pour l'enfant de pouvoir retirer son interface lui-même.

Il existe maintenant quelques interfaces nasales adaptées et bien tolérées pour le nouveau-né et le nourrisson, ce qui a contribué au développement rapide de la PPC/VNI dans cette population de très jeunes enfants. Chez l'enfant plus grand, on propose en première intention des canules nasales qui sont très bien tolérées du fait de leur faible volume [6]. Les interfaces bucconasales sont réservées aux enfants qui ont une respiration buccale, liée à une obstruction anatomique de leurs voies nasales ou à une hypotonie faciale.

Les appareils de PPC fonctionnent avec un circuit à simple branche, l'épuration du gaz carbonique s'effectuant au cours de l'expiration par un système de fuite calibrée, intégré soit dans l'interface, soit dans le circuit de l'appareil. De nombreux appareils, petits, légers et peu onéreux, sont disponibles pour le domicile. Ces appareils n'ont pas de batterie et des alarmes limitées, mais comme il ne s'agit pas en général d'une « ventilation de survie », ces options ne sont pas indispensables. L'air délivré par l'appareil de PPC est humidifié et réchauffé naturellement par les fosses nasales, mais l'adjonction d'un humidificateur chauffant peut améliorer la tolérance et le confort de la PPC, surtout lors d'un usage prolongé pendant la nuit et la sieste.

Pour la VNI, on distingue le mode volumétrique, ciblé en volume, qui est davantage destiné aux pathologies restrictives neuromusculaires, et le mode barométrique, ciblé en pression, destiné préférentiellement aux pathologies obstructives et pulmonaires [9]. Le mode volumétrique est caractérisé par la délivrance d'un volume courant fixe et prédéterminé (VT), associé le plus souvent à une fréquence minimale, donc à une ventilation minute (VE) minimale. Le principal avantage de ce mode ventilatoire est la garantie d'un volume administré fixe. Ses inconvénients sont l'absence de compensation des fuites et la possibilité d'une augmentation importante des pressions inspiratoires, responsable d'inconfort et d'une mauvaise tolérance de la VNI. Ce mode de ventilation convient aux patients atteints de pathologies neuromusculaires car il « remplace » les muscles respiratoires trop faibles pour déclencher le ventilateur.

La ventilation barométrique, dite en aide inspiratoire, « assiste » les cycles respiratoires spontanés du patient. Le patient déclenche lui-même l'inspiration, contrôle son temps inspiratoire et le cyclage inspiration-expiration. Ce mode ventilatoire est plus physiologique et plus confortable que le mode volumétrique. Contrairement au mode volumétrique, le VT n'est pas prédéterminé mais dépend du niveau de pression inspiratoire, de l'effort inspiratoire du patient et de sa mécanique ventilatoire. Le réglage d'une fréquence machine minimale permet d'éviter les apnées. Puisque les cycles délivrés par le ventilateur font suite à l'appel inspiratoire du patient, la sensibilité du système de déclenchement inspiratoire, appelé *trigger*, est très importante. Le mode barométrique est généralement proposé aux patients qui ont une respiration spontanée efficace et qui nécessitent principalement une ventilation nocturne, comme les patients ayant une maladie pulmonaire.

Enfin, récemment, des modes hybrides, reposant sur la délivrance d'un volume courant cible ou minimal grâce à une pression inspiratoire contrôlée qui peut varier entre deux niveaux, sont de plus en plus utilisés, mais leur supériorité par rapport aux modes plus classiques n'a pas été démontrée [9].

Indications et bénéfices de la PPC et de la VNI

Il n'existe pas de critères validés pour débuter une PPC ou VNI au long cours chez l'enfant. Ces traitements peuvent être débutés dans trois situations cliniques :
– en aigu, en réanimation/soins continus, lorsque l'enfant ne peut pas être sevré de son support ventilatoire ;
– en subaigu lorsqu'il existe une hypoxémie et/ou une hypercapnie ;
– en chronique, lorsqu'il existe un index d'apnées-hypopnées (IAH) augmenté sur une poly(somno)graphie [2].

Les principales difficultés sont :
– de déterminer le moment optimal pour programmer une exploration du sommeil ou un enregistrement des échanges gazeux nocturnes ;
– de définir les valeurs ou les seuils des paramètres respiratoires qui vont amener à la décision de PPC ou VNI : seuils et durée de l'hypoxémie, hypercapnie, IAH et autres paramètres respiratoires comme l'index de désaturation, de fragmentation du sommeil…

En effet, en l'absence de marqueurs de morbidité d'organe, il est difficile de déterminer quels sont les paramètres associés à un bénéfice objectivable de la PPC ou la VNI. Les recommandations actuelles préconisent d'initier la PPC en cas de syndrome d'apnées obstructives persistant malgré ou en cas d'impossibilité de la chirurgie lorsque l'IAH est supérieur à 5/h [8]. Pour la VNI, les différentes conférences de consensus s'accordent pour dire qu'il est justifié de débuter une VNI lorsqu'il existe une hypercapnie nocturne ou lorsque le patient a présenté une décompensation respiratoire aiguë car ces situations témoignent de l'existence d'une réserve respiratoire insuffisante [1, 11].

Contre-indications, limites et effets secondaires de la PPC et de la VNI

Les contre-indications à la PPC et la VNI sont rares et se limitent aux obstructions très sévères des voies aériennes supérieures (comme observées parfois dans la craniofaciosténose), à la dépendance importante à la PPC ou la VNI avec une autonomie respiratoire trop restreinte donc dangereuse, et à l'absence de protection des voies aériennes en cas de trouble de déglutition ou de fausses routes importantes.

Les complications de la PPC et de la VNI se résument essentiellement à celles liées à l'interface et comprennent les lésions cutanées et les déformations faciales [3]. Les complications cutanées sont prévenues ou traitées par un choix optimal de l'interface. Les déformations faciales à type d'aplatissement facial ou de rétromaxillie sont plus difficiles à prévenir ou à traiter, mais la PPC n'est souvent qu'un traitement transitoire dans les pathologies obstructives des voies aériennes supérieures, les patients pouvant le plus souvent être sevrés au bout de quelques mois ou quelques années. Les déformations faciales peuvent régresser après l'arrêt de la PPC. Un suivi maxillofacial pédiatrique est donc systématiquement recommandé avant l'initiation de la PPC et pendant toute la durée de celle-ci. En cas de nécessité de la poursuite de la PPC, on peut proposer d'utiliser des embouts narinaires ou d'alterner différentes interfaces. La VNI est à utiliser avec prudence, avec des pressions contrôlées, en cas de pneumothorax récent, ce qui peut être observé chez les patients ayant une mucoviscidose évoluée. Au cours de la mucoviscidose, les polypes nasaux sont fréquents et il convient de les traiter avant l'instauration de la VNI. La distension abdominale est rare et peut être prévenue en limitant les pressions et en évitant les asynchronismes entre le patient et le ventilateur.

La VNI n'est pas toujours efficace. Les fuites sont la cause principale d'hypercapnie persistante chez les patients neuromusculaires. Chez ces patients, le fait de changer le masque, d'utiliser une mentonnière, d'augmenter la fréquence ventilatoire ou de changer de ventilateur, permet de diminuer l'importance des fuites et d'améliorer l'efficacité de la ventilation [8].

En conclusion, les indications de la PPC et de la VNI sont nombreuses chez l'enfant, expliquant son utilisation croissante [1]. Mais des études complémentaires sont nécessaires pour déterminer les critères les plus pertinents pour débuter une PPC ou une VNI en fonction de la maladie et de l'âge du patient. Les bénéfices à long terme, notamment sur la survie, la stabilisation de la fonction respiratoire et la force musculaire des patients doivent être évalués, de même que les effets sur la croissance pulmonaire et la mécanique ventilatoire, et enfin sur le développement neurocognitif et la qualité de vie des enfants et de leur famille.

Points clefs
- L'utilisation de la pression positive continue (PPC) et de la ventilation non invasive (VNI) chez l'enfant augmente dans la majorité des pays.
- Cette augmentation contraste avec le peu de bénéfices prouvés et l'absence de critères validés pour leur initiation.
- La PPC n'est pas adaptée pour traiter les troubles respiratoires du sommeil des enfants ayant une pathologie neuromusculaire.
- Les aspects techniques, comme le choix approprié de l'interface, du ventilateur et de son réglage, sont essentiels.
- L'éducation thérapeutique des soignants et l'organisation d'un réseau de soins ayant une expertise en pédiatrie sont primordiales.
- L'énorme hétérogénéité des pathologies, des âges, des pronostics et des évolutions des patients souligne l'importance d'une prise en charge dans un centre pédiatrique multidisciplinaire ayant une expertise en PPC, VNI et sommeil de l'enfant.

BIBLIOGRAPHIE

1. AMADDEO A, FRAPIN A, FAUROUX B. Long-term non-invasive ventilation in children. Lancet Respir Med, 2016, *13* : S2213-S2600.
2. AMADDEO A, MOREAU J, FRAPIN A et al. Long term continuous positive airway pressure (CPAP) and noninvasive ventilation (NIV) in children : initiation criteria in real life. Pediatr Pulmonol, 2016, *51* : 968-974.
3. FAUROUX B, LAVIS JF, NICOT F et al. Facial side effects during noninvasive positive pressure ventilation in children. Intensive Care Med, 2005, *31*: 965-969.
4. KADITIS AG, ALONSO ALVAREZ ML et al. Obstructive sleep disordered breathing in 2- to 18-year-old children: diagnosis and management. Eur Respir J, 2016, *47* : 69-94.
5. KHIRANI S, RAMIREZ A, ALOUI S et al. CPAP titration in infants with severe airway obstruction. Crit Care, 2013, *17* : R167.
6. KHIRANI S, RAMIREZ A, DELORD V et al. Evaluation of ventilators for mouthpiece ventilation in neuromuscular disease. Respir Care, 2014, *59* : 1329-1337.
7. LEBOULANGER N, PICARD A, SOUPRE V et al. Physiologic and clinical benefits of noninvasive ventilation in infants with Pierre Robin sequence. Pediatrics, 2010, *126* : e1056-e1063.
8. PAIVA R, KRIVEC U, AUBERTIN G et al. Carbon dioxide monitoring during long-term noninvasive respiratory support in children. Intensive Care Med, 2009, *35* : 1068-1074.
9. RABEC C, EMERIAUD G, AMADDEO A et al. New modes in noninvasive ventilation. Paediatr Respir Rev, 2016, *18* : 73-84.
10. RAMIREZ A, DELORD V, KHIRANI S et al. Interfaces for long term noninvasive positive pressure ventilation in children. Intensive Care Med, 2012, *38* : 655-662.
11. WARD S, CHATWIN M, HEATHER S, SIMONDS AK. Randomised controlled trial of non-invasive ventilation (NIV) for nocturnal hypoventilation in neuromuscular and chest wall disease patients with daytime normocapnia. Thorax, 2005, *60* : 1019-1024.

CATHÉTÉRISME INTERVENTIONNEL EN PNEUMOLOGIE PÉDIATRIQUE

Sophie Malekzadeh-Milani et Younes Boudjemline

La cardiologie et la pneumologie pédiatrique sont intimement liées et travaillent ensemble pour la mise au point et le traitement de pathologies rares et complexes. Seront abordés dans ce chapitre les principes du cathétérisme interventionnel en pneumologie chez l'enfant et les grandes entités pathologiques prises en charge.

Principes de traitement

Le cathétérisme est divisé en deux catégories : diagnostique et thérapeutique ou interventionnel. Le cathétérisme diagnostique ne sera pas abordé dans ce chapitre.

Les interventions sont faites sur les artères, les veines et sur les communications anormales entre les artères et les veines. On peut les diviser en trois types : les occlusions ou exclusions de vaisseaux ou communications anormales ; les reperméabilisations ou réouvertures de structures sténosées ou occluses ; et, beaucoup plus rarement, la création de communications.

Divers types de prothèses ou matériaux sont utilisés. Le plus souvent, ces dispositifs ne sont pas dédiés et sont issus de la cardiologie interventionnelle pédiatrique (dispositif de fermeture de canal artériel par exemple) ou adulte (stent coronaire, ballon coronaire) ou, le plus souvent, de la radiologie interventionnelle adulte (*coils*, stents, *plugs* vasculaires, microparticules, colle biologique, etc.).

Seront discutés les différents matériaux et leur principe d'utilisation.

Stents et ballons

Les stents et ballons sont utilisés pour traiter les sténoses et les occlusions vasculaires. Que ce soit pour traiter les lésions artérielles ou veineuses, il est admis que l'angioplastie seule donne de moins bons résultats que le *stenting* qui est en général le traitement de choix [9, 11]. Dans de rares cas, les ballons seront quand même utilisés. Les ballons à haute pression ou les *cutting balloons* (ballons munis de lames) sont utilisés pour ouvrir les lésions rigides de petits calibres [2].

En cas de *stenting*, le type de stent utilisé dépend du calibre du vaisseau à traiter. Pour les branches pulmonaires avant le hile, des stents de gros calibre sont choisis. Idéalement, les stents doivent être redilatables pour pouvoir être élargis avec la croissance de l'enfant. À l'heure actuelle, chez le petit enfant, les stents Valeo® (Bard) ou Formula® (Cook) donnent de bons résultats avec redilatation possible [9, 11]. Pour les vaisseaux de petit calibre, les stents coronaires sont utilisés. Ceux-ci ne sont que peu dilatables. Ils existent sous forme de stent nu ou actif (stent nu ou ballonnet recouvert d'un polymère imprégné d'une substance antiproliférative). L'effet systémique des substances antiprolifératives utilisées sur les stents actifs a été peu étudié chez l'enfant. Les stents résorbables d'introduction récente, développés pour les artères coronaires, sont une alternative très prometteuse : faits en polymères biodégradables, ils permettent en théorie la croissance des vaisseaux, ce qui en fait un traitement de choix chez l'enfant. Il n'existe à l'heure actuelle aucune donnée sur le comportement de ces stents dans les artères pulmonaires.

Coils, plugs, microparticules et colle biologique

Lorsque l'on veut occlure ou exclure un vaisseau ou une communication anormale entre deux vaisseaux, il existe différentes procédures et matériaux disponibles.

Les premiers sont les *plugs* vasculaires qui existent en plusieurs tailles et de plusieurs formes. Ils sont prémontés et la difficulté réside parfois dans le placement de la gaine rigide dans le vaisseau à occlure. Il existe depuis peu des micro-*plugs* de tailles variables qui peuvent être positionnés par des microcathéters, ce qui rend leur utilisation aisée, même dans les vaisseaux difficilement accessibles car de petite taille ou tortueux [4].

Il existe ensuite de nombreux types de *coils* dont la forme, la taille et la composition varient. Les nouveaux *coils*, repositionnables et pouvant être placés avec un microcathéter, sont très intéressants.

Enfin, dans certaines malformations complexes ou lors du traitement d'embolisation, l'hémoptysies récidivantes consiste en l'injection d'un agent embolique liquide de type microparticules (il existe différentes tailles de microparticules) ou de type colle biologique [n-butyl-cyanoacrylate] ou Onyx® [éthylène vinyl alcool]. Pour se faire, un microcathéter est navigué sous contrôle fluoroscopique dans une ou plusieurs afférences artérielles et l'agent embolique est injecté afin d'occlure le vaisseau afférent ou le nidus.

Malformations traitées

Artères pulmonaires

Sténoses des artères pulmonaires

Les sténoses artères pulmonaires sont souvent associées aux cardiopathies congénitales et peuvent se voir en post-opératoire de ces cardiopathies mais elles peuvent exister aussi sans cardiopathie. Si elles sont multiples, elles auront des répercussions sur le ventricule droit avec une hypertension ventriculaire droite. Elles peuvent se voir dans les syndromes des artères tortueuses, d'Alagille, de Williams et Beuren ou dans d'autres pathologies inflammatoires de type vascularites comme les maladies de Moya-Moya ou de Takayasu. Ces lésions peuvent être traitées par *stenting* de toutes les branches atteintes avec de bons résultats hémodynamiques. Parfois, le traitement nécessite un recours à la chirurgie associée au cathétérisme [10].

Anévrysmes des artères pulmonaires

Les anévrysmes des artères pulmonaires sont rares, essentiellement décrits dans la maladie de Behçet ou d'origine infectieuse (pseudo-anévrysmes mycotiques). Un traitement par cathétérisme est indiqué avec exclusion de l'anévrysme par mise d'un stent couvert ou par mise d'un stent nu dans le vaisseau principal et exclusion de l'anévrysme par des *coils* au travers des mailles du stent. En pédiatrie, ces lésions sont très rares. Les dissections d'artères pulmonaires sont encore plus rares et peuvent se voir dans l'hypertension artérielle pulmonaire (HTAP) ou la dilatation idiopathique des artères pulmonaires. Elles peuvent également être traitées par *stenting* de l'artère pulmonaire mais sont souvent plutôt d'ordre chirurgical.

Veines pulmonaires

Les sténoses des veines pulmonaires se voient en post-opératoire de cardiopathies congénitales, en post-opératoire de transplantation pulmonaire, mais sont parfois isolées. Notre équipe a décrit la présence de sténose des veines pulmonaires chez les prématurés se présentant avec une HTAP et bronchodysplasie [8]. La recherche de sténoses des veines pulmonaires chez ces patients doit donc faire partie du bilan diagnostique. Tous les traitements interventionnels (dilatations au ballonnet à haute pression ou au *cutting balloon* et un *stenting* agressif) ont été essayés sans grand succès. Il s'agit d'une maladie proliférative grave avec un pronostic sombre. Le taux de resténose secondaire à une prolifération intimale est proche de 100 %, si bien que certains groupes proposent d'adjoindre un traitement antiprolifératif par voie générale [3]. Techniquement, les procédures sont complexes et nécessitent un accès à l'oreillette gauche par ponction transseptale s'il n'y a pas de communication atriale. Le taux de complications thrombo-emboliques de ces procédures est élevé, proche de 25 % [14]. Devant ces résultats décevants, la plupart des équipes ont abandonné cette technique ou la réserve en pont vers la transplantation pulmonaire.

Communications artérioveineuses anormales

Fistules artérioveineuses pulmonaires

Les fistules artérioveineuses sont des communications anormales entre l'artère pulmonaire et la veine pulmonaire, qui court-circuitent le lit capillaire. Ces anomalies sont rares mais peuvent

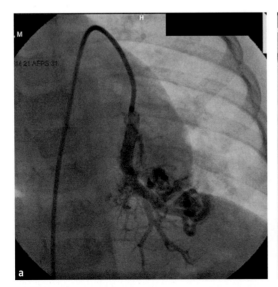
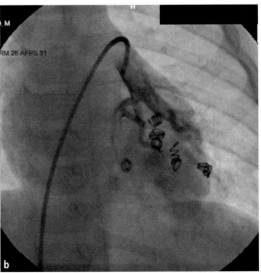

Figure 78-1 Maladie de Rendu-Osler. **a)** Multiples fistules artérioveineuses pulmonaires gauches. **b)** Angiographie après l'embolisation de nombreuses fistules par *coils*.

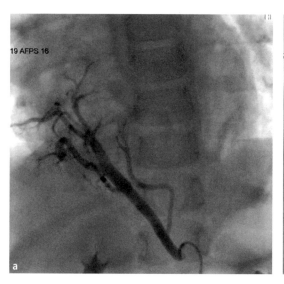 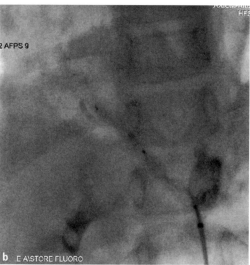

Figure 78-2 Large séquestration pulmonaire. **a)** Vaisseau naissant de l'aorte abdominale et irriguant le lobe inférieur droit. **b)** Séquestration embolisée par *plug* vasculaire.

entraîner des complications sévères, parfois létales, du fait d'embolies paradoxales qui peuvent se manifester par des accidents vasculaires cérébraux ou des abcès cérébraux ou d'hémoptysies massives. Le shunt droite-gauche peut se traduire par une cyanose ou une dyspnée mais les malades sont souvent asymptomatiques jusqu'à la survenue d'une complication. Les fistules peuvent être congénitales et isolées ou associées à des pathologies hépatiques, à des cardiopathies congénitales palliées (quand le sang hépatique ne traverse pas les poumons) ou à des cancers. Chez plus de 80 % des patients, les fistules artérioveineuses sont associées à la maladie de Rendu-Osler et sont multiples [9, 13].

L'embolisation est recommandée pour tous les patients symptomatiques et chez les patients asymptomatiques ayant des lésions localisées avec des artères nourricières de plus de 3 mm (Figure 78-1). Lors de l'embolisation de fistules multiples, plusieurs séances d'embolisation sont parfois nécessaires pour un traitement « satisfaisant » qui vise à augmenter la PaO_2. Le matériel utilisé varie en fonction de la taille de la fistule (*plug*, *coil* ou colle). Si les fistules sont microscopiques et généralisées, un traitement par cathétérisme n'aura qu'un résultat partiel.

Certains patients se présentent avec une cyanose inexpliquée et une fistule unique de plus ou moins gros calibre est retrouvée. Celle-ci intéresse en général la partie proximale d'une des deux artères pulmonaires qui communique parfois directement avec la veine pulmonaire. Une embolisation avec un *plug* vasculaire est indiquée du fait du caractère proximal de la lésion [7].

Malformations artérioveineuses

Les séquestrations sont des territoires pulmonaires séparés des connexions normales : la vascularisation se fait par une artère systémique qui remplace l'artère pulmonaire. Deux types principaux de séquestrations sont reconnus en fonction du drainage veineux : séquestrations intralobaires, les plus fréquentes, dont le drainage se fait vers les veines pulmonaires et séquestrations extralobaires dont le drainage veineux se fait essentiellement par le système azygos. De très rares malformations se drainent dans le système porte, au niveau abdominal.

En l'absence de complication rare, comme l'insuffisance cardiaque néonatale, la séquestration pulmonaire est traitée sans urgence. Un angioscanner pulmonaire précède le geste qui permet de confirmer le diagnostic et de préciser l'anatomie vasculaire. Le pédicule alimentant la malformation est sélectivement cathétérisé.

La fermeture du vaisseau afférent se fera avec des *plugs* ou des *coils* le plus fréquemment du fait de la taille du vaisseau qui est souvent large (Figure 78-2). Le résultat à long terme est en général excellent [5, 12]. Certains nouveau-nés avec séquestration, le plus souvent associée à un syndrome du cimeterre se présentent avec une défaillance cardiaque et une hypertension artérielle pulmonaire sévère. L'embolisation urgente de la séquestration permet d'améliorer la situation clinique.

Malformations veino-veineuses

Les collatérales veino-veineuses se développent chez les enfants avec un cœur univentriculaire après palliation chirurgicale de type dérivation cavo-pulmonaire [9]. La pression veineuse systémique est augmentée après la palliation et a comme conséquence le développent de collatérales ou fistules veino-veineuses (depuis le système veineux à haute pression vers le système veineux à basse pression) avec cyanose plus ou moins importante. Ces fistules seront occluses par *plug* ou *coil*.

Malformations veineuses

Certains patients adressés pour bilan d'accident thrombo-embolique cérébral ou pour cyanose inexpliquée chez un patient par ailleurs asymptomatique ont un drainage de la veine cave supérieure gauche directement dans l'oreillette gauche. Le traitement est l'occlusion de la veine cave supérieure gauche par un *plug* vasculaire. Dans le même ordre d'idée, lors d'un drainage veineux pulmonaire anormal avec drainage mixte (à l'oreillette gauche et dans une veine systémique anormale, la veine systémique peut être occluse par un *plug* avec traitement du retour veineux pulmonaire anormal) [15].

HTAP

En cas d'HTAP secondaire à la maladie thrombo-embolique chronique, il existe depuis peu des descriptions de traitement par angioplastie périphérique multiples au ballonnet parfois en association à la thrombo-endartériectomie chirurgicale. La combinaison de ces deux traitements donne des résultats satisfaisants [16].

En cas d'HTAP et de dysfonction ventriculaire droite, certaines équipes ont décrit la création d'un shunt à l'étage atrial [13]. Cette stratégie conduit à une cyanose centrale et expose le patient aux risques thrombo-emboliques cérébraux. Le risque d'occlusion secondaire du shunt est élevé en raison de l'absence de dispositifs dédiés. Certaines équipes ont proposé la confection d'un shunt chirurgical de Potts (communication entre l'aorte thoracique et l'artère pulmonaire gauche). Cette stratégie donne de bons résultats à moyen et long termes transformant l'HTAP idiopathique en syndrome d'Eisenmenger. La confection d'un shunt de Potts per cutané par *stenting* du canal artériel chez les patients ayant un petit canal a montré de bons résultats [3]. Plus récemment, la création d'un shunt de Potts per cutané a été décrite [17].

Hémoptysies

Les hémoptysies peuvent être secondaires à de nombreuses pathologies pulmonaires ou cardiaques (HTAP, fistules artérioveineuses, malformations artérioveineuses, collatérales aorto-pulmonaires dans les cardiopathies congénitales, anomalies des artères bronchiques). Après un bilan étiologique incluant un scanner avec ou sans bronchoscopie, un cathétérisme est réalisé pour embolisation. Le type de matériel utilisé dépend une fois de plus de l'anatomie des vaisseaux. Le traitement de première intention est l'embolisation par des agents emboliques de type microparticules. L'utilisation de *coils* ou *plug* est aujourd'hui plus rare [18]. Récemment, l'association d'embolisation artérielle et endobronchique a été décrite pour traiter des hémoptysies massives chez l'adulte [1].

Lymphœdème et chylothorax

Le chylothorax est dû à une perturbation du drainage normal du chyle par le canal thoracique. Cela se traduit par la fuite de chyle dans la cavité pleurale à partir du canal thoracique ou de l'une de ses branches. Cette fuite peut être acquise (traumatique ou au décours d'une chirurgie thoracique) ou congénitale. Si, jusqu'à très récemment, son traitement était avant tout médical (associant un drainage pleural, un régime sans graisse et des médicaments visant à réduire la production de chyle), voire chirurgical (ligature du canal thoracique), certains auteurs ont rapporté des embolisations du système lymphatique permettant de traiter efficacement le chylothorax. La place de l'IRM est ici primordiale, remplaçant les lymphographies réalisées il y a quelques années.

> **Points clefs**
> - La radiologie interventionnelle a une place grandissante dans le traitement de malformations complexes pulmonaires.
> - En cas de fistules artérioveineuses, l'embolisation, à l'aide de microparticules ou de colle biologique, est recommandée pour tous les patients symptomatiques et chez les patients asymptomatiques ayant des lésions localisées avec des artères nourricières de plus de 3 mm.
> - En cas de séquestration la fermeture du vaisseau afférent se fait avec des *plugs* ou des *coils*.
> - En cas d'hémoptysie importante ou récidivante, un cathétérisme est réalisé pour embolisation. Le traitement de première intention est l'embolisation par des agents emboliques de type microparticule.

BIBLIOGRAPHIE

1. Adachi T, Oki M, Saka H. Management considerations for the treatment of idiopathic massive hemoptysis with endobronchial occlusion combined with bronchial artery embolization. Intern Med, 2016, 55 : 173-177.
2. Bonello B, Trivedi KR, Fraisse A. Multiple and aggressive pulmonary vein transcatheter interventions as bridge to transplantation in primary diffuse pulmonary vein stenosis. Catheter Cardiovasc Interv, 2015, 86 : E190-E193.
3. Boudjemline Y, Patel M, Malekzadeh-Milani S et al. Patent ductus arteriosus stenting (transcatheter Potts shunt) for palliation of suprasystemic pulmonary arterial hypertension : a case series. Circ Cardiovasc Interv, 2013, 6 : e18-e20.
4. Boudjemline Y. Covidien microvascular plug in congenital heart diseases and vascular anomalies : a new kid on the block for premature babies and older patients. Catheter Cardiovasc Interv, 2017, 89 : 114-119.
5. Brown SC, De Laat M, Proesmans M et al. Treatment strategies for pulmonary sequestration in childhood : resection, embolization, observation ? Acta Cardiol, 2012, 67 : 629-634.
6. Cunningham JW, McElhinney D, Gauvreau K et al. Outcomes after primary transcatheter therapy in infants and young children with severe bilateral peripheral pulmonary artery stenosis. Circ Cardiovasc Interv, 2013, 6 : 460-467.
7. Ergül Y, Nişli K, Aydoğan U. Transcatheter closure of a fistula between the right pulmonary artery and left atrium using the Amplatzer septal occluder. Turk Kardiyol Dern Ars, 2011, 39 : 231-234.
8. Esch JJ, Porras D, Bergersen L et al. Systemic embolic complications of pulmonary vein angioplasty in children. Pediatr Cardiol, 2015, 36 : 1357-1362.
9. Feltes T, Bacha E, Beekman R et al. Indications for cardiac catheterization and intervention in pediatric cardiac disease. Circulation, 2001, 123 : 2607-2652.
10. Geisthoff U, Nguyen H, Roth A, Seyfert U. How to manage patients with hereditary haemorrhagic Telangiectasia. Br J Haematol, 2015, 171, 443-452.
11. Hascoet S, Jala Z, Baruteau A et al. Stenting in paediatric and adult congenital heart disease : a French multicentre study in the current era. Arch Cardiovasc Dis, 2015, 10 : 650-660.
12. Jiang S, Yu D, Jie B. Transarterial embolization of anomalous systemic arterial supply to normal basal segments of the lung. Cardiovasc Intervent Radiol, 2016, 39 : 1256-1265

13. LAMMERS AE, HAWORTH SG, DILLER GP. Atrial septostomy in patients with pulmonary hypertension : should it be recommended ? Expert Rev Respir Med, 2011, 5 : 363-376.
14. LAUX D, ROCCHISANI MA, BOUDJEMLINE Y et al. Pulmonary hypertension in preterm infant with chronic lung disease can be caused by pulmonary vein stenosis : a must-know entity. Pediatr Cardiol, 2016, 37 : 213-221.
15. LUCIANO D, LAUX D, BOUDJEMLINE Y et al. Transcatheter therapy in partially abnormal pulmonary venous return with additional drainage to the left atrium. Int J Cardiol, 2013, 10 : 221-226
16. MULLER D, LIEBETRAU C. Percutaneous treatment of chronic thromboembolic pulmonary hypertension. EuroIntervention, 2016, 12 (Suppl. X) : X35-X43.
17. SCHRANZ D, KERST G, MENGES T et al. Transcatheter creation of a reverse Potts shunt in a patient with severe pulmonary arterial hypertension associated with Moyamoya syndrome. EuroIntervention, 2015, 11 : 121.
18. SINGH D, BHALLA AS, VEEDU PT, ARORA A. Imaging evaluation of hemoptysis in children. World J Clin Pediatr, 2013, 2 : 54-64.

79 CHIRURGIE THORACIQUE CHEZ L'ENFANT

Naziha Khen-Dunlop et Yann Révillon

La chirurgie fœtale est aujourd'hui un nouveau défi dans la prise en charge des pathologies congénitales et en particulier des malformations pulmonaires. Du fait de la très haute technicité des gestes réalisés et des possibles complications chez les fœtus et les mères, ces interventions ne sont actuellement réalisées que dans des centres experts et dans le cadre de protocoles, afin d'en permettre l'évaluation.

Chez l'enfant, la grande majorité des gestes réalisés concernent le parenchyme pulmonaire et le diaphragme.

La spécificité de la chirurgie thoracique s'explique par la proximité et la densité des structures vasculaires, mais également par des contraintes techniques fortes : l'incompressibilité du médiastin, le caractère inextensible de la cavité thoracique et la présence des côtes limitent les degrés de liberté des instruments et la prise de recul, et ce d'autant plus que le patient est jeune. Pour cette chirurgie, plus que pour tout autre, les conditions d'anesthésie sont déterminantes pour permettre des interventions dans de bonnes conditions. Un temps d'apprentissage des deux côtés du champ opératoire est donc primordial.

Indications des interventions thoraciques fœtales

Les premières chirurgies fœtales ont été développées par des équipes américaines dans les années 1980. Progressivement, la voie ouverte, dont les risques pour les fœtus et pour les mères sont trop importants, a laissé sa place aux interventions par fœtoscopie, réalisées selon les pays par les obstétriciens ou les chirurgiens.

Les interventions fœtales restent contre-indiquées s'il existe des anomalies chromosomiques, une grossesse multiple, des malformations fœtales associées ou des facteurs de risques maternels. Par ailleurs, et malgré les progrès de la médecine fœtale et de la prise en charge périnatale des trente dernières années, ces gestes sont des actes lourds avec des complications fœtales : accouchement prématuré, chorio-amniotite, brides amniotiques ou encore mort fœtale in utero ; mais également maternelles : ruptures utérines, hémorragies, OAP, décès… [1]. C'est dans ce contexte que les recommandations de la Société internationale de médecine et de chirurgie fœtale limitent les indications d'intervention fœtale aux pathologies pour lesquelles [21] :

– l'histoire naturelle est connue ;

– l'absence de prise en charge in utero conduit au décès ou à des séquelles lourdes ;

– l'intervention fœtale permet une amélioration au moins partielle des complications avec un résultat au moins comparable à celui de la prise en charge post-natale standard.

Trois grandes pathologies thoraciques répondent à ces critères : les épanchements compressifs, les malformations congénitales du poumon et la hernie de coupole diaphragmatique (traitées dans le chapitre dédié).

Épanchements compressifs

Des ponctions thoraciques à visée diagnostique sont exceptionnellement réalisées en prénatal. En revanche, dès lors qu'un épanchement pleural devient compressif (compression cardiaque, œdème cave supérieur, aplatissement des coupoles…), un drainage évacuateur est discuté. Une simple ponction n'a que peu d'intérêt du fait du risque de récidive secondaire. Un drain est donc le geste de première intention une fois l'indication retenue. Un deuxième drainage peut être nécessaire du fait d'une exclusion du drain, qui est constatée dans un tiers des cas [5].

Malformations congénitales du poumon

Ces malformations sont à classer en deux grands types en fonction de leur aspect échographique : hyperéchogène ou kystique. Dans la grande majorité des cas les malformations pulmonaires, même volumineuses, ne gênent pas le développement pulmonaire ni la croissance du fœtus, même si une déviation médiastinale ou un hydramnios peuvent y être associés. Seules deux indications à une intervention prénatale sont retenues : l'anasarque, du fait du risque majeur de décès, et les syndromes de masse persistants du fait du risque d'hypoplasie pulmonaire. Compte tenu de l'importance des régressions spontanées au troisième trimestre de la grossesse, les gestes sont habituellement réalisés après la 30e semaine et après un premier test de corticothérapie maternelle [8]. À condition qu'il existe un kyste volumineux ou dominant, la mise en place d'un drain depuis un kyste compressif vers la cavité amniotique permet d'atteindre un taux de survie de 70 % lorsque l'anasarque régresse et que le drainage a été efficace (avec un affaissement du kyste et un recentrage du médiastin). Le traitement des lésions hyperéchogènes reste discuté. La sclérose des lésions ou la coagulation des pédicules vasculaires a été proposée par quelques équipes, avec des résultats très mitigés, comme pour les interventions par chirurgie ouverte, après hystérotomie maternelle et thoracotomie fœtale, qui ont été tentées [1].

Chirurgie thoracique de l'enfant

Malformations pulmonaires

Dans les malformations congénitales de diagnostic prénatal, des symptômes sont présents chez près de 20 % des nouveau-nés. La ventilation complète du poumon permet l'amélioration respiratoire et une intervention à la période néonatale n'est finalement réalisée que dans 5 à 10 % des cas : le plus souvent pour les malformations kystiques (Figure 79-1), plus rarement pour les emphysèmes et exceptionnellement pour les séquestrations ou les kystes bronchogéniques [20].

De manière consensuelle, l'exérèse chirurgicale des malformations congénitales du poumon est réalisée dès lors qu'elles deviennent symptomatiques [4]. La prise en charge des malformations pulmonaires asymptomatiques reste, quant à elle, très débattue. En France, même en l'absence de symptomatologie fonctionnelle, la résection des lésions kystiques (MAKP ou kystes bronchogéniques) est le plus souvent proposée du fait du risque de complications plus élevé que dans les autres malformations : surinfections et dégénérescence maligne [14] (Vidéo 79-1). L'infection est la complication la plus fréquente et constitue le mode habituel de révélation des malformations sans diagnostic prénatal. Les malformations peuvent également se révéler par des symptômes respiratoires récurrents peu ou pas fébriles, qui peuvent initialement être diagnostiqués et traités comme de l'asthme, plus rarement par une hémoptysie ou un pneumothorax. Le risque de dégénérescence tumorale est fondé sur des observations d'associations entre malformations macrokystiques et carcinomes bronchiolo-alvéolaires, kystes bronchogéniques et adénocarcinomes ou encore sur des MAKP opérées se révélant être des pleuro-pneumoblastomes. L'autre argument pour une chirurgie précoce est qu'il a été montré qu'après une infection, les suites sont plus difficiles, avec des durées d'hospitalisation plus longues et des complications post-opératoires plus fréquentes : fistules pulmonaires, hémorragies secondaires, transfusions, reprises chirurgicales… [4]. Lorsqu'une décision de résection est décidée, la période optimale semble donc se situer entre 6 mois et 2 ans [6]. Intervenir après les six premiers mois permet d'éviter les risques liés à l'anesthésie générale des premiers mois de vie, même si ces chirurgies sont faisables à un terme précoce et par thoracoscopie. Intervenir avant 2 ans tente de limiter les risques d'un geste survenant après une complication infectieuse et permettrait de favoriser une potentielle croissance compensatrice pulmonaire.

À l'inverse, dans les emphysèmes, l'intervention n'est à proposer qu'en cas de détresse respiratoire aiguë inaugurale ou d'une gêne respiratoire progressive. En effet, les signes fonctionnels peuvent rester modérés ou même évoluer favorablement avec la stabilisation, voire la régression des lésions emphysémateuses aux différentes imageries. Les améliorations cliniques peuvent même s'accompagner d'une amélioration des paramètres ventilatoires [10].

Pour les séquestrations, la prise en charge dépend du volume de la malformation, de la taille du vaisseau systémique et de l'éventuelle présence de kystes. Elle reste donc à définir au cas par cas (Figure 79-2 et Vidéo 79-2).

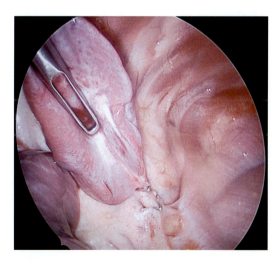

Figure 79-2 Séquestration extralobaire. Le vaisseau systémique est comme habituellement au niveau du cul-de-sac costodiaphragmatique, profond. L'image est prise ici après la mise en place des clips, spécifiques à la thoracoscopie. La séquestration est extralobaire, totalement indépendante du poumon sain.

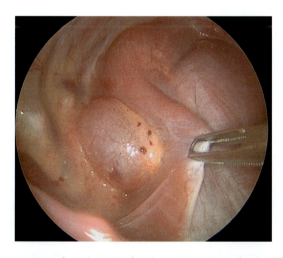

Figure 79-1 Kyste thoracique. Exploration pour une image kystique thoracique du cul-de-sac costodiaphragmatique. La thoracoscopie donne une bonne visualisation de la localisation du kyste qui s'avère être enchâssé dans le diaphragme. Malgré la profondeur de la localisation, l'exposition est bonne et permettra une exérèse dans de très bonnes conditions.

Pathologie pulmonaire acquise

Les lésions pulmonaires acquises représentent la deuxième indication des résections pulmonaires chez l'enfant.

Les lésions pulmonaires primitives surviennent le plus souvent sur un terrain favorisant : mucoviscidose, dyskinésie ciliaire ou dans le cadre de déficits immunitaires. Plus rarement, il peut s'agir de séquelles infectieuses (virose, tuberculose, coqueluche…) ou de corps étrangers. Elles se manifestent sous la forme de dilatations des bronches (ou bronchectasies) ou d'atélectasies, parfois comme des zones nodulaires non systématisées. Quelle qu'en soit la cause, le traitement est avant tout médical. Lorsque les lésions sont localisées et à l'origine de récidives infectieuses, de complications (hémorragies et abcès) ou d'une gêne fonctionnelle, une exérèse chirurgicale est réalisée. Les résections se font de manière économe et la voie d'abord privilégiée est la thoracoscopie (Figure 79-3).

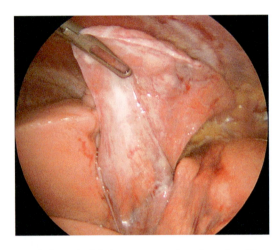

Figure 79-3 Atélectasie lobaire moyenne dans le cadre d'une mucoviscidose. Le lobe moyen est rétracté, entouré par les lobes supérieurs et inférieurs normalement ventilés. Il présente également des fausses membranes à sa surface, séquelles des infections antérieures. L'abord du hile, rétracté et inflammatoire, reste la partie difficile de la résection, nécessitant souvent la mise en place d'un trocart supplémentaire d'exposition.

Épanchements pleuraux

Les pneumothorax spontanés primitifs de l'enfant surviennent avec une prépondérance masculine (sex-ratio de 2:1) et à un âge moyen de 14-15 ans, typiquement chez des sujets de morphologie longiligne [13]. Ils s'expliquent par la rupture de bulles pleurales apicales, qui sont recherchées sur une TDM thoracique. Leur fréquence chez l'enfant est inférieure à celle rapportée chez l'adulte puisqu'elles ne sont retrouvées que dans 30 à 50 % des pneumothorax spontanés primitifs [13]. L'incidence des pneumothorax dans la mucoviscidose, bien qu'elle reste nettement inférieure à celle de la population adulte, est élevée puisqu'elle est estimée entre 1 et 7 %. Les maladies du tissu conjonctif (syndromes de Marfan et d'Ehlers-Danlos) sont la deuxième grande cause de pneumothorax secondaire, avec une incidence estimée à 5 % de l'ensemble de ces patients [9]. Les recommandations internationales, comme chez l'adulte, limitent les indications de la chirurgie à la survenue d'un second épisode homolatéral ou d'un pneumothorax bilatéral, à la persistance d'une fuite de plus de 7 jours après drainage, à l'existence d'un hémothorax associé ou à la pratique d'une profession à risque [15].

Dans le cas des chylothorax, qu'ils soient isolés ou associés (dysplasies lymphatiques, syndromes de Noonan ou Turner, lymphœdèmes congénitaux), la proposition d'un traitement chirurgical apparaît comme la dernière alternative aux épanchements symptomatiques et persistants malgré la prise en charge médicale. Du fait du caractère exceptionnel de cette pathologie et de la grande disparité des conditions de survenue, il n'y a pas de recommandations validées pour leur prise en charge.

La prise en charge chirurgicale des épanchements pleuraux, aérique ou liquidien, consiste en une pleurodèse : obtenir une fusion des deux plèvres viscérales et pariétales afin de faire disparaître l'espace pleural. La voie d'abord de référence est aujourd'hui la thoracoscopie. La pleurodèse est mécanique, par abrasion pleurale ou par pleurectomie, l'avivement aboutissant à une symphyse des plèvres. Pour les pneumothorax, ce geste est précédé d'une résection des bulles par un agrafage de la zone pathologique (Figure 79-4). Le taux de récidive après pleurodèse chirurgicale est de l'ordre de 5 % [17]. Les pleurodèses chimiques sont progressivement abandonnées du fait de leur efficacité moindre et de la toxicité potentielle des agents utilisés (talc, produits iodés…).

Principes techniques de chirurgie thoracique

Deux types de résections peuvent être réalisés. La lobectomie est aujourd'hui l'intervention de choix de la grande majorité des chirurgiens puisqu'elle serait proposée dans près de 80-90 % des chirurgies des malformations pulmonaires [11]. Elle permet d'assurer l'exérèse de l'ensemble de la zone pathologique, ce qui est un argument important, compte tenu du risque tumoral associé aux malformations macrokystiques.

Du fait du sacrifice tissulaire qu'entraîne une lobectomie, des résections limitées, « sous-lobaires », sont proposées. Le bénéfice attendu est tant sur la préservation du capital ventilatoire pour l'âge adulte que sur la limitation des déformations thoraciques secondaires [7]. Elles sont toutefois à réserver aux malformations de petit volume afin de limiter le risque d'exérèse partielle. Mais cette chirurgie d'épargne suppose donc d'accepter un possible complément de résection en cas de lésion résiduelle, qui a été évalué entre 5 et 10 % [18].

Les résultats de la classique thoracotomie et de la thoracoscopie apparaissent aujourd'hui comparables en termes de qualité de geste chirurgical [11]. Un nombre croissant d'équipes pédiatriques ont développé la thoracoscopie car il a été montré un bénéfice sur les douleurs post-opératoires, la durée d'hospitalisation et la cicatrisation costale, comparativement à la thoracotomie [16]. Toutefois, la taille restreinte du thorax chez l'enfant et l'importante contrainte mécanique que représentent les côtes et le médiastin, font que la thoracoscopie reste une technique diffi-

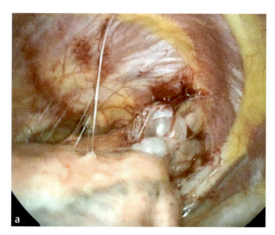 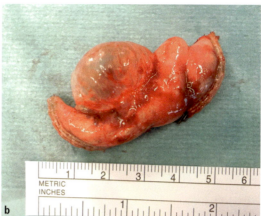

Figure 79-4 Bulle pleurale après pneumothorax idiopathique. L'image (**a**) montre à l'apex pulmonaire une bulle volumineuse, non affaissée et soufflante. Le reste du poumon est d'aspect normal, en dehors de quelques brides pleurales, secondaires au pneumothorax et à un premier drainage. La caméra de thoracoscopie sera avancée vers l'apex pour se mettre à la verticale de la zone de résection. L'image (**b**) correspond à la zone de résection, qui sera complétée par une abrasion pleurale.

cile, avec une longue courbe d'apprentissage, en particulier chez le petit enfant de moins de 6 mois/10 kg [12]. Les facteurs de risque de conversion rapportés sont le petit poids de l'enfant, l'absence ou l'échec d'exclusion pulmonaire et les antécédents d'infection pulmonaire [19]. Lorsque la malformation est volumineuse ou sans affaissement possible ou lorsque le poumon « sain » est peu compliant, une thoracotomie est alors plus volontiers réalisée : dans 90 % des emphysèmes lobaires et 50 % des séquestrations ou des malformations kystiques. La thoracotomie est également l'abord privilégié chez les patients avec des comorbidités lourdes ou un état respiratoire précaire [11].

La taille des voies respiratoires de l'enfant ne permet qu'exceptionnellement l'utilisation d'une sonde à double lumière (de type Carlens), possible si le poids dépasse 30 kg. Une alternative est l'utilisation de bloqueurs bronchiques qui permettent d'obtenir un bon affaissement du poumon, mais dont le positionnement est délicat et nécessite une fibroscopie [3]. Sinon, il reste possible lorsque la lésion siège à gauche de proposer une intubation sélective droite, au prix de possibles atélectasies secondaires.

Les complications per opératoires sont exceptionnelles, dominées par les problèmes hémorragiques, soit sur le pédicule hilaire, soit sur le parenchyme pulmonaire, l'antécédent d'infection des voies respiratoires étant associé à la majoration des pertes sanguines per opératoire [19]. Des accidents hémorragiques peuvent également survenir lors de la dissection des artères systémiques des séquestrations. Ces vaisseaux sont soumis à un régime de haute pression sur le flux aortique qui les fragilise avec le temps, entraînant même des anévrysmes, décrits chez l'adulte [2].

Le taux de complications post-opératoires est évalué entre 10 et 25 %, dépendant de l'état clinique et respiratoire pré-opératoire du patient. Les deux complications les plus fréquentes sont les pneumothorax secondaires (10 %), qui nécessitent un drainage dans la moitié des cas, et les pneumopathies (5 %) [7, 11]. Cette morbidité post-opératoire est également augmentée par les antécédents d'infection avec des séjours plus longs et des complications post-opératoires plus fréquentes : fistules pulmonaires, hémorragies secondaires, pneumopathies ou reprises chirurgicales [4, 19].

> **Points clefs**
> - La chirurgie thoracique fœtale est limitée au drainage d'un épanchement pleural, d'une anasarque ou d'une masse liquidienne compressifs.
> - L'exérèse chirurgicale est réalisée de manière consensuelle dès lors qu'une malformation devient symptomatique.
> - En revanche, la prise en charge des malformations asymptomatiques, en particulier les formes kystiques, reste débattue. En cas de décision chirurgicale, la période optimale se situe entre 6 mois et 2 ans.
> - Les résections segmentaires permettent une préservation du capital ventilatoire, mais au prix de possibles résidus lésionnels.
> - La thoracoscopie tend à remplacer la thoracotomie. Elle reste une technique difficile surtout chez l'enfant de moins de 6 mois.

Vidéos

Vidéo 79-1 Visualisation en thoracoscopie d'une malformation pulmonaire macrokystique.

Vidéo 79-2 Chirurgie par thoracoscopie d'une séquestration pulmonaire avec pédicule multiple.

BIBLIOGRAPHIE

1. ADZICK NS. Open fetal surgery for life-threatening fetal anomalies. Semin Fetal Neonatal Med, 2010, 15 : 1-8.
2. ANDO K, MAEHARA T, ADACHI H et al. Intralobar pulmonary sequestration supplied by an anomalous aneurysmal artery. Ann Thorac Surg, 2012, 93 : 319-322.
3. CERCHIA E, FERRERO L, MOLINARO F et al. Pediatric thoracoscopy and bronchial blockers : the continued search for the ideal

one-lung ventilation. J Laparoendosc Adv Surg Tech A, 2016, 26 : 153-156.
4. CONFORTI A, ALOI I, TRUCCHI A et al. Asymptomatic congenital cystic adenomatoid malformation of the lung : is it time to operate ? J Thorac Cardiovasc Surg, 2009, 138 : 826-830.
5. DEPREST JA, DEVLIEGER R, SRISUPUNDIT K et al. Fetal surgery is a clinical reality. Semin Fetal Neonatal Med, 2010, 15 : 58-67.
6. EBER E. Antenatal diagnosis of congenital thoracic malformations : early surgery, late surgery, or no surgery. Semin Respir Crit Care Med, 2007, 28 : 355-366.
7. FASCETTI-LEON F, GOBBI D, PAVIA SV et al. Sparing-lung surgery for the treatment of congenital lung malformations. J Pediatr Surg, 2013, 48 : 1476-1480.
8. HADCHOUEL A, BENACHI A, DELACOURT C. Outcome of prenatally diagnosed bronchial atresia. Ultrasound Obstet Gynecol, 2011, 38 : 119.
9. KARPMAN C, AUGHENBAUGH GL, RYU JH. Pneumothorax and bullae in Marfan syndrome. Respiration. 2011, 82 : 219-224.
10. KENNEDY CD, HABIBI P, MATTHEW DJ, GORDON I. Lobar emphysema : long-term imaging follow-up. Radiology, 1991, 180 : 189-193.
11. KULAYLAT AN, ENGBRECHT BW, HOLLENBEAK CS et al. Comparing 30-day outcomes between thoracoscopic and open approaches for resection of pediatric congenital lung malformations : evidence from NSQIP. J Pediatr Surg, 2015, 50 : 1716-1721.
12. KUNISAKI SM, POWELSON IA, HAYDAR B et al. Thoracoscopic vs open lobectomy in infants and young children with congenital lung malformations. J Am Coll Surg, 2014, 218 : 261-270.
13. NATHAN N, GUILBERT J, LARROQUET M et al. Efficacy of blebs detection for preventive surgery in children's idiopathic spontaneous pneumothorax. World J Surg, 2010, 34 : 185-189.
14. PRIEST JR, WILLIAMS GM, HILL DA et al. Pulmonary cysts in early childhood and the risk of malignancy. Pediatr Pulmonol, 2009, 44 : 14-30.
15. QURESHI FG, SANDULACHE VC, RICHARDSON W et al. Primary vs delayed surgery for spontaneous pneumothorax in children : which is better ? J Pediatr Surg, 2005, 40 : 166-169.
16. RAHMAN N, LAKHOO K. Comparison between open and thoracoscopic resection of congenital lung lesions. J Pediatr Surg, 2009, 44 : 333-336.
17. ROBINSON PD, COOPER P, RANGANATHAN SC. Evidence-based management of paediatric primary spontaneous pneumothorax. Paediatr Respir Rev, 2009, 10 : 110-117.
18. ROTHENBERG SS, SHIPMAN K, KAY S et al. Thoracoscopic segmentectomy for congenital and acquired pulmonary disease : a case for lung-sparing surgery. J Laparoendosc Adv Surg Tech A, 2014, 24 : 50-54.
19. SEONG YW, KANG CH, KIM JT et al. Video-assisted thoracoscopic lobectomy in children : safety, efficacy, and risk factors for conversion to thoracotomy. Ann Thorac Surg, 2013, 95 : 1236-1242.
20. STANTON M, NJERE I, ADE-AJAYI N et al. Systematic review and meta-analysis of the postnatal management of congenital cystic lung lesions. J Pediatr Surg, 2009, 44 : 1027-1033.
21. VILLE Y. Fetal therapy : practical ethical considerations. Prenat Diagn, 2011, 31 : 621-627.

TRANSPLANTATION PULMONAIRE PÉDIATRIQUE

Françoise Le Pimpec-Barthes, Véronique Boussaud,
Ciprian Pricopi, Romain Guillemain,
Alex Arame, Lucien Lécuyer, Alain Badia,
Arnaud Roussel, Giuseppe Mangiameli, Antoine Legras
et Isabelle Sermet-Gaudelus

La transplantation pulmonaire (TP) adulte (TPA) ou pédiatrique (TPP, âge du patient receveur inférieur à 18 ans) est le traitement de dernier recours validé en cas d'insuffisance respiratoire terminale non réversible mettant en jeu le pronostic vital à court terme. Le principal objectif est de prolonger la survie tout en améliorant la qualité de vie en « redonnant du souffle » à ces patients. Réalisée pour la première fois aux États-Unis en 1963 [6], la TP a pris son essor au début des années 1990. À l'échelle mondiale, entre 1990 et 2013, le nombre de TPA est passé de 384 à 3 893 et le nombre de TPP de 22 à 124. Le faible volume de TPP (3,19 % de l'activité de TPA) résulte de la rareté des indications et des greffons pédiatriques ou de petite taille [7]. La TPP pose des problématiques sensiblement différents de la TP adulte du fait des caractéristiques propres à l'âge de l'enfant, tout particulièrement son environnement, la maladie sous-jacente et l'enjeu majeur que constitue l'adhérence au traitement et au suivi.

Population concernée par la TPP : âges et pathologies des enfants

Au niveau mondial entre 2008 et 2014, 74,9 % des enfants transplantés avaient entre 11 et 17 ans au moment de la TPP ; 15,5 % avaient moins de 6 ans, 6 % entre 1 et 5 ans et 3,6 % moins de 1 an [5]. La maladie à l'origine de la TPP était différente selon l'âge des enfants mais la mucoviscidose représentait toujours la première indication de TPP tout âge confondu en Europe avec 67,8 % des cas et 49,3 % en Amérique du Nord [5] :

– 11-17 ans : mucoviscidose (81,5 % en Europe, 67,4 % en Amérique du Nord), hypertension artérielle pulmonaire (HTAP) idiopathique (HTAP, deuxième indication au niveau mondial) (7,9 %), bronchiolites oblitérantes (BO) (4,6 %) et fibroses pulmonaires idiopathiques (FPI) (2,8 %) ;

– 6-10 ans : mucoviscidose (50,5 %), HTAP idiopathique (10,2 %), BO (10,7 %), FPI (4,1 %), autres causes de fibroses (7,7 %) ;

– 1-5 ans : HTAP idiopathique (21,8 %), FPI (12,6 %), autres fibroses (11,5 %), maladies cardiaques congénitales (8 %), mucoviscidose (5,7 %) ;

– moins de 1 an (26 cas rapportés en Amérique du Nord en 5,5 ans) : pathologie du surfactant (20,4 %), fibrose (20,4 %), maladies cardiaques congénitales (14,8 %), HTAP idiopathique (13 %).

Critères requis pour une inscription sur liste de TPP

Concernant la mucoviscidose dont l'évolution est parfois imprévisible, une collaboration précoce est indispensable entre les équipes pédiatriques et les médecins des centres de TP. En effet, adresser un patient (*voir* les critères dans le tableau 80-I) vers un centre de TP avant même le stade de l'inscription sur liste d'attente est indispensable afin de préparer au mieux l'échéance de la TP.

Pour les autres indications de TPP (pathologies fibrosantes, HTAP idiopathique), le nombre de cas par an est très faible et les enfants concernés doivent être rapidement référés à un centre de TP en cas de dégradation de l'état clinique.

Contre-indications au projet de TPP

Chez l'enfant, en dehors de l'incertitude sur la maladie sous-jacente, la principale contre-indication est la non-adhérence du jeune ou de sa famille à ce projet de TPP. Les contre-indications formelles ou relatives sont rassemblées dans le tableau 80-II. Désormais, en dehors des infections à *Burkholderia cepacia cenoce-*

Tableau 80-I Critères d'indication d'une transplantation pulmonaire dans le cadre de la mucoviscidose et conduite à tenir [21].

Quand faut-il référer un patient à un centre de transplantation pulmonaire ?
VEMS < 30 % ou baisse rapide malgré un traitement optimal
Infection à mycobactérie non tuberculeuse
Infection à *Burkholderia cepacia cenocepacia*
Test de marche de 6 min < 400 m
HTAP avec PAPs > 35 mmHg
Augmentation des exacerbations
Insuffisance respiratoire aiguë nécessitant une VNI
Baisse d'efficacité des antibiotiques
Dégradation nutritionnelle
Survenue d'un pneumothorax
Hémoptysie avec artério-embolisation
Déscolarisation
Quand faut-il inscrire un patient sur liste d'attente ?
PaO$_2$ < 60 mmHg, PCO$_2$ > 50 mmHg
VNI prolongée
HTAP
Hospitalisations fréquentes
Baisse rapide du VEMS
Stade IV de dyspnée

Tableau 80-II Contre-indications absolues et relatives à la transplantation pulmonaire.

Contre-indications absolues
Sepsis actif
Tuberculose évolutive
Infection à *Burkholderia cepacia cenocepacia*
Cancer évolutif
Dysfonction multi-organe
Déformation thoracique majeure, malformation cardiovasculaire sévère et non traitable
Pas de compliance/non-adhésion au projet de soin
Contre-indications relatives ou temporaires (à discuter au cas par cas)
Corticothérapie au long cours
Infection par le VIH, VHB, VHC, non contrôlée
Infection mycotique ou mycobactérienne
Pleurodèse majeure
Scoliose majeure, ostéoporose sévère
Insuffisance rénale ou coronarienne, diabète
HTA non contrôlée
Indice de masse corporelle < 17 ou > 30

pacia, il n'y a plus de contre-indication à greffer un patient colonisé à un germe pan-résistant. Pour les infections pour le VIH, celles-ci ne constituent plus une contre-indication dès lors que l'infection est bien contrôlée sous trithérapie avec un taux normal de CD4. De même, une hépatite B ou C bien contrôlée n'est plus une contre-indication à la TP.

Stratégie en cas d'aggravation brutale du receveur

En France, depuis 2007, il existe la possibilité d'accéder à un greffon pulmonaire dans un contexte de super-urgence pédiatrique (SU-P) sous certaines conditions de gravité du receveur (https://www.sipg.sante.fr). Cela impose que le patient soit sur liste d'attente pour une TP et que son état clinique se soit dégradé au point de menacer son pronostic vital à très court terme, mais que son état clinique reste compatible avec une TP. Dans ces situations de décompensations gravissimes engageant le pronostic vital, une intubation avec ventilation assistée, voire la mise en place d'une ECMO (*extracorporeal membrane oxygenation*) permet de maintenir en vie le patient en attendant l'accès à un greffon pulmonaire. La pose d'une assistance circulatoire de type ECMO en transition vers la TP s'est développée ces dernières années et elle est de plus en plus utilisée [10]. Selon la mode de décompensation, l'ECMO est utilisée différemment, avec ou sans pompe, soit par voie veino-veineuse facilitant la décarboxylation, soit par voie veino-artérielle permettant une meilleure oxygénation. Ces systèmes visent maintenant à être mis en place sur des patients vigiles (l'anesthésie n'est faite que pour la pose de l'ECMO). Cela permet aux patients atteints de mucoviscidose, de continuer à se drainer en attendant un greffon, de manger, de communiquer, de faire des exercices musculaires et d'éviter ainsi les complications de la ventilation prolongée [11, 15].

Les critères d'inclusion pour une SU-P sont déclinés selon trois types de maladies du receveur :

– pour la mucoviscidose ou la DDB : patient sous ventilation invasive avec ou sans ECMO, soit en instance de ventilation invasive (VNI > 18 h/j depuis plus de 3 jours et PaCO$_2$ > 80 mmHg sous VNI en l'absence de cause réversible) et de la mise sous ECMO ;

– pour la fibrose pulmonaire : patient sous ventilation invasive avec ou sans ECMO, soit en instance de ventilation invasive (oxygénothérapie > 12 l/min et SaO$_2$ < 90 % malgré un traitement médical maximal) et en l'absence de cause réversible et la mise sous ECMO ;

– pour les maladies vasculaires pulmonaires : patient ayant une HTAP sévère (stade IV de la classification NYHA, index cardiaque < 2 l/min/m^2 et résistances artérielles pulmonaires > 1 200 dyn.s.cm^{-5}) ne s'améliorant pas après plus de 72 heures de traitement médical maximal (inotropes en continu et/ou traitement spécifique de l'HTAP).

Pour les receveurs pédiatriques, il n'y a pas de limite dans le temps à cette procédure de SU-P et les résultats de la TPP dans ces conditions d'aggravation sont sensiblement équivalents à ceux hors SU [14, 16].

Types de transplantation pulmonaire

En pédiatrie, la technique plus fréquente est la transplantation bipulmonaire séquentielle. La transplantation monopulmonaire est très peu indiquée chez l'enfant et envisageable en cas d'antécédent de pneumonectomie pour atteinte asymétrique ou de pathologie « sèche » sans sécrétion purulente. La transplantation cœur-poumons première n'est plus l'option de choix comme cela était proposé au début de la TP [19]. Ses seules indications restent les maladies cardiopulmonaires congénitales et l'HTAP idiopathique. Depuis le début des années 2000, environ dix transplantations cœur-poumon par an ont été réalisées [5]. Exceptionnellement, des transplantations multi-organes sont réalisées, les organes provenant du même donneur. Il peut s'agir de transplantation bi-poumons-foie ou bi-poumons-rein.

Déroulement de la procédure chirurgicale d'une transplantation pulmonaire

L'enfant est endormi, puis intubé avant la mise en place des cathéters nécessaires. Idéalement, une intubation sélective est mise en place, ce qui peut permettre l'implantation successive de chaque greffon sans utiliser d'ECMO. Chez les enfants de petite taille, l'intubation sélective n'est pas possible et l'ECMO est requise (par voie fémorale ou centrale selon la taille de l'enfant). La voie d'abord est une bi-thoracotomie antérieure avec ou sans section transversale du sternum (Clamshell). L'intervention est débutée (incision) après validation de la qualité du greffon sur le site du prélèvement. Chaque hile pulmonaire est préparé en attendant l'arrivée des greffons. Ensuite, la TP proprement dite peut débuter avec une procédure séquentielle comportant la pneumonectomie d'un côté, suivie de l'implantation d'un poumon, puis la même procédure controlatérale (Figure 80-1).

Particularités de la TPP par rapport à la TPA

Adéquation de la taille du greffon

Le plus souvent, les TPP sont faites avec des greffons de donneurs adultes car les donneurs pédiatriques sont rares. L'appariement morphologique est fait essentiellement par la taille et, à un moindre degré, par le poids et le périmètre bi-mamelonnaire. Si le greffon est jugé trop volumineux après implantation et remise en charge, une réduction du parenchyme périphérique par agrafage mécanique, voire une lobectomie in situ (pouvant être difficile en cas d'œdème précoce du greffon ou de scissure incomplète) est réa-

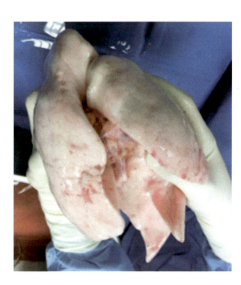

Figure 80-1 Greffon pédiatrique avant implantation.

lisée. Quand le greffon est jugé d'emblée trop grand, une TP lobaire doit être envisagée avec préparation lobaire ex situ (en dehors du thorax du receveur) [8, 13, 18]. Le choix du lobe à implanter est fait pour obtenir la meilleure congruence « donneur/receveur ». L'utilisation d'un seul poumon de donneur est aussi possible pour faire une TPP bilatérale : le poumon gauche est alors utilisé pour faire une TP bilatérale en mettant le lobe inférieur à gauche et le lobe supérieur à droite [2].

Donneurs vivants

Le manque de donneurs cadavériques et le grand nombre de receveurs en attente ont mené à proposer la TP à partir de donneurs vivants. Une revue rétrospective récente de cette activité réalisée dans deux centres majeurs aux États-Unis portant sur 369 donneurs vivants ayant permis de transplanter 186 receveurs a rapporté une mortalité nulle chez les donneurs [22]. Le taux de complications sévères chez les donneurs était de 17,6 %, comportant essentiellement des arythmies, péricardites, réinterventions, pneumonies, transfusions et un arrêt cardiaque per prélèvement [22]. D'après le registre de l'ISHLT, 112 TPP ont été réalisées à partir de donneurs vivants entre 1986 et 2013. Alors que cette procédure a représenté jusqu'à 19,4 % des TPP, en 1999, aucune n'a été recensée en 2013 [5]. L'augmentation actuelle du nombre de greffons disponibles, le développement de solutions alternatives (SU et TP lobaire) et la morbidité induite pour le donneur expliquent aussi que cette technique soit actuellement abandonnée en Europe [1, 22].

Âge et sexe du donneur

D'après le même registre, l'âge du donneur est inférieur à 18 ans dans 58,5 % des cas et supérieur à 50 ans dans 9,9 % des cas [5]. L'impact de l'âge avancé des donneurs et de l'utilisation d'un greffon de sexe différent du receveur n'est pas complètement clarifié. Si la plupart des études ne montrent pas d'effet direct [5], une seule série monocentrique récente relève que la survie à 5 ans était de 67 % dans le groupe « sexe identique entre donneur et receveur » contre 40 % pour le groupe « sexe différent entre donneur et receveur » (p = 0,01) [12].

Reconditionnement du greffon, donneurs à cœur arrêté

Le reconditionnement du greffon a progressé de façon hétérogène en fonction des continents avec moins de 2 % aux États-Unis et de 15 à 30 % en Europe et en Australie [4], permettant d'élargir le pool de greffons [20]. De plus, le recours à des greffons issus de donneurs à cœur arrêté (Maastricht 3) commence à concerner les TPP [3]. Les résultats encourageants permettront sans doute d'utiliser dans un avenir proche ces techniques [9, 17].

Prise en charge psychologique de l'enfant et de sa famille

Il s'agit là d'un point essentiel car, à la différence de la TPA, si la TPP concerne directement l'enfant, elle ne peut être menée sans l'implication des parents. Cependant, il est nécessaire que ce projet soit celui de l'enfant et pas seulement celui de ses parents. Pour cela, la décision reste bien évidemment multidisciplinaire. Tous les intervenants, en particulier les psychologues, doivent évaluer l'adhésion au projet, les attentes de la famille et préparer l'enfant et sa famille aux contraintes liées à la TPP. Ce point pourrait paraître annexe dans un contexte d'engagement du pronostic vital de l'enfant, mais le manque de suivi ou d'observance thérapeutique après TPP peut conduire à la perte fonctionnelle du greffon, voire au décès du patient.

Résultats de la TPP

Depuis les débuts de la TPP, la réduction de la mortalité post-opératoire liée à l'amélioration des soins péri-opératoires et à la détection plus précoce des complications a permis d'améliorer la survie des patients [5].

Les principales causes de décès précoces après TPP sont la défaillance multiviscérale, les complications cardiovasculaires, les infections bactériennes, la dysfonction précoce du greffon justifiant le recours à l'ECMO et les complications techniques [5]. Les causes de décès tardif sont largement dominées par la dysfonction chronique du greffon, dès la fin de la première année [5].

Toutes indications de TPP confondues, la survie à 5 ans en pédiatrie est identique à celle de l'adulte, soit 52 %, et est supérieure après 8 ans pour une survie à 10 ans de 37 % (Figure 80-2) [5]. Durant les premières années, la survie des TPP pour mucoviscidose est supérieure à celle des autres indications. Enfin, pour les retransplantations (< 5 % des TP) les résultats restent décevants.

Le suivi des enfants transplantés pulmonaires pose des problèmes spécifiques sur le plan de la croissance, de la qualité de vie et de l'éducation thérapeutique. Peu de données existent sur la croissance après TPP, mais il semble que le rattrapage ne soit pas optimal. Cela nécessite une vigilance concernant la nutrition, la vitesse de croissance, la puberté et le gain de masse osseuse. La prise en charge psycho-socio-éducative, majeure dans cette population constituée surtout d'adolescents, est indispensable avec tout particulièrement une réhabilitation à l'effort, des consultations spécifiques pour l'adolescent et, surtout, un programme d'éducation thérapeutique spécifique qui vise à optimiser l'adhésion thérapeutique.

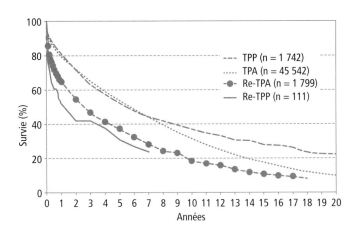

Figure 80-2 Données de survie globale du registre international de l'ISHLT [5].

> **Points clefs**
> - La TPP est indiquée au stade terminal de l'insuffisance respiratoire, essentiellement liée à une mucoviscidose.
> - Elle nécessite une démarche conjointe des centres pédiatriques et centres référents.
> - Une analyse régulière de l'évolution de la maladie est indispensable pour anticiper l'orientation vers un projet de transplantation selon l'arrêt des activités physiques et scolaires, le VEMS, la durée journalière de VNI, la fréquence des cures IV d'antibiothérapie.
> - La réduction de taille des greffons le plus souvent par TP lobaire permet un accès à la TP des enfants de petite taille.
> - La dysfonction précoce du greffon et les infections bactériennes sont les principales causes de mortalité précoce après TPP. À distance, la dysfonction chronique du greffon est une cause de retransplantation et la première cause de décès.
> - Le taux de survie en transplantation pulmonaire s'est amélioré avec 37 % de survie à 10 ans.

BIBLIOGRAPHIE

1. BARR ML, SCHENKEL FA, BOWDISH ME, STARNES VA. Living donor lobar lung transplantation : current status and future directions. Transplant Proc, 2005, 37 : 3983-3986.
2. COUETIL JP, TOLAN MJ, LOULMET DF et al. Pulmonary bipartitioning and lobar transplantation : a new approach to donor organ shortage. J Thorac Cardiovasc Surg, 1997, 113 : 529-537.
3. CYPEL M, LEVVEY B, VAN RAEMDONCK D et al. Lung transplantation using controlled donation after circulatory death donors : trials and tribulations. J Heart Lung Transplant, 2016, 35 : 146-147.
4. CYPEL M, YEUNG JC, LIU M et al. Normothermic ex vivo lung perfusion in clinical lung transplantation. N Engl J Med, 2011, 364 : 1431-140.

5. GOLDFARB SB, BENDEN C, EDWARDS LB et al. The registry of the International Society for Heart and Lung Transplantation : eighteenth official pediatric lung and heart-lung transplantation report : 2015, focus theme : early graft failure. J Heart Lung Transplant, 2015, 34 : 1255-1263.
6. HARDY JD, WEBB WR, DALTON ML et al. Lung Homotransplantation in Man. JAMA, 1963, 186 : 1065-1074.
7. HAYES D JR, BENDEN C, SWEET SC, CONRAD CK. Current state of pediatric lung transplantation. Lung, 2015, 19 : 629-637.
8. INCI I, SCHUURMANS MM, KESTENHOLZ P et al. Long-term outcomes of bilateral lobar lung transplantation. Eur J Cardiothorac Surg, 2013, 4 : 1220-1225.
9. KRUTSINGER D, REED RM, BLEVINS A et al. Lung transplantation from donation after cardiocirculatory death : a systematic review and meta-analysis. J Heart Lung Transplant, 2015, 34 : 675-684.
10. LAFARGE M, MORDANT P, THABUT G et al. Experience of extracorporeal membrane oxygenation as a bridge to lung transplantation in France. J Heart Lung Transplant, 2013, 32 : 905-913.
11. LEGRAS A, MORDANT P, BRECHOT N et al. Prolonged extracorporeal membrane oxygenation and lung transplantation for isolated pulmonary anti-GBM (Goodpasture) disease. Intensive Care Med, 2015, 41 : 1866-1868.
12. MANGIAMELI G, ARAME A, BOUSSAUD V et al. Lung transplantation in childhood and adolescence : unicentric 14-year experience with sex matching as the main prognosticator. Eur J Cardiothorac Surg, 2016, 49 : 810-817.
13. MITILIAN D, SAGE E, PUYO P et al. Techniques and results of lobar lung transplantations. Eur J Cardiothorac Surg, 2014, 45 : 365-369.
14. ORSINI B, SAGE E, OLLAND A et al. High-emergency waiting list for lung transplantation : early results of a nation-based study. Eur J Cardiothorac Surg, 2014, 46 : e41-e47.
15. REHDER KJ, TURNER DA, HARTWIG MG et al. Active rehabilitation during extracorporeal membrane oxygenation as a bridge to lung transplantation. Respir Care, 2013, 58 : 1291-1298.
16. ROUX A, BEAUMONT-AZUAR L, HAMID AM et al. High emergency lung transplantation : dramatic decrease of waiting list death rate without relevant higher post-transplant mortality. Transpl Int, 2015, 28 : 1092-1101.
17. SAGE E, MUSSOT S, TREBBIA G et al. Lung transplantation from initially rejected donors after ex vivo lung reconditioning : the French experience. Eur J Cardiothorac Surg, 2014, 46 : 794-799.
18. SLAMA A, GHANIM B, KLIKOVITS T, SCHEED A et al. Lobar lung transplantation : is it comparable with standard lung transplantation ? Transpl Int, 2014, 27 : 909-916.
19. STARNES VA, LEWISTON NJ, LUIKART H et al. Current trends in lung transplantation. Lobar transplantation and expanded use of single lungs. J Thorac Cardiovasc Surg, 1992, 104 : 1060-1065.
20. VAN RAEMDONCK D, NEYRINCK A, CYPEL M, KESHAVJEE S. Ex-vivo lung perfusion. Transpl Int, 2015, 28 : 643-656.
21. WEILL D, BENDEN C, CORRIS PA et al. A consensus document for the selection of lung transplant candidates : 2014 : an update from the Pulmonary Transplantation Council of the International Society for Heart and Lung Transplantation. J Heart Lung Transplant, 2015, 34 : 1-15.
22. YUSEN RD, HONG BA, MESSERSMITH EE et al. Morbidity and mortality of live lung donation : results from the RELIVE study. Am J Transplant, 2014, 14 : 1846-1852.

LISTE DES PRINCIPALES ABRÉVIATIONS

AAG	Asthme aigu grave
ABPA	Aspergillose bronchopulmonaire allergique
ACCP	American College of Chest Physicians
ACPA	Analyse cytogénétique par puce à ADN
AD	Aérosol-doseur
ADA	Adénosine désaminase
ADV	Adénovirus
AG	Acide gras
AI	Aide inspiratoire
AIE	Asthme induit par l'exercice
AIP	Pneumopathie interstitielle aiguë
AJI	Arthrite juvénile idiopathique
ALT	Antileucotriène
AMM	Autorisation de mise sur le marché
AMPc	AMP cyclique
ANCA	Anticorps anticytoplasme des polynucléaires neutrophiles
AO	Atrésie de l'œsophage
APDS	*Activated PI3Kδ syndrome*
ASA	Amyotrophie spinale antérieure
α_1-AT	α_1-Antitrypsine
ATRA	Acide tout-*trans*-rétinoïque
ATS	American Thoracic Society
AVK	Antivitamine K
AZA	Azathioprine
BAAR	Bacille acido-alcoolo-résistant
BAC	Carcinome bronchiolo-alvéolaire
BDCA	Bronchodilatateur de courte durée d'action
BDE	Bras de dynéine externe
BDI	Bras de dynéine interne
BDLA	Bronchodilatateur de longue durée d'action
BK	Bacille de Koch
BMP	*Bone morphogenetic protein*
BO	Bronchiolite oblitérante
BOOP	Bronchiolite oblitérante avec pneumopathie organisée
BOPI	Bronchiolite oblitérante post-infectieuse
BoV	Bocavirus
BTB	Biopsie transbronchique
Cd	Compliance dynamique
CDAPH	Commission des droits et de l'autonomie des personnes handicapées
CDH	*Congenital disorders of glycosylation*
CE	Corps étranger
CFSPID	*Cystic fibrosis screen positive, inconclusive diagnosis*
CFTR	*Cystic fibrosis transmembrane regulator*
CGD	*Chronic granulomatous disease* (granulomatose septique chronique)
CGD (syndrome)	*Congenital disorder of glycosylation*
CHAOS	*Congenital airway obstruction syndrome*
CHARGE (syndrome)	Colobome, cardiopathie, atrésie des choanes, retard de croissance/retard mental, hypoplasie génitale, dysplasie des oreilles/surdité
CHL	Cellule de l'histiocytose de Langerhans
CI	Corticoïde inhalé
CIA	Communication interauriculaire
CIV	Communication interventriculaire
CIVD	Coagulation intravasculaire disséminée
CL	Cellule de Langerhans
CLAT	Centre de lutte antituberculeuse
CMI	Concentration minimale inhibitrice
CMV	Cytomégalovirus
CN	Monoxyde de cyanure
CNOP	Centre national de référence des pneumocoques
CO	Monoxyde de carbone
CoV	Coronavirus
CPAM	*Congenital pulmonary airway malformation*
CPAP	*Continuous positive airway pressure*
CPK	Créatine phosphokinase
CPT	Capacité pulmonaire totale
CRCM	Centre de ressources et de compétence de la mucoviscidose
CRF	Capacité résiduelle fonctionnelle
CRP	Protéine C réactive
CS	Corticostéroïde
Csr	Compliance du système respiratoire total
CUD	Coefficient d'utilisation digestive des graisses

CVL	Capacité vitale lente	FOT	Fistule œsotrachéale
CVO	Crise veino-occlusive	FOT	*Forced oscillation technique*
CVR	*Congenital pulmonary airway malformation volume ratio*	α-FP	α-Fœtoprotéine
		GAG	Glycosaminoglycane
DBP	Dysplasie bronchopulmonaire	GCR	Récepteur des glucorticoïdes
DCP	Dyskinésie ciliaire primitive	GLILD	*Granulomatous-lymphocytic interstitial lung disease*
DDB	Dilatation des bronches	GEPA	Granulomatose éosinophilique avec polyangéite (Churg-Strauss)
DDP	Différence de potentiels		
DEM	Débit expiratoire maximal	GPA	Granulomatose avec polyangéite (Wegener)
DEP	Débit expiratoire de pointe	GPI	Glycogénose pulmonaire interstitielle
DHR	Dihydrorhodamine	GVH	Réaction du greffon contre l'hôte
DIC	Déficit immunitaire combiné	GWAS	*Genome-wide association study*
DICS	Déficit immunitaire combiné sévère		
DICV	Déficit immunitaire commun variable	HBHA	*Heparin-binding hemagglutinin*
DIP	Déficit immunitaire primitif	HPNM	Héparine de bas poids moléculaire
DIP	Pneumopathie interstitielle desquamative	HBoV	Bocavirus humain
DL_{CO}	Capacité de diffusion du CO	HbS	Hémoglobine S
DL_{NO}	Capacité de diffusion du NO	β-hCG	Hormone chorionique humaine β
Dm	Capacité de transfert membranaire	HCoV	Coronavirus humain
DMJ	Dermatomyosite juvénile	HE	Hyperéosinophilie
DMD	Dystrophie musculaire de Duchenne	HES	Coloration à l'hématoxyline-érythrosine-safran
DNP	Différence de potentiel nasal	HGPO	Hypoglycémie provoquée orale
DR	Détresse respiratoire	HIA	Hémorragie intra-alvéolaire
DRC	*Dynein regulatory complex*	HL	Histiocytose langerhansienne
DRNN	Détresse respiratoire néonatale	hMPV	Métapneumovirus humain
DRP	Désobstruction rhynopharyngée	HNE	Hyperplasie neuro-endocrine du nourrisson
DXM	Dexaméthasone	HNF	Héparine non fractionnée
		HPI	Hémosidérose pulmonaire idiopathique
EVB	Virus d'Epstein-Barr	HRB	Hyperréactivité bronchique
ECA	Enzyme de conversion de l'angiotensine	HTAP	Hypertension artérielle pulmonaire
ECBC	Examen cytobactériologique des crachats	HTP	Hypertension pulmonaire
ECMO	*Extracorporeal membrane oxygenation*	HTPPNN	Hypertension artérielle pulmonaire persistante du nouveau-né
ECP	Protéine cationique des éosinophiles		
EEG	Électro-encéphalogramme	HTPP	Hypertension portopulmonaire
EFR	Explorations fonctionnelles respiratoires	HVA	Acide homovanillique
EFS	Survie sans événement	IAH	Indice apnées-hypopnées
EIA	Test immuno-enzymatique		
ELC	Emphysème lobaire congénital	IAVR	Infection aiguë des voies respiratoires
EMG	Électromyogramme	IDR	Intradermoréaction
EOG	Électro-oculogramme	IF	Immunofluorescence
EP	Embolie pulmonaire	IFN	Interféron
EPS	Examen parasitologique des selles	IL	Interleukine
EPT	Éosinophilie pulmonaire tropicale	IMC	Indice de masse corporelle
EPU	Examen parasitologique des urines	INH	Isoniazide
E/RV	Entéro-rhinovirus	IOS	*Impulse oscillation system*
ESAT	Établissement et service d'aide par le travail	IP	Insuffisance pancréatique
ET	Endothéline	IPC	Pathologie d'inhalation pulmonaire chronique
ETB	Éthambutol	IPD	Intolérance aux protéines dibasiques
ETP	Éducation thérapeutique du patient	IRA	Insuffisance respiratoire aiguë
EUVAS	Groupe européen d'étude des vascularites	IRC	Insuffisance respiratoire chronique
EV	Entérovirus	IRIS	Syndrome inflammatoire de reconstitution inflammatoire
FBC	Fréquence du battement ciliaire	IRM	Imagerie par résonance magnétique
FGF	*Fibroblast growth factor*	Isc	*Short circuit current*
FID	Fosse iliaque droite	ISHLT	International Society for Heart & Lung Transplantation
FiO_2	Fraction inspirée d'oxygène		
FO	Fond d'œil	ISL	Immunothérapie par voie sublinguale

ISO	Index de saturation en oxygène	NO	Monoxyde d'azote
ITL	Infection tuberculeuse latente	NP	Maladie de Niemann-Pick
ITS	Immunothérapie spécifique	NSIP	Pneumopathie interstitielle non spécifique
IVD	Insuffisance ventriculaire droite		
		OAP	Œdème aigu du poumon
KB	Kyste bronchogénique	OHF	Oscillation à haute fréquence
		OLD	Oxygénation de longue durée
LA	Leucémie aiguë	ORP	Observatoire régional des pneumocoques
LACHT (syndrome)	*Lung agenesis congenital heart defects and thumbs anomalies*	PAC	Pneumopathie aiguë communautaire
LAL	Leucémie aiguë lymphoblastique	PAI	Projet d'accueil individualisé
LAM	Leucémie aiguë myéloblastique	PAIE	Pneumopathie idiopathique aiguë à éosinophiles
LAS	*Lung allocation score*	PAM	Polyangéite microscopique
LBA	Lavage broncho-alvéolaire	PAMP	Motif moléculaire associé aux pathogènes
LCAD	Acide gras à très longue chaîne	PAN	Périartérite noueuse
LCI	*Lung clearance index*	PAP	Protéinose alvéolaire pulmonaire
LCR	Liquide céphalorachidien	PAPm	Pression artérielle pulmonaire moyenne
LDH	Lacticodéshydrogénase	PAPs	Pression artérielle pulmonaire systolique
LES	Lupus érythémateux systémique	PCIE	Pneumonie chronique idiopathique à éosinophiles
LH	Lymphome de Hodgkin	PCT	Procalcitonine
LHR	*Lung to head ratio*	PDSS	Échelle pédiatrique de somnolence diurne
LIP	Pneumopathie interstitielle lymphoïde	PE	Pneumopathie à éosinophiles
LMNH	Lymphome malin non hodgkinien	PE	Pression expiratoire
LMV	Larva migrans viscérale	PEF	Poumon éosinophile filarien
LPC	Lymphangiectasie pulmonaire congénitale	PEIA	Pneumonie éosinophilique idiopathique aiguë
LPV	Leucocidine de Panton et Valentine	PFLA	Pneumonie franche lobaire aiguë
LT	Leucotriène	PG	Polygraphie ventilatoire
LTR	Récepteur cystéinyl leucotriène	PHS	Pneumopathie d'hypersensibilité
		PI	Pression inspiratoire
MA	Mycobactérie atypique	PID	Pneumonie infiltrative diffuse
MAPK	Malformation adénomatoïde kystique des poumons	PLP	Protéine de liaison aux pénicillines
MAP	Menace d'accouchement prématuré	PNE	Polynucléaire éosinophile
MAV	Malformation artérioveineuse	PNM	Pneumomédiastin
MAV	Microlithiase alvéolaire pulmonaire	PNN	Polynucléaire neutrophile
MAVP	Malformation artérioveineuse pulmonaire	PNO	Pneumothorax
MBP	Protéine basique majeure	PPAR	*Peroxisome proliferator-activated receptor*
MCAD	Acide gras à chaîne moyenne	PPB	Pleuropneumoblastome
MCL	Mycobactérie à croissance lente	PPC	Pression positive continue
MCR	Mycobactérie à croissance rapide	PSG	Polysomnographie
MGG	Coloration de May-Grünwald-Giemsa	PSPD	Pneumocoque de sensibilité diminuée à la pénicilline
MIP	*Macrophage inflammatory protein*		
mIP	*Minimum intesity projection*	PtCO$_2$	Pression transcutanée d'oxygène
MMAD	Diamètre aérodynamique massique médian	PZA	Pyrazinamide
MMF	Mycophénolate mofétil		
MMH	Maladie des membranes hyalines	RBILD	Pneumopathie interstitielle avec bronchiolite respiratoire
MMP	Métalloprotéinase		
MNM	Maladie neuromusculaire	RCT	Rapport cardiothoracique
MNT	Mycobactérie non tuberculeuse	RDI	*Respiratory disturbance index*
MPA	Polyangéite microscopique	RE	Réticulum endoplasmique
MPS	Mucopolysaccharidose	RGO	Reflux gastro-œsophagien
MPV	Métapneumovirus	RMP	Rifampicine
MPVR	Reconstruction volumique multiplanaire	RMS	Rhabdomyosarcome
MTEV	Maladie thrombo-embolique veineuse	RQTH	Reconnaissance de la qualité de travailleur handicapé
MTR	*Mass-to-thorax ratio*		
MV	Mucoviscidose	RV	Réserve ventilatoire
		RV	Rhinovirus
NBT	Nitrobleu de tétrazolium	RVP	Résistance vasculaire pulmonaire
NFS	Numération-formule sanguine	RVPA	Retour veineux pulmonaire anormal

SA	Semaine d'aménorrhée		TNF	*Tumor necrosis factor*
SAI	Syndrome auto-inflammatoire		TOGD	Transit œso-gastro-duodénal
SAOS	Syndrome d'apnées obstructives du sommeil		TPB	Test de provocation bronchique
SDRA	Syndrome de détresse respiratoire aiguë		TPB	Tumeur primitive bénigne
SEL	Séquestration extralobaire		TPP	Tumeur pulmonaire primitive
SHE	Syndrome hyperéosinophilique		TRALI	*Transfusion-related acute lung injury*
SHP	Syndrome hépatopulmonaire		TRH	*Thyrotropine releasing hormone*
SHR	Syndrome des hautes résistances		TROS	Troubles respiratoires obstructifs du sommeil
SHU	Syndrome hémolytique et urémique		TRV	Flux de régurgitation tricuspide
SHV	Syndrome d'hyperventilation pulmonaire		TTF	*Thyroid transcription factor*
SIL	Séquestration intralobaire		TVP	Thrombose veineuse profonde
SIM	Syndrome d'inhalation méconiale			
SMX	Sulfaméthoxazole		UCN	Carcinome indifférencié du nasopharynx
SOID	Syndrome d'obstruction intestinale distale		UID	Pneumopathie interstitielle commune
SORS	Syndrome obstructif respiratoire du sommeil			
SP	Protéine spécifique du surfactant		VA	Voies aériennes
SP	Syndrome de pénétration		VAS	Voies aériennes supérieures
SpO_2	Saturation per cutanée en oxygène		VATER (syndrome)	Anomalies vertébrales, atrésie anale, fistule trachéo-œsophagienne avec atrésie de l'œsophage, dysplasie radiale
SRAS	Syndrome respiratoire aigu sévère			
SSc	Sclérodermie systémique			
SSS	Échelle de somnolence de Stanford		VBE	*Volume back extrapolated*
SNIP	*Sniff nasal inspiratory pressure*		Vc	Volume capillaire pulmonaire
STA	Syndrome thoracique aigu		VCAM	*Vascular cell adhesion molecule*
SV_1	Premier seuil ventilatoire		VEGF	*Vascular endothelial growth factor*
			VEMS	Volume expiratoire maximal seconde
TA	Tension artérielle		VGT	Volume gazeux thoracique
TBM	Trachéobronchomalacie		VI	Virus influenza A
TDM	Tomodensitométrie		VIH	Virus de l'immunodéficience humaine
TDR	Test de diagnostic rapide		VMA	Acide vanylmandélique
TEP	Tomographie par émission de positons		VNI	Ventilation non invasive
TGF	*Transforming growth factor*		VNR	Récepteur de la vitronectine
TGM	Tumeur germinale maligne		VO_2max	Consommation d'oxygène maximale
TH	Transplantation hépatique		VPI	Virus para-influenza
TILE	Test itératif de latence d'endormissement		VR	Volume résiduel
TIM	Tumeur inflammatoire myélofibroblastique		VRE	Volume de réserve expiratoire
TIR	Trypsine immunoréactive		VRS	Virus respiratoire syncytial
TLC	Capacité pulmonaire totale		VS	Vitesse de sédimentation
TL_{CO}	Facteur de transfert du CO		VS-PEP	Ventilation non invasive spontanée en pression positive continue
TLR	Récepteur Toll-*like*			
TM	Tuberculose-maladie		VZV	Virus varicelle-zona
TMP	Triméthoprime			

Index

A

α$_1$-Antitrypsine (déficit en), 395
    pneumothorax, 418
Abcès pulmonaire, 22, 86
Achalasie cricopharyngée, 374
Actigraphie, 48
Adénite, 125
Adénome bronchique, 330
Adénomégalie, 21
Adénosine désaminase (activité), 109
Adénovirus, 57
    bronchiolite aiguë du nourrisson, 61
    bronchiolite oblitérante post-infectieuse, 70
Aérosol-doseur
    autodéclenché, 466
    pressurisé, 466
Aérosolthérapie, 466
Agammaglobulinémie liée à l'X, 136
Agénésie
    bronche souche, 42
    péricarde, 21
    pulmonaire, 206
    trachéale, 202, 243
Amibiase pulmonaire, 129
Amiloride, 51
Anasarque, 195
Anévrysme des artères pulmonaires (cathétérisme), 482
Apnée(s), 48, 402
    centrale, 48
    du sommeil (syndrome), 48
    obstructive, 48
    – du sommeil (syndrome d'), 369, 402, 406
Arbre en bourgeons (aspect d')
    dilatation des bronches, 92
    tuberculose, 106
Arc aortique, 216
    anomalies, 21, 379
    double, 216
    droit, 216
    endoscopie bronchique, 42
Artère(s)
    lusoria, 217
    pulmonaire
    – agénésie unilatérale, 379
    – anévrysme, 482
    – gauche (naissance anormale), 203
    – sténose, 482
    sous-clavière droite rétro-œsophagienne, 42, 217
Arthrite juvénile idiopathique, 180
Aspergillose bronchopulmonaire allergique, 188, 287
    mucoviscidose, 262, 268
Aspergillus
    fumigatus, 136, 188
    nidulans, 136
Asthme, 147
    bronchiolite oblitérante post-infectieuse, 71
    corticoïdes inhalés, 152
    drépanocytose, 367
    éducation thérapeutique, 461
    exacerbation, 80, 147
    hyperéosinophilique, 191
    induit par l'exercice, 38, 149
    infection virale et, 68
    omalizumab, 154
    pneumothorax, 418
    réhabilitation respiratoire, 451
    sévère, 158
    test aux corticoïdes, 159
Atélectasie
    bronchiolite aiguë du nourrisson, 62
    kinésithérapie respiratoire, 464
Atrésie
    bronchique, 197, 208
    de l'œsophage, 232
    – syndrome CHARGE, 232
    – syndrome VACTERL, 232
    – syndrome VATER, 232
    du larynx, 242
Auto-anticorps anti-GM-CSF, 303

B

Bilharziose pulmonaire, 129
Birdt-Hogg-Dubé (syndrome de), 419
Blau (granulomatose de), 181
Bleb, 416
Bléomycine, 346
Bocavirus, 57, 60
Bochdalek (hernie de), 227
Bone morphogenic protein (BMP), 202
BOOP, *voir* Bronchiolite oblitérante avec pneumonie organisée
Bordetella
    parapertussis, 88
    pertussis, 88
Bridging bronchus, 203
Bronche(s)
    cardiaque droite, 205
    croisée, 205
    œsophagienne, 205
    trachéale, 203
    – droite, 204
Bronchiectasie
    déficit de l'immunité humorale, 137
    dyskinésie ciliaire primitive, 286
Bronchiolite, 58
    aiguë
    – kinésithérapie respiratoire, 464
    – du nourrisson, 60
    – virale, 156
    oblitérante
    – fumées d'incendie, 422
    – infection à adénovirus, 60
    – infection à pneumocoque, 80
    oblitérante (syndrome de), 348
    – – aspect en mosaïque, 71
    – – azithromycine, 74
    – – bolus de méthylprednisolone, 74
    – – induite par la sulfasalazine, 423
    – – kinésithérapie respiratoire, 74
    – avec organisation pneumonique, 297
    – – oxygénothérapie, 74, 473
    – post-infectieuse, 64, 70
    – – test de marche, 72
    – – transplantation, 74
    transplantation pulmonaire, 349
Bronchite
    plastique, 381
    répétées (malformations bronchopulmonaires), 195
    virale, 64
Broncho-aspiration, 43
Bronchocèle, 92
Bronchomalacie, 209, 236
    aortopexie, 239
    endoscopie bronchique, 42
    stent, 239
    ventilation non invasive, 238
Bronchopathie chronique (déficit de l'immunité humorale), 137
Bronchorrhée, 92
Brossage bronchique, 43
Brumisat, 467
Burkitt (lymphome de), 337
Busulfan, 347

C

Calcification(s)
    paragonimose, 129
    post-infectieuses
    – dilatation des bronches, 92
    tuberculose, 105, 106
Canal(ux)
    artériel (fermeture du), 251
    ENaC, 51
Capacité de diffusion du monoxyde de carbone (DL$_{CO}$), 31
Capillarite pulmonaire, 170
Carcinome
    bronchio-alvéolaire, 214
    muco-épidermoïde, 330
Cardiopathie congénitale
    avec shunt massif, 473
    palivizumab, 98

Carmustine, 347
Caséum obstructif, 108
Cathétérisme interventionnel, 481
Caverne tuberculeuse, 106
Centre de lutte antituberculeuse (CLAT), 113
CFTR (protéine), 259, 270
Chambre d'inhalation, 466
CHARGE (syndrome), 232, 243
Chirurgie fœtale, 486
Chondrome, 322
Chylothorax
    congénital, 220
    secondaire, 380
Cimeterre (syndrome du), 205, 207, 218, 483
Claude Bernard-Horner (syndrome de), 340
Colle biologique (embolisation), 481
Communication
    interauriculaire, 376
    interventriculaire, 376
Condensation alvéolaire, 23
Connectivites mixte, 175
Consommation maximale d'oxygène, 36
Contusion pulmonaire, 431
Coqueluche, 77, 88
    dilatation des bronches, 93
    pneumothorax, 418
Coronavirus, 57, 60
Corps étranger, 425
    endoscopie bronchique, 42
    pneumothorax, 418
    radiographie, 19
Crazy-paving, 168
Crise vaso-occlusive, 366
Cyclophosphamide, 347
Cytomégalovirus, 60

D

Déficit immunitaire, 132
    commun variable, 136
    humoral, 93
Déglutition (troubles de la), 371, 391
Dermatomyosite, 176
Désaturation, 47
Détresse respiratoire
    aiguë (syndrome de), 435
    – bronchiolite aiguë du nourrisson, 64
    – contusion pulmonaire, 431
    – hypertension artérielle pulmonaire, 439
    – monoxyde d'azote, 439
    – pneumonie virale, 64
    – ventilation non invasive, 438
    néonatale, 280, 411
Dextrocardie, 92
Diaphragme (endoscopie bronchique), 42
Différence de potentiel nasal, 51
Dilatation des bronches, 91
    chirurgie, 488
    déficit de l'immunité humorale, 137
    dyskinésie ciliaire primitive, 279
    fumées d'incendie, 422
    hydatidose pulmonaire, 129
    infection à adénovirus, 60
    infection à pneumocoque, 80
    mucoviscidose, 261
Diverticule de Kommerel, 217
Donnai-Barrow (syndrome de), 241
Douleur thoracique, 8
Drépanocytose, 366
Duchenne (dystrophie de), 391
Duplication
    bronchogénique, 211
    œsophagienne, 21, 232
Dynéine (bras de), 280

Dyskinésie
    bronchique, 236
    ciliaire primitive, 279, 285
    – brossage bronchique, 43
    – dilatation des bronches, 93
    – macrolides, 287
    – transplantation pulmonaire, 287
    des cordes vocales, 150, 158
    trachéale, 236
Dysplasie
    alvéolocapillaire, 296, 299, 385
    bronchopulmonaire, 247
    – hypertension artérielle pulmonaire, 413
    – oxygénothérapie de longue durée, 471
    – palivizumab, 98
    – ventilation non invasive, 251
    – vitamine A, 252
Dyspnée
    aiguë, 3
    d'effort, 4
    – EFX, 37
    – réhabilitation respiratoire, 452
Dystrophie de Duchenne, 226, 391

E

Éducation thérapeutique, 459
Ehlers-Danlos (syndrome d'), 204
    pneumothorax, 418, 488
Eisenmenger (syndrome d'), 377, 484
Embolie
    graisseuse, 431
    – syndrome thoracique aigu, 367
    pulmonaire, 381, 442
    – D-dimères, 443
    – granulomatose avec polyangéite (Wegener), 178
Emphysème, 24
    interstitiel, 414
    lobaire congénital, 208, 209
    sous-cutané
    – asthme, 148
    – traumatisme thoracique, 431
Endoscopie bronchique, 40
    laser YAG, 44
    sédation, 40
Entéro-rhinovirus, 57, 59
    bronchiolite aiguë du nourrisson, 61
    séquelles post-infectieuses, 68
Épaississement péribronchovasculaire, 24
Épanchement compressif
    chirurgie fœtale, 486
    pleural, 16
    – granulomatose avec polyangéite (Wegener), 178
    – infection bactérienne, 81
Épistaxis, 41
Épreuve fonctionnelle d'exercice, 35
Epstein-Barr (virus d'), 60
Éventration diaphragmatique, 227
Ewing (sarcome d'), 329, 342
Explorations fonctionnelles
    épithéliales, 51
    respiratoires, 28, 149

F

Fabry (maladie de), 400
Facteurs antinucléaires, 174
Fibro-élastose
    après greffe de moelle, 349
    pleuroparenchymateuse idiopathique, 298
Fibrosarcome, 329
Fibrose pulmonaire
    hémorragie intra-alvéolaire, 168

    idiopathique, 297
    induite par la bléomycine, 346
    intolérance aux protéines dibasiques, 398
    LBA, 400
    maladie de Niemann-Pick, 400
    pneumopathie d'hypersensibilité, 165
    post-radique, 345
    sclérodermie systémique, 177
Fièvre méditérranéenne familiale, 181
Fistule
    artérioveineuse, 219, 482
    bronchobiliaire, 206
    bronchopleurale, 418
    œsotrachéale, 232
    – endoscopie bronchique, 41
    – test au bleu de méthylène, 43
    trachéo-œsophagienne, 232, 243
Fracture costale, 431
Friedman (score de), 403
Fryns (syndrome de), 241
Fumées d'incendie, 421

G

Ganglions intrapulmonaire, 22
Ganglioneuroblastome, 21
Ganglioneurome, 21, 325
Gaucher (maladie de), 399
Glycogénose pulmonaire interstitielle, 300
GM-CSF (anomalies du récepteur du), 303
Goitre plongeant, 21
Goodpasture (syndrome de), 170
Granulomatose
    de Blau, 181
    éosinophile avec polyangéite (Churg-Strauss), 178, 191
    avec polyangéite (Wegener), 22, 170, 178
    septique chronique, 135
Granulome, 425, 427
    fongique, 22
    infectieux, 22
    résection endoscopique, 43
    sarcoïdosique, 183
    tuberculeux, 22, 108
Grippe, 59

H

Hamartome, 22, 321
Heiner (syndrome de), 172
Hématopoïèse extramédullaire, 21
Hémoptysie, 11
    cathétérisme, 484
    corps étranger, 426
    endoscopie bronchique, 41
    histiocytose langerhansienne, 353
    malformations congénitales, 213
    mucoviscidose, 261
    paragonimose, 129
    récidivante, 481
Hémorragie
    intra-alvéolaire, 168, 385
    – bolus de méthylprednisolone, 172
    – coloration de Perls, 169
    – granulomatose avec polyangéite (Wegener), 178
    – lavage broncho-alvéolaire, 168
    – lupus, 175
    – pneumonie virale, 64
    – polyangéite microscopique, 179
    – sidérophages, 169
    pulmonaire
    – connectivite mixte, 175
    – détresse respiratoire néonatale, 414

Hémosidérose pulmonaire idiopathique, 171
Hernie
  de Bochdalek, 227
  de la coupole diaphragmatique, 227
  diaphragmatique congénitale, 240
  de Morgani-Larrey, 227
Herpès simplex, 60
Hippocratisme digital, 12
Histiocytofibrome, 321
Histiocytose, 22
  langerhansienne, 351
  – pneumothorax, 419
  – transplantation pulmonaire, 356
Hodgkin (lymphome de), 25, 335
Hydatidose pulmonaire, 128
Hydrocarbures, 423
Hyperéosinophilie
  induite par la bléomycine, 346
  polyangéite microscopique, 179
Hyperplasie neuro-endocrine du nourrisson, 300
Hyperréactivité bronchique
  asthme, 148
  EFR, 32
  fumées d'incendie, 422
Hypertension
  artérielle pulmonaire, 377, 383
  – anomalies du développement vasculaire, 218
  – bosentan, 387
  – – bronchiolite oblitérante post-infectieuse, 73
  – des cardiopathies congénitales, 377
  – drépanocytose, 366, 368
  – dysplasie acineuse alvéolocapillaire, 299
  – – après greffe de moelle, 348
  – – hernie de Bochdalek, 228
  – histiocytose langerhansienne, 354
  – idiopathique, 377
  – – lupus, 175
  – mucopolysaccharidose, 399
  – – mucoviscidose, 261
  – – oxygénothérapie de longue durée, 473
  – du nouveau-né, 385
  – persistante du nouveau-né, 413
  – pneumopathie infiltrative diffuse, 292, 314
  – post-capillaire, 377, 384
  – précapillaire, 384
  – prostacycline, 387
  – – retour veineux pulmonaire anormal, 218
  – – sclérodermie systémique, 177
  – sildénafil, 387
  – syndrome hépatopulmonaire, 363
  – transplantation pulmonaire, 356
  portopulmonaire, 363
  pulmonaire, HTAP versus, 377
Hyperventilation (syndrome d'), 151, 158
Hypoplasie pulmonaire, 207
  omphalocèle, 234
Hypopnée, 47, 402
Hypoventilation alvéolaire, 9
  centrale, 406
  maladies neuromusculaires, 391, 406
Hypoxémie, 9

I

Immunoglobuline(s)
  A (déficit en), 136
  déficit en sous-classes, 136
Impaction
  dilatation des bronches, 92
  mucoïde, 22
Index apnées-hypopnées, 47, 405
Infarctus pulmonaire, 367
Infection tuberculeuse latente, *voir* Tuberculose
Infertilité (dyskinésie ciliaire primitive), 282
Inhalateur de poudre sèche, 467

Inhalation
  méconiale, 413
  pulmonaire chronique, 371
  de sable, 428
Insuffisance respiratoire chronique
  dilatation des bronches, 95
  pneumopathie infiltrative diffuse, 292
Intolérance
  au glucose (mucoviscidose), 263
  aux protéines dibasiques, 304, 398
  – lavage broncho-alvéolaire, 398
Intradermoréaction à la tuberculine, 103
Isomérisme, 42, 205
Ivemark (syndrome d'), 206, 280

J

Jarcho-Levin (syndrome de), 242
Jeune (dysplasie de), 242

K

Kartagener (syndrome de), 92, 280
Kawasaki (maladie de), 177
Kinésithérapie respiratoire, 463
Kyste
  entérique (duplication œsophagienne), 232
  pleuropéricardique, 21
  pulmonaire, 24

L

LACHT (syndrome), 242
Langerhans (cellules de), 43
Larva migrans, 127, 188
Laryngomalacie, 42
Lavage broncho-alvéolaire, 42
  coloration à l'huile (lipophages), 42
  coloration de Perls (sidérocytes/sidérophages), 42
  thérapeutique, 44
Léiomyome, 323
Leucémie, 336
Leucocidine de Panton et Valentine, 78, 80
Leucostase, 336
Lipophages, 373
Liquide pulmonaire (retard de résorption du), 412
Lobe moyen (syndrome du), 93
Löffler (syndrome de), 127, 188
Lomustine, 347
Loyes-Dietz (syndrome de), 418
Lung clearance index (LCI), 34
Lupus érythémateux systémique, 170, 174
Lymphangiectasie, 220, 244
Lymphangiome kystique, 21
Lymphome, 22
  de Burkitt, 337
  de Hodgkin, 21, 335
  non hodgkinien, 21

M

Macrophages alvéolaires, 42
MAKP, 196
Maladie(s)
  neuromusculaires, 390
  – kinésithérapie respiratoire, 464
  – troubles du sommeil, 406
  – ventilation non invasive, 393
  veino-occlusive après greffe de moelle, 348
Malformation(s)
  adénomatoïde kystique des poumons, 196, 208, 487
  artérioveineuse pulmonaire, 219

congénitales du poumon, 208, 486
kystique bronchogénique, 21, 22, 200, 208
– chirurgie, 487
– tomodensitométrie, 21
Mallampati (score de), 403
Marfan (syndrome de), 222, 225, 379
  pneumothorax, 418, 488
Médiastin
  masse, 21
  métastases, 22
  tumeur germinale, 21
Membranes hyalines (maladie des), 250, 411
  pression positive continue, 412
  surfactant exogène, 412
Méningite tuberculeuse, 109
Méningocèle, 21
Métapneumovirus, 57
  bronchiolite aiguë du nourrisson, 61
  séquelles post-infectieuses, 68
Métastases
  médiastinales, 22
  pulmonaires, 339
Méthotrexate, 347
Micro-aspiration salivaire
  inhalation pulmonaire, 372, 374
  scopolamine, 374
  toxine botulique, 374
Microlithiase alvéolaire pulmonaire, 400
Micronodule, 23
Miglustat, 400
Miliaire tuberculeuse, 107
Monosomie X, 244
Monoxyde d'azote
  expiré, 34
  nasal, 35
Morgani-Larrey (hernie de), 227
Moule bronchique, 426
Mounier-Kuhn (syndrome de), 204
Mucocèle, 22
Mucopolysaccharidose, 399
Mucoviscidose, 259
  dépistage, 273
  diabète, 263
  dilatation des bronches, 93
  éducation thérapeutique, 460
  explorations fonctionnelles épithéliales, 51
  génétique, 270
  insuffisance respiratoire chronique, 268
  mycobactéries non tuberculeuses, 121
  oxygénothérapie de longue durée, 472
  pneumothorax, 418, 488
  polypose nasale récidivante, 263
  réhabilitation respiratoire, 452
  test de la sueur, 273
  transplantation pulmonaire, 268, 491
  trypsine immunoréactive, 273
  ventilation non invasive, 268
Mycobactéries atypiques, 268
  non tuberculeuses, 120
Mycobacterium
  abscessus, 121
  avium, 121
  – *intracellulare*, 163
  mycoplasma, 102
  tuberculosis, 102
Mycoplasma pneumoniæ, 78
  bronchiolite oblitérante post-infectieuse, 70
  dilatation des bronches, 93

N

Nébuliseur, 467
  pneumatique, 467
  à tamis, 467
  ultrasonique, 467

Néphroblastome, 342
Neuroblastome, 21, 325
Neurofibrome, 322
Niemann-Pick (maladie de), 399
    lavage broncho-alvéolaire thérapeutique, 400
    lipoprotéinose, 400
    de type B, 305
Nodule
    anthracosique, 22
    pulmonaire, 22
Noonan (syndrome de), 220, 244, 488

O

Oligo-amnios, 240
Omphalocèle, 233
    géante, 232
Ondine (syndrome d'), 9, 244, 406
Ongles jaunes (syndrome des), 220
Orientation scolaire et professionnelle, 455
Oscillations forcées, 29
Ostéopathie hypertrophique de Pierre Marie-Foix, 340
Ostéosarcome, 341
Oxygénothérapie de longue durée, 470

P

Palivizumab, 98
Papillomatose, 22
Papillome, 323
Paragonimose pulmonaire, 129
Paramyxovirus influenzæ, 61
Pectus
    arcuatum, 224
    carinatum, 224
    excavatum, 222
Pénétration (syndrome de), 426
Périartérite noueuse, 178
Péricarde (agénésie du), 21
Péricardite tuberculeuse, 110
Pirfénidone, 315
Pitt-Hopkins (syndrome de), 244
Pleurésie
    diagnostic, 16
    paragonimose, 129
    purulente, 84
    – antigènes pneumococciques, 86
    – critères biologiques de Light, 85
    – PCR, 85
    – Strepto test®, 86
Pleuropneumoblastome, 214, 330
Pneumatocèle, 86
    hydrocarbures, 424
    pneumothorax, 418
Pneumocystis jiroveci, 134
Pneumocytes II, 200
Pneumomédiastin, 419
    asthme, 148
    bronchiolite aiguë du nourrisson, 62
    détresse respiratoire néonatale, 414
    traumatisme thoracique, 431
Pneumonie
    aiguë communautaire, 58, 77, 464
    lipidique, 374
    organisée
    – après greffe de moelle, 349
    – cryptogénique, 297
    – induite par la bléomycine, 346
    – radique, 345
Pneumopathie
    à éosinophiles, 188, 189
    d'hypersensibilité, 161
    – induite par le méthotrexate, 347
    infiltrative diffuse, 291, 312
    – avec bronchiolite respiratoire, 297
    – déficit de l'immunité humorale, 137
    – desquamative, 297
    – – hydroxychloroquine, 313
    – idiopathique, 191
    – lymphoïde, 137, 298
    – – macrolides, 313
    – non spécifique, 297
    – – oxygénothérapie de longue durée, 473
    – pneumothorax, 419
    – – transplantation pulmonaire, 314
    – – ventilation non invasive, 314
    lupique aiguë, 175
    ronde, 22
Pneumothorax, 416
    asthme, 148
    biopsie transbronchique, 43
    bronchiolite aiguë du nourrisson, 62
    chirurgie, 488
    déficit en α_1-antitrypsine, 395
    détresse respiratoire néonatale, 414
    histiocytose langerhansienne, 355
    malformations congénitales, 213
    mucoviscidose, 261
    paragonimose, 129
    pleurodèse chirurgicale, 418
    radiographie, 19
    traumatisme thoracique, 431
Poland (syndrome de), 225
Polyangéite microscopique, 178
    hémorragie intra-alvéolaire, 170
Polydactylie-côtes courtes (syndrome), 242
Polygraphie ventilatoire, 48
Polypose nasale récidivante
    mucoviscidose, 263
Polysomnographie, 47
Potentiel transépithélial ex vivo, 52
Poumon(s)
    éosinophile
    – filarien, 128
    – parasitaire, 127
    – tropical, 188
    en fer à cheval, 205
    de fermier, 161
    idiopathique, 189
    rétractés (syndrome des), 175
Pression positive continue, 476
Procalcitonine, 81
Protéinose alvéolaire, 302
    intolérance aux protéines dibasiques, 398
    lavage broncho-alvéolaire thérapeutique, 305
    transplantation pulmonaire, 304
Prothèse endobronchique/endotrachéale, 44
Pseudomonas æruginosa, 93
Pseudo-tumeur inflammatoire, 320
Purpura rhumatoïde, 177

R

Rachis (tumeur du), 21
Rayon de miel (image en), 24, 164
Recklinghausen (maladie de von), 322
Reconstitution immunitaire (syndrome inflammatoire de), 116
Réentraînement à l'effort, 37
Reflux gastro-œsophagien
    inhalation pulmonaire, 372
    mucoviscidose, 263
Réhabilitation respiratoire, 451
Rendu-Osler (maladie de), 219, 244, 483
Résistances pléthysmographiques, 31
Réticulation, 24
Retour veineux pulmonaire anormal, 218
Rett (syndrome de), 244
Rhabdomyosarcome, 214, 329, 342
Rhinovirus, 61
    voir aussi Entéro-rhinovirus
Ribavirine, 135
Rint, 30
Ronflement, 15
Rosenak (syndrome de), 242
Rougeole, 59
    bronchiolite oblitérante post-infectieuse, 70
    dilatation des bronches, 93

S

Sarcoïdose, 183
Sarcome d'Ewing, 329, 342
Scedosporim, 136
Schwannome, 322
Sclérodermie systémique, 177
Scoliose, 224
Séquestration, 208
    cathétérisme, 483
    prénatal, 198
Seuil ventilatoire, 36
Situs inversus, 205
    dilatation des bronches, 92
    dyskinésie ciliaire primitive, 280
    endoscopie bronchique, 42
Sniff-test, 31
Spear (syndrome), 242
Spondylite, 21
Spondylodiscite, 21
Staphylococcus aureus, 78, 80
Sténose
    bronchique, 178, 204
    des artères pulmonaires
    des veines pulmonaires
    endoscopie bronchique, 42
    trachéale, 200
    – congénitale, 202, 203
Stent, 481
STING-associated vasculopathy with onset in infancy, 181
Streptococcus
    pneumoniæ, 78
    pyogenes, 79
Stridor, 13
Surfactant (pathologie du), 301
Swyer-James-MacLeod (syndrome de), 72
Symphyse pleurale, 417
Syndrome
    auto-inflammatoire, 180
    hémolytique et urémique, 79
    hépatopulmonaire, 361
    hyperéosinophilique, 192
    obstructif, 32
    respiratoire aigu sévère (SRAS), 60
    restrictif, 33
    thoracique aigu, 366
Synostose costale, 224
Synovialosarcome, 329

T

Technique de Nuss, 223
Tératome, 322
Test
    interféron γ, 104
    à la métacholine, 32
    de la sueur, 52, 259
Tétrasomie 12p, 241
Thorax
    en carène, 224
    en entonnoir, 222

Thymus
    extension postérieure, 21
    normal, 21
Toux
    aiguë, 6
    chronique, 7
    spasmodique, 148
Toxicité médicamenteuse pulmonaire, 422, 423
Trachéite, 64
Trachéobronchomégalie, 204
Trachéomalacie, 64, 217, 232, 236
    aortopexie, 239
    endoscopie bronchique, 42
    stent, 239
    ventilation non invasive, 238
Trachéomégalie, 230
Traction (signe), 24
Transplantation pulmonaire, 315, 349, 491
    bronchiolite oblitérante, 491
    dyskinésie ciliaire primitive, 287
    fibrose pulmonaire, 491
    histiocytose langerhansienne, 356
    hypertension artérielle pulmonaire idiopathique, 491
    mucoviscidose, 268
    pneumopathie infiltrative diffuse, 314
    protéinose alvéolaire pulmonaire, 304
    syndrome de bronchiolite oblitérante, 349

TRAPS (syndrome), 181
Traumatisme thoracique, 430
Trisomie
    trisomie 18, 240
    trisomie 21, 198, 202, 207, 244, 299
Tronc artériel brachiocéphalique, 42, 238
Trouble ventilatoire obstructif fixe, 72
Tuberculome, 109
Tuberculose, 102
    dépistage, 117
    souches multirésistantes, 110
    tests immuns, 103
Tumeur(s)
    carcinoïde pulmonaire, 330
    endobronchique, 42
    germinales malignes, 330, 342
    inflammatoire myofibroblastique, 320, 331
    médiastinale germinale, 21
    pulmonaires primitives, 319
    rachidienne, 21
    thoraciques primitives, 325
Turner (syndrome de), 488

U

Uvéite, 185

V

Vaccin
    antigrippal, 99
    antipneumococcique, 100
Valve pulmonaire (agénésie), 380
Varicelle-zona (virus), 60
Vascularite à ANCA, 170
VATER (syndrome), 243
VATER-VATERL (syndrome), 232
Veines pulmonaires (sténose des), 482
Ventilation non invasive, 476
    mode barométrique/volumétrique, 479
Verre dépoli (aspect en), 23
VIH (infection par le), 137
Virus
    influenza, 57
    – bronchiolite oblitérante post-infectieuse, 70
    para-influenza, 57, 70
    respiratoire syncytial, 57
    – bronchiolite aiguë du nourrisson, 61
    – bronchiolite oblitérante post-infectieuse, 70
    – séquelles post-infectieuses, 68

W

Wheezing, 14
Williams-Beuren (syndrome de), 379

IMPRESSION, BROCHAGE

42540 ST-JUST-LA-PENDUE
OCTOBRE 2018
DÉPÔT LÉGAL 2018
N° 201809.0145

IMPRIMÉ EN FRANCE